Antibiotika-Therapie

Klinik und Praxis
der antiinfektiösen Behandlung

Wolfgang Stille

Hans-Reinhard Brodt
Andreas H. Groll
Gudrun Just-Nübling

11., komplett aktualisierte
und erweiterte Auflage

Mit 55 Abbildungen und 121 Tabellen

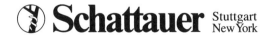 **Schattauer** Stuttgart New York

Bibliografische Information der Deutschen Bibliothek
Die Deutsche Bibliothek verzeichnet diese Publikation in der Deutschen Nationalbibliografie; detaillierte bibliografische Daten sind im Internet über <http://dnb.ddb.de> abrufbar.

Besonderer Hinweis:
Die Medizin unterliegt einem fortwährenden Entwicklungsprozess, sodass alle Angaben, insbesondere zu diagnostischen und therapeutischen Verfahren, immer nur dem Wissensstand zum Zeitpunkt der Drucklegung des Buches entsprechen können. Hinsichtlich der angegebenen Empfehlungen zur Therapie und der Auswahl sowie Dosierung von Medikamenten wurde die größtmögliche Sorgfalt beachtet. Gleichwohl werden die Benutzer aufgefordert, die Beipackzettel und Fachinformationen der Hersteller zur Kontrolle heranzuziehen und im Zweifelsfall einen Spezialisten zu konsultieren. Fragliche Unstimmigkeiten sollten bitte im allgemeinen Interesse dem Verlag mitgeteilt werden. Der Benutzer selbst bleibt verantwortlich für jede diagnostische oder therapeutische Applikation, Medikation und Dosierung.
Nicht alle in diesem Buch aufgeführten Substanzen sind von den staatlichen Gesundheitsbehörden für den Gebrauch bei Kleinkindern oder Kindern unter 6 bzw. unter 12 Jahren freigegeben. Solche Substanzen sollten nicht verwendet werden, solange wirksame Alternativen verfügbar sind. Sie können verwendet werden, wenn keine wirksame Alternativsubstanz zur Verfügung steht oder wenn das bekannte Toxizitätsrisiko einer Alternativsubstanz oder das Risiko einer Nichtbehandlung von den möglichen Vorteilen einer Behandlung aufgewogen werden. Dabei sind die Regeln für klinische Prüfungen nach dem Arzneimittelgesetz zu beachten. Das gleiche gilt sinngemäß für von den Gesundheitsbehörden bisher nicht zugelassene Indikationen von antimikrobiellen Therapeutika.
In diesem Buch sind eingetragene Warenzeichen (geschützte Warennamen) nicht besonders kenntlich gemacht. Es kann also aus dem Fehlen eines entsprechenden Hinweises nicht geschlossen werden, dass es sich um einen freien Warennamen handelt. Die vollständige Aufzählung aller im Handel befindlichen Antibiotika und Chemotherapeutika war aus verschiedenen Gründen nicht möglich. Die fehlende Erwähnung des einen oder des anderen Präparates braucht jedoch nicht zu bedeuten, dass dieses im Vergleich zu einem im Buch genannten Konkurrenzpräparat für die Therapie weniger geeignet ist.

Die erste bis zehnte Auflage erschien unter der Herausgeberschaft von C. Simon und W. Stille.

© 1970, 1973, 1975, 1979, 1982, 1985, 1989, 1993, 1997, 2000 and 2005 by Schattauer GmbH, Hölderlinstraße 3, 70174 Stuttgart, Germany
E-Mail: info@schattauer.de
Internet: http://www.schattauer.de
Printed in Germany

Lektorat: Dr. med. Andrea Heinrich
Satz: Fotosatz Sauter GmbH, Donzdorf
Druck und Einband: Mayr Miesbach, Druckerei und Verlag GmbH,
Am Windfeld 15, D-83714 Miesbach

Gedruckt auf chlor- und säurefrei gebleichtem Papier.

ISBN 3-7945-2160-9

Vorwort zur 11. Auflage

Vor gut 35 Jahren fassten Claus Simon aus Kiel und ich bei einem Kongressbesuch den Plan, ein ganz kurzes Antibiotikabuch zu schreiben, das es damals nicht gab. Das Buch wurde dann doch nicht ganz so kurz wie anfangs beabsichtigt. Mit Rührung nehme ich gelegentlich die 250 Seiten starke 1. Auflage in die Hand und registriere, was sich seit meinem Jugendwerk alles verändert hat. Was gab es doch für denkwürdige historische Irrtümer und Irrwege! Aus einem kurzen Leitfaden der Antibiotika-Therapie ist ein mittlerweile doch recht umfangreiches Standardlehrbuch der praktischen Therapie von Infektionen aller Art geworden. Bereits seit einigen Auflagen ist es kein eigentliches Antibiotikabuch mehr, denn ein großer Teil behandelt auch Virus- und Pilzinfektionen. Zudem ist der historisch unglücklich gewählte Begriff „Antibiotika" aus irrationalen Gründen in weiten Teilen der Bevölkerung, aber auch bei Ärzten, negativ besetzt. Dementsprechend wäre es an der Zeit, den Titel zu ändern. Unter den vielen Alternativen erschienen die Titel „Infektions-Therapie" oder „Therapie von Infektionen" am treffendsten. Aus Gründen der Kontinuität haben wir uns nun doch dafür entschieden, beim alten, eigentlich nicht mehr zutreffenden Titel zu bleiben. Der Untertitel wurde allerdings der neuen Situation angepasst.

Claus Simon war zu meinem Bedauern nicht mehr bereit, eine Neuauflage mit zu tragen. Ich danke meinem Freund und Kollegen Claus Simon für die hervorragende langjährige Kooperation und Maria Simon für ihre ganz wichtige Rolle bei diesem Buch.

Angesichts der häufig optimierungsfähigen praktischen Antibiotika-Therapie habe ich mich entschlossen, das Buch fortzusetzen. Als Koautoren habe ich drei klinische Infektiologen gewinnen können, die vorerst nur bei Teilen der Neuauflage aktiv geworden sind. Alle Texte wurden eingehend revidiert und wo nötig aktualisiert. Außerdem sind einige Texte zu neuen Indikationen sowie neuen Therapeutika hinzugekommen. Das Buch stellt wie die früheren Auflagen ein persönlich geprägtes Werk dar, in dem eigene Erfahrungen aus 40 Jahren Infektiologie und eigene Beurteilungen und Bewertungen eingehen. Auf offizielle Empfehlungen, evidenzbasierte Studien oder zugelassene Indikationen wurde nur begrenzt Rücksicht genommen. Wenn eine Erkrankung offensichtlich mit einem Therapeutikum behandelbar ist, dann wird dies auch angegeben, selbst wenn keine offizielle Zulassung oder keine randomisierten Studien für diese Indikation bestehen.

Die Entwicklung der Antibiotika ist weitgehend abgeschlossen. Innovationen spielen sich heute vorwiegend bei den Antimykotika und Virustatika ab. Die Anwendung der Antibiotika ist jedoch keineswegs leichter geworden und Abweichungen von der optimalen Therapie sind häufig. Die Antibiotika-Therapie ist somit weitgehend zu einer pädagogischen Aufgabe geworden.

Daher auch dieses Buch!

Frankfurt am Main, Sommer 2004
W. Stille

Kurz vor der Fertigstellung dieses Buches verstarb unser Kollege, Freund, Autor und Mitbegründer der »Antibiotika-Therapie« Herr Professor Wolfgang Stille im Juni 2004. Aufgrund seiner konzeptionellen und inhaltlichen Vorarbeiten haben wir nur noch wenige Änderungen vornehmen müssen und hoffen mit der vorliegenden Auflage seinen Vorstellungen entsprochen zu haben. Wir vermissen ihn sehr.

Frankfurt am Main, Herbst 2004

H.-R. Brodt, A. Groll und **G. Just-Nübling**
sowie **D. Bergemann** und **W. Bertram** für den Schattauer Verlag

Vorwort zur 1. Auflage

Das vorliegende Buch hat die Aufgabe, dem Arzt in Klinik und Praxis bei der Wahl eines Antibiotikums und seiner richtigen Anwendung als Ratgeber zu dienen. Die Therapieempfehlungen beziehen sich zum größten Teil auf die in der Literatur niedergelegten Erkenntnisse, teilweise auch auf eigene Erfahrungen in der Kinderheilkunde und Inneren Medizin. Dabei haben wir bewußt auf eine ausführliche Besprechung ungelöster wissenschaftlicher Probleme verzichtet und uns vor allem darum bemüht, die sich aus dem gegenwärtigen Stand des Wissens ergebenden praktischen Konsequenzen für die Therapie darzulegen. Wir sind uns darüber im klaren, daß durch die laufende Entwicklung neuer Antibiotika und die raschen Fortschritte der Wissenschaft auf dem Gebiete der Antibiotika-Forschung schon bald ein Wandel unserer derzeitigen Ansichten über die optimale Therapie bestimmter Krankheiten notwendig sein wird. So ist das Buch im wesentlichen als Orientierungshilfe für den behandelnden Arzt und als Zusammenfassung der heute vorhandenen therapeutischen Möglichkeiten zu verstehen.

Kiel, Frankfurt am Main, Herbst 1969
C. Simon und **W. Stille**

Herausgeber

Prof. Dr. med. Wolfgang Stille
Leiter der Infektiologie a. D.
Zentrum der Inneren Medizin/Infektiologie
Universitätsklinikum Frankfurt/Main
Theodor-Stern-Kai 7
60596 Frankfurt/Main

Autoren

Priv.-Doz. Dr. med. Hans-Reinhard Brodt
Facharzt für Innere Medizin/Internistische Intensivmedizin
Zentrum der Inneren Medizin/Infektiologie
Universitätsklinikum Frankfurt/Main
Theodor-Stern-Kai 7
60596 Frankfurt/Main

Priv.-Doz. Dr. med. Andreas H. Groll
Facharzt für Kinderheilkunde und Jugendmedizin
Klinik und Poliklinik für Kinderheilkunde
Pädiatrische Hämatologie/Onkologie
Universitätsklinkum Münster
Albert-Schweitzer-Straße 33
48129 Münster

Prof. Dr. med. Gudrun Just-Nübling
Fachärztin für Innere Medizin/Tropenmedizin
Zentrum der Inneren Medizin/Infektiologie
Universitätsklinikum Frankfurt/Main
Theodor-Stern-Kai 7
60596 Frankfurt/Main

Inhalt

I Grundbegriffe der Antibiotika-Therapie

Wirkungsweise der antimikrobiellen Therapeutika

Zum besseren Verständnis werden die wichtigsten Begriffe der antimikrobiellen Therapie erläutert. Ausführliche Erklärungen der theoretischen Grundlagen sind in größeren Monographien über Mikrobiologie, Infektiologie und klinische Pharmakologie nachzulesen, z. B.:

▶ Kucers A et al. (eds). The use of antibiotics: a comprehensive review with clinical emphasis. 4. ed. Lippincott Williams and Wilkins 1997.
▶ Mandell G, Bennett J, Dolin R (eds). Principles and practice of infectious diseases. 2. ed. Churchill Livingstone 2000.
▶ Feigin RD et al (eds). Textbook of pediatric infectious diseases. 5. ed. Philadelphia, London, Toronto: Saunders 2004.

Wirkung und Resistenz

A

Additive Wirkung: Die Wirkung einer Antibiotika-Kombination entspricht der Summe der Wirkungen der Kombinationspartner.

Antagonismus: Bei einer Antibiotika-Kombination werden zur Hemmung eines Bakterienstammes von den Einzelsubstanzen höhere Konzentrationen benötigt als bei Einzelanwendung.

Antibiotika sind von Pilzen oder Bakterien gebildete natürliche Stoffwechselprodukte, die schon in geringer Menge das Wachstum von anderen Mikroorganismen hemmen oder diese abtöten. Dem Sprachgebrauch folgend, werden heute auch Chemotherapeutika mit antimikrobieller Wirkung (Antiinfektiva) generell als Antibiotika bezeichnet, wenn sie in der Natur nicht vorkommen und synthetisch gewonnen werden. Es gibt aber auch natürlicherweise vorkommende hochaktive antimikrobielle Peptide (z. B. in den Granula von neutrophilen Leukozyten und in Darmschleimhautzellen), die als Defensine bezeichnet werden und als körpereigene Antibiotika aufgefasst werden können.

Antibiotika-Nomenklatur: Die Benennung von antibakteriellen Therapeutika als Antibiotika entstand historisch. Antibiose beschrieb ursprünglich die zahlreichen biologischen Konkurrenzphänome unter Mikro- und Makroorganismen mit Hilfe von Stoffwechselprodukten. Nur im deutschen Sprachbereich hat sich der Begriff Antibiose für die praktische Antibiotika-Therapie eingebürgert. Im anglophonen Raum wird der vieldeutige Begriff Antibiotika dagegen zunehmend verlassen. Man spricht immer mehr von »antiinfectives, antimicrobials, antibacterials, antivirals and antifungals«. Hierfür gibt es bislang kaum passende deutsche Übersetzungen. Dennoch gibt es gute Gründe, in Zukunft nicht mehr von Antibiotika, sondern von Antiinfektiva, Infektionsheilmitteln oder kurz Infektionsmitteln zu sprechen. (Ein Hustenmittel ist auch nicht der ACE-Hemmer, der Husten verursacht, sondern Codein, das den Husten stillt!) Dementsprechend hat sich auch die Nomenklatur dieses Buches in der 11. Auflage geändert. Wir reden generell von Antiinfektiva und antimikrobieller Therapie, verwenden aber den herkömmlichen Begriff Antibiotika für die antibakteriellen Therapeutika vorerst als Synonym weiter. Hinzu kommen die Begriffe Antimykotika und Virustatika. Der früher auch für die antimikrobielle Therapie übliche Begriff Chemotherapie sollte der antineoplastischen Therapie vorbehalten bleiben. Da die klassischen Antibiotika wie Penicillin G, Tetracyclin oder Streptomycin direkte Naturprodukte von Mikroorganismen sind, könnte man als Argument gegen die erstaunlich zahlreichen Gegner der Antibiotika heranziehen, dass Antibiotika eigentlich sogar die Krone der Naturheilkunde darstellen. Die heutige, weitgehend nebenwirkungsarme Antibiotika-Therapie hat keinen schlechten Ruf verdient. Sie hat viele Fortschritte der Medizin, wie Intensivmedizin, Tumortherapie und Organtransplantation, überhaupt erst ermöglicht.

Antibiotika-Phobie: Es gibt bei Laien, aber auch bei Ärzten weit verbreitete, weitgehend unbegründete Ängste vor Antibiotika. Das fängt bereits mit dem Namen an: »Anti« und »Bios« suggerieren, dass es sich hierbei um schreckliche Gifte handeln muss, die das Leben generell bedrohen. Im Kreise der Alternativmedizin werden daher Antibiotika z.T. auch als genereller Angriff auf die Biobewegung verstanden. Es gibt freilich durchaus berechtigte Proteste, z. B. gegen eine ausgeweitete Antibiotika-Anwendung in der Tierzucht als Mastmittel (also gewissermaßen als Tierdoping). Die praktischen Resistenzprobleme, z. B. bei Chinolonen oder Tetracyclinen, sind offenbar weit überwiegend auf einen Abusus im Agrar-, Fischfarm- bzw. Veterinärsektor zurückzuführen und weniger auf den – freilich ebenfalls vorhandenen – Abusus in der Medizin. Antibiotika-Phobie kann dazu führen, dass Patienten mit behandelbaren Infektonen nicht oder erst viel zu spät therapiert werden. Bei Patienten mit ausgeprägter Antibiotika-Phobie sind längere Therapieformen kaum möglich; es gibt hier gute Argumente für eine Kurzzeittherapie.

B

Bakteriostase: Hemmung der Bakterienvermehrung (z. B. durch Sulfonamide, Chloramphenicol und Tetracycline), wobei die Keime nicht abgetötet werden. Die natürliche Absterberate ruhender Bakterien wird hierbei nicht beeinflusst.

Bakterizidie: Abtötung der Bakterienzelle (z. B. infolge Verhinderung der Zellwandsynthese durch Penicillin). Penicilline und Cefalosporine wirken nur in der Vermehrungsphase der Bakterien bakterizid, Aminoglykoside auch in der Ruhephase. Die Bakterizidie ist bei bestimmten Antibiotika konzentrationsabhängig. Sie lässt sich aber bei Betalaktam-Antibiotika oberhalb einer bestimmten Konzentration nicht mehr steigern. Die Auffassung, dass niedrige Konzentrationen bakteriostatisch, hohe Konzentrationen bakterizid wirken, trifft nur für Aminoglykoside zu. Besonders wichtig ist die bakterizide Wirkung in den ersten 4 Stunden der Einwirkung; von einer klinisch relevanten Bakterizidie kann nur gesprochen werden, wenn in dieser Zeit eine Abtötung von mindestens 99 % aller Keime erfolgt.

Betalaktamasen: Von bestimmten Bakterien gebildete Enzyme, welche den Betalaktam-Ring des Antibiotikums hydrolytisch spalten und das Antibiotikum dadurch unwirksam machen. Man kennt Dutzende von solchen Enzymen, die von verschiede-

Tab. 1 Klassifikation der Betalaktamasen nach K. Bush (Antimicrob Ag Chemother 1989; 33: 271).

Charakteristika	Beispiele
Enzymklasse: Cefalosporinase (nicht gehemmt durch Clavulansäure)	Gruppe 1 Chromosomale Enzyme von Pseudomonas aeruginosa und Enterobacter cloacae
Enzymklasse: Penicillinasen und/oder Cefalosporinasen (gehemmt durch Clavulansäure)	Gruppe 2a–e Plasmid-vermittelter TEM-Typ, chromosomales Enzym von Klebsiella, Staphylokokken-Enzyme
Enzymklasse: Metalloenzyme	Gruppe 3 Imipenem-hydrolysierendes Enzym von Stenotrophomonas maltophilia
Enzymklasse: Penicillinasen (nicht gehemmt durch Clavulansäure)	Gruppe 4 Chromosomales Enzym von Burkholderia cepacia

nen Bakterien stammen und sich in ihrem Substratprofil, in ihrer Potenz und in ihren physikalischen Eigenschaften erheblich unterscheiden. Nach der Klassifikation von Bush (Tab. 1) gibt es vier Hauptgruppen (eingeteilt nach ihrem bevorzugten Substrat und der Hemmbarkeit durch Clavulansäure). Dazu gehören auch die von Enterobakterien gebildeten Betalaktamasen mit erweitertem Spektrum (Extended-Spectrum Betalactamases = ESBL), welche Cefotaxim, Ceftriaxon, Ceftazidim u. a. hydrolysieren und durch Betalaktamase-Inhibitoren (z. B. Clavulansäure) gehemmt werden können. Andere ESBL hydrolysieren Cefamycine (Cefoxitin, Cefotetan) und werden nicht durch Betalaktamase-Inhibitoren gehemmt. Die Bildung von ESBL kann während einer Behandlung mit Cefalosporinen der Cefotaxim- oder der Ceftazidim-Gruppe durch Enzyminduktion oder chromosomale Mutation zu sekundärer Resistenzentwicklung führen.

Blättchen-Diffusionstest: s. unter Hemmhoftest.

Chemotherapie: Ursprünglich wurde die antibakterielle und sonstige antiinfektiöse Therapie unter dem Begriff antibakterielle Chemotherapie zusammengefasst. Die ersten Antibiotika, die Sulfonamide, waren auch eindeutige Chemotherapeutika, also Chemikalien, die in der Natur nicht vorkommen. Genau genommen ist fast jede antimikrobielle Therapie eine Behandlung mit relativ einfachen chemischen Wirkstoffen. Der Begriff Chemotherapie hat sich in den letzten Jahrzehnten eindeutig für die antineoplastische Chemotherapie durchgesetzt. Man sollte daher heute keinesfalls mehr einem Patienten gegenüber eine antibakterielle oder antiinfektiöse Therapie als Chemotherapie bezeichnen; damit sind für den Patienten mental die erheblichen Risiken einer antineoplastischen Therapie verbunden. Der Begriff Chemotherapie sollte heute exklusiv für die onkologische Therapie reserviert bleiben.

E

Eagle-Effekt: Verschlechterung der bakteriziden In-vitro-Wirkung auf Enterokokken (paradoxe Bakterizidie) durch höhere Penicillinkonzentrationen (Überschreiten einer optimal wirksamen Konzentration). Zur Keimabtötung sind 2–8fach höhere minimale bakteriostatische Hemmkonzentrationen erforderlich. Der Eagle-Effekt führt bei Monotherapie (z. B. von Endokarditis) zu Therapieversagen und lässt sich durch Kombination des Penicillins mit einem Aminoglykosid verhindern.

H

Hemmhoftest: Er wird auch als Blättchen-Diffusionstest bezeichnet. Antibiotikahaltige Filterpapierblättchen oder andere Träger werden auf den beimpften festen Nährboden gelegt, und während der Bebrütung kommt es zu einer radiären Diffusion des Antibiotikums (entsprechend dem Konzentrationsgradienten). Sensible Stämme bilden einen mehr oder weniger großen Hemmhof um das Testblättchen. Der Hemmhoftest ist stark abhängig von der Stärke der Einsaat, dem Medium, der Diffundierbarkeit des Antibiotikums in den Agar und von anderen Faktoren. Die Korrelation zwischen minimaler Hemmkonzentration und Hemmhoftest ist relativ schlecht; bei einer MHK von 2 mg/l können Hemmhöfe von 15–25 mm auftreten. Der Hemmhoftest dient somit nicht der Wertbemessung von Antibiotika, sondern ist ein einfacher Suchtest zur Erkennung einer Bakterienresistenz. Er ist aber bei langsam wachsenden Bakterien zu ungenau und bei

Anaerobiern wenig standardisiert. Bei schnell wachsenden Keimarten ist eine exakte Testung im Reihenverdünnungstest aussagekräftiger (z. B. bei Staphylokokken und Enterokokken). Für quantitative Zwecke wird heute zunehmend der so genannte E-Test verwendet, bei dem ein Streifen mit falllender Konzentration auf den Nährboden gelegt wird.

Hemmkonzentration,minimale (MHK, MIC): In vitro gemessene geringste Konzentration, welche das Wachstum aller Bakterien in einem flüssigen oder festen Medium hemmt (Reihenverdünnungstest). Wichtig ist die genaue Standardisierung der Testbedingungen, da die Stärke der Keimeinsaat, die Nährbodenart, die Bebrütungsdauer usw. das Ergebnis stark beeinflussen. Bei wissenschaftlichen Untersuchungen wird oft die Aktivität verschiedener Antibiotika bei bestimmten Bakterien miteinander verglichen. Dabei festgestellte Unterschiede um 1 oder 2 geometrische Verdünnungsstufen können durchaus noch im Fehlerbereich liegen. Problematisch ist die Festlegung einer Grenzkonzentration (eines Breakpoints), oberhalb derer eine Resistenz angenommen wird. Da die Antibiotika-Konzentrationen in Blut und Gewebe dosisabhängig sind und individuell variieren können, müssen die Ergebnisse von MHK-Bestimmungen vorsichtig interpretiert werden.

Hemmkonzentration, minimale bakterizide Konzentration (MBK, MBC): Geringste in vitro gemessene Antibiotika-Konzentration, welche nach 24 Stunden im flüssigen Nährmedium zum Absterben aller Keime geführt hat (erkennbar am Nichtanwachsen in einer Subkultur). Bei stark bakterizid wirkenden Antibiotika sind die Unterschiede zwischen der minimalen bakteriostatischen und der minimalen bakteriziden Hemmkonzentration meist gering (1–3 geometrische Verdünnungsstufen).

Bakterizidie wird freilich oft als Werbeargument missbraucht. Zur genauen Beurteilung der bakteriziden Wirksamkeit eines Antibiotikums untersucht man die Abtötungskinetik (»killing curves«). Die Bakterizidie ist besonders wichtig bei Fremdkörperinfektionen bzw.bakterieller Endokarditis.

K

Kombinationen von 2 oder mehreren Antibiotika können eine synergistische Wirkung (erhebliche Steigerung der Wirksamkeit) haben, das Wirkungsspektrum verbreitern und eine Resistenzentwicklung verzögern. Ein Synergismus kann auf verschiedene Weise entstehen:
▸ Doppelblockade eines metabolischen Systems (z. B. bei Co-Trimoxazol),
▸ Fermentblockade (z. B. durch Penicillinase-Hemmer),
▸ Wirkung auf verschiedene Bindeproteine (bei Betalaktam-Antibiotika),
▸ verschiedene Wirkungsorte, wie Bakterienzellwand und Ribosomen (z. B. bei Betalaktam-Antibiotika und Aminoglykosiden).
Kombinationen können aber auch antagonistisch wirken (z. B. Penicillin und Tetracyclin). Der Antagonismus spielt jedoch bei modernen Antibiotika klinisch keine Rolle.

Kreuzresistenz: Gleichzeitiges Auftreten einer Bakterienresistenz gegen Antibiotika der gleichen Gruppe (meist mit ähnlicher chemischer Struktur und gleichem Wirkungsmechanismus). Bei einer beidseitigen Kreuzresistenz ist mit der Resistenz gegen ein Antibiotikum stets die Resistenz gegen ein anderes Antibiotikum dieser Gruppe verbunden; diese kommt in beiden Richtungen vor und findet sich z. B. bei Tetracyclinen oder nahe verwandten Penicillinen (Penicillin G und V). Bei einseitiger Kreuzresistenz besteht bei Unempfindlichkeit gegen das Antibiotikum A (z. B. Amikacin) stets auch eine solche gegen das Antibiotikum B (z. B. Gentamicin), jedoch sind die Bakterien bei Resistenz gegen das Antibiotikum B immer oder oft noch gegen das Antibiotikum A empfindlich.

Kryptizität: Penetrationsfähigkeit eines Antibiotikums durch die äußeren Bakterienzellwandschichten (unterschiedlich, besonders bei Betalaktam-Antibiotika).

L

Lantibiotika: Inhomogene Gruppe antibiotisch wirksamer Peptide, die oft die atypische Aminosäure Lanthionin enthalten. Sie sind verwandt mit niedrig molekularen Abwehrpeptiden, den Defensinen, die eine wichtige Rolle bei Eukaryonten als körpereigene Antibiotika spielen. Bislang gibt es noch keine therapeutisch relevanten Substanzen aus dieser Gruppe.

P

Persister: Persister sind morphologisch normale Bakterien, welche letale Penicillin-Konzentrationen eines Antibiotikums überlebt haben. Nach Aufhören der Antibiotika-Einwirkung sind die später gebildeten Tochterzellen weiterhin empfindlich. Eine Erregerpersistenz kommt vor allem bei Einwirkung von Betalaktam-Antibiotika auf nicht wachsende Bakterien vor. Persister spielen besonders bei Fremdkörperinfektionen eine Rolle.

Plasmide: Extrachromosomale DNS-Elemente der Bakterien, welche genetische Informationen über die Antibiotika-Resistenz tragen.

Postantibiotischer Effekt: Man versteht darunter die Nachwirkung eines Antibiotikums auf die Bakterien nach Entfernung des Antibiotikums aus dem Nährmedium. Die Dauer des postantibiotischen Effekts ist je nach Keimart und je nach Antibiotikum verschieden (z. B. bei Aminoglykosiden länger als bei Betalaktam-Antibiotika). Der postantibiotische Effekt kann zur Begründung des richtigen Dosierungsintervalls herangezogen werden.

Probiotika: Umstrittene und teure Nahrungsmittel, die aus angeblich immunfördernden Mikroorganismen hergestellt werden. Der komplizierte immunologische Sachverhalt, der vielfach als Werbeargument missbraucht wird, hat mit antibakterieller Therapie nichts zu tun, wird aber oft missverstanden. Man kann keineswegs mit »Probiotika« eventuelle negative Effekte von Antibiotika kompensieren.

R

Resistenz: Bakterien können durch Chromosomenmutation oder durch Plasmide resistent werden (Tab. 2). Mutationen sind entweder Punktmutationen oder Rearrangements großer DNS-Segmente (Inversionen, Duplikationen, Insertionen, Deletionen oder Transpositionen großer DNS-Segmente von einer bakteriellen Chromosomenstelle zu einer anderen). Plasmide sind übertragbare extrachromosomale DNS-Elemente von Bakterien (einschließlich R-Faktoren), die wie die Chromosomen genetische Informationen über die Antibiotika-Resistenz tragen. Die Plasmidvermittelte Resistenz beruht meistens auf der Synthese von Proteinen, die entweder enzymatisch wirken oder die Zellwände so verändern, dass Antibiotika nicht mehr penetrieren können. Die Biochemie der bakteriellen Resistenz unterscheidet

Tab. 2 Wichtige Mechanismen der Antibiotika-Resistenz.

Mittel	Resistenzmechanismus
Betalaktam-Antibiotika	Verändertes Penicillin-Bindeprotein Verminderte Permeabilität Betalaktamasebildung
Aminoglykoside	Verminderte Ribosomenbindung Verminderte Permeabilität Inaktivierende Enzyme
Chloramphenicol	Verminderte Ribosomenbindung Verminderte Permeabilität Chloramphenicol-Azetyltransferase
Tetracycline	Ribosom-Resistenz Aktive Effluxpumpe
Gyrase-Hemmer	DNS-Gyrase-Resistenz Aktiver Efflux
Rifampicin	Verminderte DNS-Polymerasebindung
Sulfonamide, Trimethoprim	Dihydropteroat-Synthetase-Resistenz bzw. Dihydrofolat-Reduktase-Resistenz Verminderte Permeabilität

Grundbegriffe

▶ einen verringerten Zugang zum Rezeptor durch reduziertes Einfließen oder erhöhten Ausfluss oder beide Mechanismen,
▶ eine veränderte Zielstruktur durch Erwerb einer Mutation, durch Erwerb genetischen Materials oder durch enzymatische Modifikation und
▶ eine Inaktivierung des Wirkstoffs, z. B. durch Hydrolyse, Azetylierung, Adenylierung, Phosphattransfer.

Resistenz spielt nicht nur eine wichtige Rolle bei Bakterien und Antibiotika, sondern ist auch bei der Therapie der Virusinfektionen häufig der limitierende Faktor. Resistenz ist freilich auch bei Pilzen und Parasiten ein generelles biologisches Phänomen und kommt auch bei höheren Lebewesen (Mücken, Fliegen, Ratten) vor.

Resistenz, übertragbare: Die Plasmidvermittelte Resistenz (s.o.) führt im Regelfall nicht zu Sekundärinfektionen bei antibiotisch behandelten Menschen oder Tieren. Die übertragbare Resistenz tritt meist unbemerkt ein und kommt besonders häufig bei gramnegativen Stäbchen vor. Hierbei wird extrachromosomal gelagertes Genmaterial durch Konjugation von einer Bakterienart auf die andere unter Einschaltung eines »Resistenz-Transfer-Faktors« übertragen. So kann z. B. die mehrfache Resistenz von Salmonellen oder Shigellen (gegen Sulfonamide, Tetracyclin, Chloramphenicol und Streptomycin) auf einen empfindlichen E.-coli-Stamm transferiert werden. Eine Resistenzübertragung ist auch zwischen Bakterien der gleichen Art möglich. Eine extrachromosomale Resistenzübertragung ist außerdem bei Staphylokokken beobachtet worden.

S

Synergismus: Potenzierte Wirkung der Einzelsubstanzen einer Antibiotika-Kombination (die Kombinationswirkung ist größer als die Summe der Einzelwirkungen). Bei additiver Wirkung (Indifferenz) entspricht die Kombinationswirkung der Summe der Wirkungen bei Einzeltestung. Der Synergismus von Virustatika (z. B. Proteasehemmern) beruht eher auf einer gegenseitigen günstigen Beeinflussung des Metabolismus.

T

Toleranz: Bestimmte Streptokokken- und Staphylococcus-aureus-Stämme werden von Penicillin (oder einem anderen Betalaktam-Antibiotikum) bei therapeutischen Konzentrationen bakteriostatisch gehemmt, aber nicht abgetötet und können sich später wieder vermehren. Dabei besteht in vitro eine größere Diskrepanz zwischen minimaler bakteriostatischer und minimaler bakterizider Antibiotika-Konzentration. Mit einer Bakterientoleranz kann ein Therapieversagen bei bestimmten Krankheiten (z. B. Endokarditis) teilweise erklärt werden. Man gibt daher bei der Möglichkeit einer Toleranz generell zusätzlich ein anderes bakterizid wirkendes Antibiotikum (z. B. Gentamicin).

V

Virustatika (Synonym: Virostatika) sind antivirale Substanzen mit einem bestimmten Wirkungsspektrum, welche mehr oder weniger selektiv die Virusreplikation hemmen. Die derzeit wichtigste Gruppe sind die Nukleosid-Analoga, z. B. Aciclovir, Azidothymidin und Idoxuridin. Interferon-α

wirkt auf verschiedene Weise hemmend (z. B. durch vermehrte Bildung von Effektorproteinen in Virus-exponierten Körperzellen, s. S. 316). Die Virustherapie hat sich erst seit 1980 entwickelt. In den letzten Jahren sind zunehmend viele Virustatika eingeführt worden; mit einer Vielzahl von neuen Derivaten ist im nächsten Jahrzehnt zu rechnen.

W

Wirkungsmechanismus: Antibiotika können auf verschiedene Weise Bakterien hemmen. Eine Hemmung kann erfolgen in der Bakterienzellwand, den Ribosomen, Nukleinsäuren, Zellmembranen und bei der Folatsynthese (Tab. 3, Abb. 1). Antibiotika können mehrere Wirkungsmechanismen haben. Penicilline und Cefalosporine hemmen die Bakterienzellwandsynthese und aktivieren Zellwandautolysine; außerdem werden sie nach Durchdringen der Zellwand an das Penicillin-Bindeprotein (PBP) der Zellmembran gebunden. Andere Antibiotika hemmen die Proteinsynthese in den bakteriellen Ribosomen oder die Nukleinsäuresynthese (Replikation und Transkription der genetischen Information in der DNS). Einige Antibiotika schädigen die Bakterienzellmembran oder interferieren mit spezifischen Stoffwechselprozessen der Bakterienzelle. Der Wirkungsmechanismus eines Antibiotikums kann je nach Keimart verschieden sein; meist ist er innerhalb einer Gruppe von Antibiotika identisch. Virustatika haben grundsätzlich andere Wirkmechanismen als antibakterielle Therapeutika. So müssen Viren stets mit relativ spezifischen Mitteln gehemmt werden. Es gibt daher keine Breitspektrum-Virustatika.

Wirkungsspektrum: Man unterscheidet Antibiotika mit schmalem, mittlerem, breitem und sehr breitem Wirkungsspektrum.

Tab. 3 Wirkungsweise von antimikrobiellen Therapeutika.

Hemmwirkung	Mittel	Wirkungsmechanismus
Zellwand	Betalaktam-Antibiotika	Muraminsäuresynthese
	Vancomycin } Teicoplanin	Mehrere Mechanismen
	Fosfomycin	Pyruvyl-Transferase
	Bacitracin	Phospholipidsynthese
	Echinocandine	Glucansynthese
Ribosomen	Chloramphenicol	Peptidyl-Transferase
	Tetracycline	Ribosom A
	Makrolide	Translokation
	Clindamycin	Peptidyl-Transferase
	Fusidinsäure	Elongationsfaktor G
	Aminoglykoside	Abbauende Enzyme
Nukleinsäure	Gyrase-Hemmer	DNS-Gyrase
	Rifampicin	RNS-Polymerase
	Nitroimidazole	DNS-Stränge
Zellmembran	Polymyxine	Phospholipide
	Amphotericin B } Azole	Ergosterolsynthese
Folatsynthese	Sulfonamide	Pteroatsynthetase
	Trimethoprim	Dihydrofolat-Reduktase

Schmalspektrum-Antibiotika wie Penicillin G eignen sich im Prinzip zur gezielten Therapie von Infektionen mit bekanntem Erreger (z. B. Erysipel, Tonsillitis, Lues). Antibiotika mit breitem oder sehr breitem Wirkungsspektrum sind vor allem zur ungeziel-

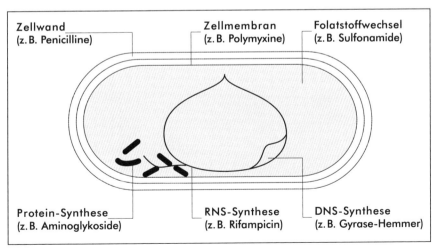

Abb. 1 Wirkungsorte verschiedener Gruppen von Antibiotika.

11

ten Therapie schwerer Infektionen mit großem Erregerspektrum oder bei Mischinfektionen wichtig. Antibiotika mit mittlerem Wirkungsspektrum (z. B. Amoxicillin) haben relevante Wirkungslücken und führen oft zur Selektion resistenter Erreger. Die ursprüngliche Auffassung, dass ganz breite Antibiotika gefährlich seien, hat sich als Irrtum erwiesen.

Pharmakokinetik

B

Bioverfügbarkeit: Unter biologischer Verfügbarkeit versteht man den Anteil eines oral gegebenen Antibiotikums, der im Darm resorbiert wird und nach Passage der Leber in aktiver Form im systemischen Kreislauf erscheint. Bei parenteralen Präparaten gilt eine andere Definition.

C

Clearance, renale: Clearance als Nierenleistung, errechnet nach der Formel

$$\frac{U \times V}{P}$$

(wobei U die Harnkonzentration, V das Harnminutenvolumen und P die Plasmakonzentration ist). Sie wird bestimmt während einer Dauerinfusion zum Erreichen einer konstanten Plasmakonzentration (steady state). Die extrarenale Clearance ist die Differenz von totaler Clearance minus renaler Clearance. Sie setzt sich aus biliärer Clearance (intestinaler Clearance) und Metabolisierung zusammen.

Clearance, Total-: Entfernung einer bestimmten Substanz aus dem Blut (Summe von renaler und extrarenaler Clearance).

D

Dialysierbarkeit: Durch Hämodialyse werden meistens größere Mengen eines Antibiotikums aus dem Blut entfernt als durch Peritonealdialyse. Allerdings gibt es dabei von Antibiotikum zu Antibiotikum, aber auch bei verschiedenen Dialysetechniken Unterschiede.

E

Eiweißbindung: Der Grad der Eiweißbindung von Antibiotika im Serum ist je nach Wirkstoff verschieden und hängt vom pH, Eiweißgehalt im Blut und von der gleichzeitigen Gabe anderer Medikamente (Verdrängungseffekt) sowie vom Alter ab (bei Neugeborenen teilweise geringer). Es gibt verschiedene Mechanismen der Eiweißbindung (ionogene Bindung, hydrophobe Wechselbeziehung, Bindung an Zellmembranen oder andere Zellbestandteile). Die klinische Bedeutung der Proteinbindung ist weitgehend unklar. Positiv zu werten sind die Transportfunktion im Blut und die Depotfunktion im proteinhaltigen entzündeten Gewebe. Nur irreversible hochgradige Eiweißbindung ist von Nachteil (z. B. bei Sulfonamiden).

F

First-pass-Effekt: Bevor ein oral resorbiertes Pharmakon in den allgemeinen Kreislauf gelangt, muss es die Leber passie-

13

ren. Für die klinische Wirksamkeit einer Substanz ist es entscheidend wichtig, ob es bei der Passage durch die Darmzellen oder bei der ersten Passage durch die Leber zu einer erheblichen Metabolisierung oder Inaktivierung kommt. Ein derartiger »First-pass-Effekt« spielt bei Antibiotika keine allzu große Rolle, wohl aber bei einzelnen Virustatika (z. B. Saquinavir).

G

Gallenspiegel: Hohe Konzentrationen in der Galle erzeugen u. a. Rifampicin, Fusidinsäure, Ciprofloxacin, Ceftriaxon und Mezlocillin. Von Ceftriaxon z. B. werden ungefähr 40 % mit der Galle ausgeschieden. Generell wird eine starke biliäre Exkretion nicht unbedingt als Vorteil angesehen, da hohe Spiegel im Darm Durchfälle auslösen können. Bei Niereninsuffizienz ist bei stark biliär ausgeschiedenen Antibiotika meist keine Dosisreduzierung erforderlich. Bei starker Leberinsuffizienz (z. B. akute Hepatitis, Leberzirrhose, Leberkoma) sollten Antibiotika mit hoher biliärer Elimination generell vermieden werden und renal eliminierte Derivate bevorzugt werden.

Gewebespiegel: Lipidlösliche Mittel, wie Ciprofloxacin und Rifampicin, penetrieren gut in Körperzellen (wichtig für intrazelluläre Infektionen, z. B. Legionellose), während lipidunlösliche Mittel, wie Penicilline und Cefalosporine, sich vorwiegend in der interstitiellen Flüssigkeit verteilen. Die Höhe und Kinetik der Gewebespiegel differieren von Organ zu Organ und hängen von einer Reihe von Faktoren ab. Außer von der Lipidlöslichkeit und dem Ionisierungsgrad werden die Antibiotika-Konzentrationen beeinflusst von der unterschiedlichen Serumeiweißbindung, der Fensterung (Durchgängigkeit) der Kapillaren in bestimmten Organen und dem Vor-

handensein von aktiven Transportmechanismen für organische Anionen, welche das Antibiotikum (z. B. ein Betalaktam-Antibiotikum aus dem Gehirn) entfernen. Generell gilt, dass sich die freien Antibiotika-Konzentrationen in der interstitiellen Flüssigkeit denen im Serum angleichen (wegen des schnellen Austausches zwischen Intravasal- und Extravasalraum). Dagegen findet in einem größeren Reservoir (z. B. Pleuraerguss) ein Konzentrationsausgleich langsamer statt (wegen des relativ kleinen Quotienten von Oberfläche zu Volumen). Im Liquor sind die Konzentrationen meist erheblich niedriger als im Serum, weil die Hirnkapillaren nicht gefenstert sind, der Liquor ständig erneuert und das Antibiotikum durch aktiven Transport wieder entfernt wird.

H

Halbwertszeit: Die Serum-Halbwertszeit ist die Zeit in der sog. ß-Phase der Elimination (nach Erreichen eines Diffusionsgleichgewichts zwischen Intra- und Extravasalraum), in welcher sich die Serumkonzentration halbiert. Sie kann mit Hilfe der Eliminationskonstanten K berechnet werden ($t_{1/2} = 0{,}693/K$). Bei renal ausgeschiedenen Mitteln ist die renale Eliminationshalbwertszeit ein gutes Maß für die Verweildauer im Organismus.

L

Liquorspiegel: Die Antibiotikaspiegel im Hirnliquor sind abhängig von der Funktion der Blut-Liquor-Schranke (in den Kapillaren der Plexus choroidei und der Hirnhäute), die bei Meningitis verändert sein kann. Im Allgemeinen penetrieren lipidlösliche Mittel besser in den Liquorraum als lipidunlösliche Mittel. Einfluss haben auch die Serumeiweißbindung, die schlechte Permeabilität der nichtgefensterten Kapillaren im Gehirn und der aktive Transport von organischen Anionen aus dem Liquor in den Choroidalplexus.

M

Metabolisierung: Biologische Umwandlung eines Antibiotikums in aktive oder inaktive Metaboliten (meist in der Leber). Eine Identifizierung der Metaboliten ist durch Chromatographie möglich. Sie ist manchmal zur Erklärung von bestimmten Nebenwirkungen wichtig. Meistens sind die Metaboliten besser wasserlöslich als die Muttersubstanz, sodass sie mit dem Urin oder der Galle leichter ausgeschieden werden können. Die Metabolisierung ist bei bestimmten Antibiotika (z. B. bei Chloramphenicol durch Koppelung an Glukuronsäure) mit einer Entgiftung des Antibiotikums verbunden; sie kann aber auch zur Bildung von stärker toxischen Verbindungen führen (z. B. bei Sulfonamiden durch Azetylierung). Eine Metabolisierung spielt insbesondere bei Virustatika eine wichtige Rolle.

Monitoring: Hierunter versteht man Blutspiegelbestimmungen während der Therapie zur Vermeidung von Unter- und Überdosierung (besonders wichtig bei gestörter Nieren- oder Leberfunktion sowie bei Früh- und Neugeborenen). Zur Bewertung von Trough- und Peak-Spiegel (Tal- und Spitzenspiegel) wichtig (s. dort). Bei Verwendung potenziell toxischer Antibiotika, z. B. Aminoglykosiden, und gleichzeitig bestehenden Ausscheidungsstörungen sollten die Blutspiegel regelmäßig kontrolliert werden.

P

Pharmakodynamik (PD): Beziehungen zwischen minimalen Hemmkonzentrationen in vitro, Konzentration-Zeit-Profilen in vivo und antimikrobieller Wirksamkeit. Klassische pharmakodynamische Indizes sind Cmax/MHK, AUC/MHK und die Zeit, in der Plasmakonzentrationen über der MHK liegen (Ttau > MHK). Mittels pharmakodynamischem Modelling kann die Beziehung zwischen der Größe dieser Parameter und dem antimikrobiellen Effekt beschrieben und 50 % oder 90 % effektive Parametergrößen berechnet werden. So genannte Dosis-Fraktionierungsstudien, bei denen die identische Tagesdosis in unterschiedlichen Fraktionen gegeben wird, erlauben eine Aussage darüber, welcher pharmakodynamische Parameter am besten mit der Effektivität korreliert (Cmax/MIC: konzentrationsabhängige PD; AUC/MIC: konzentrations- und zeitabhängie PD; Ttau/MIC: vorwiegend zeitabhängige PD). Pharmakodynamisches Modelling ist hilfreich in der präklinischen Dosisfindung, und Dosis-Fraktionierungsstudien in der Ermittlung des für eine Substanz optimalen Dosierungsschemas. Die propagierten pharmakodynamischen Parameter sind freilich häufig fern der Klinik. Der beste Parameter ist die vielfach nur sehr schwer messbare Kinetik der Keim-Elimination.

R

Resorptionsrate: Nach oraler Gabe werden Antibiotika unterschiedlich resorbiert. Die Resorption erfolgt vorwiegend durch aktiven Transport und findet meist im oberen Dünndarm statt. Gleichzeitige Nahrungsaufnahme kann bei vielen Antibiotika die Resorption verzögern, jedoch bleibt die gesamte resorbierte Menge gegenüber

Nüchterngabe gleich. Dagegen werden andere orale Mittel bei Aufnahme mit der Nahrung in geringerer Menge resorbiert. Manchmal hat die Nahrungsaufnahme keinen Einfluss auf die Resorption. Am genauesten lässt sich die Resorptionsrate eines oral gegebenen Mittels berechnen, wenn man die Fläche unter der Blutspiegelkurve bei i.v. und oraler Applikation vergleicht. In Präparationen für Kinder (sog. Kindersäfte) werden Betalaktam-Antibiotika aus wässrigen Suspensionen (hergestellt aus Trockensubstanz oder Granulat) wesentlich besser resorbiert als aus Fertigsuspensionen auf Triglyzerid- oder Ölbasis. Die gleichzeitige Gabe von nicht resorbierbaren Antazida oder H_2-Rezeptorenblockern kann die Resorption z.B. von Ketoconazol durch Reduktion der Magenazidität oder von Tetracyclinen und Gyrase-Hemmern durch Chelatbildung verschlechtern. Bei schweren Erkrankungen sind parenterale Präparate gegenüber oralen Präparaten mit relativ geringer Resorptionsrate zu bevorzugen.

S

Spitzenspiegel: Nach i.v. Kurzinfusion sind die Serumspiegelmaxima (Peaks) wesentlich höher als nach i.m. Injektion. Nach oraler Gabe werden die höchsten Serumspiegel zu verschiedenen Zeiten erreicht (abhängig von der galenischen Zubereitung, der Dosis und dem Zusammenhang mit einer Nahrungsaufnahme). Sie sind meist erheblich niedriger als nach i.v. Injektion oder Kurzinfusion. Bei einem Teil der oralen Antibiotika steigen die Spitzenspiegel und die Fläche unter der Blutspiegelkurve nicht dosisproportional an (Begrenzung der Resorptionskapazität). Bei Mitteln, die in starkem Maße intrazellulär wirken (z.B. Azithromycin und Virustatika), sind die Serumspiegel (auch die Spitzenspiegel) meistens niedriger als die Gewebespiegel. Allgemein gilt, dass die Serumspiegel in keiner direkten Beziehung zur klinischen Wirksamkeit eines Antibiotikums stehen müssen. Entscheidend sind die häufig nicht messbaren Konzentrationen am Ort der Infektion (z.B. in einem Abszess).

T

Talspiegel: Am Ende des Dosierungsintervalls gemessene Serumkonzentration (Trough-Spiegel), die bei Unterdosierung zu niedrig, bei Überdosierung oder Ausscheidungsinsuffizienz zu hoch liegt (s. auch bei Monitoring).

U

Urin-Recovery: Wiederfindungsrate im Urin (ausgedrückt in % der verabreichten Dosis). Bei ausschließlich renal ausgeschiedenen und nicht metabolisierten Mitteln (z.B. Cefalexin) ist die Urin-Recovery ein wichtiges Maß für die Resorptionsrate nach oraler Gabe. Die Urin-Recovery nach parenteraler Gabe gibt Hinweise auf die Metabolisierungsrate oder eine nicht renale Elimination. Substanzen für eine Therapie von Harnwegsinfektionen sollten eine hohe Urin-Recovery haben.

V

Verteilungsvolumen: Errechneter virtueller Anteil des Körpervolumens in Litern, in dem sich eine von außen zugeführte Substanz im Körper verteilen kann. Stark lipidlösliche Antibiotika penetrieren gut in die meisten Gewebe und Körperflüssigkeiten; sie haben daher ein großes Verteilungsvolumen und relativ niedrige Serumspiegel.

Grundbegriffe

Schwach lipidlösliche Antibiotika dagegen verteilen sich hauptsächlich auf die Extrazellulärflüssigkeit (20–30 % des Körpergewichts) und haben höhere Serumspiegel. Die Berechnung des Verteilungsvolumens ist erschwert, wenn ein Mittel in der Leber stark metabolisiert wird oder wenn ein Mittel (z. B. Amphotericin B) stark an Zellmembranen gebunden wird. Das errechnete Verteilungsvolumen gibt im Allgemeinen nur einen Anhalt für die Antibiotika-Penetration in die Gewebe. Ein niedriges Verteilungsvolumen ist ein Hinweis für eine schlechte Gewebepenetration des Antibiotikums. Problematisch sind errechnete Verteilungsvolumina bei stark lipophilen Substanzen (z. B. Gyrase-Hemmer), bei denen durch Anreicherung im Fettgewebe Volumina errechnet werden, die viel größer sind als das Körpervolumen.

Behandlungsregeln

Grundbegriffe

A

Applikationsweise: Parenterale Applikation führt zu einem rascheren Erreichen von therapeutischen Blut- und Gewebsspiegeln als nach oraler Gabe. Bei schweren Infektionen beginnt man die Behandlung mit einem i.v. Präparat und setzt sie nach Eintritt der Besserung mit einem oralen Präparat fort (Sequentialtherapie). Am häufigsten werden i.v. Kurzinfusionen, bei guter Verträglichkeit auch i.v. Injektionen (als Bolusinjektion) durchgeführt. I.v. Dauerinfusionen und intramuskuläre Injektionen sind lästig, haben Nachteile und bieten wenig Vorteile. Es gibt aber Länder (z.B. Italien), in denen i.m. Antibiotika sehr beliebt sind. Bei Betalaktam-Antibiotika allerdings werden von einigen Autoren i.v. Dauerinfusionen aus pharmakodynamischen Gründen befürwortet, von vielen Klinikern aber wegen schlechterer Praktikabilität und auftretenden Nebenwirkungen (Phlebitis) abgelehnt. Wichtig ist die ausreichende Verdünnung der Infusions- oder Injektionslösung, um Venenreizungen und andere Unverträglichkeiten zu vermeiden. Leichtere Erkrankungen können von Anfang an durch orale Präparate behandelt werden, wobei die Resorptionsrate und die Magen-Darm-Verträglichkeit zu berücksichtigen sind. Die rektale Verabreichung von antibiotikahaltigen Suppositorien (z.B. Erythromycin) ist wegen der unzuverlässigen und geringen Resorption generell abzulehnen.

B

Behandlungsdauer: Die Dauer der Behandlung hängt vom Krankheitsverlauf und von der Erregerart ab und darf nicht zu kurz sein. Hierbei gibt es Variationen zwischen einmaliger Gabe eines Antibiotikums (Einmaltherapie) bis zur Langzeit- und Dauertherapie. Die frühere generelle Empfehlung einer 2–3-wöchigen Behandlung stammt aus Zeiten, in denen nur relativ schwache Antibiotika (Sulfonamide, Tetracycline) zur Verfügung standen. Allerdings erfordern große Abszesse, Sequester, Granulome und infizierte Fremdkörper prinzipiell eine längere Behandlungsdauer.

▶ **Standardtherapie:** Meist reicht eine Dauer von 5–10 Tagen aus. Bei septischen Erkrankungen mit bekannter Rezidivneigung (z.B. Staphylokokken-Sepsis) ist eine 3–6-wöchige Nachbehandlung erforderlich. Patienten mit Abwehrschwäche (Leukämie, Immunmangelkrankheiten usw.), die nach Absetzen der Behandlung zu Rezidiven neigen, benötigen oft eine längere antibiotische Behandlung. Bei bestimmten Infektionen ist eine Einmal- oder Kurzzeittherapie möglich.

▶ **Einmaltherapie** (einmalige Gabe parenteraler oder oraler Antibiotika); hierdurch ist heute eine zunehmende Zahl von Infektionen heilbar. Eine Einmaltherapie ist z.B. Behandlungsstandard bei der unkomplizierten Gonorrhoe und bei der Zystitis jüngerer Frauen. Auch bei Ruhr und anderen Enteritiden, Ulcus molle und Candida-Kolpitis ist eine Einmaltherapie möglich. Für eine Einmaltherapie eignen sich besonders bakterizi-

18

de Antibiotika mit längerer Halbwertszeit (z. B. Ceftriaxon und Ciprofloxacin). In den Tropen ist eine Einmaltherapie auch bei Indikationen relevant, bei denen in Europa aus Sicherheitsgründen eine längere Behandlung bevorzugt wird (z. B. bei Pneumonie, Meningitis, Rickettsiosen, Rückfallfieber, Typhus). Eine Einmaltherapie sollte nicht mit einer einmal täglichen Therapie verwechselt werden.

▶ **Langzeittherapie** ist notwendig bei chronischer Osteomyelitis, Tuberkulose und anderen chronischen Infektionen. Bei Infektionen mit Rezidivneigung (z. B. Endokarditis einer Kunstklappe) ist ggf. eine Dauersuppressivbehandlung erforderlich.

▶ **Dauertherapie:** Prototyp ist die Behandlung der HIV-Infektion, die grundsätzlich lebenslang mit einer Mehrfachkombination erfolgen muss.

D

Darmdekontamination: Die technisch schwierige Reduktion der Darmflora bei neutropenischen Patienten (s. S. 806) sowie bei Patienten vor größeren Operationen mit Eröffnung des Dickdarms (z. B. durch orale Gaben von Neomycin, Polymyxin B und Nystatin). Eine lang dauernde Darmdekontamination ist nicht möglich und wäre auch gefährlich.

Dosierung (Tab. 4): Bei Antibiotika (z. B. Betalaktam-Antibiotika), welche eine große therapeutische Breite haben, gibt es unterschiedliche Dosierungen (je nach Schwere der Erkrankung). Dagegen ist bei Antibiotika mit geringer therapeutischer Breite (z. B. Aminoglykosiden) ein Überschreiten der Normaldosis gefährlich. Die Dosisfindung kann bei neuen Mitteln schwierig sein. Die von den Herstellerfirmen gegebenen Dosierungsempfehlungen entsprechen im Allgemeinen den bei klinischen Prüfungen gewonnenen Erkenntnissen; sie sind oft auch von kommerziellen oder juristischen Interessen beeinflusst. So werden nicht selten aus Konkurrenzgründen bei oralen Präparaten zu niedrige Tagesdosen empfohlen, die zwar in vielen Fällen ausreichen, aber nicht die größtmögliche Sicherheit bieten. Andererseits ist z. B. das AIDS-Mittel Zidovudin (AZT) früher wesentlich zu hoch dosiert worden (mit einem höheren Risiko von Nebenwirkungen).

Dosierung bei Kindern: Die Effekte antimikrobieller Substanzen sind abhängig von ihrer Konzentration am Wirkort und damit von ihrer Dosierung und Pharmakokinetik. Bei pädiatrischen Patienten haben neben krankheitsspezifischen Faktoren die Prozesse von Reifung und Entwicklung einen entscheidenden Einfluss auf die Pharmakokinetik. Grundsätzlich können deshalb pädiatrische Dosierungen nicht von Erwachsenendosierungen extrapoliert werden, sondern bedürfen separater pharmakokinetischer Untersuchungen in allen für eine Substanz absehbar relevanten Altersstufen.

Dosierungsintervall: Zeitabstand zwischen normalen Einzeldosen bei wiederholter Gabe, um gleichbleibende Spitzen- bzw. Talspiegel zu erhalten (nach Eintritt eines Gleichgewichts zwischen Aufnahme und Elimination). Bei Nieren- oder Leberinsuffizienz können größere Dosierungsintervalle von normalen Einzeldosen notwendig sein (s. S. 782 und 786). Antiinfektiva sind daber – im Gegensatz zu anderen Pharmaka – ebenfalls wirksam, wenn Therapiepausen eintreten. Eine intermittierende Therapie mit Antibiotika ist daher nicht grundsätzlich falsch.

Tab. 4   Tagesdosen wichtiger Antibiotika bei Erwachsenen und Kindern.

Antibiotikum	Applikation	Erwachsene	Kinder (außer Neugeborene)
Penicillin G	i.v., i.m.	1–5 (–20) Mill. E	0,04–0,1 (–1) Mill. E/kg
Penicillin V	oral	1,5–3 Mill. E	0,05 (–0,1) Mill. E/kg
Di-, Flucloxacillin	oral, i.v.	2–4 (–10) g	50 (–100) mg/kg
Ampicillin	i.v.	1,5–6 (–20) g	60–100 (–400) mg/kg
Amoxicillin	oral	1–1,5 (–3) g	50 mg/kg
Mezlo-, Piperacillin	i.v.	6 (–15) g	100 (–200) mg/kg
Cefazolin, Cefoxitin, Cefotiam, Cefotaxim, Ceftazidim	i.v.	} 3–6 g	} 60 (–150) mg/kg
Cefepim	i.v.	2–4 g	–
Ceftriaxon	i.v.	1–2 (–4) g	30 (–80) mg/kg
Cefuroxim	i.v.	4,5 g	50–100 mg/kg
Cefadroxil	oral	2 g	50 mg/kg
Cefaclor	oral	1,5 g	50 mg/kg
Cefixim	oral	0,4 g	8 mg/kg
Cefuroxim-Axetil	oral	0,5–1 g	20–30 mg/kg
Cefpodoxim-Proxetil	oral	0,4 g	8 mg/kg
Imipenem	i.v.	1,5–2 (–4) g	30–60 mg/kg
Meropenem	i.v.	3,0 g	60 mg/kg
Ertapenem	i.v.	1 g alle 24 h	?
Clavulans./Amox.	oral	1,87 g	45 mg/kg
	i.v.	3,6 g	60 mg/kg
Tazob./Piperacillin	i.v.	13,5 g	–
Genta-, Tobramycin	i.v.	0,24–0,32 g	3–5 mg/kg
Amikacin	i.v.	1 g	15 mg/kg
Doxycyclin	oral, i.v.	0,1–0,2 g	2–4 mg/kg
Erythromycin	oral, i.v.	1–2 g	30–50 mg/kg
Clarithromycin	oral	0,5–1 g	8–15 mg/kg
Roxithromycin	oral	0,3 g	5 mg/kg
Azithromycin	oral	0,5 g (für 3 Tage)	10 mg/kg (für 3 Tage)
Telithromycin	oral	0,8 g	?
Fusidinsäure	oral	1,5 (–3) g	20 mg/kg
Vancomycin	i.v.	2 g	20–40 mg/kg
Teicoplanin	i.v.	0,4 g	6–10 mg/kg
Clindamycin	oral, i.v.	0,6–1,2 (–2,4) g	10–20 mg/kg
Metronidazol	oral, i.v.	1,5–2,0 g	21 mg/kg
Rifampicin	oral, i.v.	0,6 g	10 mg/kg
Fosfomycin	i.v.	6–15 g	100–240 mg/kg
Chloramphenicol	oral, i.v.	2–3 g	50 (–80) mg/kg

Tab. 4 (Fortsetzung)

Antibiotikum	Applikation	Erwachsene	Kinder (außer Neugeborene)
Levofloxacin	oral	(0,25–) 0,5–1 g	?
	i.v.	0,5–1 g	?
Ciprofloxacin	oral	0,5–1–1,5 g	?
	i.v.	0,4–0,8 g	?
Moxifloxacin	oral	0,4 g	?
	i.v.	0,4 g	?
Co-trimoxazol	oral	(0,9–)1,9 (–2,8) g	30 mg/kg

E

Einmaltherapie: Viele Infektionen sind bereits durch einmalige parenterale oder orale Antibiotika-Gabe heilbar (s. auch bei Behandlungsdauer). Nicht zu verwechseln mit der einmal täglichen Gabe von Substanzen, die eine längere Halbwertszeit haben (= Einmal-täglich-Therapie).

I

Instillationen: Instillationen von Antibiotikalösungen in Körperhöhlen sind problematisch, da die topische Anwendung die Behandlungsergebnisse nicht wesentlich verbessert. Bei potenziell toxischen Substanzen können durch Resorption gefährliche Nebenwirkungen auftreten. Die meisten systemisch anwendbaren Antibiotika penetrieren gut in Körperhöhlen. Die intrathekale (intralumbale) Instillation von Antibiotika ist gefährlich und heute unnötig. Große Abszesshöhlen müssen drainiert und können mit physiologischen Lösungen gespült werden. Antibiotika-Instillationen bringen dabei keine relevanten Vorteile, eher Risiken. Die Instillation von Desinfizienzien in tiefe Abszesse (z. B. Povidon-Jod) ist schädlich.

Interventionstherapie: Wichtig für gefährliche Erkrankungen mit breitem Erregerspektrum, bei denen die Erreger noch nicht isoliert worden sind. Die Art der Interventionstherapie richtet sich nach dem typischen Erregerspektrum einer Krankheit, der vermuteten Lokalisation, den Grundkrankheiten sowie der Vortherapie. Entscheidend ist das klinische Ansprechen auf die Therapie innerhalb weniger Tage (meist erkennbar an einer Entfieberung). Auch eine Nichtverschlechterung oder eine Besserung von einzelnen Parametern kann ein günstiges Zeichen sein. Bei Nichtansprechen sollte die initiale Therapie weitergeführt und durch zusätzliche Antibiotika supplementiert werden. Die Interventionstherapie muss ggf. modifiziert werden, wenn positive Kulturergebnisse eintreffen. Eine Interventionstherapie wird häufig auch bei Gallenwegsinfektionen, Pneumonie, Peritonitis, aber auch bei der Herpes-Enzephalitis durchgeführt.

K

Kindersäfte: In Deutschland gebräuchliche (aber falsche) Bezeichnung für bestimmte galenische Zubereitungen für jüngere Kinder. Man unterscheidet die sog. »Trockensäfte« (aus Pulver oder Granulat durch Hinzufügen von Wasser hergestellte Suspensionen) von den sog. »Fertigsäften« oder »Ölsäften« (wasserfreie Suspensionen auf Triglyzerid- oder Ölbasis). Nach oraler

Gabe ist die Resorption von Betalaktam-Antibiotika aus wässrigen Suspensionen in der Regel besser als aus öligen Suspensionen, die allerdings eine wesentlich bessere Stabilität haben. Ölsäfte können Kontraindikationen (z. B. Pankreatitis, Aspirationsgefahr) haben, die beachtet werden müssen. Zudem bedeuten die Öle auch eine erhebliche Kalorienzufuhr. Ölsäfte sind daher wieder weitgehend verlassen worden.

Kombinationstherapie (s. auch S. 5): Wichtige Indikationen sind Fremdkörperinfektionen, Endokarditis, hochgradige Abwehrschwäche, Verhinderung einer Resistenzentwicklung, Mischinfektionen und Wirkungssteigerung einer Antibiotika-Therapie bei lebensbedrohenden Krankheiten. Feste Kombinationen von Antibiotika in Handelspräparaten sind prinzipiell ungünstig, da hierdurch die individuelle Dosierung erschwert wird und die Gefahr einer Unterdosierung oder falschen Schematisierung der Antibiotika-Therapie besteht. (Das gilt aber nicht für die antiretrovirale Therapie bzw. Tuberkulose-Therapie!) Zu den sinnvollen Kombinationen, die sich praktisch bewährt haben, gehören die Kombination von Trimethoprim plus Sulfamethoxazol, Amoxicillin plus Clavulansäure, Piperacillin plus Tazobactam, von einem Betalaktam-Antibiotikum mit einem Aminoglykosid sowie von zwei Betalaktam-Antibiotika (z. B. Piperacillin plus Cefotaxim). Antibiotika-Kombinationen können aber auch der Verhinderung einer sekundären Resistenzentwicklung dienen (z. B. wenn bei einer Staphylokokkeninfektion Rifampicin mit Vancomycin kombiniert wird).

Kosten: Man soll die Kostenfrage bei der Antibiotika-Therapie nicht überbewerten. Im Gegensatz zu vielen anderen Erkrankungen wird eine Infektion durch den richtigen Einsatz eines Antibiotikums im Regelfall geheilt. Antimikrobielle Therapie ist so oft eine lebensrettende Therapie – und an potenziell lebensrettenden Therapieformen sollte als Letztes gespart werden. Da Antibiotika in der Regel nur über wenige Tage gegeben werden, gehört eine Antibiotika-Therapie auch nicht zu den wirklich teuren Therapieformen. Immerhin ist die lebenslange antiretrovirale Therapie so teuer, dass sie in vielen ärmeren Ländern nicht durchgeführt werden kann. Bei der Wahl eines Antiinfektivums gilt nur das Argument: Was hilft in diesem Falle am besten? Das Einsparungspotenzial der Antibiotika-Therapie liegt weniger in der Verwendung von billigen Präparaten; wichtiger ist der möglichst frühe Beginn der Therapie. Potente Mittel können die Behandlungsdauer erheblich verkürzen und sind dadurch im Endeffekt wesentlich billiger. Die Möglichkeiten der Kurzzeittherapie von Infektionen sollten mehr als in der Vergangenheit genutzt werden. Auch die Sequentialtherapie (Initialbehandlung parenteral, danach Behandlung mit einem billigeren oralen Antibiotikum) kann die Therapiekosten senken. Nichts kann für den Patienten und einen Kostenträger teurer werden, als wenn sich aus einer ungenügend behandelten akuten Infektion (z. B. Wundinfektion) ein chronischer Prozess (z. B. Osteomyelitis) entwickelt. Billigpräparate sollten eine gute Bioverfügbarkeit des Mittels durch Qualitätskontrollen nachweisen. Bei ß-Laktamen, Tetracyclinen, Chloramphenicol und Makroliden sind ungenügende Billigpräparate in der Vergangenheit durchaus vermarktet worden. Bei den angegebenen Preisen (Tab. 5 u. 6) ist zu berücksichtigen, dass Kosten für eine Krankenhausapotheke durch Kauf von Großpackungen und Rabatte wesentlich niedriger ausfallen können (30–60%). Auch sind die verglichenen Tagesdosen nicht immer äquivalent. Falsche Sparsamkeit darf nicht dazu führen, dass Patienten mit ernsten Infektionen eine minderwertige, verspätete oder gar keine Therapie erhalten.

Tab. 5 Apothekenverkaufspreise für wichtige orale Antibiotika nach der Lauer-Taxe (Stand: August 2004). *Azithromycin hat einen ausgeprägten Depoteffekt über 14 Tage. So errechnet sich auch der Tagestherapiepreis von 1,85 Euro/Tag.

Antibiotikum	Tagesdosis bei Erwachsenen	Abgerundete Kosten pro Tag in Euro
Penicillin V	3 Mill. E	0,90–1,20
Amoxicillin	1,5 g	1,60
Amoxicillin/Clavulansäure	1,87 g	10–15
Flucloxacillin	2,0 g	10
Cefadroxil	1,5 g	3,70
Cefaclor	1,5 g	4,80
Cefixim	0,4 g	6,50–7,0
Cefuroxim-Axetil	0,5 g	5,50–7,70
Cefpodoxim-Proxetil	0,4 g	8,50
Doxycyclin	0,2 g	0,5
Erythromycin	1,5 g	ca. 1,50
Roxithromycin	0,3 g	2,40–2,80
Clarithromycin	0,5–1 g	4,6–9,2
Azithromycin	0,5 g	8,40 (=1,85/Tag)*
Telithromycin	0,4 g	4,0
Clindamycin	0,6 g	2,40–2,50
Ciprofloxacin	0,5 g	2,9
Levofloxacin	0,5 g	4,9
Moxifloxacin	0,4 g	6,63
Norfloxacin	0,8 g	2,0–2,20
Co-trimoxazol	1,92 g	2
Metronidazol	0,8–1,2 g	1,6–2,4
Linezolid	1,2 g	114

Es gilt das Motto:
Nicht an Antibiotika sparen, sondern mit Antibiotika sparen.

Grundbegriffe

Grundbegriffe

Tab. 6 Abgerundete Preise (inklusive MWSt) für wichtige parenterale Antibiotika nach der Lauer-Taxe (Stand: August 2004). In Klammern: Preise für höhere Dosis.

Antibiotikum	Tagesdosis bei Erwachsenen	Kosten pro Tag in Euro
Penicillin G	10 Mill. E	5,2
Mezlocillin	6 (–15) g	36–96
Piperacillin	6 (–12) g	50–100
Cefazolin	3 (–6) g	17–34
Cefuroxim	2,25 (–4,5) g	19–60
Cefotiam	3 (–6) g	45–79
Cefoxitin	3 (–6) g	31–53
Cefotaxim	3 (–6) g	33–65
Ceftriaxon	1 (–2) g	19–37
Ceftazidim	3 (–6) g	54–109
Cefepim	2 (–4) g	84–168
Aztreonam	3–6 g	80–152
Imipenem	1,5–2 g	71–95
Meropenem	3 g	136
Amoxicillin/Clavulansäure	3,6 (–6,66) g	24–43
Sulbactam/Ampicillin	6 (–12) g	28–55
Tazobactam/Piperacillin	13,5 g	102
Gentamicin	0,24 g	17
Tobramycin	0,24 g	30
Amikacin	1 g	74
Doxycyclin	0,1 (–0,2) g	5,40 (–10,80)
Vancomycin	2 g	119
Teicoplanin	0,4 g	101
Fosfomycin	6 (–15) g	53 (–132)
Ciprofloxacin	0,4 (–0,8) g	69–138
Levofloxacin	0,5 (–1,0) g	56–112
Metronidazol	1 g	39
Linezolid	1,2 g	182
Ertapenem	1 g	66
Clarithromycin	0,5–1 g	29–57
Erythromycin	1–2 g	43–86

L

Loading-Dosis: Höhere Einzeldosis bei Behandlungsbeginn, um rascher gleich bleibende Spitzen- und Talspiegel zu erreichen (nach Eintritt eines Gleichgewichts zwischen Aufnahme und Elimination). Bei Mitteln mit kurzer Halbwertszeit (z. B. Penicillin G) hat eine höhere Initialdosis wenig Sinn, da die Spiegel zwischen den Einzeldosen auch bei fortgesetzter Therapie rasch abfallen. Dagegen ist bei Mitteln mit längerer Halbwertszeit (z. B. Teicoplanin, Doxycyclin) eine höhere Anfangsdosis ratsam, damit die gewünschten Spitzen- und Talspiegel früher erreicht werden.

Lokalantibiotika: Die topische Anwendung von Antibiotika ist möglich bei oberflächlichen Hautinfektionen und bei Schleimhautulzerationen (z. B. bei Ulcus cruris, Impetigo oder Hornhaut-geschwüren). Auf die Gefahr toxischer Nebenwirkungen durch Schleimhautschädigung ist zu achten. Im Vertrauen auf Lokalantibiotika darf bei gefährlichen Erkrankungen auf eine systemische Behandlung nicht verzichtet werden.

Lückenlose Breitspektrum-Therapie: Antimikrobielle Therapie, die das Spektrum aller Erreger einer Krankheit möglichst lückenlos erfasst. Beispiele für eine lückenlose Breitspektrum-Therapie (»Omnispektrum-Therapie«) sind Kombinationen wie Cefotaxim + Piperacillin, Ceftazidim + Amikacin, Ceftriaxon plus Levofloxacin oder als Monotherapie Imipenem bzw. Meropenem. Eine weniger potente orale Omnispektrum-Therapie ist möglich durch Kombinationen wie Ciprofloxacin + Clindamycin, Ciprofloxacin + Amoxicillin/Clavulansäure oder Ciprofloxacin + Rifampicin. Eine möglichst lückenlose Therapie ist für die Initialbehandlung in kritischer Situation wichtig, bei der man ein Scheitern der Therapie vermeiden will. Frü-

her wurden die ganz breiten Therapieformen für gefährlich gehalten; das falsche Ideal war die heute weitgehend verlassene Schmalspektrum-Therapie. Man hat in den letzten Jahren begriffen, dass das (ursprünglich und irrtümlich für die antiretrovirale Therapie propagierte) Prinzip »Hit hard and early« seine berechtigte Position bei der antibakteriellen Therapie hat.

N

Nebenwirkungen: Generell sind übliche Antibiotika bemerkenswert gut verträglich. Es bestehen aber große Unterschiede in der Häufigkeit unerwünschter Effekte. Man unterscheidet toxische, allergische und biologische Nebenwirkungen.
Toxische Nebenwirkungen (z. B. Ototoxizität) sind nur bei lebensbedrohenden Krankheiten in Kauf zu nehmen, wenn andere, besser verträgliche Antibiotika nicht zur Verfügung stehen.
Allergische Nebenwirkungen sind bei Penicillinen und bestimmten anderen Antibiotika relativ häufig; sie müssen vor Beginn einer erneuten Anwendung anamnestisch erfragt werden. Die Erscheinungen sind vielgestaltig (polymorphe Exantheme, Urtikaria, Eosinophilie, Ödeme, Fieber, Konjunktivitis, Photodermatosen, Immunhämatopathie usw.) und können als Frühreaktion bei schon bestehender Allergie oder als Spätreaktion während oder nach einer Antibiotika-Anwendung (frühestens aber nach 9–11 Tagen) auftreten. Es gibt auch Kontaktallergien nach topischer Anwendung (z. B. von Neomycin). Nicht selten sind allergische oder toxische Nebenwirkungen durch Hilfsstoffe in den Medikamenten (z. B. Parabene als Konservierungsmittel in oralen Suspensionen oder Lokalpräparaten) verursacht.
Biologische Nebenwirkungen entstehen durch Beeinflussung der normalen Bakte-

rienflora auf der Haut oder Schleimhaut. Sie sind besonders häufig unter der Behandlung mit Breitspektrum-Antibiotika (z. B. Ampicillin). Durch Überwucherung von Pilzen (Candida albicans) oder resistenten Bakterien (z. B. Staphylokokken, Pseudomonas aeruginosa, Klebsiella pneumoniae) können schwer zu behandelnde Erkrankungen ausgelöst werden. Es gibt auch vermutete Nebenwirkungen, die weit überschätzt wurden, z. B. die Beeinflussung der Wirkung von oralen Antikonzeptiva durch Antibiotika. Selbst wenn Warnhinweise in den meisten Präparatinformationen vorhanden sind, ist das Risiko einer Interaktion minimal (außer bei Rifampicin). Es handelt sich hierbei eher um eine »juristische« Nebenwirkung, die zum Haftungsausschluss von der Herstellerfirma aufgenommen wurde.

Nosokomiale Infektionen: Darunter versteht man während eines Krankenhausaufenthaltes erworbene Infektionen (häufig durch mehrfach resistente Bakterien, z. B. Staphylokokken oder Pseudomonas). Übertragungen resistenter Stämme von Patient zu Patient, durch das Personal, oft auch durch Zimmerluft, Wasser, Speisen, Betten und Gegenstände sind häufig. Sie müssen durch hygienische Maßnahmen (Sauberkeit, Händewaschen), aber auch durch den sinnvollen Einsatz von Antibiotika verhindert werden.

P

Prophylaxe: Man unterscheidet (Tab. 7) zwischen einer
▸ Infektionsprophylaxe, d. h. Chemoprophylaxe in der Inkubationszeit nach erfolgter Ansteckung (z. B. Keuchhusten).
▸ Rezidivprophylaxe, d. h. Rezidivverhütung nach einer bestimmten Krankheit (z. B. rheumatisches Fieber).

▸ Komplikationsprophylaxe, d. h. Verhütung häufiger Komplikationen mit Frühbehandlung einer bereits eingetretenen Infektion (z. B. bei längeren Operationen am offenen Herzen, kontaminierten Wunden, offenen Frakturen).
▸ Immunprophylaxe, d. h. aktive und passive Immunisierung. Impfungen spielen eine große Rolle bei der Prophylaxe von vielen Virusinfektionen. Die Möglichkeiten von Impfungen gegen bakterielle Erreger sind begrenzt. Es gibt aber mittlerweile gut brauchbare Impfstoffe gegen fakultativ pathogene Bakterien (Haemophilus influenzae, Pneumokokken, Corynebacterium diphtheriae, Clostridium tetani, Meningokokken). Nach wie vor gibt es jedoch keine brauchbaren Impfstoffe gegen alltägliche Erreger wie Staphylokokken, Enterobakterien, Pseudomonas.
▸ Expositionsprophylaxe, d. h. Vermeidung einer Infektion durch hygienische Maßnahmen, z. B. Nahrungsmittelhygiene bei enteralen Infektionen, Moskitonetze bei Malaria. Isolierung bei akut Erkrankten.

Die am häufigsten durchgeführte **perioperative Komplikationsprophylaxe** in den operativen Fächern hat vor allem zwei Ziele:
▸ Verhütung seltener katastrophaler Komplikationen, wie Gasbrand oder Endokarditis.
▸ Reduktion der Häufigkeit von leichteren Wundinfektionen (s. S. 557), z. B. nach Hysterektomie.

Für jede operative Disziplin gibt es einen Katalog von Eingriffen, welche eine Antibiotika-Prophylaxe benötigen. Die Auswahl des Antibiotikums richtet sich nach den Infektionsgefahren im Operationsgebiet (s. S. 561) und der jeweiligen Hospitalismus-Situation. Wichtig ist die richtige Durchführung (nicht zu später Beginn, nicht zu lange Dauer). Eine unkritische weitgestreute prophylaktische Anwendung

Tab. 7 Wichtige Formen einer Prophylaxe.

Infektionsprophylaxe (nach Ansteckung)	Keuchhusten (S. 492), Tuberkulose (S. 666), Lues (S. 627), Scharlach (S. 481), Meningokokken-Meningitis (S. 465), Haemophilus-influenzae-Meningitis (S. 466)
Rezidivprophylaxe (bei Krankheiten mit Rezidivneigung)	Rheumatisches Fieber (S. 447), Endokarditis (S. 445), Harnwegs-infektionen (Reaszensionsprophylaxe, S. 548), rezidivierendes Erysipel (S. 618), Tuberkulose (z. B. bei Abwehrschwäche, S. 667), opportunis-tische Infektionen bei AIDS (z. B. CMV-Retinitis, S. 687)
Komplikationsprophylaxe (bei gefährlichen Infektionen)	Kontaminierte Wunden (S. 557), Kolonchirurgie (S. 561), Aspiration von Erbrochenem (S. 503), Ertrinken, perioperative Prophylaxe (z. B. bei Op. in infiziertem Gebiet, S. 558), Gasbrand (S. 637)
Immunprophylaxe (Impfung)	Viele Virusinfektionen, Haemophilus, Keuchhusten, Diphtherie, Tetanus u.a.
Expositionsprophylaxe	Isolierung, Hygiene, Moskitonetze u.a.

von Antibiotika ist abzulehnen. Eine sinn-volle Antibiotika-Prophylaxe ist ein wichti-ger ökonomischer Faktor in der Medizin.

S

Selektionsdruck: Bestimmte lückenhaf-te Breitspektrum-Antibiotika begünstigen beim Patienten die Selektion resistenter Bakterienarten. Beispiel: Pneumokokken werden im Respirationstrakt durch ein ver-abreichtes Antibiotikum eliminiert; an ihrer Stelle erscheinen Klebsiellen. Einen star-ken Selektionsdruck haben besonders Am-picillin und Amoxicillin, während Cefalo-sporine einen geringeren Selektionsdruck ausüben. Die Selektion resistenter Bakte-rien spielt beim Auftreten von Sekundärin-fektionen eine wichtige Rolle. Daher sollte man besonders im Klinikbereich nach Mög-lichkeit Antibiotika vermeiden, die zur schnellen Selektion von resistenten Bakte-rien führen (z. B. Ampicillin, Amoxicillin, Tetracycline, Erythromycin). Die Selektion resistenter Stämme spielt eine viel größere

Rolle bei der Virus-Therapie. Hier kommt es meist nach wenigen Wochen zur Ent-wicklung resistenter Stämme. Der Ausweg ist eine möglichst obligate Kombinations-therapie. Auch bei der Therapie von Pilzen bzw. Parasiten ist die Entwicklung resisten-ter Spezies möglich. Resistenz ist eben ein generelles biologisches Phänomen.

W

Wechselwirkungen (Interaktionen): Arzneimittel können sich in ihrer Wirkung beeinflussen, z. B. durch Änderung von Resorption, Verteilung, Rezeptorbindung, Metabolismus und renaler Ausscheidung. Man unterscheidet Substanzen, die eine Wirkungsveränderung hervorrufen können, von Substanzen, deren Wirkung beeinflusst werden kann. Bei schwer wiegenden un-erwünschten Wechselwirkungen ist die gleichzeitige Gabe kontraindiziert. Antiin-fektiva, welche den Metabolismus anderer Medikamente induzieren (Enzym-Indukto-ren), sind u. a. Rifampicin, Isoniazid und

Grundbegriffe

Griseofulvin. Zu den Antiinfektiva, welche den Metabolismus anderer Medikamente hemmen (Enzym-Inhibitoren), gehören u. a. Erythromycin, andere Makrolide, Gyrase-Hemmer (Chinolone), Metronidazol, Keto-conazol, viele HIV-Mittel, Sulfonamide und Rifampicin. Durch die moderne Polypharmakotherapie sind Interaktionen zunehmend wichtig geworden.

II Eigenschaften der Antiinfektiva

1 Antibiotika

Eine Einteilung der wichtigsten antibakteriellen Therapeutika (Antibiotika) ist nach verschiedenen Gesichtspunkten möglich. Aufgrund ihrer chemischen Struktur, ihrer biologischen Herkunft oder nach der therapeutischen Anwendung lassen sich verschiedene Gruppen bilden (Tab. 1–1). Antibiotika der gleichen Gruppe (z. B. die Aminoglykoside) ähneln

Tab. 1-1   Einteilung der antibakteriellen Antiinfektiva.

Gruppe	Wichtige Derivate	
Betalaktam-Antibiotika	Penicilline, Cefalosporine, Peneme (s. S. 33)	
Gyrase-Hemmer (Fluochinolone)	Norfloxacin Levofloxacin Ciprofloxacin	Moxifloxacin Gatifloxacin Garenoxacin
Tetracycline	Minocyclin	Doxycyclin
Chloramphenicol	Chloramphenicol	
Ältere Aminoglykoside	Streptomycin Neomycin	Kanamycin
Neuere Aminoglykoside	Gentamicin Tobramycin	Netilmicin Amikacin
Makrolide	Erythromycin Azithromycin Clarithromycin	Roxithromycin Telithromycin
Lincosamide	Clindamycin	
Glykopeptide	Vancomycin	Teicoplanin
Streptogramine	Quinupristin/Dalfopristin	
Oxazolidinone	Linezolid	
Polymyxine	Polymyxin B	Colistin
Sulfonamide	Sulfadiazin Sulfalen	Sulfamethoxazol
Sulfonamid-Diaminopyrimidin-Kombinationen	Co-trimoxazol	Co-tetroxacin
Nitrofurane	Nitrofurantoin	Nitrofurazon
Nitroimidazole	Metronidazol Ornidazol	Tinidazol

Antiinfektiva

31

sich in ihrem Wirkungsmechanismus und Wirkungsspektrum; sie führen in der Regel zu einer partiellen Kreuzresistenz und haben eine ähnliche Toxizität.
Einige Antibiotika, welche selektiv gegen bestimmte Erreger wirken (z. B. Staphylokokken-, Pseudomonas-Antibiotika, Tuberkulostatika), werden auch Schmalspektrum-Antibiotika genannt. Breitspektrum-Antibiotika haben ein mehr oder weniger breites Erregerspektrum. Eine lückenlose»Omnispektrum-Therapie« ist jedoch mit einzelnen Mitteln kaum zu erreichen und erfordert fast immer eine Kombination. Einige Antibiotika sind wegen ihrer Toxizität nur lokal applizierbar (z. B. Neomycin, Kanamycin, Bacitracin) und gehören zur Gruppe der Lokalantibiotika.

1.1 Betalaktam-Antibiotika

Penicilline, Cefalosporine und Peneme sind die wichtigsten Vertreter der Betalaktam-Antibiotika (Abb. 1.1-1 u. Tab. 1.1-1). Sie haben einen prinzipiell gleichen Wirkungsmechanismus und hemmen die Peptidoglykansynthese in der Bakterienzellwand. Die Wirkungsunterschiede zwischen Penicillinen, Cefalosporinen und Carbapenemen sind bedingt durch eine unterschiedliche Affinität zu den Bindeproteinen der Bakterien, Penetrationsfähigkeit durch die Bakterienzellmembran (Kryptizität) und Betalaktamase-Festigkeit. Betalaktamase-Hemmer und Monobactame (monozyklische Betalaktame) erweitern die Gruppe der Betalaktame.
Heute werden die meisten Betalaktam-Antibiotika halbsynthetisch hergestellt. Der 6-Aminopenicillan-Ring und der 7-Aminocephalosporan-Ring können in verschiedener Weise substituiert werden. Inzwischen kennt man weitgehend die Struktur-Wirkungs-Relationen der Betalaktam-Antibiotika. So zeigen Acylamino-Derivate (z. B. Piperacillin, Cefopera-

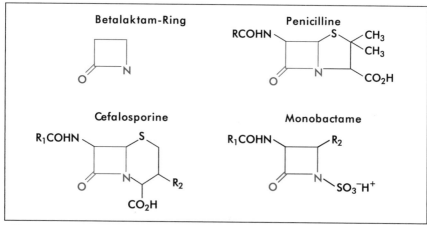

Abb. 1.1-1 Verschiedene Klassen von Betalaktam-Antibiotika mit dem gleichen Betalaktam-Ring. Substitutionen durch Seitenketten sind bei den Penicillinen an einer Stelle (R) möglich, bei den Cefalosporinen und Monobactamen an zwei Stellen (R_1, R_2).

Tab. 1.1-1   Einteilung der Betalaktam-Antibiotika.

Gruppe	Untergruppe	Wichtige Derivate
Penicilline	Benzylpenicilline	Penicillin-G-Natrium Clemizol-Penicillin G Procain-Penicillin G Benzathin-Penicillin G
	Phenoxypenicilline	Penicillin V Propicillin
	Aminobenzylpenicilline	Ampicillin Amoxicillin Bacampicillin
	Acylaminopenicilline	Mezlocillin Piperacillin
	Carboxypenicilline	Ticarcillin
	Isoxazolylpenicilline	Oxacillin Dicloxacillin Flucloxacillin
Cefalosporine	Cefazolin-Gruppe	Cefazolin
	Cefuroxim-Gruppe	Cefuroxim Cefotiam
	Cefoxitin-Gruppe	Cefoxitin Cefotetan
	Cefotaxim-Gruppe	Cefotaxim Cetriaxon
	Ceftazidim-Gruppe	Ceftazidim Cefepim
	Cefalexin-Gruppe	Cefalexin Cefadroxil Cefaclor
	Breite Oralcefalosporine	Cefixim Cefpodoxim-Proxetil Cefuroxim-Axetil Ceftibuten
Carbapeneme	–	Imipenem Meropenem Ertapenem
Monobactame	–	Aztreonam
Betalaktamase-Hemmer	–	Clavulansäure Sulbactam Tazobactam

Antiinfektiva

zon) eine Aktivität gegen Pseudomonas und Enterobakterien sowie eine gute Gallegängigkeit. Aminothiazol-Oxim-Cefalosporine (z. B. Cefotaxim und Cefixim) haben eine erheblich stärkere antibakterielle Aktivität mit besonderer Stabilität gegen die Betalaktamasen von Enterobakterien. Oxymethyl-Derivate (z. B. Cefoxitin) sind außerdem sehr stabil gegen die Betalaktamase von Bacteroides fragilis. Tetrazol-Derivate (z. b. Cefmenoxim, Cefamandol, Cefoperazon) besitzen eine gute Pharmakokinetik, führen aber zu Alkoholintoleranz und sind daher nicht mehr im Gebrauch.

1.1.1 Penicilline

Chemische Struktur: Alle Penicilline sind Derivate der 6-Aminopenicillansäure. An die Aminogruppe können saure Radikale (R 1) angehängt werden, wodurch die verschiedenen Penicilline entstehen (Abb. 1.1-2). Die Art der Seitenkette beeinflusst vor allem die antibakterielle Wirksamkeit. Die Penicilline sind als schwache Säuren unbeständig; stabiler sind die neutralen Salze (besonders das Natriumsalz) und die Ester, welche auch gut wasserlöslich sind. Nach ihrer chemischen Struktur unterscheidet man verschiedene Gruppen:

▶ **Benzylpenicillin** (Penicillin G) hat die stärkste Aktivität gegen grampositive Bakterien, ist aber empfindlich gegen bakterielle Betalaktamasen, die zur Hydrolyse und damit zur Unwirksamkeit führen.

▶ **Phenoxypenicilline** (Penicillin V, Propicillin) und Azidocillin haben das gleiche Spektrum wie Penicillin G, sind aber relativ stabil gegenüber der Magensalzsäure und daher oral applizierbar.

▶ **Isoxazolylpenicilline** (Oxa-, Dicloxa- und Flucloxacillin) sind resistent gegen die von Staphylokokken gebildeten Betalaktamasen und werden daher auch als penicillinasefeste Penicilline oder Staphylokokken-Penicilline bezeichnet. Gegen die übrigen grampositiven Bakterien haben sie eine wesentlich schwächere Aktivität als Penicillin G; sie wirken nicht gegen gramnegative Stäbchen.

▶ **Aminopenicilline** (Ampicillin, Amoxicillin) sind resistent gegen die von gramnegativen Stäbchen gebildete Amidase, welche die Hydrolyse der Seitenkette der Penicilline katalysiert. Ampicillin und Amoxicillin wirken daher auch auf einen Teil der gramnegativen Stäbchen und können auch als Mittelspektrum-Penicilline bezeichnet werden. Sie sind wie Penicillin G nicht penicillinasefest (d. h. empfindlich gegen die von Staphylokokken gebildete Betalaktamase).

▶ **Acylaminopenicilline** (Mezlo-, Piperacillin) haben ein ähnliches Spektrum wie die Aminopenicilline, besitzen aber teilweise eine stärkere Aktivität gegen gramnegative Stäbchen und sind auch gegen Pseudomonas aeruginosa wirksam. Sie sind nicht penicillinasefest.

▶ **Carboxypenicilline** sind nur noch historisch interessant (mit den Pioniersubstanzen Carbenicillin und Ticarcillin). Sie ähneln im Spektrum den Acylaminopenicillinen und sind auch Pseudomonas-wirksam, jedoch ist die Aktivität viel geringer.

Antibakterielle Wirkung und Resistenz: Die Wirkungsunterschiede zwischen den einzelnen Penicillinen beruhen vor allem auf einer verschiedenen Affinität zu den Bindeproteinen der Bakterien, einer verschiedenen Penetrationsfähigkeit durch die Bakterienzellmembran (Kryptizität) und einer verschiedenen Betalaktamase-Festigkeit. Außerdem spielen die

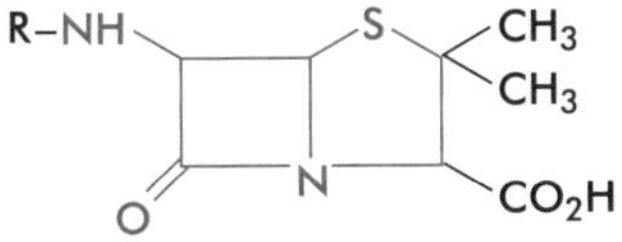

Gruppe	Derivat	R
Benzyl-, Phenoxy-penicilline	Penicillin G	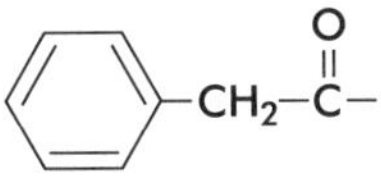
	Penicillin V	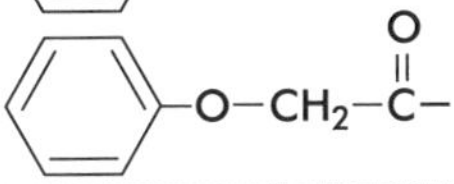
Aminopenicilline	Ampicillin	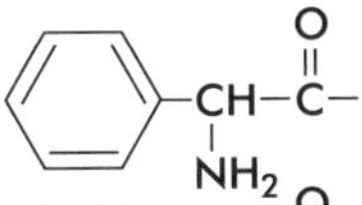
	Amoxicillin	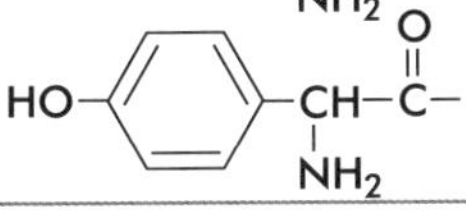
Acylamino-penicilline	Mezlocillin	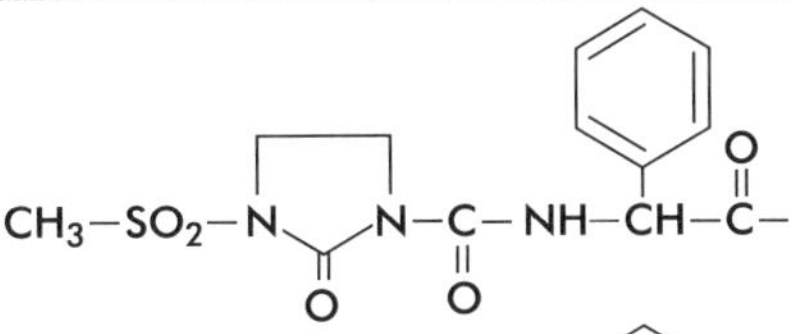
	Piperacillin	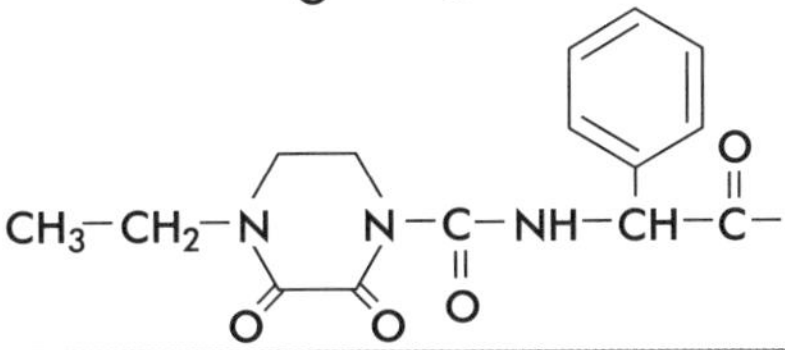
Isoxazolyl-penicilline	Oxacillin	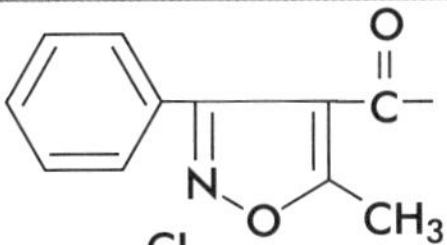
	Dicloxacillin	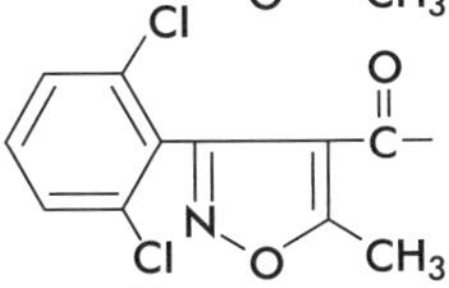
	Flucloxacillin	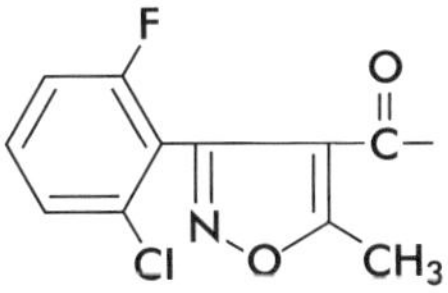

Antiinfektiva

Abb. 1.1-2 Chemische Struktur der wichtigsten Penicilline.

35

Beschaffenheit der Penicillin-Rezeptoren, der Peptidoglykangehalt der Bakterienzellwand (bei grampositiven Bakterien größer als bei gramnegativen Bakterien) und der Lipidgehalt der Bakterienzellwand eine Rolle.

Eine Resistenz der Bakterien gegen Penicilline kann verschiedene Gründe haben:

▶ **Betalaktamase-Bildung.** Bakterien bilden unterschiedliche Betalaktamasen, die den Betalaktamring des Penicillins aufbrechen können. Betalaktamasen können von Betalaktamase-Inhibitoren (z. B. Clavulansäure) gehemmt werden (s. S. 60).

▶ **Rezeptorenmangel** oder schlechte Penicillin-Penetration durch die äußeren Zellwandschichten (sodass das Penicillin die Rezeptoren nicht erreicht).

▶ **Toleranz der Keime,** d. h. mangelnde Aktivierung autolytischer Bakterienenzyme in der Zellwand (keine Abtötung der Bakterien).

▶ **Fehlen einer Bakterienzellwand** (z. B. bei Mykoplasmen oder L-Formen).

▶ **Mangelnde Zellwandsynthese** (im Ruhestadium der Bakterien).

Hauptindikationen (Tab. 1.1-2): Während Penicillin G nach wie vor das Mittel der Wahl bei sensiblen Streptokokken- und Pneumokokken-Infektionen ist, findet Amoxicillin in erster Linie bei Enterokokken-, Listerien- und Proteus-mirabilis-Infektionen Verwendung. Die pharmakokinetisch ungünstigen Oxacillin-Derivate (Oxacillin, Dicloxacillin, Flucloxacillin) werden wegen ihrer Stabilität gegenüber Staphylokokken-Penicillinase ausschließlich bei Staphylokokken-Infektionen verwendet. Pseudomonas-wirksame Penicilline sind Piperacillin und die heute verlassenen Derivate Azlocillin, Ticarcillin sowie Apalcillin.

Penicillin G wird bei akuten Infektionen parenteral (als i.v. Kurzinfusion oder i.v. Injektion) in mittlerer bis hoher Dosierung (3–4–20 Mill. E) verabreicht. Nach Eintritt einer Besserung setzt man die Behandlung mit oralem Penicillin V (2–4 Mill. E) fort. Bei leichteren Infektio-

Tab. 1.1-2a   Hauptindikationen von Penicillinen für eine gezielte Therapie (Hauptindikationen umrandet). $\emptyset$ = nicht indiziert.

	Staphylokokken (ohne Penicillinasebildung)	Staphylokokken (mit Penicillinasebildung)	Pneumo-, A-Streptokokken	Enterococcus faecalis	E. coli
Penicillin G, Penicillin V	⊞++	$\emptyset$	⊞++	+	$\emptyset$
Amoxicillin	++	$\emptyset$	++	⊞++	⊞++
Mezlocillin	+	$\emptyset$	++	⊞++	⊞++
Piperacillin	+	$\emptyset$	++	++	++
Oxacillin, Flucloxacillin	++	⊞++	++	$\emptyset$	$\emptyset$
Amoxicillin + Clavulansäure	++	++	++	++	++
Piperacillin + Tazobactam	++	++	++	++	++

nen kann Penicillin V bereits im Anfangsstadium der Erkrankung verwendet werden. Depotpenicilline bewirken relativ niedrige Serumspiegel und eignen sich daher nur für Infektionen durch hoch empfindliche Keime (Streptokokken, Pneumokokken, Treponemen), zur Rheumaprophylaxe sowie zur Behandlung von Patienten, die z. B. wegen Erbrechens ein Penicillin nicht oral erhalten können. Die lokale Anwendung von Penicillinen ist wegen häufiger Unwirksamkeit und der beträchtlichen Sensibilisierungsgefahr abzulehnen.

Allgemeine Beurteilung der Penicilline: Penicilline sind die Pioniersubstanzen der Antibiotika-Therapie.
Vorteile: Bakterizide Wirkung, gute Verträglichkeit, große Dosierungsspanne, Wirkungssteigerung durch Betalaktamase-Hemmer, keine oder nur langsame Resistenzentwicklung unter der Therapie.
Nachteile: Lückenhaftes Wirkungsspektrum bei ungezielter Therapie, geringe Stabilität gegen die verschiedenen Betalaktamasen, Sensibilisierungsgefahr, kurze Halbwertszeit.

Benzylpenicillin (Penicillin G)

Eigenschaften: Mit dem von Fleming entdeckten Benzylpenicillin begann die Geschichte der modernen Antibiotika. Es ist als leicht wasserlösliches Natriumsalz oder als schwer wasserlösliches Depotpenicillin (Procain-Penicillin G, Benzathin-Penicillin G, Clemizol-Penicillin G) im Handel. Eine Internationale Einheit (IE) entspricht 0,6 μg (1 μg = 1,67 IE).

Wirkungsweise: Bakterizide Wirkung auf proliferierende Keime (Hemmung der Zellwandsynthese durch Blockierung der bakteriellen Transpeptidase).

Tab. 1.1-2b Hauptindikationen von Penicillinen für eine gezielte Therapie (Hauptindikationen umrandet). ∅ = nicht indiziert.

	Kleb-siella	Proteus mirabilis	Proteus vulgaris	Pseudo-monas aeru-ginosa	Haemo-philus	Serratia marces-cens
Penicillin G, Penicillin V	∅	∅	∅	∅	∅	∅
Amoxicillin	∅	[++]	∅	∅	++	∅
Mezlocillin	+	++	[++]	+	++	++
Piperacillin	+	++	[++]	[++]	++	++
Oxacillin, Flucloxacillin	∅	∅	∅	∅	∅	∅
Amoxicillin + Clavulansäure	+	++	++	∅	[++]	∅
Piperacillin + Tazobactam	++	++	++	++	++	++

Antiinfektiva

Antiinfektiva *(Seitenmarke)*

Wirkungsspektrum:

▶ Gute bis mittlere Empfindlichkeit (minimale Hemmkonzentration 0,001–0,5 E/ml) haben Streptococcus pyogenes, B-Streptokokken, Streptococcus pneumoniae (Pneumokokken), Streptococcus viridans, anaerobe Streptokokken, Gonokokken, Meningokokken, Diphtheriebakterien, Spirochäten (Treponemen, Borrelien), Actinomyces israelii, Pasteurella multocida. Viele gramnegative Anaerobier (z.B. Prevotella melaninogenica, Fusobakterien) sind sehr empfindlich.

▶ Unterschiedliche Empfindlichkeit zeigen Staphylococcus aureus und epidermidis, Listerien, Clostridien, Bacillus anthracis, Campylobacter-Arten. Die meisten Staphylokokken-Stämme sind resistent; Staphylokokken-Stämme ohne Penicillinasebildung sind im Allgemeinen empfindlich.

▶ Nur schwache Empfindlichkeit (oder Resistenz) haben Enterokokken (Enterococcus faecalis), Brucellen, Haemophilus influenzae, Bordetella pertussis.

▶ Resistent sind Enterobakterien, Enterococcus faecium, Salmonellen, Bacteroides fragilis, Nocardia asteroides, Vibrio cholerae, Mykobakterien u. a.

Resistenz: Häufigkeit von **primärer** Resistenz bei Staphylokokken örtlich verschieden (30–50–90%). Die Resistenz von Pneumokokken und Gonokokken nimmt ständig zu. Bei den Penicillin-resistenten Pneumokokken bestehen freilich erhebliche regionale Unterschiede. Die Rate der Penicillin-resistenten Pneumokokken ist dabei in Deutschland noch relativ gering, in Ungarn und Spanien dagegen sehr hoch. Multiresistente Pneumokokken-Stämme sind nicht nur gegen Penicillin G und andere Betalaktam-Antibiotika resistent, sondern meist auch gegen Tetracycline, Erythromycin und Clindamycin, z.T. auch gegen Rifampicin. Die Pneumokokken-Resistenz hat den Wert aller Penicilline erheblich beeinträchtigt. Penicillin-G-resistente Gonokokken sind meist auch unempfindlich gegen Tetracycline, Erythromycin und Spectinomycin. Bei Meningokokken ist eine Resistenz noch selten. Penicillin-G-tolerante Stämme von Staphylococcus aureus und Streptococcus sanguis werden zwar bakteriostatisch gehemmt, aber nicht abgetötet. Penicillin-G-tolerante Staphylococcus-aureus-Stämme können gleichzeitig eine Toleranz gegen Cefalosporine und Vancomycin haben (nicht aber gegen Gentamicin) und sprechen schlecht auf eine Therapie an.

Sekundäre Resistenzentwicklung möglich, aber selten und langsam (Mehrstufenresistenz) durch Mutation oder Selektion resistenter Varianten. Bei Penicillinasebildnern kann eine Induktion der Penicillinasebildung unter Penicillin-Einfluss stattfinden. Durch die von bestimmten Bakterien gebildeten Penicillinasen wird der Betalaktam-Ring des Penicillins hydrolytisch gespalten, wobei unwirksame Penicilloyl-Verbindungen entstehen.

Parallele Empfindlichkeit bei Penicillin-G-empfindlichen Keimen zwischen allen Penicillinen.

Pharmakokinetik:

▶ Orale Gabe wegen Säureinstabilität nicht sinnvoll. Resorption nach i.m. Gabe von wasserlöslichem Penicillin G rasch und vollständig, von Depotpenicillinen verzögert.

▶ Serumspiegel nach i.m. oder i.v. Gabe abhängig von Dosis und Dosierungsintervall, verschieden bei Penicillin-G-Natrium und Depotpenicillinen. Nach i.v. Injektion von 1 Mill. E Penicillin-G-Natrium betragen die Serumspiegelmaxima 75 E/ml, bei 1-stündiger Kurzinfusion 24 E/ml. Nach entsprechender Gabe von 5 Mill. E liegen die durchschnittlichen Maxima bei 400 E/ml bzw. 130 E/ml.

▶ Halbwertszeit 40 min.

▶ Plasmaeiweißbindung 50 %.

▶ Liquorgängigkeit gering, bei entzündeten Meningen besser. Bei eitriger Meningitis werden nach höheren Einzeldosen von Penicillin G für empfindliche Pneumo- und Meningokokken therapeutisch ausreichende Liquorkonzentrationen erreicht (bei 4 Mill. E i.v. 0,08–0,3 E/ml nach 1 h).

▶ Gewebekonzentrationen: Gute Penetration in Niere, Lunge, Leber, Haut, Schleimhäute. Schlechte Diffusion in Muskulatur, Knochen, Nervengewebe, Gehirn und Kammerwasser des Auges. Keine Penetration in Körperzellen (ungenügende Wirksamkeit bei intrazellulären Infektionen).

▶ Konzentrationen in Pleura-, Perikard-, Peritoneal- und Synovialflüssigkeit bei Entzündung 25–75 % der Serumkonzentration. Im fetalen Kreislauf finden sich etwa $^1/_4$ der Penicillin-Werte des mütterlichen Blutes wieder. Hohe Konzentration im Fruchtwasser. Geringer Übergang in die Muttermilch (5–10 % der Serumwerte).

▶ Ausscheidung: Mit dem Urin bei parenteraler Gabe bis zu 85–95 %. Bei Niereninsuffizienz geringere Urin-Recovery. Mit der Galle geringe Ausscheidung (Konzentrationen in der Lebergalle etwa gleich hoch wie im Blut).

Bei **Depotpenicillinen** (Procain-, Benethamin- und Clemizol-Penicillin) langsamer Anstieg und langsamer Rückgang von relativ niedrigen Konzentrationen; diese Präparate sind nur noch schwer erhältlich.

Nach **Benzathin-Penicillin G** (1,2 Mill. E i.m.) findet man niedrige Serumspiegel von mindestens 0,03 E/ml über 3–4 Wochen (ausreichend zur Rezidivprophylaxe des rheumatischen Fiebers). Benzathin-Penicillin G gibt es auch als Suspension zur oralen Anwendung; nur 30 % der oral verabreichten Dosis werden resorbiert. Benzathin-Penicillin V führt zur verzögerten oralen Resorption und zu längeren gleichmäßigen Spiegeln, die eine Einnahme 2-mal täglich ermöglichen.

Nebenwirkungen:

▶ **Sensibilisierung durch Penicillin:** Häufigste Komplikation einer Penicillin-Therapie (0,5–1 %). Penicillin wirkt dabei als Hapten und muss sich erst mit Makromolekülen (Proteinen) verbinden, um Hapten-Protein-Komplexe zu bilden, welche die Immunantwort induzieren und später eine allergische Reaktion hervorrufen.

Als Haptene können wirken

▶ Penicilloylsäure (Metabolit der 6-Amino-Penicillansäure) und Penicillansäure (entsteht häufig in Penicillin-Lösungen bei Auflösen des Pulvers). Sie spielen bei der Entstehung der Penicillin-Allergie die Hauptrolle und heißen daher auch **Major-Determinanten**.

▶ Haptene, die seltener zur Allergie führen, sind Benzylpenicilloat (entsteht durch alkalische Hydrolyse) und Benzylpenilloat (entsteht bei saurer Hydrolyse aus Penicillin G). Sie werden auch als **Minor-Determinanten** bezeichnet.

Klassifizierung der Penicillin-Allergie (Tab. 1.1-3):

▶ Anaphylaktische Reaktionen und Reaktionen vom Soforttyp (**Typ I**) werden durch IgE-Antikörper meist gegen Minor-Determinanten hervorgerufen und führen am häufigsten zu Urtikaria und Larynxödem.

▶ Zytotoxische oder zytolytische Reaktionen vom **Typ II** (hämolytische Anämie, Neutropenie, Thrombozytopenie, interstitielle Nephritis) werden durch IgG- und IgM-Antikörper gegen Major-Determinanten ausgelöst.

Antiinfektiva

Tab. 1.1-3 Klassifikation der Immunreaktionen bei Betalaktam-Allergie (nach Weiss ME, Adkinson NF. Clin Allergy 1988; 18: 515–540). R = Reaktion.

Typ	Bezeichnung	Antikörper	Zellen	Klinische Reaktionen
I	Anaphylaxie, Sofortreaktion	IgE	Basophile, Mastzellen	Anaphylaxie, Urtikaria
II	Zytotoxische R. oder zytolytische R.	IgG, IgM	Jede Zelle mit Isoantigen	Hämolytische Anämie, Neutropenie, Thrombozytopenie, Nephritis
III	Immunkomplex-Krankheit	Lösliche Immunkomplexe	Nicht direkt	Serumkrankheit
IV	Verzögerte R. oder zellvermittelte R.	–	Sensibilisierte T-Lymphozyten	Kontaktdermatitis
V	Idiopathisch	–	?	Makulopapulöse Exantheme, Stevens-Johnson-Syndrom, exfoliative Dermatitis

▶ Eine Immunkomplex-Krankheit (**Typ III**) tritt als Serumkrankheit selten auf und beruht auf der Bildung von löslichen Immunkomplexen. Bei der Entstehung sind meist Major-Determinanten auslösend.

▶ Eine verzögerte Reaktion oder zellvermittelte Reaktion vom **Typ IV** äußert sich als Kontaktdermatitis und kommt heute kaum noch vor, weil Penicilline nicht mehr topisch angewendet werden. Bei der Entstehung spielen sensibilisierte T-Lymphozyten eine Rolle.

▶ Zu den idiopathischen Reaktionen vom **Typ V** gehören die häufigen makulopapulösen Exantheme (auch die Ampicillin-Exantheme), außerdem das Stevens-Johnson-Syndrom und das medikamentenbedingte Lyell-Syndrom (Dermatitis exfoliativa). Da alle Penicilline von der 6-Amino-Penicillansäure abstammen, besteht zwischen den verschiedenen Penicillin-Präparaten meist eine Kreuzallergie. Zwischen den Penicillinen, Cefalosporinen und Carbapenemen kommt eine Kreuzallergie selten vor, sodass bei Penicillin-Allergie meist noch eine Behandlung mit Cefalosporinen oder Carbapenemen (vor allem bei nicht-IgE-vermittelter Allergie) möglich ist. Sicherheitshalber sollte der Patient jedoch vorher getestet werden (s.u.). Mit Aztreonam (einem freilich nur gegen gramnegative Erreger wirksamen Monobactam) gibt es fast nie Kreuzreaktionen.

Das Auftreten einer **Penicillin-Allergie** hängt von verschiedenen Faktoren ab, zum Beispiel

▶ von der Art des Penicillins: Bei Anwendung von Amoxicillin oder Ampicillin sind Hautreaktionen wesentlich häufiger als bei Penicillin G oder V;

▶ vom Funktionszustand des lymphoretikulozytären Systems: Patienten mit einer infektiösen Mononukleose erkranken sehr viel häufiger an einer Amoxicillin- bzw. Ampicillin-Allergie;

▶ von der Applikationsweise des Penicillins: Die lokale Anwendung von Penicillin auf der Haut oder Schleimhaut begünstigt die Entstehung einer Penicillin-Allergie.

Es wird angenommen, dass Patienten mit einer atopischen Dermatitis oder atopischen Rhinitis kein erhöhtes Risiko für die Entstehung einer Penicillin-Allergie haben. Nach dem Zeitpunkt des Auftretens der allergischen Erscheinungen unterscheidet man:

▶ **Sofortreaktionen** (0–1 h nach Penicillin-Gabe). Sie sind fast immer IgE-vermittelt und äußern sich als Urtikaria oder anaphylaktische Reaktion. Der anaphylaktische Schock, der tödlich sein kann, ist durch einen plötzlich auftretenden Vasomotorenkollaps mit Bewusstlosigkeit, Krämpfen und Atemstörungen gekennzeichnet und erfordert eine rasche, intensive Therapie (s.u.).

▶ **Verzögerte Reaktionen** (1–72 h nach Penicillin-Gabe). Auch hier sind Urtikaria, Angioödeme oder Larynxödeme möglich.

▶ **Spätreaktionen** (>72 h nach Penicillin-Gabe). Dazu gehören makulopapulöse Exantheme, interstitielle Nephritis, hämolytische Anämie, Neutropenie, Thrombozytopenie, Serumkrankheit, Stevens-Johnson-Syndrom und Dermatitis exfoliativa. Eine Serumkrankheit kann auch erst nach Beendigung der Penicillin-Behandlung beginnen.

Eine wirklich zufriedenstellende Nachweismethode für das Bestehen einer Penicillin-Allergie ist nicht bekannt. Der Nachweis spezifischer IgE im Serum (RAST-Test) kann auch bei Personen positiv sein, die niemals allergische Erscheinungen gezeigt haben. Andererseits schließt ein negatives Resultat eine Allergie nicht aus. Wenn ein Patient angibt, gegen Penicillin überempfindlich zu sein, oder der Verdacht auf eine Penicillin-Allergie besteht, können bei Notwendigkeit einer erneuten Penicillin-Therapie folgende Vorproben durchgeführt werden:

Scratch-Test: Ein Tropfen einer Penicillin-Lösung (1000–5000 E/ml) wird auf einen frischen Hautkratzer gebracht. Als positive Kontrolle dient eine Histaminlösung (1 mg/ml), als negative Kontrolle eine gepufferte NaCl-Lösung. Innerhalb von 15 min tritt eine Sofortreaktion von ≥ 4 mm Durchmesser mit Erythem und Juckreiz auf.

Intrakutantest: Mit 0,02 ml einer Lösung von 1000 E/ml: Nur bei negativem Scratch-Test durchführen. Nicht ungefährlich, da hierbei schwere Reaktionen auftreten können. Falsch positive und falsch negative Reaktionen kommen vor. Als positives Ergebnis gilt eine Quaddel mit Rötung von > 4 mm Durchmesser. Bei Verdacht auf Procain-Allergie kann 0,1 ml einer 1%igen Procain-Lösung streng intrakutan injiziert werden (evtl. Auftreten einer Rötung oder Quaddel, Schockgefahr). Der Wert der Hauttestung besteht vor allem darin, Personen mit einer IgE-vermittelten Allergie zu erkennen, die kein Penicillin erhalten dürfen.

Bei negativem Scratch- und Intrakutantest ist ein **Expositionsversuch** gestattet. Entweder gibt man 0,4 Mill. E Penicillin V einmalig oral und beobachtet den Patienten 1 h lang auf allergische Erscheinungen oder man lässt durch i.v. Infusion eine Penicillin-G-Lösung (200 000 E in 500 ml Flüssigkeit) sehr langsam einlaufen und unterbricht sofort, wenn die ersten Zeichen einer allergischen Reaktion beobachtet werden.

Bei Verdacht auf eine Penicillin-Allergie dürfen Depotpenicilline wegen der Gefahr einer protrahierten Allergie auf keinen Fall angewandt werden.

Therapie der Penicillin-Allergie: Bei Exanthemen, die unter der Behandlung auftreten: Absetzen des Penicillins. Bei schwerer Urtikaria gibt man ein Antihistaminikum, bei Serumkrankheit evtl. auch Prednison. Bei **allergischem Schock** (oft verbunden mit Lungen-, Larynx- oder Hirnödem): Injektion von 0,5–1 mg Adrenalin (Suprarenin) i.m. oder subkutan, notfalls auch 0,5 mg langsam i.v., bei Bedarf in 5–10-minütigem Abstand bis zu 3-mal wiederholen. Ggf. Dauertropfinfusion mit vasokonstriktorischen Substanzen zur Aufrecht-

Antiinfektiva

41

erhaltung des Blutdrucks, bei Larynxödem Intubation, ggf. mechanische Beatmung. Injektionen von Penicillinase und Antihistaminika sind erfolglos. Genaue Überwachung des Patienten bis einige Stunden nach Eintreten der klinischen Besserung, da die Erscheinungen rezidivieren können. Bei schwerem protrahierten Schock nach Injektion von Depotpenicillin (besonders nach Clemizol- oder Benzathin-Penicillin) ist eine Exzision der Injektionsstelle notwendig.

▶ **Neurotoxische Reaktionen** mit Krampfanfällen sind möglich bei intrathekalen Instillationen oder bei Meningitis, Krampfbereitschaft (Epilepsie) und Urämie durch sehr hohe Dosen von Penicillin G (über 20 Mill. E). Bei zu großen Mengen von Penicillin-G-Kalium drohen Hyperkaliämie, Krämpfe, Koma und Herzstillstand. In den meisten hochdosierten Penicillin-Präparaten sind jedoch – zur Prophylaxe von Elektrolytstörungen – Penicillin-G-Natrium und -Kalium in einem physiologischen Verhältnis gemischt. Im Allgemeinen sollten pro Tag nicht mehr als 20–30 Mill. E Penicillin G (= 12–18 g), bei Kindern nicht über 12 Mill. E gegeben werden. Bei Patienten mit schweren Ausscheidungsstörungen (im Stadium der dekompensierten Retention oder in der Urämie) genügen 50% der üblichen Dosis von Penicillin G.

▶ **Herxheimer-Reaktion** zu Beginn einer Penicillin-Behandlung der Lues, besonders der konnatalen Lues und Neurolues: Fieber, Schüttelfrost, Allgemein- und Herdreaktionen. Therapie: 50–100 mg Prednison i.v.

▶ Versehentliche **intravaskuläre Injektion** von Procain-, Clemizol- oder Benzathin-Penicillin G kann sich durch vorübergehendes Auftreten von Bewusstseinsverlust, Halluzinationen, Sehstörungen, Schwindel, Parästhesien, Stenokardien oder lokaler Ischämie bis zum Schock äußern. Kristalle in der Blutbahn können zu multiplen Mikroembolien führen (Hoigné- oder Nicolau-Syndrom). Die Symptome bilden sich in 15–30 min vollständig zurück.

Interaktionen: Penicillin G kann die Wirksamkeit von Antikoagulanzien, Thrombozytenaggregationshemmern und angeblich auch oralen Kontrazeptiva vermindern.

Indikationen: Streptokokken-, Pneumokokken-, Meningokokken-Infektionen, Lues, Borreliose (Lyme-Krankheit), Diphtherie, Scharlach, Angina, Erysipel, rheumatisches Fieber, Endocarditis lenta, Erysipeloid, Milzbrand (unsicher), Tierbissinfektion (meist durch Pasteurella multocida), Leptospirose, Aktinomykose, Tetanus, Gasbrand.
Depotpenicilline (Clemizol-Penicillin, Procain-Penicillin), welche zu niedrigeren Blutspiegeln führen als das schnell resorbierbare Penicillin G, werden fast nur noch zur Lues-Therapie verwendet. Diese Therapie ist freilich schwierig geworden, da diese Präparate nicht mehr in Deutschland vertrieben werden, obwohl zumindest Procain-Penicillin in der Liste der essenziellen Antibiotika der WHO enthalten ist. Eine Sonderindikation stellt die Rheumaprophylaxe mit Benzathin–Penicillin dar.

Kontraindikation: Penicillin-Allergie. Vorsicht mit überhöhten Dosen (>10 Mill. E) bei Niereninsuffizienz und Krampfbereitschaft (Gefahr der Neurotoxizität). Natrium- und Kaliumgehalt von Penicillin G sind bei schwerer Herz- oder Niereninsuffizienz zu beachten.

Applikation: Bei höheren Dosen und schweren Erkrankungen am besten als i.v. Kurzinfusion (über ½–1 h). Bei i.m. Injektion eines Depotpenicillin-Präparates ist immer darauf zu achten, dass das Mittel nicht versehentlich intravenös oder intraarteriell gespritzt wird. Das

Mittel darf auch nicht in der Nähe peripherer Nerven injiziert werden (daher bevorzugt die äußere Seite der Oberschenkel im mittleren Drittel).
Intrathekale Gaben von Penicillin G sind unnötig und gefährlich (Krampfrisiko!).

Dosierung:
▶ Erwachsene und Jugendliche: Bei normal empfindlichen Keimen Minimaldosis: tgl. 1 Mill. E; bei weniger empfindlichen Keimen tgl. 3–10–20 Mill. E i.v.
▶ Neonatalzeit bis 3. Monat: tgl. 0,1–0,3 Mill. E/Kg i.v.
▶ Säuglinge 3–12 Monate: tgl. 0,03–0,5 Mill. E/kg i.v.
Bei schwerer Niereninsuffizienz nicht mehr als 10 Mill. E Penicillin G (Erwachsene) bzw. 50% der üblichen Tagesdosis, Depotpenicillin nur alle 2(–6) Tage.

Dosierungsintervall: Bei Penicillin-G-Natrium traditionelle Empfehlung alle 4–6 h. Im klinischen Alltag werden heute täglich meist 2–3 Infusionen zu 5–10 Mill. E gegeben. Durch Gaben von Probenecid kann die tubuläre Sekretion von Penicillinen verlangsamt werden, sodass höhere Serumspiegel resultieren. Diese altertümliche Empfehlung findet sich immer wieder in der anglophonen Literatur. Die viel bessere Alternative ist jedoch eine höhere Dosierung des Penicillins. In den USA war – aus kommerziellen Gründen – über längere Zeit kein Penicillin G erhältlich. Ein Ausweichen auf weniger aktive und stärker mit Nebenwirkungen belastete Antibiotika wie Ampicillin oder Cefazolin ist nicht optimal.

Instillationen von Penicillin G im Prinzip möglich, jedoch wegen schneller Resorption nur kurze Zeit wirksam und daher nicht zu empfehlen.

Handelsformen:
▶ Penicillin G: Ampullen à 0,5; 1; 3; 5 und 10 Mill. E.
▶ Procain-Penicillin G: Ampullen à 2 Mill. E.
▶ Benzathin-Penicillin G: Ampullen à 1,2 Mill. E.

Beurteilung: Große therapeutische Breite, Erzielung maximaler Konzentrationsspitzen bei Infusion hoher Dosen, stärkere Wirkungsintensität auf Penicillin-G-empfindliche Keime als andere Penicilline, daher Mittel der Wahl bei Infektionen durch sensible Keime.

Literatur

Blanca M, Vega JM, Garcia J. Allergy to penicillin with good tolerance to other penicillins: Study of the incidence in subjects allergic to betalactams. Clin Exp Allergy 1990; 20: 475–81.

Fowler VG, Maxwell GL, Myers SA, et al. Failure of benzathine penicillin in a case of seronegative secondary syphilis in a patient with acquired immunodeficiency syndrome: case report and review of the literature. Arch Dermatol 2001; 137: 1374–6.

Gadde J, Spence M, Wheeler B, et al. Clinical experience with penicillin skin testing in a large inner city STD clinic. JAMA 1993; 270: 2456–63.

Garau J. Treatment of drug-resistant pneumococcal pneumonia. Lancet Infect Dis 2002; 2: 2404–15.

Kaplan EL, Berrios X, Speth J. Pharmacokinetics of benzathine penicillin G: Serum levels during the 28 days after intramuscular injection of 1,200,000 units. J Pediatr 1989; 115: 146.

Schreiber W; Krieg JC. Das Hoigne-Syndrom. Kasuistik und aktueller Literaturüberblick. Nervenarzt 2001; 72: 546–8.

Lin R. A perspective on penicillin allergy. Arch Intern Med 1992; 152:930–7.

McCracken GH Jr, Ginsberg C, Chrane DF, et al. Clinical pharmacology of penicillin in newborn infants. J Pediatr 1973; 82: 692.

Antiinfektiva

Redelmeier DA, Sox HC. The role of skin testing for penicillin allergy. Arch Intern Med 1990; 150: 1939–45.

Riddington C, Owusu-Ofori S. Prophylactic antibiotics for preventing pneumococcal infection in children with sickle cell disease. Cochrane Database Syst Rev 2002; pCD003427.

Saxon A, Beall GN, Rohr AS, Adelman DC. Immediate hypersensitivity reactions to beta-lactam antibiotics. Ann Intern Med 1987; 107: 204–15.

Shattil JS, Bennett JS, McDonough M, Turnbull J. Carbenicillin and penicillin G inhibit platelet functions in vitro by impairing the interaction of agonists with the platelet surface. J Clin Invest 1980; 65: 329–37.

Silviu-Dan F, Mcphillips S, Warrington R. The frequency of skin test reactions to side-chain penicillin determinants. J Allergy Clin Immunol 1993; 91: 694–701.

Sogn DD, Evans R III, Shepherd FM, et al. Results of the national institute of allergy and infectious diseases collaborative trial to test the predictive value of skin testing with major and minor penicillin derivatives in hospitalized adults. Arch Intern Med 1992; 152: 1025–32.

Solensky R, Earl HS, Gruchalla RS. Lack of penicillin resensitization in patients with a history of penicillin allergy after receiving repeated penicillin courses. Arch Intern Med 2002; 162: 822–6.

Torres MJ, Mayorga C, Leyva L, et al. Controlled administration of penicillin to patients with a positive history but negative skin and specific serum IgE tests. Clin Exp Allergy 2002; 32: 270–6.

Vuori-Holopainen E, Peltola H, Kallio MJ. Narrow- versus broad-spectrum parenteral antimicrobials against common infections of childhood: a prospective and randomised comparison between penicillin and cefuroxime. Eur J Pediatr 2000; 159: 878–84.

Wald ER, Mason EO, Bradley JS, et al. Acute otitis media caused by Streptococcus pneumoniae in children's hospitals between 1994 and 1997. Pediatr Infect Dis J 2001; 20: 34–9.

Weiss ME, Adkinson NF. Beta-lactam allergy. In: Principles and Practice of Infectious diseases. 5 th ed. Mandell GL, Bennett JE, eds). New York: Churchill Livingstone 2000; 299–305.

Welby PL, Keller DS, Cromien JL. Resistance to penicillin and non-beta-lactam antibiotics of Streptococcus pneumoniae at a children's hospital. Pediatr Infect Dis J 1994; 13: 281–7.

Wittier RR, Yamada SM, Bass JW, et al. Penicillin tolerance and erythromycin resistance of group A b-hemolytic streptococci in Hawaii and the Philippines. Am J Dis Child 1990; 144: 587.

Ziglam HM, Finch RG. Penicillin-resistant pneumococci-implications for management of community-acquired pneumonia and meningitis. Int J Infect Dis 2002; 6 (Suppl 1): 14–20.

Phenoxypenicilline

Synonyma: Oralpenicilline, säurefeste Penicilline.

Handelsnamen:
▶ Penicillin V: Isocillin, Megacillin oral u.v.a.
▶ Propicillin: Baycillin.
▶ Azidocillin: InfectoBicillin H.
▶ Benzathin-Penicillin V: InfectoBicillin Saft.

Eigenschaften: Penicillin V (Phenoxymethyl-Penicillin) wird biosynthetisch, Propicillin (Phenoxypropyl-Penicillin) und Azidocillin (α-Azidobenzyl-Penicillin) werden halbsynthetisch gewonnen und sind gut wasserlöslich, während das Benzathinsalz des Phenoxymethyl-Penicillins wenig wasserlöslich und in der Schweiz als Sirup für Kinder im Handel ist. In Deutschland ist es üblich, Phenoxypenicilline nach Einheiten zu dosieren. 1 Mill. E Penicillin V und Azidocillin entsprechen ca. 0,6 g (1 g = 1,6 Mill. E). Bei Propicillin entsprechen 1 Mill. E 0,7 g (1 g = 1,42 Mill. E).

Antiinfektiva

Wirkung:
Wirkungsweise und -spektrum aller Phenoxypenicilline entspricht Penicillin G. Die Wirkungsintensität von Propicillin auf grampositive sensible Bakterien ist 2- bis 4-mal geringer als von Penicillin G und V sowie von Azidocillin, die sich in ihrer Aktivität ungefähr entsprechen. Darüber hinaus besitzt Azidocillin eine schwache Aktivität gegen Haemophilus influenzae und Enterokokken.

Resistenz: Resistenzentwicklung selten und langsam (wie bei Penicillin G). Kreuzresistenz bei penicillinasebildenden Bakterien zwischen Phenoxypenicillinen und Penicillin G bzw. Ampicillin.

Pharmakokinetik:
Phenoxypenicilline sind weitgehend säurestabil. Serumspiegelmaxima in E/ml nach oraler Gabe von
▶ 1 Mill. E Propicillin   10,1 (nach 2,50 h),
▶ 1 Mill. E Penicillin V (-Kalium)   6,4 (nach 0,75 h),
▶ 1 Mill. E Azidocillin   8,8 (nach 0,50 h).
Die Serumspiegel des Benzathinsalzes von Phenoxymethyl-Penicillin sind erheblich niedriger, verlaufen aber protrahierter als bei Phenoxymethyl-Penicillin-Kalium.
▶ Resorptionsrate bei Propicillin und Penicillin V gleich (ca. 50%), wie Vergleiche der Fläche unter der Blutspiegelkurve bei intravenöser und oraler Gabe gezeigt haben. Die höheren Blutspiegel von Propicillin gegenüber Penicillin V erklären sich hauptsächlich durch die geringere Metabolisierungsrate. Bei Azidocillin werden nach oraler Gabe mind. 75% resorbiert. Bei Dosiserhöhung der Phenoxypenicilline ist eine proportionale Steigerung der Serumkonzentration möglich. Nach einer Mahlzeit ist die Resorption von Penicillin V schlechter als bei Nüchterngabe.
▶ Halbwertszeit von Penicillin V, Propicillin und Azidocillin 30 min.
▶ Plasmaeiweißbindung: Bei Penicillin V 60%, Propicillin 80–85% und Azidocillin 84%.
▶ Gewebediffusion und Liquorgängigkeit ähnlich Penicillin G.
▶ Ausscheidung mit dem Urin bei Penicillin V zu 30–50%, Propicillin 50%, Azidocillin 60%. Ausscheidung von inaktiven Metaboliten (Penicilloylsäure) bei Penicillin V stärker als bei Propicillin. Bei Azidocillin sind etwa 5% des im Harn ausgeschiedenen Antibiotikums Ampicillin, das im Organismus aus Azidocillin entsteht.

Nebenwirkungen: Nicht selten gastrointestinale Störungen. Sensibilisierungsgefahr geringer als bei parenteraler Gabe von Penicillin G. Keine neurotoxischen Reaktionen. Penicillin V ist sicher in der Schwangerschaft.

Interaktionen: Wie bei Penicillin G (s. S. 37).

Hauptindikationen: Leichtere Infektionen durch Penicillin-empfindliche Bakterien, z. B. Streptokokken-Angina, Erysipel, Scharlach, Borrelien-Infektionen, periodontale Infektionen und andere leichte Zahninfektionen, Endokarditisprophylaxe, Rezidivprophylaxe des rheumatischen Fiebers, Scharlachprophylaxe.

Falsche Indikationen: Meningitis, Sepsis, Endokarditis, Infektionen durch schwach empfindliche Keime, bei denen eine hochdosierte i.v. Behandlung notwendig ist.

Kontraindikation: Penicillin-Allergie.

Applikation: Nur orale Gabe möglich. Bei Kindern ist die Applikation einzelner Handelsformen wegen des z.T. schlechten Geschmacks oft problematisch.

Dosierung:
Penicillin V:
▸ Erwachsene und Jugendliche: 1,5–3 Mill. E in 3 Einzeldosen = ED.
▸ Kinder 1 bis 12 Jahre: 0,05–0,1 Mill. E /kg KG in 3 ED.
▸ Säuglinge 3 bis 12 Monate: 0,1 Mill. E /kg KG in 3 ED.
Azidocillin:
▸ Erwachsene und Jugendliche: 1,5 g in 2 ED.
▸ Kinder 1 bis 12 Jahre: 30–60 mg/kg KG in 2–3 ED.
▸ Säuglinge 3 bis 12 Monate: 40–80 mg/kg KG in 2–3 ED.
▸ Erwachsene und Kinder ab 6 Jahre: tgl. 1,5 g (verteilt auf 2 Einzelgaben).
Benzathin-Penicillin V:
▸ als Saft 2-mal tgl. 50–100 000 E/kg KG.

Handelsformen:
▸ Penicillin V: Tabletten à 400000, 500000, 600000, 800000, 1, 1,2 und 1,5 Mill. E; Suspension mit 1 ml = 40000 E, 1 ml = 50000 E, 1 ml = 60000 E und 1 ml = 80000 E.
▸ Propicillin: Tabletten à 400000 und 1 Mill. E.
▸ Azidocillin: Tabletten à 0,75 g.
▸ Benzathin-Penicillin V Saft à 594 mg/5 ml (= 750 000 E).
Aus Fertigsuspensionen auf Triglyzerid- oder Ölbasis wird Penicillin V schlechter resorbiert als aus wässrigen Suspensionen (hergestellt aus Trockensubstanz oder Granulat).

Beurteilung: Penicillin V ist Standardpräparat bei Streptokokken-Angina, Scharlach, Erysipel und odontogenen Infektionen.

Literatur

Blume H, Mutschler E (Hrsg). Bioäquivalenz. Qualitätsbewertung wirkstoffgleicher Fertigarzneimittel. 3. Ergänzungslieferung. Govi-Verlag 1991.

Buchanan GR, Siegel JD, Smith SJ, De Passe MB. Oral penicillin prophylaxis in children with impaired splenic function: a study of compliance. Pediatrics 1982; 70: 926.

Czeizel AE, Rockenbauer M, Olsen J, et al. Oral phenoxymethylpenicillin treatment during pregnancy. Results of a population-based Hungarian case-control study. Arch Gynecol Obstet 2000; 263: 178–81.

Dencker BB, Larsen H, Jensen ES, et al. Birth outcome of 1886 pregnancies after exposure to phenoxymethylpenicillin in utero. Clin Microbiol Infect 2002; 8: 196–201.

Kaufhold A. Randomized evaluation of benzathine penicillin V twice daily versus potassium penicillin V three times daily in the treatment of group A streptococcal pharyngitis. Eur J Clin Microbiol Infect Dis 1995; 14: 92–8.

Solensky R, Earl HS, Gruchalla RS. Lack of penicillin resensitization in patients with a history of penicillin allergy after receiving repeated penicillin courses. Arch Intern Med 2002; 162: 822–6.

Isoxazolylpenicilline

Synonyma: Staphylokokken-Penicilline, Oxacillin-Derivate, penicillinasefeste Penicilline.

Handelsnamen:
▶ Dicloxacillin: Dichlor-Stapenor.
▶ Flucloxacillin: Staphylex u. a.
▶ Oxacillin: Stapenor.
▶ Cloxacillin: Standardpräparat der WHO-Liste, in Deutschland nicht im Handel.

Eigenschaften: Methicillin war das zuerst in die Therapie eingeführte penicillinasefeste Penicillin. Es war aber nur parenteral anwendbar, relativ toxisch und hatte eine geringere In-vitro-Aktivität auf penicillinasebildende Staphylokokken. Daher wurde es durch die später entwickelten penicillinasefesten Isoxazolylpenicilline Oxacillin, Cloxacillin, Dicloxacillin und Flucloxacillin abgelöst. Diese sind gut wasserlöslich, oral anwendbar und unterscheiden sich untereinander in pharmakokinetischer Hinsicht, nicht aber in ihrer antibakteriellen Aktivität. Das relativ toxische und wenig aktive Nafcillin ist in Europa nicht üblich, taucht aber immer noch in veralteten US-Empfehlungen auf.

Wirkungsspektrum: Gute In-vitro-Wirksamkeit auf penicillinasebildende Staphylokokken. Dagegen wirken sie auf Penicillin-G-empfindliche Staphylokokken, Streptokokken, Pneumokokken und andere grampositive Keime nur $\frac{1}{10}$ so stark wie Penicillin G.

Resistenz: Methicillin wird traditionell zur Prüfung der Resistenz gegen alle penicillinasestabilen Penicilline benutzt. Daher auch die gängige Nomenklatur der zunehmend häufigen Methicillin-resistenten Staphylococcus-aureus-Stämme als MRSA. Methicillin-resistente Stämme sind immer auch Oxacillin-resistent. Eine Bezeichnung als ORSA-Stämme ist zwar nicht falsch, aber unüblich. Methicillin-resistente Staphylococcus-epidermidis-Stämme (MRSE) sind in den letzten Jahren ebenfalls häufiger geworden. In vielen Krankenhäusern sind mehr als 50 % der Isolate resistent. Die Häufigkeit von Methicillin-resistenten Staphylococcus-aureus-Stämmen (MRSA) zeigt starke regionale Schwankungen. In vielen Krankenhäusern werden seit 1990 Ausbrüche von schweren Infektionen mit virulenten, Methicillin-resistenten Staphylococcus-aureus-Stämmen beobachtet, die eine Behandlung mit Vancomycin erfordern (s. S. 200). In vitro wird eine Methicillin-Resistenz am besten in Kulturmedien nachgewiesen, welche 5 % NaCl enthalten oder bei 30° C bebrütet werden. Keine sekundäre Resistenzentwicklung während der Therapie. Es besteht bei Staphylokokken eine Kreuzresistenz zwischen den penicillinasefesten Penicillinen, Cefalosporinen und üblichen Carbapenemen. In Australien gibt es mittlerweile eine weit verbreitete Resistenz gegen Methicillin bzw. Oxacillin, die nicht mit einer breiten Multiresistenz gekoppelt ist (sog. NORSA-Stämme). Penicillin-G-empfindliche Staphylokokken sind immer gegenüber Methicillin und Oxacillinderivaten empfindlich.

Pharmakokinetik:
▶ Resorption nach oraler Gabe am besten bei Dicloxacillin und bei Flucloxacillin. Cloxacillin und Oxacillin, die weniger säurestabil sind als Dicloxacillin, werden schlechter resor-

Antiinfektiva

biert. Bei Nüchterngabe (1 h vor und 2–4 h nach der Mahlzeit) bessere Resorption als bei gefülltem Magen. Maximale Blutspiegel nach 1–2 h.

▶ Serumspiegel (mg/l) nach oraler Gabe von 0,5 g (1 h nach der Mahlzeit): Flucloxacillin 7,6 bzw. 2,3 (nach $1^1/_2$ bzw. 4 h), Dicloxacillin 5,9 bzw. 2,0 (nach $1^1/_2$ bzw. 4 h).

▶ Serumspiegel (mg/l) nach i.v. Injektion von 0,5 g: Flucloxacillin 15,7 bzw. 2,0 (nach 1 bzw. 4 h), Oxacillin 1,7 bzw. < 0,1 (nach 1 bzw. 4 h).

▶ Halbwertszeit von Dicloxacillin und Flucloxacillin 45 min, von Oxacillin nur 25 min.

▶ Plasmaeiweißbindung kritisch hoch (bei Dicloxacillin 97 %, Flucloxacillin 95 %, Oxacillin 93 %). Relativ schlechte Gewebepenetration.

▶ Liquorgängigkeit gering, bei Meningitis bis zu 10 % der Serumwerte. Übertritt in den fetalen Kreislauf.

▶ Ausscheidung mit dem Harn nach parenteraler Gabe: bei Dicloxacillin zu 65 %, bei Flucloxacillin zu 35 %, bei Oxacillin zu 25 %. Renale Ausscheidung von Oxacillin schneller als von Dicloxacillin. Oxacillin wird im Vergleich zu Dicloxacillin und Flucloxacillin stärker metabolisiert. Ausscheidung inaktiver Metaboliten (Penicilloylsäure) am stärksten bei Oxacillin, geringer bei Flucloxacillin, am geringsten bei Dicloxacillin.

Nebenwirkungen: Allergische Reaktionen wie bei Penicillin G. Das nicht mehr gebrauchte Methicillin hat vereinzelt zu allergischer Knochenmarkschädigung (Granulozytopenie) oder Nierenschädigungen geführt. Die Oxacillin-Derivate haben eine erhebliche Hepatotoxizität, die sich auch an Gewebekulturen zeigen lässt. Nach Oxacillin- und Flucloxacillin-Gaben wurden bemerkenswert oft starke Erhöhungen der Serum-Transaminasen sowie Neutropenien beobachtet. Es gibt eine dezidierte Warnung vor der Verwendung von Oxacillin im Kindesalter. In Australien wurde generell vor dem Gebrauch von Flucloxacillin gewarnt. Flucloxacillin-Saft enthält relativ viel Magnesium. Lokale Reizerscheinungen (Phlebitis) und schwerste Reaktionen bei versehentlicher intraarterieller Injektion (Amputation des Armes) waren bei i.v. verabreichtem Dicloxacillin häufig und sind ein Grund zu großer Vorsicht. Wegen der pharmakokinetischen Nachteile (überhöhte Eiweißbindung, niedrige aktive Spiegel), diversen Interaktionen (z.B. mit Methotrexat), der schlechten lokalen Verträglichkeit, der geringen klinischen Effizienz und der relevanten Toxizität (Hepatotoxizität!) sind die gesamten Derivate der Gruppe suboptimal und sollten u. E. in Zukunft durch die im Prinzip weitgehend identisch wirkenden Oralcefalosporine (z.B. Cefadroxil) oder Cefazolin ersetzt werden.

Interaktionen: Wie bei Penicillin G (s. S. 37).

Indikationen: Nicht lebensbedrohende Staphylokokken-Infektionen (z.B. Furunkel, leichte Wundinfektionen) bei nachgewiesener Empfindlichkeit.

Falsche Indikationen: Infektionen durch Penicillin-G-empfindliche oder Methicillin-resistente Staphylokokken. Lebensbedrohliche Staphylokokken-Infektionen wie Osteomyelitis, Sepsis oder Pneumonie (hier muss immer eine Kombinationstherapie erfolgen; s. S. 433). Infektionen durch Streptokokken, Pneumokokken, Gonokokken, Meningokokken usw. Gabe in Kombinationen, z.B. mit Cefalosporinen oder Chinolonen, um die Wirkung gegen Staphylokokken zu verstärken (Kreuzresistenz!). Mischinfektionen. Keine Gabe an Patienten mit Leberkrankungen.

Kontraindikation: Penicillin-Allergie.

Applikation: Für orale Anwendung (Nüchterngabe) Dicloxacillin und Flucloxacillin bevorzugen (bessere Resorption, höhere und länger anhaltende Serumspiegel als Oxacillin). Bei parenteraler Anwendung Oxacillin, Cloxacillin und Flucloxacillin lokal besser verträglich als Dicloxacillin. Zur heute kaum noch relevanten Instillation in erster Linie Oxacillin (1%ige Lösung) verwenden. Gabe als i.v. Kurzinfusion (innerhalb von 30 min).

Dosierung: Niedrigere Tagesdosen als hier angegeben sind nicht ratsam!
Bei oraler Gabe von Dicloxacillin und Flucloxacillin (nüchtern):
▶ Erwachsene und Jugendliche: tgl. 3–4 g.
▶ Kinder 1–12 Jahre: tgl. 1–3 g.
▶ Säuglinge 3–12 Monate: tgl. 40–100 mg/kg in 3–4 Einzelgaben.
Bei i.v. Gabe von Flucloxacillin:
▶ Erwachsene und Jugendliche: tgl. 3–4 (–10) g.
▶ Kinder 1–12 Jahre: tgl. 2–3 (–6) g.
▶ Säuglinge 3–12 Monate: tgl. 40–100 mg/kg in 3–4 Einzelgaben.
Aus Gründen der Hepatotoxizität keine Langzeittherapie.

Handelsformen:
▶ Dicloxacillin: Kapseln à 0,25 g.
▶ Flucloxacillin: Kapseln à 0,25 und 0,5 g, orale Suspension (50 mg/ml). Ampullen à 0,25 g, 0,5 g, 1 g, 2 g.
▶ Oxacillin: Ampullen à 0,5 und 1 g.
▶ Cloxacillin ist die Standardsubstanz der WHO-Liste.

Beurteilung: Veraltete, suboptimale, teure und bemerkenswert toxische Spezialpenicilline für leichte Infektionen durch penicillinasebildende Staphylokokken. Bei ernsten Staphylokokken-Infektionen sollten Antibiotika mit sicherer Staphylokokken-Wirksamkeit sowie besserer Pharmakokinetik und Verträglichkeit (orale Cefalosporine [Cefadroxil], parenterale Cefalosporine [Cefazolin, Cefuroxim], Clindamycin, Rifampicin oder Vancomycin) bevorzugt werden. Bei anderen grampositiven Keimen wesentlich schwächer wirksam als Penicillin G! Auf eine Therapie mit der historisch bedeutsamen Substanzgruppe sollte u. E. in Zukunft verzichtet werden.

Literatur

Al-Homeidhi et al. Severe hepatitis associated with oxacillin therapy. Southern Med J 2002; 95: 650.

Bruckstein AH, Attia AA. Oxacillin hepatitis. Two patients with liver biopsy, and review of the literature. Amer J Med 1978; 64: 519.

Dahlgren AF. Adverse drug reactions in home care patients receiving nafcillin or oxacillin. Am J Health Syst Pharm 1997; 54: 1176–9.

Fairley CK, McNeil JJ, Desmond P, et al. Risk factors for developm. of flucloxacillin assoc. jaundice. Brit Med J 1993; 306: 233–5.

Fromm LA, Graham DL. Oxacillin-induced tissue necrosis. Ann Pharmacother 1999; 33: 1060–2.

Gomez MM, Rathore MH, et al. Higher occurrence of hepatotoxicity and rash in patients treated with oxacillin, compared with those treated with nafcillin and other commonly used antimicrobials. Clin Infect Dis 2002; 34: 50–4.

Gosbell IB, Mercer JL, Neville SA, et al. Community-acquired, non-multiresistant oxacillin-resistant Staphylococcus aureus (NORSA) in

South Western Sydney. Pathology 2001; 33: 206–10.

Lakehal F, Dansette PM, Becquemont L, et al. Indirect cytotoxicity of flucloxacillin toward human biliary epithelium via metabolite formation in hepatocytes. Chem Res Toxicol 2001; 14: 694–701.

Maraqa N, Gomez M, Rathore M, Alvarez A. Higher occurence of hepatotoxicity and rash in patients treated with oxacillin. Clin Infect Dis 2002; 34: 50–4.

McNeil JJ, Grabsch EA, McDonald MM. Postmarketing surveillance: strengths and limitations. The flucloxacillin-dicloxacillin story. Med J Aust 1999; 170: 270–3.

Melzer M, Keane FM, Eykyn SJ, et al. A pseudolymphomatous skin reaction secondary to flucloxacillin. J Infect 2000; 40: 198–9.

Nahata MV, DeBolt SL, Powell DA. Adverse effects of methicillin, nafcillin and oxacillin in pediatric patients. Dev Pharmacol Ther 1982; 4: 117.

Onorato IM, Axelrod JL. Hepatitis from intravenous high-dose oxacillin therapy. Findings in an adult inpatient population. Ann Intern Med 1978; 89: 497–500.

Saliba B. Oxacillin hepatotoxicity in HIV-infected patients. Ann Intern Med 1994; 120: 1048.

Thier K et al. Pharmacokinetic interaction between high dose methotrexate and oxacillin. Ther Drug Monit 2002; 24: 570.

Titier K, Lagrange F, Pehourcq F, et al. Pharmacokinetic interaction between high-dose methotrexate and oxacillin. Ther Drug Monit 2002; 24: 570–2.

Turner IB, Eckstein RP, Riley JW, Lunzer MR. Prolonged hepatic cholestasis after flucloxacillin therapy. Med J Aust 1989; 151: 701–5.

Aminopenicilline

Die im Handel befindlichen Aminopenicilline (Aminobenzyl-Penicilline, Ampicillin-Derivate) sind Ampicillin und Amoxicillin, die sich in pharmakologischen Eigenschaften, nicht aber in der antibakteriellen Aktivität voneinander unterscheiden. Ampicillin kommt als schlecht resorbierte Leitsubstanz dieser Gruppe nur noch für die parenterale Gabe in Frage. Oral sollte das wesentlich besser resorbierbare Amoxicillin verwendet werden. Die Absorptionsester Bacampicillin und Pivampicillin sind nur noch von historischem Interesse. Alle Aminopenicilline haben durch die Entwicklung besserer Betalaktam-Antibiotika (Cefalosporine, Peneme) stark an Bedeutung verloren.

Ampicillin

Handelsnamen: Binotal u. a.

Eigenschaften: Pioniersubstanz der Aminopenicilline. Halbsynthetisches Penicillin-Derivat (α-Aminobenzyl-Penicillin) mit erweitertem Spektrum. In Lösung relativ unstabil.

Wirkungsweise: Bakterizid, Hemmung der Zellwand-Peptidoglykansynthese, inaktiviert durch Penicillinasen von Staphylokokken, Enterobakterien und Bacteroides.

Wirkungsspektrum: Wie bei Penicillin G, jedoch zusätzlich gute bis mittlere Empfindlichkeit (Hemmwerte bis 5 mg/l) von Enterokokken, Listerien, Haemophilus influenzae, Campylobacter fetus. Auf grampositive Keime wirkt Penicillin G 2–4fach stärker. Zunehmende Häufigkeit von Ampicillin-resistenten Haemophilus-Stämmen, die aber immer gegen Cefuroxim, Cefotaxim und Cefixim empfindlich sind. Gleichzeitige Resistenz von Haemophilus gegen Chloramphenicol ist selten. Enterokokken sind heute teilweise gegen Ampicillin resistent (vor allem Enterococcus faecium).

Unterschiedlich empfindlich sind Salmonellen, Shigellen, E. coli (Resistenzrate ca. 30%) und Proteus mirabilis (nichtpenicillinasebildende Stämme). Resistent sind Klebsiella, Enterobacter, Citrobacter, Yersinia enterocolitica, Serratia marcescens, Bacteroides fragilis, Pseudomonas aeruginosa, Proteus vulgaris, Proteus rettgeri und Morganella morganii. Bei Kombination mit einem Betalaktamase-Hemmer (wie Sulbactam) synergistische Wirkung auf Betalaktamase-bildende Stämme von E. coli, Klebsiella, Bacteroides fragilis und Staphylococcus aureus.

Resistenz: Komplette Kreuzresistenz mit Amoxicillin. Penicillin-G-resistente Gonokokken-Stämme sind auch Ampicillin-unempfindlich. Partielle Kreuzresistenz bei gramnegativen Stäbchen mit Mezlocillin, Piperacillin und Cefalosporinen. Resistenzentwicklung unter der Therapie selten. Während der Therapie kann es zur Selektion primär resistenter Bakterien kommen, welche von einer sekundären Resistenzentwicklung zu unterscheiden ist.

Pharmakokinetik:
▸ Resorption bei oraler Gabe 30–40%.
▸ Maximaler Serumspiegel nach 0,5 g oral (nach einer Mahlzeit) durchschnittlich 2 mg/l nach $1^1/_2$ h, nach 0,5 g i.m. 10 mg/l nach $^1/_2$ Stunde.
▸ Halbwertszeit 1 h.
▸ Plasmaeiweißbindung 18%.
▸ Gute Gewebediffusion. Liquorgängigkeit wie bei Penicillin G gering, bei Meningitis nach i.v. Gabe großer Dosen ausreichend. In Lebergalle Konzentrationen im Diffusionsgleichgewicht ebenso hoch wie im Serum, in Blasengalle höher. Übergang in den fetalen Kreislauf und ins Fruchtwasser.
▸ Ausscheidung mit dem Urin nach 24 h 20–30% der oral und 60% der i.v. gegebenen Menge. Außerdem geringe Ausscheidung mit der Galle und den Fäzes.

Nebenwirkungen: Toxizität ebenso gering wie von Penicillin G. Allergie in Form von Urtikaria oder anaphylaktischem Schock nicht häufiger als bei Penicillin G. In 5–20% makulöse Exantheme während oder nach einer 8–14-tägigen Behandlung. Ein Teil der Exantheme scheint toxisch bedingt zu sein (häufiger bei höherer Dosierung) und kommt offenbar durch Zerfallsprodukte von Ampicillin in Infusionslösungen zustande. Vorsicht bei späterer Anwendung von anderen Penicillinen, da mit einer Kreuzallergie zu rechnen ist. Nach einem typischen Ampicillin-Exanthem werden Penicilline nach längerem Intervall meist wieder vertragen. In 5–20% kommt es zu Magen-Darm-Erscheinungen (Brechreiz, Übelkeit, Durchfälle), teilweise durch Störung der normalen Darmflora bedingt. Durch hohe Dosen von i.v. verabreichtem Ampicillin kann es zur Kristallurie kommen. Wie bei Clindamycin-Behandlung gibt es eine durch Ampicillin bzw. Amoxicillin ausgelöste pseudomembranöse Enterokolitis, die chronisch verlaufen kann und mit dem Vorkommen von Clostridium difficile im Darm in Zusammenhang steht. Sie wird mit Vancomycin oral (s. S. 528) behandelt. Nicht selten kommt es durch den starken Selektionsdruck von Ampicillin zu einem Infektionswechsel mit resistenten Keimen (Klebsiella oder Enterobacter). Ein breiter Einsatz von Ampicillinen im Krankenhaus ist daher bedenklich.

Interaktionen: Wie bei Penicillin G (s. S. 37), außerdem Resorptionssteigerung von Digoxin möglich.

Hauptindikationen: Enterokokken-Endokarditis (bei nachgewiesener Empfindlichkeit in Kombination mit Gentamicin), Listeriose, Haemophilus-Infektionen (nur bei nachgewiesener Empfindlichkeit). Empirische Initialtherapie infektionsverdächtiger Früh- und Neugeborener wegen der Listerien-Aktivität.

Falsche Indikationen: Typische oder nachgewiesene Staphylokokken-, Streptokokken- und Pneumokokken-Infektionen, Angina, unklares Fieber, Pneumonie (Erreger oft resistent), Wundinfektionen, äußerliche Anwendung, perioperative Prophylaxe. Ersatz von Penicillin G oder V bei sensiblen Erregern (z. B. Angina, Endocarditis lenta, Lues) durch die mit mehr Nebenwirkungen belasteten Ampicillin-Derivate.

Kontraindikationen: Penicillin-Allergie, infektiöse Mononukleose und chronische lymphatische Leukämie (in >50 % Exantheme).

Applikation: Bei schweren Infektionen stets parenteral (als 10–20%ige Lösung langsam i.v. oder hochdosiert als i.v. Kurzinfusion). Bei Dauertropfinfusion alle 6–8 h frische Lösung zubereiten, sonst zunehmende Inaktivierung; keine weiteren Zusätze! Bei oraler Gabe schlechte Resorption, daher Amoxicillin bevorzugen.

Dosierung: Standarddosis für orale Gabe bei Erwachsenen tgl. (2–)3–4 g, für parenterale Gabe 1,5–2 g, Dosissteigerungen auf 10–20 g i.v. möglich. Bei eingeschränkter Nierenfunktion wird eine reduzierte Dosierung empfohlen: bei einer Kreatinin-Clearance von 50–10 ml/min übliche Einzeldosis alle 12 h geben, bei einer Kreatinin-Clearance von < 10 ml/min alle 24 h. Bei Kindern von 1–12 Jahren und bei Säuglinen von 3–12 Monaten dosiert man tgl. 100(–200) mg/kg KG, bei Meningitis 200–400 mg/kg KG i.v. Tagesdosis auf 3–4 Einzelgaben verteilen.

Handelsformen: Tabletten mit 1 g, Ampullen mit 0,5, 1, 2, 5 g, Suspension mit 50 mg/ml.

Beurteilung: Traditionelles Mittelspektrumpenicillin. Der klinische Wert hat mit den Jahren erheblich gelitten. E. coli und Haemophilus influenzae sind heute häufig resistent. Immer noch wichtig bei Enterokokken- und Listerien-Infektionen.

Literatur

Boyce JM, Opal SM, Potter-Bynoe G, et al. Emergence and nosocomial transmission of ampicillin-resistant enterococci. Antimicrob Ag Chemother 1992; 36: 1032.

Brown JC, Burns JL, Cummings P. Ampicillin use in infant fever: a systematic review. Arch Pediatr Adolesc Med 2002; 156: 27–32.

Dahl LB, Melby K, Gutteberg TJ, et al. Serum levels of ampicillin and gentamycin in neonates of varying gestational age. Eur J Pediatr 1986; 145: 218.

Fontana R, Aldegheri M, Ligozzi M. Overproduction of a low-affinity penicillin-binding protein and high-level ampicillin resistance in Enterococcus faecium. Antimicrob Ag Chemother 1994; 38: 1980–83.

Kabani A, Joffe A, Jadavji T. Haemophilus influenzae type B resistant to ampicillin and chloramphenicol. Pediatric Infectious Dis J 1991; 9: 681.

Ling TKW, Lyon DJ, Cheng AFB, French GL. In vitro antimicrobial susceptibility and beta-lactamases of ampicillin-resistant Escherichia coli in Hong Kong. J Antimicrob Chemother 1994; 34: 65.

Mendelman PM, Chaffin DO, Kalaitzoglou G. Penicillin-binding proteins and ampicillin resistance in Haemophilus influenzae. J Antimicrob Chemother 1990; 25: 525.

Mennish ML, Salam MA, Hossain MA, et al. Antimicrobial resistance of Shigella isolates in Bangladesh: 1983–1990: Increasing frequency of strains multiply resistant to ampicillin, trimethoprimsulfamethoxazole, and nalidixic acid. J Clin Infect Dis 1992; 14: 1055–60.

Parr TR Jr, Bryan LE. Mechanism of resistance of an ampicillin-resistant, beta-lactamase-negative clinical isolate of Haemophilus influenzae type B to beta-lactam antibiotics. Antimicrob Ag Chemother 1984; 25: 747.

Schnyder B, Wüthrich B. Aminopenicillin induziertes morbilliformes Arzneimittelexanthem und »Seitenketten-Allergie«. Hautarzt 2000; 51: 46.

Amoxicillin

Handelsnamen: Amoxypen, Clamoxyl u.v.a.

Eigenschaften: Leitsubstanz der Aminopenicilline. Hydroxyderivat des Ampicillins (Abb. 1.1-2, S. 35), als Trihydrat in Wasser schlecht, in Phosphatpuffer (pH 8,0) besser löslich, relativ säurestabil (wie Ampicillin). Mononatriumsalz (zur Injektion) gut wasserlöslich.

Wirkung: Spektrum und In-vitro-Aktivität entsprechend Ampicillin. In Kombination mit Clavulansäure (s. S. 60 ff.) Verbreiterung des Wirkungsspektrums auf einen Teil der Betalaktamase-bildenden Bakterien.

Pharmakokinetik:
▶ Nach oraler Gabe fast vollständige Resorption.
▶ Blutspiegelmaxima (nach 2 h) mehr als doppelt so hoch wie nach der gleichen Dosis Ampicillin per os (Abb. 1.1-3). Keine Beeinträchtigung durch die Nahrungsaufnahme. Nach i.v. Injektion von 1 g mittlere Serumspiegel von 20 mg/l (1 h) und 2 mg/l (4 h).
▶ Plasmaeiweißbindung 17%.
▶ Urin-Recovery nach oraler Gabe in 6 h 60–70%, nach i.v. Gabe 70–80%.

Indikationen: Orale Behandlung von Sinusitis, Otitis media und Bronchitis durch empfindliche Erreger sowie von unkomplizierten Harnwegsinfektionen bei Frauen. Die Position bei chronischer Bronchitis und Gallenwegsinfektionen ist umstritten. Endokarditisprophylaxe.

Nebenwirkungen: Wie bei Ampicillin (s. S. 51). Durch hohe Dosen von i.v. verabreichtem Amoxicillin kann es zu Kristallurie kommen. Wegen der fast vollständigen Resorption nach oraler Gabe sind intestinale Störungen seltener.

Interaktionen: Wie bei Ampicillin (s. S. 51).

Applikation und Dosierung: Orale Tagesdosis bei Erwachsenen und Jugendlichen je nach Erregerempfindlichkeit 1–1,5 (–3) g, bei Kindern von 1–12 Jahren und Säuglingen von 3–12 Monaten 50–100 mg/kg KG, verteilt auf 3 (–4) Einzelgaben. Bei schweren Infektionen höhere Dosierung durch i.v. Applikation möglich.

Handelsformen: Tabletten à 0,5 g, 0,75 g und 1 g, orale Suspension mit 50 mg/ml, 100 mg/ml und 150 mg/ml, Ampullen mit 1 g und 2 g.

Antiinfektiva

Antiinfektiva

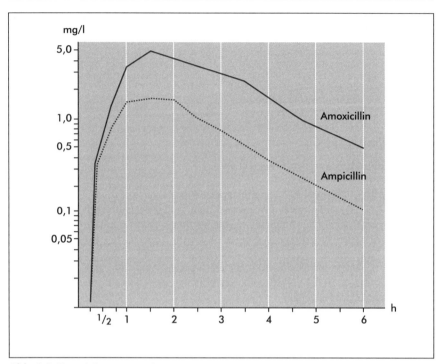

Abb. 1.1-3 Mittlere Serumspiegelkurve nach oraler Einzelgabe von 500 mg Amoxicillin und Ampicillin.

Beurteilung: Im Gegensatz zu Ampicillin fast vollständige Resorption nach oraler Gabe, daher niedrigere Dosierung möglich und geringere Gefahr von intestinalen Störungen. Wegen der hohen Resistenzrate bei Enterobakterien und Haemophilus influenzae ist Amoxicillin ohne Kombination mit einem Betalaktamase-Hemmer (s. S. 60) zur ungezielten Therapie schwerer Infektionen ungeeignet.

Literatur

Hill SA, Jones KH, LeesLJ. Pharmacokinetics of parenterally administered amoxycillin. J Infect 1980; 2: 320.

Huisman-de Boer JJ, Van den Anker JN, Vogel M, et al. Amoxicillin pharmacokinetics in preterm infants with gestational ages of less than 32 weeks. Antimicrob Ag Chemother 1995; 39: 431.

Irvine AE, Agnew AND, Morris TCM. Amoxycillin induced pancytopenia. Brit Med J 1985; 290: 968.

Martin JA, Igea JM, Fraj J, et al. Allergy to amoxicillin in patients who tolerated benzylpenicillin, aztreonam, and ceftazidime. Clin Infect Dis 1992; 14: 592.

NN. Clinical efficacy of 3 days versus 5 days of oral amoxicillin for treatment of childhood pneumonia: a multicentre double-blind trial. Lancet 2002; 360: 835–41.

Carboxypenicilline

Historisch relevante Gruppe von Penicillinen mit relativ schwacher Wirkung auf Enterobakterien und Pseudomonas, die durch neuere Derivate überholt sind. Die Pioniersubstanz war Carbenicillin. Resorptionsester des Carbenicillins wie Carindacillin und Carfecillin sind durch besser wirksame Gyrase-Hemmer überflüssig geworden. Letztes Derivat dieser Gruppe mit geringer Bedeutung war Ticarcillin; es taucht immer noch in veralteter Literatur auf. Nachteile: Hohe Dosierung, gefährliche Nebenwirkungen (Blutungsgefahr). Durch Piperacillin überholt.

Acylaminopenicilline

Es handelt sich um Ampicillinderivate mit Substitution der Aminogruppe durch modifizierte Ureidoseitenketten. Darauf bezieht sich das Synonym »Ureidopenicilline«. Von den zahlreichen Derivaten waren nur wenige klinisch brauchbar. Das Pionierderivat Azlocillin wurde als gut verträgliches Schmalspektrum-Pseudomonas-Penicillin mangels Nachfrage eingestellt. Apalcillin erwies sich dagegen als relativ toxisch. Die Gruppe besteht somit nur noch aus dem relativ breit wirksamen Piperacillin und dem für Spezialindikationen brauchbaren Mezlocillin.

Alle Acylaminopenicilline wirken mehr oder weniger intensiv gegen Pseudomonas aeruginosa, Enterobakterien und Enterokokken. Sie penetrieren rasch in die Bakterienzellwand, sind aber instabil gegen die Betalaktamasen von Staphylokokken sowie resistenten Enterobacter-, Serratia- und Klebsiella-Stämmen. Sie eignen sich gut für eine Kombination mit Betalaktamase-Hemmern.

Piperacillin

Handelsnamen: Pipril u. a. (s.a. Piperacillin/Tazobactam [= Tazobac]).

Eigenschaften: Acylaminopenicillin (Formel s. Abb. 1.1-2, S. 35), verwandt mit Azlocillin und Mezlocillin, als Natriumsalz gut wasserlöslich, relativ stabil (10%iger Wirkungsverlust nach 24-stündiger Aufbewahrung bei 25 °C in gepufferter Lösung). Die 10%ige wässrige Lösung ist blutisoton.

Wirkungsspektrum: Piperacillin hat wie Mezlocillin eine gute Wirksamkeit gegen die meisten Enterobakterien und wie Azlocillin eine gute Pseudomonas-Wirksamkeit. Gegen Enterokokken wirkt Mezlocillin etwas stärker. Bei Haemophilus und Anaerobiern (auch Bacteroides fragilis) gibt es keine wesentlichen Unterschiede zwischen Piperacillin und Azlo- bzw. Mezlocillin. Bei Penicillinase-bildenden Staphylokokken ist Piperacillin wie alle Acylaminopenicilline unwirksam. Synergistische Wirkung mit Aminoglykosiden bei gramnegativen Stäbchen und Enterokokken.

Resistenz: Unvollständige Kreuzresistenz mit Azlo-, Mezlo- und Ampicillin. Vollständige Kreuzresistenz mit Penicillin G bei Staphylokokken u. a., mit Ampicillin bei Haemophilus. Piperacillin wird durch Betalaktamasen von Staphylokokken und Bacteroides fragilis inaktiviert.

Antiinfektiva

Pharmakokinetik:
Nach i.v. Injektion von 2 g Serumspiegel von 40 mg/l (1 h), 3,6 mg/l (4 h) und 1 mg/l (6 h). Nach i.v. Infusion von 4 g (in 30 min) Serumspiegel von 60 mg/l (1 h nach Infusionsende), 8 mg/l (4 h) und 2,5 mg/l (6 h). Während i.v. Dauerinfusion (0,33 g/h = 8 g/24 h) konstanter Serumspiegel von 15 mg/l.
▶ Halbwertszeit 1 h.
▶ Plasmaeiweißbindung 20 %.
▶ Gute Gewebegängigkeit, Liquorkonzentrationen relativ niedrig.
▶ Harnausscheidung in aktiver Form 60–70 %. Gallekonzentrationen (Lebergalle) > 200 mg/l. Ein kleiner Anteil wird im Organismus metabolisiert.

Nebenwirkungen: Ähnlich wie bei Penicillin G. Hautexantheme seltener als bei Ampicillin. Es können gastrointestinale Störungen (Übelkeit, Durchfall), Schmerzen am Ort der i.m. Injektion und Thrombophlebitis bei wiederholter i.v. Injektion auftreten. Ein vorübergehender Anstieg der Leberenzyme wurde in < 3 % der Patienten beobachtet. Es kann durch den relativ hohen Natriumgehalt zu einer Erniedrigung der Magnesium- und Kalium-Konzentrationen im Blut kommen. Passagere Neutropenien sind wie bei anderen Betalaktam-Antibiotika möglich.

Interaktionen: Wie bei Penicillin und Mezlocillin. Acylaminopenicilline können Interaktionen mit dem Gerinnungssystem bewirken. Bei gleichzeitigen Gaben von hochdosiertem Heparin, oralen Antikoagulanzien oder Thrombozytenaggregationshemmern sollten die Gerinnungsparameter genau überwacht werden. Es können auch Interaktionen mit Probenecid, Indometacin, Phenylbutazon, Salicylaten, Sulfinpyrarazon und Methotrexat auftreten.

Indikationen: Infektionen der Harnwege, des Genitaltrakts und der Gallenwege durch empfindliche gramnegative Stäbchen, außerdem nachgewiesene oder vermutete Pseudomonas-Infektionen (bevorzugt in Kombination mit Tobramycin) sowie schwere Allgemeininfektionen (Septikämie, Meningitis, Pneumonie usw.) in Kombination mit einem Aminoglykosid oder einem Cefalosporin. Piperacillin ist besonders gut zur Kombination mit einem Betalaktamase-Hemmer geeignet und wird meist in fester Kombination mit Tazobactam verabreicht.

Falsche Indikationen: Ungezielte Monotherapie bei lebensbedrohlichen bakteriellen Allgemeininfektionen (besonders wenn mit resistenten Erregern wie Staphylococcus aureus, Enterobacter und Bacteroides fragilis zu rechnen ist).

Kontraindikation: Penicillin-Allergie.

Applikation: Am besten als langsame i.v. Injektion oder i.v. Kurzinfusion. Nicht mit anderen Medikamenten oder einem Aminoglykosid in der Spritze oder Infusionslösung mischen. Eine i.m. Injektion kommt nur bei Einzeldosen bis 2 g in Frage (evtl. Substanz in 0,5%iger Lidocain-Lösung auflösen).

Dosierung: Normale Dosierung Erwachsener und Jugendlicher 6–8 g, bei Kindern von 1–12 Jahren und Säuglingen von 3–12 Monaten 200 mg/kg KG/Tag in 3 bis 4 ED. Bei schweren lebensbedrohlichen Infektionen kann die Dosis verdoppelt werden (3- bis 4-mal tgl. 4 g bzw. 400 mg/kg KG/Tag bei pädiatrischen Patienten). Bei schwerer Niereninsuffizienz (Kreatinin-Clearance < 20 ml/min) sollten höchstens 4 g alle 12 h verabreicht werden.

Handelsformen: Ampullen à 1 g, 2 g, 3 g, 4 g, 6 g. Die wichtigere Handelsform ist die feste Kombination mit Tazobactam (s. S. 66).

Beurteilung: Breitspektrum-Penicillin besonders im gramnegativen Bereich (einschließlich Pseudomonas), jedoch mit unvollständiger Staphylokokken-Wirksamkeit. Daher bei lebensbedrohlichen Erkrankungen ungezielt nur in Kombination mit einem Betalaktamase-Hemmer, Cefalosporin, Chinolon, Vancomycin oder Aminoglykosid anwenden.

Literatur

Gentry LO, Jemsek JG, Natelson EA. Effects of sodium piperacillin on platelet function in normal volunteers. Antimicrob Ag Chemother 1981; 19: 532.

Heikkilä A, Erkkola R. Pharmacokinetics of piperacillin during pregnancy. J Antimicrob Chemother 1991; 28: 419.

Kacet N, Roussel-DelVallez M, Gremillet G, et al. Pharmacokinetic study of piperacillin in newborns relating to gestational and postnatal age. Pediatr Infect Dis J 1992; 11: 365.

Kuck NA, Jacobus NV, Petersen PJ, Weiss WJ, Testa RT. Comparative in vitro and in vivo activities of piperacillin combined with the beta-lactamase inhibitors tazobactam, clavulanic acid, and sulbactam. Antimicrob Ag Chemother 1989; 33: 1964–9.

Olivera E, Lakhani P, Watanakunakorn C. Isolated severe thrombocytopenia and bleeding caused by piperacillin. Scand J Infect Dis 1992; 24: 815.

Polderman KH, Girbes AR. Piperacillin-induced magnesium and potassium loss in intensive care unit patients. Intensive Care Med 2002; 28: 520–2.

Romano A, Di Fonso M, Artesani MC, et al. Delayed hypersensitivity to piperacillin. Allergy 2002; 57: 459.

Trouillet JL, Vuagnat A, Combes A, et al. Pseudomonas aeruginosa ventilator-associated pneumonia: comparison of episodes due to piperacillin-resistant versus piperacillin-susceptible organisms. Clin Infect Dis 2002; 34: 1047–54.

Welling PG, Craig WA, Bundtzen RW, et al. Pharmacokinetics of piperacillin in subjects with various degrees of renal function. Antimicrob Ag Chemother 1983; 23:881.

Zhang Y, Trissel LA. Stability of piperacillin and ticarcillin in AutoDose infusion system bags. Ann Pharmacother 2001; 35: 1360–3.

Mezlocillin

Handelsname: Baypen u.v.a.

Eigenschaften: Acylaminopenicillin (Formel s. Abb. 1.1-2, S.35). Das Natrium-Monohydrat ist gut wasserlöslich. Die ca. 10%ige wässrige Lösung (zur i.v. Injektion) ist farblos oder leicht gelblich und bei Raumtemperatur bis 24 h gut haltbar.

Wirkungsspektrum von Ampicillin erweitert um einen Teil der Indol-positiven Proteus-Stämme (Proteus vulgaris u. a.), Providencia-, Serratia-, Klebsiella-, Enterobacter- und Pseudomonas-aeruginosa-Stämme. Im Vergleich zu Azlocillin ist Mezlocillin bei Enterobacteriaceae meist um 2–3 Verdünnungsstufen stärker wirksam, wirkt aber bei Pseudomonas aeruginosa schwächer (mittlere MHK von Mezlocillin 32 mg/l, von Azlocillin 8 mg/l). Ein wechselnder Prozentsatz der Stämme ist bei Mezlocillin-Konzentrationen $\geq$ 64 mg/l resistent: bei Providencia ungefähr 60 %, Klebsiella pneumoniae 40 %, Serratia marcescens

40%, Enterobacter aerogenes 20–40%, E. coli 10–20–30%, Pseudomonas aeruginosa 10–20–40%. Mezlocillin wirkt bei Konzentrationen von ≤ 32 mg/l auf den größten Teil der sporenlosen Anaerobier (Bacteroides-Arten, einschließlich Bacteroides fragilis, u. a.). Resistent sind alle Penicillinase-bildenden Staphylokokken und Ampicillin-resistenten Haemophilus-Stämme. Durch Kombination mit Sulbactam (s. S. 64) Spektrumerweiterung auf einen Teil der Betalaktamase-bildenden Bakterien. Mezlocillin wirkt gut gegen Borrelien. Synergistische Wirkung bei Kombination mit Aminoglykosiden gegen Pseudomonas, Klebsiella, Serratia, Proteus. In den letzten Jahren zunehmend resistente Erreger bei Gallenwegsinfektionen.

Pharmakokinetik:

▶ Keine Resorption nach oraler Gabe.
▶ Serumkonzentrationen nach i.v. Injektion von 2 g 56 mg/l ($^1/_2$ h nach Infusionsende) und 4,4 mg/l (4 h), nach 3 g i.v. (in 30 min) im Durchschnitt 57 mg/l (1 h nach Infusionsende) und 4,4 mg/l (4 h nach Infusionsende).
▶ Halbwertszeit 55 min.
▶ Plasmaeiweißbindung 30%.
▶ Ausscheidung in aktiver Form zu 55–60% mit dem Harn und zu 25% mit der Galle. Ein kleiner Teil wird im Organismus zu antibakteriell unwirksamen Metaboliten abgebaut.

Nebenwirkungen: Wie bei Penicillin G. Es können Diarrhoe oder weiche Stühle, Hauterscheinungen (Erythem, Exanthem) und Geschmackssensationen während der Verabreichung auftreten. Selten sind ein Anstieg der Transaminasen und alkalischen Phosphatase im Serum sowie eine Eosinophilie. Durch Harnausscheidung von Metaboliten können nicht enzymatische Harnzuckerreaktionen und die Urobilinogenprobe falsch positiv ausfallen. Hautexantheme nicht häufiger als bei Penicillin G. Passagere Neutropenien wie bei anderen Betalaktam-Antibiotika möglich.

Interaktionen: Wie bei Penicillin G und Piperacillin. Acylaminopenicilline können Interaktionen mit der Gerinnung bewirken. Bei gleichzeitigen Gaben von hochdosiertem Heparin, oralen Antikoagulanzien oder Thrombozytenaggregationshemmern sollten die Gerinnungsparameter genau überwacht werden. Es können auch Interaktionen mit Probenecid, Indometacin, Phenylbutazon, Salicylaten, Sulfinpyrarazon und Methotrexat auftreten.

Indikationen: Infektionen des Urogenitaltrakts und der Gallenwege durch empfindliche gramnegative Stäbchen. Bei schweren Infektionen ggf. in Kombination mit einem Aminoglykosid. Mezlocillin ist geeignet zur freien Kombination mit dem Betalaktamase-Hemmer Sulbactam. Kombinationen mit Metronidazol können sinnvoll sein (Verbreiterung des Wirkungsspektrums auf Anaerobier). Mezlocillin wird oft zur perioperativen Prophylaxe in der Bauchchirurgie verwendet.

Falsche Indikationen: Infektionen durch Penicillin-G-empfindliche Keime, Staphylokokken-Infektionen.

Kontraindikation: Penicillin-Allergie.

Applikation: Am besten als langsame i.v. Injektion oder i.v. Kurzinfusion (in 30–60 min). Nicht mit anderen Medikamenten in der Spritze oder Infusionslösung mischen, insbesondere nicht mit einem Aminoglykosid.

Dosierung: Bei schweren Allgemeininfektionen: Erwachsene und Jugendliche 3-mal tgl. 5 g oder 2-mal tgl. 10 g (bei Kindern von 1–12 Jahren, Säuglingen von 1–12 Monaten und Neugeborenen 200–300 mg/kg KG/Tag), bei Harnwegsinfektionen und nicht lebensbedrohlichen Erkrankungen (durch sensible Keime) 3-mal tgl. 2 g. Bei **Niereninsuffizienz** (Kreatinin-Clearance < 30 ml/min) wird die Einzeldosis von 2 g alle 8 h verabreicht.

Handelsformen: Flaschen à 0,5 g, 1 g, 2 g, 3 g, 4 g, 5 g.

Beurteilung: Spezielles, relativ breites Penicillin für Gallenwegsinfektionen sowie zur perioperativen Prophylaxe in der Abdominalchirurgie. Heute durch breiter und stärker wirksame Antibiotika weitgehend überholt.

Literatur

Behrens-Baumann W, Ansorg R. Mezlocillin concentrations in human aqueous humor after intravenous and subconjunctival administration. Chemotherapy 1985; 31: 169–72.

Cushner HM, Copley JB, Bauman J, Hill SC. Acute interstitial nephritis associated with mezlocillin, nafcillin, and gentamicin treatment for Pseudomonas infection. Arch Intern 1985; 145: 1204.

Ehrenstein BP, Salamon L, Linde HJ, et al. Clinical determinants for the recovery of fungal and mezlocillin-resistant pathogens from bile specimens. Clin Infect Dis 2002; 34: 902–8.

Gharpure V, O'Connell B, Schiffer CA. Mezlocillin-induced thrombocytopenia. Ann Intern Med 1993; 119: 862.

Hargreaves JE, Herchline TE. Severe cholestatic jaundice caused by mezlocillin. Clin Infect Dis 1992; 15: 179.

Hunfeld KP, Weigand J, Wichelhaus TA, et al. In vitro activity of mezlocillin, meropenem, aztreonam, vancomycin, teicoplanin, ribostamycin and fusidic acid against Borrelia burgdorferi. Int J Antimicrob Agents 2001; 17: 203–8.

Janicke DM, Rubio TT, Wirth FH Jr, et al. Developmental pharmacokinetics of mezlocillin in newborn infants. J Pediatr 1984; 104: 773.

Mehta P, Lawson D, Gross S, Graham-Pole J. Comparative effects of mezlocillin and carbencillin on platelet function and thromboxane generation in patients with cancer. Am J Pediatr Hematol Oncol 1989; 11: 286–91.

Odio C, Threlkeld N, Thomas ML, McCracken GH Jr. Pharmacokinetic properties of mezlocillin in newborn infants. Antimicrob Ag Chemother 1984; 25: 556.

Betalaktam-Kombinationen

Früher gab es eine Reihe fester Kombinationen von Ampicillin mit Oxacillin-Derivaten, die sich, mangels besserer Antibiotika, großer Beliebtheit erfreuten. Wegen geringer Aktivität und hohen Selektionsdrucks sind diese Präparate heute verlassen worden. Im Handel befinden sich noch einige fixe Kombinationen von Mezlocillin bzw. Amoxicillin mit Oxacillin-Derivaten. Wegen der relativ hohen Resistenzquote von Enterobakterien gegen Acylaminopenicilline bzw. Aminopenicilline sowie wegen der Schwächen der Oxacillin-Derivate sind derartige Kombinationen heute überholt. Sinnvoller sind Kombinationen von Piperacillin mit Betalaktamase-Hemmern, die das Spektrum auf Staphylokokken, Bacteroides fragilis

Antiinfektiva

und einen Teil der resistenten Enterobakterien erweitern. Freie Kombinationen von Piperacillin mit Breitspektrum-Cefalosporinen (z. B. Cefotaxim) führen zu einem nahezu lückenlosen Wirkungsspektrum; sie spielen bei der ungezielten Initialtherapie schwerer Infektionen eine gewisse Rolle.

Betalaktamase-Hemmer

Die Resistenz von gramnegativen Stabchen und Staphylokken ist weitgehend durch Betalaktamasen bedingt, die sich durch Betalaktamase-Hemmer durchbrechen lässt. Das Konzept der Betalaktamase-Hemmer erscheint aus theoretischer und didaktischer Sicht interessant. Im Gegensatz zu Pharmakologen und Mikrobiologen stehen viele Kliniker diesem Wirkprinzip jedoch eher ablehnend gegenüber. Durch Blockade von Betalaktamasen läßt sich zwar das Wirkungsspektrum von Penicillinen erweitern. Dieses Konzept stößt jedoch schnell an seine Grenzen: Es lässt sich nur ein Teil der Betalaktamasen durch einen Betalaktamase-Hemmer inhibieren. Viele wichtige Formen der Resistenz (z. B. bei Methicillin-resistenten Staphylokokken oder Pseudomonas) sind nicht durch Betalaktamasen bedingt. Der Betalaktamase-Hemmer Clavulansäure ist nur in niedrigen Dosen verträglich (erhebliche Hepatotoxizität!). Sulbactam ist nur schwach wirksam. Betalaktamase-Hemmer können bei bestimmten Bakterienarten selbst Betalaktamasen induzieren und dadurch die Wirkung von Penicillinen verschlechtern.

Wie bei jeder Kombinationstherapie kommt es auch bei Kombination mit einem Betalaktamase-Hemmer zu einem stets wechselnden Mischungsverhältnis der beiden Komponenten in den Geweben. Die handelsüblichen Präparate stellen meist nicht die optimalen Kombinationen eines optimalen Penicillins mit einem optimalen Betalaktamase-Hemmer in optimaler Dosis dar. Teilweise sind die Mischungsverhältnisse in unterschiedlichen Formen unterschiedlich. Ähnliches gilt auch für die unterschiedlichen Mischungsverhältnisse in verschiedenen Ländern. Durch Kombination mit Ampicillin-Derivaten werden bestenfalls Effekte von veralteten Basis-Cefalosporinen (Cefazolin) erreicht. Prinzipiell sind die primär Betalaktamase-festen, breit wirksamen Cefalosporine oder Carbapeneme den Kombinationen mit Betalaktamase-Hemmern in der Wirksamkeit und therapeutischen Sicherheit überlegen.

Clavulansäure/Amoxicillin

Handelsname: Augmentan (international: Augmentin) u.v.a.

Synonym: Co-Amoxiclav.

Eigenschaften: Clavulansäure wird gewonnen durch Fermentation von Streptomyces clavuligerus und ähnelt in der Betalaktam-Struktur dem Penicillin-Kern, hat aber keine Acylamino-Seitenkette und in Position 1 Sauerstoff anstelle von Schwefel (Strukturformel s. Abb. 1.1-4).

Aktivität: Clavulansäure besitzt nur eine schwache antibakterielle Aktivität, die bei alleiniger Anwendung therapeutisch nicht ausreicht. Die Clavulansäure ist jedoch ein starker irreversibler Betalaktamase-Hemmer (besonders der Typen II, III, IV und V). Gegen die Beta-

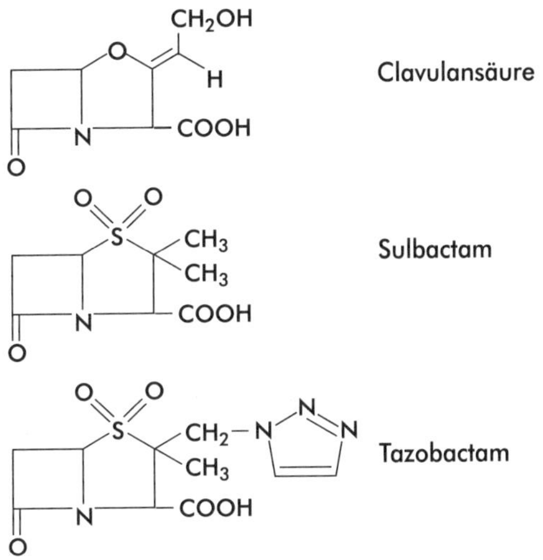

Clavulansäure

Sulbactam

Tazobactam

Abb. 1.1-4 Strukturformeln von Clavulansäure, Sulbactam und Tazobactam.

laktamase vom Typ I wirkt Clavulansäure nur, wenn sie von Bacteroides fragilis gebildet wird. In Gegenwart von Clavulansäure sind Amoxicillin-resistente (Betalaktamase-bildende) Stämme von Staphylococcus aureus und epidermidis, Haemophilus influenzae, Moraxella catarrhalis, Gonokokken, E. coli, Klebsiella pneumoniae, Proteus mirabilis, Proteus vulgaris und Bacteroides fragilis meist ebenso empfindlich wie Amoxicillin-sensible Stämme. Clavulansäure schützt Amoxicillin dagegen nicht vor einer Inaktivierung durch Betalaktamasen von Pseudomonas aeruginosa, Serratia marcescens, Enterobacter-Arten, Morganella morganii und Proteus rettgeri. Es gibt aber auch E.-coli-, Klebsiella- und Staphylococcus-epidermidis-Stämme, die durch Clavulansäure nicht Amoxicillin-empfindlich werden (weil sie einen anderen Betalaktamase-Typ bilden). Penicillin-G-resistente Pneumokokken werden durch Clavulansäure nicht sensibel, weil die Resistenz auf veränderten Penicillin-Bindeproteinen beruht. Auch Methicillin-resistente Staphylococcus-aureus-Stämme bleiben unempfindlich.

Amoxicillin (bei oraler Gabe als Trihydrat) und Clavulansäure (als Kaliumsalz) sind in den Tabletten in verschiedenem Verhältnis gemischt, weil der Clavulansäuregehalt aus Verträglichkeitsgründen begrenzt werden muss. Bei parenteraler Gabe ist das Mischungsverhältnis ebenfalls unterschiedlich (je nach Amoxicillin-Gehalt der Ampulle). Das Mischungsverhältnis ist in den einzelnen Handelspräparaten bemerkenswert unübersichtlich. Neue Formen haben einen stark erhöhten Amoxicillin-Gehalt zur besseren Erfassung der Erreger einer Otitis.

Pharmakokinetik:
Clavulansäure wird als Kaliumsalz nach oraler Gabe gut resorbiert.

61

▶ Bei oraler Gabe von 0,125 g Clavulansäure sind die Serumspiegel nach 1,5 h am höchsten (3 mg/l) und liegen nach 4 h bei 0,6 mg/l. Nach i.v. Injektion von 0,2 g Clavulansäure sind nach 1 h im Serum 9,2 mg/l und nach 4 h 0,9 mg/l nachweisbar.

▶ Halbwertszeit 60 min.

▶ Plasmaeiweißbindung 20 %.

▶ Liquorgängigkeit gering.

▶ Urin-Recovery 40 % (bei oraler Gabe).

Amoxicillin hat bei oraler und i.v. Gabe eine ähnliche Pharmakokinetik, jedoch ist die prozentuale Urin-Recovery höher (s. S. 53).

Nebenwirkungen: In 10–20 % kommen Übelkeit, krampfartige Bauchschmerzen, Erbrechen und Durchfall vor (in erster Linie durch die Clavulansäure bedingt). Eine Überschreitung der empfohlenen oralen Dosis von Clavulansäure ist daher nicht ratsam. Selten treten ein cholestatischer Ikterus und eine Leberfunktionsstörung auf. In seltenen Fällen sind eine vorübergehende Hepatitis und cholestatische Gelbsucht beobachtet worden. Die Symptome traten normalerweise während oder kurz nach der Therapie, in einigen Fällen jedoch erst einige Wochen nach Beendigung der Therapie auf. Die Leberfunktionsstörungen kommen vorwiegend bei Erwachsenen oder älteren Patienten vor. Sie sind im Allgemeinen reversibel. In extrem seltenen Fällen ist jedoch über letale Verläufe berichtet worden. Diese standen fast immer im Zusammenhang mit schweren Grunderkrankungen oder gleichzeitiger Gabe weiterer Arzneimittel. – Über die Nebenwirkungen von Amoxicillin: s. S. 53.

Interaktionen: Bei gleichzeitiger Gabe von Allopurinol treten oft Hautexantheme auf. Die gleichzeitige Gabe von Disulfiram wird schlecht vertragen. Die Kombination von Amoxicillin und Clavulansäure kann die Wirkung von Antikoagulanzien, Thrombozytenaggregationshemmern und oralen Kontrazeptiva vermindern. Gleichzeitige Gabe von Allopurinol kann die Neigung zur Exanthembildung verstärken.

Indikationen: Infektionen durch Amoxicillin-resistente Bakterien, deren Betalaktamasen durch Clavulansäure gehemmt werden. In Frage kommen leichtere Atemwegsinfektionen (Sinusitis, Otitis media und eitrige Bronchitis durch Betalaktamase-bildende Haemophilus- und Moraxella-catarrhalis-Stämme), auch Harnwegsinfektionen durch Amoxicillin-resistente E. coli und Klebsiellen sowie Haut- und Weichteilinfektionen durch Betalaktamase-bildende Staphylokokken.

Falsche Indikationen: Monotherapie bei lebensbedrohenden Infektionen (relativ geringe Aktivität, unsichere Wirkung). Außerdem Streptokokken- und Clostridien-Infektionen (weil hier Penicillin G, Penicillin V oder Amoxicillin allein voll wirksam sind). Aus Gründen der Toxizität keine unkritische Höherdosierung über die Maximaldosis von Clavulansäure.

Kontraindikationen: Infektiöse Mononukleose und lymphatische Leukämie (Exanthembildung), Neugeborene. In der Schwangerschaft strenge Indikationsstellung (ausreichende Erfahrungen liegen nicht vor). Leberererkrankungen.

Applikation und Dosierung: Bei oraler Gabe Erwachsene und Jugendliche 3-mal tgl. 1 Tbl. à 0,625 g (0,5 g Amoxicillin und 0,125 g Clavulansäure), bei Säuglingen ab dem

3. Monat und Kindern bis 12 Jahre 37,5–75 mg/kg KG in 2 bis 3 ED (am besten mit einer Mahlzeit). Bei Erwachsenen sollte die orale Einzeldosis von 200 mg und die Tagesdosis von 600 mg Clavulansäure wegen Hepatotoxizität keinesfalls überschritten werden! Bei i.v. Injektion gibt man bei schweren Erkrankungen 3-mal tgl. 1,2 g (1 g Amoxicillin + 0,2 g Clavulansäure), bei Kindern ab dem 3. Lebensmonat bis 12 Jahre 60–100 mg/kg KG/Tag in 3 ED. Bei **stärkerer Niereninsuffizienz** ist eine reduzierte Dosierung erforderlich. Bei einer Kreatinin-Clearance von 30–10 ml/min wird die normale Einzeldosis oral alle 12 h verabreicht, bei einer Kreatinin-Clearance von < 10 ml/min die Hälfte der normalen Einzeldosis alle 12 h. Bei i.v. Injektion gibt man 0,6 g alle 12 h bzw. 24 h.

Handelsformen: Tabletten à 0,625 g und 1,0 g, Suspension (31 mg/ml, forte 62 mg/ml), Tropfen (62 mg/ml), Ampullen à 0,275 g (pro infantibus), à 0,6 g, 1,2 g und 2,2 g.

Beurteilung: Für die orale Antibiotika-Therapie ist die weltweit in sehr großem Umfang verwendete Kombination eine Alternative zu Oralcefalosporinen, jedoch ist die Verträglichkeit relativ schlecht (Hepatotoxizität). In parenteraler Form ist Co-Amoxiclav eine Alternative zu Cefazolin oder Cefuroxim.

Literatur

Bakken JS, Bruun JN, Gaustad P, Tasker TC. Penetration of amoxicillin and potassium clavulanate into the cerebrospinal fluid of patients with inflamed meninges. Antimicrob Ag Chemother 1986; 30: 481–4.

Berg P, Hahn E. Hepatotoxic reactions induced by betalactamase inhibitors. Eur J Med Res 2001; 6: 535–42.

Gresser U. Amoxicillin-Clavulansäure als mögliche Ursache schwerer Lebererkrankungen. Dtsch Ärztebl 2002; 99: 505.

Hautekeete ML, Brenard R, Horsmans Y, et al. Liver injury related to amoxicillin-clavulanic acid: Interlobular bile-duct lesions and extrahepatic manifestations. J Hepatol 1995; 22: 71–7.

Larrey D, Vial T, Micaleff A, et al. Hepatitis associated with amoxycillin-clavulanic acid combination. Report of 15 cases. Gut 1992; 33: 363–71.

Livermore DM, Akova M, Wu P, Yang Y. Clavulanate and beta-lactamase induction. J Antimicrob Chemother 1989; 24: 23–33.

Muratani T, Yokota E, Nakane T, Inoue E, Mitsuhashi S. In vitro evaluation of the four b-lactamase inhibitors: BRL-42715, clavulanic acid, sulbactam, and tazobactam. J Antimicrob Chemother 1993; 32: 421–9.

Payne DJ, Cramp R, Winstanley DJ, Knowles DJC. Comparative activities of clavulanic acid, sulbactam, and tazobactam against clinically important β-lactamases. Antimicrob Ag Chemother 1994; 38: 767–72.

Reddy KR, Brillant P, Schiff ER. Amoxicillin-clavulanate potassium-associated cholestasis. Gastroenterology 1989; 96: 1135–41.

Ryan J, Dudly F. Cholestatic hepatitis associated with clavulanic acid. Gut 1992; 33: 1583.

Ryley NG, Fleming KA, Chappman RWG. Focal destructive cholangiopathy associated with amoxicillin/clavulanic acid (augmentin). J Hepatol 1995; 23: 278–82.

Thomson JA, Fairley CK, Ugoni AM, et al. Risk factors for the development of amoxicillin-clavulanic acid associated jaundice. Med J Aust 1995; 162: 638–40.

Wexler HM, Molitoris E, Finegold SM. Effect of b-lactamase inhibitors on the activities of various b-lactam agents against anaerobic bacteria. Antimicrob Ag Chemother 1991; 35: 1219–24.

Clavulansäure/Ticarcillin

Eigenschaften: In Deutschland zurückgezogenes injizierbares Kombinationspräparat, das Clavulansäure und das veraltete Carboxypenicillin Ticarcillin enthält. Clavulansäure schützt Ticarcillin vor einer Inaktivierung durch bestimmte bakterielle Betalaktamasen, nicht jedoch durch die Betalaktamasen von Pseudomonas aeruginosa, anderen Pseudomonas-Arten, Serratia, Enterobacter, Citrobacter, Morganella morganii und Proteus rettgeri. Da die Pseudomonas-Aktivität von Ticarcillin im Vergleich zu Azlocillin und Piperacillin erheblich schwächer ist, bietet die Kombination von Ticarcillin und Clavulansäure keine Vorteile. Ticarcillin hat dagegen mehr Nebenwirkungen als Piperacillin. Die suboptimale Kombination von Ticarcillin mit Clavulansäure taucht jedoch immer noch in veralteten ausländischen Therapie-Empfehlungen auf.

Sulbactam/Ampicillin

Handelsnamen:
▶ Unacid.
▶ Unacid PD.
▶ Sulbactam ohne Ampicillin: Combactam.

Eigenschaften: Injizierbares Kombinationspräparat von Sulbactam (einem Betalaktamase-Inhibitor) und Ampicillin (s. S. 50). Die orale Form (Unacid PD) enthält einen Ester von Sulbactam und Ampicillin (Sultamicillin), der im Körper rasch in beide Komponenten gespalten wird. Zur freien Kombination liegt Sulbactam als Monosubstanz vor. Sulbactam ist ein Penicillansäure-Sulfon. Strukturformel s. Abb. 1.1-4, S. 61. Es besitzt selbst eine geringe antibakterielle Aktivität, verbreitert aber das Spektrum von Ampicillin durch Hemmung bestimmter Betalaktamasen (der Typen II, III, IV, V) auf einen Teil der Betalaktamase-bildenden Stämme von Staphylococcus aureus und epidermidis, E. coli, Klebsiella pneumoniae, Proteus mirabilis, Proteus vulgaris und Bacteroides fragilis. Auch Betalaktamase-bildende Gonokokken-, Haemophilus- und Moraxella-catarrhalis-Stämme werden durch die Kombination gehemmt. Gegen Sulbactam/Ampicillin resistent sind alle anderen nicht-Betalaktamase-bildenden Keime, bei denen Ampicillin stets unwirksam ist (z.B. Pseudomonas, Serratia, Enterobacter, Methicillin-resistente Staphylokokken, Penicillin-G-resistente Pneumokokken) sowie alle Enterobakterien, welche den Typ I der Betalaktamasen bilden. Deshalb ist vorher eine In-vitro-Testung der Erreger ratsam.

Pharmakokinetik:
▶ Bei 30-minütiger i.v. Infusion von 1,5 g der Kombination (0,5 g Sulbactam + 1 g Ampicillin) beträgt der mittlere Serumspiegel von Sulbactam 7 mg/l, von Ampicillin 17 mg/l (1 h nach Infusionsende). Bei 15-minütiger i.v. Infusion von 3 g der Kombination (1 g Sulbactam + 2 g Ampicillin) sind die mittleren Serumspiegel von Sulbactam 16 mg/l, von Ampicillin 35 mg/l (1 h nach Infusionsende).
▶ Halbwertszeit beider Substanzen 1 h.
▶ Liquorgängigkeit gering.
▶ Urin-Recovery von Sulbactam 75 %, von Ampicillin 60 %. In den einzelnen Organen ist mit einer erheblichen Verschiebung des Mischungsverhältnisses beider Komponenten zu rechnen.

Nebenwirkungen: Selten Anämie, Thrombozytopenie, Eosinophilie und Leukozytopenie (nach Absetzen der Therapie reversibel). Vereinzelt vorübergehende Erhöhungen der Leberenzymwerte. Auch bei Sulbactam wurden – wie bei Clavulansäure – intrahepatische Cholestasen beschrieben. Selten Übelkeit, Erbrechen und Durchfälle. Bei schweren und anhaltenden Durchfällen an pseudomembranöse Enterokolitis (s. S. 528) denken. Gelegentlich Hautausschlag, Juckreiz und andere Hautreaktionen. Nach i.m. Injektion Schmerzen an der Injektionsstelle, nach i.v. Anwendung Phlebitis möglich. Bei sehr hohen Serumspiegeln zerebrale Krampfneigung. Allergische Reaktionen und anaphylaktischer Schock wie bei anderen Penicillinen möglich.

Wechselwirkungen: Die gleichzeitige Einnahme von Allopurinol begünstigt das Auftreten von allergischen Hautreaktionen. Im Übrigen wie bei Penicillin G (S. 37) oder Ampicillin.

Indikationen: Sinnvoll nur bei Infektionen durch Ampicillin-resistente Bakterien, deren Betalaktamasen durch Sulbactam gehemmt werden. In Frage kommen leichtere Atemwegsinfektionen (Sinusitis, Otitis media und eitrige Bronchitis durch Betalaktamase-bildende Haemophilus- und Moraxella-Keime), auch Harnwegsinfektionen durch Ampicillin-resistente E. coli und Klebsiella sowie Haut- und Weichteilinfektionen durch Betalaktamase-bildende Staphylokokken. Die orale Gabe von Sultamicillin (Unacid PD oral) bietet gegenüber der Kombination von Clavulansäure und Amoxicillin nur wenige Vorteile.

Freie Kombinationen: Die freie Kombination von Sulbactam mit Mezlocillin oder Piperacillin ist in klinischen Studien nur relativ wenig untersucht. Die im Prinzip sinnvolle Kombination mit Penicillin G ist nicht erprobt. Zugelassen ist die Kombination mit Mezlocillin und Piperacillin. Die Kombination mit Cefalosporinen ist wenig sinnvoll, da diese selbst bereits Betalaktamase-stabil sind.

Falsche Indikationen: Monotherapie bei lebensbedrohlichen Infektionen (unsichere Wirkung). Außerdem Streptokokken- und Clostridien-Infektionen (weil hier Penicillin G oder Ampicillin allein voll wirksam ist).

Kontraindikationen: Infektiöse Mononukleose und lymphatische Leukämie (Exanthembildung), 1. Lebensjahr. In der Schwangerschaft strenge Indikationsstellung (ausreichende Erfahrungen liegen nicht vor).

Applikation und Dosierung von Sulbactam/Ampicillin: Erwachsene erhalten 3- bis 4-mal tgl. 1–3 g als i.v. Kurzinfusion, Säuglinge ab dem 3.Lebensmonat 100–150 mg/kg KG/Tag in 3 ED und Kinder von 1–12 Jahren 150 mg/kg KG/Tag in 3 ED. Da die i.m. Injektion schmerzhaft sein kann, sollte die Lösung mit 0,5%iger Lidocain-Lösung zubereitet werden. Bei eingeschränkter Nierenfunktion muss die Tagesdosis reduziert werden. Man gibt die normale Einzeldosis bei einer

▸ Kreatinin-Clearance von 15–30 ml/min alle 12 h,
▸ Kreatinin-Clearance von 5–14 ml/min alle 24 h,
▸ Kreatinin-Clearance von < 5 ml/min alle 48 h.

Antiinfektiva

Die **Tagesdosis von Sulbactam** (in Kombination mit einem anderen Betalaktam-Antibiotikum) ist 0,5–1 g (maximal 4 g). Die orale Tagesdosis von Sultamicillin beträgt 2-mal 375–750 mg/Tag.

Handelsformen: Ampullen à 0,75 g, 1,5 g und 3 g (enthalten zu $\frac{1}{3}$ Sulbactam, zu $\frac{2}{3}$ Ampicillin). Es gibt Ampullen à 1 g, die nur Sulbactam zur freien Kombination enthalten (Combactam). Im Handel sind auch Tabletten, die 0,375 g Sultamicillin enthalten, und eine Suspension, die in 7,5 ml (1 Messlöffel) 0,375 g Sultamicillin enthält.

Beurteilung: Durch die Kombination mit Sulbactam wird das Ampicillin-Spektrum auf Betalaktamase-bildende Stämme von Staphylokokken, Haemophilus, Moraxella catarrhalis, Gonokokken, E. coli, Klebsiella und einigen anderen Keimarten erweitert. Da es auch andere Resistenzmechanismen als Betalaktamase-Wirkung gibt, ist immer eine vorherige Empfindlichkeitsprüfung der Erreger ratsam. Bestenfalls wird durch die Kombination die Wirkung eines Intermediär-Cefalosporins erreicht. Bei der freien Kombination von Sulbactam sind Applikations- und Dosierungsfehler möglich.

Literatur

Citron DM, Goldstein EJC, Kenner MA, et al. Activity of ampicillin/sulbactam, ticarcillin/clavulanate, clarithromycin and eleven other antimicrobial agents against anaerobic bacteria isolated from infections in children. Clin Infect Dis 1995; 20 (Suppl 2): 356.

Jaresco GS, Barriere SL, Johnson BL Jr.,Serum and blister fluid pharmacokinetics and bactericidal activities of ampicillin-sulbactam, cefotetan, cefoxitin, ceftizoxime and ticarcillin-clavulanate. Antimicrob Ag Chemother 1992; 36: 2233.

Kazmierczak A, Siebor E, Pechinot A, Duez JM, et al. Antimicrobial activity of flexible beta-lactam combinations with sulbactam in enterobacteria. In: Sulbactam combinations: in-vitro activity, pharmacokinetics and clinical efficacy. Peters G (ed). München: MMV Medizin, 1993: 9–28.

Lode H, Springsklee M. Klinische Ergebnisse mit Sulbactam/Ampicillin in einer multizentrischen Studie an 425 Patienten. Med Klinik 1989; 84: 236.

Olivencia-Yurvati AH, Sanders SP. Sulbactam induced hyperpyrexia. Arch Intern Med 1990; 150: 1961.

Wexler HM, Molitors E, Finegold SM. Effect of b-lactamase inhibitors on the activities of various b-lactam agents against anaerobic bacteria. Antimicrob Ag Chemother 1991; 35: 1219–24.

Wildfeuer A, Rühle KH, Bölcskei PL, Springsklee M. Kinetics of ampicillin and sulbactam. Infection 1994; 22: 149–51.

Wright N, Wise R. The elimination of sulbactam alone and combined with ampicillin in patients with renal dysfunction. J Antimicrob Chemother 1983; 11: 583–7.

Tazobactam/Piperacillin

Handelsname: Tazobac.

Eigenschaften: Tazobactam ist eine Weiterentwicklung des Sulbactams mit stärkerer Aktivität. Strukturformel: s. Abb. 1.1-4, S. 61.

Wirkungsspektrum: Tazobactam hemmt die meisten Plasmid-übertragbaren Betalaktamasen und viele chromosomal codierte Cephalosporinasen der Gruppe II–IV. Tazobactam wirkt selbst nicht antibakteriell. Bei Kombination mit Piperacillin werden auch Betalaktamase-produzierende Piperacillin-resistente Stämme von Staphylococcus aureus, Haemophilus influenzae, E. coli und Bacteroides fragilis, außerdem Betalaktamase-produzierende Pseudomonas-aeruginosa-Stämme erfasst. Gegen Pseudomonas-Stämme mit penetrationsbedingter Resistenz wirkt die Kombination nicht.

Resistenz: Methicillin-resistente Staphylokokken (S. aureus, S. epidermidis) sowie Enterococcus faecium sind gegen Tazobactam/Piperacillin stets resistent. Bei Pseudomonas aeruginosa kommt eine Resistenz in 20 %, bei anderen Pseudomonas-Arten in 17 % vor. Serratia marcescens, Enterobacter- und Klebsiella-Arten sind in 10–20 % resistent, Bacteroides fragilis in 1 %.

Pharmakokinetik:
▶ Nach i.v. Infusion (über 30 min) von 0,5 g Tazobactam findet man mittlere Serumspiegel von 24 mg/l, die nach 6 h auf < 1 mg/l abfallen.
▶ Halbwertszeit 45 min.
▶ Serumeiweißbindung 23 %.
▶ Liquorgängigkeit gering.
▶ Ausscheidung mit dem Harn zu 60–70 % (unverändert). Galleausscheidung gering. Der metabolisierte Anteil ist nicht bekannt.

Die Pharmakokinetik von Piperacillin unterscheidet sich bei Einzelgabe nicht von der bei kombinierter Gabe mit Tazobactam.

Nebenwirkungen: Wie bei Piperacillin (s. S. 56), am häufigsten gastrointestinale Störungen. Sehr selten sind zentralnervöse Störungen (Tremor, Krämpfe, Schwindel) und kardiovaskuläre Störungen (Tachy- oder Bradykardie, Arrhythmie, Vorhof- oder Kammerflimmern, Herzstillstand) sowie pseudomembranöse Enterokolitis (s. S. 528). Prothrombinzeit und partielle Thromboplastinzeit können verlängert sein. Selten sind vorübergehender Anstieg der Leberenzyme und des Bilirubins im Blut sowie cholestatische Hepatitis (wie bei den anderen Betalaktamase-Hemmern).

Interaktionen: Wie bei Penicillin G oder Mezlocillin. Die gleichzeitige Gabe von Muskelrelaxanzien kann die neuromuskuläre Blockade verstärken und verlängern.

Indikationen: Wie bei Piperacillin (s. S. 56), insbesondere intraabdominelle Infektionen (Peritonitis, Appendizitis, Cholangitis, Cholezystitis) und Harnwegsinfektionen. Verwendet auch zur Interventionstherapie schwerer Infektionen durch empfindliche Erreger. In bedrohlichen Fällen evtl. mit einem anderen Antibiotikum kombinieren.

Kontraindikationen: Penicillin-Allergie, Kinder unter 12 Jahre. In der Schwangerschaft strenge Indikationsstellung (ausreichende Erfahrungen liegen nicht vor).

Applikation und Dosierung: Erwachsene und Jugendliche 3-mal täglich 4,5 g (4 g Piperacillin + 0,5 g Tazobactam) als i.v. Infusion (über 30 min). Bei eingeschränkter Nierenfunktion reduzierte Dosierung durch Verlängerung des Dosierungsintervalls (wie bei Piperacillin, s. S. 56). Bei leichteren Erkrankungen sind auch niedrigere Dosierungen möglich (3-mal tgl. 2,5 g, d. h. 2 g Piperacillin + 0,5 g Tazobactam).

Antiinfektiva

Handelsformen: Ampullen à 2,5 g und 4,5 g (2 g bzw. 4 g Piperacillin + 0,5 g Tazobactam).

Beurteilung: Akzeptable Kombination eines Penicillins mit einem Betalaktamase-Hemmer. Die Kombination mit Tazobactam verbessert jedoch nur z.t. die Piperacillin-Wirksamkeit durch Verbreiterung des Spektrums. Die hohe Aktivität der Carbapeneme wird allerdings nicht erreicht. Bei schweren Pseudomonas-Infektionen ist eine zusätzliche Aminoglykosid- bzw. Ciprofloxacin-Gabe sinnvoll.

Literatur

Bassilios N, Restoux A, Vincent F, et al. Piperacillin/Tazobactam inducing seizures in a hemodialysed patient. Clin Nephrol 2002; 58: 327–8.

Bryson HM, Brogden RN: Piperacillin/tazobactam. A review of its antibacterial activity, pharmacokinetic properties and therapeutic potential. Drugs 1994; 47: 506.

Burgess DS, Waldrep T. Pharmacokinetics and pharmacodynamics of piperacillin/tazobactam when administered by continuous infusion and intermittent dosing. Clin Ther 2002; 24: 1090–104.

Jehl F, Muller-Serieys C, De Larminat V, et al. Penetration of piperacillin-tazobactam into bronchial secretions after multiple doses to intensive care patients. Antimicrob Ag Chemother 1994; 38: 2780.

Johnson CA, Halstenson CE, Kelloway JS. Single-dose pharmacokinetics of piperacillin and tazobactam in patients with renal disease. Clin Pharmacol Ther 1992; 51: 32–41.

Johnson DM, Biedenbach DJ, Jones RN. Potency and antimicrobial spectrum update for piperacillin/tazobactam (2000): emphasis on its activity against resistant organism populations and generally untested species causing community-acquired respiratory tract infections. Diagn Microbiol Infect Dis 2002; 43: 49–60.

Klepser ME, Marangos MN, Zhu Z. Comparison of the bactericidal activities of piperacillin-tazobactam, ticarcillin-clavulanate, and ampicillin-sulbactam against clinical isolates of Bacteroides fragilis, Enterococcus faecalis, Escherichia coli, and Pseudomonas aeruginosa. Antimicrob Ag Chemother 1997; 41: 435–9.

Nau R, Kinzig-Schippers M, Sörgel F, Prange HW. Kinetics of piperacillin and tazobactam in ventricular cerebrospinal fluid of hydrocephalic patients. Antimicrob Ag Chemother 1997; 41: 987–91.

Niinikoski J, Havia T, Alhava E, et al. Piperacillin/tazobactam versus imipenem/cilastatin in the treatment of intra-abdominal infections. Surg Gynecol Obstet 1993; 176: 255–61.

Pill MW, O´Neill CV, Chapman MM. Suspected acute interstitial nephritis induced by piperacillin-tazobactam. Pharmacotherapy 1997; 17: 166–9.

Pillay T, Pillay DG, Adhikari M. Piperacillin/tazobactam in the treatment of Klebsiella pneumoniae infections in neonates. Am J Perinatol 1998; 15: 47–51.

Reed MD, Goldfarb J, Yamashita TS, et al. Single-dose pharmacokinetics of piperacillin and tazobactam in infants and children. Antimicrob Ag Chemother 1994; 38: 2817.

van der Werf TS, Mulder PO, Zijlstra JG. Pharmacokinetics of piperacillin and tazobactam in critically ill patients with renal failure, treated with continuous veno-venous hemofiltration (CVVH). Intensive Care Med 1997; 23: 873–7.

Westphal JF, Brogard JM, Caro-Sampra F. Assessment of biliary excretion of piperacillin-tazobactam in humans. Antimicrob Ag Chemother 1997; 41:1636–40.

Wise R, Logan M, Cooper M, Andrews JM. Pharmacokinetics and tissue penetration of tazobactam administered alone and with piperacillin. Antimicrob Ag Chemother 1991; 35: 1081–4.

1.1.2 Cefalosporine

Einteilung: Die Cefalosporine (z.T. nach ihrer Produktion durch den Pilz Cephalosporium auch Cephalosporine geschrieben) sind bizyklische Betalaktam-Antibiotika mit naher Verwandtschaft zu den Penicillinen und bestehen aus einem Dihydrothiazinring und einem Betalaktamring (Abb. 1.1-5). Die 7-Aminocephalosporansäure bildet den gemeinsamen Kern der Cefalosporine. Veränderungen am Grundkörper der 7-Aminocephalosporansäure erfolgen als R_1-Substitution in Position 7, als R_2-Substitution in Position 3 sowie bei den Cefamycinen durch eine zusätzliche Methoxygruppe in Position 7.

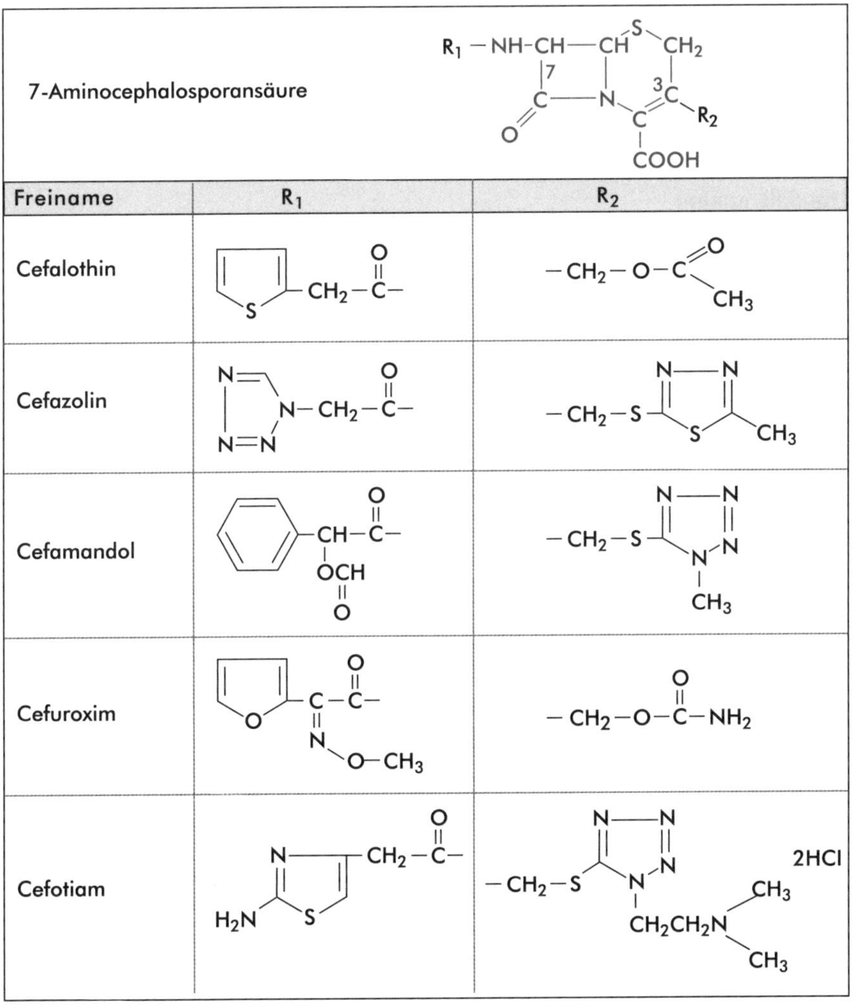

7-Aminocephalosporansäure

$$R_1 - NH-CH - CH \overset{S}{\diagdown} CH_2$$

Freiname	R_1	R_2
Cefalothin		
Cefazolin		
Cefamandol		
Cefuroxim		
Cefotiam		

Abb. 1.1-5 Strukturformeln von parenteralen Cefalosporinen.

Antiinfektiva

69

Nach ihren Eigenschaften kann man die Cefalosporine in folgende wichtige Gruppen einteilen:

▶ Cefazolin-Gruppe (Basis-Cefalosporine).
▶ Cefuroxim-Gruppe (Intermediär-Cefalosporine).
▶ Cefoxitin-Gruppe (Cefamycine).
▶ Cefotaxim-Gruppe (Breitspektrum-Cefalosporine).
▶ Ceftazidim-Gruppe (Pseudomonas-Cefalosporine).
▶ Cefalexin-Gruppe (klassische Oralcefalosporine).
▶ Cefixim-Gruppe (breite Oralcefalosporine).

Eine chronologische Einteilung nach 4 Generationen wird nicht selten angewandt; sie ist jedoch problematisch und wird der Gesamtgruppe nicht gerecht.

Cefazolin

Von den Mitteln der Cefazolin-Gruppe (Basiscefalosporine, Cefalosporine der 1. Generation), zu der auch die Pioniersubstanzen Cefalothin und Cefaloridin gehören, ist in Deutschland nur noch Cefazolin im Handel.

Handelsnamen:
Cefazolin: Elzogram, Gramaxin u. a.

Wirkungsweise: Die Cefalosporine hemmen wie Penicillin die Synthese der Bakterienzellwand und wirken nur in der Wachstumsphase der Bakterien bakterizid.

Wirkungsspektrum: Das Wirkungsspektrum umfasst viele grampositive und gramnegative Bakterien. Im Vergleich zum historischen Cefalothin wirkt Cefazolin auf gramnegative Stäbchen stärker (besonders auf E. coli und Klebsiella pneumoniae), im Vergleich zu Cefotaxim (s. S. 78) aber wesentlich schwächer. Hervorzuheben ist die gute Staphylokokken-Aktivität (auch bei Betalaktamase-bildenden Stämmen).

Resistenz:
Primär resistente Stämme kommen bei gramnegativen Bakterien häufig, bei grampositiven Bakterien seltener vor. **Sekundäre** Resistenzentwicklung unter der Therapie langsam und selten. Es besteht eine vollständige **Kreuzresistenz** bei Staphylococcus aureus mit penicillinasefesten Penicillinen (z. B. Flucloxacillin).
Resistent sind Pseudomonas aeruginosa, Proteus rettgeri, Morganella morganii, Enterokokken (Enterococcus faecalis), ein Teil der Pneumokokken-Stämme, meist auch Proteus vulgaris und Haemophilus influenzae, außerdem Providencia, Serratia, Citrobacter, Edwardsiella, Arizona, Acinetobacter, Bacteroides fragilis, Campylobacter, Nocardien, Mykoplasmen, Moraxellen, Brucellen und die meisten Enterobacter-Arten.

Pharmakokinetik:
▶ Keine Resorption nach oraler Gabe. Schnelle Resorption nach i.m. Injektion.
▶ Nach i.v. Injektion von 1 g Cefazolin betragen die mittleren Serumspiegel nach 1 h 52 mg/l, nach 2 h 33 mg/l und nach 6 h 5,6 mg/l.
▶ Halbwertszeit 94 min.

▶ Plasmaeiweißbindung 84 %.

▶ Gute Gewebediffusion, geringe Liquorgängigkeit. Die Gallekonzentrationen sind therapeutisch ausreichend, wenn keine stärkere Cholestase besteht.

▶ Urin-Recovery 92 %.

Nebenwirkungen:

▶ **Allergische Reaktionen** (Fieber, Exantheme, Urtikaria usw.) in 1–4 %, anaphylaktischer Schock möglich, seltener als bei Penicillin-Therapie. In der Regel keine Kreuzallergie mit Penicillinen. Die große Mehrzahl der Patienten, die gegen Penicillin allergisch sind, verträgt Cefalosporine gut, da aus den Cefalosporinen im Organismus keine Penicilloyl-Verbindungen entstehen.

▶ **Allergische Neutropenie**, nach Absetzen schnell reversibel. Daher bei längerer Therapie oder Auftreten von allergischen Erscheinungen oder Fieber Blutbildkontrolle ratsam.

▶ Die **Nierenverträglichkeit** ist bei allen im Handel befindlichen Cefalosporinen gut. Bei stark eingeschränkter Nierenfunktion kann es unter einer Therapie mit Cefazolin zu einer stärkeren **Blutungsneigung** kommen (selten). Unter Vitamin-K-Substitution normalisiert sich der Quick-Wert rasch wieder. Unter einer Therapie mit Cefazolin können im Serum die Transaminasen vorübergehend leicht ansteigen.

▶ Während einer Therapie mit Cefalosporinen kann der **direkte Coombs-Test positiv** ausfallen. Man nimmt an, dass die Cefalosporine die Erythrozytenoberfläche verändern, an welche sich dann normale Serumglobuline anlagern, oder dass sich an der Erythrozytenoberfläche ein Cefalosporin-Globulin-Komplex anlagert, der mit dem Coombs-Serum reagiert. Trotzdem kommen hämolytische Anämien während einer Cefalosporin-Therapie sehr selten vor.

Probenecid erhöht die Cefazolin-Spiegel.

Interaktionen: Cefazolin kann die Wirksamkeit von Antikoagulanzien und Thrombozytenaggregationshemmern vermindern. Es wird diskutiert, ob die Seitenkette zu Gerinnungsstörungen führen kann.

Indikationen: Die Indikationen für Cefazolin sind durch die Breitspektrum-Cefalosporine stark eingeengt worden. Cefazolin ist weiterhin indiziert bei

▶ Indikationen für Penicillin G, wenn eine Penicillin-Allergie vorliegt (Kreuzallergie mit Penicillinen selten),

▶ Staphylokokken-Infektionen (als bessere Alternative zu penicillinasefesten Penicillinen),

▶ leichteren Wundinfektionen,

▶ zur perioperativen Prophylaxe.

Falsche Indikationen: Infektionen durch Methicillin-resistente Staphylokokken-Stämme (Kreuzresistenz). Schwere Allgemeininfektionen (Sepsis), bei denen u. a. mit mehrfach resistenten Enterobakterien zu rechnen ist.

Kontraindikation: Cefalosporin-Allergie.

Applikation: In der Regel i.v. Injektion oder i.v. Kurzinfusion. Auch i.m. Injektion (bis 1 g) möglich, aber schmerzhaft.

Antiinfektiva

71

Dosierung: Erwachsene und Jugendliche erhalten tgl. 3–4(–6) g, Kinder von 1 bis 12 Jahren 50–100 mg/kg/Tag, verteilt auf 2–3 Einzelgaben. Bei **Niereninsuffizienz** Reduktion der normalen Tagesdosis auf 60 % (Kreatinin-Clearance 60–40 ml/min), auf 25 % (Kreatinin-Clearance 40 bis 20 ml/min) bzw. auf 10 % (Kreatinin-Clearance 20–5 ml/min).

Handelsformen: Ampullen à 0,5 g, 1 g und 2 g. Nur für i.m. Injektion Auflösung in beigefügter Lidocain-Lösung.

Beurteilung: Cefazolin hat unter allen Cefalosporinen die beste Staphylokokken-Aktivität und ist daher besonders geeignet zur perioperativen Prophylaxe. Im Vergleich zu Cefotaxim ist Cefazolin gegen gramnegative Stäbchen schwächer wirksam und gegen Pseudomonas unwirksam. Daher sollte es nicht bei lebensbedrohenden Erkrankungen mit unbekanntem Erreger eingesetzt werden.

Literatur

Ahern JW, Possidente CJ, Hood V, et al. Cefazolin dosing protocol for patients receiving long-term hemodialysis. Am J Health Syst Pharm 2003; 60: 178–81.

Spina SP, Dillon EC. Effect of chronic probenecid therapy on cefazolin serum concentrations. Ann Pharmacother 2003; 37: 621–4.

Townsend IR, Reitz BA, Bilker WB, Bartlett JG. Clinical trial of cefamandole, cefazolin, and cefuroxime for antibiotic prophylaxis in cardiac operations. Thoracic Cardiovasc Surg 1993; 106: 664–70.

Van Meirhaeghe J, Verdonk R, Verschraegen G, et al. Flucloxacillin compared with cefazolin in short-term prophylaxis for clean orthopedic surgery. Arch Orthop Trauma Surg 1989; 108: 308–13.

Wood TC, Johnson KL, Naylor S, et al. Cefazolin administration and 2-methyl-1,3,4-thiadiazole-5-thiol in human tissue: possible relationship to hypoprothrombinemia. Drug Metab Dispos 2002; 30: 1123–8.

Cefuroxim-Gruppe

Synonyma: Intermediär-Cefalosporine, Cefalosporine der 2. Generation (inklusive Cefoxitin).

Handelsnamen:
▸ Cefuroxim: Zinacef u.v.a.
▸ Cefotiam: Spizef.

Eigenschaften: Zu den Intermediär-Cefalosporinen gehören Cefuroxim, Cefotiam und das veraltete Cefamandol (Strukturformel: s. Abb. 1.1-5, S. 69). Die Natriumsalze von Cefuroxim und Cefamandol-Formiat sind gut wasserlöslich, ebenso das Dihydrochlorid von Cefotiam. Von Cefuroxim existiert auch ein oraler Resorptionsester (s. S. 99).

Wirkungsspektrum: Cefuroxim und Cefotiam sind weitgehend Betalaktamase-stabil. Die Betalaktamase-Resistenz beruht auf Molekülgruppen in der Nachbarschaft des Betalaktam-Rings (beim Cefuroxim auf der Methyloximgruppe, beim Cefotiam auf der Aminothiazol-Seitenkette). Im Vergleich zu Cefazolin betrifft die Aktivitätszunahme besonders

Tab. 1.1-4 Wirksamkeit auf 449 Bakterienstämme aus menschlichem Untersuchungsmaterial nach der In-vitro-Testung mit Cefuroxim, Cefamandol, Cefotiam, Cefoxitin und Cefotetan. n = Zahl der untersuchten Stämme. $MHK_{50\%}$ = minimale Hemmkonzentration (mg/l) bei ≤50 % der Stämme.

Keimart	n	$MHK_{50\%}$				
		Cefur-oxim	Cefa-mandol	Cefo-tiam	Cef-oxitin	Cefo-tetan
E. coli	102	3,1	3,1	0,1	3,1	0,2
Proteus mirabilis	105	12,5	12,5	3,1	3,1	0,4
Proteus vulgaris	60	200,0	200,0	25,0	6,2	3,1
Klebsiella pneumoniae	65	3,1	6,2	0,2	3,1	0,2
Enterobacter aerogenes	102	12,5	0,8	0,4	50,0	50,0
Citrobacter freundii	15	12,5	25,0	25,0	50,0	3,2
Bacteroides fragilis	20	50,0	50,0	50,0	3,1	6,2

Antiinfektiva

gramnegative Stäbchen (außer Pseudomonas, Proteus vulgaris und Citrobacter, s. Tab. 1.1-4).

Hervorzuheben ist die gute Wirksamkeit von Cefuroxim und Cefotiam auf Haemophilus influenzae (meist bei Konzentrationen von 0,4–1,6 mg/l), auch auf Ampicillin-resistente Stämme und Staphylokokken. Cefuroxim und Cefotiam sind besonders gut wirksam auf A- und B-Streptokokken, Gonokokken (auch Penicillinase-bildende Stämme) und Meningokokken. **Völlig resistent** sind Pseudomonas aeruginosa, Enterokokken, Mykoplasmen, Chlamydien, Mykobakterien. Keine oder geringe Wirksamkeit haben Cefuroxim und Cefotiam auf Bacteroides fragilis sowie auf Methicillin-resistente Staphylococcus-aureus-Stämme.

Resistenz: Ein wechselnder Prozentsatz von Enterobakterien ist gegen Cefuroxim und/oder Cefotiam resistent (verschieden nach Keimart, s. Tab. 5-1, S. 402). Es besteht eine unvollständige Kreuzresistenz mit Cefazolin bzw. Cefotaxim, aber eine weitgehende Kreuzresistenz zwischen Cefuroxim, Cefamandol und Cefotiam untereinander.

Pharmakokinetik:
▶ Keine Resorption nach oraler Gabe.
▶ Serumkonzentrationen nach i.v. Injektion von je 1 g (Abb. 1.1-6) bei Cefuroxim 24,1 mg/l (1 h) und 3,7 mg/l (4 h), bei Cefamandol 16,5 mg/l (1 h) und 1,1 mg/l (4 h), bei Cefotiam 19 mg/l (1 h) und 1,1 mg/l (4 h). Während i.v. Dauerinfusion von 0,166 g/h (= 4 g/24 h) betragen die mittleren Serumspiegel von Cefuroxim 12,0 mg/l, von Cefamandol 8,1 mg/l.
▶ Halbwertszeit von Cefuroxim 70 min, Cefamandol 34 min und Cefotiam 45 min.
▶ Plasmaeiweißbindung von Cefuroxim 20 %, von Cefamandol 67 % und von Cefotiam 40 %.

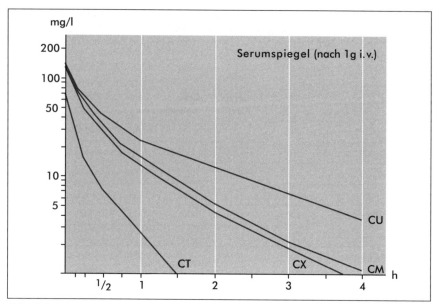

Abb. 1.1-6 Mittlere Serumspiegel von Cefuroxim (CU), Cefamandol (CM), Cefoxitin (CX) und Cefalothin (CT) nach i.v. Injektion von je 1 g bei 10 gesunden Erwachsenen im Crossover-Versuch.

▸ Gute Gewebegängigkeit, schlechte Liquorgängigkeit. Hautblasenspiegel (im Diffusionsgleichgewicht) im Vergleich zu Cefalothin bei Cefuroxim 8fach, bei Cefamandol 3fach höher.

▸ Harnausscheidung durch glomeruläre Filtration und aktive tubuläre Sekretion in 6 h zu 90% in aktiver Form (bei Cefuroxim) und zu 70% (bei Cefotiam). Ein kleiner Teil wird mit der Galle ausgeschieden. Geringe oder fehlende Metabolisierung. Bei Hämodialyse wird Cefuroxim fast vollständig entfernt, bei Peritonealdialyse nur ein Teil von Cefuroxim.

Nebenwirkungen: Wie bei anderen Cefalosporinen (s. S. 71). Cefamandol kann als Tetrazolderivat Alkoholunverträglichkeit sowie Hypoprothrombinämie hervorrufen, was ein Hauptgrund für seinen Rückzug aus der praktischen Therapie ist. Bei Cefuroxim, Cefamandol und Cefotiam ist wie bei anderen Betalaktam-Antibiotika im Serum ein vorübergehender leichter Anstieg von Transaminasen und alkalischer Phosphatase möglich.

Interaktionen: Probenecid erhöht die Spiegel von Cefuroxim. Die Mittel sind unverträglich bei schneller Injektion.

Indikationen: Die Hauptindikation ist die perioperative Infektionsprophylaxe. Eine große Rolle spielt nach wie vor die ungezielte Therapie von leichteren Organinfektionen, bei denen sowohl mit grampositiven als auch mit gramnegativen Bakterien gerechnet werden muss, z. B. bei außerhalb des Krankenhauses erworbenen Pneumonien oder Wundinfektionen. Cefuroxim und Cefotiam sind außerdem indiziert zur gezielten Therapie von Haemophilus-Infektionen, auch bei Ampicillin-Resistenz. Mit Cefuroxim und Cefotiam ist eine Einmaltherapie der unkomplizierten Gonorrhoe (1,5–2 g) möglich (wirksam auch bei Penicillin-G-Resistenz).

Kontraindikation: Cefalosporin-Allergie.

Applikation: Bevorzugt als i.v. Kurzinfusion (30 min) oder i.v. Dauerinfusion. Nicht mit anderen Medikamenten (z. B. Aminoglykosid) in einer Lösung mischen. Die i.m. Injektion von Cefuroxim oder Cefotiam (0,5 g oder 1 g) kann schmerzhaft sein, daher besser in 0,5 % Lidocain lösen.

Dosierung: Die übliche Cefuroxim-Dosierung beträgt bei Erwachsenen und Jugendlichen 3-mal tgl. 1,5 g, bei Säuglingen ab dem 3. Monat und Kindern bis zu 12 Jahren 75–150 mg/kg KG/Tag in 3 ED.
Cefotiam: Erwachsene und Jugendliche 3-mal tgl. 1–2 g Cefotiam, Säuglinge ab dem 3. Lebensmonat und Kinder bis 12 Jahre 75–200 mg/kg KG/Tag in 3 ED.
Zur **perioperativen Prophylaxe** gibt man Erwachsenen 1- bis 3-mal tgl. 1,5 g (Cefuroxim) bzw. 2 g (Cefotiam) i.v. (je nach Eingriff).
Bei Patienten mit **chronischer Niereninsuffizienz** ist das Dosierungsintervall zu verlängern, und zwar bei einer Kreatinin-Clearance von 50–30 ml/min auf 8 h, von 29–10 ml/min auf 12 h, von 9–5 ml/min auf 24 h und von < 5 ml/min auf 48 h. Man gibt dann die übliche Einzeldosis (angepasst der Schwere der Infektion) in einem größeren Abstand. Nur bei einer Kreatinin-Clearance unter 10 ml/min sollte die Einzeldosis von 0,75–1 g nicht überschritten werden.

Handelsformen:
▶ Cefuroxim: Ampullen à 0,25 g, 0,75 g, 1,5 g.
▶ Cefotiam: Ampullen à 0,5 g, 1 g, 2 g.

Beurteilung: Cefuroxim und Cefotiam sind wegen ihres breiten Spektrums und der günstigen Pharmakokinetik gut für die Behandlung nicht lebensbedrohender Infektionen (z. B. von leichteren Pneumonien) sowie für die perioperative Prophylaxe geeignet. Die aktivere Substanz ist Cefotiam.

Antiinfektiva

Literatur

Arditi M, Herold BC, Yogev R. Cefuroxime treatment failure and Haemophilus influenzae meningitis: case report and review of literature. Pediatrics 1989; 84: 132–5.

Brogard JM, Jehl F, Willemin B, Lamalle AM, Blickle JF, Monteil H. Clinical pharmacokinetics of cefotiam. Clin Pharmacokinet 1989; 17: 163–74.

De Los A, Del Rio M, Chrane DF, et al. Pharmacokinetics of cefuroxime in infants and chil-

dren with bacterial meningitis. Antimicrob Ag Chemother 1982; 22: 990.

Konishi K, Ozawa Y. Pharmacokinetics of cefotiam in patients with impaired renal function and in those undergoing hemodialysis. Antimicrob Ag Chemother 1984; 26: 647–51.

Olivier C. Clinical use of cefuroxime in paediatric community-acquired pneumonia. Paediatr Drugs 2000; 2: 331–43.

Rouan M-C, Lecaillon JB. Guibert J, et al. Pharmacokinetics of cefotiam in humans. Antimicrob Ag Chemother 1985; 27: 177.
Tai CC, Want S, Quraishi NA, et al. Antibiotic prophylaxis in surgery of the intervertebral disc. A comparison between gentamicin and

cefuroxime. J Bone Joint Surg Br 2002; 84: 1036–9.
Uotila L, Suttie JW. Inhibition of vitamin K-dependent carboxylase in vitro by cefamandole and its structural analogs. J Infect Dis 1983; 148: 571.

Cefoxitin-Gruppe

Die Cefalosporine dieser Gruppe, die auch als Cefamycine oder Methoxy-Cefalosporine bezeichnet werden, unterscheiden sich von den anderen Cefalosporinen durch eine Methoxy-Gruppe in 7-α-Stellung (Abb. 1.1-7). Dazu gehören Cefoxitin, Cefminox, Cefotetan und Cefmetazol (Cefmetazol, Cefminox und Cefotetan sind in Deutschland aber nicht im Handel). Zu der erweiterten Gruppe der Cefamycine zählen die ebenfalls nicht mehr erhältlichen Derivate Latamoxef und Flomoxef, bei denen im Cephem-Ring ein Schwefel durch ein Sauerstoffatom ersetzt ist (Oxacefeme). Gemeinsam ist ihnen eine hochgradige Betalaktamase-Stabilität. Auch gegen die von Bacteroides fragilis gebildete Laktamase sind sie meist resistent. Man kann diese Gruppe daher auch als Anaerobier-Cefalosporine bezeichnen. Die Gruppe besteht also praktisch nur noch aus einem Derivat: Cefoxitin.

Cefoxitin

Handelsname: Mefoxitin.

Wirkungsweise: Hochgradige Stabilität gegen fast alle von Bakterien gebildeten Betalaktamasen. Relativ geringe Kryptizität (Penetrationsfähigkeit durch die Bakterienzellwand). Strukturformel: s. Abb. 1.1-7.

Wirkungsspektrum: Im Vergleich zu Cefazolin wirkt Cefoxitin auf gramnegative Stäbchen, z. B. E. coli und Proteus mirabilis, um 1–2 oder mehr geometrische Verdünnungsstufen besser. Darüber hinaus hemmt es den größten Teil der Cefazolin-resistenten Keime (Proteus vulgaris, Proteus rettgeri, Morganella morganii, Klebsiella pneumoniae, Serratia marcescens, Providencia u. a.). Cefoxitin hat außerdem eine stärkere Aktivität gegen Bacte-

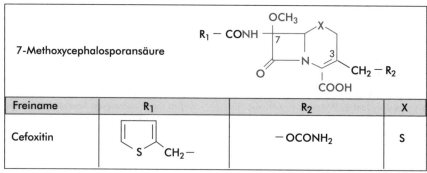

Abb. 1.1-7 Strukturformel des 7-Methoxy-Cefalosporins Cefoxitin.

roides-Arten und ist im Allgemeinen gegen die Betalaktamase von Bacteroides fragilis sehr stabil. Eine Resistenz von Bacteroides fragilis gegen Cefoxitin kommt in etwa 15 % vor. Cefoxitin hemmt auch Penicillin-G-resistente Gonokokken. Die Haemophilus-Wirksamkeit ist schwächer als die von Cefuroxim, Cefotiam und den Cefalosporinen der Cefotaxim-Gruppe. Resistent sind Pseudomonas aeruginosa, Enterokokken, Methicillin-resistente Staphylokokken, Enterobacter-Arten, Citrobacter freundii, alle Mykoplasmen, Chlamydien und Mykobakterien. Cefoxitin kann in vitro Betalaktamasen von Pseudomonas aeruginosa induzieren; die klinische Relevanz ist jedoch umstritten.

Pharmakokinetik:
▶ Keine Resorption nach oraler Gabe.
▶ Serumkonzentrationen nach i.v. Injektion von 1 g 13,2 mg/l (1 h) und 0,9 mg/l (4 h). Während i.v. Dauerinfusion von 0,166 g/h (= 4 g/24 h) beträgt der mittlere Serumspiegel 7,5 mg/l. Gute Gewebegängigkeit, geringe Liquorgängigkeit.
▶ Halbwertszeit 45 min.
▶ Plasmaeiweißbindung 50 %.
▶ Ausscheidung durch die Nieren in aktiver Form zu 90 % (in 6 h). Ein kleiner Teil wird mit der Galle ausgeschieden. Geringe Metabolisierung zu Decarbamoyl-Cefoxitin.

Nebenwirkungen:
Wie bei allen Cefalosporinen. Meist keine Kreuzallergie mit Penicillinen (Anwendung bei Penicillin-Allergie unter sorgfältiger Überwachung des Patienten gerechtfertigt).

Indikationen:
▶ Ungezielte Therapie von Infektionen, bei denen auch mit Anaerobiern zu rechnen ist, z.B. Gangrän, Mundbodenphlegmone, Tonsillarabszess, abszedierende Pneumonie, Adnexitis. Zur Verbreiterung des Wirkungsspektrums kann die Kombination mit einem Aminoglykosid sinnvoll sein.
▶ Gezielte Therapie von Infektionen durch sensible Erreger, insbesondere Infektionen durch sonst resistente Erreger, die gegen Cefoxitin empfindlich sind (z.B. Klebsiella, Serratia, Proteus rettgeri).
▶ Perioperative Prophylaxe, vor allem in der Gynäkologie.

Kontraindikation: Cefalosporin-Allergie.

Applikation: Am besten i.v. Injektion oder i.v. Kurzinfusion (in 30 min). Auch i.v. Dauerinfusion und i.m. Injektion möglich (zur i.m. Injektion wegen Schmerzhaftigkeit in 0,5 % Lidocain lösen). Nicht mit anderen Medikamenten mischen, vor allem nicht mit Aminoglykosiden (Gefahr der Ausfällung).

Dosierung: Bei schweren Infektionen Erwachsene und Jugendliche 3- bis 4-mal tgl. 2 g (Kinder von 1–12 Jahren 100–150 mg/kg/Tag in 3–4 ED). Bei leichteren Infektionen 3-mal tgl. 1 g (Kinder 20 mg/kg/Tag in 3 ED).
Bei Patienten mit **chronischer Niereninsuffizienz** ist das Dosierungsintervall zu verlängern, und zwar bei einer Kreatinin-Clearance von 50–30 ml/min auf 8 h, von 29–10 ml/min auf 12 h, von 9–5 ml/min auf 24 h und von <5 ml/min auf 48 h. Man gibt dann die übliche Einzeldosis (angepasst der Schwere der Infektion) in einem größeren Abstand. Nur bei einer

Antiinfektiva

Kreatinin-Clearance unter 10 ml/min sollte die Einzeldosis von 0,75 g nicht überschritten werden.
Cefoxitin ist dialysabel. Am Ende einer Hämodialyse können 2 g verabreicht werden.

Handelsformen: Injektionsflaschen à 1 g und 2 g.

Beurteilung: Betalaktamase-stabiles Cefalosporin mit guter Anaerobier-Wirksamkeit. Hauptindikationen sind gynäkologische Infektionen und perioperative Prophylaxe.

Literatur

Aldrige KE, Henderberg A, Sanders CV. In-vitro study of the susceptibility of cefoxitin/cefotetan resistant Bacteroides fragilis group strains to various other antimicrobial agents. J Antimicrob Chemother 1990; 26: 353–9.

Greaves WL, Kreeft JH, Ogilvie RI, Richards GK. Cefoxitin disposition during peritoneal dialysis. Antimicrob Ag Chemother 1981; 19: 253.

Kampf D, Schurig R, Korsukewitz I, Brückner O. Cefoxitin pharmacokinetics: relation to three different renal clearance studies in patients with various degree of renal insufficiency. Antimicrob Ag Chemother 1981; 20: 741.

Perea EJ, Garcia-Iglesias MC, Ayarra J, Loscertales J. Comparative concentrations of cefoxitin in human lungs and sera. Antimicrob Ag Chemother 1983; 23: 323.

Teng LJ, Hsueh PR, Tsai JC, et al. High incidence of cefoxitin and clindamycin resistance among anaerobes in Taiwan. Antimicrob Ag Chemother 2002; 46: 2908–13.

Cefotaxim-Gruppe

Synonyma: Breitspektrum-Cefalosporine, Cefalosporine der 3. Generation, parenterale Aminothiazol-Oxim-Cefalosporine.

Handelsnamen:
▶ Cefotaxim: Claforan u. a.
▶ Ceftriaxon: Rocephin.
▶ Ceftizoxim und Cefmenoxim nicht mehr in Deutschland im Handel.

Eigenschaften: Die Cefalosporine der Cefotaxim-Gruppe haben ein erweitertes Spektrum, eine stärkere antibakterielle Aktivität und eine unterschiedliche Wirksamkeit gegen Pseudomonas aeruginosa. Diese Verbesserung ist erreicht worden durch eine Kombination der Aminothiazol-Seitenkette des Cefotiams mit der Oxim-Seitenkette des Cefuroxims. Cefotaxim ist die Muttersubstanz dieser Gruppe. Ceftriaxon, Ceftizoxim (und Cefmenoxim) sind Cefotaxim-Analoga mit Substitution in Position R_2 (Abb. 1.1-8), wodurch die Pharmakokinetik verändert wird, aber die Aktivität erhalten bleibt. Cefmenoxim hat eine Methyltetrazol-Seitenkette wie Cefamandol, Cefoperazon, Cefotetan, die zu Extra-Nebenwirkungen (Blutungen, Alkoholintoleranz) führen kann. Derivate mit dieser Struktur sind daher generell verlassen worden.

Wirkungsweise: Es gibt in dieser Gruppe Unterschiede in der Betalaktamase-Stabilität, im Penetrationsvermögen der Bakterienzellwand und in der Affinität zu den sog. Penicillin-Bindeproteinen (PBP), welche mit der verschiedenen Struktur zusammenhängen.

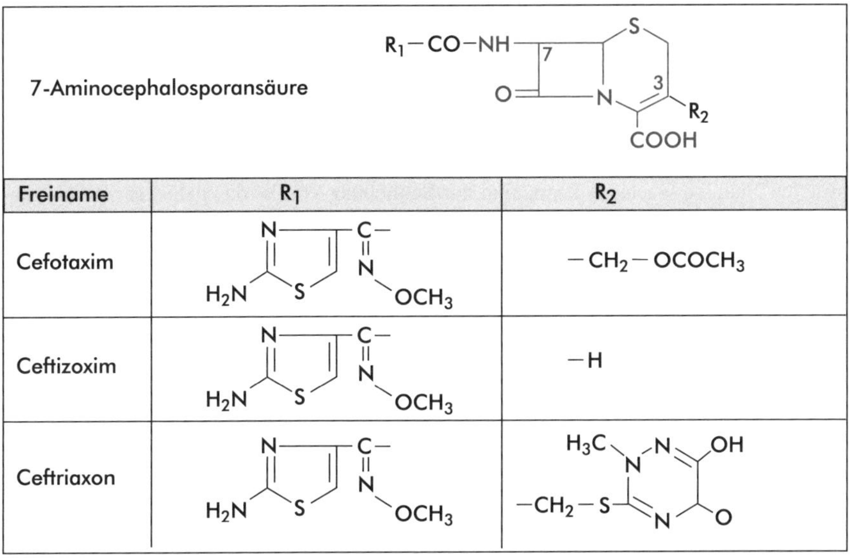

Abb. 1.1-8 Strukturformeln der parenteralen Aminothiazol-Oxim-Cefalosporine.

Wirkungsspektrum: Innerhalb der Cefotaxim-Gruppe teilweise identisch und im Vergleich zu den anderen parenteralen Cefalosporinen erheblich verbreitert. Gegen Haemophilus influenzae (Ampicillin-empfindliche und -resistente Stämme) sind alle Mittel der Cefotaxim-Gruppe bei sehr niedrigen Konzentrationen wirksam.

Aktivität: Je nach Keimart verschieden (Tab. 1.1-5). Von den neueren Cefalosporinen sind Cefotaxim und analoge Antibiotika gegen Klebsiella pneumoniae am stärksten wirksam, während sie gegen Enterobacter cloacae relativ schwach wirksam sind. Gegen Staphylo-

Tab. 1.1-5 Unterschiede der In-vitro-Wirksamkeit bei parenteralen Cefalosporinen mit erweitertem Spektrum und Cefazolin. E. = Enterobacter, Staph. = Staphylococcus.

Mittel	In-vitro-Wirksamkeit	
	relativ gut	relativ schlecht
Cefotaxim Ceftriaxon Ceftizoxim Cefmenoxim	Klebsiella	Pseudomonas Acinetobacter Enterobacter cloacae
Ceftazidim	Pseudomonas Acinetobacter E. cloacae	Staph. aureus
Cefazolin	Staph. aureus	Enterobakterien

kokken wirken Cefotaxim und seine Derivate schwächer als Cefazolin (Tab. 1.1-6) und sind unwirksam gegen Methicillin- und Cefazolin-resistente Staphylokokkenstämme. Ceftizoxim ist gegen Pseudomonas aeruginosa nur schwach wirksam. Die Unterschiede sind in Tab. 5-1 (S. 402) zu erkennen, welche die minimalen Hemmkonzentrationen bei 50 % und 9 0 % der untersuchten Bakterienstämme zeigt. Gegen Bacteroides fragilis wirken die Mittel der Cefotaxim-Gruppe nicht oder erst bei höheren Konzentrationen. Da der Prozentsatz resistenter Stämme wechseln kann, sind zur Schließung von Wirkungslücken Antibiotika-Kombinationen sinnvoll. Bei empfindlichen Keimen wirken Kombinationen mit einem Aminoglykosid (Gentamicin, Tobramycin) oft synergistisch, mit einem Acylaminopenicillin entweder synergistisch oder additiv, mit einem Gyrase-Hemmer additiv.

Resistenz: Primär resistent sind Enterokokken, Listerien, Campylobacter, Clostridium difficile, Legionella pneumophila, Mykobakterien, Mycoplasma-Arten und Chlamydien. Sekundäre Resistenzentwicklung selten. Partielle Kreuzresistenz mit Cefazolin, Cefuroxim, Cefamandol und Cefotiam bei gramnegativen Stäbchen. Vollständige Kreuzresistenz bei Methicillin-resistenten Staphylococcus-aureus-Stämmen. Ampicillin-resistente Haemophilus-Stämme und Penicillin-G-resistente Gonokokken-Stämme sind gegen die Mittel der Cefotaxim-Gruppe empfindlich (nicht aber gegen Cefazolin).

Pharmakokinetik:
▸ Fast keine Resorption nach oraler Gabe.
▸ Nach i.v. Injektion von 1 g (Tab. 1.1-7) sind die Serumspiegel nach 1 h am höchsten bei Ceftriaxon, niedriger bei Ceftizoxim, Cefmenoxim und Cefotaxim. Nach 6 h liegen die Konzentrationen bei Ceftriaxon noch relativ hoch, während sie bei Ceftizoxim auf 2 mg/l, bei Cefmenoxim auf 1 mg/l und bei Cefotaxim auf 0,3 mg/l abgefallen sind. Nach 12 h betragen die Serumspiegel von Ceftriaxon 30 mg/l, während sie bei Ceftizoxim, Cefmenoxim und Cefotaxim unterhalb der Nachweisgrenze liegen. Ceftriaxon ist so das einzige Depotpräparat dieser Gruppe, bei dem die einmal tägliche Gabe ausreicht.
▸ Entsprechende Konzentrationsunterschiede zwischen den einzelnen Mitteln findet man bei i.v. Kurzinfusion, i.v. Dauerinfusion und i.m. Injektion.
▸ Halbwertszeit bei Ceftriaxon 7–8 h, bei Ceftizoxim und Cefmenoxim 70 min sowie bei Cefotaxim 60 min (Tab. 1.1-8).
▸ Plasmaeiweißbindung bei Ceftriaxon 84–95 % (konzentrationsabhängig), bei Cefmenoxim 60 %, bei den anderen Mitteln <50 %. Die hohe Eiweißbindung von Ceftriaxon bedeutet offenbar keine Inaktivierung.
▸ Bei allen Mitteln relativ gute Gewebegängigkeit und schlechte Liquorgängigkeit (bei nicht entzündeten Meningen). Bei eitriger Meningitis werden jedoch mit Ceftriaxon und Cefotaxim therapeutisch wirksame Liquorkonzentrationen erreicht.
▸ Harnausscheidung in den ersten 24 h in aktiver Form bei Cefotaxim zu 50 %, Ceftriaxon zu 40–60 %, Ceftizoxim und Cefmenoxim zu 70–80 %. Bei Ceftriaxon wird ein großer Teil mit der Galle in den Darm ausgeschieden. Die Gallenspiegel der anderen Cefalosporine sind meist höher als die Serumspiegel. Cefotaxim wird zu etwa 30 % im Organismus metabolisiert, was die relativ niedrigen Serumspiegel erklärt. Als Metaboliten wurden das schwächer antibakteriell wirksame Desacetyl-Cefotaxim und 2 unwirksame Lactone gefunden. Die renale Ausscheidung erfolgt bei Cefotaxim auch durch tubuläre Sekretion (deshalb erhöht Probenecid die Serumspiegel), bei den anderen Mitteln überwiegend

Tab. 1.1-6   Staphylococcus-aureus-Wirksamkeit von parenteralen Cefalosporinen mit erweitertem Spektrum (im Vergleich zu Cefazolin). GM = geometrisches Mittel der minimalen Hemmkonzentration (mg/l); $MHK_{50\%}$ und $MHK_{90\%}$ = minimale Hemmkonzentrationen bei $\leq 50\%$ bzw. $\leq 90\%$ der untersuchten Stämme.

Mittel	GM	$MHK_{50\%}$	$MHK_{50\%}$
Cefotaxim	2,0	1,6	3,1
Ceftriaxon	4,1	3,1	6,2
Ceftazidim	6,8	4,0	8,0
Cefepim	2,0	1,6	3,1
Ceftizoxim	2,0	1,6	3,1
Cefmenoxim	2,0	1,6	3,1
Cefazolin	0,2	0,1	0,4

Tab. 1.1-7   Mittlere Serumspiegel von Mitteln der Cefotaxim-Gruppe nach i.v. Injektion von 1 g.

Mittel	Serumspiegel (mg/l) nach			
	1 h	4 h	6 h	12 h
Cefotaxim	12	1,1	0,3	0
Ceftriaxon	120	65	50	30
Ceftizoxim	30	5	2	0
Cefmenoxim	25	4	1	0

Tab. 1.1-8   Pharmakokinetische Daten von Mitteln der Cefotaxim-Gruppe und Ceftazidim.

Mittel	Halbwertszeit (min)	Plasmaeiweißbindung (%)	Urin-Recovery (%)	Tubuläre Sekretion	Gallenexkretion
Cefotaxim	60	40	50	+	(+)
Cetriaxon	385–480	95	40–60	∅	(+)
Ceftizoxim	70	30	80	∅	(+)
Cefmenoxim	70	60	80	∅	(+)
Ceftazidim	120	10	80	∅	(+)

durch glomeruläre Filtration. Bei Niereninsuffizienz ist die Halbwertszeit von Ceftriaxon und Cefotaxim nicht so stark verlängert wie bei den anderen Mitteln dieser Gruppe.

Nebenwirkungen: Wie bei anderen parenteralen Cefalosporinen. Die Nierenverträglichkeit ist gut. Bei Ceftriaxon werden bei hoher Dosierung in der Gallenblase nicht selten sonographisch erkennbare Ansammlungen von Ceftriaxon-Kalksalzen gefunden, die meist asymptomatisch sind und in der Regel 10–60 Tage nach Therapieende verschwinden. Evtl. auftretende Schmerzen bei diesem Sludge-Phänomen (Pseudocholelithiasis) werden symptomatisch behandelt (Cave Operation!).

Antiinfektiva

Indikationen für Ceftriaxon und Cefotaxim:

▶ Ungezielte Therapie schwerer lebensbedrohlicher Infektionen (Sepsis, Pneumonie, Osteomyelitis, Wund- und Gewebsinfektionen), vor allem bei schweren Grundleiden und wenn multiresistente gramnegative Stäbchen zu erwarten sind. Geeignet auch zur ungezielten Therapie von urologischen Harnwegsinfektionen (wegen häufig mehrfach resistenter Bakterien). Wenn mit Bacteroides fragilis zu rechnen ist, kann mit Metronidazol oder Clindamycin kombiniert werden. Bei schweren Allgemeininfektionen ist zur Erfassung von Enterokokken und Pseudomonas eine kombinierte Behandlung durchzuführen (mit einem Acylaminopenicillin bzw. Aminoglykosid).

▶ Gezielte Therapie schwerer Allgemein- oder Organinfektionen (Pneumonie, Pyelonephritis, Gallenwegsinfektionen) durch sensible Erreger.

▶ Schwere Infektionen bei Penicillin-Allergie (vorher Kreuzallergie ausschließen).

▶ Andere Indikationen, besonders für Ceftriaxon, sind Meningitis durch empfindliche Erreger, Neurolues und Neuroborreliose.

▶ Einmalbehandlung der unkomplizierten Gonorrhoe (am besten mit 0,5 g Ceftriaxon). Eine Einmalbehandlung mit Ceftriaxon ist auch bei bestimmten anderen bakteriellen Infektionen (z. B. Otitis media) möglich.

▶ Perioperative Prophylaxe mit 1 g Ceftriaxon einmalig präoperativ. Die lange Halbwertszeit ist hierbei offensichtlich ein Vorteil.

▶ Sequentialtherapie der Pneumonie in der Praxis, initial mit 1–2 g Ceftriaxon einmalig, gefolgt von einer oralen Nachbehandlung mit einem Oralcefalosporin, einem Makrolid oder einem Fluochinolon.

Falsche Indikationen: Leichte bakterielle Infektionen, bei denen Penicillin G, Amoxicillin, Oralcefalosporine ebenso gut wirken.

Kontraindikationen: Allergie gegen Cefalosporine. Keine Gabe von Ceftriaxon an ikterische Neu- und Frühgeborene sowie an Patienten mit akuter Hepatitis.

Applikation: Das bevorzugt verwandte Derivat Ceftriaxon wird generell einmal täglich in der Dosis von 1–2 g als i.v. Kurzinfusion verabreicht.
Cefotaxim: Am besten 2- bis 3-mal tgl. Applikation als i.v. Kurzinfusion (20 bis 30 min) oder langsame i.v. Injektion (5 min). Die i.m. Injektion kann schmerzhaft sein (eventuell in 0,5%iger Lidocain-Lösung auflösen, nie mehr als 1 g).

Dosierung:
Ceftriaxon: Erwachsene und Jugendliche 1–2 g (max. 4 g) tgl. in 2 oder 1 ED, Säuglinge ab dem 3. Lebensmonat und Kinder bis 12 Jahre 50–100 mg/kg KG/Tag in 1 oder 2 ED. Damit ist unter günstigen Umständen auch eine ambulante parenterale Therapie (**OPAT** = **O**ut-patient **P**arenteral **A**ntibiotic **T**herapy) möglich. Bei Meningitis gibt man Erwachsenen und Jugendlichen tgl. 4 g Ceftriaxon, Kindern bis zum 12. Lebensjahr eine loading dose von 100 mg/kg KG, gefolgt von 75 mg/kg KG/Tag in 1 ED (maximale Tagesdosis: 4 g).
Cefotaxim: Erwachsene und Jugendliche je nach Schwere der Infektion 3–6 g in 3 ED, Neugeborene, Säuglinge und Kinder bis 12 Jahre 100–150 mg/kg KG/Tag in 3 ED. Höchstdosis (z. B. bei Meningitis) tgl. 8 g bei Erwachsenen, 200 mg/kg bei pädiatrischen Patienten aller Altersstufen. Bei stark eingeschränkter Nierenfunktion (Kreatinin-Clearance < 5 ml/

min) gibt man 0,5 g Cefotaxim alle 12 h. Keine Dosisbeschränkung bei Ceftriaxon und Niereninsuffizienz.

Handelsformen: Ampullen à 0,5 g, 1 g, 2 g.

Beurteilung: Ceftriaxon ist das wichtigste Cefalosporin. Es ist als Standardsubstanz dieser Gruppe wegen seiner einfachen Applikation, zuverlässigen Wirksamkeit und guten Verträglichkeit eindeutig zu bevorzugen. Eine Alternative für Sonderindikationen ist Cefotaxim. Ceftriaxon eignet sich wegen der langen Halbwertszeit auch zur ambulanten Kurzzeitbehandlung sowie zur Sequentialtherapie bakterieller Infektionen (Verabreichung von 1–2 g alle 24 h). Ceftriaxon hat wegen der langen Halbwertszeit auch eine Position bei der Therapie der Lues sowie bei der perioperativen Prophylaxe.

Literatur

Adu A, Armour CL. Drug utilization review of third generation cephalosporins. Focus on ceftriaxone, ceftazidime and cefotaxime. Drugs 1995; 50: 423–39.

Barson WJ, Miller MA, Brady MT, Powell DA. Prospective comparative trial of ceftriaxone vs conventional therapy for treatment of bacterial meningitis in children. Pediatr Infect Dis J 1986; 4: 362–8.

Catalán MJ, Fernández JM, Vasquez A, et al. Failure of cefotaxime in the treatment of meningitis due to relatively resistant Streptococcus pneumoniae. Clin Infect Dis 1994; 18: 766.

Crooks J, White LO, Burville LJ, et al. Pharmacokinetics of cefotaxime and desacetyl-cefotaxime in neonates. J Antimicrob Chemother 1984; 14 (Suppl. B): 97.

Dagan R, et al. Outpatient treatment of serious community-acquired pediatric infections using once-daily intramuscular ceftriaxone. Pediatr Infect Dis J 1987; 6: 1080.

de Moor RA, Egberts AC, Schroder CH. Ceftriaxone-associated nephrolithiasis and biliary pseudolithiasis. Eur J Pediatr 1999; 158: 975–7.

Dietrich E, Bieser U, Frank U, Schwarzer G, Daschner F. Ceftriaxone versus other cephalosporins for perioperative prophylaxis. Chemotherapy 2002; 48: 49.

Figueiredo AMS, Connor JD, Severin A, et al. A pneumococcal clinical isolate with high-level resistance to cefotaxime. Antimicrob Ag Chemother 1992; 36: 886.

Frenkel LD and the Multicenter Ceftriaxone Pediatric Study Group: Once-daily administration of ceftriaxone for the treatment of selected serious bacterial infections in children. Pediatrics 1988; 82: 486.

Gambertoglio JG, Alexander DP, Barriere SL. Cefmenoxime pharmacokinetics in healthy volunteers and subjects with renal insufficiency and on hemodialysis. Antimicrob Ag Chemother 1984; 26: 845.

Grimm H. Aktuelle Resistenz gegen Ceftriaxon und anderen Betalaktamantibiotika. J Chemother 2002; 11: 31–42.

Heim-Duthoy KL, Caperton EM, Pollock R, et al. Apparent biliary pseudolithiasis during ceftriaxone therapy. Antimicrob Ag Chemother 1990; 34: 1146–9.

Höffken G, Lode H, Koeppe P, Ruhnke M, Borner K. Pharmacokinetics of cefotaxime and desacetyl-cefotaxime in cirrhosis of the liver. Chemotherapy 1984; 30: 7.

Jacobs RF. Ceftriaxone-associated cholecystitis. Pediatr Infect Dis J 1988; 7: 434.

Karachalios GN, Georgiopoulos AN, Kanatakis S. Treatment of various infections in an outpatient practice by intramuscular ceftriaxone: home parenteral therapy. Chemotherapy 1989; 35: 389–92.

Kearns GL, Jacobs RE, Thomas BR, Darville TL, Trang JM. Cefotaxime and desacetyl-cefotaxime pharmacokinetics in very low birth weight neonates. J Pediatr 1989; 114: 461–8.

Periti P. Ceftriaxone for surgical prophylaxis: clinical experience and pharmacoeconomics. J Chemother 2000; 12 (Suppl 3): 2–4.

Perry TR, Schentag JJ. Clinical use of ceftriaxone: a pharmacokinetic-pharmacodynamic perspective on the impact of minimum inhibitory concentration and serum protein binding. Clin Pharmacokinet 2001; 40: 685–94.

Quentin, CD, Ansorg R. Penetration of cefotaxime into the aqueous humor ot the human eye after intravenous application. Arch Clin Exp Ophthalmol 1983; 220: 245.

Russo TA, Cook S, Gorbach SL. Intramuscular ceftriaxone in home parenteral therapy. Antimicrob Ag Chemother 1988; 32: 1439–40.

Segev S, Raz R, Rubinstein E. Double-blind randomized study of 1 g versus 2 g intravenous ceftriaxone daily in the therapy of community-acquired infections. Eur J Clin Microbiol Infect Dis 1995; 14: 851–5.

Seltsam A, Salama A. Ceftriaxone-induced immune haemolysis: two case reports and a concise review of the literature. Intensive Care Med 2000; 26: 1390–4.

Simon C. Möglichkeiten der ambulanten parenteralen Antibiotika-Therapie. Med. Welt 1994;

45: 314–9.Stille W, Sass R, Klinge R, Loos U, Althoff P, Kullmann K. Ceftriaxone i.v./Cefetametpivoxyl versus Cefuroxim i.v./Cefuroximaxetil. J Chemother 2000; 9: 87.

Wenzler S, Daschner F. Was gibt es Neues zur 1-g-Therapie und zur perioperativen Antibiotika-Prophylaxe mit Ceftriaxon. J Chemother 2001; 10: 169.

Woodfield JC, Van Rij AM, Pettigrew RA, et al. A comparison of the prophylactic efficacy of ceftriaxone and cefotaxime in abdominal surgery. Am J Surg 2003; 185: 45–9.

Ceftazidim-Gruppe

Die Gruppe besteht aus den Derivaten Ceftazidim, Cefepim und Cefpirom (Abb. 1.1-9). Sie zeichnen sich durch eine besondere Pseudomonas-Wirksamkeit aus und haben eine ähnliche Grundstruktur wie Cefotaxim, jedoch in Position 3 der rechten Seitenkette alkalische Substituenten mit positiver Ladung. Cefepim und Cefpirom sind Zwitterion-Cefalosporine. Eine Klassifikation dieser heterogenen Sondergruppe als Cefalosporine der 4. Generation

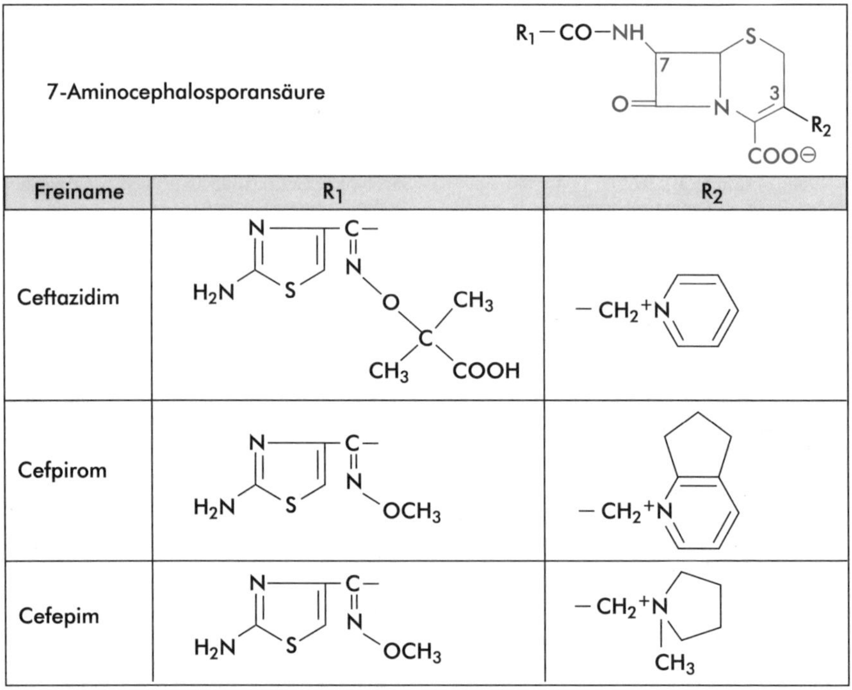

Abb. 1.1-9 Strukturformeln von Ceftazidim und verwandten Cefalosporinen.

ist zwar üblich, aber problematisch. Cefpirom ist zwar in Deutschland entwickelt worden, wurde aber hier und in den USA wegen offener Fragen hinsichtlich der Toxizität nie zugelassen und wird daher nicht mehr besprochen (vgl. 10. Auflage).

Ceftazidim

Handelsname: Fortum.

Eigenschaften und antibakterielle Aktivität: Als Pentahydrat (mit Natriumkarbonat) gut wasserlöslich (wobei CO_2 freigesetzt wird). 1 g Ceftazidim enthält etwa 2,3 mval Natrium. Ceftazidim hat fast das gleiche Wirkungsspektrum wie Cefotaxim, wirkt aber gegen Pseudomonas aeruginosa 10fach stärker als Cefotaxim und Ceftriaxon. Ceftazidim ist auch gut wirksam gegen Proteus vulgaris, Serratia marcescens, Acinetobacter-Arten und Enterobacter cloacae. Dagegen ist die Aktivität gegen Staphylokokken im Vergleich zu Cefotaxim/Ceftriaxon 3fach schwächer (Tab. 1.1-6, S. 81), gegen Bacteroides fragilis im Vergleich zu Cefoxitin ebenfalls schwächer. Bei anderen Anaerobiern sind die Aktivitätsunterschiede geringer. Ceftazidim ist wie alle anderen Cefalosporine unwirksam gegen Methicillin-resistente Staphylokokken, aber auch gegen Enterococcus faecalis und faecium, Listerien, Campylobacter-Arten und Clostridium difficile.

Pharmakokinetik:
▸ Mittlere Serumspiegel nach i.v. Injektion von 1 g 40 mg/l (1 h), 10 mg/l (4 h) und 0,6 mg/l (12 h).
▸ Halbwertszeit 2 h.
▸ Serumeiweißbindung 10 %.
▸ Relativ gute Gewebepenetration. Liquorspiegel niedrig (bei nicht entzündeten Meningen).
▸ Harnausscheidung unverändert (in aktiver Form) durch glomeruläre Filtration (80–90 % in den ersten 24 h). Galleausscheidung < 1 %. Metaboliten wurden in Galle und Urin nicht nachgewiesen.

Nebenwirkungen: Ähnlich Cefotaxim. Gelegentlich Kopfschmerzen, Schwindel, Parästhesien, schlechter Geschmack, selten Neurotoxizität. Die i.m. Gabe ist schmerzhaft. Kumulation bei Niereninsuffizienz. Exzessiver Gebrauch in einer Klinik kann zum Anstieg von Clostridium-difficile-Infektionen und zur Selektion von Enterococcus faecium führen.

Indikationen: Schwere Infektionen durch Ceftazidim-empfindliche Erreger. Besonders wichtig ist die gezielte Gabe bei Pseudomonas-Infektionen (am besten in Kombination mit Tobramycin, Ciprofloxacin oder Piperacillin). Ungezielt bei schweren Infektionen, bei denen Staphylokokken keine Rolle spielen. Ceftazidim wird oft zur Interventions-Therapie bei neutropenischen Patienten verwendet. Wenn eine Beteiligung von Staphylokokken oder Anaerobiern (z. B. Bacteroides) möglich ist, kann Ceftazidim mit Clindamycin kombiniert werden. Die wichtigste Sonderindikation ist Mukoviszidose (s. S. 493 ff.). Auch bei Melioidose (durch Burkholderia pseudomallei) anwendbar.

Kontraindikation: Überempfindlichkeit gegen Cefalosporine. Vorsicht bei Penicillin-Allergie (Kreuzallergie möglich, aber selten).

Antiinfektiva

Tab. 1.1-9 Ceftazidim-Dosierung bei Niereninsuffizienz.

Kreatinin-Clearance (ml/min)	Kreatinin im Serum μmol/l (mg/dl)	Einzeldosis (g)	Dosierungsintervall (h)
50–31	150–200 (1,7–2,3)	1,0	12
30–16	200–350 (2,3–4,0)	1,0	24
15–6	350–500 (4,0–5,6)	0,5	24
< 5	> 500 (> 5,6)	0,5	48

Applikation: I.v. oder i.m. Injektion möglich. Für i.m. Injektion Auflösung in 0,5%- oder 1%iger Lidocain-Lösung. Nach langem Stehen in Plastikbehältern kann Ceftazidim instabil sein.

Dosierung: Abhängig von Schwere und Art der Infektion, Empfindlichkeit der Erreger und Lebensalter. Erwachsene und Jugendliche 1–2 g i.v. alle 8–12 h (meist 2 g alle 12 h), höchstens tgl. 6 g. Säuglinge ab 3. Lebensmonat und Kinder bis 12 Jahre 100–150 mg/kg KG/Tag in 3 ED.
Dosierung bei **eingeschränkter Nierenfunktion**: s. Tab. 1.1-9.
Während Hämodialyse beträgt die Halbwertszeit 2–5 h (Erhaltungsdosis nach jeder Dialyse wiederholen).

Handelsformen: Ampullen mit 0,5 g, 1 g, 2 g.

Beurteilung: Pseudomonas-Cefalosporin mit relativ breitem Spektrum, aber Schwächen bei Staphylokokken. Wichtige Sonderindikationen: Fieber bei Neutropenie sowie Mukoviszidose.

Literatur

Cade JF, Presneill J, Sinickas V, Hellyar A. The optimal dosage of ceftazidime for severe lower respiratory tract infections. J Antimicrob Chemother 1993; 32:611.

Chow KM, Szeto CC, Hui AC, et al. Retrospective review of neurotoxicity induced by cefepime and ceftazidime. Pharmacotherapy 2003; 23: 369–73.

Demotes-Mainard F, Vincon G, Ragnaud JM, et al. Pharmacokinetics of intravenous and intraperitoneal ceftazidime in chronic ambulatory peritoneal dialysis. J Clin Pharmacol 1993; 33: 475–9

Favetta P, Allombert C, Breysse C, et al. Fortum stability in different disposable infusion devices by pyridine assay. J Pharm Biomed Anal 2002; 27: 873–9.

Mlangeni D, Daschner F. Ceftazidim. J Chemother 2001; 10: 213.

Mulhall A, de Louvois J. The pharmacokinetics and safety of ceftazidime in the neonate. J Antimicrob Chemother 1985; 15: 97.

Padoan R, Cambisano W, Costantini D, et al. Ceftazidime monotherapy vs combined therapy in Pseudomonas pulmonary infections in cystic fibrosis. Pediatr Infect Dis J 1987; 6: 648.

Antiinfektiva

Pizzo PA, et al. A randomized trial comparing ceftazidime alone with combination antibiotic therapy in cancer patients with fever and neutropenia. N Engl J Med 1986; 315: 552–8.

Rains CP, Bryson HM, Peters DH. Ceftazidime: An update of its antibacterial activity, pharmacokinetic properties and therapeutic efficacy. Drugs 1995; 49: 577–617.

Rice LB, Willey SH, Papanicolaou GA, et al. Outbreak of ceftazidime resistance caused by extended-spectrum β-lactamases at a Massachusetts chronic care facility. Antimicrob Ag Chemother 1990; 34: 2193–9.

Strandvik B, Malmborg AS, Alfredson H, Ericsson A. Clinical results and pharmacokinetics of ceftazidime treatment in patients with cystic fibrosis. J Antimicrob Chemother 1983; 12 (Suppl A): 283.

Cefepim

Handelsname: Maxipime.

Eigenschaften: Relativ neues parenterales Aminothiazol-Cefalosporin, das in Position 3 des Dihydrothiazin-Rings einen quaternisierten N-Methylpyrrolidinring als Seitenkette hat und mit Cefpirom und Ceftazidim strukturell verwandt ist (Abb. 1.1-9, S. 86). Cefepim besitzt wie Cefpirom Zwitterion-Charakter. Das Präparat liegt als Dihydrochlorid vor und ist gepuffert mit Arginin, gegen das Unverträglichkeiten auftreten können.

Wirkungsspektrum: Pseudomonas-Aktivität ähnlich Ceftazidim, Staphylokokken-Aktivität ähnlich Cefotaxim. Keine Aktivität gegen Methicillin-resistente Staphylokokken. Resistent sind Enterococcus faecalis und faecium, Listerien, Clostridium difficile, Bacteroides fragilis, Pseudomonas cepacia, Xanthomonas maltophilia. In vitro ist Cefepim stärker wirksam als Cefpirom gegen Proteus vulgaris, Stenotrophomonas maltophilia und Clostridien. Weitgehende Kreuzresistenz mit Ceftazidim, Cefpirom und anderen Breitspektrum-Cefalosporinen. Ceftazidim-resistente Pseudomonas- und Klebsiella-Stämme (ESBL) können gegen Cefepim empfindlich sein.

Pharmakokinetik:
▶ Bei i.v. Infusion (30 min) von 1 g liegen die maximalen Serumspiegel bei 40 mg/l.
▶ Halbwertszeit 2 h.
▶ Plasmaeiweißbindung 20 %.
▶ Urin-Recovery 85 %. Kumulation bei Niereninsuffizienz.

Nebenwirkungen ähnlich Cefotaxim. Erhebliche Neurotoxizität bei Urämie und bei Grundkrankheiten möglich.

Indikationen ähnlich wie bei Ceftazidim: Vorwiegend schwere Infektionen, bei denen auch Pseudomonas eine Rolle spielen kann. Bei nachgewiesener Pseudomonas-Infektion ist eine Kombination mit Tobramycin sinnvoll (Synergismus!).

Dosierung: Jugendliche und Erwachsene: 1–2 (max. 3) g langsam i.v. alle 12 h. Für pädiatrische Altersstufen ist Cefepim nicht zugelassen. Die vorläufige Dosierungsempfehlung für Kinder von 1 bis 12 Jahren ist 100–150 mg/kg KG in 2–3 Einzeldosen.

Handelsformen: Ampullen mit 0,5 g, 1 g, 2 g.

Antiinfektiva

Beurteilung: In Deutschland nur selten gebrauchtes, unterbewertetes Pseudomonas-Cefalosporin, das auch gegen Enterobakterien und Staphylokokken gut wirksam ist. Alternative zu Ceftazidim.

Literatur

Allaouchiche B, Breilh D, Jaumain H, et al. Pharmacokinetics of cefepime during continuous venovenous hemodiafiltration. Antimicrob Ag Chemother 1997; 41: 2424–7.

Barbhaiya RH, Forgue ST, Gleason CR, et al. Pharmacokinetics of cefepime after single and multiple intravenous administration in healthy subjects. Antimicrob Ag Chemother 1992; 36: 552–7.

Barbey F, Bugnon D, Wauters J. Severe neurotoxicity of cefepime in uremic patients. Ann Intern Med 2001; 135: 10011.

Barbhaiya RH, Knupp CA, Forgue ST, et al. Pharmacokinetics of cefepime in subjects with renal insufficiency. Clin Pharmacol Ther 1990; 48: 268–76.

Barbhaiya RH, Knupp CA, Pfeiffer M, et al. Pharmacokinetics of cefepime in patients undergoing continuous ambulatory peritoneal dialysis. Antimicrob Ag Chemother 1992; 36: 1387–91.

Barradell IB, Bryson HM. Cefepime: A review of its antibacterial activity, pharmacokinetic properties and therapeutic use. Drugs 1994; 47: 471.

Chow KM, Szeto CC, Hui AC, et al. Retrospective review of neurotoxicity induced by cefepime and ceftazidime. Pharmacotherapy 2003; 23: 369–73.

Cornely OA, Bethe U, Seifert H, et al. A randomized monocentric trial in febrile neutropenic patients: ceftriaxone and gentamicin vs cefepime and gentamicin. Ann Hematol 2002; 81: 37–43.

Eggiman P, Glauser MP, Aoun M, et al. Cefepime monotherapy for the empirical treatment of fever in granulocytopenic cancer patients. J Antimicrob Chemother 1993; 32 (Suppl B): 151–63.

Fishbain JT, Monahan TP, Canonico MM. Cerebral manifestations of cefepime toxicity in a dialysis patient. Neurology 2000; 55: 1756–7.

Grassi GG, Grassi C. Cefepime: overview of activity in vitro and in vivo. J Antimicrob Chemother 1993; 32 (Suppl B): 87.

Huls CE, Prince RA, Sailheimer DK, Bosso JA. Pharmacokinetics of cefepime in cystic fibrosis patients. Antimicrob Ag Chemother 1993; 37: 1414.

Limaye AP, Gautom RK, Black D, et al. Rapid emergence of resistance to cefepime during treatment. Clin Infect Dis 1997; 25: 339–40.

Moschovitis G, Bernasconi E, Cerny A. Cefepime is a safe and effective empiric treatment of moderate to severe bacterial infections in the elderly. J Chemother 2002; 11: 183–7.

Reed MD, Yamashita TS, Knupp CK, et al. Pharmacokinetics of intravenously and intramusculary administered cefepime in infants and children. Antimicrob Ag Chemother 1997; 41: 1783–7.

Thornsberry C, Brown SD, Yee YC, Bouchillon SK, Marler JK, Rich R. In-vitro activity of cefepime and other antimicrobials: survey of European isolates. J Antimicrob Chemother 1993; 32 (Suppl. B): 31–53.

Toltzis P, Dul M, O'Riordan MA, et al. Cefepime use in a pediatric intensive care unit reduces colonization with resistant bacilli. Pediatr Infect Dis J 2003; 22: 109–14.

Übrige Cefalosporine

Es gibt in anderen Ländern eine Reihe wenig angewandter parenteraler Cefalosporine (Cefapirin, Cefotanid, Cefonicid, Cefbuperazon, Cefpiramid, Cefpimizol, Cefminox u. a.), die keine relevanten Vorteile haben. Hinzu kommen auch die früher in Deutschland zugelassenen Mittel Cefodizim, Cefsulodin und Cefoperazon. Keines dieser Derivate hat besondere Eigenschaften, die z. B. einen Import rechtfertigen. Sie sind zum Teil in früheren Auflagen besprochen.

Oralcefalosporine

Oralcefalosporine sind generell sehr sicher und nebenwirkungsarme Antibiotika. Patienten mit einer Vorgeschichte einer IgE-vermittelten allergischen Reaktion gegen ein Penicillin (Anaphylaxie, Urtikaria, angioneurotisches Ödem) sollten kein Cefalosporin erhalten. Ein masernartiges Ampicillin-Exanthem ist dagegen kein Grund gegen eine spätere Behandlung mit einem Cefalosporin.

Cefalexin-Gruppe (Oralcefalosporine der 1. Generation)

Die Oralcefalosporine der Cefalexin-Gruppe haben eine weitgehend ähnliche Struktur (Aminocefalosporine) und ähneln sich in ihrem Wirkungsspektrum (mit guter Aktivität gegen grampositive Bakterien und einer relativ geringen Aktivität gegen gramnegative Bakterien). Sie zeichnen sich durch eine günstige Pharmakokinetik ohne stärkere Metabolisierung und eine meist hohe Urin-Recovery aus. Weiterentwicklungen in dieser Gruppe sind Loracarbef (das Carbacephem-Analogon des Cefaclors) und Cefprozil (in Deutschland nicht im Handel). Cefadroxil unterscheidet sich in der chemischen Struktur vom Cefalexin nur durch eine zusätzliche Para-Hydroxyl-Gruppe am aromatischen Ring (Abb. 1.1-10). Cefaclor ist dem Cefalexin sehr ähnlich, jedoch ist eine Methylgruppe durch eine Chlorgruppe substituiert. Die chlorierten Derivate (Cefaclor, Loracarbef) sind offenbar weniger

Antiinfektiva

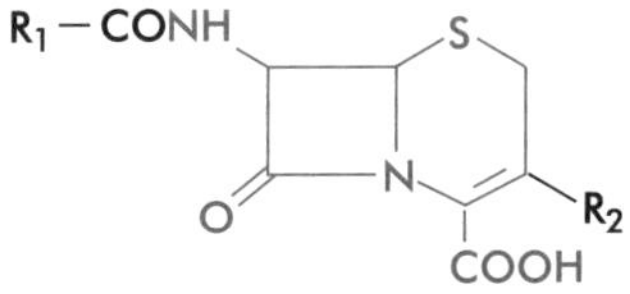

Freiname	R_1	R_2
Cefalexin	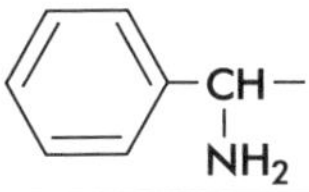 Phenyl–CH(NH$_2$)–	–CH$_3$
Cefradin	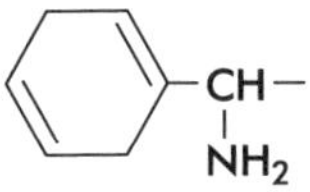 Cyclohexadienyl–CH(NH$_2$)–	–CH$_3$
Cefadroxil	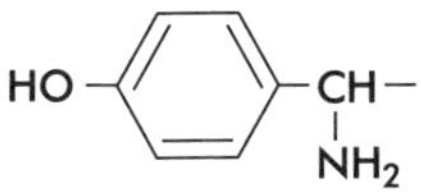 HO–Phenyl–CH(NH$_2$)–	–CH$_3$
Cefaclor	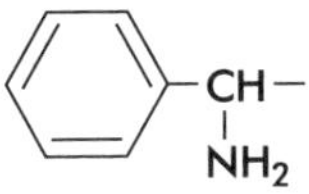 Phenyl–CH(NH$_2$)–	–Cl

7-Aminocephalosporansäure mit R_1–CONH, S, N, O, R_2, COOH

Abb. 1.1-10 Strukturformeln der Oralcefalosporine der Cefalexin-Gruppe.

89

gut verträglich als die chlorfreien Substanzen (Cefalexin, Cefadroxil). Alle Verbindungen sind gut wasserlöslich und relativ stabil; nur Cefaclor ist in wässriger Lösung weniger stabil als Cefalexin.

Cefalexin, Cefadroxil, Cefaclor

Handelsnamen:
▶ Cefalexin: Ceporexin, Oracef u.v.a.
▶ Cefadroxil: Bidocef, Grüncef u.v.a.
▶ Cefaclor: Panoral u.v.a.
▶ Cefradin: In Deutschland nicht mehr im Handel.

Wirkungsspektrum: Ähnlich dem von Cefazolin (s. S. 70), jedoch ist die Aktivität meist wesentlich schwächer (besonders bei gramnegativen Stäbchen). Ein Teil der E.-coli-, Klebsiella- und Proteus-Stämme ist resistent. Unwirksam gegen Enterobacter aerogenes, Serratia marcescens, Pseudomonas aeruginosa, Bacteroides fragilis und Enterokokken. Nur schwache Wirksamkeit auf Bordetella pertussis und Haemophilus influenzae. Dagegen wirkt Cefaclor auf Strepto- und Pneumokokken sowie auf empfindliche gramnegative Stäbchen (E. coli, Klebsiella pneumoniae, Proteus mirabilis) 4- bis 8-mal stärker als die übrigen

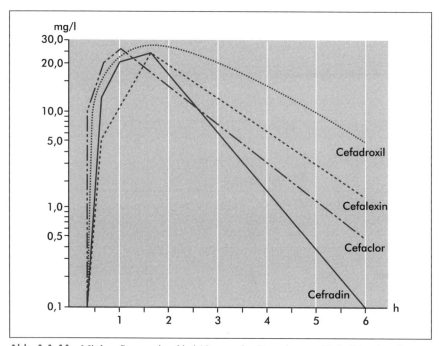

Abb. 1.1-11 Mittlere Serumspiegel bei 10 gesunden Erwachsenen (Freiwilligen) nach oraler Gabe von je 1 g Cefadroxil (⋯⋯), Cefalexin (- - - -), Cefaclor (- - — - -) und Cefradin (——) 1h nach Standardfrühstück.

Oralcefalosporine. Cefaclor hemmt Haemophilus influenzae (Ampicillin-empfindlich) bei 1,6–3,2 mg/l, Ampicillin-resistente Stämme bei 3,2–6,4 mg/l (im therapeutischen Bereich). Der Anteil Cefaclor-resistenter Haemophilus-Stämme ist in den letzten Jahren angestiegen.

Pharmakokinetik (Abb. 1.1-11):
▶ Bei **Cefalexin** weitgehend vollständige Resorption nach oraler Gabe mit Blutspiegelmaxima nach 1½ h. Serumspiegel nach 1 g maximal 24,7 mg/l, nach 4 h 7,5 mg/l.
▶ Halbwertszeit 60 min.
▶ Eiweißbindung im Blut 12 %.
▶ Ausscheidung durch die Nieren zu > 90 % in unveränderter Form.
▶ Bei **Cefadroxil** sind die maximalen Serumspiegel nach 1 g oral höher (28 mg/l) als nach 1 g Cefalexin.
▶ Wegen der längeren Halbwertszeit (1½ h) fallen die Serumspiegel langsamer ab als bei Cefalexin (daher nach 6 h 4fach höhere Konzentration).
▶ Plasmaeiweißbindung 20 %.
▶ Urin-Recovery 85 %.
▶ Bei **Cefaclor** finden sich nach 0,5 g oral Serumspiegel von 17 mg/l (1 h) und 3,1 mg/l (3 h), nach 1 g 27 mg/l (1 h) und 5,1 mg/l (3 h). Dabei ist Cefaclor in wässrigen Lösungen instabil, sodass es Unklarheiten über die relevanten Spiegel gibt.
▶ Halbwertszeit 1 h.
▶ Plasmaeiweißbindung 50 %.
▶ Urin-Recovery (in 8 h) 60 %. Ein Teil wird im Organismus metabolisiert.

Nebenwirkungen: Wie bei parenteral anwendbaren Cefalosporinen, außerdem Magen-Darm-Störungen (Erbrechen, Diarrhoe) in 1–3 %. Bei Cefalexin, Cefadroxil und Cefaclor vorübergehende Erhöhung der SGOT, SGPT und alkalischen Phosphatase im Serum möglich, cholestatischer Ikterus selten. Chlorierte Oralcefalosporine wie Cefaclor haben im Prinzip unerwünschte immunmodulatorische Nebenwirkungen. Bei Cefaclor können so relativ häufig serumkrankheitsähnliche Symptome auftreten. Cefaclor kann auch zu vorübergehender Hyperaktivität, Unruhe und anderen ZNS-Erregungsstörungen führen.

Interaktionen: Keine relevanten Wechselwirkungen.

Indikationen: Vor allem Haut- und Harnwegsinfektionen durch empfindliche Erreger (insbesondere Staphylokokken). Cefadroxil eignet sich gut zur Therapie der Tonsillitis und von Hautinfektionen. Ein Einsatz in niedriger Dosis zur Reaszensionsprophylaxe von Harnwegsinfektionen ist möglich. Cefalexin und Cefadroxil sind gut geeignet zur oralen Therapie von leichteren Staphylokokken-Infektionen (Ersatz der Oxacillin-Derivate).

Kontraindikation: Cefalosporin-Allergie.

Applikation und Dosierung: Erwachsene und Jugendliche Cefalexin und Cefaclor tgl. 1,5–3,0 g in 3 Einzeldosen, Cefadroxil 2–4 g in 2 Einzeldosen. Säuglinge ab 3 Monaten und Kinder bis 12 Jahre 50–100 mg/kg/KG in 3 (Cefalexin, Cefaclor) bzw 2 Einzeldosen (Cefadroxil). Bei **eingeschränkter Nierenfunktion** ist ab einer Kreatinin-Clearance von < 25 ml/min bei Gabe von Cefalexin oder Cefadroxil eine Verlängerung des Dosisintervalls erforderlich: Die Einzeldosis von 1 g wird in größeren Abständen verabreicht (bei einer

Antiinfektiva

Kreatinin-Clearance von 10–25 ml/min alle 24 h, von < 10 ml/min alle 36 h). Bei Cefaclor ist wegen der geringeren Ausscheidung durch die Nieren keine Dosisanpasung erforderlich.

Handelsformen:
▶ Cefalexin: Tabletten à 0,5 g und 1 g, Suspension (50 mg/ml).
▶ Cefadroxil: Kapseln à 0,5 g, Tabletten à 1 g, Suspension (50 mg/ml und 100 mg/ml).
▶ Cefaclor: Kapseln à 0,25 g und 0,5 g, Tabletten à 0,5 g, Suspension (25 mg/ml und 50 mg/ ml).

Beurteilung: Die Oralcefalosporine der Cefalexin-Gruppe sind erheblich schwächer wirksam als parenterale Cefalosporine. Sie sind bei Staphylokokken-Infektionen eine bessere Alternative zu penicillinasefesten Penicillinen. Die Saftform aller Derivate schmeckt gut. Cefadroxil stellt in der Gesamtbilanz offenbar das günstigste Derivat der Gruppe dar.

Literatur

Dabrowski MP, Stankiewicz W. Desirable and undesirable immunotropic effects of antibiotics: immunomodulating properties of cefaclor. J Chemother 2001; 13: 615–20.

Ginsburg CM. Comparative pharmacokinetics of cefadroxil, cefaclor, cephalexin and cephradine in infants and children. J Antimicrob Chemother 1982; 10 (Suppl. B): 27.

Joubert GI, Hadad K, Matsui D, et al. Selection of treatment of cefaclor-associated urticarial, serum sickness-like reactions and erythema multiforme by emergency pediatricians: lack of a uniform standard of care. Can J Clin Pharmacol 1999; 6: 197–201.

Phillips R. New warning about cefaclor and serum sickness in children. Fam Physician 1999; 28: 539.

Wheeler JG, Childress SH, Kearns GL. Cefaclor serum sickness: In vitro identification using microsome cytotoxictiy and flow cytometry. J Allergy Clin Immunol 1993; 91: 363.

Wise R. The pharmacokinetics of the oral cephalosporins – A review. J Antimicrob Chemother 1990; 26 (Suppl E): 13–20.

Wible K, Tregnaghi M, Bruss J, et al. Linezolid versus cefadroxil in the treatment of skin and skin structure infections in children. Pediatr Infect Dis J 2003; 22: 315–23.

Yerushalmi J, Zvulunov A, Halevy S. Serum sickness-like reactions. Cutis 2002; 69: 395–7.

Loracarbef

Handelsname: Lorafem.

Eigenschaften: Mit den Oralcefalosporinen verwandtes synthetisches Betalaktam-Antibiotikum der Carbacephem-Klasse für orale Anwendung. Im Dihydrothiazin-Ring ist das Schwefelatom durch ein C-Atom (eine Methyl-Gruppe) ersetzt. Im Übrigen ist die Struktur identisch mit der von Cefaclor. Loracarbef ist im Gegensatz zu Cefaclor in vitro sehr stabil und hat eine bessere Pharmakokinetik.

Wirkungsspektrum: Loracarbef wirkt bakterizid auf die meisten Stämme von Streptokokken (Streptococcus pyogenes, Streptococcus pneumoniae u. a.), Staphylokokken (mit Ausnahme von Methicillin-resistenten Staphylokokken), E. coli, Klebsiella pneumoniae, Moraxella catarrhalis, Haemophilus influenzae (auch Betalaktamase-bildende Stämme), Neisseria meningitidis (Meningokokken). Resistent sind die meisten Stämme von Acinetobacter, Enterobacter, Morganella morganii, Proteus vulgaris, Providencia, Pseudomonas,

Serratia, Enterokokken, Anaerobier, Mykoplasmen, Chlamydien und Legionellen. Die antibakterielle Aktivität entspricht ungefähr der von Cefaclor, ist jedoch gegen Haemophilus influenzae, Moraxella catarrhalis und einige Enterobakterien z.t. stärker (besonders bei Betalaktamase-bildenden Stämmen).

Pharmakokinetik:
▸ Fast vollständige Resorption nach oraler Gabe. Nach 0,2 g und 0,4 g sind die mittleren Serumspitzenspiegel 9 bzw. 14 mg/l.
▸ Halbwertszeit 60 min.
▸ Plasmaeiweißbindung 25%.
▸ Gute Gewebegängigkeit. In Mittelohrflüssigkeit betragen die Loracarbef-Konzentrationen bei Kindern nach 2 h etwa die Hälfte der Serumspiegel.
▸ Urin-Recovery 90%. Gut dialysierbar.

Nebenwirkungen: Im Allgemeinen gut verträglich. Gelegentlich treten Durchfälle, Übelkeit, Erbrechen, Bauchschmerzen sowie allergische Reaktionen (Hautrötungen, Juckreiz, Urtikaria, Erythema multiforme) auf, selten serumkrankheitsähnliche Erscheinungen (Ödeme, Gelenkschwellungen, Fieber, schwere Hautreaktionen). Selten sind auch anaphylaktische Reaktionen, wie Tachykardie, Dyspnoe, Blutdruckabfall, Schock, ferner Thrombozytopenie, Leukopenie und Eosinophilie, sowie ZNS-Symptome (ähnlich wie bei Cefaclor).

Interaktionen: Verlängerte Prothrombinzeit mit oder ohne Blutungen bei Patienten, die gleichzeitig blutgerinnungshemmende Medikamente vom Cumarin-Typ erhalten (selten).

Indikationen: Bakterielle Infektionen der oberen und unteren Atemwege (Tonsillitis, akute Otitis media, Sinusitis, akute Exazerbation einer chronischen Bronchitis, leichtere Pneumonie), außerdem Staphylokokken-Infektionen der Haut und Weichteile sowie unkomplizierte Harnwegsinfektionen von Frauen (dort aber nicht Mittel der 1. Wahl).

Kontraindikationen: Überempfindlichkeit gegen Loracarbef und Parallelallergie gegen andere Betalaktam-Antibiotika (Penicilline, Cefalosporine).

Applikation und Dosierung: Erwachsene und Jugendliche erhalten bei schweren Infektionen und akuter Otitis media 2-mal tgl. 0,4 g, Säuglinge ab 6 Monate und Kinder bis 12 Jahre 2-mal tgl. 15 mg/kg/KG. Bei leichteren Infektionen 2-mal tgl. 0,2 g bei Erwachsenen und Jugendlichen (bzw 2-mal tgl. 7,5 mg/kg/KG bei Säuglingen und Kindern bis 12 Jahre). Bei unkomplizierten Infektionen der unteren Harnwege von Frauen kann die 1-mal tgl. Gabe von 0,2 g ausreichen.
Bei Niereninsuffizienz (Kreatinin-Clearance 49–10 ml/min) verabreicht man die erforderliche Einzeldosis alle 24 h, bei einer Kreatinin-Clearance unter 10 ml/min jeden 4. oder 5. Tag. Bei Hämodialyse wird nach jeder Dialyse eine zusätzliche Einzeldosis gegeben.

Handelsformen: Kapseln à 0,2 g und 0,4 g, Suspension (20 mg/ml, 40 mg/ml).

Beurteilung: Derivat von Cefaclor mit besserer Resorption und Stabilität, aber mit den Grundproblemen eines chlorierten Derivats. Für bakterielle Atemwegsinfektionen durch Pneumokokken, Haemophilus und Moraxella gut geeignet.

Antiinfektiva

93

Antiinfektiva

Literatur

Aljitawi OS, Krishnan K, Curtis BR, et al. Serologically documented loracarbef (Lorabid)-induced immune thrombocytopenia. Am J Hematol 2003; 73: 41–3.

Bjornsson E, Olsson R. Acute liver injury due to loracarbef. J Hepatol 1997; 26: 739–40.

Brogden RN. Loracarbef – A review of its antimicrobial activity, pharmacokinetic properties and therapeutic efficacy. Drugs 1993; 45: 716–36.

Doern GV, Vautour R, Parker D, et al. In vitro activity of loracarbef (LY163892), a new oral carbacephem antimicrobial agent, against respiratory isolates of Haemophilus influenzae and Moraxella catarrhalis. Antimicrob Ag Chemother 1991; 35: 1504–7.

Lees AS, Andrews JM, Wise R. The pharmacokinetics, tissue penetration and in vitro activity of loracarbef, a beta-lactam antibiotic of the carbacephem class. J Antimicrob Chemother 1993; 32: 853–9.

Kusmiesz H, Shelton S, Brown O, Manning S, Nelson JD. Loracarbef concentrations in middle ear fluid. Antimicrob Ag Chemother 1990; 34: 2030–1.

Sydnor TA Jr. Scheld WM. Nielsen RW, Huck W, Gwaltney J Jr. Loracarbef versus amoxicillin/clavulanate in the treatment of acute maxillary sinusitis. Ear Nose Throat J 1992; 71 (Suppl 5): 225–32.

Oralcefalosporine mit erweitertem Spektrum

Nach der Entwicklung von breiter wirkenden parenteralen Cefalosporinen wie Cefotaxim wurden orale Präparate mit erweitertem Spektrum entwickelt, die eine wesentlich stärkere Aktivität gegen gramnegative Stäbchen besitzen. Sie haben aber z.t. eine schwächere Aktivität gegen Staphylokokken sowie eine inkomplette Resorption. Dabei entstanden vier Untergruppen:

▶ Orale Cefotaxim-Derivate wie Cefixim, Cefdinir (in Deutschland nicht vorhanden) (Cefixim-Gruppe).

▶ Resorptionsester von Cefotaxim-Derivaten, wie Cefpodoxim-Proxetil und Cefetamet (nicht mehr vorhanden).

▶ Resorptionsester von Intermediär-Cefalosporinen, wie Cefuroxim-Axetil.

▶ Sondergruppe mit verminderter Aktivität: Ceftibuten.

De facto hat der Arzt in Deutschland die Auswahl zwischen den drei weitgehend gleichwertigen Derivaten Cefixim, Cefpodoxim und Cefuroxim-Axetil, die sich aber in eher sekundären Eigenschaften wie dem Geschmack des Saftes unterscheiden.

Cefixim

Handelsnamen: Cephoral, Suprax.

Eigenschaften: Cefixim gehört zu den Oralcefalosporinen mit erweitertem Spektrum und ist ein nichtverestertes Cefotaxim-Derivat (Abb. 1.1-12). Gut löslich in Methanol, Äthanol und 0,1 n Phosphatpuffer-Lösung (pH 7,9).

Wirkungsspektrum: Ähnlich dem von Cefalexin und Cefaclor, jedoch erheblich stärkere In-vitro-Aktivität (bei einer Reihe von Keimarten). Im Vergleich zu Cefaclor wirkt Cefixim gegen Haemophilus influenzae 6fach stärker (Tab. 1.1-10), gegen Streptococcus pyogenes (A-Streptokokken) 10fach, gegen Klebsiella pneumoniae 30fach und gegen Proteus mirabilis 130fach (Tab. 1.1-11). Starke Aktivität auch gegen Moraxella catarrhalis, Meningo- und

| 7-Aminocephalosporansäure | | |

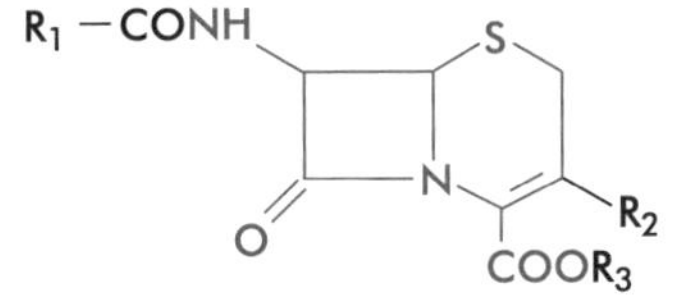

R₁	R₂	R₃
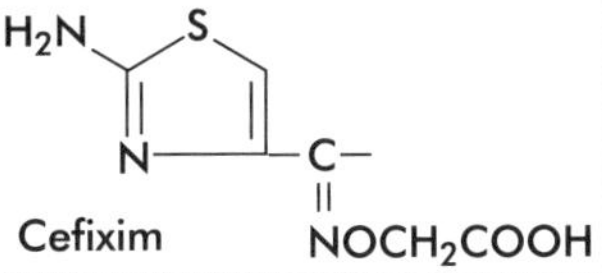 **Cefixim** H_2N-Thiazol-$C-$, $\parallel$ $NOCH_2COOH$	$-CH=CH_2$	$-H$
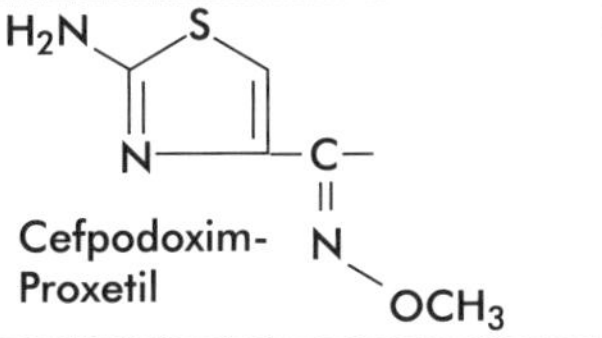 **Cefpodoxim-Proxetil** H_2N-Thiazol-$C-$, $\parallel$ N, OCH_3	$-CH_2-O-CH_3$	$-H_3C-CH-O-COOCH(CH_3)_2$
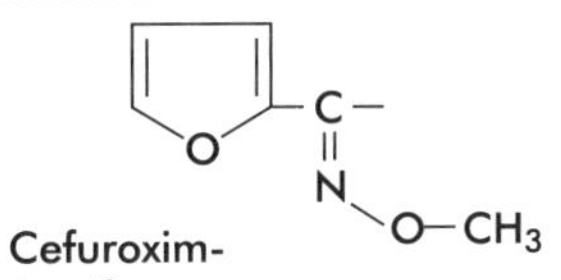 **Cefuroxim-Axetil** Furan-$C-$, $\parallel$ N, $O-CH_3$	$-CH_2-O-\overset{\displaystyle O}{\overset{\parallel}{C}}-NH_2$	$-\underset{\displaystyle CH_3}{CH}-O-\overset{\displaystyle O}{\overset{\parallel}{C}}-CH_3$
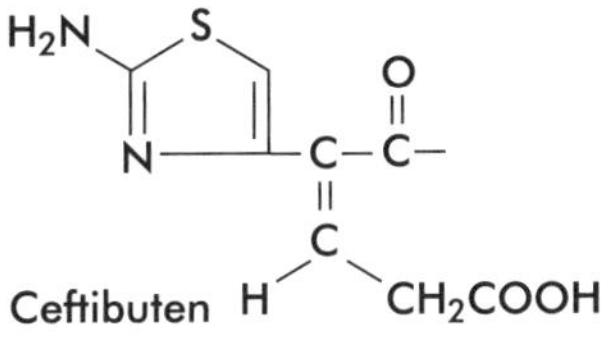 **Ceftibuten** H_2N-Thiazol-$C-C-$, $\parallel$ $\overset{C}{\underset{CH_2COOH}{}}$ H	$-H$	$-H$

Antiinfektiva

Abb. 1.1-12 Strukturformeln der Oralcefalosporine mit erweitertem Spektrum.

Gonokokken. Gegen Proteus vulgaris, Morganella morganii und Enterobacter cloacae ist Cefixim gut wirksam, während Cefaclor und Cefalexin unwirksam sind. Bei Pneumokokken ist die Wirksamkeit gleich gut, bei Staphylokokken schwächer. Immer resistent sind Methicillin-resistente Staphylokokken, Penicillin-G-resistente Pneumokokken, Enterokokken, Pseudomonas aeruginosa, Mykoplasmen, Chlamydien, Mykobakterien, Clostridium difficile und häufig auch Bacteroides fragilis. Es besteht eine partielle Kreuzresistenz mit den anderen Oralcefalosporinen.

Tab. 1.1-10 Vergleich der In-vitro-Aktivität von älteren und neueren Oralcefalosporinen sowie von Cefuroxim und Cefotaxim bei Haemophilus influenzae. $MHK_{50\%}$ und $MHK_{90\%}$ = minimale Hemmkonzentration bei ≤ 50 bzw. $\leq 90\%$ der Stämme.

Mittel	Haemophilus influenzae	
	$MHK_{50\%}$	$MHK_{90\%}$
Cefalexin	25	100
Cefaclor	3,1	12,5
Loracarbef	3,1	12,5
Cefixim	0,05	0,4
Ceftibuten	0,05	0,2
Cefpodoxim	0,1	0,2
Cefetamet	0,25	0,5
Cefuroxim	0,8	0,8
Cefotaxim	0,02	0,02

Tab. 1.1-11 Vergleich der In-vitro-Aktivität von älteren und neueren Oralcefalosporinen bei verschiedenen gramnegativen Keimarten. n = Zahl der Stämme. $MHK_{50\%}$ = minimale Hemmkonzentration bei $\leq 50\%$ der Stämme.

Keimart	n	$MHK_{50\%}$					
		Cefi-xim	Cefpo-doxim	Cefe-tamet	Cefti-buten	Cefa-clor	Cefa-lexin
E. coli	102	0,1	0,2	0,2	0,2	0,8	6,2
Enterobacter aerogenes	54	0,2	3,1	0,4	0,4	1,6	6,2
Enterobacter cloacae	16	1,6	1,6	1,6	0,8	100	100
Klebsiella pneumoniae	48	0,05	0,2	0,2	< 0,006	1,6	6,2
Proteus mirabilis	48	< 0,006	0,05	0,05	< 0,006	0,8	12,5
Proteus vulgaris	10	0,006	0,1	0,1	< 0,006	50	50
Serratia marcescens	46	1,6	100	0,8	0,4	100	100
Bordetella pertussis	38	3,1	1,6	50	–	25	100
Moraxella catarrhalis	50	0,05	0,4	0,8	1,6	0,4	3,1

Antiinfektiva

Tab. 1.1-12   Pharmakokinetische Parameter der Oralcefalosporine mit erweitertem Spektrum.

Mittel	Einzel-dosis (g)	Mittlere Serum-spitzenspiegel (mg/l)	Serum-protein-bindung (%)	Halb-werts-zeit (h)	Mittlere Urin-Recovery (%)
Cefetamet	0,5	4,5	20	3,0	50
Cefixim	0,2	2,7	63	2,5	20
Cefpodoxim	0,2	2,4	40	2,3	35
Ceftibuten	0,4	17,0	63	2,5	65
Cefuroxim-Axetil	0,25	4,2	20	1,2	35
Cefdinir	0,6	3,0	60–70	1,7	18

Pharmakokinetik (Tab. 1.1-12):
▶ Cefixim wird unvollständig resorbiert (zu etwa 40%). Nach oraler Gabe von 0,1 g, 0,2 g und 0,4 g liegen die Serumspitzenspiegel nach 4–5 h bei 1,3 bzw. 2,7 bzw. 3,7 mg/l und sind nach 12 h auf 0,4 bzw. 0,7 bzw. 1,1 mg/l abgefallen.
▶ Halbwertszeit 2,5 h.
▶ Plasmaeiweißbindung 63%.
▶ Urin-Recovery 20%. Relativ hohe Gallenkonzentrationen.

Nebenwirkungen: Gelegentlich Magen-Darm-Störungen (Übelkeit, Erbrechen, Durchfall), selten allergische Reaktionen.

Indikationen: Atemwegs- und Harnwegsinfektionen durch empfindliche Erreger (Haemophilus, Pneumokokken, Moraxella, Enterobakterien), auch akute Otitis media und A-Streptokokken-Tonsillitis (besonders bei Penicillin-Unverträglichkeit oder -Versagen) sowie unkomplizierte Gonorrhoe, besonders bei Patienten, die die Infektion in Südostasien erworben haben, wo die Resistenz gegen Fluochinolone hoch ist. Es gibt auch Erfahrungen bei Shigellose.

Dosierung: Erwachsene und Jugendliche 0,4 g in 1–2 Einzeldosen. Säuglinge und Kinder bis 12 Jahre 8–12 mg/kg/KG tgl. in 1–2 Einzeldosen.

Handelsformen: Tabletten à 0,2 g und 0,4 g, Suspension (20 mg/ml).

Beurteilung: Wegen des breiteren Spektrums und der stärkeren Wirksamkeit ist Cefixim den Cefalosporinen der Cefalexin-Gruppe bei bakteriellen Atemwegsinfektionen überlegen und kann erheblich niedriger dosiert werden. Eine wichtige Sonderindikation ist die orale Therapie der Gonorrhoe. Vorteile sind das längere Dosierungsintervall und die wohlschmeckenden Formen für Kinder. Die Aktivität gegen grampositive Erreger ist freilich nicht besonders ausgeprägt.

Antiinfektiva

Literatur

Bartlett JG. Clinical practice. Antibiotic-associated diarrhea. N Engl J Med 2002; 346: 334–9.

Basualdo W, Arbo A. Randomized comparison of azithromycin versus cefixime for treatment of shigellosis in children. Pediatr Infect Dis J 2003; 22: 374–7.

Discontinuation of cefixime tablets – United States. MMWR 2002; 51: 1052.

Fanos V, Cataldi L. Cefixime in urinary tract infections with special reference to pediatrics: overview. J Chemother 2001; 13: 112.

Faulkner RD, Fernandez P, Lawrence G, Sia LL, Falkowski AJ, et al. Absolute bioavailability of cefixime in man. J Clin Pharmacol 1988; 28: 700–6.

Hamilton-Miller JM. Overview of cefixime use in community-acquired infections. Clin Microbiol Infect 2000; 6 (Suppl 3): 79–81.

Kuhlwein A, Nies BA. Efficacy and safety of a single 400 mg oral dose of cefixime in the tre-

atment of uncomplicated gonorrhea. Eur J Clin Microbiol Infect Dis 1989; 8: 261–2.

Murkham A. Cefixime – A review of its therapeutic efficacy in lower respiratory tract infections. Drugs 1995; 49: 1007–22.

Shenep JL, Flynn PM, Baker DK, et al. Oral cefixime is similar to continued intravenous antibiotics in the empirical treatment of febrile neutropenic children with cancer.Clin Infect Dis 2001; 32: 36–43.

Verghese A, Roberson D, Kalbfleisch JH, Sarubbi F. Randomized comparative study of cefixime versus cephalexin in acute bacterial exacerbations of chronic bronchitis. Antimicrob Ag Chemother 1990; 34: 1041–4.

Westphal JF, Jehl F, Schloegel M, et al. Biliary excretion of cefixime: assessment in patients provided with T-tube drainage. Antimicrob Ag Chemother 1993; 37: 1488.

Cefpodoxim-Proxetil

Handelsnamen: Orelox, Podomexef.

Eigenschaften: Cefpodoxim-Proxetil ist der Resorptionsester des 3-Methoxymethyl-Derivats von Ceftizoxim (s. S. 78), der in der Darmwand vollständig zum aktiven Cefpodoxim hydrolysiert wird. Strukturformel: Abb. 1.1-12, S. 95. Durch Nieren und Leber werden in geringer Menge 2 inaktive Metaboliten ausgeschieden.

Wirkungsspektrum: Ähnlich Cefixim. Gegen Streptococcus pyogenes und Streptococcus pneumoniae ist Cefpodoxim 10–20fach stärker wirksam als Cefaclor, gegen Haemophilus influenzae 30fach stärker (s. Tab. 1.1-10). Methicillin-empfindliche Staphylokokken und Moraxella catarrhalis sind gegen Cefpodoxim und Cefaclor gleich empfindlich. Cefpodoxim ist gegen viele gramnegative Bakterien aktiver als Cefaclor (s. Tab. 1.1-11) und wirkt auch gegen Proteus vulgaris und Citrobacter freundii (nicht dagegen Cefaclor). Immer resistent sind Pseudomonas aeruginosa, Serratia marcescens, Bacteroides-Arten, Enterokokken, Methicillin-resistente Staphylokokken und Penicillin-G-resistente Pneumokokken. Mit den anderen Oralcefalosporinen besteht eine partielle Kreuzresistenz.

Pharmakokinetik:
▶ Cefpodoxim wird unvollständig resorbiert (nach einer Mahlzeit etwas besser als nüchtern).
▶ Maximale Serumspiegel nach 0,2 g oral 2–2,4 mg/l, die nach 12 h auf 0,1 mg/l abgefallen sind.
▶ Halbwertszeit 2,3 h.
▶ Plasmaproteinbindung 40%.
▶ Urin-Recovery 30–40%.
▶ Gallenkonzentrationen 3–4 mg/l (nach 4–8 h).

Nebenwirkungen: Diarrhoe und weiche Stühle kommen gelegentlich vor; allergische Erscheinungen sind selten.

Indikationen: Bakterielle Atem- und Harnwegsinfektionen durch empfindliche Keime, auch Hautinfektionen durch Staphylokokken.

Dosierung: Erwachsene und Jugendliche tägl. 0,2–0,4 g oral in 2 Einzeldosen; Säuglinge ab 3 Monate und Kinder bis 12 Jahre 8–10 mg/kg/KG in 2 Einzeldosen.

Handelsformen: Tabletten à 0,1 g, 0,2 g, Suspension (8 mg/ml).

Beurteilung: Cefpodoxim hat ein breiteres Spektrum als Cefaclor und kann wegen der stärkeren Wirksamkeit erheblich niedriger dosiert werden. Es wirkt auch gegen Staphylokokken.

Literatur

Bauernfeind A, Jungwirth R. In vitro evaluation of cefpodoxime, a new oral cephalosporin of the third generation: Antibacterial activity of cefpodoxime in comparison with cefixime, cefdinir, cefetamet, ceftibuten, loracarbef, cefprozil, BAY 3522, cefuroxime, cefaclor and cefadroxil. Infection 1991; 19: 353–62.

Borin MT, Forbes KK. Effect of food on absorption of cefpodoxime proxetil oral suspension in adults. Antimicrob Ag Chemother 1995; 39: 273.

Dajani AS. Pharyngitis/tonsillitis: European and United States experience with cefpodoxime proxetil. Pediatr Infect Dis J 1995; 14 (Suppl): 7–11.

Höffler D, Koeppe P, Corcilius M, Przyklink A. Cefpodoxime proxetil in patients with end-stage renal failure on hemodialysis. Infection 1990; 18: 157–62.

Johnson CA, Ateshkadi A, Zimmerman SW, et al. Pharmacokinetics and ex vivo susceptibility of cefpodoxime proxetil in patients receiving continuous ambulatory peritoneal dialysis. Antimicrob Ag Chemother 1993; 37: 2650.

Sader HS, Jones RN, Washington JA, et al. In vitro activity of cefpodoxime compared with other oral cephalosporins tested against 5556 recent clinical isolates from five medical centers. Diagn Microbiol Infect Dis 1993; 17: 143.

Scholz H. In vitro Aktivität von Cefpodoxim. Chemother J 2002; 11: 178.

Valentini S, Coratza G, Rossolini GM, et al. In-vitro evaluation of cefpodoxime. J Antimicrob Chemother 1994; 33: 495.

Cefuroxim-Axetil

Handelsnamen: Elobact, Zinnat.

Eigenschaften: Azetoxyäthylester von Cefuroxim (Abb. 1.1-12, S. 95), der in der Darmwand hydrolysiert wird, wobei Azetaldehyd und Essigsäure freigesetzt werden. Nach Resorption erscheint das freie Cefuroxim im Blut.

Wirkungsspektrum: Cefuroxim (s. S. 72) ist weitgehend Betalaktamase-stabil und wirkt außer gegen Pneumokokken, Streptokokken und Staphylokokken auch gegen Ampicillin-resistente Haemophilus- und Penicillin-G-resistente Gonokokken-Stämme. Im Vergleich zu Cefalexin und Cefaclor ist Cefuroxim stärker wirksam gegen E. coli, Proteus mirabilis und Klebsiella pneumoniae. Cefuroxim ist jedoch unwirksam gegen Pseudomonas, Enterobacter-Arten, Proteus vulgaris und Methicillin-resistente Staphylokokken sowie Penicillin-G-resistente Pneumokokken.

Antiinfektiva

Pharmakokinetik:
▶ Unvollständige Resorption.
▶ Nach 0,5 g oral ist der Serumspitzenspiegel im Durchschnitt 8,6 mg/l. Er ist bei Nüchterngabe niedriger als bei Gabe mit einer Mahlzeit.
▶ Halbwertszeit 1,2 h.
▶ Urin-Recovery 30–40%.

Nebenwirkungen: Gelegentlich treten weiche Stühle oder Durchfälle auf, selten allergische Reaktionen.

Indikationen: Bakterielle Atemwegsinfektionen (auch Otitis media), Haut- und Harnwegsinfektionen durch empfindliche Erreger. Geeignet zur Sequentialtherapie (z. B. mit Cefuroxim i.v.).

Dosierung: Erwachsene und Jugendliche tgl. 0,5–1 g in 2 Einzeldosen; Säuglinge ab dem 3. Monat und Kinder bis 12 Jahre tgl. 20–30 mg/kg/KG in 2 Einzeldosen.

Handelsformen: Tabletten à 0,125 g, 0,25 g, 0,5 g, Suspension (25 mg/ml).

Beurteilung: Orales Cefuroxim-Derivat mit stärkerer Aktivität als Cefaclor, daher geringere Dosierung. Im Vergleich zu Cefuroxim i.v. klinisch schwächer wirksam.

Literatur

Aujard Y, Boucot I, Brahimi N, et al. Comparative efficacy and safety of four-day cefuroxime axetil and ten-day penicillin treatment of group A beta-hemolytic streptococcal pharyngitis in children. Pediatr Infect Dis J 1995; 14: 295–300.
Donn KH, James NC, Powell JR. Bioavailability of cefuroxime axetil formulations. J Pharm Sci 1994; 83: 842–4.
Manley HJ, Bailie GR, Eisele G. Bilateral renal cortical necrosis associated with cefuroxime axetil. Clin Nephrol 1998; 49: 268–70.

Powell DA, James NC, Ossi MJ, et al. Pharmacokinetics of cefuroxime axetil suspension in infants and children. Antimicrob Ag Chemother 1991; 35: 2042–5.
Renneberg J, Christensen OM, Thomsen NOB, et al. Cefuroxime concentrations in serum, joint fluid and bone in elderly patients undergoing arthoplasty after administration of cefuroxime axetil. J Antimicrob Chemother 1993; 32: 751.

Ceftibuten

Handelsname: Keimax.

Eigenschaften: Aminothiazolyl-Cefalosporin mit einer Butenoylamino-Seitenkette. Ceftibuten hat im Vergleich zu den sonstigen Oralcefalosporinen ein anderes Wirkungsspektrum; es hemmt in niedrigen Konzentrationen Streptococcus pyogenes, Haemophilus influenzae und Moraxella catarrhalis, aber nicht Staphylokokken und Anaerobier. Pneumokokken sind wenig empfindlich. Durchbruchsinfektionen mit Pneumokokken wurden mehrfach beschrieben. Die Vorteile von Ceftibuten bestehen in der günstigen Pharmakokinetik sowie in der starken Aktivität gegen die meisten Enterobacteriaceae (E. coli, Klebsiella, Proteus-Arten, Morganella, Providencia, Citrobacter). Ein Teil der Enterobacter-, Serratia- und Acinetobacter-Stämme ist resistent. Pseudomonas ist stets resistent. Die klinische Effektivität bei Harnwegsinfektionen ist geringer als die von Fluochinolonen.

Pharmakokinetik:
▶ Ceftibuten wird nach oraler Gabe gut resorbiert.
▶ Die Serumspitzenspiegel liegen nach 0,2 g und 0,4 g oral bei 10 mg/l bzw. 17 mg/l.
▶ Halbwertszeit 2,5 h.
▶ Urin-Recovery 60–70 %.

Nebenwirkungen: Gelegentlich Übelkeit, Erbrechen, Durchfall.

Indikationen: Harnwegsinfektionen durch empfindliche Keime. Zugelassen auch zur Therapie von Otitis media, A-Streptokokken-Tonsillitis (bei Kindern), Sinusitis und Bronchitis.

Dosierung: Erwachsene und Jugendlichel tgl. 0,4 g oral in 1–2 Einzeldosen. Säuglinge ab 3 Monate und Kinder bis 12 Jahre tgl. 9 mg/kg KG in 1–2 Einzeldosen.

Handelsformen: Kapseln à 0,2 g und 0,4 g, Suspension (18 mg/ml und 36 mg/ml).

Beurteilung: Spezialcefalosporin für Harnwegsinfektionen durch empfindliche Erreger. Unwirksam auf Staphylokokken und oft auch auf Pneumokokken. Vor einer ungezielten Therapie bei Atemwegsinfektionen wird wegen der ungenügenden Wirkung gegen Pneumokokken gewarnt.

Literatur

Barr WH, Affrime M, Chin-Chung L, Batra V. Pharmacokinetics of ceftibuten in children. Pediatr Infect Dis J 1993; 12:555–63.

Barry AL, Fuchs PC, Pfaller MA. Susceptibilities of beta-lactamase-producing and nonproducing ampicillin-resistant strains of Haemophilus influenzae to ceftibuten, cefaclor, cefuroxime, cefixime, cefotaxime, and amoxicillin-clavulanic acid. Antimicrob Ag Chemother 1993; 37: 14.

Bauernfeind A. Comparative antimicrobial spectrum and activity of ceftibuten against clinical isolates from West Germany. Diagn Microbiol Infect Dis 1991; 14: 63–74.

Cronberg S, Banke S, Bergman B, et al. Fewer bacterial relapses after oral treatment with norfloxacin than with ceftibuten in acute pyelonephritis initially treated with intravenous cefuroxime. Scand J Infect Dis 2001; 33: 339–43.

Hillert R. Pneumokokken Meningitis nach ambulanter Ceftibuten Therapie. Chemother J 2000; 9: 101.

Jones RN. Ceftibuten: a review of antimicrobial activity, spectrum and other microbiological features. Pediatr Infect Dis J 1993; 12: 37.

Kammer RB. Worldwide safety experience with ceftibuten pediatric suspension. Pediatr Infect Dis J 1993; 12:92–4.

Kelloway JS, Awni WM, Lin CC, et al. Pharmacokinetics of ceftibuten-cis and its trans metabolite in healthy volunteers and in patients with chronic renal insufficiency. Antimicrob Ag Chemother 1991; 35: 2267.

Lin C, Radwanski E, Afrime M, Cayen MN. Multiple-dose pharmacokinetics of ceftibuten in healthy volunteers. Antimicrob Ag Chemother 1995; 39: 356.

Pichichero ME, McLinn SE, Gooch WM III, et al. Ceftibuten vs. penicillin V in Group A beta-hemolytic streptococcal pharyngitis. Pediatr Infect Dis J 1993; 12: 64.

Schwark H. Ceftibuten und Pneumokokken. Chemother J 2000; 9: 155.

Antiinfektiva

Shah P. "Break through" Sepsis durch S. pneumoniae bei Therapie mit Ceftibuten. Chemother J 1999; 8: 153.
Wiseman LR, Balfour JA. Ceftibuten: a review of its antibacterial activity, pharmacokinetic properties and clinical efficacy. Drugs 1994; 47: 784–808.

1.1.3 Carbapeneme

Einen wesentlichen Fortschritt der Antibiotika-Therapie stellen die Carbapeneme (Peneme) dar. Es handelt sich um Betalaktam-Antibiotika, die weder Penicilline noch Cefalosporine sind. Sie vereinigen in sich die Wirkung breiter Penicilline mit der Wirkung breiter Cefalosporine. Es wird fast das gesamte Erregerspektrum erfasst. Carbapeneme haben prinzipiell den gleichen Wirkungsmechanismus wie Penicilline und Cefalosporine. Die Pioniersubstanz war Thienamycin, aus dem Imipenem entwickelt worden ist. Die neueren Carbapeneme gehören alle zu den stabileren C-1-Methyl-Penemen. Über die Entwicklung neuer Carbapeneme s. S. 110.

Imipenem

Handelsnamen: Zienam, Tienam, Primaxin.

Eigenschaften:
Imipenem (N-Formimidoyl-Thienamycin) ist ein Amidin-Derivat des Thienamycins und 5–10fach stabiler als das natürlich vorkommende Thienamycin (Strukturformel s. Abb. 1.1-13).
Die Substitution des Schwefelatoms durch eine Methylgruppe verstärkt die Bakterizidie. Die Anheftung einer Hydroxyäthyl-Seitenkette an den Betalaktam-Ring in Transorientation ist verantwortlich für die außergewöhnliche Betalaktamase-Stabilität. Die alleinige Gabe von Imipenem erwies sich als nicht möglich, da es in den Nieren durch das körpereigene Enzym Dehydropeptidase-I rasch abgebaut wird. Es muss daher mit Cilastatin (s.u.) kombiniert werden. Das handelsübliche Imipenem enthält immer auch gleiche Teile von Cilastatin und ist genau genommen Imipenem/Cilastatin. Im gesamten Text dieses Buchs bezieht sich die Bezeichnung Imipenem stets auf die **Kombination** (außer mikrobiologische Angaben).
Cilastatin ist ein reversibler kompetitiver Inhibitor der Dehydropeptidase-I, eines renalen Enzyms, welches Imipenem metabolisiert und inaktiviert. Cilastatin ist ein Heptankarbon-

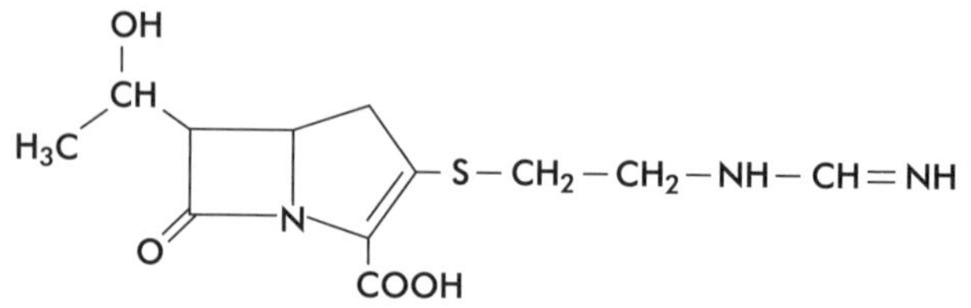

Abb. 1.1-13 Strukturformel von Imipenem.

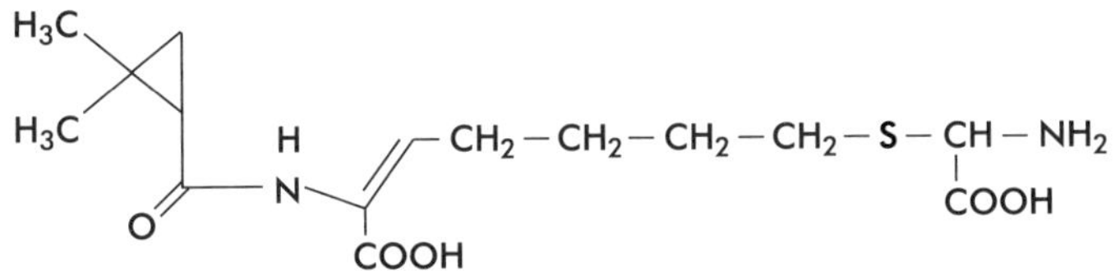

$$H_3C - \overset{\displaystyle H_3C}{\underset{\displaystyle O}{\bigtriangleup}} \quad \overset{\displaystyle H}{\underset{\displaystyle COOH}{N}} \quad CH_2 - CH_2 - CH_2 - CH_2 - S - \underset{\displaystyle COOH}{\overset{\displaystyle |}{CH}} - NH_2$$

Abb. 1.1-14 Strukturformel von Cilastatin.

säure-Derivat ohne eigene antimikrobielle Eigenschaften (Strukturformel s. Abb. 1.1-14). Cilastatin hat 2 Funktionen: Erstens reduziert es die Hydrolyse von Imipenem in den Nieren und erhöht die Konzentration des aktiven Antibiotikums; zweitens hemmt es die Nephrotoxizität des Imipenems bei höherer Dosierung (bei Tieren nachweisbar). Cilastatin wirkt nicht auf andere menschliche Dipeptidasen und ist unwirksam gegen Bakterien. Imipenem und Cilastatin-Natrium sind im Handelspräparat im Verhältnis 1:1 gemischt. Die Menge des im Präparat enthaltenen Cilastatins wird bei Dosierungsangaben üblicherweise nicht berücksichtigt.

Wirkungsspektrum (Tab. 1.1-13): Imipenem hemmt die Zellwandsynthese der Bakterien und besitzt in niedrigen Konzentrationen eine starke bakterizide Wirkung. Es hat ein sehr breites Wirkungsspektrum, das alle grampositiven Keime (einschließlich Actinomyces israelii, Listerien, Nocardien, Myobacterium fortuitum, M. chelonae, M. abscessus) und gramnegative Bakterien (einschließlich Pseudomonas aeruginosa, Citrobacter, Serratia, Acinetobacter- und Enterobacter-Arten) umfasst. Imipenem hemmt auch Betalaktamasebildende Stämme von Haemophilus influenzae und Neisseria gonorrhoeae. Es wirkt stärker als Clindamycin und Metronidazol gegen Bacteroides fragilis und die meisten anderen Anaerobier (Clostridien, Peptostreptococcus, Actinomyces, Fusobakterien-Arten etc.). Die Aktivität gegen Proteus vulgaris und Proteus mirabilis ist schwächer als gegen die anderen Enterobakterien. Imipenem ist unwirksam gegen Methicillin-resistente Staphylococcus-aureus- und -epidermidis-Stämme, gegen Enterococcus faecium, Corynebacterium jeikeium, Burkholderia cepacia und Stenotrophomonas maltophilia sowie gegen Clostridium difficile. Dagegen sind Penicillin-empfindliche Enterococcus-faecalis-Stämme gegen Imipenem sensibel. Resistent sind außerdem Mykoplasmen, Chlamydia trachomatis, Chlamydia pneumoniae, Legionella-Arten und Mykobakterien-Arten. Eine Kreuzresistenz mit Penicillinen und Cefalosporinen ist selten, mit Meropenem häufig. Eine sekundäre Resistenzentwicklung von Pseudomonas aeruginosa während der Therapie ist möglich. Primär resistente Stämme von Pseudomonas aeruginosa und Serratia marcescens kommen in zunehmender Häufigkeit vor. Imipenem kann in vitro Betalaktamasen der Klasse 1 induzieren; das hat aber offenbar keine klinische Relevanz.

Pharmakokinetik:
▸ Nach i.v. Infusion von 250 mg, 500 mg und 1000 mg Imipenem (über 20 min) findet man maximale Serumspiegel von 14–24 mg/l bzw. 20–60 mg/l bzw. 40–80 mg/l.

Antiinfektiva

Tab. 1.1-13 Vergleichende Aktivität von Imipenem und Meropenem gegen aerobe und anaerobe Bakterien (nach Edwards et al. und Sentochnik et al.). $MHK_{90\%}$ = minimale Hemmkonzentration bei 90% der untersuchten Bakterienstämme.

Keimart	$MHK_{90\%}$ (mg/l) von	
	Imipenem	Meropenem
Staphylococcus aureus (a, b)	0,03	0,3
Koagulase-negative Staphylokokken (a, b)	0,1	1
Streptococcus pyogenes	0,03	0,1
Streptococcus pneumoniae (c)	0,02	0,03
Enterococcus faecalis	2	8
Listeria monocytogenes	0,3	0,3
Haemophilus influenzae	2	0,1
N. meningitidis	0,1	0,01
E. coli	0,1	0,03
Klebsiella pneumoniae	0,3	0,1
Enterobacter aerogenes	1	0,1
Enterobacter cloacae	1	0,1
Citrobacter freundii	1	0,1
Proteus mirabilis	4	0,1
Proteus vulgaris	4	0,1
Morganella morganii	4	0,2
Acinetobacter anitratus	0,5	1
Serratia marcescens	4	0,1
Pseudomonas aeruginosa	4	2
Stenotrophomonas maltophilia	> 50	> 50

(a) = auch Betalaktamase-bildende Stämme
(b) = ohne Methicillin-resistente Stämme
(c) = ohne Penicillin-G-resistente Stämme

▶ Halbwertszeit 60 min.
▶ Serumeiweißbindung 25%.
▶ Liquorgängigkeit gering (1–2 h nach 1 g i.v. mittlerer Liquorspiegel 2,1 ± 1,4 mg/l).
▶ Urin-Recovery 15–20%.
▶ Cilastatin führt nach i.v. Infusion von 250 mg und 500 mg (über 20 min) zu maximalen Serumspiegeln von 15–25 mg/l bzw. 30–50 mg/l.
▶ Halbwertszeit 45 min.
▶ Serumeiweißbindung 25%.
▶ Urin-Recovery 55% (in unveränderter Form) und ca. 15% (als N-Azetyl-Metabolit, der eine ähnliche Hemmwirkung wie die Muttersubstanz hat). Nach Elimination von Cilastatin aus dem Blut normalisiert sich die Dehydropeptidase-I-Aktivität in den Nieren rasch.

Die **gleichzeitige Gabe** von Imipenem und Cilastatin erhöht die Serumspiegel in geringem Maße; Halbwertszeit und Proteinbindung sind im Vergleich zur Einzelgabe fast identisch, jedoch sind die Harnkonzentrationen von Imipenem höher (>10 mg/l für 8 h nach 500 mg Imipenem + 500 mg Cilastatin). Urin-Recovery von Imipenem (nach kombinierter Behandlung): 70% (der Rest sind inaktive Metaboliten). Imipenem wird in geringer Menge mit der

Galle ausgeschieden. Keine Kumulation von Imipenem in Plasma und Urin nach wiederholter Gabe der Kombination. Bei Niereninsuffizienz kumuliert Cilastatin stärker als Imipenem. Sowohl Imipenem als auch Cilastatin sind dialysierbar.

Nebenwirkungen: Ernste Nebenwirkungen sind selten. In 5–10 % treten leichte gastrointestinale Reaktionen (Übelkeit, Erbrechen, Durchfall) auf, in ≤ 5 % lokale Reaktionen (Thrombophlebitis) und in ≤ 3 % allergische Reaktionen (Exantheme). In 1–2 % werden zentralnervöse Nebenwirkungen (fokaler Tremor, Myoklonus, Krämpfe, Verwirrtheitszustände, psychische Störungen, Somnolenz, Schwindel) beobachtet, insbesondere bei höherer Dosierung, eingeschränkter Nierenfunktion, Intensivpflege und Vorschädigung des ZNS. Als hämatologische Reaktionen wurde häufiger eine Eosinophilie festgestellt, seltener eine Leukozytopenie, Thrombozytopenie und ein Hb-Abfall. Der direkte Coombs-Test kann positiv ausfallen. Eine vorübergehende Verlängerung der Prothrombinzeit kommt in < 2 % der Fälle vor. Nierenfunktionsstörungen (Oligurie, Harnstoff- und Kreatininanstieg im Serum) sind selten. Gelegentlich treten leichte Erhöhungen der Serumtransaminasen, des Bilirubins und/oder der alkalischen Phosphatase auf. Bei rascher i.v. Injektion sind Kreislaufreaktionen möglich (daher soll Imipenem immer langsam infundiert und nicht direkt injiziert werden).

Interaktionen: Bei gleichzeitiger Gabe von Ganciclovir können Krampfanfälle auftreten.

Indikationen: Mischinfektionen und schwere Infektionen (vor dem Erregernachweis), besonders bei gleichzeitiger Abwehrschwäche, Sepsis, intraabdominellen und gynäkologischen Infektionen, Knochen- und Gelenkinfektionen, außerdem bei Versagen einer Therapie mit anderen Breitspektrum-Antibiotika oder einer Allergie gegen Penicilline und Cefalosporine. Die Kombination mit einem Aminoglykosid ist möglich, aber meist unnötig. Nur bei schweren Pseudomonas-Infektionen immer mit einem Aminoglykosid oder Ciprofloxacin kombinieren. Derartige Kombinationen werden im Allgemeinen gut vertragen. Durch Kombination mit anderen Antibiotika (z. B. Rifampicin) lassen sich evtl. vorhandene Lücken (Chlamydien, Mykoplasmen und Legionellen) schließen.

Kontraindikation: Überempfindlichkeit gegen Imipenem oder Cilastatin. Bei nachgewiesener Penicillin-Allergie ist eine nur selten vorhandene Kreuzallergie gegen Imipenem auszuschließen. Es gibt noch keine kontrollierten Studien bei Schwangeren; deshalb sollte Imipenem in der Schwangerschaft nur angewandt werden, wenn der mögliche Nutzen das sehr geringe Risiko für den Feten rechtfertigt. Keine schnelle Bolusinjektion.

Applikation und Dosierung: Auflösung der Substanzen nur in geeignetem Lösungsmittel (darf z. B. kein Laktat enthalten). Tagesdosis 1,5–2 g Imipenem (in 3 oder 4 i.v. Kurzinfusionen über 30 min), maximal 50 mg/kg KG bzw. 4 g. Kinder ab dem 4. Lebensmonat erhalten tgl. 30–60 mg/kg (in 4 Einzelgaben). Die Einzeldosis von 1 g sollte in 60 min infundiert werden. Über Anwendungsmöglichkeiten und optimale Dosierung bei Neugeborenen liegen nur geringe Erfahrungen vor.
Bei Niereninsuffizienz mit einer Kreatinin-Clearance von 20–30 ml/min gibt man 500 mg alle 12 h, bei einer Kreatinin-Clearance von < 5 ml/min 250 mg alle 12 h. Ein Maximum von tgl. 1 g oder 12,5 mg/kg darf nicht überschritten werden. Nach jeder Hämodialyse 500 mg zusätzlich geben.

Antiinfektiva

Handelsformen: Ampullen von Zienam 250 enthalten 250 mg Imipenem + 250 mg Cilastatin, Ampullen von Zienam 500 enthalten 500 mg Imipenem + 500 mg Cilastatin. Die Dosisangaben beziehen sich stets auf den antibiotisch aktiven Imipenem-Teil.

Beurteilung: Imipenem ist die Standardsubstanz der Carbapeneme mit starker Aktivität gegen fast alle grampositiven und gramnegativen Bakterien einschließlich der Anaerobier. Es ist eines der wichtigsten Antibiotika für die Initialtherapie lebensbedrohender bakterieller Infektionen (besonders in der Intensivmedizin).

Literatur

Alarabi AA, Cars O, Danielson BG, Salmonson T, Wikstrom B. Pharmacokinetics of intravenous imipenem/cilastatin during intermittent haemofiltration. J Antimicrob Chemother 1990; 26: 91–8.

D'Amato C, Rosci MA, Visco G. The efficacy and safety of imipenem/cilastatin in the treatment of severe bacterial infections. J Chemother 1990; 2: 100–7.

Böhme A, Just-Nübling G, Bergmann L, Shah PM, Stille W, Hoelzer D. A randomized study of imipenem compared to cefotaxime plus piperacillin as initial therapy of infections in granulocytopenic patients. Infection 1995; 23: 349–55.

Boswald M, Dobig C, Kandler C, et al. Pharmacokinetic and clinical evaluation of serious infections in premature and newborn infants under therapy with imipenem/cilastatin. Infection 1999; 27: 299–304.

Buckley MM, Brogden RN, Barradell LB, Goa KL. Imipenem/cilastatin: a reappraisal of its antibacterial activity, pharmacokinetic properties and therapeutic efficacy. Drugs 1992; 44: 408–44.

Drusano GL, Standiford HC. Pharmacokinetic profile of imipenem/cilastatin in normal volunteers. Am J Med 1985; 78 (6 A): 47.

Freij BJ, McCracken GH Jr, Olsen KD, Threlkeld N. Pharmacokinetics of imipenem-cilastatin in neonates. Antimicrob Ag Chemother 1985; 27: 431.

Gibson TP, Demetriades JL, Bland JA. Imipenem/cilastatin: pharmacokinetic profile in renal insufficiency. Am J Med 1985; 78 (6 A): 54.

Gruber WC, Rench MA, Garcia-Prats JA, et al. Single-dose pharmacokinetics of imipenem-cilastatin in neonates. Antimicrob Ag Chemother 1985; 27: 511.

Harris AD, Smith D, Johnson JA, et al. Risk factors for imipenem-resistant Pseudomonas aeruginosa among hospitalized patients. Clin Infect Dis 2002; 34: 340–5.

Heikkila A, Renkonen OV, Erkkola R. Pharmacokinetics and transplacental passage of imipenem during pregnancy. Antimicrob Ag Chemother 1992; 36: 2652–5.

Huijgens PC, Ossenkoppele GJ, Weijers TF, et al. Imipenem-cilastatin for empirical therapy in neutropenic patients with fever: an open study in patients with haematology malignancies. Eur J Haematol 1991; 46: 42–6.

Jacobs RF, Kearns GL, Brown AL, Longee DC. Cerebrospinal fluid penetration of imipenem and cilastatin (primaxin) in children with central nervous system infections. Antimicrob Ag Chemother 1986; 29: 670–4.

Kesado T, Watanabe K, Asahi Y, Isono M, Ueno K. Susceptibilities of anaerobic bacteria to N-formimidoyl thienamycin (MK 0787) and to other antibiotics. Antimicrob Ag Chemother 1982; 21: 1016–22.

Koppel BS, Hauser WA, Politis C, et al. Seizures in the critically ill: the role of imipenem. Epilepsia 2001; 42: 590–3.

Lehrnbacher T, Stanescu A, Kühl J. Short courses of intravenous empirical treatment in selected febrile neutropenic children with cancer. Infection 2002; 30: 93.

Lepper PM, Grusa E, Reichl H, et al. Consumption of imipenem correlates with beta-lactam resistance in Pseudomonas aeruginosa. Antimicrob Ag Chemother 2002; 46: 2920–5.

Modai J, Vittecoq D, Decazes JM, et al. Penetration of imipenem and cilastatin into cerebrospinal fluid of patients with bacterial meningitis. J Antimicrob Chemother 1985; 16: 751.

Pedersen SS, Pressler T, Hiby N, et al. Imipenem/cilastatin treatment of multiresistant Pseudomonas aeruginosa lung infection in cystic fibrosis. J Antimicrob Chemother 1985; 16:629.

Reed MD, Stern RC, O'Brien CA, et al. Pharmacokinetics of imipenem and cilastatin in patients with cystic fibrosis. Antimicrob Ag Chemother 1985; 27: 583.

Reed MD, Kliegman RM, Yamashita TS, Myers CM, Blumer JL. Clinical pharmacology of imipenem and cilastatin in premature infants during the first week of life. Antimicrob Ag Chemother 1990; 34:1172–7.

Rolston KVI, Berkey P, Bodey GP, et al. A comparison of imipenem to ceftazidime with or without amikacin as empiric therapy in febrile neutropenic patients. Arch Intern Med 1992; 152: 283–91.

Solomkin JS, Dellinger EP, Christou NV, et al. Results of a multicenter trial comparing imipenem cilastatin to tobramycin-clindamycin for intra-abdominal infections. Ann Surg 1990; 212: 581–91.

Tegeder I, Bremer F, Oelkers R, et al. Pharmacokinetics of imipenem-cilastatin in critically ill patients undergoing continuous venovenous hemofiltration. Antimicrob Ag Chemother 1997; 41: 2640–5.

Wong VK, Wright HT, Ross LA. Imipenem/cilastatin treatment of bacterial meningitis in children. Pediatr Infect Dis J 1991; 10: 122–5.

Wood GC, Hanes SD, Croce MA, et al. Comparison of ampicillin-sulbactam and imipenem-cilastatin for the treatment of acinetobacter ventilator-associated pneumonia. Clin Infect Dis 2002; 34: 1425–30.

Meropenem

Handelsnamen: Meronem, Merrem.

Eigenschaften: Carbapenem mit einer Methylgruppe an C1 (bessere Resistenz gegen die menschliche renale Dehydropeptidase 1), weshalb eine Kombination mit Cilastatin (wie bei Imipenem) entfallen kann (Abb. 1.1-15). Durch die Seitenkette an C2 wird die Aktivität gegen Pseudomonas und andere gramnegative Bakterien verstärkt. Im Handelspräparat liegt Meropenem als Trihydrat vor (die Ampulle mit 1 g Meropenem enthält zur besseren Löslichkeit außerdem 208 mg Natriumcarbonat).

Wirkungsspektrum: Meropenem hemmt ähnlich wie Imipenem fast alle grampositiven und gramnegativen Bakterien außer Methicillin-resistenten Staphylokokken, Enterococcus faecium und Stenotrophomonas maltophilia. Auch Penicillin-G-resistente Pneumokokken sind in vitro gegen Meropenem empfindlich. Stets resistent sind Mykoplasmen, Chlamydien, Legionellen und die meisten Mykobakterien-Arten sowie Corynebacterium jeikeium.

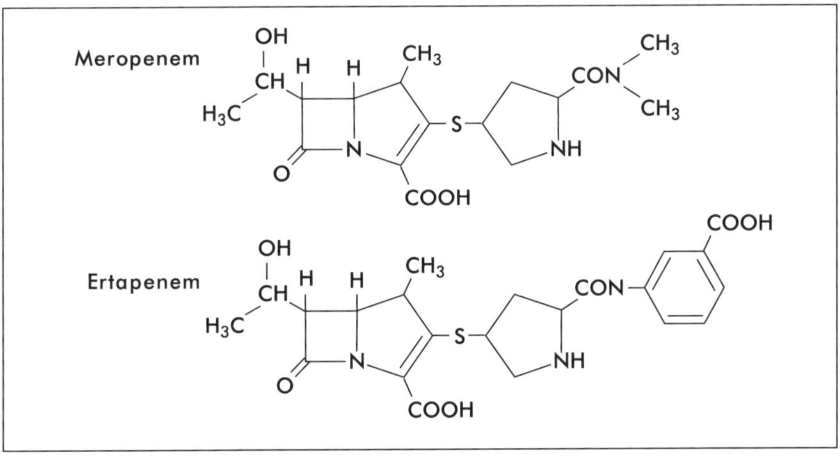

Abb. 1.1-15 Strukturformeln von Meropenem und Ertapenem.

Im Vergleich zu Imipenem wirkt Meropenem bei aeroben gramnegativen Bakterien (auch Pseudomonas aeruginosa) meistens stärker, bei aeroben grampositiven Bakterien schwächer (Tab. 1.1-13, S. 104). Gegen sporenlose Anaerobier (z. B. Bacteroides fragilis) und die meisten Clostridien-Arten (z. B. Clostridium perfringens) ist die Aktivität gleich. Eine Kombination von Meropenem mit einem Aminoglykosid oder Ciprofloxacin kann gegen Pseudomonas aeruginosa synergistisch wirken, eine Kombination mit Vancomycin oder Teicoplanin gegen Staphylokokken. Auch bei Anaerobiern kann durch Kombination mit Metronidazol ein Synergismus eintreten.

Resistenz: Meropenem ist sehr stabil gegen fast alle bakteriellen Betalaktamasen. Ein kleiner Teil der Pseudomonas-aeruginosa- und Burkholderia-cepacia-Stämme ist resistent. Auch Enterococcus faecalis ist teilweise resistent. Es gibt eine unvollständige Kreuzresistenz mit Imipenem bei Pseudomonas aeruginosa und Methicillin-resistenten Staphylokokken (d. h., einige Pseudomonas-Stämme sind Meropenem-empfindlich, aber Imipenem-resistent, einige Staphylokokken-Stämme umgekehrt).

Pharmakokinetik:
▶ Bei i.v. Infusion von 0,5 g und 1,0 g (in 30 min) betragen die mittleren Serumspiegel 23 bzw. 49 mg/l, bei langsamer i.v. Injektion von 0,5 g und 1,0 g 30 min danach 25 bzw. 50 mg/l.
▶ Halbwertszeit 60 min.
▶ Plasmaeiweißbindung 2 %.
▶ Gute Gewebegängigkeit (Verteilung auf den Extrazellulärraum).
▶ Mittlerer Liquorspiegel bei Kindern mit Meningitis 2–3 h nach i.v. Gabe von 40 mg/kg 2,8 ± 2,3 mg/l.
▶ Urin-Recovery: 70 % als aktive Substanz, etwa 20 % als inaktiver Metabolit.

Nebenwirkungen: Im Allgemeinen gut verträglich. Gelegentlich treten leichte gastrointestinale Störungen auf. Seltener sind Entzündungen an der Injektionsstelle (Phlebitis), Hautreaktionen (Ausschlag, Juckreiz, Urtikaria), zentralnervöse Nebenwirkungen (Kopfschmerzen, Schläfrigkeit, Parästhesien, Verwirrtheitszustände, Krampfanfälle) und Störungen der Nierenfunktion (Erhöhung von Serum-Kreatinin und Blut-Harnstoff). Hämatologische Nebenwirkungen können sich als Thrombozythämie, Thrombozytopenie sowie Verlängerung der partiellen Thromboplastinzeit und Prothrombinzeit mit Blutungsneigung äußern (selten).

Interaktionen: Bei gleichzeitiger Gabe von Ganciclovir sind generalisierte Krampfanfälle möglich.

Indikationen: Ähnlich Imipenem, d. h. Mischinfektionen und schwere Infektionen (vor dem Erregernachweis), besonders bei gleichzeitiger Abwehrschwäche, Sepsis, intraabdominellen und gynäkologischen Infektionen, Knochen- und Gelenkinfektionen, auch bei Versagen einer Therapie mit anderen Breitspektrum-Antibiotika oder bei Allergie gegen Penicilline und Cephalosporine (nach Ausschluss einer Parallelallergie). Bei schweren Pseudomonas-Infektionen immer mit einem Aminoglykosid kombinieren. Auch die Anwendung bei Meningitis durch sonst resistente Keime (z. B. Pseudomonas aeruginosa oder andere gramnegative Stäbchen) ist möglich (evtl. in Kombination).

Kontraindikationen: Schwangerschaft und Kinder in den ersten 3 Lebensmonaten (mangels ausreichender Erfahrungen) sowie Meropenem-Allergie. Bei bekannter Überempfindlichkeit gegen Imipenem, Penicilline, Cefalosporine oder ähnliche Wirkstoffe muss mit einer Parallelallergie gerechnet werden; hier ist Meropenem unter besonderen Vorsichtsmaßnahmen anzuwenden.

Applikation: Langsame i.v. Injektion (in 5 min) oder als i.v. Infusion (über 30 min). Meropenem darf nicht mit anderen Arzneimitteln gemischt oder zu diesen hinzugegeben werden.

Dosierung: Tagesdosis bei schweren Infektionen 3 g (1 g alle 8 h). Bei Kindern unter 50 kg Gewicht gibt man 20 mg/kg alle 8 h.
Bei **Meningitis** gibt man Erwachsenen tgl. 6 g, Kindern tgl. 120 mg/kg.
Bei nicht lebensbedrohenden Erkrankungen kann die Tagesdosis von 1,5 g (Erwachsene) und 30 mg/kg (Kinder) ausreichen.
Bei **Niereninsuffizienz** wird das Dosierungsintervall für die benötigte Einzeldosis auf 12 h verlängert (bei einer Kreatinin-Clearance von 26–50 ml/min). Bei einer Kreatinin-Clearance von 10–25 ml/min gibt man die halbe Einzeldosis alle 12 h, bei einer Kreatinin-Clearance von <10 ml/min alle 24 h. Bei der Hämodialyse wird Meropenem eliminiert. Deshalb wird nach Beendigung der Dialyse eine neue Einzeldosis verabreicht und alle 24 h wiederholt.
Bei **eingeschränkter Leberfunktion** ist keine Dosisanpassung notwendig.

Handelsformen: Ampullen à 0,5 g, 1,0 g.

Beurteilung: Meropenem ist eine Alternative zu Imipenem mit verbesserter Aktivität gegen gramnegative Bakterien, aber schwächerer Aktivität gegen grampositive Bakterien. Meropenem ist auch zur Therapie einer Meningitis geeignet.

Literatur

Blumer JL, Reed MD, Kearns GL. Sequential, single-dose pharmacokinetic evaluation of meropenem in hospitalized infants and children. Antimicrob Ag Chemother 1995; 39: 1721–5.

Chmelik V, Gutvirth J. Meropenem treatment of post-traumatic meningitis due to Pseudomonas aeruginosa. J Antimicrob Chemother 1993; 32: 922.

Christensson BA, Nilsson-Ehle I, Hutchinson M. Pharmacokinetics of meropenem in subjects with various degrees of renal impairment. Antimicrob Ag Chemother 1992; 36: 1532–7.

Cometta A, Calandra T, Gaya H, et al. Monotherapy with meropenem versus combination therapy with ceftazidime plus amikacin as empiric therapy for fever in granulocytopenic patients with cancer. Antimicrob Ag Chemother 1996; 40: 1108–15.

Dagan R, Velghe L, Rodda JL, Klugman KP. Penetration of meropenem into the cerebrospinal fluid of patients with inflamed meninges. J Antimicrob Chemother 1994; 34: 175–9.

Donnelly JP, Horrevorts AM, Sauerwein RW, De-Pauw BE. High-dose meropenem in meningitis due to Pseudomonas aeruginosa. Lancet 1992; 339, 8801: 1117.

Drusano GL, Hutchinson M. The pharmacokinetics of meropenem. Scand J Infect Dis Suppl 1995; 96: 11–6.

Garau J, Blanquer J, Cobo L, Net A, Rello J. Prospective, randomised, multicentre study of meropenem versus imipenem/cilastatin in empiric monotherapy in severe nosocomial infections. Eur J Clin Microbiol Infect Dis 1997; 16: 789–96.

Hou F, Li J, Wu G, et al. A randomized, controlled clinical trial on meropenem versus imipenem/cilastatin for the treatment of bacterial infections. Chin Med J (Engl), 2002, 115, 1849–54

Norrby SR, Gildon KM. Safety profile of meropenem. Scand J Infect Dis 1999, 31, 3–10

Kelly HC, Hutchinson M, Haworth SJ. A comparison of the pharmacokinetics of meropenem after administration by intravenous injection over 5 min and intravenous infusion over 30 min. J Antimicrob Chemother 1995; 36 (Suppl A): 35–41.

Klugman KP, Dagan R. Carbapenem treatment of meningitis. Scand J Infect Dis Suppl 1995; 96: 45–8.

Klugman KP, Dagan R and The Meropenem Meningitis Study Group. Randomized comparison of meropenem with cefotaxime for treatment of bacterial meningitis. Antimicrob Ag Chemother 1995; 39: 1140.

Paquet P, Jacob E, Damas P, et al. Recurrent fatal drug-induced toxic epidermal necrolysis (Lyell's syndrome) after putative beta-lactam cross-reactivity: Case report and scrutiny of antibiotic imputability. Crit Care Med 2002, 30, 2580

Parker EM, Hutchinson M, Blumer JL. The pharmacokinetics of meropenem in infants and children: a population analysis. J Antimicrob Chemother 1995; 36 (Suppl A): 63–71.

Sheikh W, Pitkin DH, Nadler H. Antibacterial activity of meropenem and selected comparative agents against anaerobic bacteria at seven North American centers. Clin Infect Dis 1993; 16: 361–6.

Thalhammer F, Horl WH. Pharmacokinetics of meropenem in patients with renal failure and patients receiving renal replacement therapy. Clin Pharmacokinet, 2000, 39, 271–9

Verwaest C. Meropenem versus imipenem/cilastatin as empirical monotherapy for serious bacterial infections in the intensive care unit. Clin Microbiol Infect 2000, 6, 294–302

Neuere Carbapeneme

Carbapeneme mit anderen pharmakologischen Eigenschaften sowie stärkerer antibakterieller Aktivität sind in Entwicklung. Dabei handelt es sich um 1-β-Methyl-Carbapeneme mit verschiedenen Seitenketten, die im Gegensatz zu den 1H-Carbapenemen (z. B. Imipenem und Panipenem) gegen die renale Dehydropeptidase des Menschen stabil und weniger nephrotoxisch sind. Sie haben eine stärkere Aktivität gegen gramnegative Bakterien, sind aber nur z.T. Pseudomonas-wirksam. Sie wirken teilweise auch gegen Enterobakterien mit ESBL (Extended Spectrum Beta-Lactamases) und gegen Methicillin-resistente Staphylokokken (MRSA, MRSE). Nach Imipenem und Meropenem wurde intensiv nach verbesserten Derivaten gesucht, wobei eine Verbesserung dieser doch nahezu optimalen Breitspektrum-Antibiotika schwierig erscheint. Es gibt jedoch neue parenterale Derivate und neue orale Peneme.

Ertapenem

Handelsname: Invanz.

Das noch relativ neue parenterale Präparat Ertapenem (früher L-749,345 und MK 826) ist ein 1-β-Methyl-Carbapenem und ähnelt in seiner Struktur dem Meropenem (Abb. 1.1-15). Wegen seiner Stabilität gegen die renale Dehydropeptidase 1 des Menschen ist eine Kombination mit Cilastatin nicht erforderlich.

Wirkungsspektrum: Ertapenem hat den prinzipiell gleichen Wirkungsmechanismus aller Peneme und auch ein sehr ähnliches Wirkungsspektrum. Es ist hochaktiv gegen multiresistente Enterobakterien und sehr stabil gegen Betalaktamasen mit erweitertem Spektrum (ESBL). Es ist stärker wirksam als Imipenem gegen Klebsiella pneumoniae, E. coli und Morganella morganii und wirkt in sehr niedrigen Konzentrationen gegen Haemophilus influenzae, Moraxella catarrhalis, Streptococcus pyogenes und Streptococcus pneumoniae (bei Penicillin-G-resistenten Stämmen allerdings schwächer als Imipenem). Es besitzt auch eine starke Aktivität gegen nahezu alle Anaerobier. Gegen Staphylokokken wirkt es erheblich stärker als Ceftriaxon, mit dem es die lange Halbwertszeit gemeinsam hat. Resistent sind Enterokokken (E. faecalis, E. faecium), Methicillin-resistente Staphylokokken, Stenotrophomonas, Pseudomonas aeruginosa und ein Teil der Acinetobacterstämme.

Pharmakokinetik:
▶ Nach i.v. Infusion von 1 g in 30 min liegen die mittleren Serumspiegel bei Infusionsende über 100 mg/l.
▶ Halbwertszeit 4–5 h.
▶ Plasmaeiweißbindung 97 %.
▶ Urin-Recovery 40 % (unverändert).
▶ Fast keine Metabolisierung im Blut und der Leber; es erfolgt jedoch eine erhebliche Metabolisierung in der Niere bei der Ausscheidung. Ertapenem hat eine gute Penetration in das Gewebe. So finden sich erhebliche und lang andauernde Spiegel in Hautblasen. Die weit überwiegend renale Ausscheidung führt zu einer Kumulation bei Niereninsuffizienz. Die Ausscheidung verringert sich bei gleichzeitiger Gabe von Probenecid. Bei Leberinsuffizienz braucht die Dosierung dagegen nicht verändert werden. Ertapenem geht in die Muttermilch über.

Nebenwirkungen: Biologische Selektionseffekte (sehr selten Enterocolitis, selten Vaginitis) und Überempfindlichkeiten (meist als Exantheme) wie bei allen Betalaktam-Antibiotika. Harmlose Anstiege der Leberenzyme wie bei allen Betalaktam-Antibiotika.

Interaktionen: Keine Interaktionen mit anderen Pharmaka bekannt.

Indikationen: Wegen seiner sehr guten Anaerobier-Wirksamkeit ist die Gabe bei polymikrobiellen Infektionen (Peritonitis, gynäkologische Infektionen, intraabdominale Abszesse, schwere Zahninfektionen) besonders sinnvoll. Ertapenem erscheint gut geeignet zur Therapie von
▶ unteren Atemwegsinfektionen, die außerhalb und innerhalb des Krankenhauses erworben sind,
▶ intraabdominellen und gynäkologischen Infektionen (inklusive postpartale Infektonen),
▶ Harnwegsinfektionen durch resistente Bakterien,
▶ schweren Wund- und Gewebsinfektionen,
▶ schweren Infektionen im Mund- und Halsbereich.
Wegen des breiten Spektrums und der Langzeitwirkung ist Ertapenem vielseitig verwendbar. Es kann durch die Möglichkeit der einmaligen Injektion pro Tag (ähnlich wie Ceftriaxon) auch zur Therapie bei ambulanten Patienten eingesetzt werden. Es besteht somit ein erhebliches Einsparpotenzial: Einerseits kann ggf. eine Hospitalisierung vermieden werden, andererseits kann nach klinischer Besserung die i.v. Antibiotika-Therapie ambulant fortgesetzt werden. Der potenziell interessante Einsatz zur perioperativen Prophylaxe wurde noch nicht ausreichend geprüft.

Kontraindikationen: Überempfindlichkeiten gegen Peneme. Vorsicht bei Überempfindlichkeit gegen andere Betalaktam-Antibiotika. Bis zum Vorliegen genauer Daten darf Erta-

Antiinfektiva

penem noch nicht bei Niereninsuffizienz, bei Schwangeren und bei Kindern gegeben werden. Die i.m. Form enthält Lidocain; Vorsicht daher bei Lidocain-Allergie. Da Carbapeneme Krämpfe auslösen können (wie auch andere Betalaktam-Antibiotika!) ist Vorsicht bei schlecht eingestellten Epileptikern geboten.

Dosierung: Tagesdosen von 1–1,5 g werden gut vertragen. Die Standarddosierung bei Erwachsenen stellt 1 g als Kurzinfusion über 30 min. dar. Weniger relevant für deutsche Verhältnisse ist die i.m. Gabe; hierfür muss Ertapenem in geeigneten Lösungen aufgelöst werden und darf nicht in Glukose-haltigen Flüssigkeiten zugeführt werden. Die i.m. Form muss in einer Lidocain-haltigen Lösung aufgelöst werden, da sie sonst schmerzhaft ist. Mangels Erfahrung liegen noch keine Dosisempfehlungen für Kinder vor; sie werden noch erarbeitet. Erfahrungen in der Gravidität gibt es ebenfalls noch nicht. Es liegen aber keine Hinweise vor, dass Ertapenem hier nachteilig ist.

Beurteilung: Ertapenem ergänzt als gut verträgliches und hochaktives Depotpenem (»Einmal-täglich-Penem«) die Therapiemöglichkeiten mit Betalaktam-Antibiotika. Freilich ersetzt es nicht die vorhandenen Derivate Imipenem und Meropenem.

Literatur

Goldstein E, Citron D, Merriam V, Warren Y, Tyrrell K. Comparative in vitro activity of ertapenem against 1001 Anaerobes isolated from human intra-abdominal infections. Antimicrob Ag Chemother 2000; 44: 2389.

Cunha B. Ertapenem – a review of its microbiological pharmacokinetic an clinical aspects. Drugs of Today 2002; 38: 195–213.

Hilliard NJ, Johnson CN, Armstrong SH, et al. In vitro activity of ertapenem (MK-0826) against multi-drug resistant Streptococcus pneumoniae compared with 13 other antimicrobials. Int J Antimicrob Agents 2002; 20: 136–40.

Jones R. In vitro evaluation of Ertapenem, a long acting carbapenem, tested against selected resistant strains. J Chemother 2001; 13: 363.

Livermore D, Carter M, Bagel S, et al. In vitro activity of Ertapenem against recent clinical bacteria collected in Europe and Australia. Antimicrob Ag Chemother 2001; 45: 1860.

Livermore D et al. Activity of ertapenem versus enterobacteriaceae with potent betalactamases. Antimicrob Ag Chemother 2001; 45: 2831–7.

Odenholt I. Ertapenem, a new carbapenem. Expert Opin Invest Drugs 2001; 10: 1157.

Solomkin JS, Yellin AE, Rotstein OD, et al. Ertapenem versus piperacillin/tazobactam in the treatment of complicated intraabdominal infections: results of a double-blind, randomized comparative phase III trial. Ann Surg 2003; 237: 235–45.

Tomera KM, Burdmann EA, Reyna OG, et al. Ertapenem versus ceftriaxone followed by appropriate oral therapy for treatment of complicated urinary tract infections in adults: results of a prospective, randomized, double-blind multicenter study. Antimicrob Ag Chemother 2002; 46: 2895–900.

Vetter N, Cambronero-Hernandez E, Rohlf J, et al. A prospective, randomized, double-blind multicenter comparison of parenteral ertapenem and ceftriaxone for the treatment of hospitalized adults with community-acquired pneumonia. Clin Ther 2002; 24: 1770–85.

Wexler H, Molitoris D, Finegold S. In vitro activities of MK-826 against 363 strains of anaerobic bacteria. Antimicrob Ag Chemother 2001; 45: 2222–4.

Yellin AE, Hassett JM, Fernandez A, et al. Ertapenem monotherapy versus combination therapy with ceftriaxone plus metronidazole for treatment of complicated intra-abdominal infections in adults. Int J Antimicrob Agents 2002; 20: 165–73.

Weitere parenterale Peneme

CS 023

Es gibt eine Reihe von parenteralen Entwicklungspräparaten. Am weitesten erscheint ein neues 1-ß-Methyl-Carbapenem CS 023 mit breitem antibakteriellen Spektrum und guter Wirksamkeit gegen Pseudomonas aeruginosa. Es ist offenbar gut verträglich, erzielt hohe Spiegel und hat eine längere Halbwertszeit als Imipenem und Meropenem. Klinische Studien sind angelaufen.

Literatur

Rennecke J, Hirota T, ShibbayamaT, Matsushita Y, Kuwahara S, Puechler K, Ruhland A, Drewelow B. Safety tolerability and pharmacokinetics of CS-023, a new parenteral carbapenem in healthy male volunteers. 42. ICAAC; 2002; San Diego: Abstr. F 327.

Orale Carbapeneme

Seit mehr als einem Jahrzehnt wird an der Entwicklung von oralen Carbapenemen gearbeitet. Einige Derivate wurden präsentiert, dann aber aus unterschiedlichen Gründen wieder eingestellt. In den letzten Jahren hat das Thema mit Tacapenem und Faropenem reale Konturen bekommen. Orale Peneme, die weitgehend breiten Oralcefalosporinen (z.b Cefpodoxim) ähneln, erscheinen in Zukunft als Ergänzung der Palette, aber auch zur Durchführung einer Sequentialtherapie, sinnvoll.

Tacapenem

Das oral anwendbare Tacapenem CS-834 (Sankyo) ist der Pivaloyloxymethylester (Prodrug) des aktiven Metaboliten R-95 867 (einem 1-β-Methyl-Carbapenem mit einem Pyrrolidinon-Ring).

Wirkungsspektrum: Tacapenem ist das erste orale Betalaktam-Antibiotikum mit starker Wirksamkeit gegen Penicillin-G-resistente Pneumokokken (orales Anti-Pneumokokken-Carbapenem) und wirkt außerdem gegen andere Erreger von bakteriellen Atemwegsinfektionen: Streptokokken, Haemophilus influenzae (auch Ampicillin-resistente Stämme), Moraxella catarrhalis, Staphylokokken (außer Methicillin-resistente Stämme), Klebsiella pneumoniae und die meisten Anaerobier. Die Mehrzahl der gramnegativen Enterobakterien ist ebenso empfindlich wie gegen Imipenem. Resistent sind Pseudomonas aeruginosa, Burkholderia cepacia, Stenotrophomonas maltophilia und Enterokokken (E. faecalis, E. faecium), Methicillin-resistente Staphylokokken, z.T. auch Serratia marcescens und Citrobacter freundii.

Pharmakokinetik: Der Pivaloyloxymethylester wird oral gut resorbiert (unabhängig von der Mahlzeit) und rasch in die aktive Substanz R-95 867 umgewandelt. Halbwertszeit: 45 min. Urin-Recovery: 35 %. Eine gleichzeitige Gabe von Cilastatin ist nicht erforderlich.

Nebenwirkungen: Wie bei anderen Pivaloylestern von Betalaktam-Antibiotika (z. B. Pivampicillin) können die Carnitin-Spiegel im Plasma erniedrigt sein, was (wenn überhaupt)

Antiinfektiva

nur bei einer Langzeitgabe relevant wäre. Tacapenem führt relativ oft initial zu milden Diarrhoen (vergleichbar mit der Rate bei breiten Oralcefalosporinen oder Co-Amoxyclav [Freisetzung von Endotoxin im Darm?]).

Dosierung: 200 und 300 mg/Tag.

Klinische Erfahrungen: Tacapenem ist in einer Reihe von Studien bei leichteren Atemwegsinfektionen und Harnwegsinfektionen erfolgreich eingesetzt worden.

Literatur

Fukuoka T, Ohya S, Utsui Y, et al. In vitro and in vivo antibacterial activities of CS-834, a novel oral carbapenem. Antimicrob Ag Chemother 1997; 41: 2652–63.

Kawamoto I. 1β -Methylcarbapenem antibiotics. Drugs of the Future 1998; 23: 181–9.

Miyauchi M, Kanno O, Kawamoto I. A novel oral carbapenem CS-834: Chemical stability of pivaloyloxymethyl esters of carbapenems and cephalosporins in phosphate buffer solution. Antibiotics 1997; 50: 794–6.

Sakagawa E, Otsuki M, Ou T, et al. In-vitro and in-vivo antibacterial activities of CS-834, a new oral carbapenem. J Antimicrob Chemother 1998; 42: 427–37.

Sundelof JG, Hajdu R, Gill CJ, et al. Pharmacokinetics of L-749,345, a long-acting carbapenem antibiotic, in primates. Antimicrob Ag Chemother 1997; 41: 1743–8.

Umemura K, Ikeda Y, Kondo K, et al. Safety and pharmacokinetics of CS-834, a new oral carbapenem antibiotic, in healthy volunteers. Antimicrob Ag Chemother 1997; 41: 2664–9.

Faropenem

Faropenem ist ein ursprünglich von der Firma Suntory entwickeltes 1-ß-Methyl-Carbapenem, das durch seine Stabilität keine Gabe von Cilastatin o.Ä. erfordert. Es liegt ebenfalls als Absorptionsester vor (F-daloxat). Es hat eine ähnlich gute In-vitro-Aktivität wie Tacapenem mit guter Wirkung gegen grampositive Erreger, Haemophilus und Enterobakterien, jedoch fehlender Wirkung gegen Pseudomonas aeruginosa und Methicillin-resistente Staphylokokken. Insgesamt ist es das orale Betalaktam-Antibiotikum mit der höchsten In-vitro-Aktivität gegen übliche fakultativ pathogene Bakterien. Es wird partiell resorbiert. Halbwertszeit 0,9h, erhebliche Metabolisierung mit Ringöffnung. Ca 20 % Urin-Recovery in aktiver Form. Faropenem hat als Substanz – wie viele andere Betalaktam-Antibiotika auch – einen üblen Eigengeschmack, der die Entwicklung von pädiatrischen Formen erschwert. Faropenem wurde in ausgedehnten Studien bei ambulant erworbener Pneumonie, Sinusitis und akuten Exazerbationen der chronischen Bronchitis mit Erfolg eingesetzt. Der Effekt bei Tonsillitis war suboptimal. Die Nebenwirkungsrate war gering. Faropenem ist in etwa äquivalent mit oralen breiten Cefalosporinen, die sich jedoch einfacher und billiger herstellen lassen.

Literatur

ICAAC; 2000; Toronto: Abstr. 363–7.

ICAAC; 2001; Chicago: Abstr. E 791–9.

Weitere im Prinzip ähnliche orale 1-β-Methyl-Carbapeneme sind in der Entwicklung. Generell schwierig dürfte die stets sehr aufwändige chemische Synthese sein. Es kann aber kein Zweifel daran bestehen, dass es eines Tages auch einmal orale Carbapeneme geben wird, die jedoch die wesentlich aktiveren parenteralen Derivate nicht ersetzen können.

1.1.4 Monobactame

Anfangs war es eine ausgesprochene Überraschung, dass Betalaktam-Antibiotika gefunden werden konnten, die nur aus einem Betalaktam-Ring ohne einen zweitem Ring bestanden. Man erhoffte sich hiervon eine ganze Klasse neuer Antibiotika. Diese Hoffnung war leider vergeblich; es blieb bei einem Derivat mit geringer klinischer Bedeutung.

Aztreonam

Handelsname: Azactam.

Eigenschaften: Aztreonam ist das erste klinisch angewandte Monobactam, das zu den monozyklischen Betalaktam-Antibiotika gehört und nur den halben Betalaktam-Ring hat. Der Kern des Aztreonams ist die α-Methyl-3-amino-monobactamsäure, die mit einer Seitenkette des Ceftazidims verbunden ist (Strukturformel s. Abb. 1.1-16). Zu weiteren Entwicklungen innerhalb der Substanzgruppe kam es nicht.

Wirkungsweise: Aztreonam hemmt als Betalaktam-Antibiotikum die bakterielle Zellwandsynthese. Seine starke Affinität zum Penicillin-Bindeprotein 3 erklärt die ausschließliche Wirksamkeit auf gramnegative Bakterien. Es ist sehr stabil gegenüber Betalaktamasen von gramnegativen Bakterien.

Wirkungsspektrum: Aztreonam wirkt auf fast alle gramnegativen Stäbchen, auch Pseudomonas aeruginosa, Serratia marcescens, Enterobacter und Citrobacter, nicht aber gegen Anaerobier (Bacteroides-Arten u. a.), Acinetobacter, Burkholderia cepacia und Stenotrophomonas maltophilia. Aztreonam wirkt auch auf Gonokokken und Haemophilus influenzae. Ein Teil der Pseudomonas-aeruginosa-, Enterobacter- und Citrobacter-Stämme ist re-

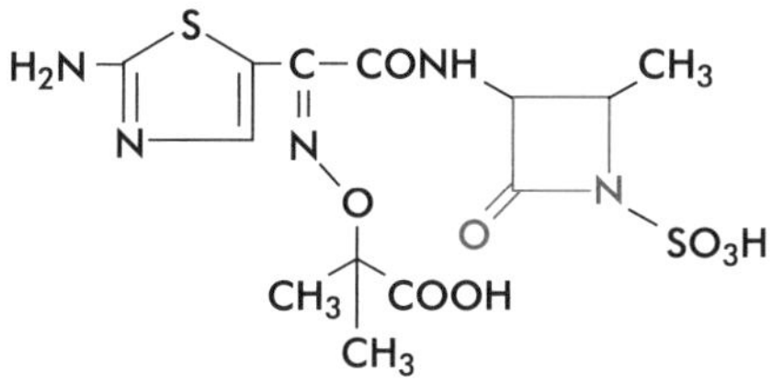

Antiinfektiva

Abb. 1.1-16 Srukturformel von Aztreonam.

sistent. Aztreonam ist total unwirksam gegen grampositive Bakterien (im Gegensatz zu anderen Penicillinen und Cefalosporinen). Mit Gentamicin wirkt Aztreonam synergistisch gegen Pseudomonas aeruginosa und Klebsiella pneumoniae. Keine Kreuzresistenz mit anderen Betalaktam-Antibiotika. In Japan gibt es Aztreonam-resistente Gonokokken-Szämme.

Pharmakokinetik:
▶ Nach i.v. Infusion (in 30 min) von 0,5 g, 1 g und 2 g werden mittlere Serumspiegel von 54 bzw. 90 bzw. 204 mg/l erreicht. Nach i.v. Injektion von 1 g und 2 g fallen die initialen Serumspiegel von 125 bzw. 242 mg/l nach 8 h auf 1,3 bzw. 6 mg/l ab.
▶ Halbwertszeit 1,7 h.
▶ Plasmaeiweißbindung 56%.
▶ Urin-Recovery 70% (ein kleiner Teil wird als inaktiver Metabolit im Urin ausgeschieden).
▶ Gallenausscheidung gering.
▶ Liquorgängigkeit schlecht.

Nebenwirkungen: Ähnlich wie bei anderen Betalaktam-Antibiotika (gastrointestinale Störungen, Hautreaktionen). Meist keine Kreuzallergie mit anderen Betalaktam-Antibiotika. Vorübergehender Anstieg der Prothrombin- und partiellen Thromboplastinzeit möglich, selten Anämie und Thrombozytopenie. Gelegentlich Thrombophlebitis bei wiederholter i.v. Gabe. Der Arginingehalt im Aztreonam erhöht die Arginin-Serumspiegel von Neugeborenen mit geringem Geburtsgewicht.

Indikationen: Komplizierte Harnwegsinfektionen durch sonst resistente Keime und bei Allergie gegen andere Betalaktam-Antibiotika. Bei der ungezielten Therapie anderer Organinfektionen ist eine Kombination mit Clindamycin, Vancomycin, Metronidazol oder einem Aminoglykosid möglich. Bei Mukoviszidose kann Aztreonam im Wechsel mit anderen Pseudomonas-wirksamen Mitteln angewendet werden. Einmaltherapie der unkomplizierten Gonorrhoe (einmal 1 g i.m.).

Falsche Indikationen: Monotherapie bei bakteriellen Infektionen mit unbekanntem Erreger. Aztreonam ist kein Ersatz für Aminoglykoside (auch wenn es eine Zeitlang dafür propagiert wurde).

Kontraindikation: Wegen geringer Erfahrungen vorsichtige Anwendung bei Schwangeren und Neugeborenen.

Applikation: Sehr langsame i.v. Injektion, besser als i.v. Kurzinfusion, auch i.m. Injektion möglich. Aztreonam ist als Infusionslösung u. a. nicht mit Metronidazol kompatibel.

Dosierung: Tagesdosis bei Erwachsenen 3–6(–8) g, bei Kindern 45–90(–120) mg/kg, verteilt auf 3–4 Einzelgaben. Infusionslösung nicht mit anderen Antibiotika mischen. Bei Niereninsuffizienz reduzierte Dosierung (Kreatinin-Clearance 10–30 ml/min: ½ Tagesdosis; unter 10 ml/min: ¼ Tagesdosis). Am Ende jeder Hämodialyse eine Normaldosis.

Handelsformen: Ampullen à 0,5 g, 1 g, 2 g.

Beurteilung: Theoretisch interessantes, unübliches Betalaktam-Antibiotikum mit sehr beschränkter Brauchbarkeit zur gezielten Therapie bei Infektionen durch gramnegative Erreger (auch Pseudomonas aeruginosa).

Literatur

Akasaka S, Muratani T, Yamada Y, et al. Emergence of cephem- and aztreonam-high-resistant Neisseria gonorrhoeae that does not produce beta-lactamase. J Infect Chemother 2001; 7: 49–50.

Boucher BA. Role of aztreonam in the treatment of nosocomial pneumonia in the critically ill surgical patient. Am J Surg 2000; 179 (Suppl 2 A): 45S–50S.

Cuzzolin L, Fanos V, Zambreri D, et al. Pharmacokinetics and renal tolerance of aztreonam in premature infants. Antimicrob Ag Chemother 1991; 35: 1726.

Koch C, Hjelt K, Pedersen SS, et al. Retrospective clinical study of hypersensitivity reactions to aztreonam and six other beta-lactam antibiotics in cystic fibrosis patients receiving multiple treatment courses. Rev Infect Dis 1991; 13 (Suppl 7): 608.

Mattie H. Clinical pharmacokinetics of aztreonam: An update. Clin Pharmacokinet 1994; 26: 99–106.

Salh B, Bilton D, Dodd M, et al. A comparison of aztreonam and ceftazidime in the treatment of respiratory infections in adults with cystic fibrosis. Scand J Infect Dis 1992; 24: 215.

Saxon A, Hassner A, Swabb EA, et al. Lack of cross reactivity between the monobactam aztreonam and penicillin in penicillin allergic subjects. J Infect Dis 1984; 149: 16–22.

Somekh E, Cordova Z. Ceftazidime versus aztreonam in the treatment of pseudomonal chronic suppurative otitis media in children. Scand J Infect Dis 2000; 32: 197–9.

Uauy R, Mize C, Argyle C, et al. Metabolic tolerance to arginine: implications for the safe use of arginine salt-aztreonam combination in the neonatal period. J Pediatr 1991; 118: 965.

Walton MA, Villarreal C, Herndon DN, et al. The use of aztreonam as an alternate therapy for multi-resistant Pseudomonas aeruginosa. Burns 1997; 23: 225–7.

Antiinfektiva

1.2 Chinolone (Gyrase-Hemmer)

Die Bezeichnung dieser Gruppe ist uneinheitlich. Die Substanzen werden z.T. als Chinolone (englisch Quinolones) oder Fluochinolone (Fluorochinolone, Fluoquinolones) bezeichnet. Da nicht alle Substanzen Chinolin-Derivate sind, erscheint die Gruppenbezeichnung »Gyrase-Hemmer« besser, denn alle Verbindungen hemmen die bakteriellen DNS-Topoisomerasen (oder Gyrasen), welche zur Nukleinsäure-Synthese benötigt werden. Die Hemmung von Säugetier-Topoisomerasen ist weniger ausgeprägt; alle herkömmlichen Substanzen haben jedoch in hohen Konzentrationen ein zytotoxisches Potenzial, was die Verwendung als topische Antibiotika erschwert.

Die Entwicklung der Gruppe begann 1962 mit der Einführung der Nalidixinsäure als Therapeutikum von Harnwegsinfektionen. Wegen ihrer ungünstigen Pharmakokinetik, geringen Aktivität und Tendenz zur schnellen Resistenzentwicklung hat die Nalidixinsäure heute keine klinische Bedeutung mehr (sie spielt aber immer noch eine große Rolle in Indien). Auch die anderen geringfügig verbesserten Gyrase-Hemmer aus der Nalidixinsäure-Gruppe (Pipemidsäure, Cinoxacin und Rosoxacin) sind den fluorierten Gyrase-Hemmern in ihrer

Aktivität und in ihrem Wirkungsspektrum deutlich unterlegen und werden daher praktisch nicht mehr verwendet.

Das erste moderne fluorierte Derivat (Fluochinolon) war das heute nur noch als Harnwegs-desinfizienz gebrauchte Norfloxacin. Die ersten systemischen Derivate waren die mittler-weile ebenfalls veralteten Derivate Pefloxacin und Ofloxacin. Im Laufe der Jahre ist eine er-hebliche Anzahl von Gyrase-Hemmern entwickelt und häufig nach nur kurzer Anwendung zurückgezogen worden. Eine noch größere Zahl von Derivaten wurde entwickelt und wegen schlechter Verträglichkeit nicht weiter verfolgt bzw. nur im Veterinärbereich verwendet. Daneben gibt es auch exotische Derivate, die z. B. in Japan eine kleine regionale Bedeutung haben und die nie in Europa verwandt wurden.

Wegen Nebenwirkungen zurückgezogene oder in der Indikation stark reduzierte Gyrase-Hemmer:

Substanz	Begründung
▶ Nalidixinsäure	Neurotoxizität, Interaktionen
▶ Piromidsäure	Nephrotoxizität
▶ Temafloxacin	Multiorganversagen
▶ Fleroxacin	Photodermatose
▶ Sparfloxacin	Herzrhythmusstörungen, Photodermatose
▶ Grepafloxacin	Herzrhythmusstörungen
▶ Trovafloxacin	starke Lebertoxizität
▶ Clinafloxacin	Hypoglykämie, Phototoxizität, Pankreasschädigung u. a.
▶ Gatifloxacin	Hypoglykämie, Hyperglykämie

Sonstige Gyrase-Hemmer:
- ▶ Veterinärpräparate: Flumequin, Oxolinsäure, Enrofloxacin, Marbofloxacin, Difloxacin u.v.a.
- ▶ Historische Präparate: Pipemidsäure, Nalidixinsäure, Pefloxacin
- ▶ Veraltete suboptimale Präparate: Norfloxacin, Ofloxacin, Enoxacin, Fleroxacin
- ▶ Exotische Präparate: Lomefloxacin, Sitafloxacin

Eine weitere Verwendung dieser meist auch gar nicht mehr erhältlichen Präparate ist nicht oder nur in genau dokumentierten Ausnahmen (TBC und Sparfloxacin) gerechtfertigt.

Gyrase-Hemmer mit möglichem Potenzial in Zukunft:
- ▶ Gemifloxacin
- ▶ Wockhardt-Chinolone
- ▶ nicht fluorierte Derivate (NFQs): Garenoxacin u. a.

Einteilung: Eine Expertengruppe der Paul-Ehrlich-Gesellschaft hatte 1998 eine pragmati-sche Einteilung der Fluochinolone nach 4 Gruppen vorgenommen, die auf der unterschiedli-chen In-vitro-Aktivität beruht. Die Autoren sind dieser widersprüchlichen und mittlerweile veralteten Einteilung nicht gefolgt und verwendeten in früheren Auflagen eine eigene Ein-teilung aller Gyrase-Hemmer. Unsere überarbeitete Einteilung ist in Tabelle 1.2-1 zusam-mengefasst.

Tab. 1.2-1 Einteilung der Gyrase-Hemmer.

Gyrase-Hemmer	Merkmale
Nalidixinsäure*	Muttersubstanz (nicht mehr im Handel)
Pipemidsäure*, Cinoxacin*, Rosoxacin*	Verbesserte Pharmakokinetik, geringe Aktivität
Norfloxacin, Enoxacin, Pefloxacin*	Erste Fluorochinolone (stärkere Aktivität als Nalidixinsäure gegen gramnegative Stäbchen), beschränkte Indikationen
Ciprofloxacin, Levofloxacin, Ofloxacin, Fleroxacin*	Standardchinolone mit erweitertem Spektrum
Grepafloxacin*, Sparfloxacin, Gatifloxacin	Verbesserte Wirkung gegen Pneumokokken, Chlamydien und Mykoplasmen
Gemifloxacin, Moxifloxacin, Trovafloxacin*	Erhebliche Spektrumerweiterung (z. T. auch gegen Anaerobier wirksam)
Clinafloxacin*	Wirkung z. T. auch gegen Ciprofloxacin-resistente Bakterien (Pseudomonas, Methicillin-resistente Staphylococcus-aureus-Stämme)
Garenoxacin	Keine Fluoridierung des Rings. Gute Aktivität gegen grampositive Erreger. Geringe Toxizität

* Wegen Hepatotoxizität in Europa aus dem Handel gezogen

Die Einteilung der Chinolone ist jedoch eher akademisch. Es hat sich eine kleine Gruppe von drei bewährten Substanzen herausgestellt, mit denen man derzeit alle Infektionen optimal behandeln kann. Praktisch bedeutet das, dass man zur Zeit nur mit drei relevanten Fluochinolonen alle therapierbaren Erkrankungen behandeln kann:

> **Standardsubstanz:** Ciprofloxacin
> **Alternative:** Levofloxacin (bei Atemwegsinfektionenen mit Vorteilen)
> **Atemwegs-Chinolon:** Moxifloxacin

Die vor einigen Jahren recht komplizierte Therapie mit Fluochinolonen ist somit zurzeit relativ einfach geworden:

> Alles, was man derzeit mit Fluochinolonen errreichen kann, ist mit den drei Derivaten Ciprofloxacin, Levofloxacin und Moxifloxacin möglich.

Es gibt keinen Grund, sich exotische Derivate aus dem Ausland zu besorgen oder weiter veraltete Derivate zu verwenden. Immerhin ist das therapeutische Potenzial der Fluochinolone noch nicht komplett ausgeschöpft. Mit positiven Überraschungen ist weiter zu rechnen. **Struktur-Unterschiede:** Die fluorierten Chinolone (Abb. 1.2-1) besitzen meist eine Piperazinyl-Seitenkette. Pefloxacin, Ofloxacin und Fleroxacin haben einen N-Methylpiperazin-Ring, der die verlängerte Halbwertszeit erklärt. Ciprofloxacin, Grepafloxacin, Clinafloxacin, Moxifloxacin und Sparfloxacin haben keine Äthyl-Gruppe in Position 1, sondern an

Antiinfektiva

119

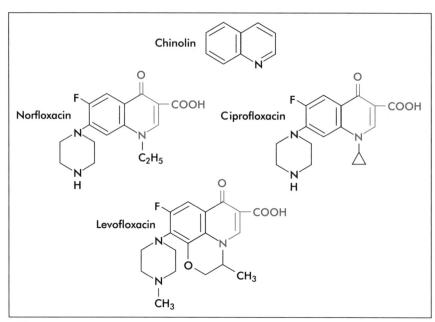

Abb. 1.2-1 Strukturformeln der klassischen Gyrase-Hemmer.

dieser Stelle einen Cyclopropyl-Rest, wodurch die antibakterielle In-vitro-Wirksamkeit verstärkt wird. Nalidixinsäure, Enoxacin und Trovafloxacin sind keine eigentlichen Fluochinolone, sondern Naphthyridin-Derivate; sie haben daher offenbar auch mehr Nebenwirkungen.
Die Strukturunterschiede bei den neuen Gyrase-Hemmern mit verbreitertem Spektrum zeigt Abb. 1.2-2. Clinafloxacin, Moxifloxacin und Trovafloxacin weisen anstelle der Piperazi-

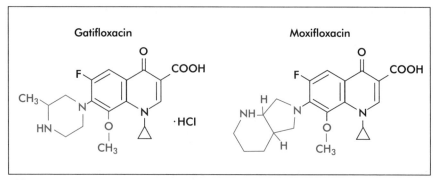

Abb. 1.2-2 Strukturformeln der 8-Methoxy-Fluochinolone Moxifloxacin und Gatifloxacin.

nyl-Seitenkette modifizierte Pyrrolidin-Seitenketten (5-Ring-Gyrase-Hemmer) auf. Die Substanzen können mehrfach fluoriert sein. Lomefloxacin und Sparfloxacin sind 2fach fluoriert, Fleroxacin, Trovafloxacin und Temafloxacin 3fach. Clinafloxacin und Sitafloxacin haben zusätzlich ein Chlor-Atom. Eine neue Gruppe sind 8-Methoxy-Derivate, die eine besonders hohe Aktivität haben (Moxifloxacin, Gatifloxacin). Es gibt somit bei den Fluochinolonen ein ausgeprägtes Baukastensystem, bei dem wenige Strukturprinzipien immer wieder neu variiert werden.

Wirkung der Gyrase-Hemmer: Alle Substanzen haben eine lange Halbwertszeit und eine bakterizide Wirkung. Die modernen Gyrase-Hemmer haben ein bemerkenswert breites Wirkungsspektrum auf fast alle fakultativ pathogenen Bakterien einschließlich Mykoplasmen, Chlamydien, Rickettsien, meist auch Mykobakterien. Problematisch ist die Wirkung auf Methicillin-resistente Staphylokokken, Enterokokken, Pseudomonas (gilt nicht für Ciprofloxacin). Während anfangs kaum resistente Erreger vorkamen, hat die Resistenz gegen ältere Chinolone in den letzten Jahren stark zugenommen. Die Gründe für den Anstieg der Resistenz sind nicht vollständig geklärt. Ein Abusus der Wirkstoffgruppe im Veterinär- und Tierzuchtbereich dürfte dabei neben dem breiten medizinischen Einsatz eine wichtige Rolle gespielt haben. Zum Beispiel hat eine breit gestreute Anwendung der Nalidixinsäure als Diarrhoe-Mittel in Indien dort zu einer erheblichen Chinolonresistenz von Enteritis-Erregern, aber auch von Salmonella typhi geführt. Es gibt also gute Gründe gegen einen ausufernden Einsatz der gesamten Gruppe.

Nebenwirkungen: Das Nebenwirkungsprofil der Gyrase-Hemmer ist im Prinzip ähnlich, kann sich aber in der Ausprägung erheblich unterscheiden. So musste Temafloxacin nach kurzem Gebrauch wegen schwerer systemischer Nebenwirkungen (Hämolyse, ARDS, Hypoglykämie) aus dem Handel genommen werden. Trovafloxacin ist potenziell hepatotoxisch, es traten fatale Lebernekrosen auf; das Medikament ist daher nur noch in den USA mit stark eingeschränkten Indikationen erhältlich. Hepatotoxische Effekte sind bei anderen Fluochinolonen selten, am ehesten treten sie bei den Derivaten auf, die massiv biliär eliminiert werden. Enoxacin, Pefloxacin, Lomefloxacin und Sparfloxacin führten häufig zu Photosensibilisierung. Enoxacin hat zusätzlich eine besonders starke Interaktion mit Coffein und Theophyllin. Sparfloxacin und Grepafloxacin können ausgeprägt kardiotoxisch wirken (Verlängerung der QT-Zeit mit Auslösung schwerer Arrhythmien). ZNS-Nebenwirkungen (Krämpfe, Unruhe, Schlaflosigkeit, Depression) kommen in unterschiedlicher Häufigkeit vor (am häufigsten bei Lomefloxacin, Enoxacin und der klassischen Substanz Nalidixinsäure).

Schwere Knorpelschäden bei jungen Beagle-Hunden führten bisher zu einem generellen Verzicht der Anwendung von Gyrase-Hemmern bei Kindern vor Abschluss der Wachstumsphase.

Die generelle Warnung vor Gyrase-Hemmern **bei Kindern und Schwangeren** ist in den letzten Jahren relativiert worden, insbesondere für den Einsatz von Ciprofloxacin bei Kindern mit Mukoviszidose. Pädiatrische Studien mit anderen Fluochinolonen laufen. Die Bedenken fokussieren derzeit weniger auf Knorpelschäden, sondern auf die Epidemiologie der Fluchinolon-Resistenz bei breiter ungezielter Gabe bei Atemwegsinfektionen. Fluochinolone können bei verlängerter Gabe und besonders bei gleichzeitiger Gabe von Glukokortikoiden zu Achillessehnenrissen führen. Das Risiko für Sehnenschädigungen ist somit eher relevant für Sportler. Bei topischer Gabe als Augentropfen sind reversible Kristallablagerungen in der Cornea möglich.

Historische Erfahrungen mit neuen Chinolonen erlauben die generelle Aussage:

> Bei neu zugelassenen Gyrase-Hemmern ist stets besondere Vorsicht geboten!
> Ein breiter Einsatz eines neuen Derivats setzt eine mehrjährige Bewährungsphase voraus.

Literatur

Dalhoff A, Schmitz FJ. In vitro antibacterial activity and pharmacodynamics of new quinolones. Eur J Clin Microbiol Infect Dis 2003; 22: 203–21.

Domagala JM. Structure-activity and structure-side-effect relationships for the quinolone antibacterials. J Antimicrob Chemother 1994; 33: 685–706.

Gendrel D. Fluoroquinolones in children. Med Trop 2002; 62: 185–92.

Jick S. Ciprofloxacin safety in a pediatric population. Pediatr Infect Dis J 1997; 16: 130–3.

Johansson A, Berglund L, Gothefors L, et al. Ciprofloxacin for treatment of tularemia in children. Pediatr Infect Dis J 2000; 19: 449–53.

Naber K et al. Einteilung der Fluochinolone. Munch Med Wochenschr 1998; 140: 248.

Nelson J, McCracken G. Fluoquinolone use in pediatrics. The pediatric infectious disease Journal Newsletter. Ped Infect Dis J 2002; 21: 992.

Van der Linden P et al. Fluoroquinolones and the risk of achilles tendon disorders. BMJ 2002; 324: 1306.

Vila J et al. Quinolone resistance in enterotoxigenic E. coli causing Diarrea in travellers to India in comparison with other geografical areas. Antimicrob Agent Chemother 2000; 44: 1731.

Yee C et al. Tendon or joint disorders after treatment with fluoroquinolones or azithromycin. Ped Inf Dis J 2002; 21: 525–9.

Ciprofloxacin

Handelsname: Ciprobay u.v.a.

Eigenschaften: Fluoriertes Chinolincarbonsäure-Derivat mit einer Piperazinyl- und einer Cyclopropyl-Gruppe. Die Tabletten enthalten Ciprofloxacinhydrochlorid, die Fertiginfusionen Ciprofloxacinlactat (beide sind in Wasser löslich). Ein weitgehend identisches Methylderivat wird als Enrofloxacin in großem Umfang in der Veterinärmedizin verwendet.

Wirkungsspektrum: Wirksam auf die meisten aeroben grampositiven und gramnegativen Bakterien. Die In-vitro-Aktivität ist bei gramnegativen Stäbchen stärker als die von Levofloxacin, bei grampositiven Bakterien schwächer (Tab. 1.2-2). Ciprofloxacin wirkt auf gramnegative Bakterien generell stärker als auf grampositive. Streptokokken, Mycoplasma pneumoniae, Chlamydia pneumoniae und Chlamydia trachomatis sind nur schwach empfindlich. Ciprofloxacin hat auch eine Aktivität gegen Mycobacterium tuberculosis, M. fortuitum, M. kansasii und einige Stämme von M. chelonae.

Ciprofloxacin ist z. T. unwirksam auf Stenotrophomonas maltophilia, Burkholderia cepacia, Serratia- und Acinetobacter-Arten und Campylobacter jejuni. Resistent sind ein Teil der Clostridien- (z. B. Clostridium difficile) und Bacteroides-Stämme (z. B. Bacteroides fragilis), zudem Nocardia asteroides, Ureaplasma urealyticum, Borrelien und Spirochäten.

Resistenz: Lokal unterschiedliche Anteile der Pseudomonas-, Staphylokokken- und Enterokokken-Stämme sind resistent. Eine sekundäre Resistenzentwicklung ist während einer längeren Ciprofloxacin-Behandlung bei Infektionen durch Staphylokokken, Pseudomonas, Enterobacter cloacae und Klebsiella pneumoniae möglich. Dabei hat der Prozentsatz resistenter Keime in den letzten Jahren erheblich zugenommen. Es besteht eine partielle Kreuzresistenz zwischen Ciprofloxacin und den anderen Fluochinolonen.

Tab. 1.2-2 Minimale Hemmkonzentration von herkömmlichen Gyrase-Hemmern bei $\leq 90\%$ der untersuchten Bakterienstämme (MHK$_{90\%}$).

Keimart	MHK$_{90\%}$ (mg/l) von				
	Cipro-floxacin	Ofloxa-cin	Levo-floxacin	Fler-oxacin	Nor-floxacin
E. coli	0,06	0,12	0,06	0,12	0,12
Klebsiella pneumoniae	0,12	0,5	0,25	0,5	0,5
Enterobacter aerogenes	0,03	0,12	0,06	0,12	0,25
Proteus mirabilis	0,03	0,12	0,06	0,5	0,12
Proteus vulgaris	0,03	0,25	0,12	0,12	0,12
Pseudomonas aeruginosa	1,0	16,0	8,0	8,0	2,0
Serratia marcescens	0,5	4,0	2,0	4,0	1,0
Streptococcus pyogenes	2,0	2,0	1,0	8,0	4,0
Streptococcus pneumoniae	4,0	4,0	2,0	8,0	8,0
Enterococcus faecalis	4,0	4,0	2,0	8,0	8,0
Enterococcus faecium	4,0	8,0	4,0	16,0	8,0
Staphylococcus aureus (Meth.-s.)	2,0	2,0	1,0	1,0	4,0
Staphylococcus aureus (Meth.-r.)	16,0	16,0	8,0	16,0	16,0
Staphylococcus epidermidis (Meth.-s.)	0,5	0,5	0,25	1,0	2,0
Staphylococcus epidermidis (Meth.-r.)	16,0	16,0	8,0	16,0	16,0
Legionella pneumophila	0,06	0,25	0,12	0,06	0,25
Mycoplasma pneumoniae	2,0	2,0	1,0	4,0	16,0
Chlamydia trachomatis	1,0	1,0	0,5	2,0	16,0
Bacteroides fragilis	8,0	8,0	4,0	16,0	32,0
Andere Bacteroides-Arten	8,0	8,0	4,0	64,0	8,0
Mycobacterium tuberculosis	2,0	2,0	1,0	0,5	16,0

Abkürzungen: Meth.-s. = Methicillin-sensibel; Meth.-r. = Methicillin-resistent

Antiinfektiva

Pharmakokinetik:

▶ Ciprofloxacin wird nach oraler Gabe zu 70–80 % resorbiert.
▶ Nach 0,25 g, 0,5 g und 0,75 g oral finden sich nach 60–90 min mittlere Serumspiegel von 1,3 bzw. 2,5 bzw. 3,5 mg/l (Tab. 1.2-3). Nach i.v. Kurzinfusion von 0,1 g und 0,2 g liegen die Serumspiegel 30 Minuten nach Infusionsende bei 1,8 bzw. 3,4 mg/l.
▶ Halbwertszeit (nach oraler und i.v. Gabe) 3–5 h.
▶ Plasmaeiweißbindung 20–30 %.
▶ Liquorgängigkeit gering (Liquorkonzentrationen bei nicht entzündeten Meningen etwa 20 % der Serumspiegel).
▶ Gute Gewebepenetration (höhere Konzentration vor allem in Genitalgewebe, Muskel, Haut, Lunge, Leber, Darmwand, Gallenblasenwand, Prostata, auch in Bronchial- und Samenflüssigkeit sowie Augenkammerwasser). Ciprofloxacin wird im Körper teilweise metabolisiert.
▶ Ausscheidung durch die Nieren: nach oraler Gabe zu 44,7 %, nach i.v. Gabe zu 61,5 % (in unveränderter Form). Ciprofloxacin wird im Wesentlichen unverändert ausgeschieden, wobei der größere Anteil renal eliminiert wird. Über die Galle wird 1 % der verabreichten Dosis ausgeschieden. Da Ciprofloxacin nicht nur renal, sondern auch zu einem beträchtli-

Tab. 1.2-3   Pharmakokinetische Daten von Gyrase-Hemmern (nach der Literatur).

Mittel	Maximaler Serum-spiegel	Zeit	Halb-werts-zeit	Urin-Recovery	Serum-eiweiß-bindung
	(mg/l)	(h)	(h)	(%)	(%)
Levofloxacin					
0,25 g oral	2,8	1,6		75	
0,5 g oral	5,1	1,3	7	75	25
0,5 g i.v.	6,2	Infusions-ende		80	
Ciprofloxacin					
0,25 g oral	1,4	1,0			
0,5 g oral	2,8	1,2		56	
0,75 g oral	3,6	1,3	4–5		20–30
0,1 g i.v.	~ 3,0	Infusions-ende		71	
0,2 g i.v.	~ 4,0	ende			
Moxifloxacin					
0,4 g oral	3,1 (single dose) 3,2 (steady state)	0,5–4	ca. 12	19 (unveränderte Substanz)	40–42
0,4 g i.v. (60 min)	4,1 (single dose) 4,4 (steady state)	Infusions-ende		22 (unveränderte Substanz)	
Gatifloxacin					
0,4 g oral	3,3	1,0	7–8	85	20
Norfloxacin					
0,4 g oral	1,5	1	4	40	14

chen Teil über den Darm ausgeschieden wird, führt erst eine erheblich eingeschränkte Nierenfunktion zu erhöhten Serumeliminationshalbwertszeiten von bis zu 12 Stunden. Es sind geringe Konzentrationen von vier Metaboliten im Körper gefunden worden, deren Aktivität allerdings deutlich niedriger als die von Ciprofloxacin ist.

Nebenwirkungen: Ciprofloxacin ist im Allgemeinen gut verträglich. Gesamthäufigkeit aller Nebenwirkungen ca. 6 %. Am häufigsten sind gastrointestinale Reaktionen (Übelkeit, Erbrechen, Diarrhoe, Magenschmerzen). Seltener sind zentralnervöse Reaktionen (Schwindel, Kopfschmerzen, Müdigkeit, Erregtheit, Ängstlichkeit, periphere Empfindungsstörungen, Sehstörungen, Krampfanfälle). Die bei allen Gyrase-Hemmern beobachteten zentralnervösen Nebenwirkungen wie Unruhe und Schlaflosigkeit sprechen prompt auf niedrig dosierte Benzodiazepine an. Andere Nebenwirkungen sind Überempfindlichkeitsreaktionen (Exantheme, Juckreiz, Gesichtsödeme) und Kreislaufreaktionen (Blutdruckabfall, Tachykardie, Hautrötung). Während einer Behandlung mit Ciprofloxacin kann – wie bei allen Gyrase-Hemmern – das Reaktionsvermögen im Straßenverkehr und bei Maschinenbedienung beeinträchtigt sein. Selten treten Gelenkbeschwerden, Schmerzen und Rötung an der Infusionsstelle und gelegentlich nach intravenöser Gabe Phlebitis. Vereinzelt wurde eine Achillessehnenentzündung beobachtet, die zum Sehnenriss führen kann. Sehr selten sind Leberzellnekrosen bis hin zum lebensbedrohlichen Leberausfall sowie Erhöhung des Schädelinnendruckes. Phototoxische Reaktionen sind besonders nach Exposition von UVA (320–400 nm) möglich. Vorübergehender Anstieg von Transaminasen, alkalischer Phosphatase und Bilirubin im Serum ist möglich, auch Blutbildveränderungen (z. B. Eosinophilie) und Kristallurie. Von den möglichen Nebenwirkungen sind nur die Magen-Darm-Störungen dosisabhängig (bei Tagesdosen von $\geq$ 1,5 g häufiger). Die nach tierexperimentellen Befunden befürchteten Sehnen- und Gelenkschäden bei Kindern haben sich auch bei breiter klinischer Anwendung nicht bestätigt.

Interaktionen: Mineralische Antazida vermindern die Resorption von Ciprofloxacin aus dem Magen-Darm-Kanal. Die Theophyllin-Spiegel im Blut können bei gleichzeitiger Gabe von Ciprofloxacin leicht erhöht sein. Ciprofloxacin verzögert auch die Ausscheidung von Coffein. Erhöhte Krampfbereitschaft bei Kombination mit nichtsteroidalen Antirheumatika (nicht Aspirin). Metoclopramid erhöht die Plasmakonzentrationen von Ciprofloxacin. Bei gleichzeitiger Gabe von Ciclosporin können die Ciclosporin-Plasmaspiegel erhöht sein, bei gleichzeitiger Gabe von oralen Antikoagulanzien (Warfarin) kann deren Wirkung verstärkt werden. Wird gleichzeitig Glibenclamid gegeben, kann in Einzelfällen eine stärkere Hypoglykämie auftreten.

Indikationen: Standardmittel bei Infektionen der Harnwege, der Gallenwege und des Darmtrakts. Eine parenterale Anwendung ist unkompliziert. Hinsichtlich der Anwendung bei Atemwegsinfektionen muss die häufig nicht ausreichende Wirkung gegen Pneumokokken berücksichtigt werden. Spezielle Indikationen sind Gonorrhoe, Prostatitis, Legionellose, Milzbrand, Salmonellose und Reisediarrhoe. Eine wichtige Sonderindikation ist die gezielte Therapie nachgewiesener Pseudomonas-Infektionen. Ciprofloxacin ist somit ein wichtiges Mittel bei Mukoviszidose und kann hier auch bei Kindern und Jugendlichen im Alter von 5 bis 17 Jahren angewandt werden. Bei schweren Pseudomonas-Infektionen kann man Ciprofloxacin mit einem Aminoglykosid oder mit einem Betalaktam-Antibiotikum kombinieren (wegen der besseren Wirkung und gegen die Gefahr einer Resistenzentwick-

Antiinfektiva

lung). Ciprofloxacin eignet sich auch zur Behandlung von Typhus, zur Sanierung von Salmonellen-Dauerausscheidern und zur selektiven Darmdekontamination bei immunsuppressiv behandelten Patienten. Ferner ist es zuverlässig wirksam zur Behandlung von Meningokokken-Trägern in der Umgebung Erkrankter (einmalig 0,5 g oral). Bei Mykobakterien-Infektionen ist Ciprofloxacin wirksam und kann in Kombination mit anderen Mitteln zur Verhinderung einer Resistenzentwicklung gegeben werden; Levofloxacin ist aber generell die hierfür besser geeignete Substanz.

Falsche Indikationen: Meningitis, Endokarditis, Erysipel, Tonsillitis, Sepsis (als Monotherapie), Streptokokken- und Pneumokokken-Infektionen der Atemwege, des Mittelohres und der Nebenhöhlen. Monotherapie von Infektionen mit Anaerobier-Komponente (z. B. Peritonitis). Im Allgemeinen keine Dauertherapie mit Ciprofloxacin durchführen (aus Gründen der Verträglichkeit, der Gefahr eines Achillessehnenrisses und wegen möglicher Resistenzentwicklung). Keine unkritische, breit gestreute Anwendung als Universalmittel (wegen der Gefahr einer Resistenzentwicklung). Unwirksam bei Lues und Borreliose. Nachgewiesene Staphylokokken-Infektionen sollten nicht mit Ciprofloxacin behandelt werden.

Kontraindikationen: Gravidität, Stillzeit. Vorsicht bei Epileptikern und Patienten mit vorgeschädigtem ZNS. Bislang Zurückhaltung bei Kindern und Jugendlichen in der Wachstumsperiode (im Tierversuch Schädigungen an den großen, gewichtstragenden Gelenken juveniler Tiere). Bei akuten, durch Pseudomonas aeruginosa induzierten Infektionsschüben einer zystischen Fibrose ist die Verwendung von Ciprofloxacin im Kindes- und Jugendalter jedoch zugelassen. Vorsicht bei **akuter Leberinsuffizienz** (akute Hepatitis!) oder starker Cholestase (besser Chinolone verwenden, die überwiegend renal ausgeschieden werden). Vorsicht mit Besonnung oder UV-Exposition (Gefahr einer Photodermatose). Vorsicht bei Leistungssportlern (Achillessehnenriss).

Applikation und Dosierung: Oral (0,25–)0,5–0,75 g alle 12 h. Einmalbehandlung der Gonorrhoe mit 0,25–0,5 g, Kurzinfusion von 0,2–0,4 g in 30–60 min alle 12 h. Nicht mit anderen Medikamenten in der Infusionslösung mischen. Ausreichende Flüssigkeitszufuhr ist notwendig (sonst Gefahr der Kristallurie). Behandlungsdauer: in der Regel 1–2 Wochen (bei chronischen Infektionen auch länger).
Bei **Niereninsuffizienz** (Kreatinin-Clearance <30 ml/min) normale Einzeldosis alle 24 h (oder halbe Einzeldosis alle 12 h). Durch Hämo- und Peritonealdialyse werden nur kleine Mengen von Ciprofloxacin entfernt.
Es gibt seit kurzem in den USA neue orale Retardformen zur einmaligen Gabe pro Tag, mit denen noch wenig klinische Erfahrungen vorliegen.
Manche Generika-Firmen propagieren in letzter Zeit eine kostengünstige Therapie mit 2-mal 100 mg Ciprofloxacin, was eine unverantwortliche und gefährliche Unterdosierung systemischer Infektionen darstellt. Die orale Standarddosis bei Erwachsenen ist und bleibt 2-mal 0,5 g pro Tag.

Handelsformen: Tabletten à 0,1 g, 0,25 g, 0,5 g, 0,75 g, Infusionsflaschen à 0,1 g, 0,2 g, 0,4 g, Augentropfen.

Beurteilung: Wegen des breiten Spektrums vielseitig verwendbares aktives und bewährtes antibakterielles Therapeutikum (auch bei sonst schwer zu behandelnden Infektionen). Klassische Standardsubstanz der Fluochinolone.

Literatur

Blumberg HM, Rimland D, Carroll DJ, et al. Rapid development of ciprofloxacin resistance in methicillin-susceptible and -resistant Staphylococcus aureus. J Infect Dis 1991; 163: 1279–85.

Cooper B, Lawlor M, Pneumococcal bacteremia during ciprofloxacin therapy for pneumococcal pneumonia. Am J Med 1989; 87: 475.

Echols RM. The selection of appropriate dosages for intravenous ciprofloxacin. J Antimicrob Chemother 1993; 31: 783–7.

Fenlon CH, Cynamon MH. Comparative in vitro activities of ciprofloxacin and other 4-quinolones against Mycobacterium tuberculosis and Mycobacterium intracellulare. Antimicrob Ag Chemother 1986; 29: 386.

Fillastre JP, Leroy A, Moulin B, et al. Pharmacokinetics of quinolones in renal insufficiency. J Antimicrob Chemother 1990; 26 (Suppl B): 51–60.

Hampel B, Hullmann R, Schmidt H. Ciprofloxacin in pediatrics: worldwide clinical experience based on compassionate use-safety report. Pediatr Infect Dis J 1997; 16: 127–9.

Hudson SJ, Ingham HR, Snow MH. Treatment of Salmonella typhi carrier state with ciprofloxacin. Lancet 1985; II: 1047.

Kenny GE, Cartwright FD. Susceptibility of Mycoplasma pneumoniae to several new quinolones, tetracycline, and erythromycin. Antimicrob Ag Chemother 1991; 32: 587.

Khaliq Y, Zhanel GG. Fluoroquinolone-associated tendinopathy: a critical review of the literature. Clin Infect Dis 2003; 36: 1404–10.

Lettieri JT, Rogge MC, Kaiser K, Echols RM, Meller AN. Pharmacokinetic profile of ciprofloxacin after single intravenous and oral doses. Antimicrob Ag Chemother 1992; 36: 993–6.

Lipman J, Scribante J, Gous AG, et al. Pharmacokinetic profiles of high-dose intravenous ciprofloxacin in severe sepsis. Antimicrob Ag Chemother 1998; 42: 2235–9.

Montay G, Gaillot J. Pharmacokinetics of fluoroquinolones in hepatic failure. J Antimicrob Chemother 1990; 26 (Suppl B): 61–7.

Murdoch DA, Banatvala NA, Bone A. Epidemic ciprofloxacin-resistant Salmonella typhi in Tajikistan. Lancet 1998; 351 (9099): 339.

Nau R, Prange HW, Martell J, Sharifis M, Kolenda H, Bircher J. Penetration of ciprofloxacin into the cerebrospinal fluid of patients with uninflamed meninges. J Antimicrob Chemother 1990; 25:965–73.

Ng PP, Chan RK, Ling AE. Gonorrhoea treatment failure and ciprofloxacin resistance. Int J STD AIDS 1998; 9: 323–5.

Oppenheim BA, Hartley JW, Lee W, Burnie JP. Outbreak of coagulase negative staphylococcus highly resistant to ciprofloxacin in a leukaemia unit. BMJ 1989; 299: 294–7.

Radandt JM, Marchbanks CR, Dudley MN. Interactions of fluoroquinolones with other drugs: Mechanisms, variability, clinical significance, and management. Clin Infect Dis 1992; 14: 272–84.

Schaad UB, Stoupis C, Wedgwood J, et al. Clinical, radiologic and magnetic resonance monitoring for sceletal toxicity in pediatric patients with cystic fibrosis receiving a three-month course of ciprofloxacin. Pediatr Infect Dis J 1991; 10: 723–9.

Schamberg DR, Dillon WI, Terpenning MS, et al. Increasing resistance of enterococci to ciprofloxacin. Antimicrob Ag Chemother 1992; 36: 2533–5.

Sweeny G, Fern AI, Lindsay G, Doig MW. Penetration of ciprofloxacin into the aqueous humour of the uninflamed human eye after oral administration. J Antimicrob Chemother 1990; 26: 99–105.

Thomson CJ. The global epidemiology of resistance to ciprofloxacin and the changing nature of antibiotic resistance: a 10 year perspective. J Antimicrob Chemother 1999; 43 (Suppl A): 31–40.

Trucksis M, Hooper DC, Wolfson JS. Emerging resistance to fluoroquinolones in staphylococci: an alert. Ann Intern Med 1991; 114: 424–6.

van den Oever HL, Versteegh FG, Thewessen EA, et al. Ciprofloxacin in preterm neonates: case report and review of the literature. Eur J Pediatr 1998; 157: 843–5.

Yee CL, Duffy C, Gerbino P, et al. Tendon and joint disorders in children after treatment with fluoroquinolones or azithromycin. Ped Inf Dis J 2002; 21: 525–9.

Levofloxacin

Handelsname: Tavanic.
Das klassische, Levofloxacin in niedriger Dosis enthaltende Racemat Ofloxacin ist als Tarivid im Handel; ebenso gibt es viele Generika von Ofloxacin.

Eigenschaften: Fluochinolon mit einem sekundären Oxazin-Ring (verantwortlich für die bessere Pharmakokinetik). Bitterer Geschmack, leicht löslich in Eisessig, schwer löslich in Wasser, Äthylalkohol und Azeton. Levofloxacin ist die eigentliche Wirkkomponente des schon lange bekannten Ofloxacin. Dabei liegt Ofloxacin als Razemat vor; die antibakterielle Wirkung beruht auf dem Gehalt an der linksdrehenden Form (Levofloxacin). Die kaum untersuchte rechtsdrehende Form (Dextrofloxacin) ist antibakteriell inaktiv, hat aber offensichtlich Nebenwirkungen. Levofloxacin kann somit als die gereinigte und höher dosierte Form von Ofloxacin aufgefasst werden. Ofloxacin ist daher nur noch von historischem Interesse, selbst wenn es weiterhin viele Generika von Ofloxacin gibt.

Wirkungsspektrum: Die klassischen Erfahrungen mit dem Wirkstoff wurden in der Vergangenheit bereits mit dem unterdosiertem Racemat Ofloxacin gemacht. Ofloxacin hat ein breites Spektrum, das die meisten aeroben grampositiven und gramnegativen Bakterien umfasst. Die In-vitro-Aktivität von Ofloxacin in üblicher Dosierung war jedoch bei gramnegativen Stäbchen etwa 4fach schwächer als die von Ciprofloxacin. Bei grampositiven Bakterien ist die Wirksamkeit teilweise schwächer als bei gramnegativen Bakterien. Pneumokokken wurden von Ofloxacin nur ungenügend erfasst; die höhere Dosierung von Levofloxacin führt zu wesentlich höheren Spiegeln, die offenbar auch für Pneumokokken ausreichen. Mykoplasmen (außer Ureaplasma) und Chlamydien sind nur schwach empfindlich (Tab. 1.2-2). Ofloxacin ist z.T. unwirksam auf Pseudomonas aeruginosa, Acinetobacter calcoaceticus, Serratia, Campylobacter jejuni, Burkholderia cepacia und Stenotrophomonas maltophilia sowie Enterokokken (E. faecium). Methicillin-resistente Staphylococcus-aureus-Stämme sind unempfindlich. Resistent sind unter den Anaerobiern bestimmte Clostridien-Arten (z. B. Clostridium difficile) und Bacteroides-Arten (z. B. Bacteroides thetaiotaomicron und B. vulgatus). Levofloxacin und Ofloxacin haben eine relativ gute Aktivität gegen Mykobakterien (M. tuberculosis, M. fortuitum, M. kansasii, M. leprae).
Levofloxacin wirkt in vitro doppelt so stark wie Ofloxacin (das Razemat). Durch die höhere Dosierung erfasst das im Prinzip identische Antibiotikum Levofloxacin nun ein breiteres Wirkungsspektrum. Die de facto um das Fünffache gesteigerte Wirkung ist besonders relevant bei Pneumokokken und anderen Erregern von Atemwegsinfektionen. Die weitgehend renale Ausscheidung von Levofloxacin ist ein Vorteil bei Harnwegsinfektionen, ein Nachteil bei Gallenwegsinfektionen. Levofloxacin ist ein zunehmend wichtiges Tuberkulostatikum der Reserve.

Resistenz: Ein Teil der Pneumokokken- und Enterokokken-Stämme ist gegen Ofloxacin resistent. Durch die zweifach stärkere Aktivität von Levofloxacin und die 2,5–5fach höhere Dosierung werden jedoch Pneumokokken durch Levofloxacin meist erfasst. Durch die höhere Dosierung und die günstigere Pharmakokinetik erfasst Levofloxacin auch Pseudomonas aeruginosa. Die Häufigkeit einer Resistenz gegen alle Chinolone ist jedoch jetzt bei Pseudomonas aeruginosa beträchtlich angestiegen. Eine sekundäre Resistenzentwicklung ist bei Pseudomonas aeruginosa, Pneumokokken und Staphylokokken in vitro und während einer Behandlung möglich. Dabei besteht eine weitgehende Kreuzresistenz mit Ciprofloxacin und alten Gyrase-Hemmern (s. Tab. 1.2-2).

Pharmakokinetik:

Die Pharmakokinetik von Levofloxacin ist mit der von Ofloxacin prinzipiell identisch. Nach oraler Gabe von 0,25 g und 0,5 g liegen die Serumspitzenspiegel nach 1–2 h zwischen 2,5 und 3 mg/l bzw. 5 und 6 mg/l (fast vollständige Resorption). Wenn 0,5 g alle 12 h oral gegeben werden, sind die Serumspitzenspiegel um 42 % höher als bei Gabe alle 24 h (im Mittel 9,3 mg/l). Nach i.v. Infusion von 0,25 g und 0,5 g (in 60 min) betragen die mittleren Serumspiegel 3 bzw. 6 mg/l (bei Infusionsende).

▶ Halbwertszeit 7–8 h.

▶ Plasmaeiweißbindung 25 %.

▶ Levofloxacin wird in geringem Maße zu Desmethyl- und N-oxid-Metaboliten umgewandelt.

▶ Urin-Recovery 75 % in 48 h (in aktiver Form). Nicht dialysabel.

Die Pharmakokinetik von Ofloxacin gleicht weitgehend der des Levofloxacins; es erfolgt jedoch eine wesentlich niedrigere, oft nicht ausreichende Dosierung. Halbwertszeit ebenfalls 7 h. Gute Resorption von Ofloxacin nach oraler Gabe.

Nach den niedrigen Dosierungen von 0,2 g und 0,4 g Ofloxacin oral finden sich mittlere Serumspitzenspiegel von 2,2 bzw. 3,5 mg/l (nach 1,1 bzw. 1,9 h), die nach 12 h auf 0,4 bzw. 1,0 mg/l abgefallen sind. Nach i.v. Infusion von 0,1 g und 0,2 g (in 30 min) betragen die mittleren Serumspiegel 2,9 bzw. 5,2 mg/l (bei Infusionsende) und 0,15 bzw. 0,3 mg/l (nach 12 h).

▶ Plasmaeiweißbindung von Levofloxacin 25 %.

▶ Liquorgängigkeit schlecht, bei bakterieller Meningitis besser.

▶ Gute Gewebediffusion (z. B. in Lungen-, Knochen-, Knorpel- und Prostatagewebe). Hohe Konzentrationen auch in Speichel und Samenflüssigkeit.

▶ Ausscheidung unverändert durch die Nieren nach oraler Gabe zu 74 %, nach i.v. Gabe zu 77 % (in 24 h) und zu 86 % (in 72 h). Im Urin sind zwei Metaboliten nachweisbar: Desmethyl-Ofloxacin (1,6 % der verabreichten Dosis) und Ofloxacin-N-oxid (0,9 %), in Galle und Stuhl als weiterer Metabolit das Glukuronid-Derivat (4 %).

Nebenwirkungen: Levofloxacin ist – wie Ciprofloxacin – im Allgemeinen gut verträglich. Unter den verschiedenen Nebenwirkungen sind am häufigsten gastrointestinale Beschwerden (Übelkeit, Erbrechen, Bauchschmerzen, Durchfall). Nicht selten sind leichte zentralnervöse Störungen (Kopfschmerzen, Schwindel, Alpträume, Schlafstörungen). Selten kommt es zu schwereren Symptomen (Gangunsicherheit, Zittern, Parästhesien, Doppeltsehen, Halluzinationen) und psychotischen Reaktionen (Gegenmittel: Benzodiazepine). Dabei kann das Reaktionsvermögen im Straßenverkehr oder bei der Maschinenbedienung beeinträchtigt sein (selten!). Es können schwere allergische Erscheinungen (Exanthem, Photosensibilisierung, petechiale Hautblutungen, selten Schock und Vaskulitis) auftreten; sie sind ein Grund, das Mittel sofort abzusetzen. Selten wurde über Gelenkschmerzen, insbesondere bei hoher Dosierung, und Tendinitis berichtet. Besonders bei Sportlern oder in Kombination mit Glukokortikoiden kann es zu einer Achillessehnenruptur kommen. (Frühsymptom: Schmerzen und Schwellung der Achillessehne). In Einzelfällen wurden Blutbildveränderungen (Leukozytopenie, Thrombozytopenie, Anämie) und vorübergehender Anstieg der Leberenzyme und des Bilirubins festgestellt.

Antiinfektiva

Interaktionen: Bei gleichzeitiger Gabe von mineralischen Antazida ist mit verminderter Resorption von Levofloxacin zu rechnen. Levofloxacin kann die Wirkung von oralen Antikoagulanzien verstärken. Bei gleichzeitiger Gabe von Glibenclamid kann eine stärkere Hypoglykämie auftreten. Unter nichtsteroidalen Antiphlogistika (z. B. Fenbufen) kann es zu Krämpfen und ZNS-Stimulation kommen. Keine Wechselwirkung mit Coffein, geringe mit Theophyllin. Glukokortikoide erhöhen das Risiko einer Achillessehnenruptur! Die Kombination von Levofloxacin plus Pyrazinamid zur Therapie der resistenten Tuberkulose ist schlecht verträglich.

Indikationen: Levofloxacin: Organinfektionen durch nachgewiesene oder vermutete empfindliche Erreger (auch Pneumonie). Da Levofloxacin als gereinigtes Ofloxacin höher dosiert werden kann, erfolgt auch eine Wirkung auf weniger empfindliche Keime (z. B. Pneumokokken). Bei nachgewiesener schwerer Pneumokokken-Pneumonie ist Levofloxacin jedoch nicht die optimale Therapie. Weitere Hauptindikationen sind: Akuter Schub einer chronischen Bronchitis, komplizierte Harnwegsinfektionen, Haut- oder Weichteilinfektionen. Spezielle Indikationen sind Gonorrhoe, Chlamydien- und Mykoplasmen-Infektionen, außerdem Legionellose und Salmonellose. Für Levofloxacin gelten selbstverständlich auch die klassischen Indikationen des Ofloxacin, wie Typhus, Enteritis, Lepra. Bei Mykobakterien-Infektionen, z. B. multiresistenter Tuberkulose, muss Levofloxacin stets zusammen mit anderen wirksamen Tuberkulostatika gegeben werden.

Falsche Indikationen: Meningitis, Endokarditis, Sepsis (als Monotherapie), auch Streptokokken-Angina, Erysipel, Scharlach. Im Allgemeinen keine Dauertherapie durchführen (aus Gründen der Verträglichkeit und wegen möglicher Resistenzentwicklung). Keine unkritische, breit gestreute Anwendung als Universalmittel. Vorsicht bei Patienten, die gleichzeitig Glukokortikoide erhalten sowie bei Sportlern (Gefahr eines Risses der Achillessehne). Keine Kombination mehrerer Gyrase-Hemmer.

Tab. 1.2-4 Dosierung von Levofloxacin bei Patienten mit eingeschränkter Nierenfunktion (Kreatinin-Clearance ≤ 50 ml/min). [1] nach Hämodialyse oder kontinuierlich ambulanter Peritonealdialyse (CAPD) sind keine zusätzlichen Dosen erforderlich.

Kreatinin-Clearance	Dosierungsschema		
	250 mg/24 Stunden	500 mg/24 Stunden	500mg/12 Stunden
	Erstdosis: 250 mg	Erstdosis: 500 mg	Erstdosis: 500 mg
50–20 ml/min	Dann: 125 mg/24 Stunden	Dann: 250 mg/24 Stunden	Dann: 250 mg/12 Stunden
19–10 ml/min	Dann: 125 mg/48 Stunden	Dann: 125 mg/24 Stunden	Dann: 125 mg/12 Stunden
< 10 ml/min (einschließlich Hämodialyse und CAPD)[1]	Dann: 125 mg/48 Stunden	Dann: 125 mg/24 Stunden	Dann: 125 mg/24 Stunden

Kontraindikationen: Epilepsie, Gravidität, Stillzeit. Traditionell auch Kinder und Jugendliche in der Wachstumsphase (wegen der – wohl nur tierexperimentell relevanten – Gefahr einer Arthropathie).

Anwendung und Dosierung: Bei dem niedrig dosierten Ofloxacin wurden keine Studien für eine einmal tägliche Dosierung durchgeführt. Derartige Studien liegen für Levofloxacin vor und sind ein weiterer Grund, die moderne gereinigte Form zu bevorzugen. Bei **komplizierter Harnwegsinfektion** und akuter Pyelonephritis werden 1-mal tgl. 0,25 g Levofloxacin oral empfohlen (nicht länger als 14 Tage). Bei den anderen Indikationen gibt man 1- bis 2-mal tgl. 0,25 g oder 0,5 g (bei Pneumonie besser 1,0 g) oral oder durch i.v. Infusion (über 1 h). Levofloxacin hat somit eine breite Dosierungsspanne (der Standarddosis von 0,4 g Ofloxacin äquivalent sind 0,2 g Levofloxacin = knapp ½ Tablette) von 0,25–1 g 1-mal/Tag. Wenn Levofloxacin in der Ofloxacin-Dosis gegeben wird (1-mal tgl. ½ Tablette à 0,25 g), ist Levofloxacin auch billiger als Ofloxacin. Bei **eingeschränkter Nierenfunktion** ist eine reduzierte Dosierung erforderlich (s. Tab. 1.2-4).

Handelsformen:
▸ Levofloxacin: Tabletten à 0,25 g und 0,5 g, Fertiginfusionen à 0,5 g (zur i.v. Infusion).
▸ Ofloxacin: Tabletten à 0,1 g, 0,2 g, 0,4 g, Ampullen à 0,1 g, 0,2 g, 0,4 g (zur i.v. Infusion), Augensalbe, Augentropfen.

Beurteilung: Levofloxacin ist eines der beiden Standardpräparate der Fluochinolone. Das linksdrehende Levofloxacin wirkt stärker als das Razemat (Ofloxacin), wird besser vertragen und kann höher dosiert werden. Dadurch wird das Wirkungsspektrum erheblich verbreitert. Das ungereinigte und unterdosierte Razemat Ofloxacin sollte in Zukunft nicht mehr verwandt werden.

Literatur

Baciewicz AM, Ashar BH, Locke TW. Interaction of ofloxacin and warfarin. Ann Intern Med 1993; 119: 1223.

Barry AL, Fuchs PC, Allen SD, Brown SD, Jorgensen JH, Tenover FC. In vitro susceptibility of Streptococcus pneumoniae to the d- and l-isomers of ofloxacin: interpretative criteria and quality control limits. J Antimicrob Chemother 1996; 37: 365–9.

Belgian pharmacovigilance centre. Cases of tendinitis and achilles tendon rupture associated with the intake of levofloxacin. Folia pharmacotherapeutica 2002; 29: 63.

Carbon C. Comparison of side effects of levofloxacin versus other fluoroquinolones. Chemotherapy 2001; 47 (Suppl 3): 9–14.

Davis R, Bryson HM. Levofloxacin: a review of its antibacterial activity, pharmacokinetics and therapeutic efficacy. Drugs 1994; 47: 677–700.

Fish DN, Chow AT. Levofloxacin clinical pharmacokinetics. Clin Pharmacokinet 1997; 32: 101–19.

Fu KP, Lafredo SC, Foleno BD, et al. In vitro and in vivo antimicrobial activities of levofloxacin (l-ofloxacin), an optically active ofloxacin. Antimicrob Ag Chemother 1992; 36: 860–6.

Guay DRP, Opsahl JA, McMahon FG, et al. Safety and pharmacokinetics of multiple doses of intravenous ofloxacin in healthy volunteers. Antimicrob Ag Chemother 1992; 36: 308–12.

Hurst M, Lamb HM, Scott LJ, et al. Levofloxacin: an updated review of its use in the treatment of bacterial infections. Drugs 2002; 62: 2127–67.

Klugman KP, Capper T, Bryskier A. In vitro susceptibility of penicillin-resistant Streptococcus pneumoniae to levofloxacin, selection of resistant mutants, and time-kill synergy studies of levofloxacin combined with vancomycin, teicoplanin, fusidic acid, and rifampin. Antimicrob Ag Chemother 1996; 40: 2802–4.

Antiinfektiva

Lounis N, Truffot-Pernot C, Grosset J. In vitro and in vivo activities of levofloxacin against Mycobacterium tuberculosis. Antimicrob Ag Chemother 1995; 39: 1341.

Martin SJ, Jung R, Garvin CG. A risk-benefit assessment of levofloxacin in respiratory, skin and skin structure, and urinary tract infections. Drug Saf 2001; 24: 199–222.

Papastavros T, Dolovich L, Holbrook A, Whitehead L, Loeb M. Adverse effects with pyrazinamide and levofloxacin in the treatment of latent multidrug-resistent tuberculosis. Can Med Ass J 2002; 167: 131–6.

Stahl JP, Croize J, Akbaral JP. Diffusion of ofloxacin into cerebrospinal fluid of patients with bacterial meningitis. Infection 1986; 14 (Suppl 4): 256–8.

Zhanel GG, Ennis K, Vercaigne L, et al. A critical review of the fluoroquinolones: focus on respiratory infections. Drugs 2002; 62: 13–59.

Moxifloxacin

Handelsname: Avalox.

Eigenschaften: 8-Methoxyfluorochinolon mit einer Cyclopropylgruppe in Position 1 (wie bei Ciprofloxacin), einer Methoxygruppe in Position 8 (wie bei Gatifloxacin) und einer modifizierten Pyrrolidin-Seitenkette. Die 1%ige wässrige Lösung ist sauer (pH 4,4) und schwach lichtempfindlich. Strukturformel: s. Abb. 1.2-2, S. 120.

Wirkungsspektrum (s. Tab. 1.2-5): Moxifloxacin gehört zu den neueren Gyrase-Hemmern mit guter Pneumokokken-Wirksamkeit und erweitertem Spektrum. Es besitzt eine starke Aktivität gegen fast alle Erreger von bakteriellen Atemwegsinfektionen (Streptococcus pneumoniae, Streptococcus pyogenes, Haemophilus influenzae, Moraxella catarrhalis, Staphylokokken, Chlamydia trachomatis und Chlamydia pneumoniae, Mycoplasma pneumoniae sowie Legionellen und Mykobakterien). Resistent sind unter den grampositiven Bakterien ein Teil der Methicillin-resistenten Staphylokokken (bei Ciprofloxacin-Resistenz) sowie ein Teil der Enterokokken-Stämme (besonders E. faecium bei Vancomycin-Resistenz) und ein Teil der Stämme von Corynebacterium jeikeium. Im Gegensatz zu Ciprofloxacin und Levofloxacin hat Moxifloxacin eine gute Anaerobierwirksamkeit (gegen Bacteroides fragilis, einige andere Bacteroides-Arten und Clostridium perfringens). Gegen Enterobakterien ist Moxifloxacin im Vergleich zu Ciprofloxacin in vitro z.T. etwas schwächer wirksam; die klinische Wirksamkeit ist jedoch gegeben. Weitgehend resistent sind Pseudomonas aeruginosa sowie einige Serratia- und Acinetobacter-Arten.

Resistenz: Sekundäre Resistenzentwicklung möglich, aber durch einen dualen Wirkungsmechanismus eher selten. Eine Plasmid-vermittelte Resistenz gibt es nicht. Unvollständige Kreuzresistenz mit anderen Gyrase-Hemmern (auch solchen mit ebenfalls guter Pneumokokken-Wirksamkeit).

Pharmakokinetik:
▶ Nach oraler Gabe von 0,4 g betragen die mittleren Serumspitzenspiegel 3,2 mg/l, nach i.v. Infusion von 0,4 g (in 30 min) 4,4 mg/l.
▶ Halbwertszeit ca. 12 h.
▶ Plasmaeiweißbindung 40–42 %. Moxifloxacin unterliegt einer Phase-II-Biotransformation und wird renal und biliär unverändert und in Form einer Sulfo-Verbindung ausgeschieden.

Tab. 1.2-5 Minimale Hemmkonzentrationen (MHK$_{90\%}$) von neueren Gyrase-Hemmern (nach der Literatur).

Keimart	MHK$_{90\%}$ (mg/l) von					
	Clina-floxacin	Trova-floxacin	Moxi-floxacin	Grepa-floxacin	Spar-floxacin	Gati-floxacin
Streptococcus pneumoniae	0,25	0,25	0,25	0,25	0,25	0,25
Streptococcus pyogenes	0,25	0,25	0,25	0,25	0,5	0,25
Enterococcus faecalis (Vancomycin-sensibel)	0,5	1,0	0,5	4,0	1,0	2,0
Enterococcus faecalis (Vancomycin-resistent)	2,0	8,0	16,0	16,0	16,0	8,0
Enterococcus faecium (Vancomycin-sensibel)	0,5	4,0	4,0	8,0	0,12	4,0
Enterococcus faecium (Vancomycin-resistent)	8,0	8,0	>16,0	>16,0	>16,0	8,0
Staphylococcus aureus (Methicillin-sensibel)	0,06	0,06	0,12	0,12	0,25	0,5
Staphylococcus aureus (Methicillin-resistent)	0,12 (1,0)*	0,25 (16,0)*	4,0 (8,0)*	16,0 (>16,0)*	16,0 (>16,0)*	8,0 (>16,0)*
Staphylococcus epidermidis (Methicillin-sensibel)	0,06	0,12	0,12	0,25	0,5	0,25
Staphylococcus epidermidis (Methicillin-resistent)	0,06	4,0	4,0	8,0	4,0	0,25
Haemophilus influenzae	0,03	0,06	0,06	0,06	0,06	0,06
E. coli	0,03	0,06	0,03	0,06	0,03	0,06
Klebsiella pneumoniae	0,25	0,12	0,5	0,25	0,25	0,25
Enterobacter aerogenes	0,12	0,12	0,12	0,5	0,06	0,12
Proteus mirabilis	0,03	0,25	0,25	0,5	0,5	0,25
Proteus vulgaris	0,06	0,5	0,5	0,5	0,5	0,25
Pseudomonas aeruginosa	1,0	8,0	8,0	8,0	8,0	8,0
Serratia marcescens	0,25	4,0	2,0	4,0	1,0	4,0
Acinetobacter calcoaceticus	0,03	8,0	16,0	16,0	0,12	0,5
Bacteroides fragilis	0,25	0,5	0,25	8,0	4,0	2,0
Legionella pneumophila	0,015	0,06	0,015	0,015	0,03	0,015
Chlamydia pneumoniae	0,25	0,5	0,06	0,5	0,12	0,25
Chlamydia trachomatis	0,06	0,03	0,06	0,06	0,06	0,06
Mycoplasma pneumoniae	0,03	0,25	0,12	0,25	0,12	0,06
Mycobacterium tuberculosis	0,25	32,0	0,25	>8,0	0,25	0,25

* Ciprofloxacin-resistente Stämme

Antiinfektiva

133

▶ Urin-Recovery nach oraler Gabe 20 % (unverändert). Ein Teil wird als inaktive Metaboliten ausgeschieden.

Nebenwirkungen: Im Allgemeinen gut verträglich. Am häufigsten sind gastrointestinale Störungen wie Bauchschmerzen, Übelkeit, Erbrechen, Durchfall, Geschmacksstörungen, Benommenheit. Gelegentlich zentralnervöse Nebenwirkungen wie Schwindel, Tremor, Verwirrtheit, Depression und Amblyopie sowie QT-Zeitverlängerung im EKG. Abnorme Leberfunktionstests (Transaminasenanstieg) kommen gelegentlich vor. Im Übrigen entsprechen die Nebenwirkungen weitgehend den bei Ciprofloxacin und Levofloxacin beschriebenen Störungen (s. S. 125 u. S. 129). Nach mehrjährigen Erfahrungen sind keine negativen Überraschungen aufgetreten.

Interaktionen: Bei gleichzeitiger Gabe von mineralischen Antazida oder Aktivkohle ist die Resorption von Moxifloxacin vermindert. Keine Interaktion mit Ranitidin, Probenecid, oralen Kontrazeptiva, Itraconazol und Theophyllin. Vorsichtshalber keine gleichzeitige Gabe von Medikamenten, die eine QT-Zeitverlängerung im EKG hervorrufen können, selbst wenn das Risiko bei Moxifloxacin offenbar sehr gering ist. Moxifloxacin kann die maximalen Digoxin-Plasmaspiegel um 33 % erhöhen.

Indikationen: Zunächst als Atemwegs-Chinolon propagiert: Ambulant erworbene Pneumonie, akute Exazerbation der chronischen Bronchitis, akute bakterielle Sinusitis. Auch bei schweren Haut- oder Weichteilinfektionen, Gallenwegsinfektionen, intraabdominellen Infektionen anwendbar. Weitere mögliche Einsatzgebiete, z.T. schon in der klinischen Prüfung, sind gynäkologische und odontogene Infektionen sowie Infektionen bei neutropenischen Patienten. Erste positive Ergebnisse zur Therapie der Tuberkulose sind publiziert. Gezielte Therapie von Infektionen durch sonst resistente Bakterien. Wie bei anderen Gyrase-Hemmern keine unkritische Anwendung als Universalmittel (wegen der Gefahr der Resistenzentwicklung). Moxifloxacin hat jedoch noch weiteres klinisches Potenzial, z. B. bei der Therapie persistierender Chlamydien-Infektionen.

Kontraindikationen: Gravidität, Stillzeit, Kinder und Jugendliche in der Wachstumsphase (Standardwarnung wegen Gefahr einer Arthropathie im Tierexperiment). Stark eingeschränkte Leberfunktion. QT-Zeitverlängerung im EKG. Hypokaliämie. Schwere Herzinsuffizienz, klinisch relevante Bradykardie. Vorsicht bei Epilepsie. Keine Kombination mit einem anderen Gyrase-Hemmer!

Applikation und Dosierung: Oral 1-mal tgl. 0,4 g für 5–10 Tage. Intravenös 1-mal tgl. 400 mg als gleichmäßige Infusion über 60 Minuten. **Bei Niereninsuffizienz** und bei Dialysepatienten, d. h. bei Hämodialyse oder kontinuierlich ambulanter Peritonealdialyse, keine Dosisreduzierung.

Handelsform: Tabletten à 0,4 g, Fertiginfusionsflaschen à 0,4 g.

Beurteilung: Mittlerweile bewährter oral und i.v. applizierbarer Gyrase-Hemmer mit erweitertem Spektrum und guter Wirkung gegen Pneumokokken (auch Anaerobier-wirksam). Wichtiges Mittel der Wahl bei Atemwegsinfektionen (nosokomiale und ambulant erworbene Pneumonien).

Literatur

Balfour JA, Lamb HM. Moxifloxacin – a review of its clinical potential in the management of community-acquired respiratory tract infections. Drugs 2000; 59: 115–39.

Baohong JI, Lounis N, Maslo C, et al. In vitro and in vivo activities of moxifloxacin and clinafloxacin against Mycobacterium tuberculosis. Antimicrob Ag Chemother 1998; 42: 2066–9.

Bébéar CM, Renaudin H, Boudjadja A, Bébéar C. In vitro activity of BAY 12–8039, a new fluoroquinolone, against mycoplasmas. Antimicrob Ag Chemother 1998; 42: 703–4.

Brueggemann AB, Kugler KC, Doern GV. In vitro activity of BAY 12–8039, a novel 8-methoxyquinolone, compared to activities of six fluoroquinolones against Streptococcus pneumoniae, Haemophilus influenzae, and Moraxella catarrhalis. Antimicrob Ag Chemother 1997; 41: 1594–7.

Dalhoff A. In vivo lack of emergence of resistance to moxifloxacin in staphylococcus aureus and streptococcus pneumoniae. In: Adam D, Finch R (eds). Moxifloxacin in practice. Vol. 1. Oxford: Maxim medical 1999; 81–9.

Dalhoff A, Petersen U, Endermann R. In vitro activity of BAY 12–8039, a new 8-methoxyquinolone. Chemotherapy 1996; 42: 410–25.

Fass RJ. In vitro activity of BAY 12–8039, a new 8-methoxyquinolone. Antimicrob Ag Chemother 1997; 41: 1818–24.

Finch R et al. Randomisierte klinische Studie zum Vergleich des sequenziellen Einsatzes von intravenösem und oralen Moxifloxacin bei Patienten mit ambulant erworbener Pneumonie. Antimicrob Ag Chemother 2002; 46: 1746–54.

Kubin R, Reiter C. Safety update of moxifloxacin: a current review of clinical trials and postmarketing observational studies. Poster. 40. Intersci Conf Antimicrob Ag Chemother. ICAAC, Toronto, Canada 2000: Abstract 820.

Macgowan AP. Moxifloxacin: a new methoxy quinolone antibacterial. Expert opin invest drugs 1999; 8: 181–99.

Soto S et al. First report of liver disorders in an elderly patient: case report. Am J Gastroenterol 2002; 97: 1853–4.

Stass H, Dalhoff A, Kubitza D. BAY 12–8039: study on the food effect after oral administration of 200 mg SD to healthy volunteers. Clin Microbiol Inf 1997; 3: 86.

Stass H, Kubitza D, Schühly U, Wingender W. Pharmacokinetics, safety and tolerability of 800 mg BAY 12–8039 administered as a single dose. Clin Microbiol Inf 1997; 3: 87.

Stass H, Schühly U, Wingender W. Pharmacokinetics, safety and tolerability of 600 mg BAY 12–8039 administered once daily over 10 days. Clin Microbiol Inf 1997; 3: 87.

Stass H, Kubitza D. Profile of moxifloxacin drug interactions. Clin Infect Dis 2001; 32 (Suppl 1): 47–50.

Stass H, Kubitza K. Pharmacokinetics and elemination of moxifloxacin after oral and intravenous administration in man. J Antimicrob Chemother 1999; 43 (Suppl B): 83–90.

Stass H, Kubitza D, Schuehl YU. Pharmacokinetics, safety and tolerability of moxifloxacin. A novel 8-methoxyfluoroquinolone, after repeated oral administration. Clin Pharmacokinet 2001; 40 (Suppl 1): 1–9.

Stass H, Kubitza D, Halabi A, Delesen H. Pharmacokinetics of moxifloxacin, a novel 8-methoxy-quinolone, in patients with renal dysfunction. Br J Clin Pharmacol 2002; 53: 232–7.

Stass H, Kubitza D, Wensing G. Pooled analysis of pharmacokinetics, safety and tolerability of single oral 400 mg moxifloxacin doses in patients with mild and moderate liver cirrhosis. Poster. 40. Intersci Conf Antimicrob Ag Chemother. ICAAC, Toronto, Canada 2000: Abstract 2269.

Torres A, Muir JF, Corris P, et al. Effectiveness of oral moxifloxacin in standard first-line therapy in community-acquired pneumonia. Eur Respir J 2003; 21: 135–43.

Valerio G, Bracciale P, Manisco V, et al. Long-term tolerance and effectiveness of moxifloxacin therapy for tuberculosis: preliminary results. J Chemother 2003; 15: 66–70.

Woodcock JM, Andrews JM, Boswell FJ, et al. In vitro activity of BAY 12–8039, a new fluoroquinolone. Antimicrob Ag Chemother 1997; 41: 101–6.

Antiinfektiva

Gatifloxacin

Handelsname: Bonoq.

Eigenschaften: Gatifloxacin ist ein 6-Fluoro-8-Methoxychinolon mit einer Methylpiperazin-Gruppe in Position 8. Als Razemat verwendet. Strukturformel: s. Abb. 1.2-2, S. 120.

Wirkungsspektrum: Gatifloxacin gehört wie Moxifloxacin zur Gruppe der Gyrase-Hemmer mit verbessserter Pneumokokken-Wirksamkeit. Im Vergleich zu Ciprofloxacin ist die Aktivität gegen grampositive Bakterien stärker. Es wirkt auch gegen Penicillin-G-resistente Pneumokokken, aber nur z.t. gegen Enterokokken, Bacteroides fragilis und andere Anaerobier-Arten. Gatifloxacin ist stärker wirksam als Ciprofloxacin und Levofloxacin gegen Chlamydia trachomatis und Chlamydia pneumoniae, Mycoplasma pneumoniae und Legionella pneumophila. Gegen Enterobakterien ist die Aktivität schwächer als die von Ciprofloxacin. Gegen Haemophilus influenzae und Moraxella catarrhalis wirkt es gleich stark wie Ciprofloxacin. Die meisten Pseudomonas-aeruginosa- und Serratia-marcescens-Stämme sind resistent (s. Tab. 1.2-5). Resistent sind ebenfalls Burkholderia cepacia, Enterococcus gallinarum und Clostridium difficile.

Resistenz: Sekundäre Resistenzentwicklung möglich. Unvollständige Kreuzresistenz mit anderen Gyrase-Hemmern.

Pharmakokinetik (s. Tab. 1.2-3, S. 124):
- Gatifloxacin wird aus dem Magen-Darm-Kanal fast vollständig resorbiert.
- Nach oraler Gabe von 0,2 g und 0,4 g sind die mittleren Serumspitzenspiegel 2 bzw. 4 mg/l.
- Halbwertszeit 7–8 h.
- Plasmaeiweißbindung 20 %.
- Urin-Recovery 85 % (unverändert). Etwa 6 % werden unverändert mit den Fäzes ausgeschieden. Erhebliche Kumulation bei Niereninsuffizienz. Der Grad der offenbar geringen Metabolisierung ist nicht genau bekannt.

Nebenwirkungen: Im Prinzip das Nebenwirkungsspektrum aller Fluochinolone. Vorwiegend gastrointestinale Störungen, Kopfschmerzen und Schwindel sowie Geschmacksstörungen. Die Erfahrungen sind noch gering. Eine massive Hepatotoxizität wurde in Einzelfällen beschrieben. Unter Gatifloxacin wurden Störungen des Blutglukosespiegels einschließlich Hyper- und Hpoglykämien berichtet, in der Regel bei Diabetikern, die gleichzeitig orale Antidiabetika erhielten. Dem entsprechen tierexperimentelle Schädigungen der ß-Inselzellen bei Ratten. Gatifloxacin kann bei Ratten und Hunden Verlängerungen des QT-Intervalls hervorrufen. Dieser Effekt ist auch beim Menschen beobachtet worden. Die Nebenwirkungen führten zur Rücknahme des Präparats.

Interaktionen: Im Prinzip wie bei den meisten anderen Gyrase-Hemmern. Ein additiver Effekt von Gatifloxacin mit anderen Arzneimitteln auf die Verlängerung des QT-Intervalls kann nicht ausgeschlossen werden (z.B. Amiodaron, Sotalol, Phenothiazine, Haloperidol, Malariamittel, bestimmte Antihistaminika). Eine derartige Kombination ist daher kontraindiziert; von der Gabe an herzkranke Patienten wird abgeraten. Die Gabe von Aluminium-

bzw. Magnesium-haltigen Antazida sowie Eisensalzen vermindert die Resorption von Gatifloxacin. Gatifloxacin führt zu einer Erhöhung von Digoxinspiegeln und verändert Gerinnungsparameter unter Warfarin.

Indikationen: Ambulant erworbene Pneumonie (primäre Pneumonie ohne schweres Grundleiden). Komplizierte Harnwegsinfektionen.

Kontraindikationen: Überempfindlichkeit, Epilepsie, Gravidität, Stillzeit, Kinder und Jugendliche in der Wachstumsphase (wegen Gefahr einer Arthropathie). Frühere Sehnenerkrankungen (durch Chinolone verursacht), schwere Leberfunktionsstörungen, angeborene oder erworbene QT-Intervall-Verlängerungen, klinisch relevante Bradykardie bzw Herzinsuffizienz. Unkorrigierte Hypokaliämie, gleichzeitige Gabe von Klasse-I-A- oder -III-Antiarrhythmika. Keine Erhöhung der Tagesdosis!

Applikation und Dosierung: Oral 1-mal tgl. 0,4 g (für 1 bis 2 Wochen). Bei Niereninsuffizienz ist eine Dosisreduzierung erforderlich. Keine i.v. Form vorhanden.

Beurteilung: 2001 eingeführtes, breit wirksames, orales Fluochinolon mit verbesserter Aktivität gegen Pneumokokken, Chlamydia pneumoniae, Mycoplasma pneumoniae und Legionellen. Das Spektrum der Nebenwirkungen und Interaktionen erwies sich als problematisch, sodass der Vertrieb in Deutschland wieder eingestellt wurde.

Literatur

Artymowicz R et al. Possible interaction between gatifloxacin and warfarin. Am J Health System Pharmacy 2002; 59: 1205.

Baker S, Hangii M. Possible gatifloxacin induced hypoglycemia. Ann Pharmacother 2002; 36: 1772.

Bertino J et al. Gatifloxacin associated corrected QT interval prolongation, trosades des pointes and ventricular fibrillation in patients with known risk factors. Clin Inf Dis 2002; 34: 861.

Blondeau J. Gatifloxacin: a new fluoroquinolone. Expert Opin Investig Drugs 2000; 9: 1877–95.

Frothingham R. Rates of torsades de pointes associated with ciprofloxacin, ofloxacin, levofloxacin, gatifloxacin, and moxifloxacin. Pharmacotherapy 2001; 21: 1468–72.

Hennan N, Zambie M. Gatifloxacin associated acute hepatitis. Pharmacotherapy 2001; 21: 1579.

Hosaka M, Kinoshita S, et al. Antibacterial properties of AM-1155, a new 8-methoxy quinolone. J Antimicrob Chemother 1995; 36: 293–301.

Ishida K, Kaku M, et al. In-vitro and in-vivo activity of a new quinolone AM-1155 against Mycoplasma pneumoniae. J Antimicrob Chemother 1994; 34: 875–83.

Nakashima M, Uematsu T, et al. Single- and multiple-dose pharmacokinetics of AM-1155, a new 6-fluoro-8-methoxy quinolone, in humans. Antimicrob Ag Chemother 1995; 39: 2635–40.

Nicholson WJ, Buxton AE, Tammaro D. Bradycardic syncope in 2 patients who recently began gatifloxacin treatment. Clin Infect Dis 2003; 36: 35–9.

Perry C, Barman Balfour J, Lamb H. Gatifloxacin. Drugs 1999; 58: 683–96.

Wakabayashi E, Mitsuhashi S. In vitro antibacterial activity of AM-1155, a novel 6-fluoro-8-methoxy quinolone. Antimicrob Ag Chemother 1994; 38: 594–601.

Wise R, Brenwald NP, Andrews JM. The activity of the methylpiperazinyl fluoroquinolone CG 5501: a comparison with other fluoroquinolones. J Antimicrob Chemother 1997; 39: 447–52.

Antiinfektiva

Sparfloxacin

Handelsname: Zagam.

Eigenschaften: Aminofluorochinolon mit 2 Fluor-Atomen, das Ciprofloxacin in der Struktur ähnelt.

Wirkungsspektrum: Ähnlich dem von Ciprofloxacin, aber stärkere Aktivität gegen Staphylokokken (Methicillin-empfindlich), Pneumokokken (auch Penicillin-G-resistente Stämme), Haemophilus influenzae und Moraxella catarrhalis, schwächere Aktivität gegen Pseudomonas aeruginosa und Serratia marcescens (Tab. 1.2-5). Stark wirksam gegen Legionellen, Chlamydia trachomatis, Chlamydia pneumoniae und Mykoplasmen (auch M. pneumoniae) sowie gegen Mycobacterium tuberculosis. Resistent sind Listerien, Clostridium difficile, Bacteroides-Arten und ein Teil der Pseudomonas-, Providencia-, Serratia-, Proteus-vulgaris- und Enterokokken-Stämme sowie Methicillin-resistente Staphylokokken. Sekundäre Resistenzentwicklung möglich. Unvollständige Kreuzresistenz mit den anderen Gyrase-Hemmern.

Pharmakokinetik:
▶ Mittlere Serumspitzenspiegel nach oraler Gabe von 0,2 g und 0,4 g 0,7 mg/l bzw. 1,4 mg/ml (unabhängig von der Nahrungsaufnahme).
▶ Halbwertszeit 20 h.
▶ Plasmaeiweißbindung 45 %.
▶ Urin-Recovery 10 % (unverändert). Etwa 60 % der verabreichten Dosis werden mit den Fäzes ausgeschieden.

Nebenwirkungen: Sparfloxacin wurde initial sehr intensiv in Frankreich propagiert, bis sich – auch durch Fehlanwendungen – die Nebenwirkungen häuften. Am häufigsten sind Hautreaktionen (Erytheme, phototoxische Reaktionen, Photosensibilisierung) und gastrointestinale Störungen (Übelkeit, Erbrechen, Durchfälle), seltener ZNS-Störungen (Schwindel, Schlaflosigkeit, Parästhesien, Halluzinationen u. a.), Transaminasen-Erhöhung im Serum, Leukozytopenie, Thrombozytopenie, Eosinophilie. Möglich sind auch kardiovaskuläre Störungen, z. B. Sinusbradykardie, Arrhythmie und QT-Verlängerung im EKG, Tendinitis (z. T. mit Sehnenruptur), Angioödem und anaphylaktischer Schock. Durch ZNS-Störungen kann die Sicherheit im Straßenverkehr und bei Maschinenbedienung beeinträchtigt sein.

Interaktionen: Die gleichzeitige Gabe von Aluminium- oder Magnesiumhydroxyd sowie von Zink- und Eisensalzen vermindert die Resorption von Sparfloxacin. Keine Veränderung des Theophyllin-Metabolismus durch Sparfloxacin. Da Sparfloxacin die QT-Zeit im EKG verändern kann, darf gleichzeitig kein Terfenadin oder Astemizol gegeben werden. Das gilt auch für andere Medikamente, die eine QT-Verlängerung hervorrufen können (Erythromycin, Cisaprid, Pentamidin, Probucol, Antiarrhythmika der Klasse Ia und III, z. B. Amiodaron, außerdem Bepridil, trizyklische Antidepressiva, einige Neuroleptika und Phenothiazine).

Indikationen: Wegen der Gefahr schwerer Nebenwirkungen wurden die Indikationen für Sparfloxacin stark eingeschränkt. Eine Anwendung kann bei einer Pneumonie durch Penicillin-G-resistente Pneumokokken in Frage kommen. Eine Sonderindikation sind Infektionen durch multiresistente Mykobakterien.

Kontraindikationen: Schwangerschaft (im Tierversuch teratogen), Stillperiode, Kinder und Jugendliche (bis zum Abschluss des Längenwachstums), Epilepsie und schwere zerebrale Arteriosklerose. Keine Anwendung bei Patienten mit bekannter QT-Verlängerung im EKG oder bei Patienten, die bereits QT-verlängernde Medikamente erhalten. Kontraindiziert bei Photosensibilisierung in der Anamnese.

Dosierung: Initial einmal tgl. 0,4 g oral, ab dem 2. Tag einmal tgl. 0,2 g (in der Regel 1–2 Wochen). Während der Therapie sind Sonnenlichtexposition und Besuche von Solarien strikt zu vermeiden (bis zu 5 Tagen nach Therapieende).

Handelsform: Tabletten à 0,2 g.

Beurteilung: Reserve-Chinolon-Antibiotikum mit ernsten Verträglichkeitsproblemen für den sparsamen Gebrauch bei nachgewiesenen Infektionen durch resistente Pneumokokken. Tuberkulostatikum der Reserve. Nicht mehr in Deutschland vermarktet.

Literatur

Dupont H, Timsit JF, Souweine B, et al. Torsades de pointe probably related to sparfloxacin. Eur J Clin Microbiol Infect Dis 1996; 15: 350–1.

Fillastre JP, Montay G, Bruno R, et al. Pharmacokinetics of sparfloxacin in patients with renal impairment. Antimicrob Ag Chemother 1994; 38: 733.

Jaillon P, Morganroth J, Brumpt I, et al. Overview of electrocardiographic and cardiovascular safety data for sparfloxacin. J Antimicrob Chemother 1996; 37 (Suppl A): 161.

Kaku M, Ishida K, Irifune K, et al. In vitro and in vivo activities of sparfloxacin against Mycoplasma pneumoniae. Antimicrob Ag Chemother 1994; 38: 738.

Montay G. Pharmacokinetics of sparfloxacin in healthy volunteers and patients: a review. J Antimicrob Chemother 1996; 37 (Suppl A): 27.

Roblin PM, Montalban G, Hammerschlag MR. In vitro activities of OPC-17116, a new quinolone; ofloxacin; and sparfloxacin against Chlamydia pneumoniae. Antimicrob Ag Chemother 1994; 38: 1402.

Tokura Y, Iwamoto Y, Mizutani K, et al. Sparfloxacin phototoxicity: potential photoaugmentation by ultraviolet A and B sources. Arch Dermatol Res 1996; 288: 45–50.

Norfloxacin

Handelsname: Barazan u. a.

Eigenschaften: Fluochinolon mit einer Piperazinyl-Gruppe. Muttersubstanz der neuen Gyrase-Hemmer.

Wirkungsspektrum: Norfloxacin wirkt gegen die meisten Erreger einer Harnwegsinfektion (vor allem gramnegative Stäbchen einschließlich Pseudomonas aeruginosa). Gegen

Antiinfektiva

Staphylokokken und Enterokokken ist die Aktivität schwächer (Tab. 1.2-2, S. 123). A- und B-Streptokokken (Streptococcus pyogenes bzw. agalactiae) sind unempfindlich. Resistent sind außerdem Anaerobier (z. B. Bacteroides fragilis), Mykoplasmen und Chlamydien.

Resistenz: Resistente Stämme von Pseudomonas-, Acinetobacter-, Serratia-, Providencia- und Klebsiella-Arten sowie von Proteus rettgeri und Enterokokken kommen vor. Partielle Kreuzresistenz mit den neuen Gyrase-Hemmern aus der Gruppe der Fluochinolone. Sekundäre Resistenzentwicklung möglich.

Pharmakokinetik:
▸ Norfloxacin wird nach oraler Gabe zu 35–40 % resorbiert.
▸ Nach 0,4 g oral beträgt der mittlere Serumspiegel 1,5 mg/l (nach 1 h).
▸ Halbwertszeit 4 h (Tab. 1.2-3, S. 124).
▸ Plasmaeiweißbindung 14 %.
▸ Ausscheidung durch die Nieren zu 30–40 % (unverändert), zu etwa 20 % als Metaboliten. Maximale Harnkonzentrationen nach 0,4 g oral etwa 600 mg/l (nach 6–12 h > 60 mg/l).

Nebenwirkungen: Häufigkeit insgesamt 5 %. Am häufigsten sind gastrointestinale Beschwerden (etwa 3 %). Zentralnervöse Störungen (Kopfschmerzen, Schwindel, Benommenheit, Stimmungsveränderungen, Verwirrtheitszustände, Halluzinationen, Parästhesien, Sehstörungen) kommen in < 1 % vor. Hierdurch kann das Reaktionsvermögen im Straßenverkehr oder bei Maschinenbedienung beeinträchtigt sein. Allergische Reaktionen (Urtikaria, Exantheme) sowie Gelenkschmerzen, Achillessehnenentzündung und Tendovaginitis sind selten, ebenfalls ein Anstieg von Leberenzymen und Bilirubin im Serum sowie Blutbildveränderungen (Leukozytopenie, Eosinophilie). In Einzelfällen wurden eine Polyneuropathie und ein Guillain-Barré-Syndrom festgestellt. Augentropfen können zu lokalen Ablagerungen mit Hornhauttrübung führen.

Interaktionen: Mineralische Antazida vermindern die Resorption von Norfloxacin. Theophyllin und Coffein sind bei gleichzeitiger Gabe von Norfloxacin im Blut länger in erhöhter Konzentration nachweisbar. Die gleichzeitige Gabe von Norfloxacin und Ciclosporin erhöht die Ciclosporin-Plasmaspiegel. Die gleichzeitige Gabe von Norfloxacin und Fenbufen verstärkt die Neigung zu Krampfanfällen. Durch gleichzeitige Gabe von oralen Antikoagulanzien kann deren Wirkung verstärkt werden.

Indikationen: Infektionen der oberen und unteren Harnwege (Pyelonephritis, Zystitis, Urethritis), auch Prostatitis. Bakterielle Enteritis.

Kontraindikationen: Schwangerschaft, Laktationsperiode, Epilepsie, Kinder und Adoleszente in der Wachstumsperiode (aufgrund der bei jungen Versuchstieren beobachteten Gelenkveränderungen).

Dosierung: 0,4 g oral alle 12 h (für 7 Tage). Bei Frauen mit unkomplizierter Zystitis ist eine einmalige Behandlung mit 0,8 g ausreichend; bei älteren Frauen ist eine 3-tägige Behandlung sicherer. Bei eingeschränkter Nierenfunktion (Kreatinin-Clearance < 30 ml/min) gibt man 0,4 g alle 24 h.

Handelsformen: Tabletten à 0,4 g, Augentropfen.

Beurteilung: Wirksames Therapeutikum für Harnwegsinfektionen mit geringen Blut- und Gewebespiegeln. Norfloxacin ist kein Ersatz für systemisch wirksame Fluochinolone, sondern Ersatz für Harnwegsdesinfizienzien.

Literatur

Adhami ZN, Wise R, Weston D, Crump B. The pharmacokinetics and tissue penetration of norfloxacin. J Antimicrob Chemother 1984; 13: 87.

Castillo A, Benitez del Castillo JM, Toledano N, et al. Deposits of topical norfloxacin in the treatment of bacterial keratitis. Cornea 1997; 16: 420–3.

Davis RL, Kelly HW, Quenzer RW, Standefer J, Steinberg B, Gallegos J. Effect of norfloxacin on theophylline metabolism. Antimicrob Ag Chemother 1989; 33: 212–4.

Davoren P, Mainstone K. Norfloxacin-induced hepatitis. Med J Aust 1993; 159: 423.

Fillastre JP, Hannedouche T, Leroy A, Humbert G. Pharmacokinetics of norfloxacin in renal failure. J Antimicrob Chemother 1984; 14: 439.

Hestin D, Hanesse B, Frimat L, et al. Norfloxacin-induced nephrotic syndrome. Lancet 1995; 345: 732.

Ramsay B, Woodrow D, Cream JJ. An acantholytic bullous eruption after norfloxacin. Brit J Dermatol 1993; 129: 500.

Wiström J, Jertborn M, Ekwall E, et al. Empiric treatment of acute diarrheal disease with norfloxacin. A randomized, placebo-controlled study. Ann Intern Med 1992; 117: 202–8.

Sonstige Gyrase-Hemmer

Die Gyrase-Hemmer Enoxacin (Enoxor), Pefloxacin (Peflacin), Fleroxacin (Quinodis) und Lomefloxacin (Maxaquin, Uniquin) wirken vorwiegend auf gramnegative Enterobakterien und nur schwach auf grampositive Bakterien. Sie werden im Ausland nur noch selten bei unkomplizierten Harnwegsinfektionen verwendet und haben oft ZNS-Nebenwirkungen. Auch Photosensibilisierung und Phototoxizität kommen häufig vor. Sie sind nur noch von historischem Interesse und sollten unbedingt durch bessere Mittel ersetzt werden.

Literatur

Amitrano L, Gigliotti T, Guardascione MA, Ascione A. Acute cholestatic liver injury induced by enoxacin. J Hepatol 1993; 18: 139.

Chevalier X, Albengres E, Voisin MC, et al. A case of destructive polyarthropathy in a 17-year-old youth following pefloxacin treatment. Drug Saf 1992; 7: 310.

Correia O, Delgado L, Barros MA. Bullous photodermatosis after lomefloxacin. Arch Dermatol 1994; 130: 808.

Kimura M, Kawada A. Photosensitivity induced by lomefloxacin with cross-photosensitivity to ciprofloxacin and fleroxacin. Contact Derm 1998; 38: 180.

Le Loet X, Fessard C, Noblet C, et al. Severe polyarthropathy in an adolescent treated with pefloxacin. J Rheumatol 1991; 18: 1941.

Poh-Fitzpatrick MB. Lomefloxacin photosensitivity. Arch Dermatol 1994; 130: 261.

Shimada J. Adverse effects of fluoroquinolones. Antibiot Chemother 1995; 11: 149–61.

Simpson JK, Brodie MJ. Convulsions related to enoxacin. Lancet 1985; II: 161.

Sudoh T, Fujimura A, Shiga T, et al. Renal clearance of lomefloxacin is decreased by furosemide. Eur J Clin Pharmacol 1994; 46: 267.

Wijnands WJ, Vree TB, van Herwaarden CLA. Enoxacin decreases the clearance of theophylline in man. Br J Clin Pharmacol 1985; 20: 583–8.

Antiinfektiva

Neue Gyrase-Hemmer

Die Entwicklung der Gyrase-Hemmer ist offensichtlich noch nicht abgeschlossen. In der Entwicklung befinden sich eine Anzahl weiterer Gyrase-Hemmer mit starker antibakterieller Aktivität.

Gemifloxacin

Eigenschaften: Gemifloxacin (SB-265 805 = LB 20 304) ist ein in Korea von der Fa. Lucky Goldstar (LG) Chemical Ltd. entdecktes Fluoronaphthyridon mit einer Aminomethyl-Pyrrolidin-Seitenkette, die zusätzlich eine 8-Methoxygruppe aufweist. Es wurde von der Fa. Glaxo weiterentwickelt, wird aber wohl nicht von diesem Großkonzern übernommen werden.

Wirkungsspektrum: Gemifloxacin wirkt in vitro ähnlich wie das nie eingeführte Clinafloxacin gegen grampositive Bakterien stärker als Ciprofloxacin und gegen gramnegative Bakterien etwa gleich stark. Pseudomonas-aeruginosa-Stämme sind teilweise resistent. Es ist wirksam gegen Penicillin-G-resistente Pneumokokken, Methicillin-resistente Staphylokokken (MRSA, MRSE) und Betalaktamase-bildende Haemophilus-influenzae- und Moraxella-catarrhalis-Stämme. Die Aktivität gegen Listerien, Corynebakterien, Legionellen, Chlamydia pneumoniae, Chlamydia trachomatis und Mykoplasmen (einschließlich M. hominis und Ureaplasma) ist besser als die von Levofloxacin und Ciprofloxacin. Corynebacterium jeikeium, die meisten Enterokokken und Campylobacter jejuni sind resistent.

Pharmakokinetik: Gemifloxacin kann oral appliziert werden und hat eine lange Halbwertszeit.

Nebenwirkungen: Die Standarddosierung von 320 mg Gemifloxacin hat offenbar wenig Effekte auf die QT-Zeit im EKG.

Dosierung: 320 mg einmal täglich oral.

Beurteilung: Aufgrund des Spektrums erscheint Gemifloxacin besonders zur Therapie von bakteriellen Atemwegsinfektionen geeignet. So wurde es mit Erfolg bei der Exazerbation einer chronischen Bronchitis sowie bei primären Pneumonien eingesetzt. Die Nebenwirkungen entsprachen denen anderer Chinolone.

Literatur

ICAAC; 1998; San Diego: Abstr. 87–106.

Cormican MG, Jones RN. Antimicrobial activity and spectrum of LB10304, a novel fluoro-naphthyridone. Antimicrob Ag Chemother 1997; 41: 24–11.

Hohl AF, Frei R, Pünter V, von Graevenitz A, Knapp C, Washington JA, Johnson D, Jones RN. International multi-center investigation of LB20304, a new fluoronaphthyridone. Clin Microbiol Infect 1998; 4: 280–3.

Hong CY, Kim YK, Chang JH. Novel fluoroquinolone antibacterial agents containing oxime-substituted (aminomethyl) pyrrolidines. J Med Chem 1997; 40: 3584–93.

Kim S, Kim HJ, Kwak JH, et al. Safety evaluation of LB20304, a new quinolone antibiotic. J Appl Pharmacol 1995; 3: 322–6.

Kim MY, Oh JI, Paek KS, et al. In vitro activities of LB20304, a new fluoroquinolone. Arch Pharm Res 1996; 19: 52–9.

Antiinfektiva

Marco F, Barrett MS, Jones RN. Antimicrobial activity of LB20304, a fluoronaph-thyridone, tested against anaerobic bacteria. J Antimicrob Chemother 1997; 40: 605–7.

Oh JI, Ahn MH, Paek KS, et al. In vitro and in vivo evaluations of LB20304, a new fluoro-naphthyridone. Antimicrob Ag Chemother 1996; 40: 1564–8.

39. ICAAC; 1999; San Francisco: Abstr. 1495, 1502, 1504, 1505.

40. ICAAC; 2000; Toronto: Abstr. 812, 821.

»Wockhardt Chinolone«

Als Überraschung präsentierte 2001 die international relativ unbekannte indische Firma Wockhardt zwei neue Chinolone WCK711 A und WCK 919 mit extrem hoher In-vitro-Aktivität gegen grampositive Erreger und guter Aktivität gegen gramnegative Erreger. Die Substanzen waren aktiver als die bislang gegen grampositive Erreger führenden Fluochinolone Moxifloxacin, Gatifloxacin, Clinafloxacin, Trovafloxacin. Weitere Untersuchungen müssen zeigen, ob nur ein weiterer »In-vitro-Champion« vorliegt oder ob sich die klinische Aktivität gegen resistente grampositive Erreger mit diesen Substanzen noch steigern lässt.

Literatur

ICAAC; 2001; Chicago: Abstr. 534–45.

Des-Fluoro-Chinolone

Ebenfalls überraschend wurden in den letzten Jahren hochaktive Chinolone entdeckt, die keine Fluorsubstitution in der Position 6 haben (Non-Fluorinated Quinolones = NFQ). Ursprünglich hatte man angenommen, dass eine derartige Struktur unbedingt mit einer hohen Aktivität verbunden sein müsse. Es gibt zwei bislang relevante neue Derivate:

Garenoxacin (BMS 284756)

Handelsname: NN.

Eigenschaften: Das von der japanischen Firma Toyama entdeckte und von der Fa. BMS weiter entwickelte Chinolon hat gewisse strukturelle Ähnlichkeiten mit Moxifloxacin; es enthält jedoch kein Fluor in Position 6 am Chinolon-Ring, dafür aber zwei Fluorgruppen an der Oxymethyl-Seitenkette. Struktur von Garenoxacin Abb. 1.2-3.

Wirkungsspektrum: Garenoxacin hat ein breites Wirkspektrum gegen vorwiegend grampositive Erreger sowie Legionellen, Gardnerella, Mykoplasmen und Chlamydien sowie fast alle Anaerobier. Auch Fluochinolon-resistente Pneumokokken, Staphylokokken sowie Enterococcus faecalis sind sensibel. Enterococcus faecium ist weitgehend resistent. Die Aktivität gegen gramnegative Stäbchen ist ebenfalls hoch; Garenoxacin nimmt bei Enterobakterien jedoch – im Gegensatz zur Lage bei grampositiven Erregern – nicht die Position der aktivsten Substanz ein. Die Aktivität gegen Pseudomonas aeruginosa und Burkholderia cepacia ist dagegen nur marginal.

Antiinfektiva

143

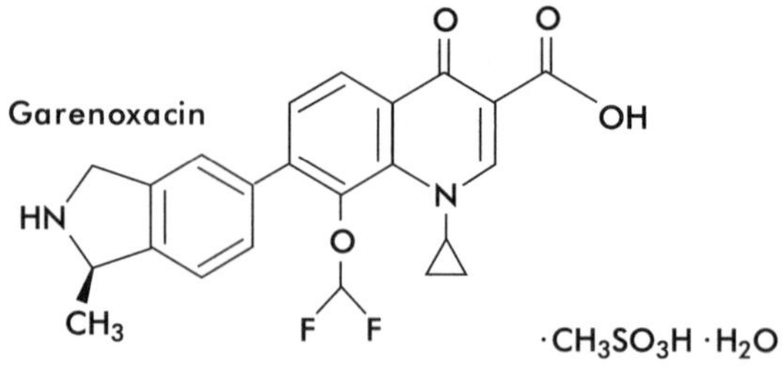

Abb. 1.2-3 Srukturformel von Garenoxacin.

Pharmakokinetik:
▶ Gute orale Resorption.
▶ Lange Halbwertszeit von 14–16 h.
▶ Urinrecovery ca. 40 %.

Nebenwirkungen: Garenoxacin zeigte keine auffallenden Ergebnisse im Tierexperiment. Insbesondere die Toxizität auf Sehnen und Gelenkknorpel war bemerkenswert gering; wesentlich geringer als bei herkömmlichen Gyrase-Hemmern. Keine Interaktion mit Cytochrom P 450. Keine selektive Fetotoxizität. Keine Hinweise auf Phototoxizität oder ZNS-Aktivität. In ausgedehnten klinischen Studien der Phasen I–III wurden keine Effekte auf die QT-Zeit im EKG gefunden. Die Verträglichkeit bei Probanden und Patienten war gut. Am ehesten traten leichte Kopfschmerzen und geringfügige Transaminasen-Erhöhungen auf. Deutliche Kumulationseffekte.

Indikation: Die Substanz erfüllt die Grundkriterien für ein Atemwegs-Chinolon. Dementsprechend wurden die ersten Studien auch bei Atemwegsinfektionen durchgeführt. Es wurde mit gutem bakteriologischem und klinischem Erfolg bei unterschiedlichen Atemwegsinfektionen geprüft. Weitere klinische Studien laufen.

Applikation und Dosierung: Dosis 400 mg/Tag oral. Auch eine i.v. Form ist in Vorbereitung. Durch die geringe Gelenkstoxizität erscheinen auch pädiatrische Studien sinnvoll.

Beurteilung: Garenoxacin ist der aktivste, zzt. breit geprüfte Gyrase-Hemmer. Mit einer klinischen Einführung (vorerst als Atemwegs-Antibiotikum) ist in absehbarer Zeit zu rechnen.

Literatur

Fung Tomc J et al. Antibacterial spectrum of a novel des Fluoro (6) quinolone BMS 284756. Antimicrob Ag Chemother 2000; 44: 3351.
Lawrence L et al. Bactericidal activities of BMS 284756, a novel des-F-(6) quinolone against Staphylococccus aureus strain with topoiso-

merase mutations. Antimicrob Ag Chemother 2002; 46: 191.
Nagai A, Miyazaki M, Morita T, et al. Comparative articular toxicity of garenoxacin, a novel quinolone antimicrobial agent, in juvenile beagle dogs. J Toxicol Sci 2002; 27: 219–28.

Rolston KV, Frisbee-Hume S, Le Blanc BM, et al. Antimicrobial activity of a novel des-fluoro (6) quinolone, garenoxacin (BMS-284756), compared to other quinolones, against clinical isolates from cancer patients. Diagn Microbiol Infect Dis 2002; 44: 187–94.

Takahata M et al. In vitro and in vivo antimicrobial activities of T-3811 ME an novel des F(6)

quinolone. Antimicrob Ag Chemother 1999; 43: 1077.

ICAAC; 2000; Toronto: Abstr. 1024, 1043, 1050, 1057.

ICAAC; 2001; Chicago: Abstr. A 44, A 46, A 636, A 663, E 709, E 712, E 720, E 721, F 557, F 561.

PGE 9 509 924

Diese Substanz (Procter & Gamble) hat auch ohne Fluor im Ring eine vergleichbare Aktivität mit herkömmlichen, breit wirksamen Chinolonen. Als Vorteil wird eine wesentlich verringerte Genotoxizität mit verringerter Clastogenität und geringerer Inhibition von menschlichen Topoisomerasen herausgestellt. Die Sustanz ist offenbar auch aktiv gegen Ciprofloxacin-resistente Staphylokokken. Dieses neue Chinolon könnte als Atemwegs-Antibiotikum, aber auch als Lokaltherapeutikum brauchbar sein.

Literatur

ICAAC; 2001; Chicago: Abstr. F 558–63

1.3 Aminoglykoside

Chemische Struktur: Gemeinsamer Bestandteil der Aminoglykoside ist Streptamin oder ein ähnlicher zyklischer Aminoalkohol, der mit zwei Aminozuckern glykosidisch verbunden ist. Aminoglykoside werden auch als Aminocyclitole bezeichnet. Als Beispiel eines typischen Aminoglykosids ist die Strukturformel von Tobramycin in Abb. 1.3-1 dargestellt. Zu den Aminoglykosiden gehören u. a. Streptomycin, Neomycin, Spectinomycin, Gentamicin, Tobramycin, Netilmicin, Amikacin. Daneben gibt es viele nur noch historisch bedeutsame bzw. weniger wichtige Aminoglykoside: z. B. Kanamycin, Sisomycin, Paromomycin, Isepamicin u.v.a. Die einzelnen Verbindungen unterscheiden sich durch die Zahl und Art der Aminozucker. Die von Streptomyces-Arten gebildeten Aminoglykoside haben die Endsilbe »mycin«, die von Micromonospora-Arten gebildeten Aminoglykoside die Endsilbe »micin«.

Wirkungsspektrum: Aminoglykoside wirken besonders gut gegen Enterobakterien, die neueren auch gegen Pseudomonas. Gegen Streptokokken, Haemophilus und Anaerobier (Bacteroides-Arten, Clostridien) wirken alle Aminoglykoside schlecht. Alle Aminoglykoside haben eine mehr oder weniger ausgeprägte Wirkung gegen Mykobakterien. Die älteren Aminoglykoside, wie Streptomycin, Neomycin und Kanamycin, haben eine erheblich schwächere antibakterielle Aktivität als die neueren Aminoglykoside, wie Gentamicin, Tobramycin und Amikacin. Aminoglykoside wirken im Gegensatz zu Betalaktam-Antibiotika nicht nur in der Proliferationsphase der Bakterien, sondern auch in der Ruhephase. In Kom-

Antiinfektiva

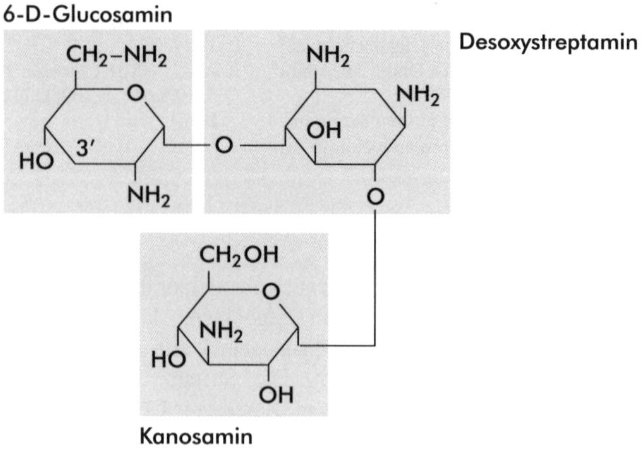

Abb. 1.3-1 Srukturformel von Tobramycin, einem typischen Aminoglykosid.

bination mit bestimmten Betalaktam-Antibiotika können Aminoglykoside bei einigen Bakterienarten (Pseudomonas, Enterobakterien, Enterokokken) stark synergistisch wirken.

Resistenz: Die Aminoglykoside hemmen vor allem die ribosomale Proteinsynthese in der Bakterienzelle. Es gibt jedoch mehrere Wirkungsmechanismen. Der wichtigste Resistenzmechanismus beruht auf der Wirksamkeit von bakteriellen Enzymen, welche die Aminoglykosidwirkung aufheben. So haben bestimmte Bakterien Azetylasen, andere Bakterien Phosphorylasen oder Adenylasen, welche die Resistenz erklären. Von den Aminoglykosiden ist Amikacin gegen enzymatische Inaktivierung am widerstandsfähigsten und kann nur an einer Stelle des Moleküls enzymatisch verändert werden. Daher kann Amikacin Bakterien hemmen, welche gegen Gentamicin und Tobramycin resistent sind.

Pharmakokinetik: Aminoglykoside haben eine ähnliche Pharmakokinetik; sie werden bei oraler Gabe kaum resorbiert und haben eine Halbwertszeit von zwei Stunden. Es gibt aber erhebliche Unterschiede hinsichtlich der antibakteriellen Aktivität und der Verträglichkeit. Alle Aminoglykoside sind gut wasserlöslich, nicht lipidlöslich und sehr stabil (sogar autoklavierbar). Die Applikationsregeln für Aminoglykoside haben sich in den letzten Jahren geändert. Während früher ein 8–12-stündiges Dosierungsintervall für notwendig gehalten wurde, wird heute empfohlen, besonders bei der Kombinationstherapie mit Betalaktam-Antibiotika, die Aminoglykosid-Tagesdosis nur 1-mal alle 24 Stunden zu geben. Dabei sind die nephro- und ototoxischen Nebenwirkungen geringer, und der lange postantibiotische Effekt der Aminoglykoside (Antibiotika-Nachwirkung in den Bakterien) gewährleistet die gleiche Wirkung wie bei mehrfach täglicher Gabe. Sie kann, da die bakterizide Wirksamkeit bei Aminoglykosiden konzentrationsabhängig ist, sogar besser sein.

Verwendung: Das erste klinisch angewandte Aminoglykosid Streptomycin spielt heute nur noch bei der Therapie der Tuberkulose eine Rolle. Die anderen älteren Aminoglykoside werden wegen ihrer Toxizität nicht mehr systemisch, sondern ausschließlich zur Lokalbehandlung verwendet. Die neueren Aminoglykoside sind bei schweren Infektionen (vor allem bei Abwehrschwäche) weiterhin wichtig, jedoch hat ihre Bedeutung durch die Entwicklung anderer Antibiotika stark abgenommen. Die Anwendung wird durch häufige Blutspiegelkontrollen erheblich verteuert. Hinzu kommt, dass Aminoglykoside in Monotherapie nur relativ schlecht auf eine bakterielle Infektion (auch mit in vitro empfindlichen Keimen) wirken. Aminoglykoside sind also in erster Linie Kombinationsantibiotika.

Gentamicin

Handelsnamen: Refobacin u. a.

Eigenschaften: Gentamicin ist ein Aminoglykosidkomplex aus verschiedenen aktiven Einzelfraktionen (vorwiegend C_1, C_{1a} und C_2), wasserlöslich, schlecht lipidlöslich, stabil.

Wirkungsweise: Rasche bakterizide Wirksamkeit sowohl im Proliferations- als auch im Ruhestadium der Bakterien. Gentamicin verstärkt in vitro die Bakterizidie von Penicillinen und Cefalosporinen bereits in niedrigen Konzentrationen.

Wirkungsspektrum: Gute Wirksamkeit auf Pseudomonas aeruginosa, Methicillin-(Oxacillin-)empfindliche Staphylokokken, auf Enterobacter aerogenes, Klebsiella pneumoniae, E. coli, Proteus vulgaris und seltene Enterobakterien, Serratia, Yersinien, Pasteurellen, Brucellen, Campylobacter fetus. Mäßige Wirksamkeit auf Gonokokken, Listerien, Haemophilus influenzae, Proteus mirabilis, Salmonellen. Relativ unempfindlich sind A-Streptokokken, Pneumokokken, Enterokokken, Meningokokken, Clostridien, Nocardia asteroides sowie Burkholderia cepacia, Stenotrophomonas maltophilia und Burkholderia pseudomallei. Bacteroides-Arten sind stets resistent. Starke synergistische Wirkung mit Azlo- und Piperacillin auf Pseudomonas, mit Ampicillin auf Listerien, mit Penicillin G auf Streptococcus viridans, mit Cefalosporinen auf Klebsiellen.

Resistenz: Während früher primär resistente Bakterien selten waren, sind heute in manchen Krankenhäusern Methicillin-resistente Staphylokokken, Serratia und Pseudomonas aeruginosa in zunehmender Häufigkeit resistent, nicht selten auch Klebsiella, Enterobacter und Proteus. Enterokokken sind z.T. hochgradig Gentamicin-resistent (high level resistance); dann ist auch die Kombination mit einem Penicillin sinnlos. Resistenzentwicklung unter der Therapie selten. Weitgehende Kreuzresistenz mit Tobramycin, Netilmicin und Amikacin. Gentamicin-resistente Enterobakterien-Stämme sind manchmal noch gegen Amikacin, selten gegen Netilmicin sensibel.

Pharmakokinetik:
▶ Resorption nach oraler und lokaler Gabe minimal (bei Enteritis bis zu 2 %), nach i.m. Gabe rasch. Maximale Blutspiegel nach 1 h.
▶ Serumkonzentrationen (Abb. 1.3-2): Nach 40 mg i.m. maximal 2,8 mg/l (nach 6 h 0,5 mg/l), nach 80 mg i.m. maximal 5,1 mg/l (nach 6 h 0,6 mg/l) ähnlich wie bei i.v. Infusion in 30–60 min. Nach i.v. Infusion von 4,5 mg/kg in 30 min (einmalige Gabe in 24 h) betragen die mittleren Serumspiegel nach 1, 8 und 24 h 10,9 bzw. 1,8 bzw. 0,16 mg/l.

Antiinfektiva

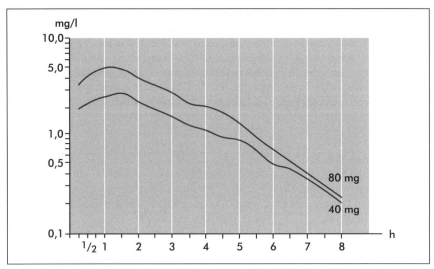

Abb. 1.3-2 Mittlere Serumspiegelkurve bei Erwachsenen nach i. m. Injektion von 80 mg und 40 mg Gentamicin.

▸ Halbwertszeit $1\frac{1}{2}$–2 h, bei Neugeborenen in der 1. Lebenswoche 5 h, bei Frühgeborenen 8–11 h.
▸ Keine Plasmaeiweißbindung.
▸ Liquorgängigkeit sehr gering. Gentamicin diffundiert in Bronchialsekret und geht z.T. in den fetalen Kreislauf über. In Pleura-, Perikard, Peritoneal- und Synovialflüssigkeit findet man 30–50 % der Serumspiegel, in der Muttermilch nur sehr niedrige Konzentrationen. Schlechte Penetration in das Auge und die Knochen.
▸ Ausscheidung: Durch die Nieren in 24 h zu etwa 85–95 % in aktiver Form (vorwiegend durch glomeruläre Filtration). Gentamicin wird (wie andere Aminoglykoside) in niedrigen Konzentrationen bis zu 1 Monat nach Therapieende mit dem Harn ausgeschieden (Nierenspeicherung). Ein kleiner Teil wird mit der Galle ausgeschieden (Gallespiegel niedriger als Serumspiegel).

Nebenwirkungen:
▸ Vestibularisschädigung (Schwindel, Ohrenklingen, Spontan- oder Provokationsnystagmus, Menière-Syndrom) und Akustikusschädigung, besonders bei eingeschränkter Nierenfunktion (Überschreiten der Serumkonzentration von 12 mg/l) oder bei hoher Dosierung (Tagesdosen über 0,45 g) und längerer Behandlung. Die kalorische Erregbarkeitsprüfung ergibt Unter- oder Unerregbarkeit, die Audiometrie zuerst nur einen Hörverlust der hohen Frequenzen (Sprachgehör noch nicht eingeschränkt).
▸ Nephrotoxizität (erkennbar an Zylindrurie, Proteinurie, Enzymurie, Oligurie, Kreatinin- und Harnstofferhöhung im Blut) häufiger bei hoher Dosierung und schon bestehender Nierenerkrankung. Durch Ablagerung in der Nierenrinde sind bei höherer Dosierung akute Tubulusnekrosen möglich. Nach neueren Erkenntnissen ist die Gefahr einer Nephro- und Ototoxizität bei wiederholten Gaben kleinerer Einzeldosen größer als bei

einmaliger Gabe der Tagesdosis alle 24 h. Sie hängt nicht von der Höhe der Spitzenspiegel ab, sondern vor allem von der Tagesdosis und der Behandlungsdauer.

▸ Allergische Reaktionen (Exantheme, Urtikaria, Larynxödem) selten. Kreuzallergie mit anderen Aminoglykosiden (z. B. Neomycin) möglich.

▸ Selten sind Parästhesien, Tetanie und Muskelschwäche (infolge Hypokalziämie, Hypomagnesiämie und Hypokaliämie).

▸ Bei rascher i.v. Injektion einer hohen Dosis von Gentamicin ist eine neuromuskuläre Blockade mit Atemstillstand möglich, besonders bei gleichzeitiger Anwendung von Anästhetika und Muskelrelaxanzien sowie bei Transfusion größerer Mengen Zitratblut. Als Antidot dient Kalziumglukonat; evtl. ist eine mechanische Beatmung erforderlich.

▸ Ein Teil der Präparate für parenterale Anwendung enthält Natriumdisulfit, andere Konservierungsmittel oder Stabilisatoren, die Allergien auslösen können.

Interaktionen: Durch potenziell oto- oder nephrotoxische Medikamente (z. B. Amphotericin B, Ciclosporin, Cisplatin, Foscarnet, Schleifendiuretika) kann die Oto- und/oder Nephrotoxizität verstärkt werden. Methoxyfluran kann die Nephrotoxizität verstärken. Curare-artige Muskelrelaxanzien können die neuromuskuläre Blockade verstärken.

Indikationen: Ungezielte und gezielte Therapie schwerer Infektionen durch gramnegative Stäbchen (Sepsis, Endokarditis, Peritonitis etc.) immer in Kombination mit einem zweiten wirksamen Antibiotikum, z. B. einem Acylaminopenicillin oder Cefalosporin, auch bei schweren Pseudomonas-Infektionen. Eine Monotherapie kann bei Harnwegsinfektionen durch sonst resistente Keime durchgeführt werden. Gentamicin dient auch zur Lokalbehandlung von bakteriellen Augeninfektionen, infizierten Wunden und kleinflächigen Verbrennungswunden sowie bei Spezialindikationen (z. B. Knochenzement bei infizierten Endoprothesen, s. S. 151).

Falsche Indikationen: Parenterale Gabe bei Infektionen, die auf weniger toxische Antibiotika ansprechen. Monotherapie bei lebensbedrohlichen Infektionen.

Kontraindikationen: Für parenterale Anwendung: Gravidität, terminale Niereninsuffizienz, Vorschädigung des Vestibular- oder Cochlearorgans. Keine Kombination mit potenziell nephrotoxischen Antibiotika (z. B. anderen Aminoglykosid-Antibiotika oder Amphotericin B), mit Cisplatin und mit rasch wirkenden Diuretika, z. B. Furosemid oder Ethacrynsäure i.v., welche die Ototoxizität potenzieren können. Vorsicht bei Patienten mit Myasthenia gravis und Parkinsonismus, da Aminoglykoside hier wegen Curare-ähnlicher Wirkungen die Symptome verstärken können. Als Antidot wirkt Kalziumglukonat.

Applikation und Dosierung: Langsame i.v. Injektion (bei Einzeldosen bis 80 mg) oder i.v. Kurzinfusion (bei höheren Dosen), notfalls auch i.m. Injektion. Tagesdosis 3–4 mg/kg. Therapiedauer: 7–10 Tage, notfalls länger. Es gibt heute gute Argumente für die einmalige Applikation der üblichen Tagesdosis in einer 30–60-minütigen Infusion alle 24 h (s. S. 146). Bei lebensbedrohlichen Infektionen können für 2 oder 3 Tage Tagesdosen bis zu 5 mg/kg gegeben werden. Bei Adipositas dosiert man nach dem Sollgewicht + 40 % des Übergewichts. Zur Dosierung bei Früh- und Neugeborenen: s. Tab. 27-1 (S. 777). Bei höher dosierter und längerer Therapie, auch bei schon bestehender Einschränkung der Nierenfunktion, sind die Nieren- und Vestibularisfunktion sowie das Hörvermögen zu überwachen.

Serumspiegelbestimmungen sind zur Therapiekontrolle wichtig 1 h nach i.m. oder i.v. Injektion oder 0,5 h nach Beendigung der i.v. Kurzinfusion (Spitzenspiegel) und unmittelbar vor der nächsten Gabe (Talspiegel). Der Spitzenspiegel (bei 8-stdl. Gabe im Allgemeinen 4–10 mg/l) hilft, eine Unterdosierung zu vermeiden, der Talspiegel (er soll nach 8 h nicht über 2 mg/l liegen), eine Überdosierung zu erkennen. Wenn die Tagesdosis einmal täglich verabreicht wird, soll der Serumspiegel 8 h danach zwischen 1,5 und 6 mg/l und der Talspiegel nach 24 h unter 1 mg/l liegen. Weitere Kontrollen sind bei Erreichen der gewünschten Gentamicin-Serumspiegel und bei normalem Serum-Kreatinin nicht notwendig.

Wegen Inaktivierung und Interaktionen soll Gentamicin nicht mit anderen Medikamenten (z. B. Azlocillin, Cefalosporinen, Heparin, Vitaminen) gemischt werden.

Bei **Niereninsuffizienz** muss die Einzeldosis von 1 mg/kg (bei sonst 8-stdl. Gabe) je nach dem Grad der Nierenfunktionseinschränkung in größeren Abständen gegeben werden (Tab. 1.3-1). Serumspiegelbestimmungen sind ratsam, um Talspiegel (unmittelbar vor der nächsten Gabe) von 2 mg/l nicht zu überschreiten. Bei eingeschränkter Nierenfunktion muss auch die lokale Gabe von Gentamicin (z. B. durch Inhalation oder endotracheale Instillation) bei gleichzeitiger und systemischer Anwendung berücksichtigt werden. Gentamicin ist dialysierbar und kann bei wöchentlich zweimaliger Hämodialyse am Ende jeder Dialyse in der Dosierung von 1 mg/kg gegeben werden.

Bei **intraperitonealer Gabe** besteht die Gefahr einer neuromuskulären Blockade mit Atemstillstand.

Die **intralumbale Instillation** muss langsam erfolgen und wird nur ausnahmsweise durchgeführt. Dosierung: Erwachsene 5 mg, Kleinkinder und Säuglinge 0,5–1 mg Gentamicin zur intrathekalen Anwendung (frei von Hilfsstoffen).

Bei Patienten, die eine mechanische Dauerbeatmung benötigen, kann bei bronchopulmonalen Infektionen eine Gentamicin-Lösung **intratracheal** eingebracht werden (bei Erwachsenen 2- bis 3-mal tgl. 40 mg, bei Kindern 2- bis 3-mal tgl. 15 mg in je 2 ml physiologischer NaCl-Lösung).

Subkonjunktivale Injektion ist bei Pseudomonas-Infektionen des Auges möglich (10–20 mg). Eine unspezifische Sonderindikation ist die transtympanale Gabe zur Behandlung eines Morbus Menière.

Tab. 1.3-1 Gentamicin-Dosierung bei Niereninsuffizienz.

Kreatinin-Clearance (ml/min)	Serum-Kreatinin (μmol/l)	Serum-Harnstoff-N (mmol/l)	Dosierungs-intervall (h)	Einzeldosis
>70	<125	<3	8	
35–70	125–170	3–5	12	
24–34	171–250	5–6,5	18	1 mg/kg
16–23	251–330	6,5–8	24	
10–15	331–470	8–12,5	36	
5–9	471–640	12,5–17	48	

Zur **Lokalbehandlung** von Knochen- und Weichteilinfektionen stehen Gentamicin-PMMA-Kugeln zur Verfügung, die aus dem gewebefreundlichen Kunststoff Polymethyl-methacrylat und dem Kontrastmittel Zirconiumdioxid bestehen (Septopal). Die in einem Knochen- oder Weichteildefekt implantierten Kugeln enthalten je 7,5 mg Gentamicinsulfat, das allmählich freigesetzt wird. Die Kugeln sind auf Draht zu einer Kette aufgereiht, die man in die Knochenhöhle einlegt. Die letzte Kugel ragt aus der durch Naht verschlossenen Wunde heraus. Eine Redondrainage ohne Sog dient als Überlaufdrain. In den ersten 2 Wochen kann die Kette ohne Narkose entfernt werden. Die Kugeln können in bestimmten Fällen ständig im Knochen bleiben. Anwendung bei chronischer oder posttraumatischer Osteomyelitis und infizierten Osteosynthesen. Die lose oder als Kette erhältlichen Kugeln können auch in Abszesshöhlen und infizierte Weichteilverletzungen eingelegt werden. Für die Kiefer- und Handchirurgie gibt es Miniketten. Toxische Nebenwirkungen sind nicht zu erwarten, da im Serum nur sehr geringe Gentamicin-Konzentrationen nachweisbar sind. Da die Kugeln auf Chrom- und Nickel-haltigem Draht aufgezogen sind, können hierdurch lokale Überempfindlichkeitsreaktionen ausgelöst werden.

Es gibt auch Gentamicin-haltigen **Knochenzement** für Endoprothesen (Refobacin-Palacos R). Die Basis ist ein Methacrylat-Kunststoff, der im Wundgebiet abhärtet. Er dient zur Fixation von Prothesen der Hüfte, des Knies oder anderer Gelenke. Gentamicin wird an der Implantationsstelle freigesetzt und reduziert das Risiko einer Infektion der Prothese.

Bei **Vergiftungen** (Überdosierung) wird Gentamicin durch Hämodialyse doppelt so schnell entfernt wie durch Peritonealdialyse. Durch eine 6- bis 8-stündige Hämodialyse werden etwa 50 % des Gentamicins aus dem Körper entfernt.

Handelsformen: Ampullen à 160, 120, 80, 40 und 10 mg, Ampullen zur intrathekalen Instillation à 5 mg und 1 mg (Refobacin-L), Hautsalbe, Hautcreme, Augentropfen und -salbe. Gentamicin-PMMA-Kugeln, -Ketten und -Miniketten (Septopal) sowie Gentamicin-haltiger Knochenzement (Refobacin-Palacos R).

Beurteilung: Die Vorteile des Gentamicins bestehen in der raschen bakteriziden Wirksamkeit gegen die meisten gramnegativen Stäbchen (einschließlich Pseudomonas aeruginosa). Eine Anwendung in Kombination kommt bei Sepsis, Endokarditis und Gramnegativen-Pneumonie sowie bei Pseudomonas-Infektionen in Frage. Ein Nachteil ist die geringe therapeutische Breite. Gentamicin spielt eine große Rolle bei der Lokaltherapie bakterieller Infektionen.

Literatur

Bailey TC, et al. A meta-analysis of extended-interval dosing versus multiple daily dosing of aminoglycosides. Clin Infect Dis 1997; 24: 786–95.

Bertino JS, et al. Incidence of and significant risk factors for aminoglycoside-associated nephrotoxicity in patients dosed by using individualized pharmacokinetic monitoring. J Infect Dis 1993; 167: 173.

Charlton CK, Needelman H, Thomas RW, et al. Gentamicin dosage recommendations for neo-

nates based on half-life predictions from birthweight. Am J Perinatol 1986; 3: 28.

Cohen P, Collart L, Prober CG, et al. Gentamicin pharmacokinetics in neonates undergoing extracorporal membrane oxygenation. Pediatr Infect Dis J 1990; 9: 562.

Fanning MM, Wassel R, Piazza-Hepp T. Pyrogenic reactions to gentamicin therapy. N Engl J Med 2000; 343: 1658–9.

Garvin K, Fitzgerald RH Jr, Salvati E. Reconstruction of the infected total hip and knee arthroplasty with gentamicin-impregnated palacos bone cement. Am Acad Orthop Surg 1993, 42: 293.

Kumana C. Parenteral aminoglycoside therapy. Selection, administration, and monitoring. Drugs 1994; 47: 902–13.

Matzke GR, Halstenson CE, Keane WF. Hemodialysis elimination rates and clearance of gentamicin and tobramycin. Antimicrob Ag Chemother 1984; 25: 128.

Munckhof WI, Grayson MI, Turnidge ID. A meta-analysis of studies on the safety and efficacy of aminoglycosides given either once daily or as divided doses. J Antimicrob Chemother 1996; 37: 645–63.

Pancorbo S, Comty C. Pharmacokinetics of gentamicin in patients undergoing continuous ambulatory peritoneal dialysis. Antimicrob Ag Chemother 1981; 19: 605.

Pfleiderer AG. The current role of local intratympanic gentamicin therapy in the management of unilateral Meniere's disease. Clin Otolaryngol 1998; 23: 34–41.

Prins JM, et al. Validation and nephrotoxicity of a simplified once-daily aminoglycoside dosing schedule and guidelines for monitoring therapy. Antimicrob Ag Chemother 1996; 40: 2494–9.

Solera J, Beato JL, Martinez-Alfaro E, et al. Azithromycin and gentamicin therapy for the treatment of humans with brucellosis. Clin Infect Dis 2001; 32: 506–9.

Törholm C, Lidgren L, Lindberg L, Kahlmeter G. Total hip joint arthroplasty with gentamicin-impregnated cement. Clin Orthop 1983; 181: 99–106.

Triggs E, Charles B. Pharmacokinetics and therapeutic drug monitoring of gentamicin in the elderly. Clin Pharmacokinet 1999; 37: 331–41.

Tobramycin

Handelsnamen: Gernebcin u. a.

Eigenschaften: Aminoglykosid-Antibiotikum (Strukturformel: s. Abb. 1.3-1, S. 146), als Sulfat gut wasserlöslich.

Wirkungsspektrum: Gleiches Wirkungsspektrum wie Gentamicin, jedoch stärkere Aktivität gegen Pseudomonas aeruginosa. Auf Serratia marcescens wirkt Tobramycin schwächer, auf andere Keimarten etwa gleich stark wie Gentamicin. Die Kombination mit Penicillinen (z. B. Piperacillin) oder Cefalosporinen (z. B. Ceftazidim) hat eine potenzierende Wirkung (Synergismus).

Resistenz: Weitgehende Kreuzresistenz mit Gentamicin und anderen Aminoglykosiden. Tobramycin-resistente Pseudomonas-Stämme sind oft noch Amikacin-empfindlich.

Pharmakokinetik:
▶ Blutspiegelmaxima nach 80 mg i.m. bei 3,7 mg/l (nach 6 h 0,56 mg/l), nach 40 mg i.m. 2,4 mg/l (nach 6 h 0,26 mg/l, Abb. 1.3-3). Ähnlich sind die Serumspiegel nach i.v. Infusion von 80 mg und 40 mg in 30–60 min.
▶ Halbwertszeit 1½–2 h.
▶ Keine Eiweißbindung.
▶ Ausscheidung durch die Nieren in 24 h zu 93 % in aktiver Form.

Nebenwirkungen: In der Nephro- und Ototoxizität bestehen keine klinisch relevanten Unterschiede zwischen Tobramycin und Gentamicin. Überschreiten der Normaldosis kann Schwerhörigkeit oder Taubheit hervorrufen. Selten sind Krämpfe, Kopfschmerzen, Verwirrung, Lethargie. Im Blut Abnahme von Kalzium, Magnesium und Kalium möglich. Bei Transfusion einer größeren Menge Zitratblut kann Apnoe auftreten. Durch den Sulfitgehalt

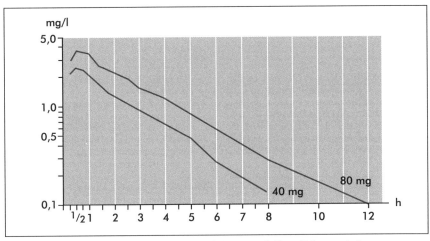

Abb. 1.3-3 Mittlere Serumspiegelkurve nach 80 mg und 40 mg Tobramycin i. m.

können Überempfindlichkeitsreaktionen ausgelöst werden (Brechreiz, Asthmaanfall, Bewusstseinsstörungen, Schock).

Nebenwirkungen und Interaktionen: Wie bei Gentamicin (s. S. 148–149).

Indikationen: Nachgewiesene oder klinisch vermutete Pseudomonas-Infektionen (möglichst in Kombination mit einem Pseudomonas-wirksamen Penicillin, Cefalosporin, Carbapenem oder Gyrase-Hemmer). Durch die synergistische Wirkung der Kombination kann Dosis eingespart werden (kein Überschreiten der Normaldosierung erforderlich, wichtig wegen der Oto- und Nephrotoxizität von Tobramycin). Seit einigen Jahren wird Tobramycin mit guten klinischen Resultaten zur Inhalation bei Mukoviszidose verwendet.

Kontraindikationen: Wie bei Gentamicin. Keine Kombination mit Gentamicin oder anderen Aminoglykosid-Antibiotika, mit Cisplatin oder rasch wirkenden Diuretika.

Applikation und Dosierung: Als i.m. Injektion (alle 6–12 h) oder i.v. Kurzinfusion tgl. 3–4 (–5) mg/kg je nach Schwere der Infektion, im Allgemeinen nicht länger als 10 Tage. Bei Höherdosierung sind **Blutspiegelkontrollen** (Talspiegel, s. S. 150) und **Überwachung des Hörvermögens** (Audiometrie) unverzichtbar. Prinzipiell erscheint es auch bei Tobramycin sinnvoll, die Tagesdosis einmal pro Tag als i.v. Kurzinfusion über 30–60 min zu geben (s. S. 146). Dosisbeschränkung bei Niereninsuffizienz: analog Gentamicin, s. S. 150. Wünschenswerte Spitzen- und Talspiegel wie bei Gentamicin (s. S. 150). Früh- und Neugeborene erhalten tgl. 2–3 mg/kg. Tobramycin darf wie alle Aminoglykoside in der Lösung nicht mit anderen Medikamenten gemischt werden (Inaktivierung).

Handelsformen: Ampullen à 20 mg, 40 mg und 80 mg; Augentropfen, Augensalbe. Die Ampullen enthalten Sulfit und z.T. Phenol als Konservierungsmittel.

153

Beurteilung: Gentamicin-ähnliches Aminoglykosid mit etwas besserer Pseudomonas-Aktivität, das ein wichtiger Kombinationspartner bei Pseudomonas-Infektionen ist.

Literatur

Brown RB, Kruse JA, Counts GW, et al. Double-blind study of endotracheal tobramycin in the treatment of Gramnegative bacterial pneumonia. Antimicrob Ag Chemother 1990; 34: 269.

Fausti SA, Henry JA, Schaffer HI, et al. High-frequency audiometric monitoring for early detection of aminoglycoside ototoxicity. J Infect Dis 1992; 165: 1026–32.

Geller DE, Pitlick WH, Nardella PA, et al. Pharmacokinetics and bioavailability of aerosolized tobramycin in cystic fibrosis. Chest 2002; 122: 219–26.

Marks MI. Pharmacokinetics of tobramycin in neonates. J Pediatr 1984; 104: 160.

Master V, Roberts GW, Coulthard KP, et al. Efficacy of once-daily tobramycin monotherapy for acute pulmonary exacerbations of cystic fibrosis: a preliminary study. Pediatr Pulmonol 2001; 31: 367–76.

Mukhopadkyay S, Baer S, Blanshard J, et al. Assessment of potential ototoxicity following high-dose nebulized tobramycin in patients with cystic fibrosis. J Antimicrob Chemother 1993, 31: 429–36.

Mulherin D, Fahy J, Grant W, et al. Aminoglycoside induced ototoxicity in patients with cystic fibrosis. Ir J Med Sci 1991; 160: 173–5.

Nahata MC, Powell DA, Durrell DE, et al. Tobramycin pharmacokinetics in very low birth weight infants. Br J Clin Pharmacol 1986; 21: 325.

Prober CG, Walson PD, Jones J. Technical report: precautions regarding the use of aerosolized antibiotics. Committee on Infectious Diseases and Committee on Drugs. Pediatrics 2000; 106: E 89.

Ramsey BW, Dorkin HL, Eisenberg JD, et al. Efficacy of aerosolized tobramycin in patients with cystic fibrosis. N Engl J Med 1993; 328: 1740–6.

Rybak MJ, Boike SC, Levine DP, Erickson SR. Clinical use and toxicity of high-dose tobramycin in patients with pseudomonal endocarditis. J Antimicrob Chemother 1986; 17: 115.

Netilmicin

Handelsname: Certomycin.

Eigenschaften: N-Äthyl-Derivat des Sisomicins, als Sulfat im Handel, gut wasserlöslich.

Wirkungsspektrum: Weitgehend identisch mit dem von Gentamicin. Darüber hinaus ist ein Teil von Gentamicin-resistenten Enterobakterien (E. coli, Proteus mirabilis, Enterobacter-Arten, Klebsiella pneumoniae, Citrobacter freundii, Serratia marcescens) gegen Netilmicin empfindlich. Dieser Unterschied beruht darauf, dass Netilmicin nur von 4 der 9 vorkommenden Bakterienenzyme inaktiviert wird, Gentamicin dagegen von 6 Enzymen. Dagegen sind Gentamicin-resistente Pseudomonas-Stämme meistens Netilmicin-resistent. Die Aktivität gegen Pseudomonas aeruginosa ist schwächer, gegen Serratia marcescens stärker als die von Gentamicin.

Es besteht eine nicht vollständige Kreuzresistenz mit Gentamicin und eine partielle (einseitige) Kreuzresistenz mit Amikacin (Amikacin-resistente Stämme sind stets Netilmicin-resistent, nicht aber umgekehrt).

Pharmakokinetik und Nebenwirkungen: Wie bei Gentamicin. Im Tierversuch ist die Oto- und Nephrotoxizität im Vergleich zu Gentamicin geringer, jedoch wurden beim Menschen unter der Therapie ebenfalls Hör-, Gleichgewichts- und Nierenstörungen beobachtet.

Dosierung: Sollte entsprechend Gentamicin (s. S. 149) erfolgen. Wichtig sind Überwachung der Funktion von Nieren und VIII. Hirnnerv während der Therapie sowie Erreichen von Serumspitzenkonzentrationen von 4–10 mg/l und Vermeiden von Talspiegeln von >2 mg/l (bei 8-stdl. Gabe). Bei einmaliger Gabe in 24 h sollen die Serumspiegel nach 8 h 1,5–6 mg/l betragen.
Reduzierte Dosierung bei **Niereninsuffizienz:** analog Gentamicin (s. S. 150).

Handelsformen: Ampullen mit 15 mg, 50 mg, 100 mg, 150 mg, 200 mg. Die Ampullen enthalten mehrere Konservierungsmittel mit einem gewissen Risiko von Nebenwirkungen.

Beurteilung: Netilmicin hat im Vergleich zu Gentamicin nur geringe Vorteile (in der antibakteriellen Aktivität und Verträglichkeit). Bei Gentamicin-Resistenz ist Netilmicin dem Amikacin deutlich unterlegen.

Literatur

Blaser J, König C, Simmen H-P, Thurnheer U. Antimicrobial practice. Monitoring serum concentrations for once-daily netilmicin dosing regimens. J Antimicrob Chemother 1994; 33: 341–8.

Blaser J, Simmen HP, Thrunheer U, et al. Nephrotoxicity, high frequency ototoxicity, efficacy and serum kinetics of once versus thrice daily dosing of netilmicin in patients with serious infections. J Antimicrob Chemother 1995; 36: 803–14.

Gatell JM, San Miguel JG, Araujo V, et al. Prospective randomized double-blind comparison of nephrotoxicity and auditory toxicity of tobramycin and netilmicin. Antimicrob Ag Chemother 1984, 26: 766.

Hjelte L, Malmborg AS, Strandvik B. Serum and sputum concentrations of netilmicin in combination with acylureidopenicillin and cephalosporins in clinical treatment of pulmonary exacerbations in cystic fibrosis. J Antimicrob Chemother 1989; 23: 885–90.

Laczika K, Staudinger T, Hollenstein U, et al. Renal tolerability of four different once-daily dose regimen of netilmicin in critical care patients. Wien Klin Wochenschr 1997; 109: 840–4.

Tulkens PM. Pharmacokinetic and toxicological evaluation of a once-daily regimen versus conventional schedules of netilmicin and amikacin. J Antimicrob Chemother 1991; 27 (C): 49–61.

Van der Auwera P, Meunier F, Ibrahim S, et al. Pharmacodynamic parameters and toxicity of netilmicin (6 milligrams/kilogram/day) given once daily or in three divided doses to cancer patients with urinary tract infection. Antimicrob Ag Chemother 1991; 35: 640.

Vigano A, Principi N, Brivio L, et al. Comparison of 5 mg of netilmicin per kilogram of body weight once daily versus 2 mg per kilogram thrice daily for treatment of Gram-negative pyelonephritis in children. Antimicrob Ag Chemother 1992; 36: 1499–503.

Amikacin

Handelsnamen: Biklin u. a.

Eigenschaften: Halbsynthetisch gewonnenes Kanamycin-Derivat, als Sulfat im Handel, farblose bis leicht gelbliche Lösung, stabil bei Zimmertemperatur für mindestens 2 Jahre.

Wirkungsspektrum: Da Amikacin von den meisten Aminoglykosid-inaktivierenden Bakterienenzymen nicht angegriffen wird, hat es ein breiteres Spektrum als Gentamicin, Tobramycin und Netilmicin. Es hemmt die meisten Gentamicin-resistenten Stämme von E. coli, Klebsiella-, Enterobacter-Arten, Serratia, Proteus-Arten (einschließlich Proteus rettgeri), Providencia, Acinetobacter und Citrobacter freundii sowie Staphylococcus aureus. Viele Mykobakterien (z. B. M. tuberculosis, M. avium, M. fortuitum) und Nocardia asteroides sind ebenfalls sensibel. Synergistische Wirkung von Amikacin mit Azlocillin und Piperacillin bei Pseudomonas aeruginosa und anderen Enterobakterien. Bezogen auf das Gewicht, hat Amikacin eine geringere Aktivität als Gentamicin und muss daher wesentlich höher dosiert werden. Streptokokken (einschließlich Pneumokokken) und Haemophilus influenzae sind nur schwach empfindlich. Amikacin ist unwirksam auf Bacteroides und die meisten anderen Anaerobier, Burkholderia-cepacia- und Stenotrophomonas-maltophilia-Stämme.

Resistenz: Resistenzentwicklung während Behandlung nicht so selten wie früher angenommen. Teilweise Kreuzresistenz (ein- oder beidseitig) mit anderen Aminoglykosiden.

Pharmakokinetik:
▶ Resorption nach oraler Gabe gering, nach i.m. Injektion etwas langsamer als bei Gentamicin (Serumspiegelmaxima nach 1½ h).
▶ Serumkonzentrationen: Nach 0,5 g (0,75 mg/kg) i.m. 21 mg/l (1 h) und 2,1 mg/l (10 h). Bei i.v. Kurzinfusion von 0,5 g (in ½ h) Serumkonzentration im Durchschnitt 38 mg/l (Infusionsende), 18 mg/l (1 h später) und 0,75 mg/l (10 h später). Bei i.v. Kurzinfusion von 1 g (einmalige Gabe in 24 h) beträgt der mittlere Serumspiegel 40 mg/l (½ h später) und 1,8 mg/l (nach 24 h). Keine Kumulation bei fortgesetzter Therapie und intakter Nierenfunktion.
▶ Halbwertszeit 2,3 h (bei Neugeborenen in der 1. Lebenswoche 7 h).
▶ Plasmaeiweißbindung 4–10 %. Liquorgängigkeit gering (10–20 % der Serumspiegel, bei Meningitis bis zu 50 %). Plazentapassage möglich (Anreicherung im Fruchtwasser).
▶ Ausscheidung: Durch die Nieren zu mehr als 90 % in den ersten 8 h in aktiver Form (vorwiegend glomeruläre Filtration), zu 95–100 % in 24 h.

Nebenwirkungen: Wie andere Aminoglykoside ist Amikacin potenziell nephro-, oto-, neurotoxisch.
▶ Nephrotoxizität (Harnausscheidung von Eiweiß, Zellen und Zylindern, Azotämie, Oligurie) bei üblicher Dosierung und intakter Nierenfunktion sowie ausreichender Flüssigkeitszufuhr meist reversibel und relativ selten.
▶ Ototoxizität (Innenohrschwerhörigkeit, Schwindel) vor allem bei Überschreiten der empfohlenen Dosierung (s. unten), längerer Behandlung (mehr als 10 Tage) und Niereninsuffizienz (ohne Dosisreduzierung). Der Talspiegel im Serum von 10 mg/l sollte nicht überschritten werden. Bleibende Hörschäden sind selten. Bezogen auf die übliche therapeutische Dosis ist die Ototoxizität von Amikacin (tgl. 1 g) mit der von Gentamicin (tgl. 0,24–0,32 g) vergleichbar.
▶ Neurotoxizität (neuromuskuläre Blockade und Atemlähmung) bei Kombination mit Anästhetika und Muskelrelaxanzien, auch bei gleichzeitiger Transfusion einer größeren Menge Zitratblut. Eine neuromuskuläre Blockade ist außerdem möglich nach rascher i.v. Gabe von Amikacin und bei lokaler Instillation (in die Bauch- oder Brusthöhle).
▶ Seltene Nebenwirkungen sind Hautexantheme, Medikamentenfieber, Tremor, Übelkeit, Erbrechen, Eosinophilie u. a.

Indikationen: Schwere infektiöse Erkrankungen bei Versagen anderer Aminoglykoside und in Kliniken mit häufigem Vorkommen Gentamicin-resistenter gramnegativer Stäbchen. Gezielte Therapie schwerer Infektionen durch Gentamicin-resistente Bakterien (insbesondere Proteus rettgeri oder stuartii, Serratia marcescens, Pseudomonas aeruginosa). Initialbehandlung von Septikämien und schweren Organinfektionen besonders bei hochgradiger Abwehrschwäche (Malignomen, Leukämie), auch bei Peritonitis, Neugeborenensepsis oder Säuglingsmeningitis (stets in Kombination). Amikacin kann zur Behandlung von Infektionen durch sonst resistente Mykobakterien verwandt werden. Es wird auch zur Therapie von Infektionen durch M. avium-intracellulare bei AIDS eingesetzt.

Falsche Indikationen: Leichtere Erkrankungen sowie schwere Infektionen, bei denen auch Gentamicin oder Tobramycin wirksam wäre. Streptokokken-, Pneumokokken-, Enterokokken-Infektionen. Monotherapie schwerer Infektionen.

Kontraindikationen: Schwangerschaft. Vorsicht bei Niereninsuffizienz und unmittelbar vorausgegangener Behandlung mit einem Aminoglykosid und bei bereits bestehender Innenohrschwerhörigkeit. Keine Kombination mit anderen potenziell nephro- oder ototoxischen Medikamenten oder mit anderen Aminoglykosiden, auch nicht mit schnell wirkenden Diuretika, wie Ethacrynsäure, Furosemid oder Mannit (wegen erhöhter Gefahr von Ototoxizität). Eine Unverträglichkeit anderer Aminoglykoside (Gentamicin usw.) schließt eine Anwendung von Amikacin aus. Über weitere Wechselwirkungen (wie bei allen anderen Aminoglykosiden): s. S. 149.

Applikation: In der Regel i.v. Infusion. Auch i.m. Injektion möglich. Keine rasche i.v. Injektion (wegen Gefahr von Kreislaufreaktionen und Atemlähmung). In Infusionslösungen (am besten 5%ige Glukose) nicht mit anderen Medikamenten mischen.

Dosierung: Tagesdosis 15 mg/kg (nie mehr als 1,5 g), verteilt auf 2 oder 3 i.v. Infusionen (7,5 mg/kg alle 12 h oder 5 mg/kg alle 8 h). Wie bei allen Aminoglykosiden ist auch bei Amikacin die einmalige Applikation der Tagesdosis von 1 g als i.v. Infusion über 60 min alle 24 h sinnvoll (s. S. 146). Behandlungsdauer: 7–10 Tage. Falls längere Therapie notwendig, regelmäßige Kontrolle von Nierenfunktion, Hörvermögen (Audiogramm) und Vestibularisfunktion.
Bei **eingeschränkter Nierenfunktion** größeres Dosierungsintervall wählen (bei üblicher Einzeldosis von 7,5 mg/kg) nach der Regel: Serumkreatininwert des Patienten mit 9 multiplizieren, ergibt richtiges Dosierungsintervall in Stunden (z. B. Kreatininwert von 2 mg/dl mal 9 = 18, d. h., es sind alle 18 h 7,5 mg/kg zu verabreichen).
Durch käufliche Testbestecke lassen sich bei stärkerer Niereninsuffizienz die Serumspiegel während der Therapie kontrollieren. Die Talspiegel vor der nächsten Applikation sollen bei 8-stdl. Gabe nicht über 10 mg/l liegen. Wenn die Tagesdosis einmal täglich verabreicht wird, soll der Serumspiegel vor der nächsten Gabe 2 mg/l nicht übersteigen. Eine Kontrolle der Spitzenspiegel ist nicht notwendig. Am Ende einer Hämo- oder Peritonealdialyse gibt man einmalig die Hälfte der gewöhnlichen Einzeldosis (7,5 mg/kg).
Bei Neugeborenen gibt man in der ersten Lebenswoche 7,5 mg/kg alle 12 h (dabei keine Kumulation).
Bei **Überdosierung** oder toxischen Reaktionen ist eine Entfernung von Amikacin durch Hämodialyse (bei Neugeborenen durch Austauschtransfusion) möglich.

Handelsformen: Ampullen mit 0,1 g, 0,25 g, 0,35 g und 0,5 g (enthalten z.T. Natriumdisulfit).

Beurteilung: Aminoglykosid der Reserve, das bei schweren Allgemeininfektionen – vor allem bei Patienten mit Abwehrschwäche – in Kombination mit einem Betalaktam-Antibiotikum lebensrettend sein kann. Wirkt z.t. noch bei Gentamicin-Resistenz.

Literatur

Blaser J, Rüttimann S, Bhend H, Lüthy R. Increase of amikacin half-life during therapy in patients with renal insufficiency. Antimicrob Ag Chemother 1983; 23: 888.

Byl B, Baran D, Jacobs F, et al. Serum pharmacokinetics and sputum penetration of amikacin 30 mg/kg once daily and of ceftazidime 200 mg/kg/day as a continuous infusion in cystic fibrosis patients. J Antimicrob Chemother 2001; 48: 325–7.

Chiu J, Nussbaum J, Bozzette S, et al. California collaborative treatment group. Treatment of disseminated mycobacterium avium complex infection in AIDS with amikacin, ethambutol, rifampin, and ciprofloxacin. Ann Intern Med 1990; 113: 358–61.

Cookson B, Tripps J, Leung T, et al. Evaluation of amikacin dosage regimens in the low and very low-birth-weight newborn. Infection 1980; 8: 239.

Giamarellou H, Yiallouros K, Petrikkos G. Comparative kinetics and efficacy of amikacin administered once or twice daily in the treatment of systemic Gram-negative infections. J Antimicrob Chemother 1991; 27 (Suppl C): 73.

Giamarellou H, Bassaris HP, Petrikkos G, et al. Monotherapy with intravenous followed by oral high-dose ciprofloxacin versus combination therapy with ceftazidime plus amikacin as initial empiric therapy for granulocytopenic patients with fever. Antimicrob Ag Chemother 2000; 44: 3264–71.

Gangadharam PRJ, Candler ER, Ramakrishna PV. In vitro anti-mycobacterial activity of some new aminoglycoside antibiotics. J Antimicrob Chemother 1977; 3: 285–6.

Maller R, Ahrne H, Holmen C, et al. Once- versus twice-daily amikacin regimen. Efficacy and safety in systemic gram-negative infections. J Antimicrob Chemother 1993; 31: 939–48.

Marik PE, Kipman J, Obilski S, et al. A prospective randomized study comparing once versus twice daily amikacin dosing in critically ill adult and pediatric patients. J Antimicrob Chemother 1991; 28: 753–64.

Spectinomycin

Handelsname: Stanilo.

Eigenschaften: Mit den Aminoglykosiden nahe verwandt. Als Hydrochlorid wirksamer und lokal besser verträglich als das früher verwendete Sulfat.

Wirkungsspektrum: Breitspektrum-Antibiotikum mit relativ geringer Aktivität. Von klinischem Interesse ist lediglich die Wirkung auf Gonokokken (minimale Hemmkonzentrationen 7,5–20 mg/l). Empfindlich ist auch Ureaplasma urealyticum, nicht dagegen Chlamydia trachomatis (Erreger der nicht-gonorrhoischen Urethritis).

Resistenzentwicklung: Bei Gonokokken möglich. Primär resistente Gonokokken-Stämme kommen in zunehmender Häufigkeit vor.

Pharmakokinetik:
▶ Nach 2 g i.m. Serumkonzentrationen von 100 mg/l (1 h) und 15 mg/l (8 h), nach 4 g i.m. 160 mg/l (2 h) und 31 mg/l (8 h).
▶ Halbwertszeit 2½ h.
▶ Keine oder sehr geringe Serumeiweißbindung. Hohe Harnkonzentrationen.
▶ Urin-Recovery > 80 %.

Nebenwirkungen (bei einmaliger Gabe in < 1 %): Kopfschmerzen, Schwindel, Übelkeit, Erbrechen, Temperaturanstieg, Schmerzen an der Injektionsstelle.

Einzige Indikation: Einmaltherapie der unkomplizierten Gonorrhoe (besonders bei Penicillin-Allergie und Penicillin-Versagen). Unwirksam bei gonorrhoischer Pharyngitis.

Dosierung: Bei unkomplizierter Gonorrhoe des Mannes und der Frau einmalig 2 g (in 3,5 ml Aqua dest.) tief i.m. Eine Lues wird durch Spectinomycin nicht beeinflusst (und daher auch nicht maskiert).

Handelsform: Ampullen à 2 g (mit Zusatz von Benzylalkohol).

Beurteilung: Veraltetes, nicht optimal wirksames Antibiotikum, ausschließlich für die Einmalbehandlung der Gonorrhoe (nicht selten Therapieversager). Kandidat für das Museum der Antibiotika.

Literatur

Ashford WA, Potts OW, Adams HJU, et al. Spectinomycin-resistant penicillinase producing Neisseria gonorrhoeae. Lancet 1981; 2: 1035.
Centers for Disease Control. Spectinomycin-resistant penicillinase producing Neisseria gonorrhoeae. Morbid Mortal Wkly Rep 1983; 32: 51.

Ison CA, Littleton K, Shannon KP, et al. Spectinomycin resistant gonococci. BMJ 1983; 287: 1827.
Rousseau D, Nadeau D, Lafontaine G. Emergence of spectinomycin-resistant strains of penicillinase-producing Neisseria gonorrhoeae in Quebec. Can Med Assoc 1989; 141: 423–4.

1.4 Tetracycline

Vorbemerkungen: Tetracycline sind nahe verwandte Breitspektrum-Antibiotika mit einem Naphthacen-Ringsystem. Tetracyclin, Oxytetracyclin und Doxycyclin unterscheiden sich zwar in der Zusammensetzung der Seitenketten (Abb. 1.4-1), haben jedoch ein identisches Wirkungsspektrum. Die Standardsubstanz ist heute **Doxycyclin**. Die älteren Derivate, wie Tetracyclin und Oxytetracyclin, haben wegen ihrer schlechten Resorption heute nur noch historische Bedeutung. Die z.T. erheblichen Nebenwirkungen der alten Tetracycline werden heute aber immer noch zu Unrecht auf die neueren Derivate übertragen. Alte Tetracycline sind immer noch in vielen Präparaten zur topischen Behandlung enthalten, sollten aber aus Resistenzgründen nur noch bei bestimmten engen Indikationen (z.B. Akne, Rosacea, Haemophilus-Konjunktivitis) verwendet werden. **Minocyclin** hat interessante Sondereigenschaften und ein etwas breiteres Wirkungsspektrum als Doxyxyclin.
In der Entwicklung sind die **Glycylcycline**, die sich von Minocyclin oder von Demethyl-Desoxy-Tetracyclin ableiten.
Die bakteriostatische Wirkung der Tetracycline beruht auf einer Hemmung der Proteinsynthese in der Bakterienzelle; es wird die Umazylierung neu ins Ribosom eintretender Amino-

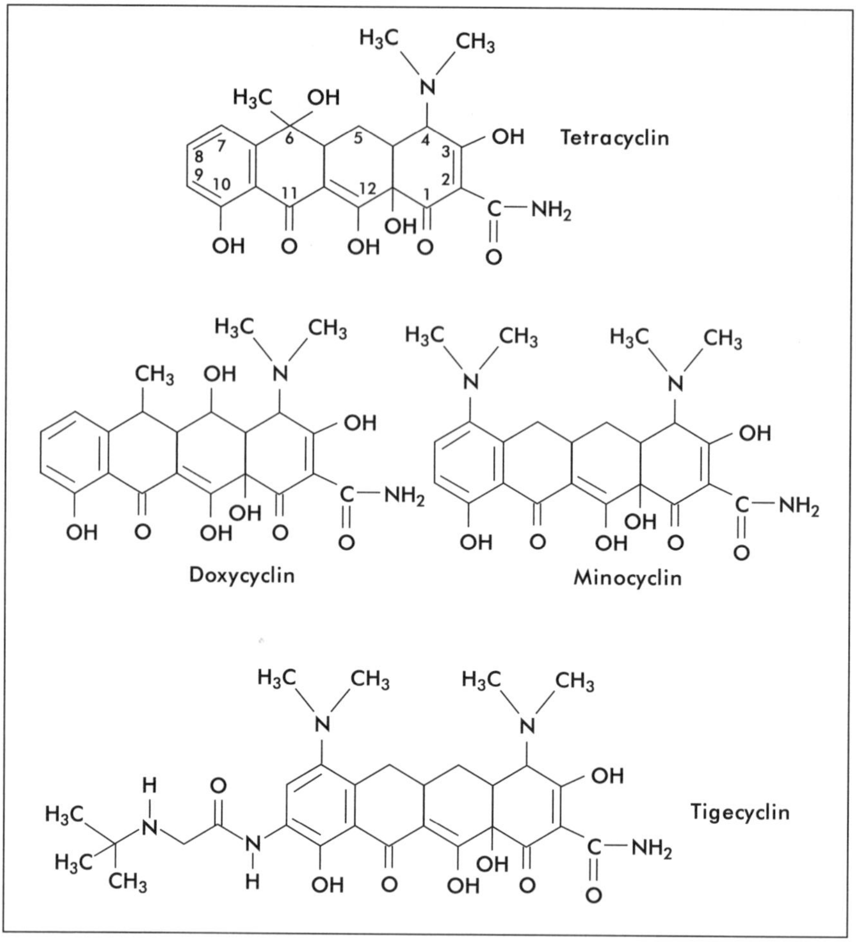

Abb. 1.4-1 Chemische Struktur von Doxycyclin, Minocyclin und dem Glycylcyclin Tige-cyclin.

säuren auf die wachsende Peptidkette verhindert. Die Wirkung erstreckt sich auf extra- und intrazellulär gelagerte Keime. Die Wirkung der Tetracycline ist stark medienabhängig. So gibt es erhebliche Wirkungsverluste in bestimmten Körperflüssigkeiten (z. B. Galle).
In den vergangenen Jahren war eine weitgehende Zurückhaltung gegenüber Doxycylin vorhanden. Dabei wurde offenbar – in der Begeisterung über neue Cefalosporine, Fluochinolone und Makrolide –»das Kind mit dem Bade ausgeschüttet« und die Qualitäten von Doxycyclin, z. B. die geringen Nebenwirkungen und die Aktivität gegen atypische Erreger von Atemwegsinfektionen, vergessen.

> Doxycyclin ist nach wie vor eine wichtige und kostengünstige Standardsubstanz der Antibiotika-Therapie.

Doxycyclin

Handelsnamen: Vibramycin u.v.a.

Wirkungsspektrum:

Gute bis mittlere Empfindlichkeit haben Streptokokken, Pneumokokken, Gonokokken, Meningokokken, Listerien, Aktinomyzeten, Pasteurella multocida, Yersinien, Haemophilus, Brucellen, Burkholderia mallei und pseudomallei, Vibrio cholerae und Vibrio parahaemolyticus, Campylobacter jejuni, Treponema pallidum, Leptospiren, Borrelien, Francisella tularensis und Keuchhustenbakterien. Weiterhin gute Wirkung auf Mykoplasmen, Chlamydien (Chlamydia-pneumoniae-Infektionen, Ornithose, Trachom, Lymphogranuloma inguinale), Ehrlichia-Arten, Rickettsien (Q-Fieber, Fleckfieber). Doxycyclin wirkt auch auf Plasmodium falciparum.
Unterschiedliche Empfindlichkeit haben Enterokokken, Staphylokokken, E. coli, Klebsiella, Enterobacter, Acinetobacter, Salmonellen, Shigellen, Bacteroides-Arten, Clostridien, Korynebakterien, Nocardien, Bacillus anthracis.
Unwirksam auf Pseudomonas aeruginosa, Proteus-Arten, Serratia marcescens u.a.

Resistenz: Die Tendenz zu einer Resistenzentwicklung unter der Therapie ist gering. Der Anteil resistenter Staphylokokken-Stämme ist örtlich verschieden (10–30%). Auch unter hämolysierenden Streptokokken, Pneumokokken und Gonokokken sowie Clostridien und Haemophilus influenzae kommen resistente Stämme vor (bei A-Streptokokken z.B. in 10–35%, Pneumokokken 10–30%, Haemophilus influenzae 3%). Nur 40–60% der Bacteroides-fragilis-Stämme sind Doxycyclin-empfindlich. Penicillin-G-resistente Gonokokken-Stämme sind meist auch resistent gegen Doxycyclin. Keine Kreuzresistenz mit Antibiotika anderer Gruppen.

Pharmakokinetik:

▶ Resorption nach oraler Gabe zu etwa 75%.
▶ Nach 1-mal tgl. 0,1 g Doxycyclin oral werden maximale Serumspiegel von 3 mg/l gemessen (Abb. 1.4-2). Bei wiederholter Gabe findet eine geringe, nicht toxisch wirkende Kumulation statt, sodass nach der Initialdosis von 0,2 g eine Erhaltungsdosis von 0,1 g ausreichend sein kann.
▶ Mittlere Serumspiegel nach 1-maliger i. v. Injektion von 200 mg Doxycyclin: s. Abb. 1.4-3. Bei 1-stündiger i. v. Infusion von 0,2 g Doxycyclin werden im Serum 3,6 mg/l, von 0,1 g 2,5 mg/l erreicht.
▶ Halbwertszeit 15 h. Die Halbwertszeit von Doxycyclin wird bei gleichzeitiger Gabe von Phenytoin oder eines Barbiturates auf 7 h verkürzt (infolge Enzyminduktion in der Leber).
▶ Eiweißbindung im Serum 96%.
▶ Gute Gewebediffusion in Leber, Niere, Milz, Knochen, Lunge, Genitalorgane. Hohe Gallenkonzentrationen. Im Nabelschnurblut 50–75% der mütterlichen Serumkonzentrationen, im Fruchtwasser 20%, in der Muttermilch 50–100%.
▶ Liquorgängigkeit: Gering (1–6–10% der Serumwerte).
▶ Urin-Recovery 70% und 40% (nach i.v. bzw. oraler Gabe).
▶ Bei Niereninsuffizienz findet bei wiederholter Applikation in üblicher Dosierung keine stärkere Kumulation statt.

Antiinfektiva

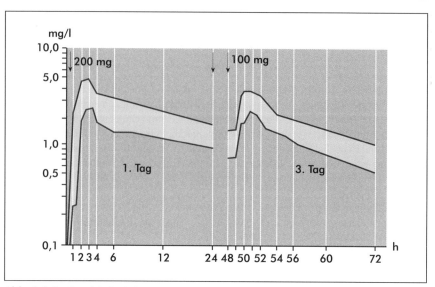

Abb. 1.4-2 Bereich der bei 8 Erwachsenen gemessenen Serumspiegel nach oraler Einzelgabe von 200 mg Doxycyclin (links) und nach wiederholter oraler Gabe von 100 mg Doxycyclin (alle 24 h) am 3. Tag (rechts).

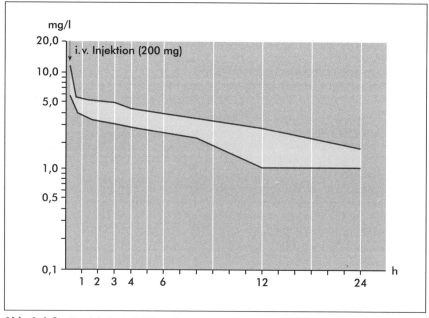

Abb. 1.4-3 Bereich der bei 8 Erwachsenen gemessenen Serumspiegel nach i.v. Injektion von 200 mg Doxycyclin.

Nebenwirkungen: Doxycyclin gehört zu den am besten verträglichen Antibiotika. Übelkeit bei Gabe auf leeren Magen ist jedoch nicht selten. Eine pseudomembranöse Enterokolitis durch Selektion von Clostridium difficile ist während einer Doxycyclinbehandlung sehr selten. Photodermatose (Photosensibilisierung) mit Hauterythem und Ödemen an belichteten Körperstellen. Langsame Rückbildung (nach 2–4 Wochen), evtl. Restpigmentierung und Nagelablösungen. Daher keine Sonnenbäder unter Doxycyclin-Therapie. Allergien (Exantheme, anaphylaktischer Schock) sind nur ganz vereinzelt beobachtet worden. Dabei besteht eine Kreuzallergie zwischen allen Tetracyclinen. Lokale Reizerscheinungen sind bei i. v. Gabe möglich. Nach Einnahme von Doxycyclin-Kapseln (nicht Tabletten) wurden als lokal toxischer Effekt Schleimhautulzerationen im Ösophagus beobachtet. Es gibt eine Reihe von weitgehend historischen Nebenwirkungen, die besonders für klassische Tetracycline galten, die jedoch immer wieder bei Doxycyclin angefürt werden: Bei Kleinkindern kann nach Tetracyclinen eine Gelbfärbung der Zähne (irreversibel), evtl. mit Schmelzdefekten und erhöhter Kariesanfälligkeit, auftreten. Gelbe Zähne sind in den letzten Jahrzehnten aber nicht mehr aufgetreten, u. a. auch dadurch, dass heute kaum noch Doxycyclin an Kleinkinder gegeben wird.

Unter Tetracyclin-Behandlung kann sehr selten eine reversible intrakranielle Drucksteigerung auftreten, die sich bei Säuglingen durch eine Vorwölbung der großen Fontanelle äußert, bei älteren Kindern und Erwachsenen durch Papillenödem mit Sehstörungen und schweren Kopfschmerzen.

Eine Leberschädigung ist bei erheblicher Überdosierung von Tetracyclinen möglich (meist nach parenteraler Gabe klassischer Tetracycline im letzten Schwangerschaftsdrittel). Aus diesem Grund soll die Dosis von 0,2 (–0,3) g Doxycyclin pro Tag nicht überschritten werden. Möglichst keine Kombination mit anderen potenziell lebertoxischen Medikamenten (z. B. Chlorpromazin-, Phenylhydantoin-, Phenylbutazon-Derivate). Herzrhythmusstörungen können bei digitalisierten Patienten durch den Magnesiumgehalt des Injektionspräparates von Doxycyclin hervorgerufen werden. Sie sind durch Einhaltung der vorgeschriebenen Injektionsdauer (2 min) vermeidbar. Bei Myasthenia gravis ist die i. v. Gabe von Doxycyclin wegen des Magnesiumgehaltes kontraindiziert.

Interaktionen: Da Tetracycline (auch Doxycyclin) die Plasma-Prothrombinaktivität vermindern können, kann bei einer Antikoagulanzientherapie eine Reduktion der Antikoagulanziendosierung erforderlich sein. Bei gleichzeitiger Gabe von Sulfonylharnstoff-Derivaten (orale Antidiabetika) kann die Blutzuckersenkung verstärkt werden. Bei gleichzeitiger Gabe von Doxycyclin und Ciclosporin A kann die toxische Wirkung von Ciclosporin A verstärkt werden. Außerdem gibt es Interaktionen mit Methoxyfluran (verstärkte Nephrotoxizität), mineralischen Antazida (verminderte Doxycyclin-Resorption), Amethopterin (verstärkte Amethopterin-Toxizität) und Digoxin (erhöhte Digoxin-Plasmaspiegel).

Indikationen: Doxycyclin ist nach wie vor das Mittel der Wahl für intrazelluläre Infektionen, z. B. durch Chlamydien (Chlamydia-pneumoniae-Pneumonie, Ornithose), sowie die nichtgonorrhoische Urethritis (durch Chlamydia trachomatis oder Ureaplasma urealyticum). Weitere Indikationen sind Pelveoperitonitis und Salpingitis (Adnexitis) sowie Lues, Lymphogranuloma inguinale, Mykoplasmen-Pneumonie, Infektionskrankheiten, wie Brucellose, Q-Fieber, Yersinien-Infektionen, Ehrlichiose, Tularämie, Pest, Leptospirose, Bartonellen-Infektionen (bazilläre Angiomatose), Donovanosis, Borrelien-Infektionen, Aktinomykose, Trachom, Cholera, Rickettsiosen (Fleckfieber u. a.), Melioidose (durch

Burkholderia pseudomallei), Akne und Rosacea, Morbus Whipple, außerdem leichtere Atemwegsinfektionen (vor allem durch Haemophilus), akuter Schub einer chronischen Bronchitis, Sinusitis sowie Chloroquin-resistente Malaria. Doxycyclin ist wichtig zur Therapie und Prophylaxe einer Zeckenbiss-Borelliose. Eine neue Indikation für Doxycyclin ist die Therapie der Filariasis; dabei werden Rickettsien-artige Endosymbionten (Wolbachia) supprimiert und die Fertilität der Würmer reduziert.

Falsche Indikationen: Klinisch typische oder nachgewiesene Infektionen durch Staphylokokken, Streptokokken oder Pneumokokken (häufig resistent). Basisantibiotikum in der Klinik.

Kontraindikationen: Gravidität (außer vitaler Indikation), Kinder bis zu 7 Jahren (wegen möglicher Gelbfärbung der Zähne). Eine Anwendung bei kleinen Kindern kommt nur bei vitaler Indikation in Frage (z. B. bei Ornithose). Myasthenia gravis (gilt nur für i.v. Präparate, die zusätzlich Magnesium enthalten). Vorsicht bei schweren Lebererkrankungen (besonders bei akuter Hepatitis). Starke Sonnenlichteinwirkung und UV-Licht sind zu vermeiden.

Applikation: In der Regel als Filmtabletten oder Kapseln nach dem Essen, am besten mit einem Schluck Wasser, um ein Festkleben der Tabletten im Ösophagus zu verhindern; bei Kindern auch als Suspension. Es genügt 1 Gabe pro Tag. Nur bei schwer Kranken oder Patienten, die das Antibiotikum oral nicht einnehmen können, kommt die i.v. Applikation von Doxycyclin in 1–2 Einzeldosen in Betracht.

Dosierung:
▶ Oral: Am 1. Tag 200 mg (4 mg/kg), dann Reduktion auf 100 mg (2 mg/kg). In schweren Fällen auch Dauerbehandlung mit tgl. 200 mg (4 mg/kg).
▶ Intravenös: 1-mal tgl. 200 mg (Initialdosis) und 100(–200) mg (Erhaltungsdosis) als langsame i.v. Injektion, bei Kindern 1-mal tgl. 4 bzw. 2 mg/kg.

Handelsformen:
▶ Kapseln und Tabletten à 0,1 g und 0,2 g.
▶ Zur i.v. Injektion: Ampullen à 0,1 g.

Beurteilung: Nebenwirkungsarme und kostengünstige Standardsubstanz zur Therapie von leichteren Atemwegsinfektionen wie Bronchitis oder Sinusitis, aber auch Erythema migrans, Lues und vielen intrazellulären Infektionen (z.B. durch Chlamydien, Mykoplasmen, Rickettsien, Q-Fieber, Brucellen und Borrelien). Langzeittherapie möglich.

Literatur

Cunha BA, Sibley CM, Ristuccia AM. Review. Doxycyline. Therapeutic Drug Monitoring 1982; 11: 5–135.

Dattwyler R et al. Ceftriaxone compared with doxycycline for the treatment of acute disseminated Lyme disease. N Engl J Med 1997; 337: 289–94.

Houin G, Brunner F, Nebout Th, et al. The effects of chronic renal insufficiency on the pharmacokinetics of doxycycline in man. British Journal of Clinical Pharmacology 1983; 16: 245–52.

Joshi N, Miller DQ. Doxycycline revisited. Arch Intern Med 1997; 157: 1421–8.

Roberts MC. Tetracycline therapy: update. Clin Infect Dis 2003; 36: 462–7.

Saivin S, Houin G. Clinical pharmacokinetics of doxycline and minocycline. Clinical Pharmacokinetics 1988; 15: 355–66.
Shapiro LE, Knowles SR, Shear NH. Comparative safety of tetracycline, minocycline, and doxycycline. Arch Dermatol 1997; 133: 1224–30.

Taylor MJ. Wolbachia endosymbiotic bacteria of filarial nematodes. A new insight into disease pathogenesis and control. Arch Med Res 2002; 33: 422–4.
Ziegler T, Winkler C, Wege K, Schmechel H. Doxycyclin – das vergessene Antibiotikum. Med Klin 2000; 95: 629–31.

Minocyclin

Handelsnamen: Klinomycin, Minoclir u. a.

Eigenschaften: Minocyclin ist ein besonders lipophiles Spezialtetracyclin mit durchaus interessanten speziellen Eigenschaften.

Wirkungsspektrum: Wie bei Doxycyclin (s. S. 161). Minocyclin wirkt außerdem auf Burkholderia cepacia, Mycobacterium leprae, M. marinum und M. fortuitum und hat offenbar auch eine Wirkung auf Toxoplasmen. Die Resistenzsituation entspricht weitgehend der von Doxycyclin (s. S. 161). Es gibt aber Doxycyclin-resistente Erreger, die noch gegen Minocyclin sensibel sind.

Pharmakokinetik:
▶ Nach oraler Gabe fast vollständige Resorption.
▶ Maximale Serumspiegel: nach 0,2 g oral 3 mg/l. Nach 1-std. i. v. Infusion von 0,2 g sinkt der Serumspiegel von 3,5 mg/l (bei Infusionsende) auf 1 mg/l (nach 12 h) und 0,6 mg/l (nach 24 h) ab.
▶ Halbwertszeit 15 h.
▶ Plasmaeiweißbindung 75 %.
▶ Gute Gewebediffusion. Starke Lipophilie. Die Liquorkonzentrationen betragen 20–40 % der Serumwerte.
▶ Urin-Recovery nach oraler Gabe 5,5 %, nach i. v. Gabe 5,9 %. Ausscheidung mit der Galle zu 35 %. Es werden > 40 % im Organismus metabolisiert. Bei Niereninsuffizienz erfolgt keine Kumulation.
Minocyclin hat offenbar unspezifische immunmodulierende Eigenschaften, die z.T. genutzt werden.

Nebenwirkungen: Ähnlich wie bei Doxycyclin (s. S. 163), jedoch keine Herzrhythmusstörungen bei i.v. Gabe. Relativ häufig tritt zu Behandlungsbeginn zentraler Schwindel auf, der manchmal mit Benommenheit und Übelkeit verbunden ist und die Verkehrstüchtigkeit beeinträchtigen kann. Bei Langzeittherapie sind Verfärbungen der Knorpel, selten auch andere schwere Nebenwirkungen (z. B. allergische Alveolitis, Lupus erythematodes) möglich (regelmäßige Kontrollen notwendig).

Interaktionen: Wie bei Doxycyclin (s. S. 163).

Indikationen: Lues (bei Penicillin-Allergie), evtl. auch Lepra (s. S. 674) und andere Mykobakterien-Infektionen (z. B. Schwimmbad-Granulome durch M. marinum). In niedriger Dosierung gut wirksam bei Acne vulgaris (s. S. 623). Wirksam auch bei Nocardiose

Antiinfektiva

(z. B. von Aids-Patienten). Manche Tetracyclin-resistenten Erreger können noch sensibel gegen Minocyclin sein. Minocyclin gilt auch als Basisantirheumatikum (unspezifischer Effekt).

Kontraindikationen: Gravidität und Kinder bis zu 7 Jahren (wegen möglicher Gelbfärbung der Zähne). Vorsicht bei Lebererkrankungen (besonders bei akuter Hepatitis, Leberzirrhose).

Applikation und Dosierung: Erwachsene initial 200 mg, Kinder (ab 8 Jahren) 4 mg/kg, danach alle 12 h 100 mg, Kinder 2 mg/kg. Bei Akne gibt man 2-mal tgl. 50 mg oral.

Handelsformen: Kapseln und Tabletten à 0,05 g und 0,1 g.

Beurteilung: Lipophiles Tetracyclin für Sonderindikationen (Akne) mit stärker Aktivität, aber auch mehr Nebenwirkungen als Doxycyclin.

Glycylcycline

Die schon länger bekannten Derivate leiten sich vom Minocyclin oder vom Demethyl-Chlor-Tetracyclin ab. Sie besitzen eine starke Aktivität gegen Staphylokokken (auch Methicillin-resistente Stämme) und wirken außerdem gegen Minocyclin- und Tetracyclin-resistente Bakterienstämme. Von besonderem Interesse ist die Aktivität gegen Penicillin-G-resistente Pneumokokken und Vancomycin-resistente Enterococcus faecalis bzw. E. faecium. Die Entwicklung mehrerer Derivate wurde wegen ungenügender Verträglichkeit wieder eingestellt.

Tigecyclin

Das zu den Glycylcyclinen gehörende Minocyclin-Derivat Tigecyclin (GAR-936; Fa. Wyeth-Ayerst) zeichnet sich durch eine sehr hohe Aktivität (MHK 0,06–1) und ausgeprägte Bakterizidie gegen sensible, aber auch multiresistente Pneumokokken, Staphylokokken, Legionellen, Haemophilus und Gonokokken aus. Es gibt keine vollständige Kreuzresistenz zwischen Glycylcyclinen und den übrigen Tetracyclinen (beruhend auf genetischen Unterschieden bei der Resistenzentstehung). Doxycyclin-resistente Stämme sind noch gegen Tigecyclin sensibel. Tigecyclin wirkt auch auf MRSA und Vancomycin-resistente Stämme von Staphylococcus aureus. Resistenz-Entwicklung gegen Tigecyclin ist möglich. Die Substanz ist in Zukunft vielleicht einmal eine Alternative zu Vancomycin oder Linezolid. Klinische Studien laufen.

Literatur

Betriu C, Rodriguez-Avial I, Sanchez BA, et al. In vitro activities of tigecycline (GAR-936) against recently isolated clinical bacteria in Spain. Antimicrob Ag Chemother 2002; 46: 892–5.

Brown BA, Wallace RJ Jr, Onyi G. Activities of the glycylcyclines N,N-dimethylglycylamido-minocycline and N,N-dimethylgly-cylamido-6-demethyl-6-deoxytetracycline against Nocardia spp. and tetracycline-resistant isolates of rapidly growing myco-bacteria. Antimicrob Ag Chemother 1996; 40: 874–8.

Cercenado E, Cercenado S, Bouza E. In vitro activities of tigecycline (GAR-936) and 12 other antimicrobial agents against 90 Eikenella corrodens clinical isolates. Antimicrob Ag Chemother 2003; 47: 2644–5.

Eady EA, Jones CE, Gardner KJ. Tetracycline-resistant propionibacteria from acne patients are cross-resistant to doxycycline, but sensitive to minocycline. Br J Dermatol 1993; 128: 556–60.

Edelstein PH, Weiss WJ, Edelstein MA. Activities of tigecycline (GAR-936) against Legionella pneumophila in vitro and in guinea pigs with L. pneumophila pneumonia. Antimicrob Ag Chemother 2003; 47: 533–40.

Eliopoulos G, Wennersten C, Cole G, Moellering R. In vitro activities of two glycylcy-clines against gram-positive bacteria. Antimicrob Ag Chemother 1994; 38: 534–41.

Fanning WL, Gump DW, Sofferman RA. Side effects of minocycline: a double-blind study. Antimicrob Ag Chemother 1977; 11: 712.

Freeman CD, Nightingale CH, Quintiliani R. Minocycline: old and new therapeutic uses. Int J Antimicrob Ag 1994; 4: 325–35.

Goldstein FW, Kitzis MD, Acar JF. N,N-Dimethylglycyl-amido derivative of minocycline and 6-demethyl-6-desoxytetracycline, two new glycylcyclines highly effective against tetracycline-resistant gram-positive cocci. Antimicrob Ag Chemother 1994; 38: 2218–20.

Gordon MM, Porter D. Minocycline induced lupus: case series in the West of Scotland. J Rheumatol 2001; 28: 1004–6.

Hamilton-Miller JM, Shah S. Activity of glycylcyclines CL 329998 and CL 331002 against minocycline-resistant and other strains of methicillin-resistant Staphylococcus aureus. J Antimicrob Chemother 1996; 37: 1171–5.

Johnson DM, Jones RN. Two investigational glycylcyclines, DMG-DMDOT and DMG-MINO. Antimicrobial activity studies against gram-positive species. Diagn Microbiol Infect Dis 1996; 24: 53–7.

Kenny GE, Cartwright FD. Susceptibilities of Mycoplasma hominis, Mycoplasma pneumoniae, and Ureaplasma urealyticum to new glycylcyclines in comparison with those to older tetracyclines. Antimicrob Ag Chemother 1994; 38: 2628.

Mercier RC, Penzak SR, Rybak MJ. In vitro activities of an investigational quinolone, glycylcycline, glycopeptide, streptogramin, and oxazolidinone tested alone and in combinations against vancomycin-resistant Enterococcus

faecium. Antimicrob Ag Chemother 1997; 41: 2573–5.

Milatovic D, Schmitz FJ, Verhoef J, et al. Activities of the glycylcycline tigecycline (GAR-936) against 1,924 recent European clinical bacterial isolates. Antimicrob Ag Chemother 2003; 47: 400–4.

Okada N, Moriya K, Nishida K, et al. Skin pigmentation associated with minocycline therapy. British Journal of Dermatology 1989; 121: 247–57.

Petersen PJ, et al. In vitro and in vivo antibacterial activities of a novel glycylcycline, the 9-t-butylglycylamido derivative of minocycline (GAR-936). Antimicrob Ag Chemother, 1999; 43: 738–44.

Poliak SC, D'Giovanna JJ, Gross EG, et al. Minocycline-associated tooth discoloration in young adults. J Amer Med Ass 1985; 254: 2930–2.

Romanowski B, Talbot H, Stadnyk M, et al. Minocycline compared with doxycycline in the treatment of nongonococcal urethritis and mucopurulent cervicitis. Annals of Internal Medicine 1993; 119: 16–22.

Seaman HE, Lawrenson RA, Williams TJ, et al. The risk of liver damage associated with minocycline: a comparative study. J Clin Pharmacol 2001; 41: 852–60.

Tally FT, Ellestad GA, Testa RT. Glycylcyclines: a new generation of tetracyclines. J Antimicrob Chemother 1995; 35: 449.

Testa RT, Petersen PJ, Jacobus NV, et al. In vitro and in vivo antibacterial activities of the glycylcyclines, a new class of semisynthetic tetracyclines. Antimicrob Agents Chemother 1993; 37: 2270–7.

Tigecyclin s.a. 42. ICAAC; 2002; Chicago: Abstr. E 1137–42.

Wallace RJ, Brown-Elliott BA, Crist CJ, et al. Comparison of the in vitro activity of the glycylcycline tigecycline (formerly GAR-936) with those of tetracycline, minocycline, and doxycycline against isolates of nontuberculous mycobacteria [In Process Citation] Antimicrob Ag Chemother 2002; 46: 3164–7.

Weese-Mayer DE, Yang RJ, Mayer JR, et al. Minocycline and Pseudotumor cerebri: The well-known but well-kept secret. Pediatrics 2001; 108: 519–20.

Weiss W, Jacobus N, Petersen P, Testa R. Susceptibility of enterococci, methicillin-resistant Staphylococcus aureus and Streptococcus pneumoniae to the glycylcyclines. J Antimicrob Chemother 1995; 36: 225–30.

Whittington WI, Roberts MC, Hale J, et al. Susceptibilities of Neisseria gonorrhoeae to the glycylcyclines. Antimicrob Ag Chemother 1995; 39: 1864.

Wilkinson SP, Stewart WK, Spiers EM, Pears J. Protracted systemic illness and interstitial nephritis due to minocycline. Postgraduate Med J 1989; 65: 53–6.

Wise R, Andrews JM. In vitro activity of two glycylcyclines. Antimicrob Ag Chemother 1994; 38: 1096–102.

Zhu S, Stavrovskaya IG, Drozda M, et al. Minocycline inhibits cytochrome c release and delays progression of amyotrophic lateral sclerosis in mice. Nature 2002; 417: 74–8.

1.5   Chloramphenicol

Eigenschaften: Phenylalanin-Derivat (Abb. 1.5-1). Keine Verwandtschaft mit anderen Antibiotika (außer mit dem in manchen Ländern noch gebrauchten Thiamphenicol und dem in der Veterinärmedizin relativ häufig verwendeten Florphenicol). Chloramphenicol ist stark bitter, sehr stabil, schlecht wasserlöslich, aber gut fettlöslich. Durch Veresterung der Alkoholgruppe mit bestimmten höheren Fettsäuren entstehen Ester, wie Palmitat (im Granulat enthalten) und Succinat (in der Injektionsform). Die Ester wirken selbst nicht antibakteriell, jedoch wird aus ihnen nach hydrolytischer Spaltung durch körpereigene Esterasen und Lipasen das wirksame Chloramphenicol freigesetzt. Chloramphenicol-Succinat ist im Gegensatz zum freien Chloramphenicol gut wasserlöslich und daher für parenterale Anwendung geeignet. Das wasserlösliche Azidamphenicol wird nur in Augentropfen verwendet.

Wirkungsweise: Bakteriostatisch. Hemmung der Proteinsynthese der Bakterien (Blockade der Übertragung von löslicher Ribonukleinsäure auf die Ribosomen).

Wirkungsspektrum: Das Wirkungsspektrum umfasst viele grampositive und gramnegative Bakterien sowie die meisten sporenlosen Anaerobier (Bacteroides-, Fusobakterien- und Peptostreptokokken-Arten). Chloramphenicol wirkt besonders gegen Salmonellen, Rickettsien (bei Fleckfieber), Chlamydien, Mykoplasmen (auch Mycoplasma hominis) und Leptospiren. Unempfindlich sind Mykobakterien, Nocardien und Pseudomonas aeruginosa. Die

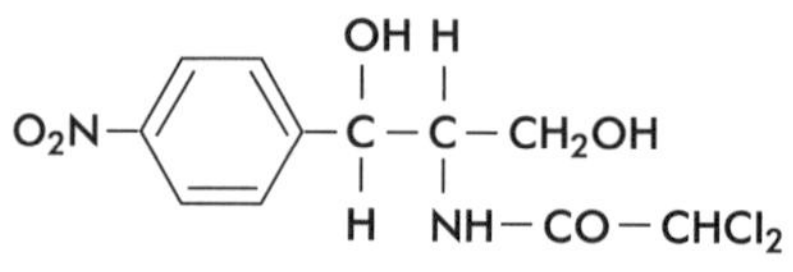

Abb. 1.5-1   Strukturformel von Chloramphenicol.

in vitro bestimmten minimalen Hemmkonzentrationen werden bei empfindlichen Keimen in vivo gerade eben erreicht.

Resistenz: Salmonellen- und Shigellen-Stämme sind zunehmend gegen Chloramphenicol resistent. Der Anteil resistenter Bakterienstämme bei gramnegativen Darmbakterien variiert von Ort zu Ort und von Klinik zu Klinik. Man muss damit rechnen, dass etwa 20 % der E.-coli-Stämme gegen Chloramphenicol resistent sind, etwa die Hälfte der Klebsiella- und Enterobacter-Stämme und 30 % der Proteus-Stämme. Bei Serratia marcescens sind 20–40 % der Stämme unempfindlich. Chloramphenicol-resistente Stämme von Haemophilus influenzae können gleichzeitig gegen Ampicillin unempfindlich sein. Auch Chloramphenicol-resistente Pneumokokken und Enterokokken kommen in zunehmender Häufigkeit vor.

Pharmakokinetik:
▶ Resorption nach oraler Gabe rasch und fast vollständig (90 %). Maximale Blutspiegel nach 2–4 h. Das antibakteriell inaktive Chloramphenicol-Palmitat (im Granulat) wird vor der Resorption im Magen-Darm-Trakt durch Esterasen und Lipasen gespalten, wodurch das aktive Chloramphenicol freigesetzt wird.
▶ Serumkonzentrationen nach wiederholter oraler Einzelgabe von 0,5 g: 4–6 mg/l, nach wiederholter Einzelgabe von 1 g: 10–16 mg/l.
▶ Nach i. v. Injektion von 0,5 g erhält man Werte von 5–9 mg/l (nach 1–2 h), 4–6 mg/l (nach 3–4 h), 3–4 mg/l (nach 5–7 h) und 3 mg/l (nach 8–10 h).
▶ Halbwertszeit 3 h. Bei gleichzeitiger Gabe von Phenobarbital ist die Halbwertszeit infolge Enzyminduktion in der Leber verkürzt. Bindung an Serumproteine etwa 50 %.
▶ Der größte Teil des Chloramphenicols kommt im Blut in aktiver Form vor. Im Organismus findet eine teilweise Inaktivierung durch Bindung an Glukuronsäure statt, ferner durch Hydrolyse und durch Reduktion der Nitroverbindung zum Amin. Gute Gewebepenetration in alle Organe (auch in Zellen). Im Liquor sind etwa 50 % der Serumkonzentration enthalten, ebenfalls in der Pleura-, Peritoneal- und Synovialflüssigkeit. Bei Meningitis können die Liquorspiegel bis auf die Höhe der Serumkonzentrationen ansteigen. Auch im Kammerwasser und Glaskörper des Auges werden therapeutisch wirksame Konzentrationen erreicht. Im Nabelschnurblut und in der Amnionflüssigkeit finden sich 30–80 % der mütterlichen Serumwerte, in der Muttermilch bis zu 50 %.
▶ Ausscheidung: Vorwiegend durch die Nieren (bis zu 90 %), und zwar durch glomeruläre Filtration des freien Chloramphenicols zu etwa 5–12 % und durch tubuläre Sekretion des inaktiven Glukuronids zu etwa 80 %. Bei schwerer Leberschädigung ist die Halbwertszeit des freien Chloramphenicols infolge der herabgesetzten Bindung an Glukuronsäure bis zu 6 Stunden verlängert. Ausscheidung mit der Galle gering.

Nebenwirkungen:
▶ **Aplastische Blutschäden** manifestieren sich als oft irreversible Panzytopenie oder aplastische Anämie, Neutropenie, Thrombozytopenie (isoliert oder kombiniert). Meist treten sie erst nach 2–8 Wochen langer Latenzzeit auf und gehen in >50 % tödlich aus. Häufigkeit 1:10000 bis 1:40000. Die Häufigkeit nimmt mit einer Steigerung der verabreichten Gesamtdosis zu, jedoch kommen Blutbildungsstörungen auch bei relativ kurzer Behandlungsdauer vor. Es gibt auch eine reversible Depression der Erythrozytopoese (hyporegeneratorische Anämie), begleitet von einem Absinken der Retikulozyten und des Hämo-

Antiinfektiva

globins, einer Vakuolisierung der Proerythroblasten und Granulozytenvorstufen sowie einer Neutropenie. Sie tritt regelmäßig bei Serumkonzentrationen über 25 mg/l auf.

▶ **Gastrointestinale Symptome** leichterer Art, wie Aufstoßen und dünne Stühle, sind nicht selten, aber ungefährlich.

▶ **Gray-Syndrom:** Neugeborene und Frühgeborene, die mit höheren Dosen (über 5 mg/kg) behandelt werden, können mit Erbrechen, Meteorismus, Hypothermie, Atemstörungen, grauer Hautverfärbung und unbeherrschbarem Kreislaufkollaps reagieren. Diese Erscheinungen führen oft in wenigen Stunden zum Tode und gehen auf eine Kumulation des toxisch wirkenden Chloramphenicols zurück, das die unreife Leber nicht ausreichend an Glukuronsäure koppeln und mit dem Harn ausscheiden kann (Halbwertszeit 6–7fach verlängert). Ein Gray-Syndrom kann auch bei älteren Kindern und Erwachsenen mit erhöhten Chloramphenicol-Blutspiegeln auftreten (infolge Überdosierung oder eingeschränkter Leberfunktion).

▶ **Neuritis nervi optici** und periphere Neuritis: Früher beobachtete Nebenwirkungen einer Langzeitbehandlung bei Kindern mit Mukoviszidose.

Interaktionen: Durch Kombination von Chloramphenicol mit potenziell hämatotoxischen Medikamenten werden häufiger Blutschäden hervorgerufen. Bei Kombination mit einem Sulfonylharnstoff-, Cumarin- oder Phenytoinpräparat kann die Wirkung dieser Substanzen verstärkt werden. Durch gleichzeitige Gabe von Chloramphenicol und Methotrexat kann die Toxizität von Methotrexat erhöht, durch gleichzeitige Gabe von Chloramphenicol und Paracetamol die Halbwertszeit des Chloramphenicols verlängert werden.

Indikationen: Chloramphenicol ist wegen seiner Toxizität heute bei keiner Infektion mehr Mittel der 1. Wahl. Eine Anwendung kommt evtl. bei Unverträglichkeit anderer Mittel in Frage, z. B. bei Typhus, Paratyphus, Salmonellen-Meningitis sowie lebensbedrohlichen intraokulären Infektionen durch Chloramphenicol-empfindliche Erreger, für die risikoärmere und aktivere Antibiotika (z. B. Gyrase-Hemmer) unwirksam oder kontraindiziert sind. Eine Anwendung kann in bestimmten Fällen noch bei Hirnabszess, Melioidose und Rickettsiose erwogen werden. Chloramphenicol ist nach wie vor gut geeignet zur kurzzeitigen Lokalbehandlung von Augeninfektionen.

Kontraindikationen: Ungenügende Indikation. Aplastische Blutkrankheiten. Schwere Leberinsuffizienz mit Ikterus. Schwangerschaft und Stillperiode. Längere Behandlung.

Applikation: In der Regel oral, bei Kindern als Suspension. Bei Bewusstlosen und bei schwer Kranken i.v. (als 10–20%ige Chloramphenicol-Succinatlösung). Topische Anwendung von freiem Chloramphenicol bei Augen- und Ohreninfektionen möglich.

Dosierung: Erwachsene tgl. 1,5–2–3 g in 3–4 Einzelgaben. Gleiche Dosierung bei oraler und parenteraler Applikation, da Chloramphenicol nahezu vollständig resorbiert wird. Kinder und Säuglinge tgl. 50 (–80) mg/kg, meist als Suspension oder parenteral. Neugeborene in der 1.–2. Lebenswoche 25 mg/kg/Tag, in der 3.–4. Lebenswoche 50 mg/kg/Tag. Häufigere Bestimmungen der Serumspiegel, die zwischen 5 und 20 mg/l liegen sollen, sind ratsam bei Patienten, die gleichzeitig mit einem Barbiturat, mit Diphenylhydantoin oder Paracetamol behandelt werden. In der Regel muss die Gesamtdosis auf 25–30 g bei Erwachsenen und 700 mg/kg bei Kindern begrenzt werden. De facto kann also eine Chloramphenicol-

Therapie nicht länger als 14 Tage durchgeführt werden. Für die topische Anwendung gilt keine Begrenzung der Therapiedauer.

Handelsformen: Für **orale** Applikation Kapseln mit 0,25 g und 0,5 g. **Parenterale** Gabe als Chloramphenicol-Succinat in 10–20%iger Lösung (langsame i.v. Injektion, keine i.v. Infusion). Chloramphenicol ist in manchen Staaten zurückgezogen (z. B. in der Schweiz). Die Beschaffung von Chloramphenicol kann somit zunehmend schwierig werden. Auch in den USA gibt es kein orales Derivat mehr.

Es spielt aber als hitzebeständiges, stabiles und billiges Antibiotikum immer noch eine Rolle in den Tropen sowie eine unrühmliche Rolle verbotenerweise in der Tierzucht/Veterinärmedizin.

Gegen eine **lokale** Anwendung als Augensalbe (1 %) und Augentropfen sowie als Ohrentropfen (5 %) bestehen keine relevanten Bedenken.

Beurteilung: Schwach wirksames Antibiotikum von historischer Bedeutung. Eine systemische Anwendung kommt wegen der meist irreversiblen Panmyelophthise heute nur noch bei exquisit seltenen Indikationen in der Klinik in Betracht. Die Verabreichung von Chloramphenicol ohne ausreichende Indikation sowie eine Überschreitung der Gesamtdosis von 25–30 g bei Erwachsenen sind als Kunstfehler anzusehen. Es gibt **keinen** Grund für eine Chloramphenicol-Renaissance.

Literatur

Adams GR, Pearson HA. Chloramphenicol-responsive chronic neutropenia. N Engl J Med 1983; 309: 1039.

Duke T, Michael A, Mokela D, et al. Chloramphenicol or ceftriaxone, or both, as treatment for meningitis in developing countries? Arch Dis Child 2003; 88: 536–9.

Friedland IR, Klugman KP. Failure of chloramphenicol therapy in penicillin-resistant pneumococcal meningitis. Lancet 1992; 339: 405–8.

Gasem MH, Keuter M, Dolmans WM, et al. Persistence of Salmonellae in blood and bone marrow: randomized controlled trial comparing ciprofloxacin and chloramphenicol treatments against enteric fever. Antimicrob Ag Chemother 2003; 47: 1727–31.

Holt DE, Hurley R, Harvey D. A reappraisal of chloramphenicol metabolism: detection and quantification of metabolites in the sera of children. J Antimicrob Chemother 1995; 35: 115–27.

Kabani A, Joffe A, Jadavji T. Haemophilus influenzae type B resistant to ampicillin and chloramphenicol. Pediatr Infect Dis J 1991; 9: 681.

MacMahon P, Sills J, Hall E, Fitzgerald T. Haemophilus influenzae type B resistant to both chloramphenicol and ampicillin in Britain. BMJ 1982; 284: 1229.

Mulhall A, De Louvois J, Hurley R. Chloramphenicol toxicity in neonates: its incidence and prevention. BMJ 1983; 287: 1424.

Plaut ME, Best WR. Aplastic anemia after parenteral chloramphenicol: Warning renewed. N Engl J Med 1982; 306: 1486.

Ricaurte JC, Boucher HW, Turett GS, et al. Chloramphenicol treatment for vancomycin-resistant Enterococcus faecium bacteremia. Clin Microbiol Infect 2001; 7: 17–21.

Suarez CR, Ow EP. Chloramphenicol toxicity associated with severe cardiac dysfunction. Pediatr Cardiol 1992; 13: 48–51.

Uchiyama N, Greene GR, Kitts DB, Thrupp LD. Meningitis due to Haemophilus influenzae type B resistant to ampicillin and chloramphenicol. J Pediatr 1980; 97: 421.

Antiinfektiva

1.6 Makrolide

Makrolide sind kompliziert aufgebaute zyklische Antibiotika mit einem Lakton-Ring und glykosidischen Bindungen an Zucker und/oder Aminozucker. Die einzelnen Makrolide unterscheiden sich in der Größe des Zyklus, dem Grundgerüst sowie der Natur der Zucker. Der zugrunde liegende Lakton-Ring kann 14, 15 oder 16 Glieder enthalten. Ring-substituierte Derivate mit gleichem oder ähnlichem Wirkungsmechanismus werden auch als **Azalide** bezeichnet. **Ketolide** sind eine andere neue Unterklasse von Makroliden, bei denen die Cladinose durch eine Ketogruppe ersetzt ist. In der Gruppe der Makrolide sind semisynthetische Derivate entwickelt worden (Clarithromycin u.a.). In Deutschland nicht zugelassene Makrolide sind Midekamycin, Miocamycin, Oleandomycin, Rokitamycin, Rosaramycin, Fluri- und Fludrithromycin sowie Dirithromycin, die keine relevanten Vorteile haben. Makrolide sind wegen schneller Resistenzentwicklung und ungenügender parenteraler Formen fast ausschließlich Antibiotika für die ambulante Praxis.

Makrolide werden in starkem Maße in den Geweben gespeichert und reichern sich auch in Körperzellen an (z.B. in Granulozyten und Makrophagen). Das erklärt die schlechte Korrelation zwischen den gemessenen Blutspiegeln und ihrer klinischen Wirksamkeit. Daher haben die Behandlungsergebnisse besondere Bedeutung.

Erythromycin

Handelsnamen: Weit überwiegend Generika (unterschiedliche Formen).

Eigenschaften: Beim Erythromycin ist der makrozyklische Lakton-Ring mit den Zuckern Desosamin und Cladinose verknüpft (Abb. 1.6-1). Erythromycin ist eine schwache Base, die mit organischen Säuren leicht Salze und Ester bildet. Therapeutisch verwendet werden die Erythromycin-Base, der Ester Erythromycin-Äthylsuccinat und die Salze Erythromycin-Estolat, Erythromycin-Stearat, Erythromycin-Stinoprat, Erythromycin-Glukoheptonat sowie Erythromycin-Laktobionat. Dabei können in gleich lautenden Handelsformen z.T. unterschiedliche Derivate enthalten sein.

Aus den Erythromycin-Salzen und dem Ester entsteht im Blut die Erythromycin-Base. Diese löst sich nur gering in Wasser, aber leicht in Äthylalkohol und anderen organischen Lösungsmitteln. Dabei gibt es eine verwirrende Vielzahl von unterschiedlichen Formen. Die Erythromycin-Base wird durch Säure inaktiviert, weshalb sie oral in Form von magensaftresistenten Tabletten verwendet werden muss. Auch Erythromycin-Stearat und Erythromycin-Äthylsuccinat sind säurelabil und werden mit einem Pufferzusatz oder als Filmtabletten gegeben. Erythromycin-Estolat (Propionyl-Erythromycin-Ester-Laurylsulfat) ist gegenüber saurem Magensaft resistenter. Aus dem Erythromycin-Stinoprat (Acetylcysteinsalz des Erythromycin-Propionats), das ebenfalls säurestabiler ist, werden im Organismus die freie Erythromycin-Base, Erythromycin-Propionat und Acetylcystein freigesetzt. Zur intravenösen Anwendung stehen die wasserlöslichen Salze Erythromycin-Glukoheptonat und Erythromycin-Laktobionat zur Verfügung, zur intramuskulären Applikation das gut wasserlösliche Äthylsuccinat.

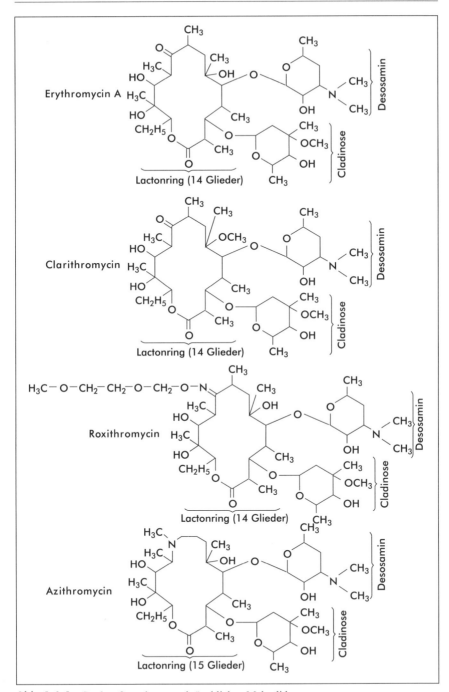

Abb. 1.6-1 Strukturformeln von gebräuchlichen Makroliden.

Wirkungsspektrum (Tab. 1.6-1):

Sehr empfindlich sind Streptococcus pneumoniae (Pneumokokken), Streptococcus pyogenes (hämolysierende Streptokokken der Gruppe A) und andere Streptokokken, Corynebacterium diphtheriae, Bordetella pertussis, Mycoplasma pneumoniae, Ureaplasma urealyticum, Legionella-Arten, Bacillus anthracis, Chlamydia trachomatis und Chlamydia pneumoniae, Actinomyces israelii, Erysipelothrix rhusiopathiae (Rotlaufbakterien) und Listeria monocytogenes.

Mäßig empfindlich sind Campylobacter jejuni, Helicobacter pylori, Moraxella catarrhalis, Treponema pallidum und Rickettsien sowie unter den Anaerobiern Clostridien, Peptostreptokokken und Propionibacterium acnes.

Unterschiedlich empfindlich (teilweise resistent) sind Staphylokokken, Enterococcus faecalis (Enterokokken), Neisseria gonorrhoeae (Gonokokken), Neisseria meningitidis (Meningokokken) und Haemophilus influenzae. Fast immer resistent sind Brucellen, Nocardia asteroides, Chlamydia psittaci, Mycoplasma hominis, Bacteroides fragilis und Fusobakterien. Enterobakterien und Mykobakterien sowie Corynebacterium jeikeium sind resistent.

Resistenz: Eine primäre Resistenz gegen Erythromycin kommt bei Streptococcus pneumoniae und Streptococcus pyogenes in 5–12 % vor, bei Staphylokokken häufiger (20–50 %). Bei Enterococcus faecalis beträgt der Prozentsatz von resistenten Stämmen heute 20–50 %. Bei Campylobacter jejuni, Mycoplasma pneumoniae und Ureaplasma urealyticum ist eine Resistenz selten. Penicillin-G-resistente Gonokokken sind meist resistent gegen Erythromycin. Es gibt eine teilweise Kreuzresistenz zwischen Erythromycin und den anderen Ma-

Tab. 1.6-1 In-vitro-Aktivität von Makroliden. Ery = Erythromycin, Diri = Dirithromycin, Roxi = Roxithromycin, Azi = Azithromycin, Clari = Clarithromycin, C(M) = 14-Hydroxy-Clarithromycin, Spira = Spiramycin.

Spezies	n	$MHK_{90\%}$ (mg/l)						
		Ery	Diri	Roxi	Azi	Clari	C(M)	Spira
Staphylococcus aureus	21	0,4	0,8	0,4	0,8	0,2	0,4	6,2
Streptococcus pneumoniae*	13	0,05	0,1	0,05	0,05	0,025	0,025	0,1
Streptococcus pyogenes	10	0,05	0,1	0,1	0,1	0,025	0,05	0,4
Streptococcus agalactiae	10	0,05	0,2	0,1	0,1	0,05	0,05	0,4
Haemophilus influenzae	27	6,2	12,5	25	1,6	12,5	6,2	>100
Bordetella pertussis	13	0,012	0,025	0,025	0,012	0,006	0,006	0,02
Moraxella catarrhalis	40	0,1	0,1	0,2	0,025	0,05	0,05	1,6
Legionella-Arten	16	1,0	1,0	0,5	0,2	0,2		1,0
Campylobacter jejuni	20	2,0	1,0	4,0	0,2	8,0		12,5

* Penicillin-empfindlich

kroliden sowie zwischen Erythromycin und Clindamycin. Erythromycin-resistente Staphylokokken und Streptokokken sind immer auch resistent gegen Clarithromycin, Roxithromycin und Azithromycin, nicht aber gegen Telithromycin. Resistenzentwicklung bei Staphylokokken nach kurzer Zeit möglich.

Pharmakokinetik:

▸ Die Resorption der einzelnen oralen Formen wird kontrovers beurteilt. Oral appliziertes Erythromycin wird überwiegend im Duodenum resorbiert. Die orale Bioverfügbarkeit ist variabel und u. a. abhängig von der Erythromycin-Verbindung, der Säurestabilität der Substanz, dem Füllungszustand des Magen-Darm-Trakts und der galenischen Zubereitung. Die Erythromycin-Base ist sehr säureempfindlich, wird aber als magensaftresistente Tablette nach Passage durch den Magen aus dem Dünndarm relativ gut resorbiert. Diese Resorption unterliegt allerdings erheblichen interindividuellen Schwankungen. Erythromycin-Stearat ist ebenfalls sehr säureempfindlich, wird z.T. inaktiviert und im Darm zur Base gespalten. Erythromycin-Äthylsuccinat wird als undissoziierter Ester resorbiert. Im Blut wird der Ester teilweise hydrolysiert. Hierbei entsteht die freie aktive Erythromycin-Base. Erythromycin-Estolat ist säurestabil. Es dissoziiert im oberen Dünndarm und setzt den inaktiven Propionatester frei, der nach Resorption im Blut teilweise zu freier Erythromycin-Base hydrolysiert wird. Ähnliches gilt für Erythromycin-Stinoprat (s. o.). Einzelne orale Dosen der Erythromycin-Verbindungen führen innerhalb von 2–3 h zu Spitzenkonzentrationen im Serum. Die Spitzenkonzentrationen sind bei wiederholter Gabe höher als nach einer Einzeldosis.

▸ Serumkonzentrationen: Nach einmaliger Gabe von 0,5 g Erythromycin-Äthylsuccinat per os liegt der Serumspiegel bei 1,8 mg/l, nach Gabe von 1 g bei 2,4 mg/l (Abb. 1.6-2). Bei einmaliger oraler Gabe von 0,5 g Erythromycin-Estolat werden im Serum Spitzenkonzentrationen von 2–3 mg/l erreicht, von denen jedoch nur 20 % als antibakteriell aktive Base und 80 % als inaktiver Ester vorliegen. Nach oraler Gabe von 0,5 g Erythromycin-Base

Antiinfektiva

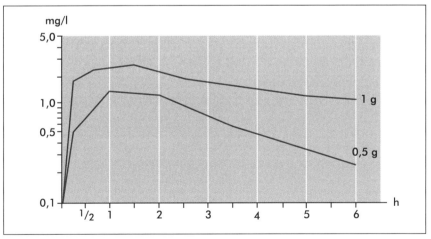

Abb. 1.6-2 Mittlere Serumspiegelkurve nach oraler Gabe von 0,5 g und 1 g Erythromycin-Äthylsuccinat 1 h nach Standardfrühstück bei 10 gesunden Erwachsenen.

findet sich nach 3 h ein Konzentrationsmaximum von 1,7 mg/l. Erythromycin-Stearat wird individuell sehr unterschiedlich resorbiert (von einigen Individuen überhaupt nicht). Wenn man Erythromycin-Laktobionat als einstündige i.v. Infusion verabreicht, findet man nach 0,5 g bei Infusionsende Serumspiegel von 10 mg/l, nach 2 h von 3 mg/l und nach 5 h von 1 mg/l. Ähnliche Werte erhält man bei i.v. Infusionen von Erythromycin-Äthylsuccinat.

▶ Halbwertszeit 2 h, bei Anurie 6 h.

▶ Eiweißbindung im Serum: Etwa 60 %.

▶ Liquorgängigkeit: Gering (2–5 %), bei entzündeten Meningen 10–20 % der Serumwerte. Gute Gewebepenetration (auch hohe intrazelluläre Konzentrationen). Rascher Übertritt in den Mundspeichel (konstantes Verhältnis zum Serum 1:2). In Bronchialsekret sind 30 % der Serumspiegel nachweisbar, in der Pleura-, Peritoneal- und Synovialflüssigkeit 15–30 % der Serumwerte. Nur 10 % des mütterlichen Blutspiegels sind im Nabelschnurblut nachweisbar. Die Erythromycin-Konzentrationen in der Muttermilch betragen etwa 50 % der Serumwerte.

▶ Ausscheidung (je nach Präparat verschieden): Mit der Galle 20–30 %, mit dem Urin 2–5 % nach oraler Gabe und 12–15 % nach i.v. Gabe. Hohe Metabolisierungsrate (Demethylierung zu antibakteriell unwirksamen Metaboliten).

Nebenwirkungen: Erythromycin hat eine vergleichbare Wirkung wie Motilin (ein prokinetisches Intestinalhormon, das die Peristaltik steuert). Bei oraler Gabe treten daher häufig gastrointestinale Störungen auf (Leibschmerzen, Übelkeit, dünne Stühle). Die Motilin-artige Wirkung kann gelegentlich sogar zur Therapie einer schweren Obstipation genutzt werden. Meist sind die Durchfälle jedoch eher lästig. Bei anhaltenden Durchfällen und Koliken ist eine Therapie mit Erythromycin abzubrechen (DD: pseudomembranöse Enterokolitis!). Selten sind Hautexantheme. Erythromycin-Estolat(-Laurylsulfat) kann vor allem bei Erwachsenen bei 2–3 Wochen dauernder Therapie infolge Sensibilisierung zu einer intrahepatischen Cholestase mit oder ohne Ikterus, z.T. mit kolikartigen Leibschmerzen, besonders bei schon vorher bestehender Leberschädigung, bei Wiederholungskuren und bei Allergikern führen. Die Leibschmerzen können so heftig sein, dass eine Gallenkolik, Pankreatitis oder Ulkusperforation vorgetäuscht wird. Nach Weglassen des Estolats bilden sich alle Symptome rasch zurück. Bei den anderen Erythromycin-Derivaten sind ebenfalls Störungen der Leberfunktion und Transaminasenerhöhungen möglich, aber wesentlich seltener. Reversible Hörstörungen wurden vereinzelt bei älteren Patienten mit Nieren- oder Leberinsuffizienz und bei höherer Dosierung (>4 g) beobachtet. Die i.v. Präparate führen häufig zu Phlebitis (s.u.). Erythromycin kann bei Personen, die ein verlängertes QT-Intervall im EKG haben, gefährliche ventrikuläre Arrhythmien (Torsade de pointes) und ventrikuläre Tachykardien hervorrufen. Die kardialen Nebenwirkungen sollten bei gleichzeitiger Gabe von potenziell arrhythmogenen Substanzen beachtet werden.

Interaktionen: Bei gleichzeitiger Gabe von Erythromycin und Theophyllin sind die Theophyllinspiegel erhöht, sodass Nebenwirkungen durch Theophyllin auftreten können. Bei gleichzeitiger Gabe von Erythromycin und Dihydroergotamin oder einem nicht hydrierten Mutterkornalkaloid kann es zu einer verstärkten Vasokonstriktion kommen. Erythromycin kann die nephrotoxischen Wirkungen von Ciclosporin A (vor allem bei Niereninsuffizienz) verstärken. Die Elimination von Methylprednisolon, Carbamazepin, Valproinsäure, Triazolam, Midazolam, Alfentanil, Felodipin und Antikoagulanzien vom Cumarintyp kann durch

Erythromycin verzögert und dadurch die Wirkung verstärkt werden. Erythromycin kann die Digoxin-Spiegel im Blut erhöhen. Die gleichzeitige Gabe von Terfenadin oder Astemizol kann zu QT-Zeitverlängerung und z.T. schwer wiegenden Herzrhythmusstörungen (Torsade de pointes) führen. Die gleichzeitige Gabe von Cholesterinsenkern wie Lovastatin kann eine Rhabdomyolyse hervorrufen, die gleichzeitige Gabe von Pentamidin i.v. schwere Herzreizleitungsstörungen.

Indikationen: Vor Einführung besserer Makrolide indiziert bei Infektionen des Respirationstraktes, besonders Mykoplasmen-Pneumonie, Chlamydia-pneumoniae-Pneumonie, Chlamydia-trachomatis-Pneumonie und -Konjunktivitis, Hautinfektionen durch empfindliche Keime, Erythrasma, Rosacea, Acne vulgaris sowie Campylobacter-Enteritis. Ersatz bei Penicillin-Allergie. Wegen der schlechten Resorption sollte Erythromycin heute durch die besser wirksamen neuen Makrolide Azithromycin, Clarithromycin und Roxithromycin ersetzt werden. Erythromycin i.v. ist immer noch Mittel der Wahl bei Legionellose. Bei Penicillin-Allergie wurde Erythromycin früher oft verwendet bei Scharlach, Erysipel, Diphtherie. Wirksam bei Trachom, Lymphogranuloma inguinale und nichtgonorrhoischer Urethritis durch Chlamydien sowie zur Keuchhusten-Prophylaxe (bei Exposition).

Falsche Indikationen: Septische Allgemeininfektionen und Osteomyelitis, bei denen Penicilline, Cefalosporine oder Aminoglykoside rascher und sicherer wirken. Ornithose (Psittakose).

Kontraindikationen: Bei Lebererkrankungen sollten Erythromycin-Verbindungen mit Vorsicht, Erythromycin-Estolat überhaupt nicht gegeben werden. Nicht gleichzeitig mit Terfenadin oder Astemizol geben! Vorsicht bei Gebrauch von Antiarrhythmika!

Applikation: Es gibt unterschiedliche Meinungen über die optimale Erythromycin-Verbindung für die orale Anwendung. Nach unserer Auffassung sollten Erythromycin-Äthylsuccinat bzw. Erythromycin-Base bevorzugt werden (Stearat wird unzuverlässig resorbiert; Estolat kann, zumindest bei Erwachsenen, die Leberfunktion stärker beeinträchtigen). Die parenterale Gabe von Erythromycin-Glukoheptonat oder Erythromycin-Laktobionat kommt nur ausnahmsweise bei schweren Infektionen (Legionellen-Pneumonie) in Frage (als i.v. Kurzinfusion, nicht als i.v. Injektion). Bei i.v. Gabe treten häufig Venenschmerzen, Erbrechen, Übelkeit und Kreislaufreaktionen auf. Auflösung der Substanz in Aqua bidest. und Verdünnung mit 5%iger Traubenzuckerlösung genau nach Vorschrift (zu starke Lösungen führen zu Thrombophlebitis). Intramuskuläre Injektion oft schmerzhaft, nicht ratsam. Alle Saftformen von Erythromycin haben keinen guten Geschmack. Eine rektale Gabe (durch Suppositorien) ist wegen der schlechten Resorption abzulehnen. Erythromycin gibt es auch als Lösung, Salbe und Gel zur topischen Aknebehandlung und als Augensalbe.

Dosierung:
▶ Orale Gabe von Erythromycin: Erwachsene tgl. 1–2 g, Kinder 30–50 mg/kg in 2–4 Einzelgaben. Keine Dosisreduzierung bei Niereninsuffizienz.
▶ Intravenöse Gabe von Erythromycin-Glukoheptonat oder -Laktobionat als Kurzinfusion (250–500 mg in 30 min) oder Dauertropfinfusion (1–2 g in 500–1000 ml Flüssigkeit): bei Erwachsenen tgl. 1–2 g, bei Kindern 20–30 mg/kg.

Antiinfektiva

Handelsformen:
▶ Tabletten à 0,5 g Äthylsuccinat.
▶ Suspension oder Tropfen mit 40 mg/ml und 80 mg/ml Äthylsuccinat.
▶ Tabletten à 0,25 g; 0,5 g; 1,0 g Stearat.
▶ Kapseln à 0,25 g als Erythromycin-Base.
▶ Suspension mit 25 mg/ml, 40, 100 und 120 mg/ml als Estolat.
▶ Ampullen à 0,5 g und 1 g als Laktobionat.
▶ Außerdem Gel, Lösung, Salbe sowie Augensalbe zur topischen Anwendung.

Beurteilung: Veraltete Standardsubstanz der Makrolid-Gruppe mit einer verwirrenden Vielfalt schwer übersehbarer Formen. Wegen ungünstiger Pharmakokinetik durch neue Makrolide wie Roxithromycin oder Azithromycin zu ersetzen. Gefährliche Interaktionen (z.B. mit Terfenadin) möglich.

Literatur

Bachmann K, Schwartz JI, Forney R, Frogameni A, Jauregui LE. The effect of erythromycin on the disposition kinetics of warfarin. Pharmacology 1984; 28: 171–6.

De Bernardi M, Feletti F, Gazzanin G, et al. Human pharmacokinetics of erythromycin propionate-N-acetylcysteinate: comparative evalutation with erythromycin stearate and N-acetylcysteine. Int J Clin Pharmacol Ther Toxicol 1988; 26: 444–7.

Brummett RE, Fox KE. Vancomycin- and erythromycin-induced hearing loss in humans. Antimicrob Ag Chemother 1989; 33: 791.

Carranco E, Kareus J, Schenley C, Peak V, Al-Rajeh S. Carbamazepine toxicity induced by concurrent erythromycin therapy. Arch Neurol 1985; 42: 187–8.

Farrar HC, Walsh-Sukys MC, Pharmd KK, et al. Cardiac toxicity associated with intravenous erythromycin lactobionate: two case reports and a review of the literature. Pediatr Infect Dis J 1993; 12: 688–92.

Gitler B, Berger LS, Buffa SD. Torsades de pointes induced by erythromycin. Chest 1994; 105: 368–72.

Haydon RC, Thelin JW, Davis WE. Erythromycin ototoxicity: analysis and conclusions based on 22 case reports. Otolaryngol Head Neck Surg 1984; 92: 678.

Honig P, Wortham D, Zamani K, et al. Effect of erythromycin, clarithromycin and azithromycin on the pharmacokinetics of terfenadine. Clin Pharmacol Ther 1993; 53: 161.

Horn S, Aglas F, Horina JH. Cholestasis and liver cell damage due to hypersensitivity to erythromycin stearate – recurrence following therapy with erythromycin succinate. Wien Klin Wochenschr 1999; 111: 76–7.

Hsueh PR, Chen HM, Huang AH, Wu JJ. Decreased activity of erythomycin against Streptococcus pyogenes in Taiwan. Antimicrob Ag Chemother 1995; 39: 2239–42.

Inman WHW, Rawson NSB. Erythromycin estolate and jaundice. BMJ 1983; 28: 1954.

Krowchuk D, Seashore JH. Complete biliary obstruction due to erythromycin estolate administration in an infant. Pediatrics 1979; 64: 956.

Laforce CF, Chai H, Miller MF. Effect of erythromycin on theophylline clearance of asthmatic children. J Pediatrics 1981; 99: 153–6.

Lin JC, Quasny HA. QT prolongation and development of torsades de pointes with the concomitant administration of oral erythromycin base and quinidine. Pharma-cotherapy 1997; 17: 626–30.

Martell R, Heinrichs D, Stiller CR, et al. The effects of erythromycin in patients treated with cyclosporine. Ann Intern Med 1986; 104: 660.

McCormack WM, George H, Donner A, et al. Hepatotoxicity of erythromycin estolate during pregnancy. Antimicorb Ag Chemother 1977; 12: 630–5.

McCormack WM. Susceptibility of mycoplasmas to antimicrobial agents: clinical implications. Clin Infect Dis 1993; 17 (Suppl 1): S200–1.

Miller MF, Martin JR, Johnson P, Ulrich JT, Rdzok EJ, Billing P. Erythromycin uptake and accumulation by human polymorpho-nuclear leukocytes and efficacy of ery-thromycin in killing ingested Legionella pneumophila. J Infect Dis 1984; 149: 714–8.

Otterson MF, Sarna SK. Gastrointestinal motor effects of erythromycin. Am J Physiol 1990; 259: G355–63.

Peeters TL, Matthijs G, Depoortere I, et al. Erythromycin is a motilin receptor agonist. Am J Physiol 1989;257: G469–74.

Periti P, Mazzei T, Mini E, et al. Pharmacokinetic drug interactions of macrolides. Clin Pharmacokinet 1992; 23: 106–31.

Putzi R, Blaser J, Lüthy R, et al. Side effects due to the intravenous infusion of erythromycin lactobionate. Infection 1983; 11: 161.

Richelmio P, Baldi C, Manzo L, et al. Erythromycin estolate impairs the mitochondrial and microsomal calcium homeostasis: correlation with hepato-toxicity. Arch Toxicol 1984; (Suppl 7): 298.

Rubinstein E. Comparative safety of the different macrolides. Int J Antimicrob Agents 2001; 18 (Suppl 1): 71–6.

Sacristan JA, Soto J, de Cos MA. Erythromycin-induced hearing loss (letter). Lancet 1990; 336: 1080.

Sato RI, Gray DR, Brown SE. Warfarin interaction with erythromycin. Arch Intern Med 1984; 144: 2413–4.

Schoenenberger RA, Haefel WE, Weiss P, et al. Association of intravenous erythromycin and potentially fatal ventricular tachycardia with Q-T prolongation (torsades de pointes). BMJ 1990; 300: 1375–6.

Schreiner A, Digranes A. Absorption of erythromycin stearate and enteric coated erythromycin base after a single oral dose immediately before breakfast. Infection 1984; 12: 345–8.

Seppala H, Nissinen A, Jarvinen H, et al. Resistance to erythromycin in group A streptococci. N Engl J Med 1992; 326: 292–7.

Swanson DJ, Sung RJ, Fine MJ, et al. Erythromycin ototoxicity: Prospective assessment with serum concentrations and audiograms in a study of patients with pneumonia. Am J Med 1992, 92: 61–8.

Taylor DN, Blaser MJ, Echeverria P, Pitarangsi C, Bodhidatta L, Wang W-LLN. Erythromycin-resistant Campylobacter infections in Thailand. Antimicrob Ag Chemother 1987; 31: 438–42.

Tjandramaga TB, Van Hecken A, Mullie A, et al. Relative bioavailability of enteric coated pellets, stearate and ethylsuccinate formulations of erythromycin. Pharmacology 1984; 29: 305.

Weisblum B. Inducible erythromycin resistance in bacteria. Br Med Bull 1984; 40: 47.

Weisblum B. Insights into erythromycin action from studies of its activity as inducer of resistance. Antimicrob Ag Chemother 1995; 39: 797–805.

Wroblewski BA. Carbamazepine-erythromycin interaction. JAMA 1986; 255: 1165–7.

Yakatan GJ, Rasmussen CE, Feis PJ, Wallen S. Bioequivalence of erythromycin ethylsuccinate and enteric-coated erythromycin pellets following multiple oral doses. J Clin Pharmacol 1985; 25: 36–42.

Clarithromycin

Handelsnamen: Biaxin, Cyllind, Klacid, Mavid.

Eigenschaften: Clarithromycin ist ein Erythromycin-Derivat mit verbesserter Säurestabilität und Resorbierbarkeit, weshalb es niedriger dosiert werden kann. Es ist in Wasser schlecht, in Äthanol und Methanol gut löslich. Das seit 2003 auch in Deutschland zugelassene i.v. Präparat von Clarithromycin ist als Lactobionat vollständig wasserlöslich. Strukturformel: s. S. 173.

Wirkungsspektrum: Ähnlich Erythromycin (s. S. 174). Im Vergleich zu Erythromycin ist Clarithromycin stärker wirksam gegen Legionella pneumophila, Chlamydia trachomatis, Chlamydia pneumoniae, Helicobacter pylori, Borrelia burgdorferi und Mycobacterium avium-intracellulare. Teilweise resistent sind Staphylokokken (wie gegen Erythromycin), Haemophilus influenzae und Moraxella catarrhalis, stets resistent sind Penicillin-G-resistente Pneumokokken und Enterokokken sowie Bacteroides fragilis. Es gibt zunehmend resistente Helicobacterstämme. Eine Resistenz von Streptococcus pyogenes (A-Streptokokken) ist in Deutschland noch selten. Erythromycin-resistente Bakterien (z.B. Mycobacterium avium-intracellulare) können gegen Clarithromycin empfindlich sein. Dagegen sind

Erythromycin-resistente Staphylokokken und Streptokokken gegen Clarithromycin stets resistent.

Pharmakokinetik:
▸ Unvollständige Resorption (aber erheblich besser als Erythromycin).
▸ Serumspitzenspiegel, Serumeiweißbindung, Halbwertszeit und Urin-Recovery: s. Tab. 1.6-2. Nach i.v. Infusion von 0,5 g Clarithromycin (über 60 min) betragen die mittleren Serumspiegel 5,2 mg/l (bei Infusionsende) und die Urin-Recovery 37 % (zu 18 % unverändert). Relativ gute Penetration in die Lungen und andere Gewebe, auch in Körperzellen (vor allem Makrophagen und Granulozyten), wobei die Gewebekonzentrationen höher sind als die Plasmakonzentrationen. Relativ starke Metabolisierung zum antibakteriell wirksamen 14-Hydroxymetaboliten und zu anderen inaktiven Metaboliten. Ausscheidung vorwiegend mit den Fäzes, zum Teil mit dem Harn (unverändert und als Metabolit).

Nebenwirkungen: In etwa 5 % gastrointestinale Störungen (Übelkeit, Erbrechen, Leibschmerzen, Durchfälle), selten Hautausschlag, z.T. tödliche Leberfunktionsstörungen mit Nekrose, Cholestase und Pankreatitis. Bei höherer Dosierung von Clarithromycin sind reversible Hörstörungen und Halluzinationen beschrieben. Die seit 2003 auch in Deutschland erhältliche i.v. Infusion von Clarithromycin ruft häufig Irritationen an der Infusionsstelle (Schmerzen, Phlebitis) hervor.

Interaktionen: Bei gleichzeitiger Gabe von Theophyllin oder Carbamazepin oder oralen Antikoagulanzien vom Cumarintyp kann die Ausscheidung dieser Mittel durch Clarithromycin vermindert sein. Ergotamin-haltige Medikamente und nicht hydrierte Mutterkorn-Alkaloide sollten nicht gleichzeitig gegeben werden (Gefahr von Durchblutungsstörungen durch verstärkte Vasokonstriktion, besonders an Fingern und Zehen). Clarithromycin kann die Digoxin-Blutspiegel erhöhen. Die gleichzeitige Gabe von Terfenadin oder Astemizol (kontraindiziert) kann durch QT-Zeitverlängerung lebensbedrohliche Herzrhythmusstörungen hervorrufen. Wechselwirkungen sind auch möglich zwischen Clarithromycin und Omeprazol bzw. Triazolam, Midazolam, Ciclosporin, Disulfiram (Antabus).

Tab. 1.6-2 Pharmakokinetische Parameter von neueren Makroliden und von Erythromycin nach oraler Gabe.

Mittel	Einzeldosis oral (g)	Resorptionsrate (%)	Mittlere Serumspitzenspiegel (mg/l)	Serumeiweißbindung (%)	Halbwertszeit (h)	Urin-Recovery (%)
Clarithromycin	0,25	50	1,0	72	4–5	20
Roxithromycin	0,15	60	6,0	96	10	7
Azithromycin	0,5	35	0,4	20	12	5
Erythromycin	0,5	20	1,8	60	2	2–5
Telithromycin	0,4	57	2,0	65	2–3	17

Indikationen: Akute bakterielle Atemwegsinfektionen, auch Otitis media und Sinusitis, besonders Mykoplasmen-Pneumonie, Chlamydia-pneumoniae-Infektionen, Chlamydia-trachomatis-Pneumonie und -Konjunktivitis, Legionella-Pneumonie, Pertussis, unkomplizierte Hautinfektionen durch empfindliche Keime, Erythrasma, Rosacea, Acne vulgaris. Wirksam auch bei Campylobacter-Enteritis. Bei Penicillin-Allergie indiziert bei Scharlach, Erysipel, A-Streptokokken-Tonsillitis, Diphtherie. Wirksam bei Trachom, Lymphogranuloma inguinale und nichtgonorrhoischer Urethritis durch Chlamydien und Ureaplasma sowie zur Keuchhustenprophylaxe (bei Exposition). Clarithromycin ist indiziert bei Helicobacter-pylori-Infektionen (in Kombination mit 2 anderen Mitteln). Clarithromycin ist in hoher Dosierung und in Kombination mit anderen Mitteln bei Mycobacterium-avium-intracellulare-Infektionen von AIDS-Patienten wirksam.

Unklare Aspekte: Es sind vieldeutige Wirkungen von Clarithromycin z. B. als Anorektikum beschrieben worden. Bei aktiven multiplen Myelomen kann Clarithromycin zu einer dramatischen Besserung führen. Bei nicht-kleinzelligen inoperablen Lungenkarzinomen verlängerte Clarithromycin als adjuvante Therapie die durchschnittliche Überlebenszeit fast auf das Doppelte (von 277 Tagen auf 533 Tage). Es ist bekannt, dass sich MALT-Lymphome im Magen, die mit einer Helicobacter-pylori-Infektion in Zusammenhang stehen, durch eine Clarithromycin-Behandlung zurückbilden können. Hohe Dosen von Clarithromycin bei Infektionen durch Mykobakterien führen zu einer unerklärten erhöhten Sterblichkeit.

Falsche Indikationen: Septische Allgemeininfektionen und Osteomyelitis, bei denen Penicilline, Cefalosporine oder Aminoglykoside rascher und sicherer wirken. Ornithose (Psittakose).

Kontraindikationen: Clarithromycin (im Tierversuch teratogen, auch Wachstumsverzögerung möglich) soll nicht an Schwangere verabreicht werden. Bei eingeschränkter Leberfunktion ist Clarithromycin nur mit Vorsicht anwendbar (regelmäßige Kontrollen erforderlich). Bei stärkerer Niereninsuffizienz ist die Dosis zu reduzieren (s. u.). Bei Erythromycin-, Roxithromycin- und Azithromycin-Allergie besteht eine Kreuzallergie mit Clarithromycin. Keine gleichzeitige Gabe von Terfenadin oder Astemizol. Vorsicht bei Gebrauch von Antiarrhythmika!

Dosierung: Bei oraler Gabe 2-mal tgl. 0,25 (–0,5) g, Kinder 2-mal tgl. 8 (–12) mg/kg. Bei Niereninsuffizienz (Kreatinin-Clearance <30 ml/min, Serumkreatinin >3,3 mg/dl) nur 1- bis 2-mal tgl. 0,25 g geben (nicht länger als 2 Wochen).
Bei Mycobacterium-avium-intracellulare-Infektionen gibt man Erwachsenen tgl. 1g oral oder i.v., immer in Kombination mit Ethambutol.

Handelsformen: Tabletten à 0,25 g und 0,5 g, Suspension 25 mg/ml, Ampullen mit 0,5 g. Einzelne Handelspräparate sind für unterschiedliche Indikationen zugelassen.

Beurteilung: Spezialmakrolid mit besserer Resorption und niedrigerer Dosierung als Erythromycin, bevorzugt für Helicobacter-Therapie bzw. Therapie von Mycobacterium-avium-intracellulare-Infektionen. Vieldeutige, unklare, z.T. gefährliche Nebeneffekte.

Antiinfektiva

Literatur

Ausband S, Goodman P. An unusual case of clarithromycin associated ergotism. J Emerg Med 2001; 21: 411–3.

Bonnett E, Debat-Zoguereh D, Petit N. Clarithromycin: A potent agent against infections due to Mycobacterium marinum. Clin Infect Dis 1994; 18: 664–6.

Brown BA, Wallace RJ, Griffith DE, et al. Clarithromycin-induced hepatotoxicity. Clin Infect Dis 1995; 20: 1073–4.

Brown BA, Wallace RJ Jr, Onyi GO. Activities of four macrolides, including clarithromycin, against Mycobacterium fortuitum, Mycobacterium chelonae, and M. chelonae-like organisms. Antimicrob Agents Chemother 1992; 36: 180–4.

Cassell GH, Drnec J, Waites KB. Efficacy of clarithromycin against Mycoplasma pneumoniae. J Antimicrob Chemother 1991; 27 (Suppl A): 47–59.

Christopher K, Hyatt P, Horkan C, Yodice P. Clarithromycin use preceding fulminant hepatic failure. Am J Gastroenterol 2002; 97: 489–90.

Cohn D et al. Prospective randomized trial of four three drug regimens in the treatment of dissseminated Mycobacterium avium complex disease in Aids patients: Excess mortality associated with high dose clarithromycin. Clin Infect Dis 1999; 29: 125.

Durie BGM, Villarete L, Farvard A, et al. Clarithromycin (Biaxin) as primary treatment for myeloma. Blood 1997; 10 (Suppl 1): 579.

Fernandes PB, Hardy DJ, McDaniel D, Hanson CW, Swanson RN. In vitro and in vivo activities of clarithromycin against Mycobacterium avium. Antimicrob Ag Chemother 1989; 33: 1531–4.

Fox J, Szyjkowski R, Sanderson S, Levine R. Progressive cholestatic liver disease associated with clarithromycin treatment. J Clin Pharmacol 2002; 42: 676.

Jimenez-Pulido I et al. Hallucinations with therapeutic doses of clarithromycin. Int J Clin Pharmacol Ther 2002; 40: 20–2.

Masia M et al. Fulminant hepatitis and fatal toxic epidermal necrolaysis (Lyell disease) coincident with clarithromycin administration in an alcoholic patient receiving disulfiram therapy. Arch Intern Med 2002; 162: 474–6.

Mikasa K, Sawaki M. Kita E, et al. Significant survival benefit to patients with advanced non-small-cell lung cancer from treatment with clarithromycin. Chemotherapy 1997; 43: 288–96.

Peters DH, Clissold SP. Clarithromycin: a review of its antimicrobial activity, pharmacokinetic properties and therapeutic potential. Drugs 1992; 44: 117–64.

Rastogi N, Labrousse V. Extracellular and intracelullar activities of clarithromycin used alone and in association with ethambutol and rifampicin against Mycobacterium avium complex. Antimicrob Ag Chemother 1991; 35: 462–70.

Reid R Jr, Bradley JS, Hindler J. Pneumococcal meningitis during therapy of otitis media with clarithomycin. Pediatr Infect Dis J 1995; 14: 1104–5.

Ridgway GL, Mumtaz G, Fenelon L. The in-vitro activity of clarithromycin and other macrolides against the type strain of Chlamydia pneumoniae (TWAR). J Antimicrob Chemother 1991; 27 (Suppl A): 43–5.

Shaffer D, Singer S, Korvick J, Honig P. Torsade de pointes associated with macrolide use. Clin Infect Dis 2002; 35: 197–200.

Wallace RJ Jr, Brown BA, Griffith DE. Drug intolerance to high dose clarithromycin among elderly patients. Diagn Microbiol Infect Dis 1993; 16: 215–21.

Wolinsky E. Mycobacterium avium strains resistant to clarithromycin and azithromycin. Antimicrob Ag Chemother 1994; 38: 635.

Wood MJ. The tolerance and toxicity of clarithromycin. J Hosp Inf 1991; 19 (Suppl A): 39–46.

Roxithromycin

Handelsnamen: Rulid, Roxigrün u. a.

Eigenschaften: Roxithromycin ist ein Erythromycin-Derivat mit verbesserter Säurestabilität und Resorbierbarkeit, weshalb es niedriger dosiert werden kann. Es ist in Wasser schlecht, in Äthanol und Methanol gut löslich. Strukturformel: s. S. 173. Wegen fehlender Zulassung in den USA escheint Roxythromycin nur wenig in internationalen Empfehlungen.

Wirkungsspektrum: Ähnlich Erythromycin (s. S. 174). Roxithromycin wirkt in vitro gegen Haemophilus influenzae schwächer als Erythromycin. Roxithromycin hat auch eine Aktivität gegen Toxoplasmen. Ansonsten bestehen im Vergleich zu Erythromycin keine größeren Unterschiede im Wirkungsspektrum und in der antibakteriellen Aktivität. Teilweise resistent sind Staphylokokken (wie gegen Erythromycin), Haemophilus influenzae und Moraxella catarrhalis, stets resistent sind Penicillin-G-resistente Pneumokokken und Enterokokken. Eine Resistenz von Streptococcus pyogenes (A-Streptokokken) ist in Deutschland noch relativ selten.

Pharmakokinetik:

▶ Unvollständige Resorption (aber erheblich besser als die von Erythromycin).
▶ Serumspitzenspiegel, Serumeiweißbindung, Halbwertszeit und Urin-Recovery: s. Tab. 1.6-2, S. 180.
▶ Relativ gute Penetration in die Lungen und andere Gewebe, auch in Körperzellen (vor allem Makrophagen und Granulozyten), wobei die Gewebekonzentrationen höher sind als die Plasmakonzentrationen. Relativ starke Metabolisierung zu 3 antibakteriell unwirksamen Metaboliten.
▶ Ausscheidung vorwiegend mit den Fäzes, zum Teil mit dem Harn (unverändert und als Metabolit).

Nebenwirkungen: In etwa 5 % gastrointestinale Störungen (Übelkeit, Erbrechen, Leibschmerzen, Durchfälle), selten Hautausschlag, Leberfunktionsstörungen mit Cholestase und Pankreatitis. In Einzelfällen Störungen des Geschmacks- und Geruchssinns.

Interaktionen: Bei gleichzeitiger Gabe von Theophyllin oder oralen Antikoagulanzien vom Cumarintyp kann die Ausscheidung dieser Mittel durch Roxithromycin vermindert sein. Ergotamin-haltige Medikamente und nicht hydrierte Mutterkorn-Alkaloide sollten nicht gleichzeitig gegeben werden (Gefahr von Durchblutungsstörungen durch verstärkte Vasokonstriktion, besonders an den Fingern und Zehen). Roxithromycin kann die Disopyramid-, Theophyllin- bzw. Digoxin-Blutspiegel erhöhen. Die gleichzeitige Gabe von Terfenadin oder Astemizol (kontraindiziert) kann durch QT-Zeitverlängerung lebensbedrohende Herzrhythmusstörungen hervorrufen. Durch Roxithromycin kann die Wirkung von Midazolam verstärkt werden.

Indikationen: Akute bakterielle Atemwegsinfektionen, auch Otitis media und Sinusitis durch empfindliche Keime, besonders Mykoplasmen-Pneumonie, Chlamydia-pneumoniae-Pneumonie, Chlamydia-trachomatis-Pneumonie und -Konjunktivitis, Pertussis, unkomplizierte Hautinfektionen durch empfindliche Keime, Erythrasma, Rosacea, Acne vulgaris. Bei Penicillin-Allergie indiziert bei Scharlach, Erysipel, Streptokokken-Tonsillitis, Diphtherie. Wirksam bei Trachom, Lymphogranuloma inguinale und nichtgonorrhoischer Urethritis durch Chlamydien und Ureaplasma sowie Keuchhustenprophylaxe (bei Exposition). Es laufen Studien bei Arteriosklerose.

Falsche Indikationen: Septische Allgemeininfektionen und Osteomyelitis, bei denen Penicilline, Cefalosporine oder Aminoglykoside rascher und sicherer wirken. Ornithose (Psittakose). Gonorrhoe und Lues. Keine höhere Dosierung als die empfohlenen 0,3g/Tag.

Antiinfektiva

Kontraindikationen: Der Tierversuch ergab keine Hinweise auf embryotoxische oder teratogene Wirkungen, jedoch liegen beim Menschen keine ausreichenden Erfahrungen in der Schwangerschaft vor. Roxithromycin wird nur in minimalen Mengen in der Muttermilch ausgeschieden. Bei fortgeschrittener Lebererkrankung ist eine Dosishalbierung ratsam (unter laufender Kontrolle der Leberwerte). Bei Erythromycin-, Clarithromycin- und Azithromycin-Allergie besteht eine Kreuzallergie mit Roxithromycin. Nie gleichzeitig mit Terfenadin oder Astemizol geben. Vorsicht bei Gebrauch von Antiarrhythmika!

Dosierung: Bei Erwachsenen 2-mal tgl. 0,15 g oder 1-mal tgl. 0,3 g, bei Kindern 2-mal tgl. 2,5 mg/kg oder 1-mal tgl. 5 mg/kg. Nach Herstellerangaben sollte Roxithromycin von Erwachsenen nicht länger als 4–6 Wochen genommen werden. Da bei Jungtieren bei höheren Plasmakonzentrationen u. a. Anomalien im Wachstumsknorpel gefunden worden sind, wird empfohlen, bei Kindern die Dosis auf 5–8 mg/kg/Tag für maximal 10 Tage zu begrenzen.

Handelsformen: Tabletten à 0,15 g und 0,3 g, Tabletten und Sachets für Kinder à 0,05 g (zur Herstellung einer wässrigen Suspension).

Beurteilung: Standard-Makrolid mit besserer Resorption und niedrigerer Dosierung als Erythromycin.

Literatur

Boeckh M, Lode H, Höffken G. Pharmacokinetics of roxithromycin and influence of H2-blockers and antacids on gastrointestinal absorption. Eur J Clin Microbiol Infect Dis 1992; 11: 465–8.

Delcourt A, Lambert M, Brenard R. Reversible liver injury possibly due to roxithromycin therapy. Acta Clin Belg 1990; 45: 206–7.

Esteban A, Molina MJ, Soto C. Acute cholestatic hepatitis due to roxitromycine. Rev Clin Esp 1993; 192: 352–3.

Halstenson CE, Opsahl JA, Schwenk MH, Kovarik JM, Puri SK, Ho I, Matzke GR. Disposition of roxithromycin in patients with normal and severely impaired renal function. Antimicrob Agents Chemother 1990; 34: 385–9.

Markham A, Foulds D. Roxithromycin: an update of its antimicrobial activity, pharmacokinetic properties and therapeutic use. Drugs 1994; 48 (2): 297–326.

Nilsen OG. Pharmacokinetics of macrolides. Comparison of plasma, tissue and free concentrations with special reference to roxithromycin. Infection 1995; 23 (Suppl 1): 5–9.

Nilsen OG, Aamo T, Zahlsen K, et al. Macrolide pharmacokinetics and dose scheduling of roxithromycin. Diagn Microbiol Infect Dis 1992; 15 (Suppl 4): 71–6.

Pechère JC. Clinical evaluation of roxithro-mycin 300 mg once daily as an alternative to 150 mg twice daily. Diagn Microbiol Infect Dis 1992; 15 (Suppl 4): 111–7.

Pedersen FM, Bathum L, Fenger C. Acute hepatitis and roxithromycin. Lancet 1993; 341: 251–2.

Periti P, Mazzei T. Pharmacokinetics of roxithromycin in renal and hepatic failure and drug interaction. J Antimicrob Chemother 1987; 20 (Suppl B): 107.

Pillans P, Maling T. Roxithromycin and hepatitis. Drug Invest 1993; 6: 296–9.

Rastogi N, Goh KS, Bryskier A. In vitro activity of roxithromycin against 16 species of atypical mycobacteria and effect of pH on its radiometric MICs. Antimicrob Ag Chemother 1993; 37: 1560–2.

Romand S, Bryskier A, Moutot M, et al. In-vitro and in-vivo activities of roxithromycin in combination with pyrimethamine or sulphadiazine against Toxoplasma gondii. J Antimicrob Chemother 1995;35: 821.

Saint-Salvi B, Tremblay D, Surjus A, Lefebvre MA. A study of the interaction of roxithromycin with theophylline and carbamazepine. J Antimicrob Chemother 1987; 20 (Suppl B): 121–9.

Souweine B, Fialaip J. Aumaitre O, et al. Acute pancreatitis associated with roxithromycin therapy. DICP 1991; 25: 1137.

Azithromycin

Handelsnamen: Zithromax, Ultreon; im Ausland oft auch Sumamed.

Eigenschaften: Azithromycin ist ein Azalid und unterscheidet sich von Erythromycin A durch ein methylsubstituiertes Stickstoffatom in Position 9a des Aglykon-(Azalid-)Ringes (s. Abb. 1.6-1, S. 173), wodurch die Säurestabilität erheblich verbessert wird. In Wasser ist es schlecht löslich, aber gut löslich in Äthanol und Methanol.

Wirkungsspektrum: Ähnlich dem von Erythromycin, jedoch erweitert auf E.coli, Salmonellen, Shigellen und Yersinia entercolitica. Im Vergleich zu Erythromycin ist die In-vitro-Aktivität von Azithromycin bei Haemophilus influenzae 4–8fach, bei Moraxella catarrhalis 4fach und bei Gonokokken 8fach stärker (s. Tab. 1.6-1, S. 174). Im Gegensatz dazu wirkt Azithromycin auf Staphylococcus aureus und S. epidermidis 4fach schwächer, auf Streptococcus pyogenes und Streptococcus pneumoniae (Pneumokokken) 7–16fach schwächer. Bei den übrigen Keimarten (auch Campylobacter jejuni, Helicobacter pylori, Legionellen, Chlamydia pneumoniae, Chlamydia psittaci und Chlamydia trachomatis) bestehen keine größeren Unterschiede zwischen Azithromycin und Erythromycin. Azithromycin wirkt auch gegen Mycobacterium avium, M. kansasii und M. xenopi sowie gegen Ureaplasma urealyticum und Borrelia burgdorferi. Resistent sind die meisten Stämme von Enterococcus faecalis sowie Methicillin-resistente Staphylococcus-aureus-Stämme. Im Mäuseversuch wird eine Toxoplasmose durch hohe Dosen Azithromycin geheilt.

Pharmakokinetik (Tab. 1.6-2, S. 180):
▶ Nach oraler Gabe von 0,25 g und 0,5 g Azithromycin betragen die mittleren Serumspitzenspiegel nach 2 h 0,2 bzw. 0,4 mg/l. Der Vergleich zwischen i.v. und oraler Gabe ergibt eine Resorptionsrate von 35 %. Hohe Gewebespiegel (mehrfach höher als die gleichzeitigen Plasmaspiegel). Relativ starke Metabolisierung zu 10 antibakteriell unwirksamen Metaboliten. Gute Penetration, u. a. auch in atherosklerotische Plaques.
▶ Halbwertszeit im Blut 12 h, terminale Halbwertszeit 68 h.
▶ Plasmaeiweißbindung 20 %.
▶ Ausscheidung vorwiegend mit den Fäzes. Urin-Recovery in den ersten 24 h 4–5 % (nach oraler Gabe) bzw. 10 % (nach i.v. Gabe). Infolge der ungewöhnlich starken Speicherung in den Geweben und der langsamen Freisetzung wird Azithromycin im Urin noch bis zur 4. Woche nach Therapieende ausgeschieden.

Nebenwirkungen: Bei Kurzzeittherapie in etwa 5 % leichte gastrointestinale Störungen (Durchfall, Erbrechen, Bauchschmerzen), selten Angioödeme, cholestatischer Ikterus, Hautausschlag, Photosensibilisierung, Schwindel und Somnolenz. Bei längerer Anwendung höherer Dosen (tgl. 0,6 g) sind reversible Hörstörungen beschrieben.
Bei Langzeitgaben wurden im Tierversuch in verschiedenen Geweben histopathologische Veränderungen gefunden, die als Phospholipidose bezeichnet wurden (intrazelluläre Aufnahme von Azithromycin in Gewebslysosomen mit Auftreten von zytoplasmatischen Vakuolen). Elektronenmikroskopisch sah man in den vergrößerten Vakuolen lamellenartig angeordnete Muster von Myelinkörpern. Die Ausprägung war dosisabhängig und nach Absetzen von Azithromycin reversibel. Bei Prüfung der Reproduktionstoxizität fand man bei Ratten Störungen der fetalen Ossifikation (bei hohen Dosen von 100 und 200 mg/kg/Tag).

Antiinfektiva

185

Azithromycin übt offenbar auch einen erheblichen Selektionsdruck auf Keime der Mund-flora aus.

Interaktionen: Es besteht wie bei anderen Makroliden die Möglichkeit von erhöhten Digoxinspiegeln, peripheren Gefäßspasmen und Empfindungsstörungen (bei gleichzeitiger Gabe von Ergotamin oder Dihydroergotamin) sowie verstärkter Triazolam-Wirkung (wegen verzögerter Triazolam-Clearance). Möglicherweise sind auch die Blutspiegel von Carbamazepin, Phenytoin, Hexobarbital und Ciclosporin erhöht (Cytochrom-P450-abhängige Metabolisierung). Bei Azithromycin sind bisher noch keine Wechselwirkungen mit Cimetidin, Methylprednisolon, Theophyllin und Warfarin beobachtet worden (dennoch ist Vorsicht geboten). Vorsicht auch bei gleichzeitiger Gabe von Terfenadin oder Astemizol oder Antiarrhythmika (EKG-Kontrolle). Mineralische Antazida sollten nicht gleichzeitig gegeben werden. Azithromycin beeinflusst die endotheliale Funktion. Azithromycin hat einen geringeren Effekt auf die QT-Zeit im EKG als Erythromycin und Clarithromycin.

Indikationen: Bakterielle Atemwegsinfektionen, besonders Haemophilus-Infektionen (z. B. bei eitriger Otitis media und eitriger Bronchitis), auch leichtere Pneumonie durch Mykoplasmen, Chlamydien, Legionellen, Haemophilus und Pneumokokken (außerhalb des Krankenhauses erworben), A-Streptokokken-Tonsillitis (bei Penicillin-Unverträglichkeit oder -Versagen), Hautinfektionen durch empfindliche Keime und nichtgonorrhoische Urethritis. Evtl. Toxoplasmose (bei AIDS in Kombination mit Pyrimethamin). Es wird in großem Umfang in den Tropen als Einzeittherapie zur Behandlung des Trachoms eingesetzt. Ferner laufen Studien bei Arteriosklerose mit ersten positiven Ergebnissen. Azithromycin hat positive Effecte bei Kindern mit Mukoviszidose, die als unspezifisch-antiinflammatorisch interpretiert werden. Azithromycin ist ein Mittel der Reserve bei Akne, Syphilis, Meningokokken-Prophylaxe, Katzenkratz-Krankheit, Babesiose, Malaria, Typhus sowie Tularämie. Azithromycin ist ebenfalls effektiv zur Eradikation von Helicobacter im Rahmen einer Kombinationstherapie. Azithromycin ist wirksam zur Therapie und Prophylaxe von Mycobacterium avium und schützt dabei auch vor einer Pneumocystis-Infektion.

Kontraindikationen: Schwere Lebererkrankungen. In der Schwangerschaft darf Azithromycin nur verabreicht werden, wenn es keine anderen adäquaten Therapiemöglichkeiten gibt.

Dosierung: Einmal tgl. 0,5 g (für 3 Tage) oder am 1. Tag 1-mal tgl. 0,5 g, am 2.–5. Tag 1-mal tgl. 0,25 g. Bei Kindern gibt man 1-mal tgl. 10 mg/kg (für 3 Tage) oder am 1. Tag 1-mal 10 mg/kg, am 2.–5. Tag 1-mal tgl. 5 mg/kg. Die Behandlung über 3–5 Tage ergibt Wirkspiegel über 2 Wochen. Bei Mycobacterium-avium-intracellulare(MAI)-Infektionen und Toxoplasmose-Enzephalitis sind längere Behandlungen über 4 Wochen durchgeführt worden. Zur Therapie unkomplizierter Genitalinfektionen durch Chlamydien ist auch die Einmalgabe von 1 g (4 Kapseln à 0,25 g) 1 h vor oder 2 h nach der Mahlzeit zugelassen. Die Dosierung bei MAI-Infektionen beträgt 1,2 g einmal in der Woche.

Handelsformen: Tabletten und Kapseln à 0,25 g, Tabletten à 0,6 g, Suspension 40 mg/ml. Seit 2003 auch als i.v. Form zur langsamen Infusion (0,5 g).

Beurteilung: Depot-Makrolid mit erweitertem Spektrum und breiterem Indikationsspektrum als herkömmliche Makrolide. Vorteile sind die bessere Haemophilus-Wirksamkeit und gute Verträglichkeit, die lange Halbwertszeit und die starke Gewebepenetration, weshalb meist eine Einnahmedauer von 3–5 Tagen mit Wirkspiegeln über 14 Tage genügt.

Literatur

Brown BA, Griffith DE, et al. Relationship of adverse events to serum drug levels in patients receiving high-dose azithromycin for mycobacterial lung disease. Clin Infect Dis 1997; 24: 958–64.

Chandrupatla S, Demetris AJ, Rabinovitz M. Azithromycin-induced intrahepatic cholestasis. Dig Dis Sci 2002; 47: 2186–8.

Cone LA, Padilla L, Potts BE. Delirium in the elderly resulting from azithromycin therapy. Surg Neurol 2003; 59: 509–11.

Derouin E, Almadany R, Chau F, et al. Synergistic activity of azithromycin and pyrimethamine or sulfadiazine in acute experimental toxoplasmosis. Antimicrob Ag Chemother 1992; 36: 997.

Dunne MW, Bozzette S, McCutchan JA, et al. Efficacy of azithromycin in prevention of Pneumocystis carinii pneumonia: a randomised trial. California Collaborative Treatment Group. Lancet 1999; 354: 891–5.

Dunne MW. Rationale and design of a secondary prevention trial of antibiotic use in patients after myocardial infarction: the WIZARD (weekly intervention with zithromax [azithromycin] for atherosclerosis and its related disorders) trial. J Infect Dis 2000; 181 (Suppl 3): 572–8.

Edelstein PH, Edelstein MAC. In vitro activity of azithromycin against clinical isolates of legionella species. Antimicrob Ag Chemother 1991; 35: 407–13.

Equi A, Balfour-Lynn IM, Bush A, et al. Long term azithromycin in children with cystic fibrosis: a randomised, placebo-controlled crossover trial. Lancet 2002; 360: 978–84.

Farthing C, Rendel M, Currie B, et al. Azithromycin for cerebral toxoplasmosis. Lancet 1992; 339: 437–8.

Frenck RW, Nakhla I, Sultan Y, et al. Azithromycin versus ceftriaxone for the treatment of uncomplicated typhoid fever in children. Clin Infect Dis 2000; 31: 1134–8.

Fry AM, Jha HC, Lietman TM, et al. Adverse and beneficial secondary effects of mass treatment with azithromycin to eliminate blindness due to trachoma in Nepal. Clin Infect Dis 2002; 35: 395–402.

Havlir DV, Dube MP, Sattler FR, et al. Prophylaxis against disseminated Mycobacterium avium complex with weekly azithromycin, daily rifabutin or both. New Engl J Med 1996; 335: 392.

Hopkins S. Clinical toleration and safety of azithromycin. Am J Med 1991; 91 (Suppl 3A): 40–5.

Hopkins S. Clinical safety and tolerance of azithromycin. J Antimicrob Chemother 1993; 31 (Suppl E): 111–7.

Kastner U, Guggenbichler JP. Influence of macrolide antibiotics on promotion of resistance in the oral flora of children. Infection 2001; 29: 251–6.

Kuzman I, Soldo I, Schönwald S, et al. Azithromycin for treatment of community acquired pneumonia caused by Legionella pneumophila: a retrospective study. Scand J Infect Dis 1995; 27: 503.

Magid D, Douglas JM Jr, Schwartz JS. Doxycycline compared with azithromycin for treating women with genital Chlamydia trachomatis infections: an incremental cost-effective analysis. Ann Intern Med 1996; 124: 389.

Mazzei T, Surrenti C, Novelli A, Crispo A, Fallani S, Carlà V, Surrenti E, Petri P. Pharmacokinetics of azithromycin in patients with impaired hepatic function. J Antimicrob Chemother 1993; 31 (Suppl E): 57–63.

Ohtani H, Taninaka C, Hanada E, et al. Comparative pharmacodynamic analysis of Q-T interval prolongation induced by the macrolides clarithromycin, roxithromycin, and azithromycin in rats. Antimicrob Ag Chemother 2000; 44: 2630–7.

Paulsen P, Simon C. Influence of azithromycin on the intracellular killing of Staphylococcus aureus by human polymorphonuclear leukocytes. Chemotherapy 1992; 38: 185–90.

Peters DH, Friedel HA, McTavish D. Azithromycin: a review of its antimicrobial activtiy, pharmacokinetic properties and therapeutic efficacy. Drugs 1992; 44: 750–99.

Rubinstein E. Comparative safety of the different macrolides. Int J Antimicrob Agents 2001; 18 (Suppl 1): 71–6.

Schneider CA, Diedrichs H, Riedel KD, et al. In vivo uptake of azithromycin in human coronary plaques. Am J Cardiol 2000; 86: 789–91.

So Relle R. Treatment with azithromycin improves endothelial function. Circulation 2002; 105: 9083–4.

Stamm WE, Hicks CB, Martin DH, et al. Azithromycin for empirical treatment of the nongonococcal urethritis syndrome in men. A randomized double-blind study. JAMA 1995; 274: 545.

Stone AF, Mendall MA, Kaski JC, et al. Effect of treatment for Chlamydia pneumoniae and Helicobacter pylori on markers of inflammation and cardiac events in patients with acute coronary syndromes: South Thames Trial of Antibiotics in Myocardial Infarction and Unstable Angina (STAMINA). Circulation 2002; 106: 1219–23.

Thylefors B. Azithromycin: a new opportunity for control of trachoma. WHO Drug Information 1996; 10: 132.

Wallace MR. Ototoxicity with azithromycin. Lancet 1994; 343: 241.

Wolter J, Seeney S, Bell S, et al. Effect of long term treatment with azithromycin on disease parameters in cystic fibrosis: a randomised trial. Thorax 2002; 57: 212–6.

Young LS, Wiviott L, Wu M, et al. Azithromycin for treatment of Mycobacterium avium-intracellulare complex infection in patients with AIDS. Lancet 1991; 338: 1107–9.

Spiramycin

Handelsnamen: Rovamycine, Selectomycin.

Eigenschaften: Spiramycin hat einen 17-gliedrigen Lakton-Ring. In Wasser ist es schlecht, in organischen Lösungsmitteln gut löslich.

Wirkungsspektrum: Spiramycin wirkt wie alle Makrolide bakteriostatisch gegen grampositive Bakterien, wie Staphylococcus aureus, Staphylococcus epidermidis, Streptococcus pyogenes (A-Streptokokken), Streptococcus pneumoniae (Pneumokokken) und Enterococcus faecalis (Enterokokken) sowie gegen Moraxella catarrhalis, teilweise auch gegen Neisseria gonorrhoeae (Gonokokken) und Neisseria meningitidis (Meningokokken). Im Vergleich zu Erythromycin wirkt Spiramycin gegen Staphylococcus aureus 16–32fach schwächer, gegen Streptococcus pyogenes 8–16fach schwächer und gegen Streptococcus pneumoniae 4–8fach schwächer (Tab. 1.6-1, S. 174). Resistent sind Haemophilus influenzae und alle anderen gramnegativen Stäbchen (einschließlich Enterobakterien). Spiramycin ist im Tierversuch gegen Toxoplasma gondii wirksam (bei sehr hoher Dosierung).

Resistenz: 20–50% der Staphylokokken sind gegen Spiramycin resistent. Die Mehrzahl der Meningokokken-Stämme ist heute resistent.

Pharmakokinetik:
▶ Spiramycin wird bei oraler Applikation unvollständig resorbiert.
▶ Die höchsten Serumspiegel werden nach 2–3 h erreicht. Nach wiederholter oraler Gabe von 1 g Spiramycin alle 6 h werden Serumspiegel von 2–3 mg/l (nach 2 h) und von 1–2 mg/l (nach 6 h) gefunden.
▶ Halbwertszeit 2–3 h. Im Speichel sind die Konzentrationen von Spiramycin 2–3fach höher als im Serum.
▶ Im Harn werden 5–10% der oral gegebenen Dosis ausgeschieden. Das oral resorbierte Spiramycin wird zum größeren Teil im Organismus durch Metabolisierung inaktiviert.

Nebenwirkungen: Ähnlich Erythromycin (s. S. 176).

Interaktionen: Wie bei Erythromycin (s. S. 176).

Frühere Indikationen:

▸ Streptokokken-Infektionen der Mundhöhle (odontogene Infektionen).
▸ Bei Toxoplasmose der Augen und anderer Organe wird die therapeutische Wirksamkeit kontrovers beurteilt. Umstritten ist auch die Prophylaxe einer diaplazentaren Übertragung von Toxoplasmen (nach Serokonversion der Mutter während der Schwangerschaft).
▸ Bei schwerer Cryptosporidieninfektion des Darmes kann ein Behandlungsversuch mit Spiramycin gerechtfertigt sein. Die Erfolgsaussichten sind gering.

Dosierung: Bei bakteriellen Infektionen im Bereich der Mundhöhle wurden 4-mal tgl. 0,25–0,5 g per os empfohlen, bei Kindern bis zu 6 Jahren 4-mal tgl. 12,5 mg/kg.

Beurteilung: Veraltetes, schwach wirksames Makrolid mit ungünstiger Pharmakokinetik, das heute allenfalls noch zur Toxoplasmose-Therapie in der Schwangerschaft gebraucht wird.

Literatur

Chang HR, Pechere JCF. In vitro effects of four macrolides (roxithromycin, spiramycin, azithromycin [CP-62,693], and A-56268) on Toxoplasma gondii. Antimicrob Ag Chemother 1988; 32: 524–9.

Collier AC, Miller RA, Meyers JD. Cryptosporidiosis after marrow transplantation: person-to-person transmission and treatment with spiramycin. Ann Intern Med 1984; 101: 205.

Gratzl R, Sodeck G, Platzer P, et al. Treatment of toxoplasmosis in pregnancy: concentrations of spiramycin and neospiramycin in maternal serum and amniotic fluid. Eur J Clin Microbiol Infect Dis 2002; 21: 12–6.

Portnoy D, Whiteside ME, Buckley E III, MacLeod CL. Treatment of intestinal cryptosporidiosis with spiramycin. Ann Intern Med 1984; 101: 202.

Roche Y, Yoshimori RN. In-vitro activity of spiramycin and metronidazole alone or in combination against clinical isolates from odontogenic abscesses. J Antimicrob Chemother 1997; 40: 353–7.

Sarma PS. Oxidative haemolysis after spiramycin. Postgrad Med J 1997; 73: 686–7.

Stramba-Badiale M, Nador F, Porta N, Guffanti S, Frediani M, Colnaghi C, Grancini F, Motta G, Carnelli V, Schwartz PJ. QT interval prolongation and risk of life-threatening arrhythmias during toxoplasmosis prophylaxis with spiramycin in neonates. Am Heart J 1997; 133: 108–11.

Zuazo JA, Revuelta C, Perez-Alvarez JC. Acute cholestatic hepatitis induced by spiramycin. Gastroenterol Hepatol 1997;20: 474–5.

Josamycin

Handelsname: Wilprafen.

Eigenschaften: Josamycin hat einen 16-gliedrigen Lakton-Ring mit einem Amino- und einem Neutralzucker. Es liegt als Propionat vor (antibakteriell inaktiv), welches im Körper zur aktiven Base hydrolysiert wird. Es ist schlecht löslich in Wasser, jedoch gut löslich in Äthanol und anderen organischen Lösungsmitteln.

Wirkungsspektrum: ähnlich Erythromycin (wirksam auch gegen Bordetella pertussis und Mycoplasma pneumoniae). Resistent sind Campylobacter sowie ein Teil der Clostridien- und Fusobakterien-Stämme. Die In-vitro-Aktivität von Josamycin gegen Staphylo-

Antiinfektiva

kokken, Pneumokokken, andere Streptokokken und Haemophilus ist im Vergleich zu Erythromycin um 1–2 geometrische Verdünnungsstufen schwächer. Ein Teil der Haemophilus-influenzae-Stämme ist resistent. Partielle Kreuzresistenz mit anderen Makroliden.

Pharmakokinetik:
▶ Ähnlich Erythromycin. Unvollständige Resorption nach oraler Gabe, Serumspitzenspiegel (nach 0,5 g oral) 0,6–0,7 mg/l.
▶ Halbwertszeit 1,5 h.
▶ Niedrige Urin-Recovery (< 10 %).
▶ Starke Metabolisierung in der Leber.

Nebenwirkungen: Am häufigsten sind gastrointestinale Störungen, selten cholestatischer Ikterus und vorübergehende Hörstörungen.

Wechselwirkungen: Wie bei Erythromycin (s. S. 176). Die gleichzeitige Einnahme von Josamycin und eines Terfenadin- oder Astemizol-haltigen Antihistaminikums kann durch verzögerte Ausscheidung von Terfenadin bzw. Astemizol zu lebensbedrohenden Herzrhythmusstörungen führen.

Kontraindikation: Eingeschränkte Leberfunktion.

Dosierung: Tgl. 1–2 g für Erwachsene, 30–50 mg/kg für Kinder (in 3–4 Einzelgaben).

Handelsformen: Suspension (30 mg/ml und 60 mg/ml), Tabletten mit 0,5 g.

Beurteilung: Keine Vorteile im Vergleich zu Erythromycin. Unsichere Wirkung bei bakteriellen Atemwegsinfektionen, insbesondere bei Haemophilus-Infektionen.

Literatur

Maskell JP, Sefton AM, Cannell H, et al. Predominance of resistant oral streptococci in saliva and the effect of a single course of josamycin or erythromycin. J Antimicrob Chemother 1990; 26: 539–48.

Reese ER. In vitro susceptibility of common clinical anaerobic and aerobic isolates against jo-

samycin. Antimicrob Ag Chemother 1976; 10 (Suppl 2): 253.

Strausbaugh LJ, Bolton WK, Dilworth JA, Guerrant RL, Sande MA. Comparative pharmacology of josamycin and erythromycin stearate. Antimicrob Ag Chemother 1976; 10: 450.

Ketolide

Ketolide sind eine neue Klasse von Makroliden, bei denen die Cladinose (ein Zucker) substituiert ist durch eine Ketogruppe in Position 3 des 14-gliedrigen Lacton-Ringes. Eine Reihe von Institutionen arbeitet zur Zeit an unterschiedlichen Ketoliden; bislang ist nur eine Substanz – Telithromycin – anwendungsreif. Die Entwicklung der Ketolide zeigt, dass das therapeutische Potenzial der Makrolide noch nicht ausgeschöpft ist.

Antiinfektiva

Telithromycin

Handelsname: Ketek.

Eigenschaften: Das Ketolid Telithromycin (HMR 3647, früher RU 66 647) ist charakterisiert durch eine Pyridinium- und Imidazol-Gruppe, welche durch eine Aryl-Kette mit dem C11-C12-Carbamat verbunden ist.

Wirkungsspektrum: Telithromycin ist wie andere Ketolide säurefest und hat ein ähnliches Spektrum wie Erythromycin A, wirkt aber darüber hinaus z.T. gegen Erythromycin-resistente grampositive Bakterienstämme. Von besonderem Interesse ist die starke Aktivität gegen Penicillin-G- und Erythromycin-resistente Pneumokokken, unabhängig davon, ob es sich um eine induzierbare oder um eine primäre (konstitutive) Erythromycin-Resistenz handelt. Erythromycin-resistente Streptococcus-pyogenes-(A-Streptokokken-)Stämme sind ebenfalls sensibel. Methicillin-resistente Staphylokokken (MRSA, MRSE) sind empfindlich, wenn die Erythromycin-Resistenz nicht konstitutiv, sondern induzierbar ist. Bei Erythromycin-empfindlichen Keimen ist die antibakterielle Aktivität beträchtlich stärker als die von Erythromycin. So wirkt Telithromycin in vitro gegen Haemophilus influenzae, Moraxella catarrhalis und Bordetella pertussis 2–4fach stärker als Erythromycin, gegen Methicillin-empfindliche Staphylococcus-aureus-Stämme 4fach stärker und gegen Vancomycin- und Erythromycin-empfindliche Enterokokken (E. faecalis, E. faecium) 5–10fach stärker. Es ist ebenfalls in vitro stark wirksam gegen Chlamydien (C. pneumoniae, C. trachomatis), Mycoplasma pneumoniae und Legionella pneumophila. Telithromycin hat aber nicht das erweiterte Wirkungsspektrum von Azithromycin.

Resistenz: Resistent sind Methicillin-resistente Staphylokokken, Enterobakterien und gramnegative Anaerobier (Bacteroides u. a.).

Pharmakokinetik:
▶ Resorption nach oraler Gabe schnell. Die mittlere maximale Plasmakonzentration von 2 mg/ml wird innerhalb von 1–3 Stunden erreicht. Absolute Bioverfügbarkeit oral 57 %. Die Resorption wird nicht durch Nahrung beeinflusst. Proteinbindung 60–70 %. Gute Gewebepenetration mit hohem Verteilungsvolumen (2,9 l/kg). Hohe Spiegel in der Lunge. Erhebliche Konzentrationen auch in Granulozyten.
▶ Metabolismus: Vorwiegend in der Leber. Zwei Drittel werden als weitgehend inaktive Metaboliten, der Rest unverändert ausgeschieden. Telithromycin wird sowohl durch CYP-450-Isoenzyme (meist CYP 2D6) als auch durch Nicht-CYP-Enzyme metabolisiert.
▶ Ausscheidung: Radioaktiv markierte Substanz wurde nach oraler Gabe nur zu 17 % im Urin wiedergefunden. Die Serumhalbwertszeit beträgt 2–3 h. Deutliche Kumulation bei Nieren- und Leberinsuffizienz. Ältere Probanden hatten im Vergleich zu jungen Probanden wesentlich höhere Plasmakonzentrationen. Ausreichende Daten zu Kindern liegen noch nicht vor.
▶ Tierexperimentell erwies sich die Leber als primäres Zielorgan der Toxizität. Wie auch andere Makrolide (aber auch Chinolone) verursacht Telithromycin sowohl im Tierexperiment als auch experimentell bei Probanden eine Verlängerung des QT-Intervalls im EKG.

Antiinfektiva

191

Nebenwirkungen: Die Verträglichkeit erwies sich in den klinischen Studien als vergleichbar mit der anderer Makrolide. Am häufigsten waren Diarrhoen, ferner Übelkeit, Erbrechen, Bauchschmerzen, Anstieg der Leberenzyme, Schwindel, Geschmacksstörungen und Vaginalmykose. Selten waren Überempfindlichkeitsreaktionen, cholestatischer Ikterus, aber auch Vorhofarrhythmien, Hypotonie, Bradykardie. Offenbar kann es auch zu reversiblem, verschwommenem Sehen (Akkomodationsstörung) kommen. Lebensbedrohende Verschlechterungen sind bei Myasthenia gravis möglich.

Interaktionen: Im Grunde hat Telithromycin weitgehend die gleichen Wechselwirkungen, die auch bei Erythromycin bestehen. Telithromycin interferiert mit dem Cytochrom-P-450-System. So darf Telithromycin nicht gleichzeitig mit Mutterkornalkaloiden (z. B. Ergotamin), Pimozid, Astemizol, Cisaprid, Terfenadin angewandt werden. Die Therapie mit den gängigen Lipidsenkern Simvastatin, Atorvastatin, Lovastatin muss während der Einnahme unterbrochen werden. Große Vorsicht ist ebenfalls geboten bei der gleichzeitigen oder vorausgegangenen Behandlung mit bekannten CYP-3-A-4-Induktoren, wie Rifampicin, Phenytoin, Carbamazepin, Johanniskraut, Benzodiazepine, Ciclosporin, Tacrolimus, Sirolimus, Digoxin, Theophyllin, Warfarin, Ketoconazol und Proteasehemmern.

Indikationen: Telithromycin ist bislang nur zugelassen für die Therapie von:
▶ leichten bis mittelschweren ambulant erworbenen Pneumonien,
▶ akuter Exazerbation einer chronischen Bronchitis,
▶ akuter Sinusitis,
▶ Tonsillitis/Pharyngitis durch A-Streptokokken als Alternative zu Betalaktam-Antibiotika.

Die besondere Stärke von Telithromycin ist offenbar seine Aktivität gegen Erythromycin-resistente Pneumokokken, die in manchen Ländern mittlerweile sehr häufig sind. Hier ist es allen anderen Makroliden klar überlegen. Die sonstigen Indikationen für orale Makrolide (z. B. Haut- und Gewebsinfektionen, Ersatz bei Penicillin-Allergie, pädiatrische Indikationen) sind zzt. noch nicht gegeben. Das Fehlen einer intravenösen Form bedingt den zzt. weitgehend ambulanten Einsatz von Telithromycin.

Falsche Indikationen: Genereller Ersatz der billigeren und bewährten Makrolide. Gezielte Therapie von Staphylokokken-Infektionen. Es liegen noch keine ausreichenden Erfahrungen zur praktischen Therapie von Infektionen mit Legionella vor. Hierbei ist die In-vitro-Sensibilität oft nicht mit dem klinischen Erfolg verbunden. Einsatz bei Patienten mit Myasthenia gravis.

Kontraindikationen: Telithromycin ist kontraindiziert bei angeborenem QT-Syndrom und bei Patienten mit erworbener QT-Verlängerung. Es muss vorsichtig angewandt werden bei Patienten mit koronarer Herzkrankheit, bei ventrikulären Arrhythmien, Hypokaliämie oder Hypomagnesiämie.

Bislang keine Anwendung bei Kindern unter 12 Jahren. Es liegen auch noch keine Erfahrungen zur Anwendung in der Schwangerschaft vor. Telithromycin konzentriert sich um das 5fache in der Muttermilch.

Applikation und Dosierung: 800 mg einmal täglich (einmal täglich 2 Tabletten à 400 mg). Therapiedauer bei Pneumonien 7–10 Tage, bei Bronchitis, Sinusitis, Tonsillitis 5 Tage. Bei stark eingeschränkter Nierenfunktion ist eine Reduzierung der Dosis notwendig.

Handelsformen: Filmtabletten à 400 mg. Die Tabletten enthalten zusätzlich Lactose.

Beurteilung: Neues Makrolid, das auch gegen Erythromycin-resistente Pneumokokken wirkt. Derzeit ausschließlich als Atemwegsantibiotikum für Erwachsene propagiert. Es gibt noch viele offene Fragen hinsichtlich der Verträglichkeit sowie der Erweiterung für neue Indikationen.

Literatur

Araujo FG, Khan AA, et al. The ketolide antibiotics HMR 3647 and HMR 3004 are active against Toxoplasma gondii in vitro and in murine models of infection. Antimicrob Ag Chemother 1997; 41: 2137–40.

Arzneimittelkommission der deutschen Ärzteschaft: Sehstörungen nach Telithromycin. Dtsch Ärztebl 2002; 99: 2062.

Barry AL, Fuchs PC, Brown SD. Antipneumococcal activities of a ketolide (HMR 3647), a streptogramin (quinupristin-dalfopristin), a macrolide (erythromycin), and a lincosamide (clindamycin). Antimicrob Ag Chemother 1998; 42:945–6.

Bébéar CM, Renaudin H, Aydin MD, et al. In-vitro activity of ketolides against mycoplasmas. J Antimicrob Chemother 1997; 39: 669.

Bemer-Melchior P, Juvin ME, Tassin S, et al. In vitro activity of the new ketolide telithromycin compared with those of macrolides against Streptococcus pyogenes: influences of resistance mechanisms and methodological factors. Antimicrob Ag Chemother 2000; 44: 2999–3002.

Bonnefoy A, Girard AM, Agouridas C, et al. Ketolides lack inducibility properties of MLSB resistance phenotype. J Antimicrob Chemother 1997; 40: 85–90.

Ednie LM, Jacobs MR, Appelbaum PC. Comparative antianaerobic activities of the ketolides

HMR 3647 (RU 66647) and HMR 3004 (RU 64004). Antimicrob Ag Chemother 1997; 41: 2019–22.

Johnson AP, Henwood CJ, Tysall L, et al. Activity of the ketolide telithromycin (HMR-3647) against erythromycin-susceptible and -resistant pneumococci isolated in the UK. Int J Antimicrob Agents 2001; 18: 73–6.

Nagai K, Appelbaum PC, Davies TA, et al. Susceptibility to telithromycin in 1,011 Streptococcus pyogenes isolates from 10 central and Eastern European countries.Antimicrob Ag Chemother 2002; 46: 546–9.

Pankuch GA, Visalli MA, Jacobs MR, et al. Susceptibilities of penicillin- and erythromycin-susceptible and -resistant pneumococci to HMR 3647 (RU 66647), a new ketolide, compared with susceptibilities to 17 other agents. Antimicrob Ag Chemother 1998; 42: 624–30.

Shortridge VD, Zhong P, Cao Z, et al. Comparison of in vitro activities of ABT-773 and telithromycin against macrolide-susceptible and -resistant streptococci and staphylococci. Antimicrob Ag Chemother 2002; 46: 783–6.

Telithromycin: new preparation. A needless addition to the other macrolides. Prescrire Int 2003; 12: 8–11.

Antiinfektiva

1.7 Lincosamide

Lincosamide sind Antibiotika, die sich von den Makroliden chemisch deutlich unterscheiden, aber hinsichtlich Wirkungsmechanismus, Wirkungsspektrum und Pharmakologie viele Gemeinsamkeiten haben. Der erste Vertreter dieser Gruppe war Lincomycin, von dem das semisynthetische Derivat Clindamycin abgeleitet wurde. Lincomycin besteht aus einer Aminosäure, die mit dem Zucker Pyranosid durch eine Amidfunktion verknüpft ist, wirkt in vitro schwächer und wird schlechter resorbiert als Clindamycin und ist daher nur noch von historischer Bedeutung.

Clindamycin

Handelsnamen: Sobelin u. a.

Eigenschaften: Clindamycin ist ein halbsynthetisches Derivat des Lincomycins, von dem es sich durch die Substitution einer 7-Hydroxyl-Gruppe durch ein Chloratom unterscheidet (Chlordesoxy-Lincomycin). Clindamycin ist für orale Anwendung als Hydrochlorid (Kapseln) und Palmitat (Suspension) im Handel, für parenterale und topische Anwendung als Phosphat. Das Palmitat und das Phosphat sind antibakteriell unwirksam und werden erst im Organismus rasch zum wirksamen Clindamycin umgewandelt (durch Hydrolyse). Strukturformel s. Abb. 1.7-1.

Wirkungsweise: Clindamycin hemmt die Proteinsynthese empfindlicher Bakterien und wirkt bakteriostatisch oder bakterizid (abhängig von der Konzentration am Ort der Infektion und von der Empfindlichkeit der Erreger).

Wirkungsspektrum: Clindamycin ist besser wirksam als Lincomycin gegen Staphylokokken, Pneumokokken und Bacteroides fragilis. Clindamycin wirkt gut gegen A-Streptokokken (Streptococcus pyogenes), Streptococcus viridans, Streptococcus durans und Streptococcus bovis, außerdem gegen Diphtheriebakterien, Gardnerella vaginalis, Milzbrandbazillen (Bacillus anthracis) und Mycoplasma hominis. Unter den Anaerobiern sind meist empfindlich Bacteroides-, Fusobacterium-, Actinomyces-Arten, anaerobe Streptokokken (Peptostreptokokken) und anaerobe Staphylokokken, außerdem Propionibakterien (Propionibacterium acnes), Campylobacter fetus und die meisten Clostridium-perfringens-Stämme. Resistent sind andere Clostridien-Arten, Enterokokken, Listerien, Neisserien (Gonokokken, Meningokokken), aerobe gramnegative Stäbchen (meist auch Haemophilus) sowie Mycoplasma pneumoniae und Ureaplasma urealyticum. Clindamycin hat auch eine Wirkung gegen Malaria, Pneumocystis und Toxoplasmen, die bei ZNS-Erkrankungen von AIDS-Patienten genutzt wird.

Resistenz: 15–20 % aller Staphylokokkenstämme sind resistent gegen Clindamycin (auch die meisten Methicillin-resistenten Staphylokokkenstämme). Eine Resistenz von A-Streptokokken (Streptococcus pyogenes) und Pneumokokken (Streptococcus pneumoniae) kommt in zunehmender Häufigkeit vor. Penicillin-G-resistente Pneumokokken sind meist auch gegen Clindamycin unempfindlich. Ein Teil der Streptococcus-viridans-Stämme ist gegen Clindamycin resistent. 10–20 % der Stämme von Bacteroides fragilis, außerdem Fus-

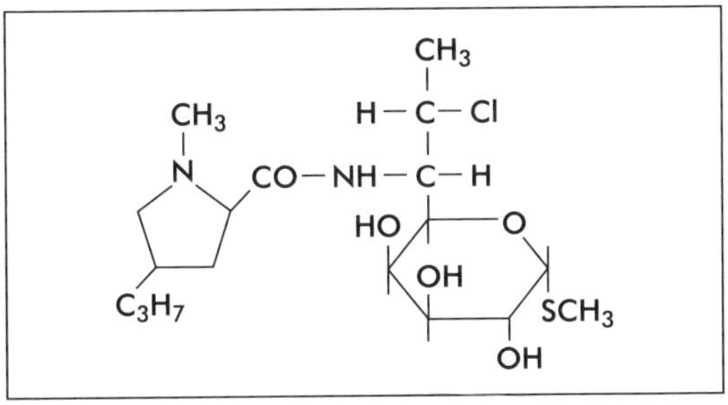

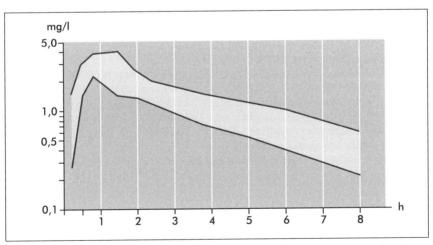

Abb. 1.7-1 Strukturformel von Clindamycin (Base).

obacterium-Arten und Clostridien (außer Clostridium perfringens) sind resistent. Eine Resistenzentwicklung von Streptokokken und Staphylokokken sowie von Bacteroides fragilis während der Behandlung ist möglich (vor allem bei Erythromycin-Resistenz). Partielle Kreuzresistenz mit Makroliden (z. B. Erythromycin) und mit Lincomycin.

Pharmakokinetik:

▶ Resorption nach oraler Gabe unabhängig von der Nahrungsaufnahme zu 75 % (Blutspiegelmaxima nach 45–60 min, nach einer Mahlzeit später). Nach 0,15 g (Abb. 1.7-2) und 0,3 g oral werden Maxima von 2,8 mg/l bzw. 4,5 mg/l erreicht, die nach 8 h auf Werte von 0,2 mg/l bzw. 0,7 mg/l abgefallen sind. Nach i.v. Infusion von 0,3 g (in 30 min) betragen die mittleren Serumspiegel 15 mg/l, nach 8 h 4 mg/l. Keine Kumulation bei wiederholter Anwendung.

▶ Nach i.m. Injektion von 0,3 g betragen die maximalen Serumspiegel 6 mg/l (nach 3 h).

▶ Nach i.v. Kurzinfusion von 0,6 g finden sich im Serum nach 1 h 10 mg/l, nach 8 h 1,5 mg/l.

▶ Halbwertszeit 2½ h.

Abb. 1.7-2 Bereich der bei Erwachsenen gemessenen Clindamycin-Serumspiegel nach 1-maliger oraler Applikation von 0,15 g Clindamycin.

▶ Plasmaeiweißbindung 84 %.
▶ Gute Gewebegängigkeit, relativ gute Penetration in den Knochen. Übertritt in den fetalen Kreislauf, aber nicht in den Liquor. Starke Metabolisierung. Im Urin sind außer Clindamycin aktive Metaboliten (besonders N-Demethyl-Clindamycin und Clindamycin-Sulfoxid) nachweisbar.
▶ Urin-Recovery 20–40 % bei i.v. Gabe (gegenüber 15–35 % bei oraler Gabe). Nicht dialysierbar.

Nebenwirkungen: In 5–20% treten weiche Stühle auf, manchmal verbunden mit Übelkeit, Erbrechen und Bauchschmerzen. Die **pseudomembranöse Enterokolitis** (s. S. 528) ist eine bei Erwachsenen nicht seltene, gefährliche Komplikation einer Clindamycin-Therapie. Sie wird hervorgerufen durch toxinbildende Clostridien (Clostridium difficile), die sich im Darm anreichern können. Die Kolitis ist durch persistierende schwere Durchfälle und starke krampfartige Leibschmerzen mit Abgang von Blut und Schleim im Stuhl charakterisiert. Zur Behandlung (auch bei einem Rezidiv) gibt man Vancomycin oral oder Metronidazol oral und beendet die Clindamycin-Behandlung sofort. Die Gefährlichkeit einer pseudomembranösen Enterokolitis erfordert eine Therapie schon bei klinischem Verdacht. **Allergische Reaktionen** durch Clindamycin sind selten. Am häufigsten sind makulopapulöse juckende Exantheme 1–2 Wochen nach der Behandlung; auch Urtikaria, Erythema multiforme und anaphylaktische Reaktionen sind möglich.
Nach i.v. Gabe von Clindamycin können (selten) ein Ikterus oder pathologische Leberfunktionswerte auftreten. Bei intramuskulärer Injektion wurden Schmerzen oder Indurationen an der Injektionsstelle beobachtet, bei intravenöser Injektion Thrombophlebitiden, bei rascher intravenöser Injektion einer größeren Dosis ein Blutdruckabfall.
Das in der Akne-Lösung zusätzlich enthaltene Propylenglykol kann Unverträglichkeitserscheinungen hervorrufen. Der außerdem in der Lösung enthaltene Isopropylalkohol kann, wenn die Lösung versehentlich auf Schleimhäute gelangt, Reizerscheinungen auslösen.

Interaktionen: Clindamycin kann bei gleichzeitiger Gabe von Substanzen, die eine neuromuskuläre Blockade hervorrufen, deren Wirkung verstärken.

Indikationen: Nachgewiesene oder klinisch typische Anaerobier-Infektionen (Empyem, Lungenabszess, Peritonitis, intraabdominelle Abszesse, Zahninfektionen, Becken-, Tuben- und Ovarialabszess, Endometritis). Staphylokokken-Infektionen bei Penicillin-Allergie oder Penicillin-Resistenz, auch nekrotisierende Fasziitis durch Streptokokken sowie Aktinomykose. Orale Nachbehandlung bei Staphylokokken-bedingter Osteomyelitis. Ggf. Kombination mit einem Gyrase-Hemmer oder Betalaktam-Antibiotikum (zur Schließung der Anaerobier- und Staphylokokken-Lücke bei diesen Mitteln). Auch zur Therapie der ZNS- und Augen-Toxoplasmose, besonders bei AIDS, verwendet. Clindamycin kann bei Chloroquin-resistenter Malaria in Kombination mit Chinin gegeben werden, bei Pneumocystis-Pneumonie von AIDS-Patienten in Kombination mit Primaquin, bei Babesiose in Kombination mit Chinin.

Falsche Indikationen: Infektionen, bei denen Penicilline oder Cefalosporine besser wirken.

Kontraindikationen: Schwangerschaft, Stillzeit. Im 1. Lebensmonat Clindamycin nicht parenteral geben, da die Lösung als Konservierungsmittel relativ viel Benzylalkohol enthält, wodurch schwere Atemstörungen und Angioödeme hervorgerufen werden können. Vorsicht bei Myasthenia gravis.

Applikation und Dosierung: Oral tgl. 0,6–1,2 (–1,8) g in 3–4 Einzelgaben, Kinder 10–20 mg/kg. Gleiche Dosierung bei parenteraler Gabe (i.m. Injektion, i.v. Kurz- oder Dauerinfusion, nicht als rasche i.v. Injektion). Bei **eingeschränkter Leberfunktion** ist die Halbwertszeit verlängert und die Serum- und Gewebespiegel sind erhöht, sodass die Tagesdosis auf die Hälfte reduziert werden muss. Bei schwerer **Niereninsuffizienz** gibt man nur $\frac{1}{4}$ – $\frac{1}{3}$ der Normaldosis.

Topische Hautbehandlung mit Clindamycin-Akne-Präparationen ist weit verbreitet. Clindamycin-Vaginalcreme reduziert die Frequenz von Frühgeburten.

Handelsformen: Kapseln und Tabletten à 0,3 g, 0,15 g und 0,075 g, außerdem Suspension (15 mg/ml). Ampullen à 0,3 g, 0,6 g und 0,9 g. Gel und Lösung zur äußerlichen Anwendung (bei schwerer Akne), Vaginalcreme.

Beurteilung: Wichtiges Antibiotikum für schwere Anaerobier- und Staphylokokken-Infektionen, jedoch hat die Resistenzhäufigkeit zugenommen. Gut geeignet für Knochen- und Gewebsinfektionen. Gefahr einer pseudomembranösen Enterokolitis.

Literatur

Al Ahdal O, Bevan DR. Clindamycin-induced neuromuscular blockade. Canadian Journal of Anaesthesia 1995; 42: 614–7.

Aucoin PA. Clindamycin-induced cardiac arrest. South Med J 1982; 75: 768.

Blais J, Tardif C, Chamberland S. Effect of clindamycin on intracellular replication, protein synthesis, and infectivity of Toxoplasma gondii. Antimicrob Ag Chemother 1993; 37: 2571–7.

Dorrell L, Fife A, Snow MH, Ong ELC. Toxicity of clindamycin in HIV-infected persons. Scand J Infect Dis 1992; 24: 689.

Eng RHK, Gorski S, Person A, Mangura C, Charuel H. Clindamycin elimination in patients with liver disease. J Antimicrob Chemother 1981; 8: 277–81.

Falagas ME, Gorbach SL. Clindamycin and metronidazole. Med Clin North Am 1995; 79: 845–67.

Hill GB, Livengood III CH. Bacterial vaginosis-associated microflora and effects of topical clindamycin. Am J Obstet Gynecol 1994; 171: 198–204.

Lamont RF, Duncan SL, Mandal D, et al. Intravaginal clindamycin to reduce preterm birth in women with abnormal genital tract flora. Obstet Gynecol 2003; 101: 516–22.

Lell B, Kremsner PG. Clindamycin as an antimalarial drug: review of clinical trials. Antimicrob Ag Chemother 2002; 46: 2315–20.

Lemmen S, Kropec A, Engels I, Busse A, Daschner FD. MIC and serum bactericidal activity of clindamycin against methicillin-resistant and -sensitive staphylococci. Infection 1993; 21: 407–9.

Smego RA, Nagar S, Maloba B, et al. A meta-analysis of salvage therapy for Pneumocystis carinii pneumonia. Arch Intern Med 2001; 161: 1529–33.

Tanz RR, Poncher JR, Corydon KE, et al. Clindamycin treatment of chronic pharyngeal carriage of group A streptococci. J Pediatr 1991; 119: 123–8.

Antiinfektiva

1.8 Fusidinsäure

Handelsname: Fucidine.

Eigenschaften: Die Fusidinsäure ist eine oberflächenaktive Substanz mit Steroidstruktur und lipophilen Eigenschaften (ein Cyclopentanperhydrophenantren). Keine Verwandtschaft mit anderen gebräuchlichen Antibiotika. Als Natriumsalz gut wasser- und lipidlöslich, stabil.

Wirkungsweise: Vorwiegend bakteriostatische Wirkung (in therapeutisch erreichbaren Konzentrationen) durch Hemmung der Proteinsynthese.

Wirkungsspektrum: Wirksam auf Staphylokokken, auch Penicillinase-bildende Stämme und einen Teil der Methicillin-resistenten Stämme (in sehr niedrigen Konzentrationen), ferner auf Diphtheriebakterien, Gonokokken, Meningokokken, Clostridien, z.t. auch Bacteroides fragilis, während die meisten Streptokokken-Stämme sowie Pneumokokken schwach empfindlich, gramnegative Bakterien resistent sind. Fusidinsäure wirkt auf Mycobacterium tuberculosis und M. leprae; die klinische Bedeutung ist unklar.

Resistenz: Rasche Resistenzentwicklung möglich; sie lässt sich durch gleichzeitige Gabe eines anderen Antibiotikums (z.B. Vancomycin) verzögern oder verhindern. Primär resistente Staphylokokken-Stämme sind insgesamt selten, jedoch hat unter den Methicillin-resistenten Stämmen die Resistenzhäufigkeit zugenommen. Keine Kreuzresistenz mit handelsüblichen Antibiotika. In den letzten Jahren gibt es eine zunehmende Tendenz zum Auftreten resistenter Stämme, vermutlich in Zusammenhang mit der weit verbreiteten topischen Therapie. In Skandinavien ist z.B. eine epidemische Häufung durch einen resistenten Klon zu verzeichnen.

Pharmakokinetik:
▶ Nach oraler Gabe etwas verzögerte Resorption mit Maxima nach 2–4 h.
▶ Serumkonzentrationen bei kontinuierlicher Therapie (3-mal tgl. 0,5 g) 20–30 mg/l. Nach i.v. Infusion von 0,5 g Fusidinsäure über 2 h findet man im Serum 20 mg/l.
▶ Halbwertszeit 4–6 h.
▶ Plasmaeiweißbindung 90–97 %.
▶ Gute Gewebediffusion. Relativ gute Penetration in entzündetes und nicht entzündetes Knochengewebe. Konzentration in der Synovialflüssigkeit 70–80 % der Serumspiegel, in Eiter fast 100 %.
▶ Geringe bis fehlende Liquorgängigkeit bei nicht entzündeten Meningen. Im Augenkammerwasser bei kontinuierlicher Gabe von 3-mal tgl. 0,5 g therapeutisch ausreichende Spiegel (bis 1,2 mg/l). Bei wiederholten Gaben Kumulation durch enterohepatischen Zyklus.
▶ Ausscheidung vorwiegend über die Galle in hohen Konzentrationen. Nur sehr geringe Ausscheidung mit dem Harn (etwa 1 %). Der größte Teil wird in der Leber zu antibakteriell inaktiven Metaboliten umgewandelt. Fusidinsäure ist nicht oder kaum dialysierbar. Bei topischer Anwendung gute Penetration in oberflächliche Hautschichten.

Nebenwirkungen: Bei oraler Gabe Magenschmerzen, manchmal mit Brechreiz oder Erbrechen, die bei Verabreichung mit einer Mahlzeit seltener auftreten. Selten Leberschädigung mit Ikterus (reversibel). Nach i.v. Infusion können Venenspasmen und Thrombophlebitiden auftreten. Bei Anwendung auf der Haut Kontaktdermatitis möglich (selten).

Indikationen: Staphylokokken-Infektionen (Osteomyelitis, Sepsis, Staphylokokken-Pneumonie, Haut- und Wundinfektionen) bei Penicillin-Allergie und bei Versagen anderer Staphylokokken-Antibiotika, immer in Kombination mit Vancomycin, Rifampicin oder einem Betalaktam-Antibiotikum. Topische Anwendung bei oberflächlichen Staphylokokken-Infektionen der Haut sowie Erythrasma durch Corynebacterium minutissimum. Die systemische Gabe ist offenbar ungeeignet zur Eradikation von Staphylokokken in der Nase.

Applikation: Oral. Eine Form als (schlecht verträgliche) i.v. Infusion ist nicht mehr erhältlich. Während die Tabletten nur relativ selten angewandt werden, gibt es einen großen Verbrauch der unterschiedlichen topischen Formen (Fucidine-Salbe, -Creme, -Gel, -Gaze, -Puder oder Augentropfen).

Dosierung: Erwachsene oral tgl. 1,5 g, Kinder tgl. 20 mg/kg, in 3 Einzelgaben. Tabletten nicht gleichzeitig mit alkalisierenden Substanzen (Natriumbikarbonat, Antazida) geben. Therapiedauer 2–3 Wochen. In schweren Fällen kann die Dosis verdoppelt werden. Bei eingeschränkter Leberfunktion vorsichtige Anwendung (Bilirubin- und Transaminasenkontrolle). Nicht bei Neugeborenen mit Ikterus (Gefahr der Verdrängung von Bilirubin aus der Albuminbindung). Keine Dosisreduzierung bei Niereninsuffizienz.

Handelsformen: Tabletten à 0,25 g, Salbe (2%ig), Creme, Gel, Gaze, Puder, Trockensubstanz zur topischen Anwendung (als Lösung), Augentropfen.

Beurteilung: Staphylokokken-Antibiotikum der Reserve zur kombinierten Anwendung bei schweren Staphylokokken-Infektionen (auch bei Penicillin-Allergie oder Methicillin-Resistenz). Massiver Abusus der topischen Formen hat offenbar zu zunehmender Resistenz geführt.

Literatur

Adenis JP, Maes-Castellarin S, Denis F, Mounier M. Étude du passage intra-oculaire de l'acide fusidique chez l'homme. Ophthalmologie 1994; 8: 231–4.

Brodersen R. Fusidic acid binding to serum albumin and interaction with binding of bilirubin. Acta Paediatr Scand 1985; 74: 874.

Brown NM, Reeves DS, McMullin CM. The pharmacokinetics and protein-binding of fusidic acid in patients with severe renal failure requiring either haemodialysis or continuous ambulatory peritoneal dialysis. J Antimicrob Chemother 1997; 39: 803–9.

Chang S et al. Oral fusisdic acid fails to eradicate methicillin-resistant Staphylococcus aureus colonisation and results in emergence of fusidic acid resistant strains. Diagn Microbiol Infect Dis 2000; 36: 131.

Drugeon HB, Caillon J, Juvin ME. In-vitro antibacterial activity of fusidic acid alone and in combination with other antibiotics against methicillin-sensitive and -resistant Staphylococcus aureus. J Antimicrob Chemother 1991; 34: 899–907.

Koning S, van Suijlekom-Smit LW, Nouwen JL, et al. Fusidic acid cream in the treatment of impetigo in general practice: double blind randomised placebo controlled trial. BMJ 2002; 324: 203–6.

Munkholm P, Hey H, Rasmussen SN, Johansen PB. Antibiotic activity in serum following single and repeated oral administration of sodium fusidate in volunteers. Eur J Drug Metab Pharmacokinet 1994; 19: 337–41.

Peter JD, Jehl F, Pottecher T, et al. Pharmacokinetics of intravenous fusidic acid in patients with cholestasis. Antimicrob Ag Chemother 1993; 37: 501.

Tveten Y, Jenkins A, Kristiansen BE. A fusidic acid-resistant clone of Staphylococcus aureus associated with impetigo bullosa is spreading in Norway. J Antimicrob Chemother 2002; 50: 873–6.

Vaillant L, Machet L, Taburet AM, Sorensen H, Lorette G. Levels of fusidic acid in skin blister fluid and serum after repeated administration of two dosages (250 and 500 mg). Br J Dermatol 1992; 126: 591–5.

1.9   Glykopeptid-Antibiotika

Es handelt sich um eine Gruppe großmolekularer Glykopeptide mit ausschließlicher Wirkung auf grampositive Erreger. Die Substanzen haben durch die starke Zunahme von Hospitalinfektionen durch Methicillin-resistente Staphylokokken sowie von Fremdkörperinfektionen durch Staphylococcus epidermidis größere Bedeutung erlangt. Die Pioniersubstanz ist Vancomycin, die Alternative ist Teicoplanin; neuere Derivate sind in der Entwicklung.

Vancomycin

Handelsnamen: Vancomycin CP Lilly u. a.

Eigenschaften: Großmolekulares Glykopeptid. Die Herstellung erfordert aufwändige Reinigungsverfahren. Als Hydrochlorid gut wasserlöslich und stabil.

Wirkungsweise: Vancomycin hemmt den Aufbau der Bakterienzellwand und wirkt bakterizid.

Wirkungsspektrum: Staphylokokken (auch Methicillin-resistente Staphylococcus-aureus- und Staphylococcus-epidermidis-Stämme), Streptokokken (einschließlich Enterokokken und Penicillin-G-resistente Pneumokokken), Clostridium difficile, Diphtheriebakterien und grampositive Anaerobier (z. B. Propionibakterien) haben eine gute bis mittlere Empfindlichkeit, während gramnegative Keime völlig resistent sind.

Resistenz: Keine Resistenzentwicklung unter der Therapie. Vorkommen resistenter Staphylokokken (Koagulase-negativ) selten, von resistenten Enterokokken (besonders Enterococcus faecium) und Viridans-Streptokokken häufiger. In Japan und den USA sind 1997 zum ersten Mal bei Patienten Staphylococcus-aureus-Stämme gefunden worden, die eine intermediäre Resistenz (verminderte Sensibilität) gegen Vancomycin hatten. Sie werden als VISA bezeichnet (= **V**ancomycin **I**ntermediate **S**. **A**ureus). Weitgehende Kreuzresistenz mit Teicoplanin und anderen Glykopeptid-Antibiotika, aber keine Kreuzresistenz mit anderen Gruppen von Antibiotika. Bei Enterokokken ist von den drei Resistenz-Genen (Van A, Van B, Van C) Van A am häufigsten und bedingt gleichzeitige Resistenz gegen Vancomycin und Teicoplanin. Van-B-Stämme sind meist Vancomycin-resistent, aber Teicoplaninsensibel, Van-C-Stämme schwach Vancomycin-empfindlich und voll Teicoplanin-sensibel.

Pharmakokinetik:
▸ Fast keine Resorption nach oraler Gabe.
▸ Serumkonzentrationen nach i.v. Infusion von 1 g 30 mg/l bzw. 1 mg/l (1 h bzw. 24 h nach Infusionsende).
▸ Halbwertszeit 6 h. Bei mehrfachen Gaben Kumulation möglich.
▸ Plasmaeiweißbindung 55%.
▸ Bei Ausscheidungsstörung starker Anstieg auf toxische Serumkonzentrationen (bei wiederholter Gabe).
▸ Liquorgängigkeit gering, bei Meningitis Spiegel von 1–7 mg/l. In Pleura-, Perikard- und Gelenkflüssigkeit 50–100% der Serumwerte. Relativ gute Penetration in Lungen, Herz, Leber, Nieren, auch in Abszesseiter, nicht jedoch in die Knochen.
▸ Ausscheidung nach i.v. Gabe durch die Nieren zu 80–90%. Geringe Ausscheidung mit der Galle (Gallenkonzentrationen bis zu 50% der Serumwerte). Bei Hämo- und Peritonealdialyse werden nur kleine Mengen Vancomycin entfernt, bei Hämofiltration größere Mengen.

Nebenwirkungen: Gelegentlich Thrombophlebitis. Nicht selten Allergie mit Fieber, Urtikaria, Exanthem; auch anaphylaktischer Schock möglich. Ototoxizität bei höherer Dosierung und besonders bei Kumulation infolge Niereninsuffizienz, daher unbedingt Nierenfunktion vor Therapiebeginn kontrollieren! Selten ist eine reversible Neutropenie, evtl. auch Thrombozytopenie, die 1 Woche oder später nach Behandlungsbeginn und nach Überschreiten der Gesamtdosis von 25 g auftreten kann (Blutbild kontrollieren). Bei zu rascher Gabe kann vorübergehend durch Freisetzung von Mediatoren Hautrötung auftreten (»Redneck-Syndrom«), was häufig als Allergie fehlgedeutet wird. Bei rascher i.v. Injektion sind Blutdruckabfall und Herzstillstand möglich. Nierenversagen oder interstitielle Nephritis sind sehr selten (meist bei gleichzeitiger Gabe von Aminoglykosiden oder bei bereits bestehender Nierenfunktionseinschränkung).

Interaktionen: Vorsicht bei Kombination mit einem anderen potenziell ototoxischen und nephrotoxischen Medikament (z. B. Cisplatin)! Heparin kann in höheren Konzentrationen Vancomycin in der Infusionslösung inaktivieren.

Indikationen: Schwere Staphylokokken-Infektionen, wie Sepsis, Endokarditis, Osteomyelitis, die wegen Penicillin-Allergie oder Methicillin-Resistenz nicht mit penicillinasefesten Penicillinen oder Cefalosporinen behandelt werden können, sowie Pneumokokken-Meningitis (bei Penicillin-G-Resistenz in Kombination mit Rifampicin und Ceftriaxon) und Staphylokokken-Infektionen implantierter Fremdkörper (Prothesen, Venenkatheter, Liquor-Shunts usw.). Bei therapieresistenter Staphylokokken- oder Enterokokken-Endokarditis kann eine Behandlung mit Vancomycin erfolgreich sein (bei Staphylokokken-Infektion in Kombination mit Rifampicin, bei Enterokokken-Endokarditis in Kombination mit Gentamicin). Bei Verdacht auf septische Endokarditis sowie bei Endokarditis mit Kunstklappe ist eine ungezielte Behandlung gerechtfertigt. Vancomycin kann auch zur Therapie von Fremdkörperinfektionen durch hochresistente Korynebakterien (Corynebacterium jeikeium), Propionibakterien oder Staphylokokken indiziert sein (z. B. bei Peritonitis während kontinuierlicher ambulanter Peritonealdialyse). Bei Infektionen durch multiresistente Rhodococcus equi von AIDS-Patienten und Nierentransplantierten ist Vancomycin in Kombination mit Rifampicin wirksam. Vancomycin kann bei Penicillin- und Cefalosporin-Aller-

Antiinfektiva

gie zur Endokarditisprophylaxe (s. S. 445) verwendet werden, auch zur perioperativen Prophylaxe bei der Implantation von Herzklappenprothesen und dgl. Die orale Gabe ist indiziert bei pseudomembranöser Enterokolitis (durch Clostridium difficile), evtl. auch zur selektiven Darmdekontamination bei onkologischen Patienten (immer in Kombination).

Falsche Indikationen: Parenterale Gabe bei Enterokolitis. Gabe der nicht resorbierbaren Kapseln zur systemischen Therapie oder zur intestinalen Dekontamination. Prophylaxe bei Frühgeborenen.

Kontraindikationen: Akutes Nierenversagen sowie bereits bestehende Schwerhörigkeit.

Applikation: Da Vancomycin bei oraler Gabe kaum resorbiert wird, muss es durch i.v. Infusionen über mindestens 60 min zugeführt werden (Venenreizungen möglich). Eine i.v. Injektion ist nicht erlaubt (Wärmegefühl, Brechreiz, Parästhesien, erhöhte Gefahr einer Ototoxizität durch Konzentrationsspitzen). Die intramuskuläre Gabe ist sehr schmerzhaft und kann zu Nekrosen führen (Kontraindikation!). Oral als Kapseln bei Enterokolitis. Bei Vermischen von Vancomycin mit Ticarcillin oder Hydrokortison oder Heparin kann es zu sichtbaren Niederschlägen in der Infusionslösung kommen. Generell darf Vancomycin nicht mit anderen Pharmaka gemischt werden.

Dosierung: Erwachsene tgl. 2 g in 2–4 i.v. Kurzinfusionen (0,5 g in mindestens 200 ml 5%iger Glukose-Lösung über mindestens 60 min). Kinder tgl. 20–40 mg/kg, in der 1. Lebenswoche höchstens 20 mg/kg, in der 2.–4. Lebenswoche höchstens 30 mg/kg (in 2 bzw. 3 Einzelgaben). Therapiedauer in der Regel nicht über 14 Tage, bei Endokarditis bis zu 6 Wochen. Wenn bei Enterokokken-Endokarditis Vancomycin mit Gentamicin kombiniert werden muss, sind wegen der erhöhten Gefahr einer Ototoxizität regelmäßige Blutspiegel- und Audiometriekontrollen erforderlich. Vancomycin gibt man dabei 0,5 g alle 8 h, Gentamicin 1 mg/kg alle 8 h. Bei Ausscheidungsstörungen von Anfang an Dosisreduzierung, audiometrische Untersuchungen und Blutspiegelkontrollen von Vancomycin (Spitzenspiegel nicht über 40 mg/l, Talspiegel vor der nächsten Gabe zwischen 5 und 10 mg/l bei 12-stündlicher Gabe, zwischen 10 und 15 mg/l bei 6-stündlicher Gabe). Bei i.v. Dauerinfusion soll die Konzentration von 15 mg/l nicht überschritten werden. Die empfohlene Tagesdosis hängt von der Kreatinin-Clearance ab (Tab. 1.9-1). Wenn nur der Serumkreatininwert bekannt ist, lässt sich bei Männern die **Kreatinin-Clearance** wie folgt berechnen:

$$\frac{\text{Gewicht (kg)} \times (140 - \text{Lebensjahre})}{72 \times \text{Serumkreatininwert (mg/dl)}}$$

Tab. 1.9-1 Vancomycin-Dosierung bei Niereninsuffizienz von Erwachsenen.

Kreatinin-Clearance (ml/min)	100	90	80	70	60	50	40	30	20	10
Vancomycin-Tagesdosis (mg)	1545	1390	1235	1080	925	770	620	465	310	155

Bei Frauen wird der errechnete Wert mit 0,85 multipliziert. Danach sollte aber die Kreatinin-Clearance in üblicher Weise bestimmt werden, um einen genaueren Wert zu erhalten. Bei anurischen Patienten, die regelmäßig mit Hämodialyse behandelt werden, ergibt die i.v. Gabe von 1 g Vancomycin alle 1–2 Wochen ausreichende Blutspiegel.

Bei **Peritonitis** durch grampositive Bakterien während kontinuierlicher ambulanter Peritonealdialyse (CAPD) gibt man entweder 1-mal wöchentlich Vancomycin intraperitoneal, und zwar 30 mg/kg in 2 l Dialysat über 6 h, oder kontinuierlich intraperitoneal 25 mg/l Dialysat.

Bei oraler Gabe genügen 4-mal tgl. 0,125 g, bei Kindern 4-mal tgl. 5 mg/kg (als Lösung oder Kapseln), um ausreichende Darmspiegel bei Clostridium-difficile-Infektionen zu erreichen. Wenn dabei ein Ileus besteht, werden 0,5 g Vancomycin alle 6 h durch eine nasogastrale Sonde oder als Vancomycin-Lösung (0,2–0,5 g/l) durch einen bei Koloskopie installierten Katheter zugeführt.

Handelsformen: Ampullen à 0,5 g und 1 g. Zur Therapie der Enterokolitis sind in Deutschland nur Kapseln à 0,25 g im Handel, in Österreich und der Schweiz auch Kapseln à 0,125 g.

Beurteilung: Gut wirksames Staphylokokken-Antibiotikum (besonders bei Methicillin-Resistenz). Verwendung zur oralen Therapie der pseudomembranösen Enterokolitis. Reserveantibiotikum gegen Enterokokken.

Literatur

Bailie GR, Yu R, Morton R, Waldek S. Vancomycin, red neck syndrome, and fits. Lancet 1995; II: 279.

Boyce JM, Opal SM, Chow JW, et al. Outbreak of multidrug-resistant Enterococcus faecium with transferable vanB class vancomycin resistance. J Clin Microbiol 1994; 32:1148–53.

Centers for Disease Control (CDC): Staphylococcus aureus with reduced susceptibility to vancomycin – United States, 1997. MMWR 1997; 46: 765–6 and 813–5.

Craft AP, Finer NN, Barrington KJ. Vancomycin for prophylaxis against sepsis in preterm neonates (Cochrane Review). In: The Cochrane Library, Issue 1, 2003. Oxford: Update Software.

Centers for Disease Control (CDC): Reduced susceptibility of Staphylococcus aureus to vancomycin – Japan 1996. MMWR 1997; 46: 624–6.

Dean RP, Wagner DJ, Tolpin MD. Vancomycin/aminoglycoside nephrotoxicity. J Pediatr 1985; 106: 861.

Frieden TR, Munsiff SS, Low DE, et al. Emergence of vancomycin-resistant enterococci in New York City. Lancet 1993; 342: 76.

Goldstein FW, Coutrot A, Sieffer A, Acar JF. Percentages and distributions of teicoplanin- and vancomycin-resistant strains among coagulase-negative staphylococci. Antimicrob Ag Chemother 1990; 34: 899–900.

Hiramatsu K, Hanaki H, Ino T, Yabuta K. Methicillin resistant Staphylococcus aureus clinical strain with reduced vancomycin susceptibility. J Antimicrob Chemother 1997; 40: 135–6.

Hirsch BE, Amodio M, Einzig AL, Halevy R, Soeiro R. Instillation of vancomycin into a cerebrospinal fluid reservoir to clear infection: pharmacokinetic considerations. J Inf Dis 1991; 163: 197–200.

Lishner M, Scheinbaum R, Messner HA. Intrathecal vancomycin in the treatment of Ommaya reservoir infection by Staphylococcus epidermidis. Scand J Inf Dis 1991; 23: 101–4.

Matzke GR, McGory RW, Halstenson CE, Keane WF. Pharmacokinetics of vancomycin in patients with various degrees of renal function. Antimicrob Ag Chemother 1984; 25: 433.

Mayhew JF, Deutsch S. Cardiac arrest following administration of vancomycin. Can Anaesth Soc J 1985; 32: 65.

Montecalvo MA, Horowitz H, Gedris C, et al. Outbreak of vancomycin-, ampicillin-, and aminoglycoside-resistant Enterococcus faecium bacteremia in an adult oncology unit. Antimicrob Ag Chemother 1994; 38: 1363.

Pfausler B, Haring HP, Kampfl A, et al. Cerebrospinal fluid (CSF) pharmacokinetics of intraventricular vancomycin in patients with staphylococcal ventriculitis associated with external CSF drainage. Clin Infect Dis 1997; 25: 733–5.

Poduval RD, Kamath RP, Corpuz M, et al. Intraabdominal vancomycin-resistant enterococcus infections: the new threat. J Clin Gastroenterol 2001; 32: 333–5.

Pollard TA, Lampasona V, Akkerman S, et al. Vancomycin redistribution: dosing recommendations following high-flux hemodialysis. Kidney Internat 1994; 45: 232.

Quale JM, O'Halloran JJ, De Vincenzo N, et al. Removal of vancomycin by high-flux hemodialysis membranes. Antimicrob Ag Chemother 1992; 36: 1424–6.

Rybak MJ, Albrecht LM, Boike SC, Chandrasekar PH. Nephrotoxicity of vancomycin, alone and with an aminoglycoside. J Antimicrob Chemother 1990; 25: 679.

Santré C, Leroy O, Simon M, et al. Pharmacokinetics of vancomycin during hemodialfiltration. Intensive Care Med 1993; 19: 347.

Sieradzki K, Tomasz A. Inhibition of cell wall turnover and autolysis in a highly vancomycin-resistant mutant of Staphylococcus aureus. J Bacteriol 1997; 179: 2557–66.

Teicoplanin

Handelsname: Targocid.

Eigenschaften: Teicoplanin ist mit Vancomycin eng verwandt und stellt eine Mischung aus 6 hochmolekularen Glykopeptiden dar. Der Einbau von langen Fettsäureketten verleiht dem Teicoplanin eine besondere Lipophilie.

Wirkungsweise: Bakterizid (Hemmung der bakteriellen Zellwandsynthese).

Wirkungsspektrum: Identisch mit dem von Vancomycin. Stärkere In-vitro-Aktivität bei Streptokokken (auch Pneumokokken), nicht aber bei Staphylococcus aureus und Staphylococcus epidermidis. Teicoplanin wirkt auf sämtliche aerobe grampositive Bakterien (auch Methicillin-resistente Staphylokokken, Enterokokken, Corynebacterium jeikeium und Listerien), nicht aber auf gramnegative Bakterien. Die In-vitro-Aktivität gegen Clostridium difficile ist 10-mal stärker als die von Vancomycin. Mit Rifampicin wirkt Teicoplanin synergistisch auf Staphylococcus epidermidis, mit Gentamicin synergistisch auf Enterokokken und Streptococcus viridans. Es gibt erste resistente Staphylokokken-Stämme.

Resistenz: Bei Staphylokokken (auch Staphylococcus aureus) sind vereinzelt, bei Enterokokken (besonders E. faecium) häufiger resistente Stämme gefunden worden. Dabei besteht eine inkomplette Kreuzresistenz mit Vancomycin (s. S. 200). So können Staphylococcus-epidermidis- und Staphylococcus-haemolyticus-Stämme gegen Teicoplanin resistent, aber gegen Vancomycin sensibel sein.

Pharmakokinetik:
▸ Nach i.v. Injektion von 0,2 und 0,4 g betragen die mittleren Serumspiegel 14 bzw. 32 mg/l (nach 1 h) und 2,1 bzw. 5,4 mg/l (nach 24 h).
▸ Halbwertszeit 3,6 h (in den ersten 12 h) mit einer längeren Abklingphase. Bei wiederholten i.v. Gaben liegen die Serumspiegel fast doppelt so hoch wie nach Einzelgabe, und die Halbwertszeit ist 2–4fach verlängert.

▸ Plasmaeiweißbindung 90%.
▸ Gute Gewebediffusion. Die Konzentrationen in Hautblasenflüssigkeit sind 80% der gleichzeitigen Serumspiegel. Kein Übergang in den Liquor.
▸ Ausscheidung unverändert durch die Nieren zu etwa 50% (in 4 Tagen). Teicoplanin ist nicht dialysierbar.

Nebenwirkungen: Teicoplanin wird im Allgemeinen gut vertragen. In 4–5% treten meist leichte Nebenwirkungen auf. Relativ häufig sind allergieähnliche Erscheinungen (Juckreiz, Urtikaria, Exanthem) oder Schmerzen an der Injektionsstelle, selten Tremor. Selten sind Hörverlust, Tinnitus und Gleichgewichtsstörungen sowie Schwindel. Keine ausgeprägte Mediatorfreisetzung (wie bei Vancomycin).

Interaktionen: Die Kombination mit potenziell ototoxischen Medikamenten (z. B. Aminoglykosiden) kann die Ototoxizität verstärken.

Indikationen: Schwere Staphylokokken- oder Enterokokken-Infektionen (z. B. bei Fremdkörperinfektionen oder Endokarditis mit Erregernachweis), vor allem bei Unwirksamkeit oder Unverträglichkeit von Cefalosporinen (am besten in Kombination mit Rifampicin). Enterokolitis.

Kontraindikationen: Akutes Nierenversagen und bereits bestehende Schwerhörigkeit. Dosisreduzierung bei Niereninsuffizienz. Ausreichende Erfahrungen über die Anwendung in der Schwangerschaft liegen nicht vor.

Applikation und Dosierung: Langsame i.v. Injektion oder i.m. Injektion der Initialdosis von 2-mal 400 mg (im Abstand von 12 h), dann Weiterbehandlung mit 1-mal 400 mg alle 24 h; bei ambulanter Nachbehandlung ggf. auch alle 48 h. Bei Kindern gibt man initial 2-mal 1 0 mg/kg (im Abstand von 12 h) und behandelt weiter mit 1-mal 6–10 mg/kg alle 24 h. Neugeborene erhalten 8 mg/kg (1-mal tgl.). Bei einer Kreatinin-Clearance von 40–60 ml/min Tagesdosis halbieren. Bei längerer Behandlung (>3 Wochen) sind regelmäßig die Nieren-, Leber- und Hörfunktion zu kontrollieren.

Handelsformen: Ampullen à 0,1 g, 0,2 g und 0,4 g.

Beurteilung: Weiterentwicklung des Vancomycins (teilweise stärkere Aktivität, größeres Dosierungsintervall, bessere Verträglichkeit).

Literatur

Brogden R, et al. Teicoplanin: A reappraisal of its antimicrobial activity, pharmacokinetic properties and therapeutic efficacy. Drugs 1994; 47: 823–54.

Durand-Gasselin B, Lortholary O, Tod M. Efficacy of teicoplanin in Staphylococcus aureus catheter-related tricuspid endocarditis during severe neutropenia. Ann Med Interne Paris 1997; 148: 502–3.

Elsaghier AA, Aucken HM, Hamilton-Miller JM, et al. Resistance to teicoplanin developing during treatment of methicillin-resistant Staphylococcus aureus infection. J Antimicrob Chemother 2002; 49: 423.

Fanos V, Kacet N, Mosconi G. A review of teicoplanin in the treatment of serious neonatal infections. Eur J Pediatr 1997; 156: 423–7.

Antiinfektiva

Frank UK, Schmidt-Eisenlohr E, Mlangeni D. Penetration of teicoplanin into heart valves and subcutaneous and muscle tissues of patients undergoing open-heart surgery. Antimicrob Ag Chemother 1997; 41: 2559–61.

Harding I, Sörgel F. Comparative pharmacokinetics of teicoplanin and vancomycin. J Chemother 2000; 12 (Suppl 5): 15–20.

Klugman KP. Activity of teicoplanin and vancomycin against penicillin-resistant pneumococci. Eur J Clin Microbiol Infect Dis 1994; 13: 1.

de Lalla F, Nicolin R, Rinaldi E, et al. Prospective study of oral teicoplanin versus oral vancomycin for therapy of pseudomembranous colitis and Clostridium difficile-associated diarrhea. Antimicrob Ag Chemother 1992; 36: 2192.

Lazzarini L, Tramarin A, Bragagnolo L, et al. Three-times weekly teicoplanin in the outpatient treatment of acute methicillin-resistant staphylococcal osteomyelitis: a pilot study. J Chemother 2002; 14: 71–5.

Maher ER, Hollman A, Gruneberg RN. Teicoplanin-induced ototoxicity in Down's syndrome. Lancet 1986; 1: 613.

Mainardi JL, Shlaes DM, Goering RV, et al. Decreased teicoplanin susceptibility of methicillin-resistant strains of Staphylococcus aureus. J Infect Dis 1995; 171: 1646.

Manquat G, Croize J, Stahl JP, et al. Failure of teicoplanin treatment associated with an increase in MIC during therapy of Staphylococcus aureus septicaemia. J Antimicrob Chemother 1992; 29: 73.

Martin C, Bourget P, Alaya M. Teicoplanin in cardiac surgery: intraoperative pharmacokinetics and concentrations in cardiac and mediastinal tissues. Antimicrob Ag Chemother 1997; 41: 1150–5.

Miglioli PA, Merlo F, Fabbri A, Padrini R. Teicoplanin concentrations in serum, pericardium, pericardial fluid and thoracic wall fat in patients undergoing cardiopulmonary bypass surgery. J Antimicrob Chemother 1997; 39: 229–33.

Moore EP, Speller DCE. In-vitro teicoplanin-resistance in coagulase-negative staphylococci from patients with endocarditis and from a cardiac surgery unit. J Antimicrob Chemother 1988; 21: 417.

Papaioannou MG, Marinaki S, Pappas M, et al. Pharmacokinetics of teicoplanin in patients undergoing chronic haemodialysis. Int J Antimicrob Agents 2002; 19: 233–6.

Reed MD, Yamashita TS, Myers CM. The pharmacokinetics of teicoplanin in infants and children. J Antimicrob Chemother 1997; 39: 789–96.

Shlaes DM, Shlaes JH, Vincent S, et al. Teicoplanin-resistant Staphylococcus aureus expresses a novel membrane protein and increases expression of penicillin-binding protein 2 complex. Antimicrob Ag Chemother 1993; 37: 2432.

Sieradzki K, Villari P, Tomasz A. Decreased susceptibilities to teicoplanin and vancomycin among coagulase-negative methicillin-resistant clinical isolates of staphylococci. Antimicrob Ag Chemother 1998; 42: 100–7.

Simon C, Simon M. Antibacterial activity of teicoplanin and vancomycin in combination with rifampicin, fusidic acid or fosfomycin against staphylococci on vein catheters. Scand J Infect Dis 1990; 72 (Suppl): 14–9.

Weinbren M, Struthers K. Emergence of Staphylococcus aureus (MRSA) with reduced susceptibility to teicoplanin during therapy. J Antimicrob Chemother 2002; 50: 306–7.

Wilson AP. Clinical pharmacokinetics of teicoplanin. Clin Pharmacokinet 2000; 39: 167–83.

Neue Glykopeptide

Unter den Vancomycin-Analoga hat das von der Fa. Lilly entwickelte Derivat **Oritavancin** (LY 333328), das halbsynthetisch gewonnen wird, die stärkste Aktivität. Die natürlich vorkommende Muttersubstanz LY 264826 unterscheidet sich vom Vancomycin dadurch, dass der Vancosamin-Zucker durch 4 Epivancosamine ersetzt und ein zusätzliches Epivancosamin in das Molekül eingebaut wurde. Beim LY 333328 führt die Einführung einer Alkylgruppe zur Verlängerung der Halbwertszeit und weitere Modifikationen der Struktur zu erheblicher Verstärkung der antibakteriellen Aktivität und Erweiterung des Spektrums auf Vancomycin-resistente Enterokokken, Staphylokokken und Pneumokokken. Im Vergleich zu Vancomycin ist LY 333328 in vitro gegen Vancomycin-resistente Enterokokken (E. faecalis, E. faecium) 50–100fach stärker wirksam als Vancomycin gegen Vancomycin-sensible Enterokokken. Gegen Methicillin-resistente Staphylokokken wirkt es 10fach stärker als Vancomycin, gegen Penicillin-G-resistente Pneumokokken 100fach stärker. Die klinischen Prüfungen sind noch nicht abgeschlossen.

Das Teicoplanin-Derivat BI 397 (Dalbavancin) ist ein Amid-Derivat des Teicoplanin-ähnlichen natürlichen Glykopeptids A 40926. Es fehlt der Zucker an der Aminosäure 6, wodurch die Aktivität gegen Staphylokokken, Pneumokokken und Enterokokken erheblich verstärkt wird. Allerdings wirkt Dalbavancin gegen Teicoplanin-resistente Enterococcus-faecium-(Van-A-)Stämme schwächer als gegen E.-faecium-(Van-B-)Stämme und E.-faecalis-Stämme.

Literatur

Allen NE, Hobbs JN, Nicas TI. Inhibition of peptidoglycan biosynthesis in vancomycin-susceptible and -resistant bacteria by a semisynthetic glycopeptide antibiotic. Antimicrob Ag Chemother 1996; 40: 2356–62.

Al-Nawas B, Swantes J, Shah PM. In vitro activity of LY333328, a new glycopeptide, against extracellular and intracellular vancomycin-resistant enterococci. Infection 2000; 28: 214.

Candiani G, Abbondi M, Borgonovi M, et al. In-vitro and in-vivo antibacterial activity of BI 397, a new semi-synthetic glycopeptide antibiotic. J Antimicrob Chemother 1999; 44: 179–92.

Cooper RDG, Snyder NJ, Zweifel MJ. Reductive alkylation of glycopeptide antibiotics: synthesis and antibacterial activity. J Antibiotics 1996; 49: 575–81.

Fasola E, Spangler SK, Ednie LM, et al. Comparative activities of LY 333328, a new glycopeptide, against penicillin-susceptible and -resistant pneumococci. Antimicrob Ag Chemother 1996; 40: 2661–3.

Harland S, Tebbs SE, Elliott TS. Evaluation of the in-vitro activity of the glycopeptide antibiotic LY333328 in comparison with vancomycin and teicoplanin. J Antimicrob Chemother 1998; 41: 273–6.

Jones RN, Barrett MS, Erwin ME. In vitro activity and spectrum of LY333328, a novel glycopeptide derivative. Antimicrob Ag Chemother 1996; 41: 488–93.

Jones RN, Biedenbach DJ, Johnson DM, et al. In vitro evaluation of BI 397, a novel glycopeptide antimicrobial agent. J Chemother 2001; 13: 244–54.

Mercier R-C, Houlihan HH, Rybak MJ. Pharmacodynamic evaluation of a new glycopeptide, LY333328, and in vitro activity against Staphylococcus aureus and Enterococcus faecium. Antimicrob Ag Chemother 1997; 41: 1307–12.

Nicas TI, Muilen DL, Flokowitsch JE, et al. Semisynthetic glycopeptide antibiotics derived from LY 264826 active against vancomycin-resistant enterococci. Antimicrob Ag Chemother 1996; 40: 2194–9.

Rodriguez MJ, Snyder NJ, Zweifel MJ. Novel glycopeptide antibiotics: N-alkylated derivatives active against vancomycin-resistant enterococci. J Antibiotics 1998; 51: 560–9.

Schwalbe RS, McIntosh AC, Qaiyumi S, et al. In vitro activity of LY333328, an investigational glycopeptide antibiotic, against enterococci and staphylococci. Antimicrob Ag Chemother 1996; 40: 2416–9.

Steiert M, Schmitz FJ. Dalbavancin. Curr Opin Investig Drugs 2002; 3: 229–33.

Zeckel ML, Preston DA, Allen BS. In vitro activities of LY333328 and comparative agents against nosocomial gram-positive pathogens collected in a 1997 global surveillance study. Antimicrob Ag Chemother 2000; 44: 1370.

Antiinfektiva

207

Daptomycin

Daptomycin (Cubicin) ist ein ürsprünglich von der Fa. Lilly entwickeltes, später aber von der Fa Cubist weiter verfolgtes Lipopeptid-Antibiotikum, das durch Fermentation von Streptomyces roseosporus gewonnen wird. Es hat einen andersartigen Wirkungsmechanismus als übliche Antibiotika. Es wurde im Herbst 2003 in den USA zugelasssen. Es wirkt in einem frühen Stadium der Zellwandsynthese stark bakterizid (in Gegenwart von Kalziumionen). Die Wirkung ist beschränkt auf grampositive Bakterien (einschließlich Methicillin-resistente Staphylokokken und Vancomycin-resistente Enterokokken). Größere erfolgreiche klinische Studien wurden bei ca. 1400 Patienten mit unterschiedlichen Haut- und Gewebsinfektionen durch grampositive Erreger durchgeführt.

Nebenwirkungen: Die meisten unerwünschten Wirkungen sind leicht bis mittelschwer. Am häufigsten treten gastrointestinale Störungen, Schmerzen an der Injektionsstelle, Fieber, Kopfschmerz, Schlaflosigkeit und Exantheme auf. Problematisch erscheint die Toxizität auf die Skelettmuskulatur. So finden sich relativ häufig Anstiege von Muskelenzymen (Creatinphosphokinase = CPK), oft auch ohne klinische Symptome. Die Patienten sollten auf das Auftreten von Muskelschmerzen oder Muskelschwäche genau überwacht werden. Regelmäßige, wöchentliche Kontrollen der CPK sind notwendig. Keine Kombination mit anderen Medikamenten, die zu Rhabdomyolyse führen können (z. B. Statine).

Indikationen: Daptomycin wurde zuerst zugelassen für die Behandlung von komplizierten Haut- und Gewebsinfektionen durch empfindliche Stämme von Staphylococcus aureus (unter Einschluss von MRSA), diversen Streptokokken und Enterococcus faecalis (nur Vancomycin-sensible Stämme). Daptomycin ist nicht zugelassen für die Behandlung von Pneumonien.

Dosierung: 4 mg/kg Tag einmalig langsam i.v.

Beurteilung: Reservetherapeutikum für Infektionen durch hochresistente grampositive Bakterien, besonders MRSA. Es könnte auch als Lokaltherapeutikum eine Bedeutung erlangen.

Literatur

Fuchs PC, Barry AL, Brown SD. In vitro bactericidal activity of daptomycin against staphylococci. J Antimicrob Chemother 2002; 49: 467–70.

King A, Phillips I. The in vitro activity of daptomycin against 514 Gram-positive aerobic clinical isolates. J Antimicrob Chemother 2001; 48: 219–23.

NN. Daptomycin. Cidecin, Dapcin, LY 146032. Drugs R D 2002; 3: 33–9.

Petersen PJ, Bradford PA, Weiss WJ, et al. In vitro and in vivo activities of tigecycline (GAR-936), daptomycin, and comparative antimicrobial agents against glycopeptide-intermediate Staphylococcus aureus and other resistant gram-positive pathogens. Antimicrob Ag Chemother 2002; 46: 2595–601.

Tally FP, De Bruin MF. Development of daptomycin for gram-positive infections. J Antimicrob Chemother 2000; 46: 523–6.

Wise R, Gee T, Andrews JM, et al. Pharmacokinetics and inflammatory fluid penetration of intravenous daptomycin in volunteers. Antimicrob Agents Chemother 2002; 46: 31–3.

Antiinfektiva

1.10 Streptogramine

Die Streptogramine sind eine Gruppe von zyklischen Peptid-Antibiotika, welche wie die Makrolide und Lincosamide die bakterielle Proteinsynthese hemmen. Sie werden auch als MLS-Gruppe (Makrolid-Lincosamid-Streptogramin-Gruppe) bezeichnet. Die Streptogramine der Gruppe A sind mehrfach ungesättigte Makrolaktone, die Streptogramine der Gruppe B zyklische Hexadepsipeptide. Beide Gruppen enthalten verschiedene Pristinamycine. Das natürlich vorkommende Pristinamycin wurde aus einer Streptomyces-Art isoliert und – da es wasserunlöslich war – als orales Staphylokokken-Antibiotikum (unter dem Namen Pyostacine) vor längerer Zeit in Frankreich in den Handel gebracht. Es besteht aus zwei Hauptkomponenten (Pristinamycin I_A und I_B), welche synergistisch wirken.

Die später entwickelten Derivate Quinupristin und Dalfopristin sind wasserlöslich und daher parenteral anwendbar. Sie sind in dem Kombinationspräparat Synercid enthalten und wirken gegen empfindliche Keime synergistisch (auch bei Erythromycin-Resistenz). Die Kombination zeichnet sich durch eine unterschiedlich schnelle Bakterizidie aus und verhindert in der Regel eine sekundäre Resistenzentwicklung der Bakterien. Sie besitzt eine starke Aktivität gegen Staphylokokken, Streptokokken und Pneumokokken.

Quinupristin/Dalfopristin

Handelsname: Synercid (Rhône-Poulenc Rorer).

Eigenschaften: Das parenteral anwendbare Präparat ist die Kombination von einem Streptogramin der Gruppe B mit einem Streptogramin der Gruppe A. Es besteht zu 30 % aus Quinupristin (Derivat des Pristinamycins I_A) und zu 70 % aus Dalfopristin (Derivat des Pristinamycins II_A). Quinupristin (Q) und Dalfopristin (D) sind allein nur schwach antibakteriell wirksam, wirken aber gemeinsam stark synergistisch.

Wirkungsspektrum: Das Wirkungsspektrum umfasst fast alle grampositiven Kokken einschließlich Methicillin-resistente Staphylokokken, Vancomycin-resistente Enterokokken (Enterococcus faecium) und Penicillin-G-resistente Pneumokokken. Die In-vitro-Aktivität gegen Enterococcus faecalis ist erheblich schwächer als die gegen Enterococcus faecium. Außerdem ist Q/D wirksam gegen Moraxella catarrhalis, Legionellen, Mycoplasma pneumoniae und Chlamydien sowie gegen Anaerobier, wie Prevotella, Fusobakterien, Peptostreptokokken und die meisten Clostridien, während Bacteroides fragilis resistent ist. Die Kombination von Q/D mit Vancomycin wirkt gegen Staphylokokken synergistisch.

Resistenz: Primär resistente Staphylokokken- und Pneumokokken-Stämme sind selten. Der größte Teil der Haemophilus-influenzae- und Enterococcus-faecalis-Stämme ist resistent. Es besteht keine Kreuzresistenz zwischen Streptograminen und Antibiotika anderer Klassen. Eine Resistenzentwicklung während der Therapie ist bei Enterococcus-faecium-Infektionen möglich. Die In-vitro-Resistenztestung der Kombination ist schwierig.

Pharmakokinetik:
▸ Nach i.v. Infusion von 5 mg/kg, 10 mg/kg und 15 mg/kg (über 1 h) sind die mittleren Quinupristin-Serumspiegel bei Infusionsende 1,2 bzw. 2,3 bzw. 3,5 mg/l, die mittleren Dalfo-

Antiinfektiva

pristin-Serumspiegel 4,5 bzw. 6,3 bzw. 8,1 mg/l.
▷ Halbwertszeit von Q 0,9–1 h, von D 0,5 h.
▷ Plasmaeiweißbindung von Quinupristin 82%, von Dalfopristin 48% (nicht metabolisierter Anteil bei Infusionsende).
▷ Urin-Recovery von Q <5%, von D <2%. Überwiegend extrarenale Elimination. Nicht liquorgängig. Gute Penetration in Makrophagen und entzündete Herzklappen. Q und D werden in der Leber z.T. metabolisiert (Q zu konjungiertem Q-Glutathion und Q-Cystein, Dalfopristin zu Pristinamycin II_A). Bei stärkerer Leberfunktionsstörung sind die Serumspiegel erhöht und die Halbwertszeit verlängert (Dosisreduzierung erforderlich). Bei Niereninsuffizienz ist eine normale Dosierung möglich.

Nebenwirkungen: Venenwandreizungen sind sehr häufig und konzentrationsabhängig, jedoch bei zentralen Venenkathetern selten. Wegen dieser Nebenwirkung wird eine stärkere Verdünnung der Einzeldosis mit wenigstens 250 ml 5%iger Glucose-Lösung empfohlen. Andere Nebenwirkungen sind Juckreiz, Brennen, Erythem im Gesicht, im Nacken und am Oberkörper sowie Übelkeit und Erbrechen. Seltener sind reversible Arthralgien und Myalgien. Häufig steigen direktes Bilirubin, Transaminasen und die alkalische Phosphatase im Blut vorübergehend an.

Interaktionen: Da Quinupristin/Dalfopristin in der Leber durch das Isoenzym CYP 3A4 teilweise metabolisiert werden, sind viele Wechselwirkungen möglich (mit Kalziumantagonisten, Terfenadin, Astemizol, Cyclophosphamid, antiretroviralen Virustatika, einigen Benzodiazepinen und Cholesterinsynthesehemmern).

Indikationen: Nachgewiesene Infektionen durch multiresistente Staphylokokken, Enterokokken und Pneumokokken (bei Sepsis, Endokarditis, Peritonitis usw.). Bei Staphylokokken- und E.-faecium-Infektionen ist u. U. eine Kombination mit Vancomycin bzw. Gentamicin sinnvoll.

Kontraindikationen: Gravidität. Schwere Leberinsuffizienz. Gleichzeitige Gabe von Medikamenten, welche die QT-Zeit im EKG verlängern.

Applikation und Dosierung: Als i.v. Infusion über 60 min 3-mal tgl. 5 mg/kg oder 2-mal tgl. 7,5 mg/kg (in ausreichender Verdünnung). Bei Kindern liegen noch keine Erfahrungen vor. Die Substanz ist schwer erhältlich und muss ggf. aus dem Ausland importiert werden.

Beurteilung: Reserveantibiotikum für hochresistente grampositive Erreger. Alternative bei schweren Infektionen durch Vancomycin-resistente E. faecium. Die klinischen Erfahrungen bei anderen Infektionen (MRSA) sind noch gering.

Literatur

Alcaide F, Carratala J, Linares J. In vitro activities of eight macrolide antibiotics and RP 59500 (Quinupristin-Dalfopristin) against viridans group streptococci isolated from blood of neutropenic cancer patients. Antimicrob Ag Chemother 1996; 40: 2117–20.

Barakett V, Lesage D, Delisle F. Killing kinetics of RP 59500 and pristinamycin against penicillin-resistant pneumococci. Pathol Biol 1997; 45: 438–40.

Bergeron M, Montay G. The pharmacokinetics of quinupristin/dalfopristin in laboratory animals and in humans. J Antimicrob Chemother 1997; 39 (SupplA): 129–38.

Bernard E, Bensoussan M, Bensoussan F, et al. Pharmacokinetics and suction blister fluid penetration of a semi-synthetic injectable streptogramin RP 59500 (RP 57669/RP 54476). Eur J Clin Microbiol Infect Dis 1994; 13: 768–71.

Bonilla HF, Perri MB, Kauffman CA. Comparative in vitro activity of quinupristin/dalfopristin against multidrug resistant Enterococcus faecium. Diagn Microbiol Infect Dis 1996; 25: 127–31.

Bryson HM, Spencer CM. Quinupristin-Dalfopristin. Drugs 1996; 52: 406–15.

Chow JW, Davidson A, Sanford III E. Superinfection with Enterococcus faecalis during quinupristin/dalfopristin therapy. Clin Infect Dis 1997; 24: 91–2.

Etienne SD, Montay G, Le Liboux A, Frydman A, Garaud JJ. A phase I, double-blind, placebo-controlled study of the tolerance and pharmacokinetic behaviour of RP 59500. J Antimicrob Chemother 1992; 30 (Suppl. A): 123–31.

Evans PA, Norden CW, Rhoads S., et al. In vitro susceptibilities of clinical isolates of vancomycin-resistant enterococci. Antimicrob Ag Chemother 1997; 41: 1406.

Garcia R, Raad I. In vitro study of the potential role of quinupristin/dalfopristin in the treatment of catheter-related staphylococcal infections. Eur J Clin Microbiol Infect Dis 1996; 15: 933–6.

Herrera-Insua I, Jacques-Palaz K, Murray BE. Intracellular activities of RP 59500 (quinupristin-dalfopristin) and sparfloxacin against Enterococcus faecium. Antimicrob Ag Chemother 1996; 40: 886–90.

Lynn WA, Clutterbuck E, Want S, et al. Treatment of CAPD peritonitis due to glycopeptide-resistant Enterococcus faecium with quinopristin/dalfopristin. Lancet 1994; 344: 1025–6.

Sahgal VS, Urban C, Mariano N, et al. Quinupristin/dalfopristin (RP 59500) therapy for vancomycin-resistant Enterococcus faecium aortic graft infection: case report. Microb Drug Res 1995; 1: 245–7.

Shonekan D, Handwerger S, Mildvan D. Comparative in-vitro activities of RP 59500 (quinupristin/dalfopristin), CL 329, 998, CL 331, 002, trovafloxacin, clinafloxacin, teicoplanin and vancomycin against Gram-positive bacteria. J Antimicrob Chemother 1997; 39: 405–9.

Torralba MD, Frey SE, Lagging LM. Treatment of methicillin-resistant Staphylococcus aureus infection with quinupristin/dalfopristin. Clin Infect Dis 1995; 21: 460–1.

1.11 Oxazolidinone

Oxazolidinone sind eine neue Klasse von synthetischen antibakteriellen Therapeutika, welche die bakterielle Proteinsynthese hemmen und sowohl oral als auch parenteral anwendbar sind. Sie haben keine Verwandschaft mit herkömmlichen Antiinfektiva. Sie wirken fast ausschließlich gegen grampositive Bakterien sowie gegen Mykobakterien. Neben der ersten Pioniersubstanz Linezolid sind eine Reihe von neuen Derivaten dieser Gruppe (z. B. Eperezolid) bei mehreren Firmen in Entwicklung.

Linezolid

Handelsname: Zyvoxid, international Zyvox.

Eigenschaften: Von Fa. Pharmacia/Upjohn wurde das Derivat Linezolid (früher U 100766) als erstes Derivat aus einer Reihe von Substanzen für die klinische Anwendung ausgewählt und als Handelspräparat entwickelt (Strukturformel s. Abb. 1.11-1).

Wirkungsspektrum: Linezolid hemmt die bakterielle Proteinsynthese am Ribosom. Es wirkt bakteriostatisch. Von besonderem Interesse ist die Aktivität gegen Methicillin-resis-

Antiinfektiva

tente Staphylokokken (MRSA, MRSE: MHK 1–2–4 mg/l), gegen Vancomycin-resistente Enterokokken (VRE: MHK 1–4 mg/l) und gegen Penicillin-G-resistente Pneumokokken (MHK 0,5–2 gm/l). Linezolid wirkt außerdem gegen Corynebacterium jeikeium, Clostridien, Nocardien, Listerien, Pasteurella multocida und diverse Mykobakterien.

Resistenz: Primär resistente Stämme selten, aber möglich; sekundäre Resistenzentwicklung bei Enterokokken bereits beobachtet.

Pharmakokinetik: Linezolid hat eine Halbwertszeit von ca. 7 h, die bei Kindern offenbar kürzer ist. Urin-Recovery nach i.v. Gabe 30% (unverändert), nach oraler Gabe 27%. Dialysabel. Keine relevante Kumulation bei Niereninsuffizienz.

Nebenwirkungen: Linezolid hemmt in gewissem Umfang die menschliche Monoaminoxidase, wodurch es zu Blutdrucksteigerungen, Hyperthermie und ZNS-Störungen kommen kann.
Weitere Nebenwirkungen sind Durchfall, Kopfschmerzen, Schwindel und Blutdrucksteigerung. Häufig tritt eine reversible Blutbilddepression aller Systeme auf. Verfärbung der Zunge unter der Therapie und Anaphylaxie möglich. In Studien musste Linezolid bei ca. 10% der Patienten wegen Nebenwirkungen abgesetzt werden.

Interaktionen: U. a. mit Phenylpropanolamin, Pseudoephedrin und Tyramin (z. B. in bestimmten alten Käsesorten).

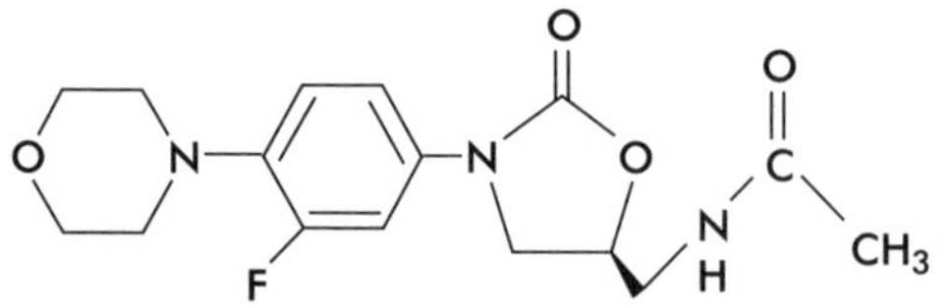

Abb. 1.11-1a   Strukturformel von Linezolid.

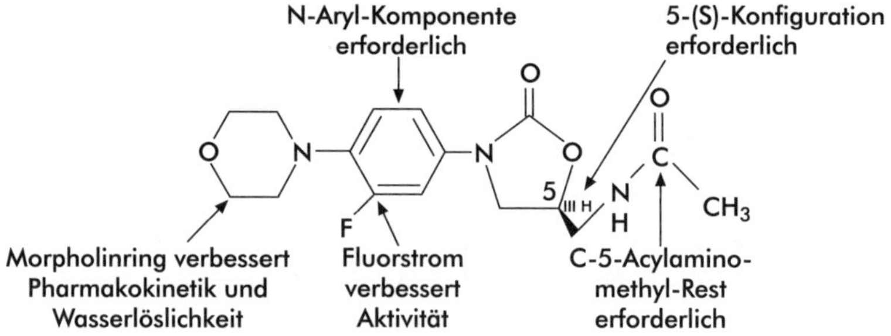

Abb. 1.11-1b   Struktur–Wirkungsbeziehungen bei Linezolid.

Indikationen: Infektionen durch nachgewiesene hochresistente grampositive Erreger (Methicillin-resistente Staphylokokken, Vancomycin-resistente Enterokokken, Corynebacterium jeikeium).

Kontraindikationen: Patienten unter Monoaminoxidase-Hemmern, Serotonin-Wiederaufnahme-Hemmern (z. B. Fluoxetin), Triptanen, Sympathomimetika, Vasopressiva, dopaminergen Agenzien, Pethidin, Buspiron. Klinische Kontraindikationen sind unkontrollierte Hypertonie, Phäochromozytom, Karzinoid, Thyreotoxikose, bipolare Depression, schizoaffektive Störungen, akuter Verwirrtheitszustand.
Vorsicht bei schwerer **Leber- oder Niereninsuffizienz.** Wegen der möglichen Myelosuppression muss das Blutbild inklusive Thrombozyten jede Woche überprüft werden. Nicht in der Schwangerschaft (außer bei vitaler Indikation). Die Patienten dürfen unter Linezolid nicht Auto fahren. Es liegen erste Studien, aber noch keine ausreichenden Erfahrungen bei Kindern vor.

Dosierung: Linezolid wird bei schweren Infektionen im Regelfall i.v. gegeben; es kann bei leichten Infektionen auch oral appliziert werden. Dosierung 2-mal täglich 600 mg. Die Infusionsdauer soll dabei 30–120 min betragen. Therapiedauer 10–14 Tage.

Handelsformen: Ampullen und Tabletten, jeweils à 600 mg.

Beurteilung: Neues Spezialantibiotikum für Infektionen durch hochresistente grampositive Erreger. Ermöglicht erstmals orale bzw. sequentielle Behandlung z. B. systemischer MRSA-Infektionen. Erhebliche Nebenwirkungen. Die klinischen Erfahrungen sind noch gering. Linezolid hat trotz seiner Toxizität für die Behandlung von Infektionen durch multiresistente Kokken (Methicillin-resistente Staphylokokken, Vancomycin-resistente Enterokokken) eine relevante Bedeutung als Präparat der Reserve.

Literatur

Bostic GD, Perri MB, Thal LA, et al. Comparative in vitro and bactericidal activity of oxazolidinone antibiotics against multidrug-resistant enterococci. Diagn Microbiol Infect Dis 1998; 30: 109–12.

Bruss JB et al. Safety and tolerance of Linezolid: Adverse events reported in Phase III trials. 40. ICAAC; 2001; Toronto: Abstr. 2236.

Diekema D, Jones R. Oxazolidinone antibiotics. Lancet 2001; 358: 1975.

Eliopoulos GM, Wennersten CB, Gold HS, Moellering RCJ. In vitro activities of new oxazolidinone antimicrobial agents against enterococci. Antimicrob Ag Chemother 1996; 40: 1745–7.

Halle E, Majer-Peszynska J, Drewelow B. Linezolid: das erste Antibiotikum aus der Klasse der Oxazolindinone. Chemotherapy J 2002; 11: 1–11.

Jorgensen JH, McElmeel ML, Trippy CW. In vitro activities of the oxazolidinone antibiotics U-100592 and U-100766 against Staphylococcus aureus and coagulasenegative Staphylococcus species. Antimicrob Ag Chemother 1997; 41: 465–7.

Mason EO, Lamberth LB, Kaplan SL. In vitro activities of oxazolidinones U-100592 and U-100766 against penicillin-resistant and cephalosporin-resistant strains of Streptococcus pneumoniae. Antimicrob Ag Chemother 1996; 40: 1039–40.

Noskin GA, et al. Successful treatment of persistent vancomycin-resistant Enterococcus faecium bacteremia with linezolid and gentamicin. Clin Infect Dis 1999; 28: 689–90.

Perry C, Jarvis B. Linezolid. A review of its use in the management of serious gram-positive infections. Drugs 2001; 61: 524.

Rybak MJ, Cappelletty DM, Moldovan T, et al. Comparative in vitro activities and postantibiotic effects of the oxazolidinone compounds eperezolid (U-100592) and linezolid (U-

Antiinfektiva

100766) versus vancomycin against Staphylococcus aureus, coagulase-negative staphylococci, Enterococcus faecalis, and Enterococcus faecium. Antimicrob Ag Chemother 1998; 42: 721–4.

Shaiti A, Lipka O, Cawley M. Linezolid anaphylaxis and successful oral desensitization in a patient with myasthenia gravis. Pharmacotherapy 2001; 21: 1277.

Spangler SK, Jacobs MR, Appelbaum PC. Activities of RPR 106972 (a new oral streptogramin), cefditoren (a new oral cephalosporin), two new oxazolidinones (U-100592 and U-100766), and other oral and parenteral agents against 203 penicillin-susceptible and -resistant pneumococci. Antimicrob Ag Chemother 1996; 40: 481–4.

Stevens et. al. Linezolid versus vancomycin for the treatment of methicillin resistant Staphylococcus aureus infections. Clin Infect Dis 2002; 34: 1481–90.

Waldrep T, Skiest D. Linezolid-induced systemic anemia and thrombocytopenia. Pharmacotherapy 2002; 22: 109–12.

Zurenko GE, Yagi BH, Schaadt RD, et al. In vitro activities of U-100592 and U-100766, novel oxazolidinone antibacterial agents. Antimicrob Ag Chemother 1996; 40: 839–45.

Zurenko GE. Oxazolidinones: Linezolid and beyond. ICAAC; 2001; Toronto: Abstr. 637.

1.12 Fosfomycin

Fosfomycin i.v.

Handelsname: Fosfocin.

Eigenschaften: In den USA entwickeltes, aber dort nie eingeführtes Breitspektrum-Antibiotikum mit einzigartiger niedrigmolekularer Struktur (Formel s. Abb. 1.12-1). Epoxyd ohne chemische Verwandtschaft mit anderen Antibiotika. Gut löslich in Wasser, unlöslich in Äthanol. Fosfomycin hat einen hohen Natriumgehalt (pro g 14,5 mval Natrium).

Wirkungsweise: Bakterizid in der Wachstumsphase der Bakterien (Hemmung der Zellwandsynthese über einen anderen Wirkungsmechanismus als bei Betalaktam-Antibiotika).

Wirkungsspektrum: Wirksam auf Staphylokokken, Streptokokken, Gonokokken, Haemophilus influenzae, E. coli, Proteus mirabilis, Salmonellen, Shigellen, z.T. auf Pseudomonas aeruginosa und Serratia marcescens. Bei Morganella morganii, Acinetobacter, Klebsiella pneumoniae und Enterobacter-Arten sowie bei Staphylococcus epidermidis ist ein relativ hoher Prozentsatz von Bakterienstämmen resistent. Fosfomycin ist bei Anaerobiern meist wirksam (Peptostreptokokken, Fusobakterien, Veillonellen und Clostridien, jedoch nicht bei Bacteroides-Arten). Aktivität stark abhängig von Nährboden, Keimeinsaat und Testtechnik. Der Zusatz von Glukose-6-Phosphat zum Nährboden verbessert die In-vitro-Wirksamkeit. Fosfomycin gehört somit zu den Antibiotika mit schlechter Korrelation zwischen Testergebnissen in vitro und klinischer Wirksamkeit.

Resistenz: Schnelle sekundäre Resistenzentwicklung möglich (in vitro und in vivo). Ursache ist der gestörte aktive Transport von Fosfomycin in die Bakterienzellwand. Keine Kreuzresistenz mit anderen Antibiotika.

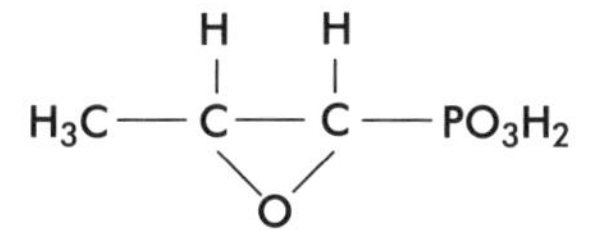

$$H_3C - \overset{\overset{\displaystyle H}{|}}{C} - \overset{\overset{\displaystyle H}{|}}{C} - PO_3H_2$$

Abb. 1.12-1 Strukturformel von Fosfomycin.

Pharmakokinetik:
▸ Serumspiegel nach i.v. Infusion von 3 g 40 mg/l und von 5 g 70 mg/l (2 h nach Infusionsende).
▸ Halbwertszeit 2 h.
▸ Keine Plasmaeiweißbindung.
▸ Gute Gewebegängigkeit. Guter Übergang in den Liquor und fetalen Kreislauf.
▸ Urin-Recovery 90%, hohe Harnkonzentrationen. Geringe oder fehlende Metabolisierung. Gut dialysabel.

Nebenwirkungen: Lokale Schmerzhaftigkeit bei i.m. Injektion, Venenreizung bei i.v. Gabe, in 8% Brechreiz und Magendruck, seltener Erbrechen, Durchfall, Dyspnoe, Kopfschmerzen und allergische Reaktionen sowie vorübergehende Erhöhung der alkalischen Phosphatase und der Transaminasen. Die starke Natriumbelastung muss bei höherer Dosierung beachtet werden.

Indikationen: Bakterielle Infektionen durch empfindliche Keime (z. B. bei Osteomyelitis und ZNS-Infektionen). Bei bedrohlichen Erkrankungen möglichst in Kombination mit einem Penicillin oder Cefalosporin.

Kontraindikation: Gravidität.

Dosierung: Bei Erwachsenen 2- bis 3-mal tgl. 3–5–8 g (je nach Empfindlichkeit der Erreger), bei Kindern 2- bis 3-mal tgl. 50–80 mg/kg. Bei **Niereninsuffizienz** reduzierte Dosierung (Tab. 1.12-1). Applikation als i.v. Kurzinfusion (in 30 min). Bei höherer Dosierung Se-

Tab. 1.12-1 Dosierung von Fosfomycin bei Niereninsuffizienz.

Plasma- Kreatinin (mg/dl)	Dosis (g)	Dosierungsintervall (h)	% der Normdosis
0,8	3	8	100
2,0	3	12	66
3,5	1,5	8	50
6,0	1,5	12	33
15,0	1,5	24	16

Antiinfektiva

rumelektrolyte kontrollieren (wegen der Gefahr einer Hypernatriämie), besonders bei Herzinsuffizienz, Ödemneigung und sekundärem Hyperaldosteronismus. Dabei kann sekundär auch die Kaliumausscheidung vermehrt sein (evtl. ist eine Kaliumsubstitution erforderlich).

Handelsformen: Ampullen à 2 g, 3 g, 5 g.

Beurteilung: Antibiotikum der Reserve (z. B. bei Staphylokokken-Osteomyelitis) mit relativ guter Verträglichkeit und guter Gewebepenetration. Möglichst nur im Rahmen einer Kombinationstherapie. Auf eine Resistenzentwicklung während der Therapie sowie auf eine Hypernatriämie ist zu achten.

Fosfomycin-Trometamol

Handelsname: Monuril.

Eigenschaften: Fosfomycin-Trometamol ist ein oral zu verabreichendes Salz des Fosfomycins, das zu etwa 40% resorbiert wird und eine Halbwertszeit von 3 h hat. Urin-Recovery: 30–40%.

Wirkungsspektrum: Das Wirkungsspektrum von Fosfomycin umfasst die meisten Erreger von Harnwegsinfektionen (ohne Pseudomonas).

Nebenwirkungen: Durchfälle und Erbrechen. Die gleichzeitige Gabe von Metoclopramid verschlechtert die Resorption von Fosfomycin-Trometamol.

Einzige Indikation: Einmaltherapie unkomplizierter Harnwegsinfektionen von Frauen.

Kontraindikationen: Nicht bei Schwangeren, bei Kindern oder bei eingeschränkter Nierenfunktion anwenden.

Dosierung: 1-mal 1 Beutel mit 5,6 g Fosfomycin-Trometamol (entsprechend 3 g Fosfomycin).

Literatur

Bergan T. Pharmacokinetic comparison between fosfomycin and other phosphonic acid derivatives. Chemotherapy 1990; 36 (Suppl 1): 10–8.

Dubrous P, Cavallo JD, Buisson Y. Sensibilite a la fosfomycine des Pseudomonas aeruginosa multiresistants de serotype O12. Etude multicentrique. Pathol Biol (Paris) 1997; 45: 472–8.

Durupt S, Josserand RN, Sibille M, et al. Acute, recurrent fosfomycin-induced liver toxicity in an adult patient with cystic fibrosis. Scand J Infect Dis 2001; 33: 391–2.

Gatermann S, Schulz E, Marre R. The microbiological efficacy of the combination of fosfo-

mycin and vancomycin against clinically relevant staphylococci. Infection 1989; 17: 35.

Greenwood D. Fosfomycin trometamol and the single-dose treatment of cystitis. Journal of Medical Microbiology 1994; 41: 293–4.

Grif K, Dierich MP, Pfaller K, et al. In vitro activity of fosfomycin in combination with various antistaphylococcal substances. J Antimicrob Chemother 2001; 48: 209–17.

Ikeda K, Ida O, Kimoto K, et al. Effect of early fosfomycin treatment on prevention of hemolytic uremic syndrome accompanying Escherichia coli O157: H7 infection. Clin Nephrol 1999; 52: 357–62.

Kuhnen E, Pfeifer G, Frenkel C. Penetration of fosfomycin into cerebrospinal fluid across non-inflamed and inflamed meninges. Infection 1987; 15: 422–4.

Perri MB, Hershberger E, Ionescu M, et al. In vitro susceptibility of vancomycin-resistant enterococci (VRE) to fosfomycin. Diagn Microbiol Infect 2002; 42: 269–71.

Reeves DS. Fosfomycin trometamol. J Antimicrob Chemother 1994; 34: 853–8.

Rosales MJ, Vega F. Anaphylactic shock due to fosfomycin. Allergy 1998; 53: 905–7.

Wildling E. et al. Fosfomycin: eine therapeutische Alternative bei schwer zu behandelnden Infektionen. Antibiot Monitor 1992; 8: 87.

1.13 Antimikrobielle Folatantagonisten

Antiinfektiva

Im Jahre 1932 entdeckte G. Domagk, dass ein schon länger bekannter Farbstoff (Prontosil = Sulfachrysoidin) Mäuse gegen eine Streptokokken-Infektion schützte. Die Schutzwirkung beruhte auf der Freisetzung von Sulfanilamid im tierischen Organismus. Durch Modifikation von synthetisiertem Sulfanilamid wurde eine Reihe besser wirksamer Derivate mit weniger Nebenwirkungen gefunden (z.B. Sulfadiazin, Sulfisoxazol und Sulfamethoxazol). Die Sulfonamide hemmen die bakterielle Folsäuresynthese auf andere Weise als die später entdeckten Diaminopyrimidine, z.B. Trimethoprim, welche die bakterielle Dihydrofolat-Reduktase inhibieren. Im Jahre 1968 erkannten Bushby und Hitchings, dass Diaminopyrimidine die Sulfonamid-Aktivität gegen Bakterien erheblich verbessern können. So gibt es heute eine Reihe von Folatantagonisten, die zur Behandlung bakterieller Infektionen allein oder in Kombination anwendbar sind. Selbst wenn die Gruppe in den letzten Jahrzehnten wenig Aufmerksamkeit fand, gibt es dennoch neue experimentelle Diaminopyrimidine mit interessanten antibakteriellen Eigenschaften. Zumindest sind die Sulfonamide historisch interessant, da die wesentlichen Parameter der antibakteriellen Wirung und Therapie an den Sulfonamiden entwickelt wurden.

Sulfonamide

Sulfonamide sind wichtige Pioniersubstanzen der antimikrobiellen Therapie. Wesentliche Prinzipien der antibakteriellen Chemotherapie sind seit 1935 an Sulfonamiden erarbeitet worden. Die geringe Aktivität sowie die schnelle Resistenzentwicklung sind die Gründe, die Sulfonamide in Monotherapie nahezu vollständig zu verlassen. Sulfonamide sind jedoch weiterhin wichtig als Kombinationspartner mit einem Folatantagonisten wie Trimethoprim oder Pyrimethamin und zur Therapie von bakteriellen Infektionen bzw. Protozoen-Infektionen (Toxoplasmose, Malaria). Aus der großen Zahl früherer Sulfonamide sind nur noch wenige Derivate erwähnenswert, die sich in erster Linie in ihrer Halbwertszeit unterscheiden.

Einteilung:
▸ Kurzzeit-Sulfonamide: Sulfamethizol (USA), Sulfisoxazol (USA).
▸ Mittelzeit-Sulfonamide: Sulfadiazin, Sulfamethoxazol (USA), Sulfadimidin (England), Sulfamerazin, Sulfametrol (Schweiz).

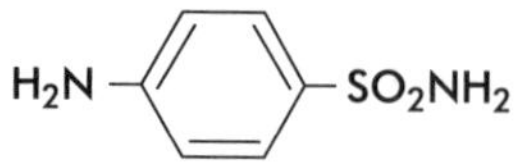

H₂N ─⟨ ⟩─ SO₂NH₂

Abb. 1.13-1 Strukturformel von Sulfanilamid.

▸ Langzeit-Sulfonamide: Sulfamethoxydiazin (nicht mehr im Handel).
▸ Ultralangzeit-Sulfonamide: Sulfalen (Longum), Sulfadoxin (enthalten in Fansidar, Schweiz).
▸ Topische Sulfonamide: Silber-Sulfadiazin, Sulfacetamid.

Eigenschaften: Sulfonamide sind Derivate des p-Amino-benzol-Sulfonamids (Sulfanilamids) und bestehen aus einem Benzolkern mit einer Amino-(NH_2-) und einer Sulfamid-(SO_2NH_2-)Gruppe. Strukturformel des Sulfanilamids: Abb. 1.13-1.

Wirkungsweise: Bakteriostatische Wirkung auf proliferierende Keime durch Hemmung der Folsäuresynthese (Blockierung des Fermentes, welches unter Verwendung von Paraaminobenzoesäure die Bildung von Folsäure bewirkt), teilweise auch durch Inaktivierung von anderen Fermenten, z.B. der Dehydrogenase oder Carboxylase (Hemmung der Bakterienatmung). Da alle Bakterien einen gewissen Vorrat an Folsäure haben, tritt eine Sulfonamid-Wirkung stets verzögert ein.

Wirkungsspektrum: Gute Wirksamkeit auf Streptokokken (außer Enterokokken), Pneumokokken, Meningokokken, Aktinomyzeten, Nocardien, Chlamydien.
Mittlere, geringe oder unterschiedliche Wirksamkeit auf E. coli, Proteus, Klebsiella pneumoniae, Enterobacter aerogenes, Haemophilus influenzae, Pseudomonas aeruginosa, Brucellen, Enterokokken, Gonokokken, Staphylokokken, Shigellen u.a. Sulfonamide wirken auch auf bestimmte Protozoen (Pneumocystis, Toxoplasmen, Malariaplasmodien). Resistent sind Rickettsien, Spirochäten, Mykobakterien, Pilze u.a.

Resistenz: Schnelle Resistenzentwicklung von Streptokokken, Pneumokokken, Gonokokken u.a. während einer Behandlung über 2–3 Wochen möglich. Die ursprünglich sensiblen Meningokokken sind heute zum großen Teil gegen Sulfonamide resistent, auch Shigellen, Proteus, E. coli u.a. Fast völlige Kreuzresistenz zwischen den einzelnen Sulfonamid-Präparaten, keine Kreuzresistenz mit Antibiotika. Die In-vitro-Testung mit dem Blättchentest ist bei Sulfonamiden unzuverlässig (Inokulum-Effekt, Antagonisten im Nährboden).

Pharmakokinetik:
▸ Gute Resorption der üblichen Sulfonamide nach oraler Gabe im Magen und Dünndarm (80–100 %), maximale Blutspiegel nach 4–6 h.
▸ Blutspiegel nach oraler Gabe bei den einzelnen Präparaten verschieden (zwischen 50 und 150 mg/l); entscheidend ist der Gehalt an freiem, nicht azetyliertem und nicht an Eiweiß gebundenem Sulfonamid.

▶ Halbwertszeit im Blut bei den Kurzzeit-Sulfonamiden weniger als 8 h, bei den Mittelzeit-Sulfonamiden 8–15 h, bei den Langzeit-Sulfonamiden zwischen 24 und 48 h, bei Sulfalen etwa 65 h, bei Sulfadoxin 5 Tage.

▶ Plasmaeiweißbindung: Ein Teil der Sulfonamide ist im Blut reversibel an Eiweiß gebunden und hat keine antibakterielle Aktivität, ebenso der irreversibel azetylierte Sulfonamid-Anteil. Der Grad der Eiweißbindung ist je nach Blutspiegel verschieden und bei Kurzzeit-Sulfonamiden im Allgemeinen geringer als bei den meisten Mittel- und Langzeit-Sulfonamiden (70–90 % und darüber). Bei dem Ultralangzeit-Sulfonamid Sulfalen allerdings beträgt die Eiweißbindung nur 34 %. Der Azetylierungsgrad der Sulfonamide im Blut differiert meist zwischen 5 und 20 %.

▶ Liquorgängigkeit: Relativ gut bei Sulfadiazin. Bei entzündeten Meningen und erhöhtem Eiweißgehalt des Liquors treten die Sulfonamide leichter in den Liquor über.

▶ Gewebekonzentrationen: Höhere Sulfonamid-Konzentrationen finden sich in Magen, Niere, Haut; mittlere Konzentrationen in Leber, Lunge, Uterus, Muskulatur; niedrige Konzentrationen in Hirn, Knochen, Nebenniere und Darm. Gute Diffusion in das Kammerwasser des Auges, leichter Übertritt in den fetalen Kreislauf, geringe Konzentrationen in der Muttermilch. Im Pleuraexsudat, Aszites oder Perikarderguss werden 50–70 % der Serumwerte gefunden. Konzentrationen in der Galle gering.

▶ Ausscheidung: Hauptsächlich mit dem Urin (bei den meisten Präparaten zwischen 60 und 90 %), der Rest mit den Fäzes. Im Urin als freies Sulfonamid, antibakteriell inaktiv als Azetylderivat und als Glukuronid. Vorwiegend glomeruläre Filtration, teilweise tubuläre Sekretion, Rückresorption von freiem Sulfonamid durch die Tubuli möglich. Bei den Kurzzeit-Sulfonamiden erfolgt eine rasche Ausscheidung und fast keine Rückresorption durch die Nieren, während bei den Langzeit-Sulfonamiden die Ausscheidung verzögert ist und eine stärkere Rückresorption stattfindet (z. B. bei Sulfamethoxydiazin zu 60–85 %). Urinkonzentrationen bei Kurzzeit-Sulfonamiden (Tagesdosis 3 g) etwa 1–2 g/l, bei Langzeit-Sulfonamiden (Tagesdosis 0,5 g) etwa 0,1–0,5 g/l.

Nebenwirkungen:

▶ **Allergische Reaktionen** (Häufigkeit 1–3 %) können sich in Fieber, einer Konjunktivitis und einem Exanthem (makulös, nodulär oder urtikariell) äußern und treten meist zwischen dem 5. und 9. Behandlungstag auf. Sie verlaufen bei Mittel- und Langzeit-Sulfonamiden schwerer als bei den rasch ausgeschiedenen Kurzzeit-Sulfonamiden und kamen früher, als Sulfonamide oft zur Lokalbehandlung der Haut verwandt wurden, häufiger vor. Schwere Photosensibilisierungen der Haut, bullöse Dermatitis, Stevens-Johnson-Syndrom, Erythema exsudativum multiforme, Erythema nodosum, Dermatitis exfoliativa oder Epidermolysis toxica (Lyell-Syndrom) können tödlich verlaufen. HIV-Patienten haben häufig Hautreaktionen durch Sulfonamide.

▶ **Nierenschädigung:** Eine Auskristallisation der schwer löslichen Sulfonamide, besonders ihrer Azetylderivate in den Nieren, kann zu kolikartigen Nierenschmerzen, Hämaturie, Albuminurie, Zylindrurie, Oligurie bis Anurie führen. Das Auftreten dieser Nebenwirkungen hängt von der Löslichkeit des Sulfonamidpräparates in dem normalerweise sauren Urin (pH 5,5–6,5), von der Azetylierungsrate im Harn, ferner von der Dosierung und der Flüssigkeitszufuhr ab. Bei den Langzeit-Sulfonamiden besteht wegen des niedrigen Azetylierungsgrades und der besseren Löslichkeit kaum noch die Gefahr einer Nierenschädigung durch Auskristallisation. Nur bei dem schlecht löslichen Sulfadiazin ist auch weiterhin eine Kristallurie möglich. Vorsicht ist jedoch weiterhin bei Exsikkose und

Antiinfektiva

Niereninsuffizienz geboten. Auch Früh- und Neugeborene sollen wegen der noch unreifen Nieren- und Leberfunktion keine Sulfonamide erhalten (außer zur Toxoplasmosebehandlung).

▶ **Gastrointestinale Beschwerden** mit Übelkeit und Erbrechen sind bei den Langzeit-Sulfonamiden infolge der geringeren Dosierung selten.

▶ Bei Früh- und Neugeborenen besteht die Gefahr einer **Hyperbilirubinämie** mit Kernikterus, da das Bilirubin während einer Sulfonamid-Behandlung nicht in genügendem Maße an Glukuronsäure gekoppelt und in dieser Form ausgeschieden wird. Daneben wird das Bilirubin durch Sulfonamide aus der Bindung an Albumin verdrängt und kann leichter durch die Gefäßwände diffundieren.

▶ **Blutbildungsstörungen** durch toxische oder allergische Knochenmarkschädigungen (Agranulozytose, aplastische Anämie) sind selten; sie treten meist erst nach längerer Behandlung (ab 3. Woche) auf und sind auch nach Einnahme von Langzeit-Sulfonamiden möglich.

▶ **Zyanose** als Folge von Sulf- oder Methämoglobinämie kommt heute praktisch nicht mehr vor.

▶ **Cholestatische Hepatose** (selten).

Interaktionen: Sulfonamide können bei gleichzeitiger Gabe von Cumarin-Derivaten die Prothrombinzeit verlängern, bei gleichzeitiger Gabe eines Sulfonylharnstoffpräparates die blutzuckersenkende Wirkung verstärken und bei gleichzeitiger Gabe von Amethopterin (Methotrexat) durch Verdrängung aus der Serumeiweißbindung die Toxizität von Amethopterin erhöhen. Sulfonamide können die Wirkung von Thiazid-Diuretika, Phenytoin und Allopurinol sowie von Thiopental verstärken.

Verbliebene Indikationen: Toxoplasmose (in Kombination mit Pyrimethamin), Pneumocystis-Pneumonie (in Kombination mit Trimethoprim), topische Therapie des Trachoms, Nocardiose (am besten in Kombination mit Trimethoprim), Chloroquin-resistente Malaria (in Kombination mit Pyrimethamin u. a.), südamerikanische Blastomykose. Therapie bakterieller Infektionen nur in Kombination mit Trimethoprim. Andere Indikationen sind überholt. Die topische Anwendung von Sulfonamiden ist (abgesehen von Augenpräparaten) heute nicht mehr gerechtfertigt. Das gilt auch für Blaseninstillationen von Sulfonamiden. Für die lokale Behandlung von Verbrennungen wird manchmal Silber-Sulfadiazin (Flammazine Creme 1%) verwendet, das aber erhebliche Nebenwirkungen hat. Die antibakterielle Wirkung beruht hauptsächlich auf der Freisetzung von Silberionen.

Kontraindikationen: Sulfonamid-Überempfindlichkeit, schwere Niereninsuffizienz, akute Hepatitis, Leberzirrhose, 1. Schwangerschaftsdrittel (im Tierversuch sind Sulfonamide teratogen) und die letzten 4 Wochen vor dem errechneten Entbindungstermin, außerdem Stillen im 1. Lebensmonat, Früh- und Neugeborene (außer bei Toxoplasmose), angeborener Glukose-6-Phosphat-Dehydrogenase-Mangel, bestimmte Hämoglobinanomalien.

Dosierung: Für Kurzzeit-, Mittelzeit- und Langzeit-Sulfonamide verschieden (Tab. 1.13-1). Obere Dosierungsgrenze, besonders bei den Langzeit-Sulfonamiden, beachten (Kumulationsgefahr). Für ausreichende Flüssigkeitszufuhr sorgen. Die Dosierungsintervalle hängen von der Ausscheidungsgeschwindigkeit ab: bei Kurzzeit-Sulfonamiden 4–6 h, bei Mittelzeit-Sulfonamiden 12 h, bei Langzeit-Sulfonamiden 24 h. Bei Sulfalen ergibt eine

Tab. 1.13-1   Dosierung der Sulfonamide.

Mittel	Alter	Mittlere Tagesdosis	Dosierungs-intervall
Kurzzeit-Sulfonamide (z. B. Sulfisoxazol)	Erwachsene	4,0–6,0 g	6–8 h
Mittelzeit-Sulfonamide (z. B. Sulfadiazin, Sulfamethoxazol)	Erwachsene	2,0 g[1]	12 h
	Kinder von 6–12 J.	1,0 g[1]	
	1–6 J.	0,5 g[1]	12 h
	0–1 J.	0,25 g[1]	
Langzeit-Sulfonamide (z. B. Sulfamethoxydiazin)	Erwachsene	0,5 g[1]	24 h
	Kinder von 6–12 J.	0,37 g[1]	
	1–6 J.	0,25 g[1]	24 h
	0–1 J.	0,06–0,12 g[1]	
Ultralangzeit-Sulfonamid (Sulfalen)	Erwachsene	2,0 g 1-mal/Woche	7 Tage

[1] Initial doppelte Dosis

einmalige Dosis von 2 g ausreichende Spiegel für 1 Woche. Bei Niereninsuffizienz (Kreatinin-Clearance <30 ml/min) Dosishalbierung, aber keine Anwendung bei einer Kreatinin-Clearance unter 10 ml/min.

Handelsformen: Tabletten à 0,5 g, Tabletten à 2 g (Sulfalen). Augentropfen (Sulfacetamid).

Beurteilung: Wegen der schwachen Wirksamkeit und hohen Resistenzrate werden Sulfonamide zur Monotherapie nicht mehr verwendet und kommen nur noch zur Kombinationstherapie für bestimmte Indikationen in Frage (z. B. bei Toxoplasmose in Kombination mit Pyrimethamin).

Literatur

Hornstein OP, Ruprecht KW. Fansidar-induced Stevens-Johnson syndrome. N Engl J Med 1982; 307: 1529.

Lyell A. Sulphonamides and Stevens-Johnson syndrome. Lancet 1982; II: 1460.

Molina JM, Belenfont X, Doco-Lecompte T, et al. Sulfadiazine-induced crystalluria in AIDS patients with toxoplasma encephalitis. AIDS 1991; 5: 587.

Selby CD, Ladusans EJ, Smith PG. Fatal multisystemic toxicity associated with prophylaxis with pyrimethamine and sulfadoxine (Fansidar). BMJ 1985; 290: 113.

Simon DI, Brosius F, Rothstein DM. Sulfadiazine crystalluria revisited. The treatment of Toxoplasma encephalitis in patients with acquired immunodeficiency syndrome. Arch Intern Med 1990; 150: 2379.

Antiinfektiva

Co-trimoxazol

Handelsnamen: Bactrim, Eusaprim u.v.a.

Eigenschaften: Kombination des Chemotherapeutikums Trimethoprim mit dem Sulfonamid Sulfamethoxazol. Trimethoprim ist eine schwache Base (schlecht wasserlöslich) und gehört wie das Malariamittel Pyrimethamin zu den Diaminopyrimidinen. Strukturformel s. Abb. 1.13-2.
Sulfamethoxazol ist ein Mittelzeit-Sulfonamid. An seiner Stelle können andere Sulfonamide (Sulfadiazin, Sulfamerazin, Sulfametrol) als Kombinationspartner verwendet werden (S. 217).

Wirkungsweise: Doppelte Hemmung der bakteriellen Folsäuresynthese, wobei Sulfamethoxazol die Verwendung der p-Aminobenzoesäure inhibiert und Trimethoprim die Reduktion der Dihydrofolsäure zu Tetrahydrofolsäure verhindert. Während Sulfamethoxazol und Trimethoprim allein nur bakteriostatisch wirken, besitzt die Kombination teilweise einen bakteriziden Effekt und steigert die Aktivität um ein Vielfaches. Für die Wirkungssteigerung ist bei den meisten Erregern ein Konzentrationsverhältnis von 1 Teil Trimethoprim zu 20 Teilen Sulfamethoxazol optimal, das im Organismus am ehesten nach oraler Verabreichung der beiden Substanzen im Mischungsverhältnis 1:5 erreicht wird. Die synergistische (potenzierte) Wirkung erklärt sich durch den unterschiedlichen Angriffspunkt im Bakterienstoffwechsel. Der Synergismus ist am stärksten, wenn die Erreger gegen beide Substanzen empfindlich sind. Die Potenzierung der Trimethoprim-Wirkung durch das Sulfonamid (und umgekehrt) variiert in der Stärke je nach Bakterienart und auch innerhalb einer Art (von Stamm zu Stamm). Manchmal fehlt ein Synergismus (trotz Bakterienempfindlichkeit gegen beide Mittel). Beim Menschen entsteht im Allgemeinen kein Folsäuremangel, da die benötigte Folsäure aus der Nahrung aufgenommen wird und die menschliche Folsäure-Reduktase durch Trimethoprim erst bei 50 000fach höheren Konzentrationen gehemmt wird.

Wirkungsspektrum: Trimethoprim allein ist wirksam auf die meisten aeroben Bakterien, jedoch unwirksam auf Clostridien, andere Anaerobier-Arten, Treponema pallidum, Leptospiren, Rickettsien, Chlamydia psittaci, Tuberkelbakterien und Pseudomonas aeruginosa sowie Mykoplasmen und Pilze. Durch die Kombination wird das Wirkungsspektrum des Sulfonamids verbreitert. Allerdings ist heute ein wachsender Anteil der Erreger von Atem- und Harnwegsinfektionen gegen Co-trimoxazol resistent, weshalb vor Therapiebeginn eine

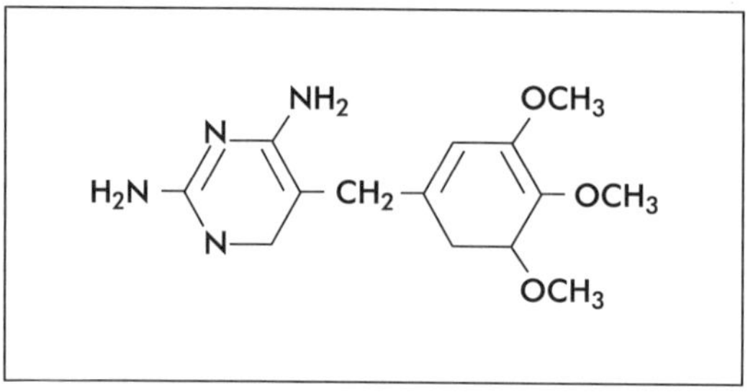

Abb. 1.13-2 Strukturformel von Trimethoprim.

Empfindlichkeitsprüfung ratsam ist. Teilweise resistent sind u.a. Staphylococcus aureus, Enterokokken und Pneumokokken, unter den Enterobakterien Klebsiella- und Enterobacter-Arten. Bei Haemophilus influenzae kommen resistente Stämme selten vor. Co-trimoxazol wirkt gegen Burkholderia cepacia und Stenotrophomonas maltophilia, Nocardia asteroides, Isospora belli, Cyclospora cayetanensis und Mikrosporidien (Enterocytozoon bieneusi) sowie Mycobacterium marinum. Es ist in höherer Konzentration auch auf Pneumocystis jiroveci wirksam.

Resistenz: In vitro lässt sich eine sekundäre Resistenz durch Kulturpassagen in Trimethoprim-haltigen Medien hervorrufen. Während der Behandlung ist eine Resistenzentwicklung bei E.-coli- und Haemophilus-Infektionen beobachtet worden. In den letzten Jahren ist es durch die häufige Verwendung von Co-trimoxazol bei Enterobakterien sowie Salmonellen und Shigellen zu einem Anstieg der Resistenzhäufigkeit gekommen. Zur In-vitro-Testung der Bakterienempfindlichkeit sind antagonistenfreie Nährböden zu verwenden, die einen geringen Thymidin-Gehalt haben.

Pharmakokinetik:
▶ Nach oraler Gabe nahezu vollständige Resorption von Trimethoprim. Blutspiegelmaxima nach $1^{1}/_{2}$–$3^{1}/_{2}$ h (nach 0,1 g oral 0,9–1,2 mg/l, nach 0,16 g ungefähr 2 mg/l). Bei i.v. Infusion von 0,16 g Trimethoprim + 0,8 g Sulfamethoxazol (über 1 h) alle 8 h liegen die Serumspiegel von Trimethoprim bei 2 mg/l, von freiem Sulfamethoxazol bei 30 mg/l.
▶ Plasmaeiweißbindung 45 %.
▶ Halbwertszeit 12 h.
▶ Hohe Gewebespiegel (besonders in den Lungen und Nieren). Relativ gute Diffusion in Speichel, Bronchialsekret, Augenkammerwasser, Galle und Prostatasekret. Liquorkonzentrationen niedrig.
▶ Glomeruläre und tubuläre Ausscheidung durch die Nieren bis zu 60 % (in 24 h), davon 8 % in konjugierten unwirksamen Formen. Harnkonzentrationen etwa 100fach höher als Serumspiegel. Ein kleiner Teil wird mit der Galle ausgeschieden, ein Teil im Organismus metabolisiert. Bei Hämodialyse wird unverändertes Trimethoprim entfernt, nicht aber bei Peritonealdialyse.
Sulfamethoxazol ähnelt Trimethoprim in den pharmakokinetischen Eigenschaften, sodass in der Regel die günstige Wirkungsrelation der beiden Komponenten im Organismus erhalten bleibt.
▶ Halbwertszeit 10 h.
▶ Plasmaeiweißbindung 70 % (keine Verdrängung durch Trimethoprim oder umgekehrt).
▶ Im Harn werden in 24 h 80–90 % ausgeschieden, davon $^{1}/_{3}$ in unkonjugierter Form. Bei Hämodialyse wird nur unverändertes Sulfamethoxazol entfernt, während die Metaboliten in den Nieren abgelagert werden.

Nebenwirkungen: Häufigkeit insgesamt etwa 6–8 %. Bei kurzfristiger Anwendung keine Hämatotoxizität, bei längerer Anwendung reversible Knochenmarkdepression (Granulo- oder Thrombozytopenie) möglich. Co-trimoxazol kann die Granulozytopenie nach Zytostatika-Gaben verlängern. Sehr selten sind eine Agranulozytose mit tödlichem Ausgang oder Anämien (aplastisch, hämolytisch oder megaloblastär). Bei älteren Menschen, die gleichzeitig Diuretika, besonders Thiazide erhalten, kann es zu Thrombozytopenie mit Purpura kommen. Hyperkaliämie (besonders bei AIDS oder eingeschränkter Nierenfunktion). Al-

Antiinfektiva

lergische Reaktionen durch Sulfamethoxazol kommen wie bei anderen Sulfonamiden vor, auch das gefährliche Stevens-Johnson-Syndrom bzw. Lyell-Syndrom. Bei schon bestehender Nierenfunktionseinschränkung oder Exsikkose wurde eine Verschlechterung der Nierenleistung infolge Kristallurie beobachtet, die nach Absetzen in der Regel reversibel war. Relativ häufig treten Magenbeschwerden (Übelkeit, Erbrechen) auf. Bei Infusionen sind Venenschmerzen oder Phlebitis möglich. Nach i.m. Injektion treten nicht selten Schmerzen und eine Infiltration an der Injektionsstelle auf. Bei i.v. Applikation zur Behandlung einer Pneumocystis-Pneumonie von AIDS-Patienten beobachtet man häufig Exantheme, Fieber, Neutropenie, Thrombozytopenie und erhöhte Leberenzymwerte, die eine Therapiepause oder -umstellung erzwingen bzw. eine Weiterbehandlung unmöglich machen.

Interaktionen: Bei gleichzeitiger Gabe von Antikoagulanzien vom Dicumaroltyp kann die Hypoprothrombinämie verstärkt, bei gleichzeitiger Gabe von Phenytoin der Phenytoin-Blutspiegel erhöht und bei gleichzeitiger Gabe von Ciclosporin A die Nierenfunktion verschlechtert sein. Hypoglykämien sind möglich bei gleichzeitiger Gabe von oralen Antidiabetika aus der Gruppe der Sulfonylharnstoffe. Die gleichzeitige Gabe von Pyrimethamin kann zu Blutbildveränderungen führen. Die Toxizität von Trimethoprim kann durch gleichzeitige Gabe von p-Aminosalizylsäure, Barbituraten oder Primidon verstärkt werden. Sulfamethoxazol kann Amethopterin (Methotrexat) aus der Serumeiweißbindung verdrängen und dessen Toxizität verstärken. Antazida können die Resorption des Sulfonamid-Anteils vermindern. Durch Co-trimoxazol kann die antileukämische Wirkung von Mercaptopurin eingeschränkt werden. Trimethoprim und Sulfonamide interferieren mit dem Cytochrom-P-450-abhängigen Metabolismus; mit dementsprechenden Interaktionen ist zu rechnen.

Indikationen: Akute und chronische Harnwegsinfektionen (einschließlich Pyelonephritis), chronische bakterielle Prostatitis und Prostataabszess. Bei eitriger Bronchitis und Sinusitis wirkt Co-trimoxazol z.T. gegen Haemophilus, Moraxella und Pneumokokken. Bei Typhus und Paratyphus ist Co-trimoxazol wirksam. Auch bei Enteritiden (Ruhr, Cholera, Salmonellosen, Yersiniose, Isospora-belli-Infektionen) hat sich die Kombination bewährt, z.T. auch bei Brucellose und Nocardiose sowie bei Hautgranulomen durch Mycobacterium marinum. Bei der Wegener-Granulomatose hat Co-trimoxazol eine unerklärte günstige Wirkung, die als unspezifischer Effekt gedeutet wird, aber auch ein Hinweis auf noch unbekannte Erreger sein kann.
Die wichtigste Sonderindikation ist die Prophylaxe und Therapie der Pneumocystis-Pneumonie (zur Therapie 3–4fach höhere Dosierung erforderlich). Die Wirkung von Co-trimoxazol bei Toxoplasmose ist umstritten. Es wird auch zur selektiven Darmdekontamination verwendet. Bei angeborener chronischer Granulomatose kann Co-trimoxazol die Häufigkeit von bakteriellen Infektionen verringern.

Falsche Indikationen: Viruspneumonie, Infektionen durch Pseudomonas aeruginosa, Staphylokokken oder Bacteroides-Arten, Ornithose/Psittakose, Lues, Tuberkulose, Angina, Wundinfektionen, Sepsis.

Kontraindikationen: Megaloblastäre Anämie durch Folsäuremangel, akute Hepatitis und schwere Lebererkrankungen, Blutdyskrasien, 1. Schwangerschaftsdrittel (Co-trimoxazol ist im Tierversuch teratogen und erhöht das Risiko meist leichter Missbildungen, aber offenbar auch von Neuralrohrdefekten) und die letzten 4 Wochen vor dem errechneten Geburtstermin. Früh- und Neugeborene. Glukose-6-Phosphat-Dehydrogenase-Mangel, bestimmte Hämoglobinanomalien und akute hepatische Porphyrie. Vorsicht bei Granulozytopenie und schwerer Niereninsuffizienz sowie bei einer Langzeittherapie (regelmäßige Blutbildkontrollen einschließlich Thrombozytenzählung notwendig). Eine akzidentelle kurze Einnahme in der Frühschwangerschaft wird nicht als Grund für eine Interruptio angesehen; ggf. sofortige Gabe von Folsäure.

Applikation und Dosierung: Oral als Tabletten, Sirup oder Suspension. Bei Erwachsenen 2-mal tgl. 2 Tabletten à 0,48 g (maximal 2-mal tgl. 3 Tabletten), zur Langzeitbehandlung 2-mal tgl. 1 Tablette à 0,48 g (Cave Dosierungsfehler!). Zur Reaszensionsprophylaxe von häufig rezidivierenden Harnwegsinfektionen erhalten Frauen einmal tgl. (abends) je 0,48 g oral.

Auch Sirup für Erwachsene (1 Messlöffel = 5 ml = 1 Erwachsenentablette) und Forte-Tabletten (= 2 Erwachsenentabletten) erhältlich.

Bei **Kindern** gibt man täglich oral 48 mg/kg (vom Trimethoprim 8 mg /kg und vom Sulfamethoxazol 40 mg/kg), bei Säuglingen von 6–12 Monaten 2-mal tgl. 1 Messlöffel Sirup für Kinder, bei Säuglingen von 2–5 Monaten 2-mal tgl. $^1/_2$ Messlöffel Sirup für Kinder.

Zur Einmaltherapie der unkomplizierten Zystitis der Frau verabreicht man einmalig 4 Erwachsenentabletten oder 2 Forte-Tabletten (d. h. einmalig die übliche Tagesdosis von 1,92 g).

Anwendung auch als 1-stdg. **i. v. Infusion** (2-mal tgl. 2 Amp. in ausreichender Verdünnung) möglich. Kinder erhalten täglich parenteral 10 mg/kg Trimethoprim und 50 mg/kg Sulfamethoxazol (verteilt auf 3 i.v. Infusionen). Keine rasche i.v. Injektion. Die Ampullen enthalten je nach Herstellerfirma unterschiedliche Zusatzstoffe (z. B. Ethanol, Aminoethanol, Natriumdisulfit, Prophylenglykol und Benzylalkohol). Der hohe Gehalt an Zusatzstoffen erscheint – besonders bei hoher Dosierung – bedenklich. Die Vermischung der Ampullenlösung mit der Infusionslösung muss unmittelbar vor Gebrauch erfolgen. Bei längerer Therapie (>10 Tage) ist regelmäßig das Blutbild (einschließlich Thrombozyten) zu kontrollieren.

Bei **Pneumocystis-Pneumonie** behandelt man schwere Erkrankungen i. v. (3-mal tgl. 5 Ampullen à 480 mg in 500 ml 0,9%iger NaCl-Lösung) für 3 Wochen. Eine orale Therapie kommt nur bei leichteren Erkrankungen in Frage (4-mal tgl. 2 Tabletten à 960 mg). Zur Prophylaxe gibt man entweder täglich 480 mg oder jeden 2. Tag 960 mg oral.

Bei **Niereninsuffizienz** (Kreatinin-Clearance 15–30 ml/min) gibt man die halbe Tagesdosis (1-mal tgl. 2 Tbl.); bei stärkerer Niereninsuffizienz sollte man auf Co-trimoxazol verzichten.

Handelsformen: Tabletten und Infusionsflaschen mit 80 mg Trimethoprim und 400 mg Sulfamethoxazol, Sirup oder Suspension für Erwachsene (1 Messlöffel à 5 ml mit 80 mg Trimethoprim und 400 mg Sulfamethoxazol). Forte-Tabletten à 160 mg Trimethoprim und 800 mg Sulfamethoxazol (Bactrim forte, Eusaprim forte u. a.), Kindersirup oder Kindersuspension (1 Messlöffel à 5 ml mit 40 mg Trimethoprim und 200 mg Sulfamethoxazol).

Beurteilung: Nach wie vor viel verwandtes Therapeutikum mit breitem Wirkungsspektrum, relativ schwacher Wirksamkeit und zunehmenden Resistenzproblemen. Gängiges Mittel bei unkomplizierten Harnwegsinfektionen. Mittel der Wahl bei Pneumocystis-Pneumonie. Therapeutische Alternative bei chronischer Bronchitis und Enteritiden.

Antiinfektiva

225

Antiinfektiva

Literatur

Alappan R, Perazella MA, Buller GK. Hyperkalemia in hospitalized patients treated with trimethoprim-sulfamethoxazole. Ann Intern Med 1996; 124: 316.

Brentlinger PE. Folic acid antagonists during pregnancy and risk of birth defects. N Engl J Med 2001; 344: 933–4.

Carmichael AJ, Tan CY. Fatal toxic epidermal necrolysis associated with cotrimoxazole (letter). Lancet 1989; 2: 808–9.

Carr A, Swanson C, Penny R, et al. Clinical and laboratory markers of hypersensitivity to trimethoprim-sulfamethoxazole in patients with Pneumocystis pneumonia and AIDS. J Infect Dis 1993; 167: 180–5.

Chin TWF, Vandenbroucke A, Fong IW. Pharmacokinetics of trimethoprim-sulfamethoxazole in critically ill and non-critically ill AIDS patients. Antimicrob Ag Chemother 1995; 39: 28.

Domingo P, Ferrer S, Cruz J, et al. Trimethoprim-sulfamethoxazole-induced renal tubular acidosis in a patient with AIDS. Clin Infect Dis 1995; 20: 1435.

Dudley MN, Levitz RE, Quintiliani R, et al. Pharmacokinetics of trimethoprim and sulfamethoxazole in serum and cerebrospinal fluid of adult patients with normal meninges. Antimicrob Ag Chemother 1984; 26: 811.

Ericsson CD, Nicholls VI, DuPont HL, et al. Optimal dosing of trimethoprim-sulfamethoxazole when used with loperamide to treat traveler's diarrhea. Antimicrob Ag Chemother 1992; 36: 2821.

Greenberg S, Reiser JW, Chou SY, et al. Trimethoprim-sulfamethoxazole induces reversible hyperkalemia. Ann Intern Med 1993; 119: 291–5.

Hernandez-Diaz S, Werler MM, Walker AM, et al. Folic acid antagonists during pregnancy and the risk of birth defects. N Engl J Med 2000; 343: 1608–14.

Huovinen P, Sundstrom L, Swedberg G, et al. Trimethoprim and sulfonamide resistance. Antimicrob Ag Chemother 1995; 39: 279.

Johnson MP, Goodwin SD, Shands JW Jr. Trimethoprim-sulfamethoxazole anaphylactoid reactions in patients with AIDS: Case reports and literature review. Pharmacotherapy 1990; 10: 413–6.

Keisu M, Wiholm BE, Palmblad J. Trimethoprim-sulfamethoxazole-associated blood dyscrasias. Ten years experience of the Swedish spontaneous reporting system. J Intern Med 1990; 228: 353–6.

Kelly JW, Dooley DP, Lattuada CP, et al. A severe, unusual reaction to trimethoprim-sulfamethoxazole in patients infected with human immunodeficiency virus. Clin Infect Dis 1992; 14: 1034–9.

Maki DG, Fox BC, Kuntz J, et al. A prospective, randomized, double-blind study of trimethoprim-sulfamethoxazole for prophylaxis of infection in renal transplantation. Side effects of trimethoprim-sulfamethoxazole, interaction with cyclosporine. J Lab Clin Med 1991; 119: 11–24.

Pennypacker LC, Mintzer J, Pitner J. Hyperkalemia in elderly patients receiving standard doses of trimethoprim-sulfamethoxazole. Ann Intern Med 1994; 120: 437.

Ringdén O, Myrenfords P, Klintmalm G, et al. Nephrotoxicity by co-trimoxazole and cyclosporine in transplanted patients. Lancet 1984; I: 1016.

Sangle S, Karim MY, Hughes GR, et al. Sulphamethoxazole-trimethoprim in the treatment of limited paranasal Wegener's granulomatosis. Rheumatology 2002; 41: 589–90.

Stevens RC, Laizure SC, Williams CL, et al. Pharmacokinetics and adverse effects of 20 mg per kg per day trimethoprim and 100 mg per kg per day sulfamethoxazole in healthy adult subjects. Antimicrob Ag Chemother 1991; 35: 1884.

van der Ven AJ, Koopmans PP, Vree TB, et al. Adverse reaction to co-trimoxazole in HIV infection. Lancet 1991; 338: 431–3.

Wen X, Wang JS, Backman JT, et al. Trimethoprim and sulfamethoxazole are selective inhibitors of CYP2C8 and CYP2C9, respectively. Drug Metab Dispos 2002; 30: 631–5.

Woods WG, Daigle AE, Hutchinson RJ. Myelosuppression associated with cotrimoxazole as a prophylactic antibiotic in the maintenance phase of childhood acute lymphocytic leukemia. J Pediatr 1984; 105: 639.

Andere Diaminopyrimidin-Sulfonamid-Kombinationen

Kombinationen von Trimethoprim mit anderen Sulfonamiden (Tab. 1.13-2):
Sulfamerazin, das im Organismus zu 8–25 % azetyliert wird, hat bei Schnell-Azetylierern eine Halbwertszeit von 12 h, bei Langsam-Azetylierern von 25 h, es ist zu 50–80 % an Serumeiweiß gebunden und wird zu 80 % mit dem Harn ausgeschieden, davon 15 % unverändert. **Sulfametrol** besitzt eine Halbwertszeit von 8 h, ist zu 80 % an Serumeiweiß gebunden und wird zu 80 % mit dem Harn ausgeschieden (15 % in unveränderter Form). Demgegenüber ist beim **Sulfadiazin** bei gleicher Halbwertszeit die Serumeiweißbindung geringer (50 %), und es werden im Harn 65 % unverändert ausgeschieden. In vitro ist die Wasserlöslichkeit (abhängig von Temperatur und pH) bei Sulfamethoxazol, Sulfamerazin und Sulfametrol besser als bei Sulfadiazin.
Tetroxoprim (enthalten in Sterinor) hat im Vergleich zu Trimethoprim eine kürzere Halbwertszeit (6 h), niedrigere Serumeiweißbindung (15 %) und eine höhere Nierenausscheidungsrate von 50 % (in aktiver Form); 30 % der verabreichten Dosis werden mit den Fäzes ausgeschieden. Tetroxoprim wirkt in vitro auf gramnegative Stäbchen schwächer als Trimethoprim und in der Kombination (Co-tetroxazin) 2- bis 3-mal schwächer als Co-trimoxazol. Tetroxoprim/Sulfadiazin ist für Harn- und Atemwegsinfektionen zugelassen.

Dosierung: Von den Herstellerfirmen werden unterschiedliche Dosierungsempfehlungen (Tab. 1.13-2) gegeben. Bei Co-trimoxazol wird außerdem zur Langzeitbehandlung eine niedrigere Dosierung von 2-mal tgl. 1 Tablette (tgl. 0,96 g) empfohlen. Es ist die Frage, ob die geringere Sulfonamid-Dosierung, z.T. auch Trimethoprim-Dosierung, bei einigen Kombinationspräparaten die Behandlungsergebnisse und Verträglichkeit beeinflusst. In der DDR war die Kombination von niedrig dosiertem Sulfamerazin mit Trimethoprim für viele Jahre Standardpräparat und ist heute noch im Handel.

Tab. 1.13-2 Diaminopyrimidin-Sulfonamid-Kombinationen. Abkürzungen:
Trim. = Trimethoprim, Tetrox. = Tetroxoprim, SA = Sulfonamid, Tbl. = Tabletten.

Handelsname	Kombination	Empfohlene Tagesdosis				
		Trim.	Tetrox.	SA	Ins-gesamt	Tbl.
Eusaprim u.v.a.	Trim. + Sulfamethoxazol	0,32		1,6	1,92	2 × 1 (forte)
Berlocombin	Trim. + Sulfamerazin	0,32		0,48	0,8	2 × 2
Maderan (Schweiz)	Trim. + Sulfametrol	0,32		1,6	1,92	2 × 1
Sterinor	Tetrox. + Sulfadiazin		0,2	0,5	0,7	2 × 1

227

Trimethoprim

Handelsnamen: Trimono, TMP u. a.

Eigenschaften: Trimethoprim allein wirkt in vitro schwächer als die Kombination mit einem Sulfonamid und ist nur zur Behandlung von unkomplizierten Harnwegsinfektionen bei Frauen zugelassen.

Pharmakokinetik: Nach 0,1 g oral werden Serumspitzenspiegel von 1 mg/l erreicht. Weitere Angaben: s. S. 223.

Nebenwirkungen: Seltener als bei Co-trimoxazol (s. S. 223). Es fehlen die typischen Sulfonamid-Nebenwirkungen (Hautreaktionen) und die Magenunverträglichkeit.

Interaktionen: Trimethoprim kann die Halbwertszeit von Phenytoin verlängern und dessen Wirkung verstärken. Bei gleichzeitiger Gabe von Paraaminosalizylsäure, einem Barbiturat oder Primidon kann die Toxizität von Trimethoprim verstärkt werden. Bei gleichzeitiger Gabe von oralen Antikoagulanzien kann deren Wirkung verstärkt werden. Trimethoprim kann zu Hyperkaliämie führen.

Indikationen: Trimethoprim wird zur Behandlung von unkomplizierten Harnwegsinfektionen und zur Reaszensionsprophylaxe benutzt. Eine Anwendung kann bei der Pneumocystis-Pneumonie zusammen mit Dapson erwogen werden, wenn eine Sulfonamid-Allergie besteht.

Kontraindikationen: entsprechend Co-trimoxazol (S. 224).

Dosierung: Bei Erwachsenen 2-mal tgl. 0,1 g für eine Woche, bei Kindern von 6–12 Jahren 2-mal tgl. 0,05 g. Zur **Langzeittherapie** erhalten Erwachsene abends 0,1 g, Kinder von 6–12 Jahren 0,05 g. Bei eingeschränkter Nierenfunktion (Kreatinin-Clearance 15–30 ml/min) gibt man Erwachsenen 2-mal tgl. 0,05 g.

Handelsformen: Tabletten à 0,05 g, 0,1 g, 0,15 g, 0,2 g, Suspension (1 Messlöffel à 5 ml enthält 0,05 g oder 0,1 g).

Beurteilung: Bei unkomplizierten Harnwegsinfektionen Alternative zu Co-trimoxazol mit besserer Verträglichkeit.

Literatur

Choi MJ, Fernandes PC, Patnaik A, et al. Trimethoprim-induced hyperkalemia in a patient with AIDS. New Engl J Med 1993; 328: 703.

Derouin F. Anti-toxoplasmosis drugs. Curr Opin Investig Drugs 2001; 2: 368–74.

Gabriels G; Stockem E; Greven J. Hyperkaliämie nach Trimethoprim oder Pentamidin. Eine bisher wenig beachtete Nebenwirkung antimikrobieller Therapiemaßnahmen bei AIDS-Patien-ten. Dtsch Med Wochenschr 1998; 123: 1351–5.

Gibson JR. Recurrent trimethoprim-associated fixed skin eruption. BMJ 1982; 284: 1529.

Govert JA, Patton S, Fine RL. Pancytopenia from using trimethoprim and methotrexate. Ann Intern Med 1992;117: 877.

Hawkins T, Carter JM, Romeril KR, et al. Severe trimethoprim induced neutropenia and thrombocytopenia. N Z Med J 1993; 106: 251.

Huovinen PL, Pulkkinen L, Helin H-L, et al. Emergence of trimethoprim resistance in relation to drug consumption in a Finnish hospital from 1971 through 1984. Antimicrob Ag Chemother 1986; 29: 73.

Kraft CA, Platt DJ, Timburry MC. Trimethoprim resistance in urinary coliforms from patients in the community: plasmids and R transfer. J Antimicrob Chemother 1985; 15: 311.

Murray BE, Rensimer ER, DuPont HL. Emergence of high-level trimethoprim resistance in fecal Escherichia coli during oral administration of trimethoprim or trimethoprim-sulfamethoxazole. N Engl J Med 1982; 306: 130.

Nyberg G, Gäbel H, Althoff P, et al. Adverse effect of trimethoprim on kidney function in renal transplant patients. Lancet 1984; I: 394.

Smith GW, Cohen SB. Hyperkalaemia and nonoliguric renal failure associated with trimethoprim. Brit Med J 1994; 308: 454.

Velazquez H, Perazella MA, Wright FS, et al. Renal mechanism of trimethoprim-induced hyperkalemia. Ann Intern Med 1993; 119: 296.

Pyrimethamin

Handelsname: Daraprim.

Eigenschaften: Pyrimethamin ist ein Folsäureantagonist aus der Gruppe der Diaminopyrimidine, der selektiv in den parasitären Stoffwechsel der Kernteilungsphase eingreift und so eine Vermehrung der Parasiten verhindert.

Wirkungsspektrum: Pyrimethamin wirkt gegen Toxoplasmen (Tachyzoiten, nicht Zysten) und gegen Malariaerreger (vorwiegend die erythrozytären Formen von Plasmodium falciparum) sowie gegen Pneumocystis jiroveci und Isospora belli. Wegen der verstärkten Wirkung kombiniert man Pyrimethamin bei Toxoplasmose meistens mit einem Sulfonamid oder mit Clindamycin, bei Malaria mit Sulfadoxin (enthalten im Kombinationspräparat Fansidar), bei der Prophylaxe der Pneumocystis-Pneumonie mit Sulfadoxin (als Alternative zu Co-trimoxazol bei Sulfonamidunverträglichkeit).

Resistenz: Eine Pyrimethamin-Resistenz von Plasmodium falciparum, Pl. vivax und Pl. malariae kommt in unterschiedlicher Häufigkeit vor und ist bei Plasmodium-falciparum-Infektionen teilweise mit einer Chloroquin-Resistenz gekoppelt. Pyrimethamin wirkt bei Malaria tropica nicht gametozid, und es tötet nicht die Gewebeformen von Plasmodium vivax und P. ovale (keine Radikalheilung möglich). Eine Resistenzentwicklung von Toxoplasmen und Pneumocystis jiroveci ist während einer Prophylaxe oder Therapie mit Pyrimethamin bisher nicht festgestellt worden.

Pharmakokinetik:
▶ Gute Resorption nach oraler Gabe.
▶ Maximale Serumspiegel 0,13–1,7 mg/l (nach 0,25 g).
▶ Halbwertszeit 80–90 h.
▶ Plasmaeiweißbindung 87 %.
▶ Gute Diffusion der lipophilen Substanz in die inneren Organe, auch ins Gehirn (mit Speicherung in Nieren, Lungen, Leber und Milz).
▶ Liquorspiegel 10–25 % der gleichzeitigen Serumspiegel.
▶ Urin-Recovery 20–40 %. Der größte Teil wird in der Leber metabolisiert. Keine Dosisreduzierung bei Niereninsuffizienz. Pyrimethamin ist nicht dialysabel.

Antiinfektiva

Nebenwirkungen: Überempfindlichkeitsreaktionen sind Dermatitis, Hautpigmentationen und eosinophiles Lungeninfiltrat. Häufig sind Blutbildungsstörungen (Leukopenie, megaloblastäre Anämie, Thrombozytopenie) und gastrointestinale Störungen (Übelkeit, Erbrechen, Koliken, Durchfall). Selten sind ZNS-Störungen (Kopfschmerzen, Schwindel, Krämpfe, Schlaflosigkeit, Depression). Bei Neugeborenen kann es zu einer Erhöhung der Phenylalaninspiegel im Blut kommen.

Interaktionen: Die gleichzeitige Gabe von Co-trimoxazol (oder anderen Folatantagonisten) kann eine Megaloblastenanämie hervorrufen. Die gleichzeitige Gabe von Lorazepam kann lebertoxisch wirken, von Zytostatika die toxische Wirkung auf das Knochenmark verstärken. Methotrexat kann bei Kindern mit Leukämie und ZNS-Beteiligung Krampfanfälle auslösen. Durch Verdrängung aus der Plasmaeiweißbindung kann es bei gleichzeitiger Gabe von Warfarin zu einer Blutungsneigung kommen. Bei gleichzeitiger Gabe von Chinin kann der Chininspiegel erhöht sein.

Indikationen: Angeborene oder erworbene Toxoplasmose (s. S. 739), Therapie der Malaria tertiana und quartana (s. S. 750), primäre oder sekundäre Prophylaxe der Pneumocystis-Pneumonie (s. S. 710), Therapie der chronischen Enteritis durch Isospora belli (bei Co-trimoxazol-Unverträglichkeit).

Kontraindikationen: Megaloblastäre Anämie durch Folsäuremangel. In der Schwangerschaft ist das Risiko einer Pyrimethamin-Therapie bei aktiver Toxoplasmose abzuwägen gegen die Gefahr eines Abortes und einer kindlichen Missbildung durch die Infektion. Am Ende der Schwangerschaft ist Fansidar kontraindiziert, weil das darin enthaltende Sulfadoxin die Plazenta passieren und beim Neugeborenen einen Kernikterus hervorrufen kann.

Dosierung: Zur Therapie und Prophylaxe der **Toxoplasmose** gibt es verschiedene Empfehlungen (s. S. 742). Wichtig ist die regelmäßige Kontrolle des Blutbildes, um irreversible Blutbildungsstörungen zu vermeiden. Immer sind gleichzeitige tgl. Gaben von 15 mg Folinsäure (nicht Folsäure – z. B. Lederfolat-Tabletten) notwendig. Auf eine Kombination mit einem Sulfonamid (Sulfadiazin) oder mit Clindamycin darf nicht verzichtet werden. Bei AIDS ist zur Rezidivprophylaxe einer Toxoplasmose eine lebenslange Erhaltungstherapie (unter 250 CD4-Zellen/µl) notwendig (Dosierung: s. S. 742).
Zur Therapie der Chloroquin-resistenten **Malaria tropica** (durch Pl. falciparum) wird die wiederholte Gabe von Chinin mit einer einmaligen oralen Gabe von 3 Tabletten Fansidar (Pyrimethamin + Sulfadoxin) am letzten Tag der Chiningabe kombiniert (s. S. 750). Kinder erhalten eine geringere Dosis von Fansidar.
Zur primären Prophylaxe der Pneumocystis-Pneumonie von AIDS-Patienten hat sich die 1-mal wöchentliche orale Gabe von 50 mg Pyrimethamin, kombiniert mit der 1-mal täglichen oralen Gabe von 50 mg Dapson zusammen mit tgl. 15 mg Folinsäure, als wirksam erwiesen. Über andere Möglichkeiten der Prophylaxe s. S. 710.
Bei Isospora-belli-Infektionen mit chronischer Enteritis kann bei Sulfonamid-allergischen Patienten, die kein Co-trimoxazol vertragen, oral tgl. 50–75 mg Pyrimethamin + tgl. 10 mg Folinsäure für 2–4 Wochen gegeben werden; zur Erhaltungstherapie genügen tgl. 25 mg Pyrimethamin + 5 mg Folinsäure.

Handelsform: Tabletten à 0,025 g.

Beurteilung: Wichtiges Therapeutikum bei aktiver Toxoplasmose und Chloroquin-resistenter Malaria (stets in Kombination mit einem zweiten Mittel).

Literatur

Chute JP, Decker CF, Cotelingam J. Severe megaloblastic anemia complicating pyrimethamine therapy. Ann Intern Med 1995; 122: 884.

Coker RJ, Nieman R, McBride M, et al. Co-trimoxazole versus dapsone-pyrimethamine for prevention of Pneumocystis carinii pneumonia. Lancet 1992; 340: 1099.

Girard PM, Landman R, Gaudebout C, et al. Dapsone-pyrimethamine compared with aerosolized pentamidine as primary prophylaxis against Pneumocystis carinii pneumonia and toxoplasmosis in HIV infection. The PRIO Study Group. New Engl J Med 1993; 328: 1514.

Leport C, Menlemans A, Robine D, et al. Levels of pyrimethamine in serum and penetration into brain tissue in humans. AIDS 1992; 6: 1040.

Leport C, Chene G, Morlat P, et al. Pyrimethamine for primary prophylaxis of toxoplasmic encephalitis in patients with human immunodeficiency virus infection: a double-blind, randomized trial. ANRS 005-ACTG 154 Group Members. Agence Nationale de Recherche sur le SIDA. AIDS Clinical Trial Group. J Infect Dis 1996; 173: 91.

Mallolas J, Zamora L, Gatell JM, et al. Primary prophylaxis for Pneumocystis carinii pneumonia: a randomized trial comparing cotrimoxazole, aerosolized pentamidine and dapsone plus pyrimethamine. AIDS 1993; 7: 59.

McLeod R, Mack D, Foss R, et al. Levels of pyrimethamine in sera and cerebrospinal and ventricular fluids from infants treated for congenital toxoplasmosis. Antimicrob Ag Chemother 1992; 36: 1040.

Opravil M, Hirschel B, Lazzarin A, et al. Once-weekly administration of dapsone/pyrimethamine vs aerosolized pentamidine as combined prophylaxis for Pneumocystis carinii pneumonia and toxoplasmic encephalitis in human immunodeficiency virus-infected patients. Clin Infect Dis 1995; 20: 531.

Podzamczer D, Miro JM, Bolao F, et al. Twice-weekly maintenance therapy with sulfadiazine-pyrimethamine to prevent recurrent toxoplasmic encephalitis in patients with AIDS. Spanish Toxoplasmosis Study Group. Ann Intern Med 1995; 123: 175.

Schoondermark-van de Ven E, Vree T, Melchers W, et al. In vitro effects of sulfadiazine and its metabolites alone and in combination with pyrimethamine on Toxoplasma gondii. Antimicrob Ag Chemother 1995; 39: 763.

Selby CD, Ladusans EJ, Smith PG. Fatal multisystemic toxicity associated with prophylaxis with pyrimethamine and sulfadoxine (Fansidar). Brit Med J 1985; 290: 113.

Torre-Cisneros J, De la Mata M, Pozo JC, et al. Randomized trial of weekly sulfadoxine/pyrimethamine vs. daily low-dose trimethoprim-sulfamethoxazole for the prophylaxis of Pneumocystis carinii pneumonia after liver transplantation. Clin Infect Dis 1999; 29: 771–4.

Villena I, Aubert D, Leroux B, et al. Pyrimethamine-sulfadoxine treatment of congenital toxoplasmosis: follow-up of 78 cases between 1980 and 1997. Reims Toxoplasmosis Group. Scand J Infect Dis 1998; 30: 295–300.

Antiinfektiva

1.14 Atovaquon

Handelsnamen: Wellvone, Malarone, Mepron.

Eigenschaften: Hydroxynaphthochinon, schlecht wasserlöslich, stark lipophil. Wirksamkeit gegen Pneumocystis jiroveci stärker als gegen Malariaerreger, Babesien und Toxoplasmen. Unterschiedliche Wirkungsmechanismen (u. a. Hemmung der Nukleinsäure- und ATP-Synthese, Inhibition des mitochondrialen Elektronentransports der Parasiten). Kein eigentlicher Folsäureantagonist, wird aber meist zusammen mit Folsäureantagonisten verabreicht, mit denen es synergistisch wirkt.

Pharmakokinetik:
▶ Nach Nüchterngabe der Suspension schlechte Resorption, bei Einnahme mit der Mahlzeit 2–3fach höhere Plasmaspiegel (nach 0,75 g maximal 15 mg/l).
▶ Halbwertszeit 70 h. Nicht liquorgängig.
▶ Plasmaeiweißbindung 99,9 %.
▶ Urin-Recovery < 0,6 %. In den Fäzes werden >90 % unverändert ausgeschieden.

Nebenwirkungen: Relativ gut verträglich. Die häufigsten Nebenwirkungen sind Fieber, Übelkeit, Erbrechen, Durchfall und Hautausschläge, die bei HIV-Patienten mit Pneumocystis-Pneumonie in 7–9 % zum Therapieabbruch führten (bei Co-trimoxazol in 24–40 %). Seltener sind Anämie, Neutropenie, Hyperglykämie und Anstieg der alkalischen Phosphatase und Amylase im Serum.

Interaktionen: Metoclopramid und Rifampicin senken die Plasmaspiegel von Atovaquon um bis zu 50 %. Zidovudin (AZT) beeinflusst die Pharmakokinetik von Atovaquon nicht. Die Metabolisierungsgeschwindigkeit von Zidovudin wird durch Atovaquon vermindert. Die Atovaquon-Plasmaspiegel können leicht erniedrigt sein durch Kombination mit Paracetamol, Benzodiazepinen, Aciclovir, Opiaten, Cefalosporinen, Antidiarrhoika und Laxanzien.

Indikationen: Leichtere und mäßig schwere Erkrankungen an Pneumocystis-Pneumonie bei Unverträglichkeit von Co-trimoxazol.
Seit einiger Zeit ist Atovaquon in Kombination mit Proguanil (Malarone) zugelassen zur Behandlung der akuten unkomplizierten **Plasmodium-falciparum-Malaria** bei Erwachsenen und Kindern (über 10 kg Körpergewicht), vor allem in Regionen mit Vorkommen resistenter Stämme. Die Wirksamkeit bei zerebraler Malaria und anderen schweren Manifestationen (Hyperparasitämie, Lungenödem, Nierenversagen) ist noch nicht eingehend untersucht. Die Kombination wirkt nicht ausreichend auf Plasmodium vivax und Pl. ovale, bei denen andere Medikamente bevorzugt werden sollten. Malarone (1 Tbl./Tag) ist ein relativ sicheres Mittel zur Prophylaxe der Malaria tropica in endemischen Gebieten (tropisches Afrika). Prophylaxe-Durchbrüche sind wie bei allen anderen Medikamenten ebenfalls möglich. Die relativ kurze Nachbehandlung ist ein Vorteil gegenüber traditionellen Formen einer Prophylaxe, die eine wesentlich längere Nachbehandlung erfordern. Bei **Toxoplasmose** kommt eine Anwendung in Kombination mit Pyrimethamin oder einem Sulfonamid in Frage, wenn Pyrimethamin bzw. ein Sulfonamid nicht vertragen wird, jedoch ist die klinische Wirksamkeit wenig erprobt.

Kontraindikationen: Schwangerschaft, Stillperiode. Vorsicht bei gleichzeitiger Anwendung von Medikamenten mit starker Plasmaproteinbindung und geringer therapeutischer Breite. Keine therapeutische Gabe bei Patienten, die Malarone zur Prophylaxe eingenommen haben. Keine Monotherapie von Atovaquon gegen Malaria.

Applikation und Dosierung: Bei Pneumocystis-Pneumonie oral 2-mal tgl. 0,75 g (= 5 ml der Suspension) zusammen mit einer Mahlzeit für 3 Wochen. Bei Malaria 1-mal tgl. 4 Tabletten Malarone mit 0,25 g Atovaquon + 0,1 g Proguanil, Tabletten für Kinder mit einem Viertel der Dosis, als Einzeldosis an 3 aufeinander folgenden Tagen. Zur Malariaprophylaxe eine Tablette täglich bis 7 Tage nach Verlassen des Endemiegebiets.

Handelsformen: Suspension (5 ml enthalten 0,75 g), Malarone-Tabletten à 0,25 g zusammen mit 0,1 g Proguanil, Kindertabletten mit 62,5 mg Atovaquon plus 25 mg Proguanil.

Beurteilung: Wichtige, besser verträgliche Alternative zur Therapie der Pneumocystis-Pneumonie bei Unverträglichkeit von Co-trimoxazol. Wichtiges neues Malariamittel in Kombination mit Proguanil zur Therapie und Prophylaxe der Malaria tropica.

Antiinfektiva

Literatur

de Alencar FE, Cerutti C Jr, Durlacher RR, et al. Atovaquone and proguanil for the treatment of malaria in Brazil. J Infect Dis 1997; 175: 1544–7.

Araujo FG, Huskinson J, Remington JS. Remarkable in vitro and in vivo activity of the hydroxynaphthoquinone (566C80), against tachyzoites and cysts of Toxoplasma gondii. Antimicrob Ag Chemother 1991; 35: 293.

Chirgwin K, Hafner R, Leport C, et al. Randomized phase II trial of atovaquone with pyrimethamine or sulfadiazine for treatment of toxoplasmic encephalitis in patients with acquired immunodeficiency syndrome: ACTG 237/ANRS 039 Study. AIDS Clinical Trials Group 237/Agence Nationale de Recherche sur le SIDA, Essai 039. Clin Infect Dis 2002; 34: 1243–50.

Cirioni O, Giacometti A, Scalise G. In-vitro activity of atovaquone, sulphamethoxazole and dapsone alone and combined with inhibitors of dihydrofolate reductase and macrolides against Pneumocystis carinii. J Antimicrob Chemother 1997; 39: 45–51.

Hughes W, Leoung G, Kramer F, et al. Comparison of atovaquone (566C80) with trimethoprim-sulphamethoxazole to treat Pneumocystis carinii pneumonia in patients with AIDS. New Engl J Med 1993; 328: 1521–7.

Hughes W, Dorenbaum A, Yogev R, et al. Phase I safety and pharmacokinetics study of micronized atovaquone in human immunodeficiency virus-infected infants and children. Antimicrob Ag Chemother 1998; 42: 1315–8.

Hussein Z, Eaves J, Hutchinson DB, et al. Population pharmacokinetics of atovaquone in patients with acute malaria caused by Plasmodium falciparum. Clin Pharmacol Ther 1997; 61: 518–30.

Lell B, Luckner D, Ndjave M, et al. Randomised placebo-controlled study of atovaquone plus proguanil for malaria prophylaxis in children. Lancet 1998; 351: 709–13.

Kovacs J, and the NIAID clinical center intramural AIDS program. Efficacy of atovaquone in treatment of toxoplasmosis in patients with AIDS. Lancet 1992; 340: 637–8.

Pearson PA, Piracha AR, Sen HA, et al. Atovaquone for the treatment of toxoplasma retinochoroiditis in immunocompetent patients. Ophthalmology 1999; 106: 148–53.

Rolan PE, Mercer AJ, Tate E, et al. Disposition of atovaquone in humans. Antimicrob Ag Chemother 1997; 41: 1319–21.

Spencer CM, Goa KL. Atovaquone. A review of its pharmacological properties and therapeutic efficacy in opportunistic infections. Drugs 1995; 50: 176.

Torres RA, Weinberg W, Stansell J, et al. Atovaquone for salvage treatment and suppression of toxoplasmic encephalitis in patients with AIDS. Clin Infect Dis 1997; 24: 422–9.

Ziegler T, Schau A, Winkler C. Stellenwert von Malarone in der Therapie der Malaria tropica. Med Klin 2002; 97: 455–8.

1.15 Nitrofurane

Nitrofurantoin

Handelsnamen: Furadantin u. a.

Eigenschaften: Nitrofurantoin ist ein experimentell nur ungenügend untersuchtes, toxisches Harnwegs-Chemotherapeutikum aus der in den vierziger Jahren eingeführten Gruppe der Nitrofurane. Die Weiterverwendung dieses Chemotherapeutikums ist ein warnendes Beispiel für die Perpetuierung historischer Irrtümer in der Medizin.

Wirkungsweise und Wirkungsspektrum: Nitrofurantoin wirkt vorwiegend bakteriostatisch, vermutlich durch Enzymhemmung im Kohlenhydratstoffwechsel der Bakterien. Nitrofurantoin ist schwach wirksam gegen die meisten üblichen Erreger von Harnwegsinfektionen. E. coli, Citrobacter und die meisten Stämme von Klebsiella und Enterobacter werden durch im Harn erreichbare Konzentrationen gehemmt. Providencia und Serratia sind oft resistent. Proteus, Pseudomonas aeruginosa und Acinetobacter sind fast immer unempfindlich. Nitrofurantoin ist wirksam gegen grampositive Kokken, wie Enterococcus faecalis, Staphylococcus aureus, Staphylococcus epidermidis und Staphylococcus saprophyticus.

Pharmakokinetik:

▶ Nitrofurantoin wird rasch und nahezu vollständig im Darm resorbiert und in alle Gewebe und Körperflüssigkeiten verteilt. Es werden jedoch weder im Serum noch im Gewebe therapeutisch wirksame Spiegel erreicht.

▶ Die Elimination erfolgt hauptsächlich renal (zu 40 %), ein kleiner Teil wird durch die Galle ausgeschieden und der Rest zu inaktiven Metaboliten abgebaut. Bei normaler Nierenfunktion liegen die Urinspiegel zwischen 50 und 250 mg/l. Bei eingeschränkter Nierenfunktion nehmen die Urinspiegel ab, und die Serumkonzentrationen steigen auf toxische Werte an. In den Fäzes werden nur 2 % des aktiven Nitrofurantoins wiedergefunden.

Nebenwirkungen: Nitrofurantoin kann zu schweren, z.T. tödlichen Reaktionen führen. Die häufigsten Nebenwirkungen sind gastrointestinale Störungen und allergische Hautreaktionen, ferner Polyneuropathien sowie Lungenreaktionen. Übelkeit, Appetitlosigkeit und Erbrechen sind ebenfalls häufig. Diese Nebenwirkungen beruhen auf einer direkten toxischen ZNS-Wirkung von Nitrofurantoin und sind stark dosisabhängig.
Die **Nitrofurantoin-Polyneuropathie** ist eine gefürchtete Komplikation nach Nitrofurantoin-Therapie, die besonders bei Langzeittherapie auftreten kann. Prädisponierende Faktoren sind hierbei chronische Niereninsuffizienz und Diabetes mellitus. Nach Therapieabbruch bildet sich die Symptomatik nur teilweise zurück. Es sind Todesfälle beschrieben worden.
Gelegentlich kommt es im Verlauf einer Nitrofurantoin-Behandlung zu gefährlichen **Lungenreaktionen**. Die häufigere akute Form tritt einige Stunden nach der letzten Nitrofurantoin-Einnahme unter dem Bild eines allergischen Lungenödems auf mit plötzlicher Atemnot, Husten und Fieber sowie Lungeninfiltrationen (»Nitrofurantoin-Pneumonie«). Das Krankheitsbild ist nach Absetzen von Nitrofurantoin reversibel. Chronische Lungenreaktio-

nen in Form von interstitieller Pneumonie und Lungenfibrose entstehen nach Langzeittherapie (> 6 Monate) und sind nur partiell reversibel.

Allergische Reaktionen, besonders Hautreaktionen, wie Pruritus oder urtikarielle Hautveränderungen, auch Arzneimittelfieber oder angioneurotisches Ödem sind häufig, aber in der Regel harmlos. Einzelfälle von Stevens-Johnson- oder Lyell-Syndrom sowie von anaphylaktischem Schock nach Nitrofurantoin sind beschrieben.

Unter Nitrofurantoin kann es in seltenen Fällen zu **Leberreaktionen** verschiedenen Schweregrades kommen. Das Spektrum dieser Reaktionen reicht von einer reversiblen Cholestase bei Kurzzeittherapie bis zur chronisch aktiven oder granulomatösen Hepatitis mit z.T. letalem Ausgang bei Langzeittherapie. Bei Patienten mit Glukose-6-Phosphat-Dehydrogenase-Mangel können hämolytische Krisen auftreten. Vereinzelt sind eine Leukopenie, Thrombozytopenie, **aplastische Anämie**, Agranulozytose oder megaloblastäre Anämie beobachtet worden. In Einzelfällen sind **Autoimmunreaktionen** nach Nitrofurantoin (meistens im Zusammenhang mit chronischen Lungen- oder Leberreaktionen) aufgetreten. Leitsymptome dieses »Lupus-like syndrome« waren Fieber, Hautausschlag, Arthralgien und Eosinophilie. Im Serum waren mindestens drei der folgenden Parameter positiv: antinukleäre Antikörper, Antikörper gegen glatte Muskulatur oder Glomeruli, Coombs-Test. Auch transitorische Alopezie, Kristallurie, Parotitis, Pankreatitis, Asthmaanfälle oder Erythema nodosum sind möglich.

In hohen Dosen (10 mg/kg) kann Nitrofurantoin zu einer reversiblen **Hemmung der Spermatogenese** führen.

Nitrofurantoin wirkt als Mutagen in Bakterien- und menschlichen Fibroblastenkulturen durch Hemmung der DNS-Synthetase und ist stark positiv im Ames-Test (Salmonella/Microsome-Test). Eine karzinogene Wirkung von Nitrofurantoin wurde nicht beobachtet; allerdings wird Nitrofurantoin im Organismus zu einem Metaboliten mit potenziell karzinogenen Eigenschaften abgebaut (Aminofurantoin). Im Tierexperiment wurde eine erhöhte Missbildungsrate nachgewiesen. Wegen seiner Toxizität und seiner Nebenwirkungen würde eine Substanz wie Nitrofurantoin heute keineswegs mehr zugelassen.

Interaktionen: Nitrofurantoin antagonisiert in vitro die Wirkung von Nalidixinsäure und anderen Gyrase-Hemmern. Weiterhin kann Nitrofurantoin zur Leberenzyminduktion führen, wodurch die Wirksamkeit von z. B. Diphenylhydantoin reduziert wird. Die gleichzeitige Gabe von Propanthelin-Bromid fördert die Resorption von Nitrofurantoin. Bestimmte Laborwerte (Glukose, Harnstoff, alkalische Phosphatase, Bilirubin oder Kreatinin) können durch Nitrofurantoin falsch erhöht sein. Es gibt auch eine Interaktion mit Magnesium-haltigen Antazida.

Indikationen: Bei Berücksichtigung der Vor- und Nachteile von Nitrofurantoin erscheint es dringend notwendig, die Indikationen von Nitrofurantoin stark zu reduzieren und dieses Präparat allenfalls nur noch als Reserve-Chemotherapeutikum der letzten Wahl für therapieresistente Formen von Harnwegsinfektionen zu verwenden. Problematisch ist besonders die Suppressivtherapie chronisch-obstruktiver Harnwegsinfektionen bei Patienten mit angeborener oder erworbener Abflussbehinderung der Harnwege.

Kontraindikationen:

▸ Niereninsuffizienz jeden Grades, weil die Kumulation von Nitrofurantoin die Gefahr einer Polyneuropathie erhöht.

Antiinfektiva

▶ Bei Schwangeren und stillenden Müttern ist Nitrofurantoin als schlecht verträgliche und potenziell mutagene Substanz kontraindiziert.

▶ Frühgeborene und Neugeborene bis zum Ende des 3. Lebensmonats (wegen der Gefahr einer hämolytischen Anämie).

▶ Bekannte Überempfindlichkeit gegenüber Nitrofurantoin und anderen Nitrofuranen.

▶ Äußerste Vorsicht ist geboten bei Krankheitsbildern, die auch als Nebenwirkung von Nitrofurantoin auftreten können: chronische Lungenfibrose, Cholestase oder chronische Hepatitis, hämolytische Anämie, Polyneuropathie.

Applikation: Nitrofurantoin wurde oral als Tabletten, Kapseln oder Dragées gegeben, bevorzugt in makrokristalliner Form (bei Kindern auch als Suspension, Perlen oder Tropfen).

Dosierung: Folgende Dosierungen waren üblich: 300 mg pro Tag (Kinder ab 1 Jahr 3–5 mg/kg), verteilt auf 3 bzw. 2 (Kinder) Einzeldosen während 1–2 Wochen. Zur Suppressivtherapie chronisch-obstruktiver Harnwegsinfektionen wurden empfohlen: 100–150 mg pro Tag (Kinder 1 mg/kg), verteilt auf 1 bzw. 2 (Kinder) Einzeldosen.

Vorsichtsmaßnahmen: Unter Nitrofurantoin-Therapie sind regelmäßige (wöchentliche) Kontrollen von Blutbild, Leber- und Nierenwerten notwendig. Bei Auftreten von lebensbedrohlichen Nebenwirkungen, wie Atemnot, Fieber, Exanthemen, Cholestase oder Polyneuropathiezeichen, muss Nitrofurantoin sofort abgesetzt werden. Die unkontrollierte Selbstmedikation ist ein häufiger Risikofaktor für schwere Nebenwirkungen. Während Nitrofurane in der Veterinärmedizin und der Agrartechnologie wegen Karzinogenität und Mutagenität verboten sind, werden sie in der Medizin, insbesondere von Pädiatern, leider weiter verwendet.

Beurteilung: Gefährliches Harnwegschemotherapeutikum mit negativem Kosten-Nutzen-Risiko, das aus dem Handel gezogen werden sollte.

Literatur

Back O, Lundgren R, Wiman LG. Nitrofurantoin-induced pulmonary fibrosis and lupus syndrome. Lancet 1974;I: 930.

Black M, Rabin L, Schatz N. Nitrofurantoin-induced chronic active hepatitis. Ann Intern Med 1980; 92: 62.

Christophe JL. Pancreatitis induced by nitrofurantoin. Gut 1994; 35: 712.

Coraggio MJ, Gross TP, Roscelli JD. Nitrofurantoin toxicity in children. Pediatr Infect Dis J 1989; 8: 163.

Enzenberger R, Stille W. Die Stellung des Nitrofurantoins heute. München: Zuckschwerdt, 1983.

Edoute Y, Karmon Y, Roguin A, Ben-Ami H. Fatal liver necrosis associated with the use of nitrofurantoin. Israel Med Ass J 2001; 3: 382.

Guay DR. An update on the role of nitrofurans in the management of urinary tract infections. Drugs 2001; 61: 353–64.

Holmberg L, Boman G, Bottiger LE, et al. Adverse reactions to nitrofurantoin: analysis of 921 reports. Am J Med 1980; 69: 733.

Israel KS, Brashear RE, Sharma HM, Yum MN, Glover JL. Pulmonary fibrosis and nitrofurantoin. Amer Rev Resp Dis 1973; 108: 353.

Jick SS, Jick H, Walker AM, Hunter JR. Hospitalizations for pulmonary reactions following nitrofurantoin use. Chest 1989; 96: 512–5.

Meyboom RHB, Van Gent A, Zinkstok DJ. Nitrofurantoin-induced parotitis. BMJ 1982; 285: 1049.

Mollison LC, Angus P, Richards M, et al. Hepatitis due to nitrofurantoin. Med J Aust 1992; 156: 347.

Mulberg AE, Bell LM. Fatal cholestatic hepatitis and multisystem failure associated with nitrofurantoin. J Pediatr Gastroenterol Nutr 1993; 17: 307.

Nelis GF. Nitrofurantoin-induced pancreatitis: report of a case. Gastroenterology 1983; 84: 1032.

Pellinen TJ, Klaske J. Nitrofurantoin-induced parotitis. BMJ 1982; 285: 344.

Penn RG, Griffin JP. Adverse reactions to nitrofurantoin in the United Kingdom, Sweden, and Holland. Brit Med J 1982; 284: 1440.

Robinson BWS. Nitrofurantoin-induced interstitial pulmonary fibrosis. Presentation and outcome. Med J Aust 1983; 1: 72.

Sharp JR, Ishak KG, Zimmerman HJ. Chronic active hepatitis and severe hepatic necrosis associated with nitrofurantoin. Ann Intern Med 1980; 92: 14.

Stefanini M. Chronic hemolytic anemia association with erythrocyte enolase deficiency exacerbated by ingestion of nitrofurantoin. Am J Clin Path 1972; 58: 408.

Toole JF, Parrish ML. Nitrofurantoin polyneuropathy. Neurology 1973; 23: 554.

Yiannikas C, Pollard JD, McLeod JG. Nitrofurantoin neuropathy. Aust NZJ Med 1981; 11: 400.

Nitrofurazon (Nitrofural)

Handelsname: Furacin.

Eigenschaften: Problematisches, bei systemischer Gabe hochtoxisches Lokaltherapeutikum, das von intakter Haut nicht, von Wunden aber in geringen Mengen resorbiert werden kann. Bei lokaler Anwendung bakterizide Wirkung auf Staphylokokken, Streptokokken, E. coli, Enterobacter, Klebsiella und Proteus, nicht dagegen auf Pseudomonas aeruginosa und Candida albicans. Allergisierung (Kontaktekzem) möglich. Keine Dauertherapie wegen möglicher Onkogenität und anderer Nebenwirkungen (wie bei Nitrofurantoin!). In der Schwangerschaft kontraindiziert. Die generellen Bedenken gegen Nitrofurane gelten auch für die Lokalformen.

Anwendung und Indikationen: Allenfalls nur bei Versagen weniger toxischer Lokalpräparate zur kurz dauernden Anwendung bei schweren Haut- und Wundinfektionen. Ungeeignet als Mittel zur routinemäßigen Wundbehandlung.

1.16 Nitroimidazole

Handelsnamen:
▶ Metronidazol: Clont, Flagyl u.v.a.
▶ Tinidazol: Simplotan.
▶ Ornidazol: Tiberal (in Deutschland nicht mehr im Handel).
▶ Nimorazol: Esclama.

Eigenschaften: Nitroimidazole sind eine Gruppe heterozyklischer Verbindungen mit einem 5er-Ring (Abb. 1.16-1) ähnlich den Nitrofuranen. Sie haben eine Wirkung auf den anaeroben Stoffwechsel, was ihre Aktivität gegen Protozoen und Anaerobier, auch die Steigerung der Strahlenempfindlichkeit bei Tumorpatienten erklärt. Alle Mittel dieser Gruppe können bei Versuchstieren karzinogen wirken und sind im Ames-Test mutagen; entsprechende Beobachtungen beim Menschen liegen aber nicht vor. Dennoch sollten Nitroimidazole nur streng indiziert eingesetzt werden.

Antiinfektiva

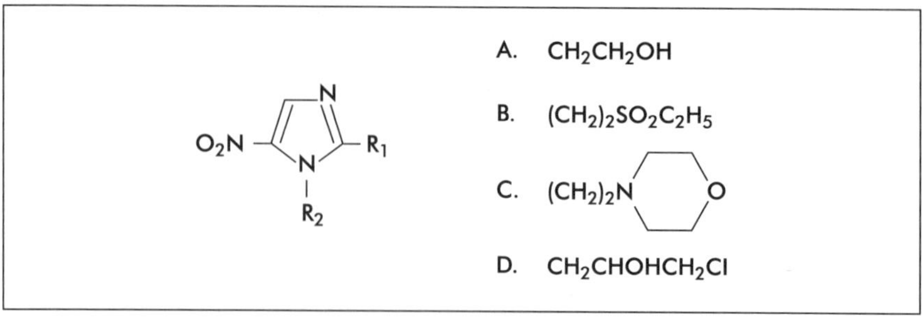

A. CH_2CH_2OH

B. $(CH_2)_2SO_2C_2H_5$

C. $(CH_2)_2N\diagdown O$

D. $CH_2CHOHCH_2Cl$

Abb. 1.16-1 Struktur von Metronidazol ($R_1 = CH_3$; $R_2 =$ A); Tinidazol ($R_1 = CH_3$; $R_2 =$ B); Nimorazol ($R_1 = H$, $R_2 =$ C) und Ornidazol ($R_1 = H$, $R_2 =$ D).

Wirkungsweise: Hemmung der Nukleinsäuresynthese (bei anaeroben Bakterien). Stark bakterizide Wirkung.

Wirkungsspektrum: Die Protozoen Entamoeba histolytica, Trichomonas vaginalis, Giardia lamblia (Lamblien) werden von Metronidazol, Tinidazol, Ornidazol und Nimorazol bei niedrigen Konzentrationen gehemmt. Diese Mittel wirken außerdem gegen fast alle obligat anaeroben Bakterien (Clostridien und sporenlose Anaerobier) außer gegen Propionibakterien und Aktinomyzeten. Empfindlich sind auch Campylobacter fetus, Helicobacter pylori und Gardnerella vaginalis. Helicobacter-Stämme sind jedoch z.T. resistent. Metronidazol, Tinidazol und Ornidazol haben eine ähnliche antibakterielle Aktivität, während Nimorazol schwächer wirkt. Resistent sind aerobe und fakultativ anaerobe Bakterien.

Resistenz: Bei Trichomonas vaginalis und Entamoeba histolytica ist eine Resistenz bzw. ein Therapieversagen möglich. Primär resistente Bakterienstämme kommen unter empfindlichen Anaerobier-Arten (z.B. Bacteroides fragilis) selten vor. Ein Teil der Helicobacter-pylori-Stämme ist heute resistent. Fast komplette Kreuzresistenz zwischen den 4 Nitroimidazolen. Keine Kreuzresistenz mit anderen Antibiotika. Resistenzentwicklung während Behandlung selten.

Pharmakokinetik:
▶ Gute Resorption nach **oraler** Gabe.
▶ Bei Metronidazol Serumspiegelmaxima von 8 mg/l (nach 0,4 g), 12 mg/l (nach 0,5 g) und 40 mg/l (nach 2,0 g), bei Tinidazol von 40 mg/l und bei Ornidazol von 37 mg/l (jeweils nach 2 g). Nach 1 g Nimorazol oral sind im Serum maximal 16 mg/l nachweisbar. Die **rektale** Anwendung von 0,5 g Metronidazol ergibt Serumspitzenspiegel von 4–5 mg/l (nach 3–8 h). Nach **intravaginaler** Applikation von 0,2 g und 0,5 g Metronidazol finden sich Serumspiegel bis 0,4 bzw. 1 mg/l.
▶ Nach 0,5 g Metronidazol i.v. (**Kurzinfusion** in 20 min) werden Serumspiegel von 13–15 mg/l erreicht (keine Kumulation bei wiederholter Gabe). Nach i.v. Infusion von 0,8 g und 1,6 g Tinidazol finden sich bei Infusionsende mittlere Serumspiegel von 15 bzw. 32 mg/l.
▶ Halbwertszeit: 7 h (Metronidazol), 13 h (Tinidazol, Ornidazol), 10 h (Nimorazol).

▸ Plasmaeiweißbindung: 15 % (Metronidazol), 12 % (Tinidazol, Ornidazol), 15 % (Nimorazol).

▸ Sehr gute Gewebepenetration (besonders in Hirn, Leber, Uterus, Fett, Haut, auch Abszesshöhlen). Hohe Konzentrationen in Liquor, Speichel, Peritonealflüssigkeit, Vaginalsekret, Muttermilch. Metronidazol wird in der Leber in starkem Maße umgewandelt. Das entstehende Hydroxymetronidazol hat eine starke antibakterielle Aktivität, während die anderen Metaboliten nur schwach wirken. Tinidazol wird in der Leber geringer metabolisiert als Metronidazol.

▸ Ausscheidung überwiegend durch die Nieren (unverändert und als Metaboliten).

▸ Urin-Recovery (insgesamt): 30 % (Metronidazol), 15 % (Tinidazol), 63 % (Ornidazol), 55 % (Nimorazol). Bei Metronidazol rotbraune Harnverfärbung. Metronidazol ist gut dialysierbar. Galleausscheidung von Metronidazol etwa 10 %.

Nebenwirkungen: Dosisabhängig. Nach Tinidazol und Ornidazol anscheinend nicht so häufig wie nach Metronidazol. In 3 % gastrointestinale Störungen (Übelkeit, Erbrechen, Diarrhoe), selten Pankreatitis. Einige Patienten klagen über einen unangenehmen Metallgeschmack. Bei längerer Therapie und bei höherer Dosierung kommen eine periphere Neuropathie (mit Parästhesien) sowie z.T. ernste zentralnervöse Störungen vor (Schwindel, Ataxie, Bewusstseinsstörungen, Krämpfe, reversible Hirnläsionen u.a.), außerdem Glossitis, Stomatitis, Urtikaria, Exantheme, Juckreiz, Dysurie, Pankreatitis, Druckgefühl im Becken, reversible Neutropenie. Ausgeprägte Alkoholintoleranz (gilt nicht für Ornidazol). Bei i.v. Gabe Thrombophlebitis möglich. Bei Einnahme in verschiedenen Stadien der Schwangerschaft wurde keine Häufung von Missbildungen, Frühgeburten oder postnatalen Störungen beobachtet. Wegen mutagener und karzinogener Wirkung im Tierversuch sollten Nitroimidazole jedoch nicht in der Schwangerschaft und möglichst nicht über längere Zeit gegeben werden.

Interaktionen: Die Wirkung oraler Antikoagulanzien kann verstärkt werden. Bei gleichzeitiger Gabe von Phenytoin oder Phenobarbital kann die Ausscheidung von Metronidazol beschleunigt sein (durch Induktion mikrosomaler Leberenzyme). Cimetidin kann durch Abnahme der Leberenzymaktivität die Halbwertszeit von Metronidazol verlängern (durch verlangsamte Plasma-Clearance). Gleichzeitige Gabe eines Lithium-Präparates kann zu einer Lithiumvergiftung führen.

Indikationen (für Metronidazol):

▸ Anaerobier-Infektionen (oft Mischinfektion mit aeroben Bakterien), z.B. Thrombophlebitis, Aspirationspneumonie, Leber-, Hirn-, Lungen-, Beckenabszess, andere intraabdominelle Abszesse, Peritonitis, Beckeninfektionen, Endometritis, Puerperalsepsis, fieberhafter Abort, Gangrän, fötide Nekrosen. Stets in Kombination mit Aerobier-wirksamen Breitspektrum-Antibiotika geben (Piperacillin, Cefalosporin, Ciprofloxacin). **Tripeltherapie** bei Helicobacter-pylori-Infektionen mit Clarithromycin plus Omeprazol. Außerdem indiziert bei ulzerierender Stomatitis, schwerer Gingivitis und Periodontitis, Mundbodenphlegmone, Gasbrand (kombiniert mit Penicillin G).

▸ Prophylaktisch vor großen gynäkologischen Operationen und Dickdarmoperationen (zusammen mit einem zweiten Mittel).

▸ Trichomoniasis und Vaginitis durch Gardnerella vaginalis (infizierten Partner mitbehandeln). Auch Tinidazol ist geeignet.

Antiinfektiva

▶ Amöbenruhr (alle Formen, auch Leberabszess).
▶ Darminfektionen durch Giardia (Lamblien) und Balantidien. Auch Nimorazol ist geeignet.
▶ Helicobacter-pylori-Infektion des Magens im Rahmen einer Kombinationstherapie.
▶ Evtl. bei Antibiotika-induzierter pseudomembranöser Enterokolitis (durch Clostridium difficile), falls Vancomycin oral nicht gegeben werden kann.
▶ Bei Morbus Crohn kann eine Langzeitbehandlung mit Metronidazol die Symptome bessern, jedoch kommt es dabei in 10–20 % zu einer peripheren Neuropathie (meist reversibel).

Kontraindikationen: ZNS-Erkrankungen, Blutdyskrasien, Schwangerschaft. Vorsicht bei schweren Lebererkrankungen (häufige Blutspiegelkontrollen erforderlich). Keine alkoholischen Getränke während der Behandlung. Bei Therapie der Mutter in der Stillperiode Muttermilch vorübergehend durch Kuhmilchpräparate ersetzen.

Applikation und Dosierung:
Bei **Amöbenruhr** (alle Formen) 3-mal tgl. 0,75 g Metronidazol (Kinder 3-mal tgl. etwa 10 mg/kg) für 5–10 Tage nach der Mahlzeit einnehmen. Bei Ornidazol sind 0,5 (–1) g alle 12 h ausreichend. Eine Nachbehandlung mit dem nicht resorbierbaren Amöbenmittel Diloxanid-Furoat (3-mal täglich 0,5 g für 10 Tage) ist ratsam, um alle Amöben im Darmlumen abzutöten (s. S. 529); Diloxanid ist jedoch in Deutschland schwer erhältlich.
Bei **Trichomoniasis und Giardiasis** für 6 Tage 3-mal tgl. 0,25 g Metronidazol (Kinder 3-mal tgl. etwa 3 mg/kg) oder **Einmaltherapie** der Trichomoniasis mit Metronidazol, Tinidazol oder Nimorazol: 4 Tabl. à 0,5 g in einer Dosis (am besten nach der Mahlzeit). Zur Eindosistherapie der Trichomoniasis mit Ornidazol sollen 3 Tabletten à 0,5 g (insgesamt 1,5 g) genügen. Oder **orale Kurztherapie** mit Metronidazol: am 1. Tag 2-mal je 1 g (im Abstand von 6 h), am nächsten Morgen noch einmal 1 g (Gesamtdosis 3 g). Wiederholungskur frühestens nach 4–6 Wochen. Eine zusätzliche lokale Behandlung mit Vaginaltabletten (Vaginalzäpfchen/-paste) wird zwar empfohlen, ist aber nicht unbedingt erforderlich. Behandlung abbrechen, wenn Ataxie oder andere Unverträglichkeitserscheinungen auftreten.
Bei **bakterieller Vaginose** (Aminkolpitis) gibt man oral 2-mal tgl. 0,5 g Metronidazol für 7 Tage. Auch die orale Einnahme von Tinidazol (Einzeldosis von jeweils 2 Filmtabletten à 1 g unzerkaut mit reichlich Flüssigkeit an 2 aufeinander folgenden Tagen) ist wirksam.
Bei **Anaerobier-Infektionen** orale, i.v. oder rektale Gabe möglich. Keine rasche i.v. Injektion, sondern i.v. Kurzinfusion bei ausreichender Verdünnung (in 20–30 min). Dosierung bei Erwachsenen oral 3- bis 4-mal tgl. 0,5 g **Metronidazol**, Kinder 3-mal tgl. 7 mg/kg (bei Neugeborenen halbe Dosierung). Bei i.v. Gabe gleiche Dosierung. Zur Prophylaxe bei Dickdarmoperationen oder gynäkologischen Operationen kann man 2 h präoperativ 0,5–1 g Metronidazol und nach der Operation 2- bis 3-mal tgl. 0,5 g für 3–5 Tage langsam infundieren. Suppositorien appliziert man 8-stdl. je 1 g (für 3 Tage), dann 12-stdl. je 1 g (nicht länger als 1 Woche). Bei eingeschränkter Nierenfunktion keine Dosisreduktion notwendig, bei stark eingeschränkter Leberfunktion Dosishalbierung. Bei **Tinidazol** wird zur Therapie von Anaerobier-Infektionen oral 1-mal tgl. 1 g (oder 2-mal tgl. 0,5 g) empfohlen, bei **Ornidazol** 2-mal tgl. 0,5 g. Die Behandlung mit einem Nitroimidazol-Präparat soll im Allgemeinen nicht länger als 10 Tage dauern.

Handelsformen: Tabletten und Kapseln à 0,25 g, 0,4 g und 0,5 g (Metronidazol), à 0,5 g (Ornidazol, Nimorazol), à 1 g (Tinidazol), außerdem Vaginaltabletten oder -kapseln (Metronidazol), Infusionsflaschen à 0,5 g (Metronidazol, Ornidazol).

Beurteilung: Zuverlässig wirkende Therapeutika bei Anaerobier-, Helicobacter-, Trichomonaden- und Amöben-Infektionen mit einem im Tierversuch nachgewiesenen Karzinomrisiko und Gefahr von z.t. schweren Nebenwirkungen.

Literatur

Alawattegama AB, Jones BM, Kinghorn GR, et al. Single dose versus seven-day metronidazole in Gardnerella vaginalis associated nonspecific vaginitis. Lancet 1984; I: 1355.

Alvarez RS, Richardson DA, Bent AE, Ostergard DR. Central nervous system toxicity related to prolonged metronidazole therapy. Am J Obstet Gynecol 1983; 145: 640.

Barker EM, Aitchison JM, Cridland JS, Baker LW. Rectal administration of metronidazole in severely ill patients. BMJ 1983; 287: 311.

Berglundh T, Krok L, Liljenberg B, et al. The use of metronidazole and amoxicillin in the treatment of advanced periodontal disease. A prospective, controlled clinical trial. J Clin Periodontol 1998; 25: 354–62.

Blake P, Butt WE. Ototoxicity of metronidazole. N Z Med J 1984; 97: 241.

Brogan O, Garnett PA, Brown R. Bacteroides fragilis resistant to metronidazole, clindamycin and cefoxitin. J Antimicrob Chemother 1989; 23: 660–2.

Burtin P, Taddio A, Ariburnu O, et al. Safety of metronidazole in pregnancy. A meta-analysis. Am Obstet Gynecol 1995; 172: 525.

Cherry RD, Portnoy D, Daly DS, Kinnear DG, Goresky CA. Metronidazole: an alternative therapy for antibiotic associated colitis. Gastroenterol 1982; 82: 849–51.

Daneshmend TK, Roberts CJC. Impaired elimination of metronidazole in decompensated chronic liver disease. BMJ 1984; 288: 405.

Earl P, Sisson PR, Ingham HR. Twelve-hourly dosage schedule for oral and intravenous metronidazole. J Antimicrob Chemother 1989; 23: 619–21.

Eme MA, Acar JF, Goldstein FW. Bacteroides fragilis resistant to metronidazole. J Antimicrob Chemother 1983; 12: 523.

Fluovat BL, Imbert C, Dubois DM, Temperville BP, Roux AF, Chevalier GC, Humbert G. Pharmacokinetics of tinidazole in chronic renal failure and in patients on haemodialysis. Brit J Clin Pharmacol 1983; 15: 735–41.

Frytak S, Maertel CG, Childs DS. Neurotoxicity associated with high-dose metronidazole therapy. Ann Intern Med 1980; 88: 361–2.

Gupte S. Phenobarbital and metabolism of metronidazole. N Engl J Med 1983; 308: 529.

Halloran TJ. Convulsions associated with high cumulative doses of metronidazole. Drug Inter Clin Pharm 1982; 16: 409.

Herzig K, Johnson DW. Marked elevation of blood cyclosporin and tacrolimus levels due to concurrent metronidazole therapy. Nephrol Dial Transplant 1999; 14: 521–3.

Hibberd AD, Nicoll RJ, Macbeth WA. Deafness is an adverse reaction to the prophylactic use of metronidazole. N Z Med J 1984; 97: 128.

Jager-Roman B, Doyle PB, Baird-Lambert J, Caejlo M, Buchanan N. Pharmacokinetics and tissue distribution of metronidazole in the newborn infant. J Pediatr 1982; 106: 651–4.

Lau AH, Lam NP, Piscitelli SC, et al. Clinical pharmacokinetics of metronidazole and other nitroimidazole anti-infectives. Clin Pharmacokinet 1992; 23: 328–64.

Mattila J, Männistö PT, Mäntylä R, Nykänen S, Lamminsivu U. Comparative pharmacokinetics of metronidazole and tinidazole as influenced by administration route. Antimicrob Ag Chemother 1983; 23: 721–5.

McWalter PW, Baird DR. Metronidazole-resistant anaerobes. Lancet 1983; 1: 1220.

Mittelkötter U, Rau HG, Thiede A, Schildberg FW, Kullmann KH. Perioperative Infektionsprophylaxe in der elektiven Kolonchirurgie: Klinischer Alltag in Deutschland – Eine multizentrische prospektive Studie mit versus ohne Metronidazol. Zentralbl Chir 2001;126: 799–804.

Nash TE, Ohl CA, Thomas E, et al. Treatment of patients with refractory giardiasis. Clin Infect Dis 2001; 33: 22–8.

Pehrson P, Bengtsson E. Treatment of non-invasive amoebiasis: a comparison between tinidazole and metronidazole. Ann Trop Med Parasitol 1984; 78: 505.

Plotnick BN, Cohen I, Tsang T, Cullinane T. Metronidazole-induced pancreatitis. Ann Intern Med 1985; 103: 891.

Robson RA, Bailey RR, Sharma JR. Tinidazole pharmacokinetics in severe renal failure. Clin Pharmacol 1984; 9: 88–94.

Sprott MS, Ingham HR, Hickman JE, Sisson PR. Metronidazole-resistant anaerobes. Lancet 1983; 1: 1220.

Sura ME, Heinrich KA, Suseno M. Metronidazole-associated pancreatitis. Ann Pharmacother 2000; 34: 1152–5.

Waitkins SA, Thomas DJ. Isolation of Trichomonas vaginalis resistant to metronidazole. Lancet 1981; II: 590.

Walker C, Karpinia K. Rationale for use of antibiotics in periodontics. J Periodontol 2002; 73: 1188–96.

Woodruff, B, Wijdicks E, Marshall W. Reversible metronidazole induced lesions of the cerebellar datate nuclei. NEJM 2002; 346: 68–9.

1.17 Lokalantibiotika

Einteilung: Es gibt 3 Hauptgruppen von Lokalantibiotika:
▶ Die Polypeptide Bacitracin, Tyrothricin, Colistin, Polymyxin B.
▶ Die topischen Aminoglykoside Neomycin, Kanamycin und Paromomycin.
▶ Mupirocin (Pseudomoninsäure).

Die **therapeutische Wirkung** von topisch angewandten Antibiotika ist abhängig:
▶ vom Wirkstoff (Löslichkeit, Wirkungsweise, Wirkungsspektrum, Aktivität, Diffusionseigenschaften),
▶ von der Galenik (Freisetzung, Wirkungsdauer, Hilfsstoffe usw.),
▶ von der Gefahr einer raschen sekundären Resistenzentwicklung.

Die **Verträglichkeit** ist bei Mitteln begrenzt, die von Wunden und lädierten Schleimhäuten resorbiert werden können und dann toxisch wirken (z. B. Bacitracin). Einige Mittel führen häufig zur Allergisierung (z. B. Betalaktam-Antibiotika und Neomycin). Lokalantibiotika sollten bei vorhandener lokaler bzw. systemischer Toxizität und Gefahr einer sekundären Resistenzentwicklung der Bakterien mit großer Zurückhaltung angewandt werden. Es werden oft Lokalantibiotika verwandt, die im Prinzip wegen schneller Resistenzentwicklung weitgehend ungeeignet sind, z. B. Fusidinsäure, Tetracycline, Makrolide. Besonders die Anwendung von Antibiotika in der Mundhöhle ist wegen Unwirksamkeit und möglicher Selektion resistenter Keime bedenklich. Ein übles Beispiel waren die heute nicht mehr vorhandenen Penicillin-Lutschtabletten.

Zur Lokalbehandlung werden oft **Desinfektionsmittel** propagiert. Die Konzentrationen am Ort der Wirkung sind schwer abschätzbar. Resorption und Konzentrierung durch Eintrocknung sind gefährlich. Von den an der Haut anwendbaren Desinfektionsmitteln sind weit verbreitet: Alkohol (hautreizend, wenig wirksam), Chlorhexidin (noch die beste Alternative, schlechter Geschmack, kann Kontaktdermatitis hervorrufen), Hexachlorophen (Gefahr der Photosensibilisierung) und Povidon-Jod (wenig wirksam, schnelle Inaktivierung, Resorption von Jod).

Generell ist zu sagen: Gefährliche Infektionen benötigen immer eine systemische Therapie. Die Möglichkeiten einer Lokalbehandlung werden oft überschätzt.

Antiinfektiva

Polypeptide

Bacitracin

Eigenschaften: Ausschließlich lokal anwendbares, sehr toxisches Polypeptid-Antibiotikum mit bakterizider Wirkung auf grampositive Bakterien (auch Staphylokokken und Enterokokken), Neisserien, Haemophilus influenzae. Nicht wirksam auf die übrigen gramnegativen Bakterien und auf Pilze. Resistenzentwicklung sehr langsam, keine Kreuzresistenz mit anderen Antibiotika. Nach oraler Gabe keine Resorption. Parenterale Anwendung wegen erheblicher Nephrotoxizität nicht mehr erlaubt.

Topische Anwendung: In Kombination mit Neomycin in Form von Hautsalbe, Puder, Lösung, Wundgaze, Augen- und Nasensalbe. Instillationen von Bacitracin (in Kombination mit Neomycin) wegen Gefahr von Nebenwirkungen abzulehnen und durch systemische Anwendung besser wirksamer Antibiotika zu ersetzen. Die Anwendung von Lutschtabletten ist wegen ungenügender Wirksamkeit bedenklich.

Literatur

Castro E, Seeley M, Kosmorsky G, et al. Orbital compartment syndrome caused by intraorbital bacitracin ointment after endoscopic sinus surgery. Am J Ophthalmol 2000; 130: 376–8.

Lin FL, Woodmansee D, Patterson R. Near-fatal anaphylaxis to topical bacitracin ointment. J Allergy Clin Immunol 1998; 101: 136–7.

Mondy KE, Shannon W, Mundy LM. Evaluation of zinc bacitracin capsules versus placebo for enteric eradication of vancomycin-resistant Enterococcus faecium. Clin Infect Dis 2001; 33: 473–6.

Tyrothricin

Eigenschaften: Das bakterizid wirkende Lokalantibiotikum Tyrothricin (Gramicidin und Tyrocidin enthaltend) aus der Gruppe der Polypeptid-Antibiotika ist nur z.T. wasserlöslich, aber löslich in Alkohol und Propylenglykol. Wirksam auf grampositive Kokken und Stäbchen. Keine Kreuzresistenz mit anderen Antibiotika. Wegen starker Toxizität keine parenterale Anwendung und keine Instillation in Körperhöhlen möglich.

Anwendung: Nur äußerlich bei oberflächlichen Infektionen in Form von Gel oder Puder. Die alleinige topische Behandlung einer Streptokokken-Angina mit Tyrothricin als Lutschtabletten ist keine vollwertige Therapie und verhütet nicht Spätkomplikationen.

Polymyxine (Colistin, Polymyxin B)

Eigenschaften: Basische zyklische Polypeptide (keine Verwandtschaft mit anderen Antibiotika). Colistin, identisch mit Polymyxin E, und Polymyxin B sind chemisch nahe verwandt und können wegen ihrer Ähnlichkeit gemeinsam besprochen werden. **Colistin** gibt es zur oralen Verabreichung als Colistinsulfat, zur parenteralen Anwendung als Colistinmesilat. **Polymyxin B** befindet sich für orale und parenterale Anwendung als Sulfat im Handel. Wegen ihrer Toxizität, schlechten Verträglichkeit (s.u.) und ungünstigen Pharmakokinetik

Antiinfektiva

(schlechte Gewebediffusion) sollte heute auf eine systemische Anwendung bis auf seltene Ausnahmen (Mukoviszidose) verzichtet werden. Es steht jetzt eine Reihe von besser wirksamen und besser verträglichen Medikamenten zur Verfügung. Polymyxine sind jedoch wichtige Lokalantibiotika.

Colistin wird in Deutschland nach Einheiten dosiert (1 E = 0,033 µg Colistin-Base, 1 mg Colistin-Base = etwa 30000 E), Polymyxin B nach Gewicht (1 mg Polymyxin-B-Base = 10000 E). Die Sulfate von Colistin und Polymyxin B sind gut wasserlöslich und relativ stabil.

Wirkungsweise: Bakterizide Wirkung auf ruhende und sich vermehrende Keime mit Angriffspunkt an der Zytoplasmamembran (als Kationendetergenzien). Die Polymyxine beeinflussen vorwiegend extrazellulär gelegene Keime, nicht oder nur in schwachem Maße intrazellulär gelegene Bakterien.

Wirkungsspektrum: Wirkung ausschließlich auf gramnegative Bakterien, wie Pseudomonas aeruginosa, E. coli, Enterobacter, Klebsiella. Bei diesen Keimarten kommen auch resistente Bakterienstämme vor. Stets empfindlich sind Salmonellen, Shigellen, Pasteurellen, Haemophilus influenzae, während Proteus, Gonokokken, Meningokokken und grampositive Bakterien resistent sind.

Resistenz: Nur langsame Resistenzentwicklung in vitro, unter der Therapie selten. Komplette Kreuzresistenz zwischen Colistin und Polymyxin B.

Pharmakokinetik: Resorption nach oraler Gabe sehr gering, daher hohe Konzentrationen im Darmlumen, jedoch kann bei starker Entzündung der Darmschleimhaut ein Teil der verabreichten Dosis resorbiert werden und toxisch wirken. Bei Haut- und Schleimhautinfektionen mit Geschwürbildung ist ebenfalls eine Resorption möglich.

Nebenwirkungen: Bei parenteraler Anwendung Neuro- und Nephrotoxizität, allergische Reaktionen und neuromuskuläre Blockade. Die Inhalation eines Polymyxin-Aerosols kann zu Histaminfreisetzung und Bronchospasmen führen. Bei topischer Anwendung auf der Haut Kontaktdermatitis möglich.

Indikationen: Orale Gabe zur Darmdekontamination (bei Leukämikern). Polymyxin B ist in vielen Lokalpräparaten für die Dermatologie, HNO- und Augenheilkunde enthalten. Es gibt eine gewisse Renaissance der Polymyxine zur Therapie von Pseudomonas-Infektionen bei Mukoviszidose im Rahmen einer Kombinationstherapie oder als Inhalation.

Kontraindikationen: Instillation in Körperhöhlen (außer Harnblase) und Lokalbehandlung von offenen Wunden und Verbrennungen (wegen Resorptionsmöglichkeit Gefahr von toxischen Nebenwirkungen).

Applikation: Orale Gabe zur Darmdekontamination. Anwendung in Salben- oder Puderform bei Verbrennungen, Wundinfektionen usw. sowie als Augen- und Ohrentropfen. Nicht ratsam sind Instillationen in die Pleurahöhle, in Gelenke usw. wegen Resorptionsmöglichkeit. Keine intrathekale Applikation wegen der Gefahr eines Cauda-equina-Syndroms.

Dosierung: Mittlere Tagesdosen (in 3–4 Einzelgaben) bei oraler Gabe von **Colistinsulfat:** Erwachsene 8 Mill. E, Kinder von 1–12 Jahren 4 Mill. E, Säuglinge 0,25 Mill. E/kg; bei oraler Gabe von **Polymyxin-B-Sulfat:** Erwachsene und Kinder von 6–12 Jahren 300 bis 400 mg, Kinder von 2–5 Jahren 150–225 mg, Säuglinge 20 mg/kg.

Zur **Inhalationsbehandlung** werden Polymyxin-B-Lösungen von 1–10 mg in 2 ml benutzt (schleimhautreizend, Gefahr von Asthmaanfällen durch Histaminfreisetzung).

Handelsformen: Colistin-Tbl. à 0,5 Mill. E (= 16,7 mg Base). Polymyxin-B-Tbl. à 25 mg. Polymyxin B ist Bestandteil in Salbe, Creme, Spray, Wundkompressen, Augensalbe, Augen- und Ohrentropfen, Vaginalkapseln, Vaginaltabletten, Lösung für Blasenspülung.

Beurteilung: Anwendung fast nur noch zur Lokaltherapie bei Infektionen durch gramnegative Stäbchen (meist in Kombinationspräparaten).

Literatur

Bannatyne RM. Polymyxin – recalled to life. Int J Antimicrob Agents 2000; 14: 165.

Topische Aminoglykoside

Neomycin

Eigenschaften: Neomycin B mit Framycetin identisch. Nur noch zur Lokaltherapie brauchbares toxisches Aminoglykosid. Die Wirkung richtet sich vor allem gegen gramnegative Bakterien einschließlich Salmonellen und Shigellen, teilweise auch gegen Proteus und E. coli, außerdem gegen einen Teil der Staphylokokken-Stämme. Resistent sind Streptokokken und Enterokokken sowie Pseudomonaden. Stufenweise langsame Resistenzentwicklung möglich. Komplette Kreuzresistenz mit Kanamycin und Paromomycin, teilweise auch mit Streptomycin und Gentamicin.

Pharmakokinetik: Keine oder geringfügige Resorption nach oraler Gabe.

Nebenwirkungen: Wegen erheblicher **Oto- und Nephrotoxizität** parenterale Anwendung kontraindiziert. Bei Resorption aus großen Wundflächen oder Darmgeschwüren Gefahr von Nebenwirkungen. Wenn bei Leberkoma Neomycin oral in hoher Dosierung über lange Zeit gegeben wird, können kleine Mengen aus dem Darm resorbiert werden, die bei gleichzeitiger Niereninsuffizienz kumulieren und zur Ertaubung führen können. **Allergische** Nebenwirkungen an der Haut sind bei lokaler Anwendung nicht selten (Kontaktdermatitis). In vitro und in vivo setzt Neomycin Histamin aus Mastzellen frei. Bei oraler Gabe kann es zum Überwuchern von Candida (Soor-Enteritis) kommen, daher prophylaktische Gabe von Nystatin ratsam. Nach oraler Gabe wurden schwere Enterokolitiden durch Neomycin-resistente Staphylokokken beobachtet. Neomycin kann bei hochdosierter oraler Behandlung über längere Zeit durch Schleimhautschädigung ein **Malabsorptionssyndrom** mit Diarrhoe und Steatorrhoe hervorrufen, das nach Absetzen meist reversibel ist.

Topische Anwendung:

▶ In Form von Salbe, Puder, Spray, Lösung, Augensalbe und Vaginalzäpfchen bei oberflächlichen Haut- und Schleimhautinfektionen. Bei topischer Anwendung wegen Resorptionsgefahr Gesamtdosis von 15 mg/kg/Tag nicht überschreiten, Therapiedauer 1–3 Tage, bei längerer Dauer Dosis reduzieren. Es besteht die Gefahr einer Kontaktdermatitis und Sensibilisierung.

▶ **Instillation:** Heute nicht mehr empfohlen, seitdem hochwirksame Antibiotika zur systemischen Anwendung zur Verfügung stehen, welche gut in Körperhöhlen penetrieren. Bei intraperitonealer und intrapleuraler Instillation Gefahr der neuromuskulären Blockade (Atemstillstand), besonders bei gleichzeitiger Gabe von Muskelrelaxanzien. Gegenmittel: Prostigmin und Kalziumglukonat i.v.

▶ **Orale Gabe** bei bakteriellen Darminfektionen nicht mehr gerechtfertigt (klinisch wenig wirksam, Gefahr von Nebenwirkungen). Auf keinen Fall bei Ileus und Niereninsuffizienz anwenden (Kumulation kleiner, vom Darm resorbierter Neomycin-Mengen möglich). Neomycin wird manchmal noch vor Darmoperationen, bei Leukämie und Leberkoma benutzt.

Dosierung: Erwachsene 2–4 g oral zur Darmdekontamination, Kinder 30–60 mg/kg, verteilt auf 4–6 Einzelgaben, eventuell in Kombination mit Nystatin (gegen Candida).

Beurteilung: Veraltetes toxisches Aminoglykosid, das wegen häufiger Unwirksamkeit, Resistenzentwicklung und Allergisierungsgefahr nicht mehr verwendet werden sollte.

Literatur

Breen LJ, Bryant RE, Levinson JD. Schenker S. Neomycin absorption in man. Ann Intern Med 1972; 76: 211.

Gilbert TB, Jacobs SC, Quaddoura AA. Deafness and prolonged neuromuscular blockade following single-dose peritoneal neomycin irrigation. Can J Anaesth 1998; 45: 568–70.

Weinstein AJ, McHenry M, Gavan TL. Systemic absorption of neomycin irrigating solution. JAMA 1977; 238: 152.

Kanamycin

Bei lokaler Anwendung **wirksam auf** Staphylokokken, E. coli, Enterobacter aerogenes, Klebsiella pneumoniae, teilweise auch Proteus und Serratia. Resistent sind Streptokokken (einschließlich Enterokokken), Pseudomonas, Bacteroides, Clostridien, Pilze. Primäre **Resistenz** bei E. coli und anderen gramnegativen Stäbchen häufig. Resistenzentwicklung unter der Therapie möglich. Komplette Kreuzresistenz mit Neomycin und Paromomycin, teilweise auch mit Streptomycin und Gentamicin.

Wegen der **Ototoxizität** heute nicht mehr systemisch angewandt. Nur noch als Augentropfen und -salbe im Handel.

Paromomycin

Handelsname: Humatin.

Eigenschaften: Nur lokal anwendbares Aminoglykosid-Antibiotikum, identisch mit Aminosidin und Catenulin, als Paromomycin-Base gut wasserlöslich.

Wirkung: Auf E. coli, Enterobacter aerogenes, Klebsiella pneumoniae, Salmonellen, Shigellen, Proteus, Staphylokokken. Gegen Entamoeba histolytica und Leishmanien schwach wirksam. Resistent sind Clostridien, Pilze, Viren. Primär resistente Darmbakterien kommen vor. Kreuzresistenz mit Kanamycin und Neomycin, teilweise auch mit Streptomycin. Keine Wirkung bei Cryptosporidien-Infektion des Menschen (was initial erhofft wurde).

Resorption: Nach oraler Gabe sehr gering.

Nebenwirkungen: Wegen Oto- und Nephrotoxizität parenterale Anwendung kontraindiziert. Bei oraler Gabe können gastrointestinale Störungen auftreten. Auch ein Malabsorptionssyndrom und ein Überwuchern von Pilzen sind möglich. Vorsicht bei Patienten mit Geschwüren im Magen-Darm-Trakt (stärkere Resorption, Gefahr einer Nierenschädigung).

Anwendung: Bei bakterieller Enterokolitis heute nicht mehr gerechtfertigt. Erwachsene erhielten früher tgl. 1–2 g, Kinder tgl. 50 mg/kg, verteilt auf 3–4 Einzelgaben, Dauer 7 Tage.

Literatur

Hewitt RG, Yiannoutsos CT, Higgs ES, et al. Paromomycin: no more effective than placebo for treatment of cryptosporidiosis in patients with advanced human immunodeficiency virus infection. AIDS Clinical Trial Group. Clin Infect Dis 2000; 31: 1084–92.

Stanimirovic A, Stipic T, Skerlev M, et al. Treatment of cutaneous leishmaniasis with 20 % paromomycin ointment. J Eur Acad Dermatol Venereol 1999; 13: 214.

Mupirocin

Handelsname: Turixin.

Eigenschaften: Von Pseudomonas fluorescens gebildetes Antibiotikum (Pseudomoninsäure) mit ausschließlicher Wirkung gegen Staphylokokken und Streptokokken. Vorwiegend bakteriostatische Wirkung (Hemmung der Proteinsynthese der Bakterien). Keine Verwandtschaft mit anderen Antibiotika. Bei längerer Anwendung Gefahr von sekundärer Resistenzentwicklung. Primär resistente Staphylokokken-Stämme kommen in wechselnder Häufigkeit vor.

Anwendung: Als Nasensalbe zur Elimination von Methicillin-resistenten Staphylokokken auf der Nasenschleimhaut. Mit einer Rekolonisierung in der Nase ist in 40 % zu rechnen. Bei Erwachsenen und Kindern 2- bis 3-mal tgl. eine streichholzkopfgroße Menge in den vorderen Bereich der Nase einbringen. Dauer 5–7 Tage. Eine präoperative Applikation in die Nase der Patienten kann die Rate postoperativer Staphylokokken-Infektionen reduzieren, aber nicht sicher eliminieren.

Nebenwirkungen: Als seltene Nebenwirkung können Brennen, Jucken oder Prickeln in der Nase auftreten, auch Niesen und vermehrte Sekretion. In Einzelfällen kommt es zu

Antiinfektiva

Überempfindlichkeitsreaktionen (Behandlung abbrechen). Nicht in der Schwangerschaft anwenden, auch nicht im 1. Lebensjahr (Aspirationsgefahr). Keine Salbe in die Augen bringen!

Literatur

Cookson BD. Mupirocin resistance in staphylococci. J Antimicrob Chemother 1990; 25:497–503.

Doebbling BN, Breneman DL, Neu HC, et al. Elimination of Staphylococcus aureus nasal carriage in health care workers: Analysis of six clinical trials with calcium mupirocin ointment: The Mupirocin Collaborative Study Group. Clin Inf Dis 1993; 17: 466–74.

Farr B. Mupirocin to prevent Staphylococcus aureus infections. N Eng J Med 2002; 346: 1905.

Fernandez C, Gaspar C, Torrelas A, et al. A double-blind, randomized, placebo-controlled clinical trial to evaluate the safety and efficacy of mupirocin calcium ointment for eliminating nasal carriage of Staphylococcus aureus among hospital personnel. J Antimicrob Chemother 1995; 35: 399.

Harbarth S et al. Randomized placebo-controlled double blind trial to evaluate the efficacy of mupirocin for eradicating carriage of methicillin-resistant Staphylococcus aureus. Antimicrob Ag Chemother 1999; 43: 1412.

Kalmeijer MD, Coertjens H, van Nieuwland-Bollen PM, et al. Surgical site infections in orthopedic surgery: the effect of mupirocin nasal ointment in a double-blind, randomized, placebo-controlled study. Clin Infect Dis 2002; 35: 353–8.

Layton MC, Patterson JE. Mupirocin resistance among consecutive isolates of oxacillin-resistant and borderline oxacillin-resistant Staphylococcus aureus at a university hospital. Antimicrob Ag Chemother 1994; 38: 1664.

Perl T et al. Intranasal mupirocin to prevent postoperative Staphylococcus aureus infection. N Engl J Med 2002; 346: 1871.

Wise R, Johnson J. Mupirocin resistance. Lancet 1991; 338: 578.

1.18 Antimykobakterielle Mittel

Einteilung: Medikamente zur Behandlung mykobakterieller Infektionen können nach drei Gesichtspunkten eingeteilt werden:
▶ Substanzen vorwiegend für die Therapie von Infektionen durch Mycobacterium tuberculosis (Tuberkulostatika oder Antituberkulotika).
▶ Therapeutika gegen Infektionen durch andere Mykobakterien (Tab. 5-9, S. 418).
▶ Substanzen für die Behandlung der Lepra.

Man unterscheidet bei den Tuberkulostatika Substanzen der ersten Wahl mit höherer Effektivität und niedriger Toxizität und Reservesubstanzen mit geringerer Effektivität und/oder größerer Toxizität. Tuberkulostatika der ersten Wahl sind Isoniazid, Rifampicin, Streptomycin, Pyrazinamid und Ethambutol, von denen nur Ethambutol nicht bakterizid wirkt.

Isoniazid (INH)

Handelsnamen: Isozid, Tebesium.

Eigenschaften: Isonicotinsäurehydrazid, synthetisch hergestelltes Chemotherapeutikum, wasserlöslich. Bakterizide Wirkung auf extra- und intrazellulär gelagerte Keime.

Wirkungsweise: Hemmung der bakteriellen Nukleinsäure- und Mykolsäuresynthese. Bei niedrigen Konzentrationen bakteriostatische Wirkung auf Tuberkelbakterien, bei 4–5fach höheren Konzentrationen bakterizide Wirkung (in der Wachstumsphase der Bakterien).

Wirkungsspektrum: Ausschließlich auf Tuberkelbakterien wirksam, nicht auf andere Mykobakterien (außer einige Stämme von M. kansasii).

Resistenz: Primär resistente Tuberkelbakterien in Westeuropa selten (1–4 %), bei AIDS-Patienten häufiger (oft mehrfach resistent). Rasche Resistenzentwicklung unter Monotherapie, keine Kreuzresistenz mit anderen Tuberkulostatika.

Pharmakokinetik:
▶ Resorption nach oraler Gabe innerhalb von 1–2 h.
▶ Serumkonzentrationen bei Langsaminaktivierern (nach 200 mg oral) 2–3 mg/l (nach 1–2 h) und 1,1 mg/l (nach 6 h); nach 300 mg oral 3–9 mg/l (nach 1–2 h) und 1,4 mg/l (nach 6 h). Bei Schnellinaktivierern sind die Serumspiegel nach 1 und 2 h um 30–40 % niedriger.
▶ Halbwertszeit 3 h (bei Langsaminaktivierern) und 1 h (bei Schnellinaktivierern). Im Organismus teilweise Umbau des INH zu Azetyl-INH, Isonicotinsäure, Isonicotinursäure, Hydrazin- und Hydrazon-Derivaten, die – bis auf die Hydrazone – inaktiv sind. Rasche Inaktivierung durch Azetylierung (besonders häufig bei Japanern und Eskimos): sog. **Schnellinaktivierer** (niedrigere Blutspiegel, kürzere Halbwertszeit, seltener Neuritis als bei den Langsaminaktivierern). Etwa die Hälfte der weißen und schwarzen Bevölkerung gehört zu den **Langsaminaktivierern.** Halbwertszeit bei Leberfunktionsstörungen verlängert. Vom Gesamt-INH sind im Organismus nur etwa 30–60 % als aktives INH wirksam.
▶ Eiweißbindung im Blut 20–30 %.
▶ Gute Liquorgängigkeit, bei Meningitis im Liquor 50–80 % der Serumwerte. In Pleura-, Peritoneal- und Synovialflüssigkeit 50–100 % der Serumwerte. Übergang in den fetalen Kreislauf zu etwa 50 %. Gute Gewebediffusion. Eindringen auch in verkästes Gewebe und Makrophagen.
▶ Ausscheidung vorwiegend durch die Nieren (glomeruläre Filtration), fast ausschließlich als Metaboliten, in geringer Menge mit den Fäzes. Harnkonzentrationen an aktivem INH 20–80 mg/l.

Nebenwirkungen (relativ selten bei Tagesdosen bis 300 mg):
▶ Zentralnervöse Störungen und periphere Neuritiden (Schwindel, Kopfschmerzen, Benommenheit, Unruhe, psychische Störungen, Muskelzittern, Krämpfe, Parästhesien, Optikusneuritis), häufiger bei alten Menschen, Alkoholikern, Diabetikern und Langsaminaktivierern sowie bei höherer Dosierung. Gegen INH-Neuritis (auch prophylaktisch) Pyridoxin (Vitamin B_6). Bei gleichzeitiger Verabreichung von Barbituraten oder Diphenylhydantoin (verzögerter Abbau) treten oft Somnolenz oder Koordinationsstörungen auf. Nicht selten kommt es zu Alkoholintoleranz.
▶ Gastrointestinale Störungen und vorübergehender Transaminasenanstieg, in 1 % Hepatitis mit oder ohne Ikterus, selten mit tödlichem Ausgang (am ehesten bei Personen über 50 Jahre), bei Kombination mit Rifampicin häufiger als bei gleichzeitiger Gabe von Ethambutol. Bei Initialsymptomen einer Hepatitis Mittel sofort absetzen.

▷ Allergische Exantheme, Fieber, Gelenkbeschwerden sowie Lupus-erythematodes-ähnliches Syndrom.

▷ Blutbildungsstörungen (Neutropenie, selten Agranulozytose, Anämie, Thrombozytopenie).

▷ Blutungsbereitschaft (durch Gefäßwandschädigung), Herz-Kreislauf-Störungen, Pellagrasymptome, Akne.

Interaktionen: Bei gleichzeitiger Gabe von Phenytoin kann die Phenytoin-Wirkung durch Isoniazid verstärkt sein (infolge verlangsamter Ausscheidung). Auch Primidon-, Carbamazepin- oder Theophyllinspiegel können während einer Isoniazid-Behandlung erhöht sein. Bei gleichzeitiger Gabe von Disulfiram ist die Wirkung dieses Medikamentes verstärkt. Alkohol ist zu meiden (wegen Alkoholintoleranz). Symptome einer Histaminintoxikation können nach Genuss von Käse, Rotwein, Thunfisch und tropischen Fischen auftreten (infolge Hemmung der Diamin- und Monoaminoxidase durch INH). Es können Unverträglichkeiten bei Patienten auftreten, die Serotonin-Wiederaufnahme-Hemmer einnehmen.

Indikationen: Wichtiges Medikament bei der Kombinationsbehandlung der Tuberkulose, Präventivbehandlung gefährdeter Personen bei festgestellter Tuberkulinkonversion oder Tuberkulinpositivität (besonders bei immunsuppressiver Therapie, Leukämie, M. Hodgkin, AIDS, Gefängnis-Aufenthalt), Chemoprophylaxe bei Exponierten (besonders im 1. Lebensjahr).

Falsche Indikation: Initiale Monotherapie mit INH bei klinisch manifester Tuberkulose.

Kontraindikationen: Akute Lebererkrankungen, Psychosen, Epilepsie, periphere Neuropathien. Vorsicht bei Störungen der Hämatopoese und bei Niereninsuffizienz von Langsamazetylierern (lebertoxische Metaboliten können weiter umgewandelt werden und kumulieren). Vorsichtige Dosierung bei alten Menschen, Alkoholikern und Diabetikern sowie Patienten mit chronischen Lebererkrankungen.

Applikation: In der Regel orale Applikation; i.v. Gabe selten erforderlich.

Dosierung:
Bei oraler Gabe: 1-mal tgl. 4–5 mg/kg bzw. 200–300 mg, Kinder 6 (–10) mg/kg. Dosisreduzierung auf tgl. 100–200 mg bei chronischen Lebererkrankungen und bei Niereninsuffizienz von Langsamazetylierern. Bei Niereninsuffizienz, älteren Menschen, Diabetikern und Alkoholikern zusätzlich Pyridoxin geben (tgl. 20 mg). Regelmäßige Kontrollen von Leberfunktion, Blutbild und neurologischem Status.
Bei intravenöser Gabe: Langsame Injektion der 2–5%igen Lösung. Einzeldosis nicht über 200 mg, am besten als Dauertropfinfusion.
Lokale Instillation: Intrapleural etwa 300 mg alle 2–4 Tage, intraartikulär 50 bis 100 mg, intravesikulär 50–100 mg. Menge des instillierten INH bei Berechnung der Gesamtdosis berücksichtigen.

Handelsformen: Tabletten à 0,05 g, 0,1 g, 0,2 g (Tabletten auch als Kombinationspräparate mit Pyridoxin im Handel); Lösung (0,5 g); Ampullen mit 0,1 g und 0,25 g (Tebesium).

Beurteilung: Gut wirksames Standard-Tuberkulostatikum mit relativ guter Verträglichkeit. Wegen Tendenz zu rascher Resistenzentwicklung nur in Kombination mit anderen Tuberkulostatika anwenden.

Literatur

Alexander MR, Louie SG, Guernsey BG. Isoniazid-associated hepatitis. Clin Pharm 1982; 1: 148.

Centers for Disease Control and Prevention. Severe isoniazid-associated hepatitis – New York, 1991–1993. MMWR 1993; 42: 545–7.

Cheung WC, Lo CY, Lo WK, et al. Isoniazid induced encephalopathy in dialysis patients. Tubercle and Lung Dis 1993; 74: 136–9.

Cockerill FR III, Uhl JR, Temesgen Z, et al. Rapid identification of a point mutation of the Mycobacterium tuberculosis catalase-peroxidase (kat G) gene associated with isoniazid resistance. J Infect Dis 1995; 171: 240.

Comstock GW. How much isoniazid is needed for prevention of tuberculosis among immunocompetent adults? Int J Tuberc Lung Dis 1999; 3: 847–50.

Conte JE, Golden JA, McQuitty M, et al. Effects of gender, AIDS, and acetylator status on intrapulmonary concentrations of isoniazid. Antimicrob Ag Chemother 2002; 46: 2358–64.

Doyle ME, Hicks D, Aronson NE. Selective serotonin reuptake inhibitors and isoniazid: evidence of a potential adverse interaction. Mil Med 2001; 166: 1054–6.

Ishii N, Nishihara Y. Pellagra encephalopathy among tuberculous patients: its relation to iso-niazid therapy. J Neurol Neurosurg Psychiatry 1985; 48: 628.

Motion S, Humphries MJ, Gabriel SM. Severe "flu"-like symptoms due to isoniazid – a report of three cases. Tubercle 1989; 70: 57–60.

O'Brien RJ, Long MW, Cross FS, et al. Hepatotoxicity from isoniazid and rifampin among children treated for tuberculosis. Pediatrics 1983; 72: 491.

Pellock JM, Howell J, Kendig EL Jr, et al. Pyridoxine deficiency in children treated with isoniazid. Chest 1985; 87: 658.

Smieja MJ, Marchetti CA, Cook DJ, et al. Isoniazid for preventing tuberculosis in non-HIV infected persons. Cochrane Database Syst Rev 2000; pCD001363.

Snider DE, Tabas GJ. Isoniazid associated hepatitis deaths: a review of available information. Am Rev Resp Dis 1992; 145: 494–7.

Steele MA, Burk RF, DesPrez RM. Toxic hepatitis with isoniazid and rifampin. A meta-analysis. Chest 1991; 99: 456–71.

Stuart RL, Grayson ML. A review of isoniazid-related hepatotoxicity during chemoprophylaxis. Aust N Z J Med 1999; 29: 362–7.

Rifampicin

Handelsnamen: Eremfat, Rifa, Rimactan u. a.

Eigenschaften: Zur Gruppe der Ansamycine gehörendes Antibiotikum, gut löslich in organischen Lösungsmitteln, bei saurem pH auch in Wasser löslich, gelb-rote Farbe, keine Verwandtschaft mit anderen Antibiotika-Gruppen. International oft auch Rifampin genannt.

Wirkungsweise: Hemmung der bakteriellen RNS-Polymerase. Ausgeprägte bakterizide Wirkung auf proliferierende Keime einschließlich Tuberkelbakterien.

Wirkungsspektrum: Starke Empfindlichkeit von Tuberkelbakterien und grampositiven Bakterien (Staphylokokken, Streptokokken, Enterokokken u. a.), Bacteroides, Gonokokken und Meningokokken, auch Haemophilus influenzae, Legionella pneumophila, Brucellen und Chlamydien. Mäßige Empfindlichkeit von bestimmten Mykobakterien (M. leprae, M. kansasii, M. avium-intracellulare, M. scrofulaceum u. a.) und relativ geringe Empfindlich-

Antiinfektiva

keit von gramnegativen Enterobakterien. Mykoplasmen sind resistent. Auch bei Lepra wirksam. Methicillin-resistente Staphylokokken sowie Penicillin-G-resistente Pneumokokken sind meist empfindlich gegen Rifampicin.

Resistenz: Primäre Resistenz von Tuberkelbakterien in Europa selten, bei AIDS-Patienten in den USA häufiger. Rasche Resistenzentwicklung vom Streptomycin-Typ (Einstufenresistenz) durch Monotherapie bei Infektionen durch Staphylokokken, Meningokokken, Gonokokken und andere Keime, auch Tuberkelbakterien. Meningokokken können gegen Rifampicin primär resistent sein. Keine Kreuzresistenz mit anderen Tuberkulostatika (außer Rifabutin).

Pharmakokinetik:
▸ Resorption nach oraler Gabe gut.
▸ Blutspiegelmaxima nach 2–4 h. Serumkonzentrationen nach 0,6 g oral 7–14 mg/l (2 h) und 2 mg/l (12 h). Nach 3-stündiger i.v. Infusion von 0,3 g und 0,6 g liegen die Serumspiegel bei Infusionsende bei 4 bzw. 13 mg/l.
▸ Halbwertszeit 3 h, bei kontinuierlicher Therapie kürzer (infolge verstärkter Metabolisierung), bei gestörter Leberfunktion auf 4–7 h verlängert, bei Niereninsuffizienz im Normbereich. Keine Kumulation.
▸ Plasmaeiweißbindung 75–80 %.
▸ Rasche Diffusion des stark lipophilen Antibiotikums in die Lungen, Nieren, Nebennieren, Leber (Konzentrationen teilweise höher als im Blut, abhängig vom Zeitpunkt der Gabe). Penetration auch in Körperzellen (z. B. Makrophagen) sowie in Bronchialsekret, Pleura- und Peritonealflüssigkeit. Liquorgängigkeit gering (0–11 %), bei Meningitis besser (10–50 % der Serumspiegel). Orangefärbung von Speichel, Sputum, Tränenflüssigkeit, Schweiß, Stuhl und Harn.
▸ Ausscheidung (nach 750 mg oral) zu etwa 40 % mit der Galle und bis zu 30 % mit dem Harn (davon 30–50 % in unveränderter Form). Hauptmetabolit ist das antibakteriell wirksame Desazetyl-Rifampicin. Bei kleineren Dosen verringert sich die Urin-Recovery, und ein größerer Teil wird mit der Galle ausgeschieden. Das in hohen Konzentrationen mit der Galle ausgeschiedene Rifampicin wird teilweise aus dem Darm zurückresorbiert. Dialysierbar.

Nebenwirkungen: In etwa 5–20 % lässt sich ein Transaminasenanstieg feststellen. Oft kommt es trotz Fortsetzung der Therapie wieder zur Normalisierung der Werte. Bei Anstieg der Transaminasen über 100 U/l, Bilirubinvermehrung oder entsprechender klinischer Symptomatik ist sofortiges Absetzen des Rifampicins geboten, da tödliche Leberdystrophien beobachtet worden sind. Nach längerer Pause wird die erneute Gabe von Rifampicin von den meisten Patienten vertragen. Wegen der hepatotoxischen Nebenwirkungen sind unter jeder Therapie mit Rifampicin regelmäßige Bilirubin- und Leberenzymkontrollen notwendig. Selten sind gastrointestinale Störungen, Zyklusstörungen, Hautsymptome (Pigmentierung, Gesichtsödem, Juckreiz) und vorübergehende Neutropenie oder Thrombozytopenie (regelmäßig Blutbild kontrollieren). Zentralnervöse Störungen äußern sich durch Schläfrigkeit, Ataxie, Sehstörungen, Muskelschwäche, Schmerzen in den Extremitäten und Taubheitsgefühl. Ein Grippe-ähnliches Syndrom (z.T. mit Thrombozytopenie) ist wahrscheinlich immunologisch bedingt und kommt besonders bei intermittierender Therapie (2-mal wöchentlich 0,6 g Rifampicin) vor, außerdem bei unregelmäßiger Einnahme und bei

Wiederbeginn einer unterbrochenen Behandlung. Rifampicin führt sehr selten – offenbar durch Überempfindlichkeit – zu Nierenversagen, das durch eine interstitielle Nephritis, durch akute Tubulusnekrosen oder schwere Rindennekrosen bedingt ist. Auslösend kann die Unterbrechung oder Wiederaufnahme einer Rifampicin-Behandlung sein. Verfärbung von weichen Kontaktlinsen möglich.

Interaktionen: Durch Wirkung von Rifampicin auf Cytochrom-P-450-abhängige Stoffwechselvorgänge in der Leber wird der Metabolismus vieler Pharmaka beeinflusst. Der Konzeptionsschutz durch Ovulationshemmer kann während einer Rifampicin-Therapie unsicher sein. Auch die Wirksamkeit von Antikoagulanzien ist manchmal vermindert; daher sind bei gleichzeitiger Dicumarol-Langzeitbehandlung häufige Gerinnungskontrollen erforderlich. Durch Enzyminduktion kann der Abbau von zahlreichen Medikamenten, z. B. oralen Antidiabetika, Digitalis-Präparaten, Chinidin und Kortikosteroiden, Protease-Inhibitoren und NNRTI, während einer Rifampicin-Behandlung beschleunigt sein; ebenso können bei Personen, die regelmäßig Methadon erhalten, Entzugserscheinungen auftreten, welche auf einem gesteigerten Abbau von Methadon in der Leber beruhen. Durch Rifampicin kann auch die Wirkung von Dapson, Ciclosporin und Mexiletin vermindert sein. Bei gleichzeitiger Gabe von hepatotoxischen Substanzen, z. B. Ketoconazol und Halothan, besteht ein erhöhtes Risiko für eine Leberschädigung. Antazida vermindern die Resorption von oral gegebenem Rifampicin.

Indikationen: Tuberkulose aller Stadien (auch Erstbehandlung in Kombination mit INH und Ethambutol oder Streptomycin), außerdem Infektionen durch empfindliche andere Mykobakterien, Lepra. Bei anderen Infektionen ist – trotz guter Aktivität bei grampositiven Kokken und Neisserien – die Gefahr einer raschen Resistenzentwicklung so groß, daß stets ein zweites wirksames Mittel gegeben werden sollte. Rifampicin wird häufig bei Fremdkörperinfektionen durch Staphylokokken (z. B. Herzklappenprothese oder Hydrozephalus-Shunt) und bei Infektionen durch Methicillin-resistente Staphylokokken (MRSA) in Kombination mit Vancomycin eingesetzt. Rifampicin ist ein vollwertiges Mittel bei Legionellose sowie bei Rickettsiosen. Bei Brucellose sind Rifampicin-haltige Kombinationen gut wirksam (z. B. Rifampicin + Doxycyclin). Rifampicin kann evtl. auch bei Leukämie und bei AIDS zur Therapie bakterieller Infektionen im Rahmen einer Kombination eingesetzt werden. In Kombination mit Vancomycin ist es bei Meningitis durch Penicillin-resistente Pneumokokken wirksam. Bei empfindlichen Erregern Prophylaxe der Meningokokken- und Haemophilus-Meningitis, aber nicht zur Therapie verwenden (wegen Gefahr einer Resistenzentwicklung).

Kontraindikationen: Akute Hepatitis, schwere Lebererkrankungen, Verschlussikterus, Gravidität im 1. Trimenon (vor Behandlungsbeginn Schwangerschaft ausschließen). Strenge Indikationsstellung im 2. und 3. Trimenon der Schwangerschaft. Bei Anwendung in den letzten Schwangerschaftswochen kann es zu postnatalen Blutungen bei der Mutter und dem Neugeborenen kommen. Kontraindiziert ist auch die parenterale Gabe in den ersten 2 Lebensmonaten.
Vorsicht bei Kombination mit hepatotoxischen Tuberkulostatika (Prothionamid, Pyrazinamid), Vorschädigungen der Leber, Alkoholismus und früherer Unverträglichkeit von Rifampicin. Die Wirksamkeit von Ovulationshemmern wird beeinträchtigt.

Applikation und Dosierung: Bei Erwachsenen und Kindern bei oraler Gabe oder i.v. Infusion tgl. 10 mg/kg (bei Erwachsenen im Allgemeinen 0,6 g, bei Kindern nicht mehr als 0,6 g tgl.) in 1–2 Gaben 1 h vor dem Essen. Bei Neugeborenen nur bei strenger Indikationsstellung (Blutungsgefahr!) oral anwenden und einschleichend dosieren (bis auf tgl. 10 mg/kg). Maximaldosis bei Erwachsenen 0,75 g (oral) und 0,6 g (i.v.). Keine Dosisreduzierung bei Niereninsuffizienz.

Bei **Wiederaufnahme einer Behandlung** nach Langzeittherapie ist zur Vermeidung von Nebenwirkungen eine einschleichende Dosierung ratsam (Initialdosis 75 mg/Tag, Steigerung um 75 mg/Tag bis zur gewünschten Dosis). Dabei soll vor allem die Nierenfunktion überwacht werden.

Zur Prophylaxe einer **Haemophilus-Meningitis** wird bei exponierten jüngeren Kindern die orale Gabe von 2-mal tgl. 10 mg/kg für 4 Tage empfohlen. Zur Prophylaxe einer **Meningokokken-Meningitis** gibt man Erwachsenen 600 mg, Kindern von 1–12 Jahren 10 mg/kg alle 12 h für 2 Tage.

Handelsformen: Kapseln, Dragées und Tabletten à 0,15 g, 0,3 g, 0,45 g, 0,6 g; Sirup (20 mg/ml); Ampullen à 0,3 g und 0,6 g. Kombinationspräparate mit 0,3 g Rifampicin + 0,15 g INH oder 0,15 g Rifampicin + 0,1 g INH sowie 0,12 g Rifampicin + 0,05 g INH + 0,3 g Pyrazinamid.

Beurteilung: Rifampicin ist ein hochaktives Tuberkulostatikum der ersten Wahl, das immer in Kombination mit 1 oder 2 weiteren Tuberkulostatika zu geben ist. Die therapeutischen Qualitäten von Rifampicin können auch bei schweren oder schwer zugänglichen Infektionen (z. B. Fremdkörperinfektionen) sowie bei Legionellose und zur Prophylaxe der Meningokokken-Meningitis genutzt werden.

Literatur

Avramovic J, Fletcher JP. Prevention of prosthetic vascular graft infection by rifampicin impregnation of a proteinsealed Dacron graft in combination with parenteral cephalosporin. J Cardiovasc Surg 1992; 33: 70–4.

Bocherding SM, Baciewicz AM, Self TH. Update of rifampin drug interactions II. Arch Intern Med 1992; 152: 711–6.

Carter PE, Abadi FJR, Yakubu DE, et al. Molecular characterization of rifampinresistant Neisseria meningitidis. Antimicrob Ag Chemother 1994; 38: 1256.

Cohn JR, Fye DL, Sills JM, Francos GC. Rifampicin-induced renal failure. Tubercle 1985; 66: 289.

Fahal IH, Williams PS, Clark RE, et al. Thrombotic thrombocytopenic purpura due to rifampicin. BMJ 1992; 304: 882.

Harland RW, Lindblom SS, Munnell MO. Anaphylaxis from rifampin. Am J Med 1992; 92: 581–2.

Kay L, Kamprann JP, Svendsen TL, et al. Influence of rifampin and isoniazid on the kinetics of phenytoin. Br J Clin Pharmacol 1985; 20: 323.

Kumar A, Misra PK, Mehotra R, et al. Hepatotoxicity of rifampin and isoniazid. Is it all drug-induced hepatitis? Am Rev Respir Dis 1991; 143: 1350–2.

Levine M, Collin K, Kassen BO. Acute hemolysis and renal failure following discontinuous use of rifampin. DICP 1991; 25: 743–4.

Lowy FD, Chang DS. Lash PR. Synergy of combination of vancomycin, gentamicin, and rifampin against methicillin-resistant, coagulase-negative staphylococci. Antimicrob Ag Chemother 1983; 23: 932.

Mariette X, Mitjavila MT, Moulinie JP, Bussel A, Brouet JC, Vainchenker W, Fermand JP. Rifampicin-induced pure red cell aplasia. Am J Med 1989; 87: 459–60.

Mwandumba HC, Squire SB. Fully intermittent dosing with drugs for treating tuberculosis in adults. Cochrane Database Syst Rev 2001; pCD000970.

Nicolle LE, Postl B, Kotelewetz E, et al. Emergence of rifampin-resistant Haemophilus influenzae. Antimicrob Ag Chemother 1982; 21: 498.

Niemi M, Backman JT, Fromm MF, et al. Pharmacokinetic interactions with rifampicin: clinical relevance. Clin Pharmacokinet 2003; 42: 819–50.

Outman WR, Levitz RE, Hill DA, et al. Intraocular penetration of rifampin in humans. Antimicrob Ag Chemother 1992; 36: 1575.

Strayhorn VA, Baciewicz AM, Self TH. Update on rifampin drug interactions, III. Arch Intern Med 1997; 157: 2453–8.

Tan TQ, Mason EO Jr, Ou C-N, et al. Use of intravenous rifampin in neonates with persistent staphylococcal bacteremia. Antimicrob Ag Chemother 1993; 37: 2401.

Venkatesan K. Pharmacokinetic drug interactions with rifampin. Clin Pharmacokinet 1992; 22: 47–65.

Widmer AF, Gaechter A, Ochsner PE, et al. Antimicrobial treatment of orthopedic implant-related infections with rifampin combinations. Clin Infect Dis 1992; 14: 1251–3.

Wilkins EG, Hnizdo E, Cope A. Addisonian crisis induced by treatment with rifampicin. Tubercle 1989; 70: 69–73.

Yew WW. Clinically significant interactions with drugs used in the treatment of tuberculosis. Drug Saf 2002; 25: 111–33.

Zargar SA, Thapa BR, Sahni A, et al. Rifampicin-induced upper gastrointestinal bleeding. Postgrad Med J 1990; 66: 310–1.

Rifabutin

Handelsnamen: Mycobutin u. a.

Eigenschaften: Rifabutin ist ein halbsynthetisches Ansamycin (Derivat des Rifamycin S), das ein teilweise anderes Wirkungsspektrum hat als Rifampicin. Es ist leicht wasserlöslich, wenig löslich in Äthanol und gut löslich in Chloroform und Methanol.

Wirkungsspektrum: Rifabutin wirkt gegen Mycobacterium avium-intracellulare in vitro und in vivo erheblich stärker als Rifampicin. Seine Aktivität auch gegen Rifampicin-resistente Stämme beruht auf dem zweiten Wirkungsmechanismus (der Hemmung der bakteriellen DNS-Synthese), während Rifampicin nur die DNS-abhängige RNS-Polymerase hemmt. So sind gegen Rifabutin nur 20 % der M.-avium-intracellulare-Stämme resistent, gegen Rifampicin 94 % der Stämme. Rifabutin wirkt gegen Rifampicin-empfindliche M.-tuberculosis-Stämme ebenfalls stärker als Rifampicin, darüber hinaus (in etwa 50 %) auch gegen Rifampicin-resistente Stämme. Rifabutin hat außerdem eine Wirksamkeit gegen die meisten Stämme von M. fortuitum, z.T. auch gegen M. kansasii, M. marinum, M. ulcerans und M. leprae. In der Kombination mit anderen Mitteln (Amikacin, Clofazimin, Ethambutol und Clarithromycin) wirkt Rifabutin gegen M. avium-intracellulare additiv oder synergistisch. Unvollständige Kreuzresistenz zwischen Rifabutin und Rifampicin. Rifabutin ist auch aktiv gegen Helicobacter.

Pharmakokinetik:
▶ Nach oraler Gabe von 0,3 g werden im Serum Spitzenspiegel von 0,5 mg/l erreicht.
▶ Plasmaeiweißbindung 80 %.
▶ Die Gewebekonzentrationen liegen erheblich über den Plasmakonzentrationen (auch in den Lungen). Rifabutin penetriert in Makrophagen.
▶ Terminale Halbwertszeit 40 h. Hauptmetabolit ist das aktive Desazetylrifabutin. Langsame Elimination (biphasisch).
▶ Ausscheidung teils renal, teils biliär.

Nebenwirkungen: Ähnlich Rifampicin. Am häufigsten sind Übelkeit, Erbrechen, Anstieg der Leberenzyme und Gelbsucht, seltener Leukopenie, Thrombozytopenie und An-

Antiinfektiva

ämie sowie Gelenk- und Muskelschmerzen. Als Überempfindlichkeitsreaktionen sind Eosinophilie, Bronchospasmus und Schock beschrieben. Zusätzlich wurde über leichte bis schwere Uveitis (reversibel) berichtet (zuerst erkennbar an Augenschmerzen und verschwommenem Sehen). Sie tritt häufiger bei Kombination mit Clarithromycin bei der M.-avium-intracellulare-Infektionsbehandlung auf. Auch Fluconazol und verwandte Substanzen scheinen das Risiko einer Uveitis zu erhöhen.

Interaktionen: Wie bei Rifampicin (s. S. 253). Fluconazol und Clarithromycin erhöhen die Plasmaspiegel von Rifabutin. Durch Rifabutin können die Plasmaspiegel von Azidothymidin (Zidovudin) erniedrigt werden. Rifabutin ist inkompatibel mit Ritonavir. Die Wirkung von hormonellen Kontrazeptiva kann aufgehoben werden.

Indikationen:
▶ Prophylaxe einer M.-avium-intracellulare-(MAI-)Infektion bei AIDS-Patienten mit einer CD4-Zellzahl von < 100 pro il Blut (Erfolgsrate 50–60 %).
▶ Therapie einer MAI-Infektion bei AIDS-Patienten in Kombination mit Ethambutol und Clarithromycin oder Azithromycin.
▶ Behandlung einer multiresistenten Tuberkulose in Kombination mit anderen noch wirksamen Mitteln (nicht aber mit Rifampicin).

Kontraindikationen: Überempfindlichkeit gegen Rifabutin oder Rifampicin. Schwangerschaft, Stillzeit, Kindesalter. Schwere Lebererkrankungen (z. B. Leberzirrhose, akute Hepatitis, Verschlussikterus). Keine Kombination mit Rifampicin.

Dosierung:
▶ zur Prophylaxe einer MAI-Infektion tgl. 0,3 g oral,
▶ zur Therapie einer MAI-Infektion tgl. 0,45–0,6 g, bei Kombination mit Clarithromycin tgl. nur 0,3 g oral,
▶ zur Therapie einer multiresistenten Tuberkulose stets in Kombination mit anderen noch wirksamen Mitteln 1-mal tgl. 0,15 g Rifabutin, bei vorbehandelten Patienten Dosissteigerung auf tgl. 0,3–0,45 g möglich.
Bei Neigung zu Übelkeit und Erbrechen kann die Tagesdosis auf 2 Einzelgaben verteilt werden. Anwendungsdauer zur Therapie mindestens 6 Monate nach Erreichen negativer Kulturen, z.T. länger (je nach Rezidivgefahr). Regelmäßige Überwachung des Blutbildes, der Leberwerte und der Augen (besonders bei Kombination mit Clarithromycin) erforderlich. Wie bei Rifampicin rot-orange Färbung des Urins, evtl. auch von weichen Kontaktlinsen.
Keine Dosisreduktion bei leichter Verschlechterung der Leberwerte und bei leichter **Niereninsuffizienz**, aber Dosishalbierung bei mäßig eingeschränkter Leberfunktion und bei einer Kreatinin-Clearance von < 30 ml/min.

Handelsform: Kapseln à 0,15 g.

Beurteilung: Wichtiges Mittel zur Prophylaxe und Therapie von Mycobacterium-avium-intracellulare-Infektionen, besonders bei AIDS-Patienten.

Literatur

Dautzenberg B, Truffot C, Mignon A. Rifabutin in combination with clofazimine, isoniazid and ethambutol in the treatment of AIDS patients with infections due to opportunistic mycobacteria. Tubercle 1991; 72: 168–75.

Dautzenberg B. The use of rifabutin in Europe for the treatment of mycobacterial infection in AIDS patients. Infection 1997; 25: 63–6.

Finch CK, Chrisman CR, Baciewicz AM, et al. Rifampin and rifabutin drug interactions: an update. Arch Intern Med 2002; 162: 985–92.

Frank MO, Graham MB, Wispelway B. Rifabutin and uveitis. N Engl J Med 1994; 330: 868.

Griffith DE, Brown BA, Girard WM, et al. Adverse events associated with high-dose rifabutin in macrolide-containing regimens for the treatment of Mycobacterium avium complex lung disease. Clin Infect Dis 1995; 21: 594.

Klemens SP, Grossi MA, Cynamon MH. Comparative in vivo activities of rifabutin and rifapentine against Mycobacterium avium complex. Antimicrobial Ag Chemother 1994; 38: 243–47.

Nightingale S, Cameron D, Gordin F, et al. Two controlled trials of rifabutin prophylaxis against Mycobacterium avium complex infection in AIDS. New Engl J Med 1993; 329: 828–33.

Siefal FP, Eilbott D, Burger H, et al. Dose-limiting toxicity of rifabutin in AIDS-related complex: syndrome of arthralgia/arthritis. AIDS 1990; 4: 433–41.

Skinner MH, Hsieh M, Torseth J. Pharmacokinetics of rifabutin. Antimicrob Ag Chemother 1989; 33: 1237–41.

Rifapentin

Handelsname: Priftin (USA).

Eigenschaften: Rifamycin SV-Derivat (Cyclopentyl-Rifampicin). Spektrum und antibakterielle Aktivität ähnlich wie bei Rifampicin (s. S. 251). Fast vollständige Kreuzresistenz zwischen Rifapentin und Rifampicin (bei Mycobacterium tuberculosis). Sekundäre Resistenzentwicklung auch bei Kombinationstherapie möglich.

Pharmakokinetik:
▶ Gute Resorption nach oraler Gabe.
▶ Serumspitzenspiegel nach 0,6 g oral 15 mg/l (des aktiven Metaboliten Desazetyl-Rifapentin 6 mg/l).
▶ Halbwertszeit 13 h (auch des Metaboliten). Rifapentin wird in der Leber zu Desazetyl-Rifapentin metabolisiert. Starke Kumulation in Makrophagen.
▶ Plasmaeiweißbindung 98 % (des Metaboliten 93 %).
▶ Urin-Recovery 17 %. Ausscheidung mit den Fäzes zu 70 %.

Nebenwirkungen und Interaktionen: wie bei Rifampicin (s. S. 252).

Indikation: Kombinationstherapie der Tuberkulose. Verwendung bei der Initialtherapie in der Regel zusammen mit Isoniazid, Pyrazinamid, Ethambutol oder Streptomycin für 2–3 Monate, bei der Konsolidierungstherapie (2. Phase) zusammen mit Isoniazid (bei Resistenz mit einem anderen Mittel) für 4 Monate oder länger. Rezidivrate etwa 10 % (in der Vergleichsgruppe mit Rifampicin etwa 5 %). Der Grund für die höhere Rezidivrate könnte bei 1- bis 2-mal wöchentlicher Applikation von Rifapentin die schlechtere Compliance sein (daher sollte die Einnahme am besten überwacht werden).

Kontraindikationen: wie bei Rifampicin (s. S. 253). Vorsicht bei Kombination mit hepatotoxischen Tuberkulostatika (Prothionamid, Pyrazinamid), Vorschädigung der Leber, Alkoholismus und früherer Unverträglichkeit von Rifampicin oder Rifapentin. Bei HIV-Patienten keine Kombination mit Indinavir und anderen Protease-Hemmern (niedrigere Serumspiegel bei Kombination mit Rifapentin). Ovulationshemmer wirken unsicher.

Applikation und Dosierung: Bei Erwachsenen und Kindern ab 12 Jahren oral 0,6 g alle 3 Tage bei der Initialbehandlung, alle 7 Tage bei der Konsolidierungstherapie (jedoch bei HIV-Patienten weiterhin alle 3 Tage). Die gleichzeitige Gabe von Pyridoxin (Vitamin B_6) wird empfohlen bei Adoleszenten, bei Unterernährung und Disposition für Neuropathie (z. B. bei Alkoholikern und Diabetikern). Handelsform: Tabletten à 0,15 g.

Beurteilung: Rifampicin-ähnliches Tuberkulostatikum mit längerer Halbwertszeit (besonders für Patienten mit schlechter Compliance).

Literatur

Benator D, Bhattacharya M, Bozeman L, et al. Rifapentine and isoniazid once a week versus rifampicin and isoniazid twice a week for treatment of drug-susceptible pulmonary tuberculosis in HIV-negative patients: a randomised clinical trial. Lancet 2002; 360: 528–34.

Dickinson JM, Mitchinson DA. In vitro properties of rifapentine (MDL 473) relevant to its use intermittent chemotherapy of tuberculosis. Tubercle 1987; 68: 113–8.

Jarvis B, Lamb HM. Rifapentine. Drugs 1998; 56: 607–16.

Klemens SP, Cynamon MH. Activity of rifapentine against Mycobacterium avium infection in beige mice. Journal of Antimicrob Chemother 1992; 29: 555–61.

Tam CM, Chan SL, Kam KM, et al. Rifapentine and isoniazid in the continuation phase of a 6-month regimen. Final report at 5 years: prognostic value of various measures. Int J Tuberc Lung Dis 2002; 6: 3–10.

Vernon A, et al. A trial of once weekly isoniazid (INH) & rifapentine (RPT) in the continuation phase of TB treatment. Am J Respir Crit Care Med 1998; 157 (Suppl): A467.

Ethambutol

Handelsnamen: EMB, Myambutol.

Eigenschaften: Rechtsdrehendes Äthylendiamin-Derivat, synthetisch gewonnen, gut wasserlöslich, stabil.

Wirkungsweise: Nur bakteriostatische Wirkung auf proliferierende Keime (nicht im Ruhestadium).

Wirkung: Auf Tuberkelbakterien, teilweise auch auf Mycobacterium kansasii, Mycobacterium avium-intracellulare und Mycobacterium marinum. Langsame Resistenzentwicklung unter der Therapie. Kreuzresistenz mit anderen Tuberkulostatika selten (außer bei multiresistenter Tuberkulose durch INH- und Rifampicin-resistente Bakterien). Primär resistente Tuberkelbakterien kommen in etwa 4 % vor, bei AIDS-Patienten häufiger.

Antiinfektiva

Pharmakokinetik:
▶ Resorption nach oraler Gabe zu 70–80%, maximale Blutspiegel nach 2 Stunden.
▶ Serumkonzentrationen (nach 15 mg/kg per os) 2–4 mg/l (nach 2 h).
▶ Halbwertszeit 4 h. Speicherung in den Erythrozyten, die 2- bis 3-mal soviel Ethambutol enthalten wie das Plasma.
▶ Geringe Plasmaeiweißbindung.
▶ Liquorkonzentration bei tuberkulöser Meningitis 1–2 mg/l.
▶ Langsame Ausscheidung zu 50% unverändert und zu 8–15% als inaktive Metaboliten mit dem Harn, zu etwa 20% mit den Fäzes. Durch Hämodialyse wird Ethambutol wenig, durch Peritonealdialyse in stärkerem Maße entfernt.

Nebenwirkungen: Retrobulbäre Neuritis nervi optici (zuerst Störung des Grünsehens, dann Sehschwäche, Gesichtsfeldausfälle, Sehnervatrophie) häufiger bei höherer Dosierung. Beginnende Störung meist reversibel, langsame Rückbildung, selten irreversibel. Häufigkeit bei der Normaldosierung von tgl. 15 mg/kg oral 0–3–6%. Selten sind periphere Neuritis, zentralnervöse Störungen, allergische Exantheme, Gichtanfälle (Harnsäureanstieg) und vorübergehende Leberfunktionsstörungen.

Indikationen: Kombinationsbehandlung der Lungentuberkulose, auch bei therapieresistenten Erkrankungen, Infektionen durch empfindliche andere Mykobakterien.

Kontraindikationen: Optikusatrophie, früher überstandene Neuritis nervi optici. Reduzierte Dosierung bei Niereninsuffizienz und bei Hyperurikämie.

Applikation und Dosierung: Orale Gabe von 1-mal tgl. 15 mg/kg, jedoch stets in Kombination mit 1 oder 2 anderen wirksamen Tuberkulostatika. Höherdosierung (tgl. 25 mg/kg) bei Notwendigkeit erneuter Behandlung für 2 Monate möglich, danach Tagesdosis auf 15 mg/kg reduzieren. Bei i.m. Injektion oder i.v. Infusion gleiche Dosierung wie bei oraler Gabe. Augenärztliche Untersuchung vor der ersten Gabe und während der Behandlung alle 4 Wochen: Prüfung des Farbensinns, des Gesichtsfeldes, der Sehschärfe und des Fundus (Fundusprüfung allein genügt nicht). Bei einer Kreatinin-Clearance von 10–15 ml/min gibt man 15 mg/kg alle 36 h, bei einer Kreatinin-Clearance von < 10 ml/min alle 48 h.

Handelsformen: Tabletten à 0,5 g, 0,4 g, 0,25 g, 0,1 g. Kombinationspräparat mit 0,5 g Ethambutol und 0,1 g INH (Myambutol-INH-I) und mit 0,3 g Ethambutol und 0,1 g INH (Myambutol-INH-II). Ampullen à 1 g und 0,4 g.

Beurteilung: Gut wirksames Tuberkulostatikum der ersten Wahl.

Literatur

Gulliford M, Mackay AD, Prowse K. Cholestatic jaundice caused by ethambutol. BMJ 1986; 292: 866.

Helm U, Kaustova J, Kubin M, et al. Susceptibility of Mycobacterium kansasii to ethambutol and its combination with rifamycin, ciproflo-xacin and isoniazid. Eur J Clin Microbiol Infect Dis 1992; 11: 51–4.

Kemper CA, Havlir D, Haghighat D, et al. The individual microbiologic effect of three antimycobacterial agents, clofazimine, ethambutol, and rifampin, on Mycobacterium avium com-

Antiinfektiva

plex bacteremia in patients with AIDS. J Infect Dis 1994; 170: 157.

Khanna BKI, Gupta VP, Singh MP. Ethambutol-induced hyperuricemia. Tubercle 1984; 65: 195.

Prasad R, Mukerji PK. Ethambutol-induced thrombocytopenia. Tubercle 1989; 70: 211–2.

Sivakumaran P, Harrison AC, Marschner J, et al. Ocular toxicity from ethambutol: a review of four cases and recommended precautions. N Z Med J 1998; 111: 428–30.

Trebucq A. Should ethambutol be recommended for routine treatment of tuberculosis in children? A review of the literature. Int J Tuberc Lung Dis 1997; 1: 12–5.

Pyrazinamid

Handelsnamen: Pyrafat, Pyrazinamid.

Eigenschaften: Pyrazinkarbonsäureamid, bakterizides Tuberkulostatikum, mäßig wasserlöslich, stabil.

Wirkung: Bakterizide Wirkung auf humane, nicht jedoch auf bovine Tuberkelbakterien und andere Mykobakterien. Wirkung pH-abhängig (im sauren Bereich stärker, d. h. besonders gut in verkäsenden Nekrosen und in Makrophagen). Primäre Resistenz bei M. tuberculosis sehr selten (außer bei Mehrfachresistenz). Keine Kreuzresistenz mit anderen Tuberkulostatika.

Pharmakokinetik:
▸ Resorption: Maximale Blutspiegel nach 1–2 h.
▸ Serumkonzentrationen (nach einmaliger oraler Gabe von 1 g) etwa 20 mg/l (nach 2 h). Halbwertszeit 10–12 h. Hohe Metabolisierungsrate. Gute Gewebediffusion und Liquorgängigkeit.
▸ Ausscheidung durch die Nieren unverändert zu 5–10 %, im Übrigen als antibakteriell schwach wirksame Pyrazinoylsäure. Bei Hämo- und Peritonealdialyse gut dialysierbar.

Nebenwirkungen: Bei normaler Dosierung geringe Gefahr einer Leberschädigung. Außer einem Ikterus können gastrointestinale Beschwerden, Hyperurikämie mit Gichtanfällen, Thrombozytopenie oder sideroblastische Anämie auftreten. Photosensibilisierung möglich.

Interaktionen: Es sind verschiedene metabolische Interaktionen möglich. So kann die Wirksamkeit einer Gicht-Therapie mit Allopurinol durch gleichzeitige Gabe von Pyrazinamid vermindert sein. Bei gleichzeitiger Gabe eines oralen Antidiabetikums kann durch Pyrazinamid die Blutzuckersenkung verstärkt sein. Vor der Kombination mit Rifampicin zur Behandlung der latenten Tuberkulose wird wegen Hepatotoxizität gewarnt.

Indikation: Initialtherapie einer verkäsenden Tuberkulose (im Rahmen einer Viererkombination). Eine längere Behandlung als 2 Monate ist nicht sinnvoll (Ausnahme: multiresistente Tuberkulose).

Kontraindikationen: Schwere Leberschäden sowie Gicht. Dosisreduktion bei Niereninsuffizienz.

Applikation und Dosierung: Oral bei Erwachsenen 1-mal tgl. 1,5–2 g, bei Kindern tgl. 30 mg/kg (in 1 oder 2 Einzelgaben). Während der Therapie Kontrolle der Serumtransaminasen im Abstand von 2–3 Wochen, sofortiges Absetzen bei beginnender Leberschädigung. Auch intermittierende Gaben sind möglich (2-mal wöchentlich je 3 g).

Handelsformen: Tabletten à 0,1 g und 0,5 g.

Beurteilung: Wichtiges bakterizides Standard-Tuberkulostatikum für die initiale Kombinationstherapie.

Literatur

Centers for Disease Control and Prevention (CDC); American Thoracic Society. Update: adverse event data and revised American Thoracic Society/CDC recommendations against the use of rifampin and pyrazinamide for treatment of latent tuberculosis infection – United States, 2003. MMWR Morb Mortal Wkly Rep 2003; 52: 735–9.

Corbella X, Vadillo M, Cabellos C, et al. Hypersensitivity hepatitis due to pyrazinamide. Scand J Infect Dis 1995; 27: 93.

Donald PR, Seifart H. Cerebrospinal fluid pyrazinamide concentrations in children with tuberculous meningitis. Pediatr Infect Dis J 1988; 7: 469–71.

Nalin R, Potar M, David HL. Pyrazinamide is not effective against intracellulary growing Mycobacterium tuberculosis. Antimicrob Ag Chemother 1987; 31: 287.

Pilheu JA, DeSalvo MC, Koch OR, et al. Effect of pyrazinamide on the liver of tuberculosis patients: electron microscopic study. Bull Int Union Tuberc 1984; 59: 115.

Vu D, Macdonald L. Antitubercular drugs (isoniazid, rifampin and pyrazinamide): hepatobiliary reactions. CMAJ 2001; 165: 942–3, 946–7.

Zhang Y, Mitchison D. The curious characteristics of pyrazinamide: a review. Int J Tuberc Lung Dis 2003; 7: 6–21.

Streptomycin

Handelsnamen: Strepto-Fatol, Strepto-Hefa.

Eigenschaften: Aminoglykosid, gut wasserlöslich, stabil.

Wirkungsweise: Im Proliferationsstadium der Bakterien bakterizide Wirkung stärker als im Ruhestadium (bei vorhandener Stoffwechselaktivität). Unwirksam auf intrazellulär gelegene Tuberkelbakterien.

Wirkungsspektrum: Gute bis mittlere Empfindlichkeit von Tuberkelbakterien, Brucellen, Francisella tularensis, Yersinia pestis.
Unterschiedliche Empfindlichkeit (teils sensibel, teils resistent) von Mycobacterium xenopi und M. ulcerans, Staphylokokken, E. coli, Klebsiellen, Proteus-Arten, Pseudomonas aeruginosa, Actinomyces israelii u. a.
Resistent sind andere Mykobakterien-Arten, Clostridien, Bacteroides und Rickettsien.

Resistenz: Primär resistente Tuberkelbakterien kommen in wechselnder Frequenz (2–30 %) vor, bei AIDS-Patienten in den USA häufiger. Bei multiresistenter Tuberkulose oft gleichzeitige Resistenz gegen INH und Rifampicin. Rasche Resistenzentwicklung innerhalb weniger Tage (Einstufenresistenz). Einseitige Kreuzresistenz bei Tuberkelbakterien

Antiinfektiva

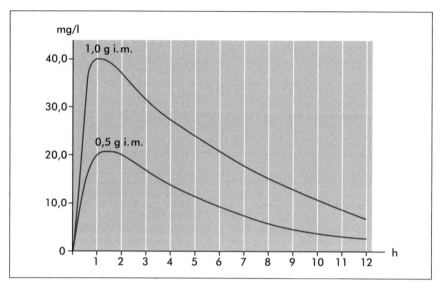

Abb. 1.18-1 Blutspiegel nach einmaliger i. m. Gabe von Streptomycin.

zwischen Streptomycin einerseits und Kanamycin und Capreomycin andererseits. Streptomycin-resistente Tuberkelbakterien sind in der Regel gegen diese Mittel noch empfindlich, nicht aber umgekehrt.

Pharmakokinetik:
▶ Resorption nach oraler Gabe minimal.
▶ Serumkonzentrationen nach i.m. Gabe von 0,5 g: 14–30 mg/l (nach 1–2 h), 2–3 mg/l (nach 11–12 h); 1 g: 20–45 mg/l (nach 1–2 h), 4–6 mg/l (nach 11–12 h) (Abb. 1.18-1).
▶ Halbwertszeit 2½ Stunden, verlängert bei Ausscheidungsstörungen und Neugeborenen.
▶ Eiweißbindung im Serum 30 %.
▶ Liquorgängigkeit: Gering (2–4 %, bei Meningitis 10–20 % der Serumwerte).
▶ Gewebediffusion: Ausreichende Konzentrationen in Lungengewebe, Muskulatur, Uterus, Darmschleimhaut, Nebennieren, Lymphknoten. Schlechte Diffusion in Knochen, Gehirn, Kammerwasser des Auges. In Pleura-, Peritoneal-, Perikard- und Synovialflüssigkeit bei wiederholter Gabe ansteigende Konzentrationen (30–50–100 % der Plasmaspiegelmaxima). Keine Penetration in Körperzellen. Muttermilch hat den gleichen Gehalt wie Serum. Im Nabelschnurblut und in der Amnionflüssigkeit des Kindes finden sich 50 % der mütterlichen Serumwerte.
▶ Ausscheidung: Mit dem Urin 50–60 % (vorwiegend glomeruläre Filtration), Ausscheidung mit der Galle und den Fäzes etwa 2 % der verabreichten Menge. Streptomycin wird durch Hämo- und Peritonealdialyse entfernt.

Nebenwirkungen:
▶ **Neurotoxizität:** Durch Streptomycinsulfat kann vor allem eine Vestibularisschädigung (in etwa 30 %), durch Dihydrostreptomycin eine Kochlearisschädigung (in etwa 26 %)

hervorgerufen werden, die von der Dosierung und von der Behandlungsdauer abhängen. Sie sind bei Überschreiten der Tagesdosis von 1 g und der Gesamtdosis von 60 g häufiger. Dihydrostreptomycin wird wegen seiner stärkeren Ototoxizität heute nicht mehr verwendet. Streptomycinsulfat kann ebenfalls, allerdings wesentlich seltener (in ungefähr 6 %), zu Schwerhörigkeit führen. Während einer Streptomycin-Therapie müssen daher regelmäßig (alle 2 Wochen) die Nierenfunktion, Vestibularisfunktion und Hörfähigkeit (Audiometrie) kontrolliert werden. Falls eine Audiometrie nicht möglich ist (z. B. bei jüngeren Kindern), sollte nach Möglichkeit eine Streptomycin-Blutspiegelbestimmung durchgeführt werden, um eine Kumulierung von Streptomycin durch eine Ausscheidungsstörung rechtzeitig zu erkennen. Vorsichtige Dosierung, regelmäßige oto- und neurologische Untersuchungen und rechtzeitiges Absetzen von Streptomycin bei den ersten Anzeichen einer Gleichgewichts- oder Hörstörung schützen den Patienten vor einem Dauerschaden. Wenn Streptomycin in der Schwangerschaft gegeben wird, kann es zu Schwerhörigkeit des Kindes kommen, weswegen das Mittel in der Gravidität nur bei vitaler Indikation angewandt werden sollte.

▶ **Nephrotoxische Wirkungen** (akut bei Überdosierung auftretend) sind an einer Harnstoffsteigerung, Zylindrurie, Proteinurie und Mikrohämaturie zu erkennen.

▶ **Allergische Reaktionen**, die relativ häufig sind, äußern sich als Eosinophilie, Exanthem, selten als anaphylaktischer Schock oder Dermatitis exfoliativa; beim Pflegepersonal tritt manchmal ein Kontaktekzem auf.

▶ **Sofortreaktionen** (periorale Parästhesien, Schleiersehen, Schwindel, Benommenheit) sind harmlos und beruhen wahrscheinlich auf einer Freisetzung von Histamin aus Gewebsmastzellen.

▶ Eine **neuromuskuläre Blockade** mit Atemstillstand kann durch intraperitoneale Injektion ausgelöst werden, aber auch im Rahmen einer Narkose bei Gabe von Muskelrelaxanzien oder bei Myasthenia gravis auftreten. Zur Therapie kommen künstliche Beatmung sowie i.v. Injektion von Prostigmin (alle 2 min 0,1 mg bis zur Gesamtdosis von 1 mg) und Kalziumglukonat in Frage.

Interaktionen: Die Nephro- und Ototoxizität kann durch gleichzeitige Gabe nephro- oder ototoxischer Mittel (z. B. Amphotericin B, Ciclosporin, Cisplatin, Schleifendiuretika) verstärkt werden. Durch Methoxyfluran kann bei gleichzeitiger Gabe von Streptomycin die nierenschädigende Wirkung verstärkt werden, durch Halothan und Curare-artige Muskelrelaxanzien die neuromuskuläre Blockade.

Indikationen: Kombinationsbehandlung der Tuberkulose. Traditionelles Mittel bei Pest und Tularämie.

Kontraindikationen: Anurie und schwere Niereninsuffizienz, Vorschädigung des Vestibular- oder Kochlearorgans, Gravidität. Vorsicht in höherem Lebensalter (Tagesdosis reduzieren)! Keine Kombination von Streptomycin mit anderen Aminoglykosiden (Capreomycin, Gentamicin u. a.), auch nicht mit rasch wirkenden Diuretika, wie Ethacrynsäure (ebenfalls ototoxisch) oder Furosemid.

Applikation: Bevorzugt als langsame i.v. Infusion 1-mal täglich. Auch i.m. Injektion möglich. Keine intraperitoneale Instillation von Streptomycin (Gefahr von Atemstillstand!).

Antiinfektiva

Dosierung: Erwachsene tgl. 0,5–1 g (15 mg/kg) i.v. oder i.m., Kinder (¼–12 Jahre) tgl. 20 mg/kg (nie mehr als 1 g). Bei älteren Menschen (über 50 Jahre) täglich nicht mehr als 0,5 g. Auch 2-mal wöchentliche Gabe von je 1 g ist möglich. Behandlungsdauer: bei Tuberkulose 1–2 Monate (Gesamtdosis im Allgemeinen nicht mehr als 30 g bei Erwachsenen, 15 g bei Kindern, 5 g im 1. Lebensjahr). Bei regelmäßiger Audiometrie und Vestibularisprüfung auch längere Behandlung möglich bis zur Feststellung einer beginnenden Innenohrschädigung, die meist noch reversibel ist. Bei nicht zu schwerer Niereninsuffizienz Dosierungsintervall verlängern auf

▶ 48 h (Kreatinin-Clearance 60 ml/min),
▶ 72 h (Kreatinin-Clearance 40 ml/min),
▶ 96 h (Kreatinin-Clearance 30 ml/min).

Eine **intralumbale Gabe** ist gefährlich und unnötig.

Handelsform: Ampullen à 1 g.

Beurteilung: Bakterizide Wirksamkeit auf Tuberkelbakterien. Rasche Resistenzentwicklung, Ototoxizität und Sensibilisierung möglich. Heute nur noch selten gebraucht.

Literatur

Donald PR, Sellars SL. Streptomycin ototoxicity in the unborn child. S Afr Med J 1981; 60: 316.
Donald PR, Sirgel FA, Venter A, et al. The early bactericidal activity of streptomycin. Int J Tuberc Lung Dis 2002; 6: 693–8.
Enderlin G, Morales L, Jacobs RF, et al. Streptomycin and alternative agents for the treatment of tularemia: review of the literature. Clin Inf Dis 1994; 19: 42–7.

Honore N, Cole ST. Streptomycin resistance in mycobacteria. Antimicrob Ag Chemother 1994; 38: 238–42.
Romano A, Viola M, Di Fonso M, et al. Anaphylaxis to streptomycin. Allergy 2002; 57: 1087–8.
Ruiz P, Rodriguez-Cano F, Zerolo FJ, et al. Investigation of the in vitro activity of streptomycin against Mycobacterium tuberculosis. Microb Drug Resist 2002; 8: 147–9.

Prothionamid

Handelsnamen: Ektebin, Peteha.

Eigenschaften: Derivat der Isonikotinsäure. Schlecht wasserlöslich. Das nahe verwandte Ethionamid ist in den USA, nicht aber in Deutschland im Handel.

Wirkungsweise: In therapeutischen Konzentrationen bakteriostatisch, in höheren Konzentrationen bakterizid.

Wirkungsspektrum: Wirksam auf Tuberkelbakterien, M. leprae und einige andere Mykobakterien (z. B. M. kansasii).

Resistenz: Rasche Resistenzentwicklung. Keine Kreuzresistenz mit INH.

Pharmakokinetik:
▶ Serumspiegel nach 0,5 g oral 5,7 mg/l (1 h) und 0,9 mg/l (6 h).
▶ Halbwertszeit 3 h.

▶ Gute Gewebediffusion und gute Liquorgängigkeit (30–60 %). Starke Penetration in Körperzellen. Fast vollständige Metabolisierung (> 95 %). Einer der zahlreichen Metaboliten ist Sulfoxyd, das zu Ethionamid zurückverwandelt oder zum inaktiven Nikotinamid abgebaut wird.

▶ Ausscheidung hauptsächlich durch die Nieren, jedoch in aktiver Form <1 %; durchschnittliche Harnkonzentrationen 10–20 mg/l (nach 0,5 g oral).

Nebenwirkungen: Gastrointestinale Störungen bei Prothionamid nicht so häufig wie bei Ethionamid, außerdem neurotoxische und psychische Störungen (Kopfschmerzen, Schwindel, Unruhe, Schlafstörungen, periphere Neuritis, Optikusneuritis, Depressionen, Krämpfe bei Epileptikern), Akne und Pellagrasymptome, Photosensibilisierung der Haut, Leberschädigung (besonders bei Diabetikern), Hypoglykämie bei Diabetikern, Hypothyreose, Eosinophilie, Neutropenie, Gynäkomastie, Menstruationsstörungen.

Interaktionen: Bei gleichzeitiger Gabe von INH wird die Neigung zu Psychosen, Pellagroiden und Photodermatose verstärkt. Verminderte Alkoholtoleranz.

Indikationen: Kombinationsbehandlung der Tuberkulose (besonders bei INH-Resistenz) sowie der Lepra.

Kontraindikationen: Gravidität, schwere Leberschäden, Magenleiden. Vorsicht bei Epilepsie und Psychosen. Kein Alkoholgenuss. Möglichst keine Kombination mit Isoniazid und Cycloserin (Potenzierung der Nebenwirkungen).

Dosierung: Bei oraler Gabe von Prothionamid (einschleichende Dosierung): Erwachsene täglich 0,5–0,75(–1) g, Kinder 8–10 mg/kg, verteilt auf 2–3 Einzelgaben. Gleichzeitige Gabe von Pyridoxin ist ratsam (zur Verminderung von neurologischen Nebenwirkungen). Bei jeder Therapie mit Prothionamid sind häufige Kontrollen der Serumtransaminasen auf eine beginnende Leberschädigung notwendig.

Handelsform: Tabletten à 0,25 g.

Beurteilung: Tuberkulostatikum der Reserve mit guter Gewebediffusion, jedoch häufigen Nebenwirkungen und Gefahr einer raschen Resistenzentwicklung. Daher nur bei Versagen oder Unverträglichkeit anderer Mittel in vorsichtiger Dosierung und in Kombination anwenden.

Literatur

Baohong JI, Jiakun C, Chenmin W, Guang X. Hepatotoxicity of combined therapy with rifampicin and daily prothionamide for leprosy. Lepr Rev 1984; 55: 283.
Cartel JL, Naudillon Y, Artus JC, Grosset JH. Hepatotoxicity of the daily combination of 5 mg/kg prothionamide plus 10 mg/kg rifampicin. Int J Lepr 1985; 53: 15.

Drucker D, Eggo MC, Salit IE, Burrow GN. Ethionamide-induced goitrous hypothyroidism. Ann Intern Med 1984; 100: 837.
Jenner PJ, Ellard GA, Gruer PJK, Aber VR. A comparison of the blood levels and urinary excretion of ethionamide and prothionamide in man. Antimicrob Ag Chemother 1984; 13: 267.

Terizidon

Handelsname: Terivalidin (Österreich).

Eigenschaften: Cycloserin-ähnliche Struktur (Pro-Drug von Cycloserin). Bakteriostatisch wirksam gegen Mycobacterium tuberculosis, M. bovis und M. avium. Keine Kreuzresistenz mit anderen Tuberkulostatika (außer Cycloserin).

Pharmakokinetik:
▶ Nach oraler Gabe fast vollständige Resorption.
▶ Halbwertszeit 21 h, bei Niereninsuffizienz verlängert.
▶ Ausscheidung überwiegend renal. Hämodialysierbar.

Nebenwirkungen: Häufig treten zentralnervöse Störungen in Form von Kopfschmerzen, Schwindelgefühl, Erregbarkeit, Zittern, Schlaflosigkeit und Trunkenheitsgefühl auf. Selten sind epileptoide Krampfanfälle und an Psychosen erinnernde Zustände sowie gastrointestinale Störungen (Bauchschmerzen, Meteorismus und Durchfälle).

Interaktion: Bei gleichzeitiger INH-Gabe ist mit erhöhter Krampfbereitschaft zu rechnen.

Indikation: Anwendung bei Tuberkulose in Kombination mit anderen wirksamen Mitteln nur, wenn infolge Resistenz oder Unverträglichkeit nicht genügend Kombinationspartner zur Verfügung stehen.

Kontraindikationen: Überempfindlichkeit gegen Cycloserin. Vorsichtig dosieren bei Niereninsuffizienz, Zerebralsklerose, Alkoholismus, Epilepsie, psychischen Störungen. In der Schwangerschaft liegen keine ausreichenden Erfahrungen vor.

Dosierung: Erwachsene erhalten oral täglich 0,75–1 g in 3–4 Einzeldosen (am besten mit der Mahlzeit) unter laufender Überwachung des Patienten (hinsichtlich Nebenwirkungen).

Handelsform: Kapseln à 0,25 g.

Beurteilung: Relativ schwach wirksames Tuberkulostatikum der Reserve mit erheblicher Neurotoxizität.

Dapson

Handelsname: Dapson-Fatol.

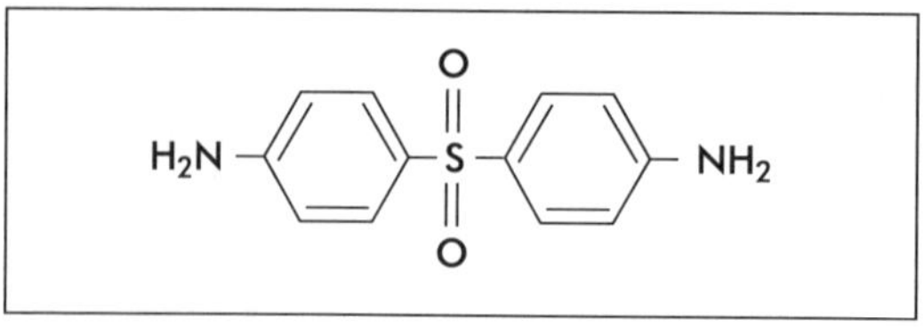

Abb. 1.18-2 Strukturformel von Dapson.

Eigenschaften: Diaminodiphenylsulfon. Pioniersubstanz der Chemotherapie der Lepra. Wirkung auch auf andere Mykobakterien, Pneumocystis und Malariaerreger. Kristallines Pulver (unlöslich in Wasser). Sekundäre Resistenzentwicklung nach langer alleiniger Anwendung bei niedriger Dosierung möglich. Daher heute möglichst nur noch in Kombination mit Rifampicin oder anderen Mitteln anwenden. Strukturformel s. Abb. 1.18-2.

Pharmakokinetik:
▶ Gute Resorption nach oraler Gabe mit maximalen Serumkonzentrationen nach 4–8 h.
▶ Bei langer Halbwertszeit von 1–2 Tagen und langsamer Ausscheidung durch den Urin (als wasserlösliche Metaboliten) nahezu konstante Blutspiegel und hohe Gewebekonzentrationen (besonders in erkrankter Haut).

Nebenwirkungen: Häufig. Wegen der Gefahr einer Hämolyse (besonders bei G-6-PDH-Mangel), Methämoglobinämie oder Blutdyskrasie sind regelmäßige Blutkontrollen erforderlich. Gelegentlich treten Magen-Darm-Störungen und allergische Reaktionen auf. Selten sind eine periphere Neuropathie und eine Nierenschädigung. Oft kommt es zu einem sog. Erythema nodosum leprosum, das meist Kortikosteroid-Gaben (bei Fortsetzung der Dapson-Behandlung) erfordert.

Interaktionen: Rifampicin erniedrigt die Dapson-Blutspiegel (infolge verminderter Plasma-Clearance). Pyrimethamin erhöht die Gefahr von Blutschäden. Weitere Interaktionen wie bei Sulfonamiden (s. S. 219).

Indikationen: Lepra. Die Kombination von Dapson mit Trimethoprim ist eine Alternative zur Prophylaxe und Therapie der Pneumocystis-Pneumonie bei Sulfonamid-Allergie. Das Kombinationspräparat Dapson + Pyrimethamin (Maloprim) wird in den Tropen zur Malariaprophylaxe verwandt. Unspezifisches Therapeutikum bei der Dermatitis herpetiformis.

Kontraindikationen und Anwendungsbeschränkungen: Wie bei Sulfonamiden (s. S. 220).

Dosierung: Bei Lepra gibt man tgl. 100 mg Dapson oral, kombiniert mit 600 mg Rifampicin. Dauer der Behandlung unterschiedlich (je nach Krankheitsbild; meist jahrelang, unter Umständen lebenslang).

Handelsform: Tabletten à 0,05 g.

Beurteilung: Sulfon für Lepra und Spezialindikationen.

Literatur

Blum RN, Miller LA, Gaggini C, et al. Comparative trial of dapsone versus trimethoprim/ sulfamethoxazole for primary prophylaxis of Pneumocystis pneumonia. J AIDS 1992; 5: 341–7.

Cartel J-L, Millan J, Guelpa-Lauras CC, Grosset JH. Hepatitis in leprosy patients treated by a daily combination of dapsone, rifampin, and a thiomide. Int J Lepr 1983; 51: 461.

Foucauld J, Uphouse W, Berenberg J. Dapsone and aplastic anemia. Ann Intern Med 1985; 102: 139.

Girard PM, Landman R, Gaudebout C, et al. Dapsone-pyrimethamine compared with aerosoli-

Antiinfektiva

zed pentamidine as primary prophylaxis against Pneumocystis carinii pneumonia and toxoplasmosis in children. New Engl J Med 1993; 328: 1514.

Hornsten P, Keisu M, Wiholm BE. The incidence of agranulocytosis during treatment of dermatitis herpetiformis with dapsone as reported in Sweden, 1972 through 1988. Arch Dermatol 1990; 126: 919.

Hughes WT, Kennedy W, Dugdale M, et al. Prevention of Pneumocystis carinii pneumonitis in AIDS patients with weekly dapsone. Lancet 1990; 336: 1066.

Imkamp FMJH, Anderson R, Gatner EMS. Possible incompatibility of dapsone with clofazimine in the treatment of patients with erythema nodosum leprosum. Lepr Rev 1982; 53: 148.

Kemper CA, Tucker RM, Lang OS, et al. Low-dose dapsone prophylaxis of Pneumocystis ca-

rinii pneumonia in AIDS-related complex. J AIDS 1990; 4: 1145–8.

Leoung GS, Mills J, Hopewell PC, et al. Dapsone-trimethoprim for Pneumocystis carinii pneumonia in the acquired immuno-deficiency syndrome. Ann Intern Med 1986; 105: 45.

Levy L. Primary resistance to dapsone among untreated lepromatous patients in Bamako and Chingleput. Leprosy Rev 1983; 54: 177.

Pellil JHS. Dapsone-induced haemolytic anaemia. Brit J Dermatol 1980; 102: 365.

Waldinger TP, Siegle RJ, Webert W, Voorhees JJ. Dapsone-induced peripheral neuropathy: case report and review. Arch Dermatol 1984; 120: 356.

Yawalkar SJ, McDougall AC, Languillon J, Ghosh S, Opromolla DVA, et al. Once-monthly rifampicin plus daily dapsone in initial treatment of lepromatous leprosy. Lancet 1982: I: 1199.

Clofazimin

Handelsname: Lampren (in der Schweiz und in den USA).

Eigenschaften: Phenazin-Farbstoff mit relativ schwacher In-vitro-Wirkung gegen Leprabakterien (Mycobacterium leprae), der nur in Kombination mit einem oder zwei anderen Lepramitteln gegeben werden soll. Während einer Langzeitbehandlung mit Dapson dient Clofazimin bei Lepra zur Verhinderung einer sekundären Resistenzentwicklung der Erreger. Clofazimin hat auch eine entzündungshemmende Wirkung bei Erythema nodosum leprosum. Es wirkt in vitro außerdem gegen M. avium-intracellulare. Keine Kreuzresistenz mit Dapson und Rifampicin.

Pharmakokinetik:
▶ Unvollständige Resorption.
▶ Serumspitzenspiegel nach 0,1 g und 0,3 g oral 0,7 bzw. 1,0 mg/l.
▶ Halbwertszeit 70 Tage.
▶ Die lipophile Substanz reichert sich in Fett, Knochenmark, Haut und RES an, auch in Makrophagen, penetriert aber nicht in das Gehirn.
▶ Ausscheidung in geringer Menge mit dem Harn und Schweiß, in größerer Menge mit der Galle.

Nebenwirkungen: Clofazimin ist in niedriger Dosis (tgl. 100 mg) im Allgemeinen gut verträglich. Häufig sind rote bis braun-schwarze Verfärbungen der Haut und der leprösen Läsionen, besonders an lichtexponierten Stellen bei hellhäutigen Patienten, Verfärbung der Haare, der Augenbindehaut und der Tränen, Verfärbung von Schweiß, Sputum, Urin und Stuhl. Seltener sind trockene Haut, Ichthyosis, Photosensibilität, Akne-ähnliche Eruptionen, andere Hautausschläge. Nicht selten sind Nausea, Erbrechen, heftige Bauchschmerzen, Durchfall, Appetitlosigkeit, Gewichtsverlust, vor allem wenn hohe Dosen über längere Zeit (> 3 Monate) verabreicht werden. Es können ein Milzinfarkt, ein Darmverschluss oder Magen-Darm-Blutungen auftreten. Auch Sehstörungen, zentralnervöse Störungen und Depressionen sind möglich.

Indikationen:
▶ Initialbehandlung einer multibazillären Lepra in Dreierkombination über mindestens 2 Jahre (zur Verhinderung einer Bakterienresistenz).
▶ Behandlung einer lepromatösen Lepra, auch Sulfon-resistenten Lepra (im Rahmen einer Kombinationstherapie).
▶ Behandlung eines Erythema nodosum leprosum (nicht wirksam bei anderen Lepra-assoziierten Entzündungsreaktionen). Stets in Kombination mit 1 oder 2 Antilepramitteln anwenden (jahrelang).
▶ Therapie von Infektionen durch empfindliche Mykobakterien (z. B. M. avium).

Kontraindikationen: Schwangerschaft, schwere Leber- oder Niereninsuffizienz.

Applikation und Dosierung:
▶ Zur Initialbehandlung einer multibazillären Lepra gibt man tgl. 50 mg oral und zusätzlich einmal im Monat 0,3 g (während der ersten Monate der Langzeittherapie mit Dapson).
▶ Bei Dapsonresistenz der Lepra sind tgl. 100 mg oral zu nehmen in Kombination mit 1 oder 2 Antilepramitteln für 3 Jahre, danach nur noch Clofazimin (tgl. 100 mg).
▶ Bei Erythema nodosum leprosum ist die Antilepratherapie fortzusetzen und bei drohender Nervenschädigung oder Hautulzeration zusätzlich ein Kortikosteroid erforderlich. Wenn dieses über längere Zeit gegeben werden muss, kann die tägliche Gabe von 100 (–200) mg Clofazimin nützlich sein, um die Kortikosteroiddosis zu reduzieren oder um auf das Kortikosteroid verzichten zu können. Sobald die Leprareaktion unter Kontrolle ist, reduziert man bis zur gerade noch wirksamen Suppressivdosis.
▶ Bei disseminierten Infektionen durch M. avium-intracellulare (bei AIDS-Patienten) gibt man täglich 0,1–0,3 g oral (stets in Kombination mit mindestens einem zweiten wirksamen Mittel).
▶ Die Kapseln sollten immer mit der Mahlzeit oder mit etwas Milch eingenommen werden. Bei Magen-Darm-Beschwerden sollte die Dosis reduziert werden. Bei Langzeitbehandlung und bei vorausgegangenen Leber- und Nierenerkrankungen sind die Leber- und Nierenfunktion in 4-wöchigen Abständen zu kontrollieren.

Beurteilung: Lepratherapeutikum mit zahlreichen Nebenwirkungen.

Literatur

Cunningham CA, Friedberg DN, Carr RE. Clofazimine-induced generalized retinal degeneration. Retina 1990; 10: 131–4.

Farb H, West DP, Pedvis LA. Clofazimine in pregnancy complicated by leprosy. Obstet Gynaecol (USA) 1982; 59: 122.

Fournier S, Burguiere AM, Flahault A, et al. Effect of adding clofazimine to combined clarithromycin-ethambutol therapy for Mycobacterium avium complex septicemia in AIDS patients. Eur J Clin Microbiol Infect Dis 1999; 18: 16–22.

Job CK, Yoder L, Jacobson RR, Hastings RC. Skin pigmentation from clofazimine therapy in leprosy patients: a reappraisal. J Am Acad Dermatol 1990; 23: 236–41.

Kaur I, Ram J, Kumar B, et al. Effects of clofazimine on eye in multibacillary leprosy. Indian J Lepr 1990; 62: 87–90.

Kemper CA, Havlir D, Hoghighat D, et al. The individual microbiologic effect of three antimycobacterial agents, clofazimine, ethambutol, and rifampin, on Mycobacterium avium complex bacteremia in patients with AIDS. J Infect Dis 1994; 170: 157.

Merret MN, King RW, Farrell KE, Zeimer H, Guli E. Orange/black discolouration of the bowel (at laparotomy) due to clofazimine. Aust N Z J Surg 1990; 60: 638–9.

Oommen T. Clofazimine-induced lymphoedema (letter). Lepr Rev 1990; 61: 289.

O'Sullivan S, Corcoran M, Byrne M, et al. Absorption and analysis of clofazimine and its derivatives. Biochem Soc Trans 1990; 18: 346–7.

Schaad-Lanyi Z, Dieterle W, Dubois J-P, Theobald W, Vischer W. Pharmacokinetics of clofazimine in healthy volunteers. In J Lepr 1987; 55, 1: 9–15.

Venkatesan K, Mathur A, Girdhar BK, Bharadwaj VP. The effect of clofazimine on the pharmacokinetics of rifampicin and dapsone in leprosy. J Antimicrob Chemother 1986; 18: 715–8.

2 Antivirale Mittel

Einteilung der Virustatika: Die systemisch anwendbaren Virustatika gehören je nach Wirkungsmechanismus verschiedenen Gruppen an (Tab. 2–1). Sie hemmen spezifisch bestimmte Schritte der Virusvermehrung in den Zellen, z. B. die Penetration und Entfernung der Eiweißhülle (Amantadin) oder die Replikation und Synthese von DNS-Strängen (Nukleosid-Analoga). Ihre Wirksamkeit richtet sich stets auch nach der Art einer Virusinfektion. Es gibt keine Universalmittel gegen Viren und es wird vermutlich auch nie etwas Ähnliches geben!

Man unterscheidet:

▶ Lytische Infektionen, bei denen virusinfizierte Zellen absterben.

▶ Persistierende Infektionen, bei denen sich die Viren in der Zelle vermehren, die Zelle aber überlebt.

▶ Latente Infektionen, bei denen die Virusvermehrung ruht.

Bei lytischen Virusinfektionen (z. B. Influenza) kommt es darauf an, die Penetration des Virus in die Zelle zu verhindern. Bei persistierenden Virusinfektionen (z. B. AIDS) kann ein Virustatikum zwar die Virusvermehrung hemmen, die in den Zellen vorhandenen Viren aber nicht abtöten. Bei latenten Virusinfektionen wirken Nukleosid-Analoga nicht, weil sich die Viren nicht vermehren.

Im Allgemeinen werden recht spezielle metabolische Schritte der Viren inhibiert. Im Gegensatz zur antibakteriellen Therapie gibt es nahezu keine Virustatika mit breiterem Wirkungsspektrum. Für die jeweilige Virusinfektion helfen nur ganz spezielle Mittel. Die antivirale Therapie ist so zu einem unübersichtlichen und hochkomplizierten Gebiet geworden.

Resistenz gegen Virustatika: Die Resistenzentwicklung spielt bei der Therapie chronischer Virusinfektionen eine wesentlich größere Rolle als bei bakteriellen Infektionen. Eine Resistenz kann während der Therapie bereits nach kurzer Behandlungsdauer entstehen. Die Entwicklung einer Resistenz beruht in der Regel auf Mutationen im viralen Genom. Der Selektionsdruck des Virustatikums führt dann zur Vermehrung der resistent gewordenen Subpopulation. Resistente Subpopulationen können auch schon vor Behandlungsbeginn vorhanden sein. Meist sind einzelne Nukleotid-Mutationen für die Resistenzentwicklung verantwortlich. Diese führt häufig zum Therapieversagen.

Faktoren, welche eine Resistenzentwicklung begünstigen, sind eine besonders starke Virusvermehrung, eine hohe intrinsische Mutationsrate (bei RNS-Viren häufiger als bei DNS-Viren) und der Grad des Selektionsdruckes durch das Medikament (vor allem bei längerer oder wiederholter Gabe). Erfahrungsgemäß kommt eine Virustatika-Resistenz bei immunsupprimierten Patienten häufiger vor als bei immunkompetenten Patienten. Resistenzphänomene sind bei der antiretroviralen Therapie das Hauptproblem.

Kombinationstherapie: Eine kombinierte Anwendung von Virustatika mit verschiedenen Angriffspunkten hat bei lang dauernden Virusinfektionen den Zweck, die antivirale Wirkung zu verstärken, Dosierung einzusparen (Verminderung der Toxizität) und eine Re-

Tab. 2-1 Übersicht über die Gruppen von systemisch wirksamen Virustatika. RT = reverse Transkriptase; HSV = Herpes-simplex-Virus; CMV = Zytomegalievirus; RSV = Respiratory-Syncytial-Virus; HIV = Humanes Immundefektsyndromvirus.

Gruppe	Generischer Name	Handelsname	Hauptindikation
Nukleosid-Analoga	Aciclovir Valaciclovir Famciclovir Brivudin	Zovirax Valtrex Famvir Helpin	HSV-Infektion, Varicella-Zoster-Infektion
	Ganciclovir Valganciclovir Cidofovir	Cymeven Valcyle Vistide	CMV-Infektion
	Ribavirin	Viratole, Rebetol	Hepatitis C, Arenaviren u. a.
	Entecavir Adefovir	NN Hepsera	Hepatitis B
	Azidothymidin (AZT) Didanosin (DDI) Zalcitabin (DDC) Stavudin (D4T) Lamivudin (3TC) Abacavir	Retrovir Videx Hivid Zerit Epivir Ziagen	HIV-Infektion
	Emtricitabin Tenofovir	Emtriva, Coviracil Viread	HIV-Infektion HIV, Hepatitis B
Protease-Inhibitoren	Saquinavir Indinavir Ritonavir Nelfinavir Amprenavir	Fortovase Crixivan Norvir Viracept Agenerase	HIV-Infektion
	Atazanavir Lopinavir Tipranavir	Reyataz Kaletra NN	HIV-Infektion
Nicht-nukleosidische RT-Inhibitoren	Delavirdin Nevirapin Efavirenz	Rescriptor Viramene Sustiva	HIV-Infektion
Eintritts-inhibitoren = Fusionshemmer	Enfuvirtide	Fuzeon	HIV-Infektion
Pyrophosphat-Analoga	Foscarnet	Foscavir	CMV-Infektion
Neuraminidase-Inhibitoren	Zanamivir Oseltamivir	Relenza Tamiflu	Influenza A, B
Zytokine	Interferon-alpha	Roferon-A Intron A	Hepatitis B, C (chronisch)
Penetrations-Inhibitoren	Amantidin	Grippin u. a.	Influenza A

sistenzentwicklung der Viren zu verhindern. Durch eine Kombination kann die Wirksamkeit auch dadurch verbessert werden, dass die Kombinationspartner auf resistente Subpopulationen in einem Virusstamm unterschiedlich wirken. Auch besteht die Möglichkeit, dass Virustatika in einer Kombination auf bestimmte Körperzellen und Gewebe besser wirken.

Topische Anwendung: Durch die topische Anwendung von Virustatika auf der Kornea, Haut oder Schleimhaut können am Wirkungsort höhere Konzentrationen erreicht werden als bei systemischer Anwendung, vorausgesetzt, dass das Virustatikum natürliche Barrieren wie verhorntes Epithel oder Sekrete überwinden kann. Positive Erfahrungen gibt es z. B. bei der topischen Behandlung der Herpes-simplex-Keratitis und bei der inhalativen Applikation eines Neuraminidase-Inhibitors zum Schutz gegen Influenzaviren. Da Virusinfektionen stets intrazellulär ablaufen, sind die Möglichkeiten einer topischen Therapie begrenzt.

Aus praktischen Gründen lässt sich die antivirale Therapie derzeit in eine Therapie der HIV-Infektion, eine Therapie der Hepatitiden sowie eine Therapie anderer Virusinfektionen (Non-HIV) unterscheiden. Die antiretrovirale Therapie und die dafür benötigten Substanzen sind im letzten Jahrzehnt ein spezielles Thema geworden. Es werden daher zuerst die allgemeinen Virustatika abgehandelt. Da es zur Zeit sehr viele experimentelle Substanzen gibt, werden nur zugelassene bzw. weit entwickelte Derivate behandelt. Mit einer Vielzahl von neuen Derivaten ist in Zukunft zu rechnen. Die Zukunft gehört der antiviralen Therapie!

Antivirale Therapie
- ▶ HIV-Therapie
- ▶ Hepatitis-Therapie
- ▶ Non-HIV-Therapie (Grippe-Therapie, Herpes-Therapie etc.)

2.1 Antiretrovirale Therapeutika

Die HIV-Therapeutika gliedern sich bislang in 4 Gruppen:

- ▶ Nukleoside (NRTI, »Nukes«).
- ▶ Protease-Inhibitoren (PI).
- ▶ Non-Nukleoside (NNRTI, »Non-Nukes«).
- ▶ Eintrittshemmer (u. a. Fusionshemmer).

2.1.1 Nukleoside

Sie leiten sich ab von Nukleinsäure-Bausteinen wie Thymin und Cytidin und hemmen die reverse Transkriptase des HI-Virus. Trotz genereller Ähnlichkeiten der Nukleoside sind ihre Wirkungsmechanismen nicht genau identisch, sodass keine komplette Kreuzresistenz besteht.

Zidovudin

Synonyme: Azidothymidin, AZT, ZDV.

Handelsname: Retrovir.

Eigenschaften: Azidothymidin ist die Pioniersubstanz der antiretroviralen Therapie. Die wichtigsten Therapieprinzipien sind hieran entwickelt worden. AZT ist ein Analogon des Nukleosids Thymidin (Abb. 2.3-1, S. 320), bei dem die 3'-Hydroxy-Gruppe durch eine Azido-(N_3H-)Gruppe ersetzt ist. Es wirkt als Virustatikum, indem es bei der Virusvermehrung von HIV das sog. Rückschreiben der viralen RNS in DNS während der reversen Transkription verhindert und damit das Kettenwachstum beendet.

Wirkungsmechanismus: Nach Resorption wird AZT von den Körperzellen aufgenommen und dort von körpereigenen zellulären Kinasen durch dreifache Phosphorylierung aktiviert. Das Azidothymidin-Triphosphat lagert sich an die reverse Transkriptase an, für die es eine 100fach stärkere Affinität hat wie für die körpereigenen zellulären DNS-Polymerasen. Bei der Transkription der viralen RNS in die virale DNS, die Thymidin-abhängig ist, wird Azidothymidin von der reversen Transkriptase als Thymidin anerkannt und in das DNS-Molekül eingebaut. Hierdurch wird die Replikation der Virus-DNS abgebrochen. In Zellkulturen wirkt AZT in Kombination mit Zalcitabin, Didanosin, Lamivudin, Saquinavir, Indinavir, Ritonavir, Nevirapin, Delavirdin und Interferon-alpha additiv oder synergistisch. Ein Antagonismus ist vorhanden zwischen Azidothymidin und Stavudin.

Resistenz: Primäre Resistenz ist noch immer selten. Eine sekundäre Resistenz entwickelt sich bei den meisten AIDS-Patienten nach 6-monatiger oder längerer Behandlung mit AZT. Die Resistenzzunahme erfolgt relativ langsam und stufenweise. Eine Monotherapie führt nach klinischem Ansprechen zu einem klinischen Therapieversagen nach ca. 6 Monaten. Grad und Häufigkeit der Resistenz sind nicht nur von der Virämie, sondern auch vom CD4-Gehalt des Blutes und von der Therapiedauer abhängig. Nach 1-jähriger Monotherapie haben etwa 90 % der Patienten eine verminderte Virusempfindlichkeit gegen AZT. AZT-resistente HIV-Stämme können gleichzeitig gegen Didanosin, Zalcitabin, Lamivudin und Stavudin resistent sein (inkomplette Kreuzresistenz). Ribavirin antagonisiert die antivirale Wirkung von AZT.

Pharmakokinetik:

▶ Azidothymidin wird bei oraler Gabe gut resorbiert (Bioverfügbarkeit etwa 65 %). Bei Aufnahme mit der Nahrung ist die Resorption verzögert. Nach wiederholter oraler Verabreichung von 0,25 g (alle 4 h) werden mittlere Serumspitzenspiegel von 0,6–1,2 mg/l gefunden.

▶ Halbwertszeit im Serum 1 h; intrazelluläre Halbwertszeit viel länger.

▶ Plasmaeiweißbindung 35 %.

▶ Die Liquorspiegel betragen 25–50 % der Serumspiegel. Gute Penetration in Hirngewebe. AZT passiert die Plazenta (Plasmaspiegel von Mutter und Kind bei der Geburt etwa gleich).

▶ Ausscheidung überwiegend durch die Nieren (durch glomeruläre Filtration und tubuläre Sekretion), und zwar nach oraler Gabe zu 14 % unverändert, zu 75 % als Glukuronid. Bei

Niereninsuffizienz kumuliert der nicht antiviral wirksame Hauptmetabolit (das Glukuronid GZDV) stärker als Azidothymidin. Bei Hämo- und Peritonealdialyse wird nur wenig AZT entfernt.

▸ Bei Neugeborenen beträgt die Halbwertszeit in den ersten Lebenstagen 13 h, in der 2. Lebenswoche 3 h, in der 3.–4. Lebenswoche 2 h.

Nebenwirkungen: Eine dosisabhängige Knochenmarkdepression findet regelmäßig statt. Eine ausgeprägte makrozytäre Anämie tritt nach etwa sechswöchiger Behandlung, eine Neutropenie nach vierwöchiger Behandlung auf. Die Blutbildveränderungen sind bei AIDS-Patienten häufiger als bei AIDS-related-complex-(ARC-)Patienten. Bei starker Anämie und Neutropenie sollte auf vergleichbare Substanzen umgestellt werden. Gelegentlich sind Bluttransfusionen erforderlich. Dann kann auch die Gabe von G-CSF (Granulozytenstimulierender Faktor) oder Erythropoetin sinnvoll sein. Manchmal muss die Therapie auch einige Zeit unterbrochen werden. Während der Behandlung sind regelmäßige Blutbildkontrollen notwendig. Als weitere Nebenwirkungen kommen Übelkeit, Erbrechen, Diarrhoen, Bauchschmerzen, Haut-, Schleimhaut- und Nagelpigmentationen, Fieber, Myalgien, Parästhesien, epileptiforme Krämpfe und Gewichtsabnahme vor. Bei längerer Therapie mit AZT kann sich eine Myopathie oder Myositis entwickeln. Eine starke Hepatomegalie mit Leberverfettung und Laktatazidose ist selten, kann aber tödlich ausgehen. Das Nebenwirkungsrisiko ist bei gestörter Leberfunktion generell erhöht.

Interaktionen: Die gleichzeitige Gabe von Paracetamol kann die Hämatotoxizität von Azidothymidin verstärken. Eine Verstärkung der Azidothymidin-Nebenwirkungen ist durch Medikamente möglich, welche in der Leber glukuronisiert oder durch andere Leberenzyme abgebaut werden. Dazu gehören u. a. Azetylsalizylsäure, Morphin, Indometacin, Ketoprofen, Oxazepam, Cimetidin und Clofibrat. Auch potenziell nephrotoxische oder knochenmarkschädigende Medikamente (z. B. Ganciclovir, Interferon-alpha, Flucytosin, Zytostatika) können das Risiko von Azidothymidin-Nebenwirkungen erhöhen. Evtl. besteht eine Alkoholintoleranz. Interaktionen mit anderen Medikamenten, die in der Leber stark metabolisiert werden, sind möglich. Methadon, Fluconazol und Valproinsäure können die Plasmaspiegel von Azidothymidin erhöhen, während Phenobarbital und Rifampicin die Plasmaspiegel erniedrigen (durch verstärkten Abbau). Verstärkte Neurotoxizität (Somnolenz usw.) ist bei gleichzeitiger Gabe von Azidothymidin und Aciclovir möglich.

Indikationen: Kombinationstherapie der HIV-Infektion (AIDS oder AIDS-related complex), insbesondere

▸ wenn die T4-Lymphozyten unter 250/µl absinken,
▸ bei klinischem Fortschreiten der HIV-Infektion,
▸ bei Erstmanifestation einer HIV Infektion,
▸ wenn eine starke Virämie besteht.

Eine **i.v. Applikation** kann bei fortgeschrittenen Erkrankungen und bei Stichverletzungen notwendig sein.

Die Auswahlkriterien für eine Therapie waren Gegenstand eingehender Diskussionen. Offenbar wurden früher Patienten in einem zu späten Krankheitsstadium behandelt. Prinzipiell sinnvoll ist eine Anwendung in einer **früheren Erkrankungsphase**. Gegen eine frühe Behandlung wird eingewandt, dass der positive Effekt von AZT in einem zu frühen Krankheitsstadium nicht lange genug anhält. Durch Kombination von AZT mit einem anderen

Antiinfektiva

Nukleosid (Zalcitabin = DDC, Lamivudin = 3TC, Didanosin = DDI) oder mit Protease-Inhibitoren ließen sich die Ergebnisse im Vergleich zu einer Monotherapie verbessern. Begründung sind die Resistenzproblematik und daraus resultierende ungenügende klinische Wirkung bei Monotherapie.

> Grundregel der antiretroviralen Therapie:
> AZT darf grundsätzlich nur in Kombination mit zwei weiteren antiretroviralen Mitteln angewendet werden.

Kontraindikationen: Gravidität in den ersten 14 Wochen, Neugeborene mit stark erhöhten Transaminasespiegeln im Serum (>5fach über der Norm), Terminalstadium von AIDS, Neutropenie (< 750/µl), Hämoglobingehalt unter 7,5 g/dl. Frauen dürfen während der Behandlung nicht schwanger werden, Männer sollen während und nach der Behandlung keine Kinder zeugen. Keine Kombination mit Stavudin (D4T). Vorsicht mit Ganciclovir, Co-trimoxazol, Pyrimethamin und anderen myelosuppressiven Medikamenten.

Applikation und Dosierung: In der Frühzeit von AIDS wurde Zidovudin häufig viel zu hoch dosiert, woraus verstärkte Nebenwirkungen resultierten. Oral erhalten heute Erwachsene 2-mal tgl. 0,25 g oder 2-mal tgl. 0,3 g, Kinder über 3 Monate 180 mg/m^2 Körperoberfläche alle 6 h (maximal 200 mg/m^2 alle 6 h) als Lösung, Sirup oder Kapseln. Bei Hb-Werten zwischen 7,5 und 9 g/dl und bei Neutrophilenzahlen zwischen 750 und 1000 pro µl wird die Tagesdosis reduziert, bei weiterem Absinken der Werte die Therapie unterbrochen. Im Allgemeinen bessert sich dann das Blutbild nach 2 Wochen, und die Behandlung kann mit einer niedrigen Dosis fortgesetzt werden. Dabei kann Erythropoetin oder G-CSF (Granulozyten-stimulierender Faktor) zusätzlich gegeben werden. Eine normale AZT-Dosierung ist oft erst 2–4 Wochen nach Besserung des Blutbildes wieder möglich. Eine AZT-Therapie ist grundsätzlich eine Langzeit-Therapie (Ausnahme: Postexpositionsprophylaxe nach Nadelstich). Bei schwerer Niereninsuffizienz wird die orale Tagesdosis auf 300 mg reduziert, bei Leberinsuffizienz auf 100 mg.
Bei **Infusion** von Azidothymidin gibt man Erwachsenen (70 kg) 1,9 mg/kg alle 4 h, Kindern 80–160 mg/m^2 Körperoberfläche alle 6 h. Sobald wie möglich geht man auf eine orale Applikation über.
Zur Verhinderung einer **maternofetalen HIV-Transmission** kann nach der 14. Schwangerschaftswoche und bis zum Einsetzen der Wehen tgl. 500 mg AZT als Kapsel oder Lösung gegeben werden, während der Entbindung als i.v. Infusion von 1 mg/kg KG. Dann erhält das Neugeborene oral 2 mg/kg KG alle 6 h, beginnend innerhalb 12 h nach der Geburt (für 6 Wochen).

Handelsformen: Kapseln à 0,1 g, 0,25 g, 0,3 g, Lösung für orale Gabe (10 mg/ml), in der Schweiz auch Sirup für Kinder (10 mg/ml), außerdem Infusionsflasche mit 0,2 g.
In fester Kombination mit Lamivudin in Combivir, mit Lamivudin plus Abacavir in Trizivir.

Beurteilung: Azidothymidin ist das klassische Standardmedikament der antiretroviralen Chemotherapie. Es hat auch weiterhin eine wichtige Position bei der antiretroviralen Kombinationsbehandlung (zusammen mit anderen Nukleosiden oder Protease-Inhibitoren). In Therapieformen zur Verhinderung einer maternofetalen Übertragung sollte es immer enthalten sein.

Literatur

Boucher FD, Modlin JF, Weller S, et al. Phase I evaluation of zidovudine administered to infants exposed at birth to the human immunodeficiency virus. J Pediat 1993; 122: 137–44

Blower S. Transmission of zidovudine resistant strains of HIV-1: the first wave. AIDS 2001; 15: 2317–8.

Burger DM, Meenhorst PL, Koks CHW, et al. Drug interactions with zidovudine. AIDS 1993; 7: 445–60.

Connor EM, Sperling RS, Gelber R, et al. Reduction of maternal-infant transmission of human immunodeficiency virus type I with zidovudine treatment. New England J Med 1994; 331: 1173–80.

Conway B, Wainberg MA, Hall D, et al. Development of drug resistance in patients receiving combinations of zidovudine, didanosine and nevirapine. AIDS 2001; 15: 1269–74.

Dabis F, Elenga N, Meda N, et al. 18-Month mortality and perinatal exposure to zidovudine in West Africa. AIDS 2001; 15: 771–9.

Delta Coordinating Committee. Delta: a randomised double blind controlled trial comparing combinations of zidovudine plus didanosine or zalcitabine with zidovudine alone in HIV infected individuals. Lancet 1996; 348: 283.

Dickover RE, Garratty EM, Herman SA, et al. Identification of levels of maternal HIV-1 RNA associated with risk of perinatal transmission: Effect of maternal zidovudine treatment on viral load. JAMA 1996; 275: 599–605.

Erice A, Mayers DL, Strike DG, et al. Primary infection with zidovudine resistant HIV-type 1. N Engl J Med 1993; 328: 110–5.

Fischl MA. The efficacy of azidothymidine (AZT) in the treatment of patients with AIDS and AIDS-related complex. A double-blind, placebo-controlled trial. N Engl J Med 1987; 317: 185–91.

Frenkel LM, Wagner LE, Demeter LM, et al. Effects of zidovudine use during pregnancy on resistance and vertical transmission of human immunodeficiency virus type 1. Clin Infect Dis 1995; 20: 1321–6.

Gulick RM, Mellors JW, Havlir D, et al. Treatment with indinavir, zidovudine, and lamivudine in adults with HIV infection and prior antiretroviral therapy. N Engl J Med 1997; 337: 734–9.

Hester EK, Peacock JE Jr. Profound and unanticipated anemia with lamivudine-zidovudine combination therapy in zidovudine-experienced patients with HIV infection. AIDS 1998; 12: 439–40.

Kirkland LR, Fischl MA, Tashima KT, et al. Response to lamivudine-zidovudine plus abacavir twice daily in antiretroviral-naive, incarcerated patients with HIV Infection taking directly observed treatment. Clin Infect Dis 2002; 34: 511–8.

Kamali F. Clinical pharmacology of zidovudine and other 2', 3'-dideoxynucleoside analogues. Clin Invest 1993; 71: 392–405.

Leroy V, Karon JM, Alioum A, et al. Twenty-four month efficacy of a maternal short-course zidovudine regimen to prevent mother-to-child transmission of HIV-1 in West Africa. AIDS 2002; 16: 631–41.

Matheson PB, Abrams EJ, Thomas P, et al. Efficacy of antenatal zidovudine in reducing perinatal transmission of human immunodeficiency virus type 1: The New York City Perinatal HIV Transmission Collaborative Study Group. J Infect Dis 1995; 172: 353–8.

Moore KH, Raasch RH, Brouwer KL, et al. Pharmacokinetics and bioavailability of zidovudine and its glucuronidated metabolite in patients with human immunodeficiency virus infection and hepatic disease (AIDS Clinical Trials Group Protocol 062). Antimicrob Ag Chemother 1995; 39: 2732.

de Santis M, Noia G, Caruso A, et al. Guidelines for the use of zidovudine in pregnant women with HIV infection. Drugs 1995; 50: 43.

Saravolatz LD, Winslow DL, Collins G, et al. Zidovudine alone or in combination with didanosine or zalcitabine in HIV-infected patients with the acquired immunodeficiency syndrome or fewer than 200 CD4 cells per cubic millimeter. New Engl J Med 1996; 335: 1091.

Simberkoff MS, Hartigan PM, Hamilton DJ, et al. Long-term follow-up of symptomatic HIV-infected patients originally randomized to early versus later zidovudine treatment; report of a Veterans Affairs Cooperative Study. VA Cooperative Study Group on AIDS Treatment. J AIDS Hum Retrovir 1996; 11: 142.

Singlas E, Pioger JC, Taburet AM, et al. Zidovudine disposition in patients with severe renal impairment: influence of haemodialysis. Clinical Pharmacology and Therapeutics 1989; 46: 190–7.

Sperling RS, Stratton P, O'Sullivan MJ, et al. A survey of zidovudine use in pregnant women with human immunodeficiency virus infection. N Engl J Med 1992; 326: 857–61.

Antiinfektiva

Staszewski S, Massari FE, Kober A, et al. Combination therapy with zidovudine presents selection of human immunodeficiency virus type 1 variants expressing high-level resistance to L-697,661, a Non-nucleoside Reverse Transcriptase Inhibitor. J Infect Dis 1995; 11: 1159–65.
Stellbrink HJ, Averdunk R, Stoehr A, et al. Zidovudine half-life in haemodialysis patients. AIDS 1993; 7: 141.

Volberding PA, Lagakos SW, Grimes JM, et al. A comparison of immediate with deferred zidovudine therapy for asymptomatic HIV infected adults with CD4 cell counts of 500 or more per cubic millimeter. AIDS Clinical Trials Group. New Engl J Med 1995; 333: 401.

Didanosin (DDI)

Synonym: Didesoxyinosin.

Handelsname: Videx.

Eigenschaften und Wirkungsweise: Wichtiger, gut untersuchter und viel verwendeter NRTI. Didanosin ist ein Nukleosid-Analogon, das die Replikation von HIV in Zellkulturen hemmt. Durch verschiedene körpereigene Enzyme wird Didanosin intrazellulär in das aktive Didesoxyadenosin-Triphosphat (ddATP) umgewandelt. Die Inkorporation von ddATP in die virale Desoxyribonukleinsäure terminiert die DNS-Kettenverlängerung und damit die Virus-Replikation. Zusätzlich kann ddATP die Aktivität der reversen Transkriptase von HIV hemmen (durch Verdrängung des natürlichen Nukleosid-Triphosphats). Didanosin wirkt klinisch wie Azidothymidin, erhöht die Zahl der Helferzellen, vermindert die Virämie und verlangsamt das Fortschreiten der Krankheit. Es ist meist auch noch bei Resistenz gegen Azidothymidin wirksam. Didanosin und Azidothymidin können in vitro und in vivo synergistisch wirken.

Resistenz: Bei Patienten unter Monotheapie, die zuerst AZT erhalten haben, kann bei einer anschließenden Didanosin-Behandlung die Empfindlichkeit von HIV gegen Didanosin in vitro allmählich abnehmen, während die AZT-Empfindlichkeit z.T. wieder zunimmt.

Pharmakokinetik:
▶ Da Didanosin säureinstabil ist, müssen alle oralen Präparationen zusätzlich Puffersubstanzen enthalten, welche den pH im Magen erhöhen. Die Bioverfügbarkeit ist bei Nüchterngabe 30–40 %, bei Aufnahme mit einer Mahlzeit schlechter.
▶ Halbwertszeit 1,6 h (aber intrazellulär 8–24 h). Liquorkonzentrationen ungefähr 20–40 % der Serumspiegel.
▶ Serumeiweißbindung < 5 %.
▶ Urin-Recovery etwa 20 % (unverändert). Als Metaboliten werden im Harn Hypoxanthin, Xanthin und Harnsäure ausgeschieden. Die weitere Umwandlung des aktiven Metaboliten Didesoxyadenosin ist nicht bekannt.

Nebenwirkungen: Nebenwirkungen sind stark dosisabhängig und relativ selten bei niedriger Dosis; sie treten meist erst nach längerer Einnahme auf. Eine **Pankreatitis** kommt bei längerer Therapie in bis zu 9 % vor und äußert sich zuerst in Bauchschmerzen, Übelkeit, Erbrechen, verminderter Glukosetoleranz und erhöhten Amylasewerten im Serum; sie kann tödlich enden. Auf eine beginnende Pankreatitis können ansteigende Triglyzeridspiegel und abnehmende Kalziumspiegel im Serum hinweisen. Eine periphere **Neuropathie** wird in 30–40% beobachtet; nach Therapieunterbrechung werden von den meisten Patienten niedrigere Dosen wieder vertragen. Die Neuropathie wird an distalem Taubheitsgefühl, Prickeln und Schmerzen in den Füßen oder Händen erkannt. Das Risiko einer Pankreatitis und Neuropathie ist bei gestörter Nieren- oder Leberfunktion sowie bei Alkoholabusus erhöht. Laktatazidosen mit z.T. tödlichem Ausgang wurden unter DDI-Kombinationstherapie beobachtet. Relativ häufig sind auch Durchfälle (18%), selten dagegen Hautausschläge, ZNS-Depression, Stomatitis, Myalgien, Arthritis, Alopezie, Diabetes mellitus, Depigmentierung der Retina (bisher nur bei Kindern beobachtet), Hyperurikämie, Erhöhung der Transaminasen, des Bilirubins und der alkalischen Phosphatase im Serum sowie Leukopenie, Anämie, Thrombozytopenie.

Interaktionen: Der Gehalt der Tabletten an Puffersubstanzen kann die Resorption eines gleichzeitig verabreichten Tetracyclinpräparates oder Gyrase-Hemmers beeinträchtigen (daher erst 2 Stunden später verabreichen). Vorsicht bei gleichzeitiger Gabe von Medikamenten, die als Nebenwirkung ebenfalls eine Pankreatitis hervorrufen können (Pentamidin i.v., evtl. auch Furosemid, Cimetidin, Sulfonamide u.a.). Medikamente, die als Nebenwirkungen eine periphere Neuropathie haben können (z.B. Cisplatin, Dapson, Isoniazid, Metronidazol, Vincristin, Phenytoin), sind gleichzeitig nur mit großer Vorsicht anzuwenden. Durch Ganciclovir ist eine Verstärkung der myelosuppressiven Wirkung möglich. Die gleichzeitige Einnahme von Didanosin mit Alkohol kann das Reaktionsvermögen stark beeinflussen (Alkoholverbot).

Indikation: Kombinationstherapie der HIV-Infektion, auch bei AZT-Resistenz. DDI ist geeignet für Therapieformen, die nur einmal täglich eingenommen werden.

Kontraindikationen: Phenylketonurie (die Tabletten enthalten auch Phenylalanin). Vorsicht oder keine Anwendung bei bereits bestehender Pankreaserkrankung, Alkoholismus, Neuropathie, Leber- oder Niereninsuffizienz, auch bei Gravidität und in der Laktationsperiode.

Applikation und Dosierung: Orale Nüchterngabe (mindestens 30 min vor oder > 2 h nach einer Mahlzeit) in 12-stündigem Intervall (es sind mindestens 2 Tabletten zu geben, damit die erforderliche Menge an Puffersubstanz ausreicht). Erwachsene (Gewicht > 60 kg) erhalten 2-mal tgl. 200 mg (als Tabletten), Erwachsene unter 60 kg Körpergewicht 2-mal tgl. 125 mg (als Tabletten). Einmaldosierung möglich! Bei Kindern (> 6 Monate) erfolgt die Dosierung nach der Körperoberfläche. Bei ersten Anzeichen für Pankreatitis Didanosin absetzen und prüfen, ob eine Pankreasschädigung vorliegt. Natriumgehalt der Tabletten und des Pulvers berücksichtigen. Regelmäßige Kontrollen der Serumamylase, Leberwerte, Harnsäure, des Blutbildes sowie bei Kindern des Augenfundus sind notwendig. Bei Niereninsuffizienz (Kreatinin-Clearance < 60 ml/min) und bei gestörter Leberfunktion erhöhte Gefahr von Nebenwirkungen und Dosisreduzierung.

Handelsformen: Kautabletten à 25 mg, 50 mg, 100 mg, 150 mg, Pulver für Kinder.

Beurteilung: Wichtiges antiretrovirales Nukleosid zur Kombinationstherapie der HIV-Infektion. Geeignet zur Einmaldosierung. Hauptnebenwirkungen: Pankreatitis, Neuropathie.

Antiinfektiva

Literatur

Balis FM, et al. Clinical pharmacology of 2', 3'-dideoxyinosine in human immunodeficiency virus-infected children. J Infect Dis 1992; 165: 99.

Buller KM. Dideoxyinosine in children with symptomatic human immunodeficiency virus infection. N Engl J Med 1991; 324: 137–44.

Burger DM, Kraayeveld CL, Meenhorst PL, et al. Study on didanosine concentrations in cerebrospinal fluid. Implications for the treatment and prevention of AIDS dementia complex. Pharm World Sci 1995; 17: 218.

Conway B, Wainberg MA, Hall D, et al. Development of drug resistance in patients receiving combinations of zidovudine, didanosine and nevirapine. AIDS 2001; 15: 1269–74.

Damle BD, Mummaneni V, Kaul S, Knupp C. Lack of effect of simultaneously administered didanosine encapsulated enteric bead formulation (Videx EC) on oral absorption of indinavir, ketoconazole, or ciprofloxacin. Antimicrob Ag Chemother 2002; 46: 385–91.

Faulds D, Brogden RN. Didanosine: A review of its antiviral activity, pharmacokinetic properties and therapeutic potential in human immunodeficiency virus infection. Drugs 1992; 44: 94.

Gibb D, Barry M, Ormesher S, et al. Pharmacokinetics of zidovudine and dideoxyinosine alone and in combination in children with HIV Infection. Brit J Clin Pharmacol 1995; 39: 527.

Hammer SM, Katzenstein DA, Hughes MD, et al. A trial comparing nucleoside monotherapy with combination therapy in HIV-infected adults with CD4 cell counts from 200 to 500/ul. N Engl J Med 1996; 335: 1081–90.

Jablonowski H, Arasteh K, Staszewski S, et al. For the German ddJ trial Group. A dose comparison study of didanosine in patients with very advanced HIV infection. AIDS 1995; 9: 463–9.

Kahn JK, et al. A controlled trial comparing continued Zidovudine with Didanosine in HIV infection. New Eng J Med 1992; 327: 581–7.

Kozal MJ, Kroodsma K, Winters MA, et al. Didanosine resistance in HIV-infected patients switched from zidovudine to didanosine monotherapy. Annals of Internal Medicine 1994; 121: 263–8.

Martin JL, Wilson JE, Haynes RL, et al. Mechanism of resistance of human immunodeficiency virus type 1 to 2',3'-dideoxyinosine. Proc Natl Acad Sci USA 1993; 90: 6135–9.

Marzolini C, Chave JP, Telenti A, Brenas-Chinchon L, Biollaz J. Impaired absorption of rifabutin by concomitant administration of didanosine. AIDS 2001; 15: 2203–4.

Moyle GJ, Gazzard BG. Differing reverse transcriptase mutation patterns in individuals experiencing viral rebound on first-line regimens with stavudine/didanosine and stavudine/lamivudine. AIDS 2001; 15: 799–800.

Singlas E, Taburet AM, Lebas FB, et al. Didanosine pharmacokinetics in patients with normal and impaired renal function: influence of hemodialysis. Antimicrobial Agents and Chemotherapy 1992; 36: 1519–24.

Zalcitabin (DDC)

Synonym: Didesoxycytidin.

Handelsname: Hivid.

Eigenschaften und Wirkungsweise: Zalcitabin war mit AZT und DDI eines der ersten antiretroviralen Mittel. Es gehört zur Gruppe der Nukleosid-Analoga und ist ein Analogon von 2'-Desoxycytidin. Nach Umwandlung durch körpereigene Enzyme zum Didesoxycytidin-Triphosphat (ddCTP) wird die reverse Transkriptase von HIV gehemmt und die virale DNS-Synthese durch Kettenabbruch beendet. Dagegen ist die menschliche DNS-Polymerase gegen die Wirkung des phosphorylierten Didesoxynukleosids (ddCTP) weniger empfindlich. Zalcitabin und Azidothymidin wirken in vitro und in vivo auf HIV synergistisch. Die meisten Azidothymidin-resistenten HIV-Stämme sind in vitro gegen Zalcitabin sensibel. Unter der Therapie kommt es häufig zu einer Empfindlichkeitsabnahme der Erreger gegen Zalcitabin. Zalcitabin-resistente Stämme sind oft gleichzeitig gegen Didanosin resistent, z.T. auch gegen Stavudin (S. 284) und Lamivudin (S. 282). Durch die Kombination von Azidothymidin mit Zalcitabin wird eine sekundäre Resistenzentwicklung gegen Azidothymidin nicht verzögert.

Pharmakokinetik:

▸ Zalcitabin wird nach oraler Nüchterngabe zu > 80 % resorbiert, bei Aufnahme mit einer Mahlzeit beträchtlich weniger.

▸ Nach 0,03 mg/kg oral finden sich Spitzenspiegel im Serum von 0,02–0,04 mg/l.

▸ Die Halbwertszeit im Blut ist 1–2 h, die intrazelluläre Halbwertszeit 3–4 h.

▸ Plasmaeiweißbindung < 4 %.

▸ Die Liquorspiegel betragen 10–35 % der Serumspiegel.

▸ Urin-Recovery 60 % (unverändert). Der Hauptmetabolit ist Didesoxyuridin, welches zu 15 % in Urin und Fäzes ausgeschieden wird.

Nebenwirkungen: In den ersten Wochen der Behandlung sind eine mäßige Dermatitis und Mukositis häufig, die auch ohne Therapieunterbrechung zurückgehen können. Im 2. und 3. Monat treten oft Zeichen einer schweren peripheren Neuropathie auf (Taubheitsgefühl, Kribbeln, Schmerzen an Füßen und Händen), die dosisabhängig sind, auch nach Therapieunterbrechung noch fortschreiten können und z.T. irreversibel sind. Eine Pankreatitis ist selten. Weitere seltene Nebenwirkungen sind orale Geschwüre, Geschwüre in der Speiseröhre, Anämie, Leukozytopenie, Neutropenie, Thrombozytopenie. Eine Lebertoxizität kann sich in einer Laktatazidose, in starker Lebervergrößerung (mit Leberverfettung) oder tödlichem Leberversagen äußern. Deshalb ist große Vorsicht bei schon bestehender Lebererkrankung, Hepatitis, erhöhten Leberwerten und Alkoholismus geboten. Sehr selten ist eine Kardiomyopathie, die zu Herzversagen führen kann.

Interaktionen: Bei gleichzeitiger Anwendung von potenziell neurotoxischen Medikamenten (z. B. Isoniazid, Metronidazol, Nitrofurantoin) ist Vorsicht geboten. Die gleichzeitige Gabe von Didanosin und von Medikamenten, die eine Pankreatitis hervorrufen können, ist zu vermeiden. Wenn Pentamidin i.v. gegeben werden muss, ist die Therapie mit Zalcitabin zu unterbrechen. Die gleichzeitige Gabe von Amphotericin B, Foscarnet oder einem Aminoglykosid interferiert mit der renalen Clearance von Zalcitabin und erhöht die Gefahr von Nebenwirkungen. Probenecid und Cimetidin vermindern ebenfalls die Elimination von Zalcitabin (durch Hemmung der renalen tubulären Sekretion). Zalcitabin soll nicht mit Didanosin kombiniert werden (additive Toxizität). Mineralische Antazida und Metoclopramid verschlechtern die Resorption.

Indikation: Kombinationsbehandlung der HIV-Infektion, auch bei Azidothymidin-Intoleranz oder Azidothymidin-Versagen.

Kontraindikationen: Periphere Neuropathie, Pankreatitis, Gravidität, Kinder < 13 Jahre. Vorsicht bei Kardiomyopathie und Herzinsuffizienz. Frauen sollten während der Therapie mit Zalcitabin wirksame Methoden der Empfängnisverhütung anwenden (Zalcitabin kann Chromosomenveränderungen hervorrufen und wirkt im Tierversuch teratogen).

Dosierung: Oral 3-mal tgl. 0,75 mg. Gesamttagesdosis 2,25 mg. Dosisreduktion bei eingeschränkter Nierenfunktion. Bei einer Kombinationstherapie werden z.T. andere Dosierun-

Antiinfektiva

gen empfohlen. Regelmäßige Kontrollen von Blutbild, Pankreas- und Leberfunktion sind erforderlich.

Handelsformen: Tabletten à 0,375 mg und 0,75 mg.

Beurteilung: Antiretrovirales Nukleosid von weitgehend historischer Bedeutung zur Kombinationsbehandlung der HIV-Infektion. Hauptnebenwirkungen: schwere periphere Neuropathie und Stomatitis. Heute nur noch sehr selten angewandt.

Literatur

Abrams DI, Goldman AI, Launer C, et al. A comparative trial of didanosine or zalcitabine after treatment with zidovudine in patients with human immunodeficiency virus infection. New England Journal of Medicine 1994; 330: 657–62.

Adkins JC, Peters DH, Faulds D. Zalcitabine. An update of its pharmacodynamic and pharmacokinetic properties and clinical efficacy in the management of HIV infection. Drugs 1997; 53: 1054–80.

Fischl MA, Stanley K, Collier AC, et al. Combination and monotherapy with zidovudine and zalcitabine in patients with advanced HIV disease. The NIAID AIDS Clinical Trials Group. Ann Int Med 1995; 122: 24.

Whittington R, Brogden RN. Zalcitabine: A review of its pharmacology and clinical potential in acquired immunodeficiency syndrome (AIDS). Drugs 1992; 44: 656.

Lamivudin (3TC)

Handelsname: Epivir (als HIV-Mittel), Zeffix (als Hepatitis-Mittel). In Kombination in Combivir und Trizivir enthalten.

Eigenschaften: Lamivudin ist ein gut verträglicher NRTI. Es ist ein Cytidin-Nukleosid-Analogon und wird intrazellulär in das aktive Triphosphat umgewandelt. Es hemmt die reverse Transkriptase von HIV und beendet durch Kettenabbruch die virale DNS-Synthese. Außerdem hemmt es die RNS- und DNS-abhängige DNS-Polymerase der reversen Transkriptase. Es hat in vitro eine ähnliche Aktivität gegen HIV wie Azidothymidin (AZT) und wirkt in Kombination mit AZT synergistisch. Die Kombination verzögert eine Resistenzentwicklung von HIV. Durch Lamivudin kann die Empfindlichkeit gegen AZT zurückgewonnen werden. Klinische Isolate können gleichzeitig gegen Lamivudin und Azidothymidin resistent sein. Lamivudin hemmt auch die Vermehrung von Hepatitis-B-Viren. Auch bei Hepatitis B existiert ein klinisch relevantes Resistenzproblem.

Pharmakokinetik:

▶ 3TC wird nach oraler Gabe zu etwa 80 % resorbiert. Die Resorption wird durch gleichzeitige Nahrungsaufnahme verzögert.

▶ 3TC hat eine lange Eliminationshalbwertszeit (5–7 h), welche eine 1- bis 2-mal tägliche Anwendung erlaubt. Die intrazelluläre Halbwertszeit beträgt 10–15 h. Die Penetration in das Zentralnervensystem ist gut.

▶ Etwa 60 % der verabreichten Dosis werden unverändert im Harn ausgeschieden, etwa 5 % als Trans-Sulfoxid.

Nebenwirkungen: 3TC wird relativ gut vertragen. Gelegentlich treten Hautausschläge, Übelkeit, Schlaflosigkeit, Kopfschmerzen, Fieber, Abgeschlagenheit, Diarrhoe, abdominelle Schmerzen auf. Selten sind Vaskulitiden, Neuropathien, Neutropenien, Haarausfall, Lebervergrößerung und Pankreatitis. Lamivudin kann selten zu einer gefährlichen Laktatazidose führen. Bei Anwendung als Hepatitis-Mittel Risiko einer Exazerbation nach Absetzen; der Effekt kann auch bei doppelinfizierten Patienten auftreten.

Interaktionen: Bei gleichzeitiger Gabe von AZT steigen die Spitzenkonzentrationen von AZT um 40 % an, jedoch sind die Flächen unter der Blutspiegelkurve und die totale Clearance nicht verschieden. Die gleichzeitige Gabe von Co-trimoxazol erhöht die Blutspiegel von Lamivudin.

Indikationen: Kombinationsbehandlung der HIV-Infektion. Therapie der chronischen Hepatitis B in verringerter Dosierung.

Kontraindikationen: Schwangerschaft (in den ersten 14 Wochen). Schwere Anämie oder Neutropenie. Vorsicht bei Pankreatitis in der Vorgeschichte (häufige Kontrollen erforderlich).

Dosierung: Bei HIV 2-mal tgl. 150 mg oral. Bei untergewichtigen Patienten (<50 kg) gibt man 2-mal tgl. 2 mg/kg.
Reduzierte Dosierung bei **Niereninsuffizienz** bei einer
▸ Kreatinin-Clearance von 30–50 ml/min 1-mal tgl. 150 mg,
▸ Kreatinin-Clearance von 15–29 ml/min 1-mal tgl. 100 mg,
▸ Kreatinin-Clearance von 5–14 ml/min 1-mal tgl. 50 mg,
▸ Kreatinin-Clearance von <5 ml/min 1-mal tgl. 25 mg.
Dosierung als Mittel bei **Hepatitis B:** 100 mg einmal täglich, also nur ein Drittel der bei HIV angewandten Dosis. Lange Therapiedauer.

Handelsformen: Tabletten à 150 mg, Lösung zum Einnehmen (10 mg/ml). Fixe Kombination von Lamivudin (150 mg) und Azidothymidin (300 mg) als Combivir-Tabletten; von Lamivudin, Azidothymidin und Abacavir als Trizivir. Die Tabletten zur Therapie der Hepatitis enthalten nur 100 mg.

Beurteilung: Wichtiges, relativ gut verträgliches Nukleosid-Analogon mit günstigen Kombinationseigenschaften. Gut geeignet zur hochaktiven antiretroviralen Therapie (HAART). Wichtiges Mittel gegen Hepatitis B in niedriger Dosierung.

Literatur

Bartlett JA, Benoit SL, Johnson VA, et al. Lamivudine plus zidovudine compared with zalcitabine plus zidovudine in patients with HIV infection: A randomized, double-blind, placebo-controlled trial.. Ann Intern Med 1996; 125: 161–72.

Demeter LM, Hughes MD, Coombs RW, et al. Predictors of virologic and clinical outcomes in HIV-1-infected patients receiving concurrent treatment with indinavir, zidovudine, and lamivudine. Ann Intern Med 2001; 135: 954–96.

Jankelevich S, Mueller BU, Mackall CL, et al. Long-term virologic and immunologic responses in HIV type 1-infected children treated with indinavir, zidovudine, and lamivudine. J Infect Dis 2001; 183: 1116–20.

Katlama C, Ingrand D, Loveday C, et al. Safety and efficacy of lamivudine-zidovudine combination therapy in antiretroviral-naive patients: A randomized controlled comparison with zidovudine monotherapy. JAMA 1996; 276: 118–25.

Kirkland LR, Fischl MA, Tashima KT, et al. Response to lamivudine-zidovudine plus abacavir twice daily in antiretroviral-naive, incarcerated patients with HIV infection taking directly observed treatment. Clin Infect Dis 2002; 34: 511–8.

Lewis LL, Venzon D, Church J, et al. Lamivudine in children with human immunodeficiency virus infection: A phase I/II study. J Infect Dis 1996; 174: 16–25.

Mandelbrot L, Landreau-Mascaro A, Rekacewicz C, et al. Lamivudine-zidovudine combination for prevention of maternal-infant transmission of HIV-1. JAMA 2001; 285: 2083–93.

Miller V, Stark T, Loeliger AE, Lange JM. The impact of the M184V substitution in HIV-1 reverse transcriptase on treatment response. HIV Med 2002; 3: 135–45.

Nijhuis M, Schuurman R, de Jong D, et al. Lamivudine-resistant human immunodeficiency virus type 1 variants (184V) require multiple amino acid changes to become co-resistant to zidovudine in vivo. J Infect Dis 1997; 176: 398–405.

Perry CM, Faulds D. Lamivudine. A review of its antiviral activity, pharmacokinetic properties and therapeutic efficacy in the management of HIV infection. Drugs 1997; 53: 657–80.

Sension MG, Bellos NC, Johnson J, et al. Lamivudine 300 mg QD versus continued lamivudine 150 mg BID with stavudine and a protease inhibitor in suppressed patients. HIV Clin Trials 2002; 3: 361–70.

Staszewski S. Zidovudine and lamivudine; results of phase III studies. J AIDS Hum Retrovir 1995; 10: 57.

Staszewski S, Loveday C, Picazo J, et al. Safety and efficacy of lamivudine-zidovudine combination therapy in zidovudine-experienced patients. JAMA 1996; 276: 111.

Wainberg MA, Salomon H, Gu Z, et al. Development of HIV-I resistance to (–)-2'-deoxy-3'-thiacytidine in patients with AIDS or advanced AIDS-related complex. AIDS 1995; 9: 351–7.

Stavudin (D4T)

Handelsname: Zerit.

Eigenschaften: Pyrimidin-Nukleosid-Analogon mit Wirkung gegen HIV-1. Stavudin wird durch körpereigene zelluläre Kinasen in Stavudintriphosphat umgewandelt und hemmt die reverse Transkriptase von HIV. Die Kombination von Stavudin mit Didanosin kann in vitro additiv wirken, die Kombination mit Azidothymidin teils additiv, teil antagonistisch.

Resistenz: Mit der Entwicklung einer Resistenz muss wie bei allen Nukleosid-Analoga gerechnet werden. Azidothymidin-(AZT-)resistente Stämme können in vitro Stavudin-empfindlich sein, aber auch eine verminderte Sensibilität gegen Stavudin haben. Es gibt auch eine partielle Kreuzresistenz zwischen Stavudin und Didanosin (in vitro).

Pharmakokinetik:
▶ Gute Resorption nach oraler Gabe (zu 90 %). Nach 1 mg/kg oral sind die mittleren Serumspitzenspiegel 1,4 mg/l.
▶ Halbwertszeit im Blut 1 h, intrazellulär 3–4 h.
▶ Plasmaeiweißbindung <1 %.
▶ Urin-Recovery 40 % (unverändert). Bei Niereninsuffizienz verzögerte renale Elimination (Dosisreduzierung erforderlich).

Nebenwirkungen: Stavudin hat eine wesentlich geringere Knochenmarkstoxizität als AZT. Hauptnebenwirkung ist eine dosisabhängige sensorische periphere Neuropathie (bei einer Dosierung von tgl. 0,5–1 mg/kg in < 5 % der Fälle; Anstieg bei höherer Dosierung) und mitochondriale Toxizität. Die neurologischen Symptome sind nach sofortigem Absetzen des Medikamentes reversibel, und oft ist danach eine Weiterbehandlung in reduzierter Dosierung möglich. Selten sind andere neurologische Symptome, Magen-Darm-Störungen und Hautreaktionen. Eine leichte bis mäßige Transaminasenerhöhung im Blut verschwindet in der Regel nach Therapieende. Unter den Nukleosidanaloga, vor allem in Kombination mit DDI, am häufigsten für Lipoatrophien verantwortlich. Es besteht ein kleines, aber potenziell ernstes Risiko einer Laktatazidose, besonders in Kombination mit Didanosin.

Interaktionen: Die gleichzeitige Gabe von potenziell neurotoxischen Substanzen (s. S. 279) kann die neurologischen Symptome verstärken. Azidothymidin kann die intrazelluläre Phosphorylierung von Stavudin hemmen. Eine Kombination von Stavudin mit Zalcitabin ist wegen additiver Neurotoxizität bedenklich; ebenso die Kombination mit anderen potenziell neurotoxischen Medikamenten, z. B. Isoniazid.

Indikation: Kombinationsbehandlung der HIV-Infektion, besonders bei Unverträglichkeit von AZT.

Kontraindikationen: Vorangegangene Neuropathie oder Pankreatitis. Gravidität. Keine Kombination mit Zidovudin, Vorsicht bei Kombination mit Didanosin.

Applikation und Dosierung: Erwachsene mit einem Gewicht von > 60 kg erhalten oral 2-mal tgl. 40 mg, Erwachsene mit < 60 kg 2-mal tgl. 30 mg. Bei einer Kreatinin-Clearance von 26–50 ml/min gibt man 20 mg bzw. 15 mg alle 12 h (bei einem Gewicht von > 60 kg bzw. < 60 kg), bei einer Kreatinin-Clearance von 10–25 ml/min 20 mg bzw. 15 mg alle 24 h.

Handelsformen: Kapseln à 15 mg, 20 mg, 30 mg, 40 mg, Pulver (0,2 g) zur Bereitung einer oralen Lösung. Eine Depotkapsel (D4T XR), die eine einmal tägliche Dosis ermöglicht, ist in Vorbereitung.

Beurteilung: Wichtiges antiretrovirales Nukleosid (Basis-NRTI) zur Kombinationstherapie, besonders bei Patienten, die AZT nicht vertragen. Wird wegen Langzeitunverträglichkeit zunehmend durch Tenofovir ersetzt.

Literatur

Dudley MN, Graham K, Kaul S, et al. Pharmacokinetics of stavudine in patients with AIDS or AIDS-related complex. J Inf Dis 1992; 166: 480–5.

Joly V, Flandre P, Meiffredy V, et al. Efficacy of Zidovudine compared to Stavudine, both in combination with Lamivudine and indinavir, in HIV-infected nucleoside-experienced patients with no prior exposure to Lamivudine. Antimicr Ag Chemoth 2002; 46: 1906–13.

Murray HW, Squires KE, Weiss W, et al. Stavudine in patients with AIDS and AIDS-related complex: AIDS clinical trials group 089. J Inf Dis 1995; 171 (Suppl 2): 123–30.

Petersen EA, Ramirez-Ronda CH, Hardy WD, et al. Dose-related activity of stavudine in patients infected with human immunodeficiency virus. J Inf Dis 1995; 171 (Suppl 2): 131–9.

Rey D, L'Heritier A, Lang JM. Severe ototoxicity in a health care worker who received postexposure prophylaxis with stavudine, lamivudine, and nevirapine after occupational exposure to HIV. Clin Infect Dis 2002; 34: 418–9.

Rongkavilit C, Thaithumyanon P, Chuenyam T, et al. Pharmacokinetics of stavudine and didanosine coadministered with nelfinavir in HIV-exposed neonates. Antimicrob Ag Chemother 2001; 45: 3585–90.

Shalit P, Farrell P, Lindgren P. Long-term safety and efficacy of nevirapine, stavudine and lamivudine in a real-world setting. AIDS 2001; 15: 804–5.

Skowron G. Biologic effects and safety of stavudine: overview of phase I and II clinical trials. J Inf Dis 1995; 171 (Suppl 2): 113–7.

Yogev R, Lee S, Wiznia A, et al. Stavudine, nevirapine and ritonavir in stable antiretroviral therapy-experienced children with human immunodeficiency virus infection. Pediatr Infect Dis J 2002; 21: 119–25.

Abacavir

Handelsname: Ziagen.

Eigenschaften: Abacavir ist ein carbozyklisches Nukleosid, das intrazellulär in ein Nukleosid-Analogon des Guanosin umgewandelt wird. Es wirkt durch Hemmung der reversen Transkriptase von HIV 1 und 2 etwa gleich stark wie Azidothymidin (AZT) und stärker als Didanosin, aber schwächer als Zalcitabin und Lamivudin. Die Kombination von Abacavir mit AZT, Nevirapin sowie Amprenavir hat in vitro eine synergistische Wirkung, die Kombination mit Didanosin, Zalcitabin, Stavudin und Lamivudin eine additive Wirkung.

Resistenz: Eine Resistenzentwicklung tritt in vitro und in vivo relativ langsam ein. Sie wird durch Kombination mit anderen antiretroviralen Mitteln verzögert. HIV-Isolate, die gegen mehrere Nukleosid-Analoga hochgradig resistent sind, sind auch gegen Abacavir unempfindlich. HIV-Isolate, die allein gegen AZT oder gegen Lamivudin resistent sind, sind meist gegen Abacavir empfindlich. In vitro ist eine Kreuzresistenz zwischen Abacavir und Didanosin, Zalcitabin oder Lamivudin häufiger als zwischen Abacavir und Stavudin oder Azidothymidin.

Pharmakokinetik:
▶ Abacavir wird nach oraler Gabe gut resorbiert und dringt rasch in Erythrozyten, T-Lymphozyten und Makrophagen ein. Intrazellulär wird es durch Adenosinphosphotransferase zu Abacavirmonophosphat umgewandelt und durch ein Cytosol-Enzym in Carbovirmonophosphat übergeführt, aus dem durch zelluläre Kinasen das aktive Carbovirtriphosphat entsteht.
▶ Die maximalen Plasmakonzentrationen sind bei Nüchterngabe dosisproportional.
▶ Die Halbwertszeit beträgt 0,8–1,5 h.
▶ Als gut wasserlösliche und lipophile Substanz diffundiert Abacavir gut in den Liquorraum. Die Liquorkonzentrationen sind etwa 18 % der Plasmakonzentrationen (nach Gabe von 3-mal tgl. 0,2 g oral) und doppelt so hoch wie die IC_{50} von klinischen HIV-Isolaten.
▶ Die Ausscheidung erfolgt überwiegend renal.

Nebenwirkungen: Abacavir wird relativ gut vertragen. Am häufigsten sind Übelkeit, Erbrechen, Durchfall oder Kopfschmerzen. Das größte Problem sind ätiologisch unklare, schwere Überempfindlichkeitsreaktionen bei 2–3 % der Patienten in den ersten 4 Wochen der Behandlung, die sich durch Fieber, Erbrechen und Hautausschlag äußern. Sie erfordern ein sofortiges Absetzen. In der Regel gehen danach die Symptome rasch zurück, lassen sich aber durch Steroidgabe nicht beeinflussen.

> **Alarmzeichen für ein Abacavir-Hypersensitivitäts-Syndrom:**
> ▶ Fieber
> ▶ Atemnot
> ▶ Exantheme (Rötung, Juckreiz), Übelkeit, Erbrechen, Diarrhoe, Bauchschmerzen, Müdigkeit, generelle Schmerzen, Gliederschmerzen.

Die Patienten müssen bei ersten Symptomen einen Arzt aufsuchen. Abacavir muss sofort abgesetzt werden. Abacavir darf auch zu einem späteren Zeitpunkt nicht noch einmal gegeben werden, da hierdurch schwere, sogar tödliche Reaktionen auftreten können.

Interaktionen: Es wurden keine klinisch signifikanten Interaktionen zwischen Abacavir und Amprenavir bzw. Azidothymidin bzw. Lamivudin festgestellt. Da Abacavir in der Leber nicht durch Cytochrom-P450-Isoenzyme metabolisiert wird, sind auch keine Interaktionen mit Medikamenten zu erwarten, welche durch diese Enzyme umgewandelt werden.

Indikation: Kombinationstherapie der HIV-Infektion.

Kontraindikationen: Überempfindlichkeit gegen Abacavir. In der Schwangerschaft liegen keine Erfahrungen vor.

Applikation und Dosierung: Oral 2-mal tgl. 0,3 g.

Beurteilung: Gut wirksames, meist gut verträgliches Nukleosid zur Kombinationstherapie von HIV-Infektionen, mit dem Risiko gefährlicher Hautreaktionen.

Literatur

Carr A, Workman C, Smith DE, et al. Abacavir substitution for nucleoside analogs in patients with hiv lipoatrophy: a randomized trial. JAMA 2002; 288: 207–15.

Clumeck N, Goebel F, Rozenbaum W, et al. Simplification with abacavir-based triple nucleoside therapy versus continued protease inhibitor-based highly active antiretroviral therapy in HIV-1-infected patients with undetectable plasma HIV-1 RNA. AIDS 2001; 15: 1517–26.

Daluge SM, Good SS, Falcetto MB, et al. 1592 U89. A novel carbocyclic nucleoside analog with potent, selective anti-human immunodeficiency virus activity. Antimicrob Ag Chemother 1997; 41: 1082–93.

Faletto MB, et al. Unique intracellular activation of potent anti-HIV agent 1592U89. Antimicrob Ag Chemother 1997; 41:1099–107.

Fallon J, Ait-Khaled M, Thomas DA, et al. HIV-1 genotype and phenotype correlate with virological response to abacavir, amprenavir and efavirenz in treatment-experienced patients. AIDS 2002; 16: 387–96.

Foster RH, Faulds D. Abacavir. Drugs 1998; 55: 729–36.

Hetherington S, Hughes AR, Mosteller M, et al. Genetic variations in HLA-B region and hypersensitivity reactions to abacavir. Lancet 2002; 359: 1121–2.

Hewitt RG. Abacavir hypersensitivity reaction. Clin Infect Dis 2002; 34: 1137–42.

Kline MW, et al. A phase I study of abacavir (1592U89) alone and in combination with other antiretroviral agents in infants and children with human immunodeficiency virus infection. Pediatrics 1999; 103: 47.

Loeliger AE, Steel H, McGuirk S, Powell WS, Hetherington SV. The abacavir hypersensitivity reaction and interruptions in therapy. AIDS 2001; 15: 1325–6.

Mallal S, Nolan D, Witt C, et al. Association between presence of HLA-B*5701, HLA-DR7, and HLA-DQ3 and hypersensitivity to HIV-1 reverse-transcriptase inhibitor abacavir. Lancet 2002; 359: 727–32.

Antiinfektiva

Opravil M, Hirschel B, Lazzarin A, et al. A randomized trial of simplified maintenance therapy with abacavir, lamivudine, and zidovudine in HIV infection. J Infect Dis 2002; 185: 1251–60.

Sankatsing SU, Prins JM. Agranulocytosis and fever seven weeks after starting abacavir. AIDS 2001; 15: 2464–5.

Tisdale M, Alnadat T, Cousens D. Combination of mutations in human immunodeficiency virus type 1 reverse transcriptase required for resistance to the carbocyclic nucleoside 1592U89. Antimicrob Ag Chemother 1997; 41: 1094–8.

Toerner JG, Cvetkovich T. Kawasaki-like syndrome: abacavir hypersensitivity? Clin Infect Dis 2002; 34: 131–3.

Wasmuth JC, Herhaus C, Römer K, et al. Efficacy and safety of abacavir plus efavirenz as a salvage regimen in HIV-infected individuals after 48 weeks. AIDS 2002; 16: 1077–8.

Wit FW, Wood R, Horban A, et al. Prednisolone does not prevent hypersensitivity reactions in antiretroviral drug regimens containing abacavir with or without nevirapine. AIDS 2001; 15: 2423–9.

Emtricitabin

Synonym: FTC.

Handelsnamen: Emtriva, früher Coviracil.

Eigenschaften: Es handelt sich um einen Ende 2003 eingeführten nukleosidischen Inhibitor der reversen Transkriptase (Deoxycytidin), der zur Kombinationstherapie der HIV-Infektion bei Erwachsenen zugelassen ist. Ein Vorteil ist die relativ lange Halbwertszeit, die eine einmal tägliche Therapie mit 200 mg erlaubt. Die Substanz ähnelt Lamivudin und ist offenbar relativ gut verträglich. Wirkspektrum und Resistenz entsprechen weitgehend denen von 3TC (S. 282).

Nebenwirkungen: Hauptnebenwirkungen waren Kopfschmerzen, Diarrhoe, Übelkeit und Hautauschläge. Patienten mit Nierenfunktionsstörungen müssen sorgfältig überwacht werden, ggf. Dosisanpassung. Emtricitabin hat auch eine gute Aktivität gegen Hepatitis B; klinische Studien laufen. Es wurden Exazerbationen einer chronischen Hepatitis nach Absetzen von Emtricitabin beobachtet.

Indikation: Kombinationstherapie der HIV-Infektion. Geeignet für die einmalige tägliche Gabe.

Dosierung: Erwachsene 200 mg/Tag (eine Kapsel täglich).

Beurteilung: Noch neues Nukleosid mit dem Vorteil einer langen Halbwertszeit, die eine einmalige tägliche Gabe ermöglicht. Potenziell interessant als Mittel bei Hepatitis B.

Literatur

Farrell GC. Clinical potential of emerging new agents in hepatitis B. Drugs 2000; 60: 701–10.

Gish RG, Leung NW, Wright TL, et al. Dose range study of pharmacokinetics, safety, and preliminary antiviral activity of emtricitabine in adults with hepatitis B virus infection. Antimicrob Ag Chemother 2002; 46: 1734–40.

Hazen R, Lanier E. Relative anti-HIV-1 efficacy of lamivudine and emtricitabine in vitro is dependent on cell type. J Acquir Immune Defic Syndr 2003; 32: 255–8.

NN. Emtricitabine: 524W91, BW524W91, Coviracil, FTC. Drugs RD 2003; 4: 42–8.

Adefovir

Handelsname: Hepsera.

Eigenschaften: Adefovir-Dipivoxil ist der Pivaloyloxymethylester des Nukleosid-Analogons Adefovir. **Nukleotide** sind im Gegensatz zu den Nukleosiden bereits phosphoryliert und benötigen einen Metabolisierungsschritt weniger als die meist verwandten **Nukleoside**. Adefovirdipivoxyl wird im Körper zu einem stabilen Nukleotid-Analogon umgewandelt und intrazellulär zum aktiven Diphosphat-Derivat phosphoryliert. Dieses hemmt die viralen Polymerasen des Hepatitis-B-Virus, aber auch die reverse Transkriptase und DNS-Polymerasen von HIV 1 und 2. Eine sekundäre Resistenzentwicklung ist möglich. Adefovir wirkt auch auf Lamivudin-resistente Hepatitis-B-Viren. Die Wirkung gegen HIV war in klinischen Studien ungenügend. Als HIV-Mittel ist Adefovir durch das verwandte Tenofovir abgelöst worden. Adefovir in niedrigerer Dosis spielt jetzt nur noch eine Rolle als Therapeutikum gegen Hepatitis B, besonders bei Vorliegen einer Lamivudin-Resistenz.

Pharmakokinetik: Adefovir-Dipivoxil wird nach oraler Nüchterngabe zu 30–40 % resorbiert und im Organismus rasch und vollständig zu Adefovir umgewandelt. Dieses wird überwiegend renal ausgeschieden (unverändert). Die aktive Substanz (das Diphosphat-Derivat) hat eine lange intrazelluläre Halbwertszeit (18–36 h). Kumulation bei Niereninsuffizienz. Keine Beeinflussung des Cytochrom-Systems.

Nebenwirkungen: Adefovir wird in der heute verwandten Dosierung gegen Hepatitis B relativ gut vertragen. Die häufigsten Nebenwirkungen sind Übelkeit, Durchfall und Anstieg der Serumtransaminasen. Die aus dem Resorptionsester freigesetzte Pivaloylsäure kann den Carnitinstoffwechsel beeinträchtigen. Adefovir ist potenziell nephrotoxisch; es besteht das Risiko einer Laktatazidose.

Kontraindikationen: Schwangerschaft, Kombination mit Tenofovir oder Cidofovir.

Anwendung: Adefovir-Dipivoxil ist in klinischen Prüfungen bei AIDS-Patienten verabreicht worden. Es hat sich in höherer Dosierung wegen Nebenwirkungen und schwacher Aktivität jedoch nicht als HIV-Mittel durchsetzen können, u. a. auch, da das besser wirksame und besser verträgliche Tenofovir entwickelt wurde. Adefovir wird daher in niedrigerer Dosis als Hepatitis-Mittel angewandt und zeigt positive klinische Effekte und einen Rückgang der Virämie bei Patienten mit chronischer Hepatitis B mit oder ohne Nachweis von e-Antigen. Die Resistenzentwicklung bei Hepatitis B ist relativ gering. Es liegen noch keine Erfahrungen bei Kindern, Personen über 65 Jahren oder Schwangerschaft vor.

Applikation und Dosierung: Die Standarddosierung für Erwachsene beträgt 1 Tablette à 10 mg/Tag oral. Die Hepatitis-Therapie ist per Definition eine Dauertherapie über viele Monate und Jahre. Die relativ komplizierte Behandlung eignet sich nur für spezialisierte Ärzte, die Erfahrung mit der Therapie der chronischen Hepatitis B haben. Nach Absetzen der Therapie droht ein Rezidiv der Hepatitis-B-Infektion.

Beurteilung: Wenig wirksames HIV-Therapeutikum, das sich zum Hepatitis-Mittel entwickelte.

Antiinfektiva

Literatur

Barditch-Crovo P, Toole J, Hendrix CW, et al. Anti-human immunodeficiency virus (HIV) activity, safety, and pharmacokinetics of adefovir dipivoxil (9-[2-(bis-pivaloyloxymethyl)-phosphonylmethoxyethyl]adenine) in HIV-infected patients. J Infect Dis 1997; 176: 406–13.

Bendele RA, Richardson FC. Adefovir nephrotoxicity and mitochondrial DNA depletion. Hum Pathol 2002; 33: 574.

Benhamou Y, Bochet M, Thibault V, et al. Safety and efficacy of adefovir dipivoxil in patients co-infected with HIV-1 and lamivudineresistant hepatitis B virus: an open-label pilot study. Lancet 2001; 358: 718–23.

Cundy KC. Clinical pharmacokinetics of the antiviral nucleotide analogues cidofovir and adefovir. Clin Pharmacokinet 1999; 36: 127–43.

Deeks SG, Collier A, Lalezari J, et al. The safety and efficacy of adefovir dipivoxil, a novel anti-human immunodeficiency virus (HIV) therapy, in HIV-infected adults: a randomized, double-blind, placebo-controlled trial. J Infect Dis 1997; 176: 1517–23.

Fisher EJ, Chaloner K, Cohn DL, et al. The safety and efficacy of adefovir dipivoxil in patients with advanced HIV disease: a randomized, placebo-controlled trial. AIDS 2001; 15: 1695–700.

Marcellin P, Chang TT, Lim SG, et al. Adefovir dipivoxil for the treatment of hepatitis B e antigen-positive chronic hepatitis B. N Engl J Med 2003; 348: 808–16.

Skowron G, Kuritzkes DR, Thompson MA, et al. Once-daily quadruple-drug therapy with adefovir dipivoxil, Lamivudine, Didanosine, and efavirenz in treatment-naive human immunodeficiency virus type 1-infected patients. J Infect Dis 2002; 186: 1028–33.

Tenofovir

Synonym: TDF.

Handelsname: Viread.

Eigenschaften: Tenofovir Disoproxilfumarat ist ein Prodrug des acyclischen Nukleotid-Analogons Tenofovir. Es ist mit den ebenfalls phosphorylierten Derivaten Cidofovir und Adefovir verwandt, die sich zwar in der HIV-Therapie als ungeeignet erwiesen, aber als Zytomegalie- bzw. Hepatitis-Mittel Verwendung finden. Neben seiner antiretroviralen Wirkung hat es ebenfalls auch eine Wirkung gegen Hepatitis-B-Virus. In vitro aktiv gegen HIV-Stämme mit Resistenzen gegen andere Nukleoside. Es durchbricht auch klinisch Resistenzen gegen andere NRTI. Bei der noch relativ neuen Substanz ist der Effekt auf die klinische Progression von Aids noch unbekannt; die Virämie reduziert sich unter der Therapie. Im Affenmodell wirkt Tenofovir als SIV(simian-immune-deficiency-virus)-Transmissionsprophylaxe, allerdings traten auch Wachstumsstörungen auf.

Pharmakokinetik: Bioverfügbarkeit von 25–40 %, verbessert durch eine fetthaltige Mahlzeit. Halbwertszeit 12–18 h. Renale Elimination. Keine hepatische Metabolisierung. Keine Inhibition des Cytochrom-Systems.

Nebenwirkungen: Gastrointestinale Intoleranz mit Bauchschmerz, Diarrhoe, Übelkeit, Flatulenz. Häufig CPK-Anstiege, Transaminasen-Anstiege, Amylase-Erhöhung und Neutropenie. Vor Laktatazidose und schwerer Hepatomegalie wird besonders gewarnt. Osteoporose. Tenofovir hat offenbar auch, wie die anderen Nukleotide, eine Nephrotoxizität.

Interaktionen: Konkurrenz mit anderen Medikamenten, die ebenfalls durch tubuläre Sekretion ausgeschieden werden (z. B. Cidofovir, Aciclovir, Ganciclovir, Valaciclovir, Valganciclovir). Tenofovir erhöht die Spiegel von Didanosin (DDI). Bei gleichzeitiger Gabe von Tenofovir steigen die C_{max} und AUC von DDI um 28 % bzw. 44 % an. Die bisher veröffentlichten Daten zeigen zwar keine erhöhte Inzidenz DDI-typischer Nebenwirkungen, doch sollte die DDI-Dosis auf 250 mg reduziert werden. Einnahme zwei Stunden vor oder eine Stunde nach DDI zu empfehlen.

Indikationen: Kombinationstherapie der HIV-Infektion, besonders als Salvage-Therapie (= letzte Wahl bei Therapieversagen).

Kontraindikationen: Tenofovir sollte nicht bei Patienten mit einer Kreatinin-Clearance von weniger als 60 ml/min eingesetzt werden. Vorsicht bei Leberinsuffizienz. Die Sicherheit in der Schwangerschaft und bei Kindern ist nicht erwiesen.

Vorsichtsmaßnahmen: Bei leichteren Nierenfunktionsstörungen monatliche Kontrolle der Retentionsparameter. Größere, kontrollierte Studien zum Einsatz von Tenofovir bei Schwangeren stehen aus.

Dosierung: Einmal täglich 300 mg zusammen mit einer fetthaltigen Mahlzeit.

Beurteilung: Noch neues Nukleotid gegen HIV und Hepatitis B mit anderem Nebenwirkungsspektrum als die üblichen Nukleoside. Vorerst vorwiegend zur Salvage-Therapie bei AIDS, mit dem Potenzial zu einem HIV-Basistherapeutikum.

Literatur

Antoniou T, Park-Wyllie LY, Tseng AL. Tenofovir: a nucleotide analog for the management of human immunodeficiency virus infection. Pharmacotherapy 2003; 23: 29–43.

Barditch-Crovo P, Deeks SG, Collier A, et al. Phase I/II trial of the pharmacokinetics, safety, and antiretroviral activity of tenofovir disoproxil fumarate in HIV-infected adults. Antimicrob Ag Chemother 2001; 45: 2733–9.

Benhamou Y, Tubiana R, Thibault V. Tenofovir disoproxil fumarate in patients with HIV and lamivudine-resistant hepatitis B virus. N Engl J Med 2003; 348: 177–8.

Birkus G, Hitchcock JM, Cihlaret T. Mitochondrial toxicity of nrtis: in vitro assessment and comparison with tenofovir. 9. CROI; 2002; Seattle: Abstr. 708.

Bochet M, Tubiana R, Benhamou Y, et al. Tenofovir disoproxil fumarate suppressed lamivudine resistant HBV-replication in patients coinfected with HIV/HBV. 9. CROI; 2002; Seattle: Abstr. 675.

Creput C, Gonzalez-Canali G, Hill G, et al. Renal lesions in HIV-1-positive patient treated with tenofovir. AIDS 2003; 17: 935–7.

Margot NA, Isaacson E, McGowan I, et al. Extended treatment with tenofovir disoproxil fumarate in treatment-experienced HIV-1-infected patients: genotypic, phenotypic, and rebound analyses. J Acquir Immune Defic Syndr 2003; 33: 15–21.

Miller MD, Margot NA, Hertogs K, Larder B, Miller V. Antiviral activity of tenofovir (PMPA) against nucleoside-resistant clinical HIV samples. Nucleosides Nucleotides Nucleic Acids 2001; 20: 1025–8.

Miller MD, Margot MA, Lu B. Effect of baseline nucleoside-associated resistance on response to tenofovir df (tdf) therapy: integrated analyses of studies 902 and 907. 9. CROI; 2002; Seattle: Abstr. 43.

Schooley RT, Ruane P, Myers RA, et al. Tenofovir DF in antiretroviral-experienced patients: results from a 48-week, randomized, double-blind study. AIDS 2002; 16: 1257–63.

Staszewski S, Gallant J, Pozniak AL, et al. Efficacy and safety of tenofovir disoproxil fumarate versus stavudine when used in combination with lamivudine and efavirenz in HIV-1 infected patients naive to antiretroviral therapy: 48-week interim results. XIV International AIDS Conference; 2002; Barcelona: Abstr. LB17.

Verhelst D, Monge M, Meynard JL, et al. Fanconi syndrome and renal failure induced by tenofovir: a first case report. Am J Kidney Dis 2002; 40: 1331–3.

Antiinfektiva

2.1.2 Protease-Inhibitoren (PI)

Die Protease-Inhibitoren hemmen spezifisch die HIV-Protease, welche in einer Spätphase des Vermehrungszyklus für die Spaltung des gag-pol-Proteins (p24) in seine Komponenten verantwortlich ist. Durch die Hemmung der HIV-Protease kommt es zu einem Verlust des gag-Proteins (p24) und zur Bildung defekter HIV-Partikel (auch in chronisch infizierten Zellen). Hierdurch wird die Ansammlung und Freisetzung von Viruspartikeln verhindert. Die vorhandenen Protease-Inhibitoren haben als Inhibitoren der Aspartylprotease eine ähnliche chemische Struktur. Generell sollen Protease-Inhibitoren nur in Kombination gegeben werden. Bei der Kombination mit Nukleosid-Analoga sind synergistische Wirkungen zu erwarten.

Protease-Inhibitoren zeichnen sich durch eine starke antiretrovirale Wirkung (auch gegen AZT-resistente Isolate) aus. Eine Resistenzentwicklung ist möglich. Es besteht eine weitgehende Kreuzresistenz untereinander. Die drei ersten Protease-Inhibitoren waren Saquinavir, Ritonavir, Indinavir. Später kamen Nelfinavir, Amprenavir, Lopinavir, Atazanavir hinzu. Eine Reihe weiterer Protease-Inhibitoren wird zzt. geprüft. Die Pharmakokinetik der Gruppe ist nicht unproblematisch. Protease-Inhibitoren können sich gegenseitig in ihrer Wirkung verstärken (»Boostern«) und werden heute meist geboostet angewandt.

Erst mit der Einführung der Protease-Inhibitoren 1996 wurde die moderne, hochaktive antiretrovirale Therapie (HAART) möglich.

Saquinavir

Handelsnamen: Fortovase, Invirase.

Eigenschaften: Saquinavir war der erste zugelassene Protease-Inhibitor mit guter antiviraler Wirkung gegen HIV 1 und HIV 2 (auch gegen Azidothymidin-resistente Stämme). Es ist in der Hartgelatine-Kapsel (Invirase) als Saquinavir-Mesylat im Handel, in der Weichgelatine-Kapsel (Fortovase) als Base. Saquinavir wird heute weitgehend geboostet zusammen mit Ritonavir verwendet (zur Boosterung s. Abschnitt »Ritonavir«, S. 297).

Resistenz: Eine Resistenzentwicklung ist nach längerer Behandlung möglich. Es besteht eine teilweise Kreuzresistenz zwischen Saquinavir und anderen Protease-Inhibitoren (Nelfinavir bzw. Indinavir bzw. Ritonavir).

Pharmakokinetik:
▶ Nach oraler Gabe von Saquinavir in der Hartgelatine-Kapsel (Invirase) ist die Bioverfügbarkeit mit 4 % sehr gering, von Saquinavir in der Weichgelatine-Kapsel (Fortovase) mehrfach besser. Die niedrigen Serumspiegel sind auch durch eine starke Metabolisierung zu inaktiven Derivaten in der Leber bedingt.
▶ Halbwertszeit 2 h.
▶ Plasmaeiweißbindung 98 %. Wenig liquorgängig.
▶ Urin-Recovery nach Gabe von Hart- und Weichgelatine-Kapseln 1 % (unverändert). Die in Monotherapie ungünstigen pharmakokinetischen Werte verbessern sich erheblich in einer Kombination mit Ritonavir.

Nebenwirkungen: Saquinavir ist im Allgemeinen gut verträglich. Mit der hohen Dosierung ohne Ritonavir ist jedoch eine erhebliche Substanzbelastung verbunden. Gelegentlich treten Durchfall, Übelkeit, Schwindel, Reizbarkeit, Depression oder häufiges Wasserlassen und in etwa 4 % eine periphere Neuropathie auf. Bei hämophilen Patienten ist eine Zunahme von Blutungen bei der Behandlung mit Protease-Inhibitoren berichtet worden.

Interaktionen: Rifampicin und Rifabutin verringern die Plasmakonzentrationen von Saquinavir um 80 % bzw. 40 %. Eine Erhöhung der Saquinavir-Spiegel gibt es bei gleichzeitiger Gabe von Ketoconazol und von Ritonavir. Da Saquinavir die P450-Isoenzyme in der Leber hemmt, kann es bei gleichzeitiger Gabe von Terfenadin, Astemizol oder Cisaprid zu erhöhten Plasmaspiegeln dieser Medikamente, zu QT-Verlängerung im EKG und Arrhythmien kommen. Knoblauch antagonisiert Saquinavir. Ritonavir erhöht die Konzentrationen erheblich.

Indikation: Kombinationstherapie von HIV-Infektionen. Saquinavir wird aus pharmakokinetischen Gründen meist mit Ritonavir kombiniert.

Kontraindikationen: Schwangerschaft, stark eingeschränkte Leberfunktion, gleichzeitige Gabe von Rifampicin und Rifabutin. Auch Terfenadin, Astemizol, Ergotamin, Statine, Johanniskraut oder Cisaprid dürfen nicht gleichzeitig verabreicht werden.

Applikation und Dosierung: Wegen schlechter Bioverfügbarkeit wurde die Galenik der Hartgel-Form (Invirase) zur Softgelform (Fortovase) verbessert, die leider schlechter verträglich ist. Offenbar ist die Hartgelform geboostet (mit Ritonavir) genauso gut wirksam, sodass derzeit nicht ganz klar ist, welche Form verwendet werden sollte. Wenn Saquinavir nicht mit anderen Protease-Inhibitoren kombiniert wird, muss es zu den Mahlzeiten eingenommen werden.
Invirase 3-mal tgl. 0,6 g, **Fortovase** 3-mal tgl. 1,2 g oral. Die kritisch großen Dosierungen können in Kombination mit Ritonavir gesenkt werden. Die übliche Tagesdosierung in Kombination mit Ritonavir ist 2-mal 1000 mg Saquinavir plus 2-mal 100 mg Ritonavir.

Handelsform: Hartgelatine-Kapseln (Invirase) und Weichgelatine-Kapseln (Fortovase) à 0,2 g.

Beurteilung: Relativ gut verträglicher Protease-Inhibitor zur antiretroviralen Kombinationstherapie, der nur noch ausnahmsweise ohne Ritonavir verwendet wird. Die Kombination mit dem niedrig dosierten Protease-Inhibitor Ritonavir (Boosterung) verbessert die Pharmakokinetik und Wirksamkeit erheblich.

Literatur

Cameron DW, Japour AJ, Xu Y, et al. Ritonavir and saquinavir combination therapy for the treatment of HIV infection. AIDS 1999; 13: 213–24.

Cohen Stuart JW, Schuurman R, Burger DM, et al. Randomized trial comparing saquinavir soft gelatin capsules versus indinavir as part of triple therapy (CHEESE study). AIDS 1999; 13: F53–8.

Collier AC, Coombs RW, Schoenfeld DA, et al. Treatment of human immunodeficiency virus infection with saquinavir, zidovudine, and zalcitabine: AIDS Clinical Trials Group. N Engl J Med 1996; 334: 1011–107.

Antiinfektiva

Deeks SG, Grant RM, Beatty GW, et al. Activity of a ritonavir plus saquinavir-containing regimen in patients with virologic evidence of indinavir or ritonavir failure. AIDS 1998; 12: F97–102.

Eberle J, Bechowsky B, Rose D, et al. Resistance of HIV type 1 to proteinase inhibitor Ro 31–8959. AIDS Res Human Retrovir 1995; 11: 671.

Farrar G, Mitchell AM, Hopper H, et al. Prediction of potential drug interactions of saquinavir (Ro 31–8959) from in vitro data. Brit J Clin Pharmacol 1994; 38: 162.

Gisolf EH, van Heeswijk RP, Hoetelmans RW, Danner SA. Decreased exposure to saquinavir in HIV-1-infected patients after long-term antiretroviral therapy including ritonavir and saquinavir. AIDS 2000; 14: 801–5.

Jacobsen H, Yasargil K, Winslow DL, et al. Characterisation of human immunodeficiency virus type 1 mutants with decreased sensitivity to proteinase inhibitor Ro 31–8959. Virology 1995; 206: 527.

Kurowski M, Sternfeld T, Hill A, Moecklinghoff C. Comparative pharmacokinetics and short-term safety of twice daily (bid) fortovase/ritonavir and invirase/ritonavir. 9. CROI; 2002; Seattle: Abstr. 432.

Noble S, Faulds D. Saquinavir: A review of its pharmacology and clinical potential in the management of HIV infection. Drugs 1996; 52: 93.

Piscitelli SC, Burstein AH, Welden N, et al. The effect of garlic supplements on the pharmacokinetics of saquinavir. Clin Infect Dis 2002; 34: 234–8.

Roberts NA. Drug resistance patterns of saquinavir and other HIV proteinase inhibitors. AIDS 1995; 9 (Suppl 2): 27.

Schapiro JM, Wipters MA, Stewart F, et al. The effect of high dose saquinavir on viral load and CD4+ T-cell counts in HIV infected patients. Ann Intern Med 1996; 124: 1039.

Stellbrink HJ, Hawkins DA, Clumeck N, et al. Randomised, multicentre phase III study of saquinavir plus zidovudine plus zalcitabine in previously untreated or minimally pretreated hiv-infected patients. Clin Drug Invest 2000; 20: 295–307.

Vella S, Galluzzo C, Giannini G, et al. Saquinavir/zidovudine combination in patients with advanced HIV infection and no prior antiretroviral therapy: CD4 lymphocyte/plasma RNA changes, and emergence of HIV strains with reduced phenotypic sensibitiy. Antiviral Res 1996; 29: 91.

Williams PEO, Sampson AP, Green CP, et al. Disposition and bioavailability of the HIV proteinase inhibitor Ro 31–8959, after single doses in healthy volunteers. Brit J Clin Pharmacol 1992; 34: 155.

Indinavir

Handelsname: Crixivan.

Eigenschaften: Gut wirksamer Protease-Inhibitor gegen HIV 1. Die Kapseln enthalten Indinavir-Sulfat (250 mg und 500 mg Indinavir-Sulfat entsprechen 200 mg bzw. 400 mg Indinavir).

Resistenz: Sekundäre Resistenzentwicklung findet bei Monotherapie nach 3–6 Monaten statt, bei Kombinationstherapie später. Indinavir-resistente HIV-Stämme sind meist auch resistent gegen Nelfinavir und Ritonavir, z.T. auch gegen Saquinavir (während Saquinar-resistente Stämme gegen Indinavir häufig noch empfindlich sind).

Pharmakokinetik:
▸ Bei oraler Nüchterngabe rasche Resorption zu etwa 60%, nach fettreicher Mahlzeit erheblich schlechter.
▸ Halbwertszeit 2 h. Starke Metabolisierung durch Cytochrom-P450-Enzyme in der Leber zu 7 Metaboliten.
▸ Plasmaeiweißbindung 50%.

Antiinfektiva

▶ Urin-Recovery 10% (unverändert). Im Urin finden sich oft eindrucksvolle, relativ große nadelförmige Kristalle der Substanz. Bei leichter bis mäßiger Leberfunktionsstörung höhere Serumspiegel und verlängerte Halbwertszeit (3 h), daher Dosisreduzierung empfohlen (s.u.). Bei Niereninsuffizienz keine Dosisreduzierung erforderlich.

Nebenwirkungen: Die häufigste Nebenwirkung ist eine vorübergehende Erhöhung des indirekten Bilirubins im Blut (ohne klinische Relevanz). Durch Indinavir kann es relativ häufig zu schmerzhafter Kristallurie kommen, gelegentlich auch zur Bildung von Nierensteinen und zum Auftreten von Nierenkoliken. Meist sind die Nierenschmerzen Ausdruck einer Kristallurie und nicht einer echten Nephrolithiasis. Gelegentlich kommen Übelkeit, Erbrechen, Durchfall, Bauchschmerzen, Schwindel, Parästhesien, Myalgien und Hautexantheme vor. Das Auftreten einer akuten hämolytischen Anämie erfordert ein sofortiges Absetzen. Patienten, die Indinavir erhalten, entwickeln gelegentlich eine ausgeprägte Lipodystrophie mit auffälliger Fettverschiebung, Insulinresistenz und Hyperlipidämie. Die pathogenetisch rätselhafte Lipodystrophie ist zuerst an Patienten unter Indinavir aufgefallen (»Crixi Belly«); es gibt aber viele Patienten, die auch ohne Indinavir eine Lipodystrophie entwickeln, sodass es sich offenbar um eine generelle Nebenwirkung der HAART handelt.

Interaktionen: Didanosin reduziert die Resorption von Indinavir (daher in mindestens 1-stdg. Abstand geben). Ritonavir erhöht die Spiegel von Indinavir, was auch therapeutisch genutzt werden kann (Boostern). Rifampicin beschleunigt den Abbau von Indinavir (kontraindiziert). Rifabutin führt zu Plasmaspiegelerhöhung von Indinavir (daher Rifabutin-Dosis halbieren). Ketoconazol hemmt den Abbau von Indinavir (daher nur 0,6 g Indinavir alle 8 h geben). Hemmung des Abbaus von Indinavir auch durch Ritonavir, Itraconazol, Methadon, Phenobarbital, Phenytoin, Carbamazepin und Dexamethason.VerdanaKontraindiziert ist der Gebrauch zusammen mit Rifampicin, Astemizol, Terfenadin, Cisaprid, Triazolam, Ergotaminen, Simvastatin, Lovastatin und Johanniskraut.

Indikation: Indiziert in Kombination mit antiretroviralen Nukleosid-Analoga bei fortgeschrittener oder fortschreitender Immunschwäche von HIV-Infizierten. Hierdurch ist eine starke und anhaltende Reduktion der Virämie bei vorbehandelten und nicht vorbehandelten Patienten möglich.

Kontraindikationen: Gravidität. Schwere Leberinsuffizienz. Vorher bestehende Nephrolithiasis. Keine gleichzeitige Gabe von Astemizol, Terfenadin, Cisaprid, Alprazolam, Triazolam, Statinen, Ergotaminderivaten, Johanniskraut und Midazolam.

Dosierung: 3-mal tgl. 0,8 g oral. Die Einnahme soll unbedingt zwischen den Mahlzeiten erfolgen (1 h vor und 2 h nach einer Mahlzeit). Auf ausreichende Flüssigkeitszufuhr ist zu achten (tgl. mindestens 1,5 l, besser 2–3 l), besonders bei Patienten mit Nephrolithiasis oder Hyperurikämie in der Anamnese. Bei leichter und mäßiger Leberfunktionsstörung Dosis auf 3-mal tgl. 0,6 g reduzieren.
Bei Boosterung mit Ritonavir kann die Dosierung von Indinavir auf 2-mal 800 mg plus 2-mal 100 mg Ritonavir reduziert werden.

Handelsformen: Kapseln à 0,2 g, 0,4 g.

Antiinfektiva

Beurteilung: Früher oft angewendeter und gut wirksamer Protease-Inhibitor zur Kombinationstherapie der HIV-Infektion. Die notwendige Einnahme zwischen den Mahlzeiten kann problematisch sein. In den letzten Jahren wird Indinavir überwiegend geboostert mit Ritonavir gegeben.

Literatur

Cohen Stuart JW, Schuurman R, Burger DM, et al. Randomized trial comparing saquinavir soft gelatin capsules versus indinavir as part of triple therapy (CHEESE study). AIDS 1999; 13: F53–8.

Condra JH, Schleif WA, Blahy OM, et al. Dynamics of acquired HIV-1 clinical resistance to the protease inhibitor MK-639. J AIDS Hum Retrovir 1995; 10: 35.

Dieleman JP, Sturkenboom MC, Jambroes M, et al. Risk factors for urological symptoms in a cohort of users of the hiv protease inhibitor indinavir sulfate: The ATHENA Cohort. Arch Intern Med 2002; 162: 1493–501.

Eron JJ Jr, Murphy RL, Peterson D, et al. A comparison of stavudine, didanosine and indinavir with zidovudine, lamivudine and indinavir for the initial treatment of HIV-1 infected individuals: selection of thymidine analog regimen therapy (START II). AIDS 2000; 14: 1601–10.

Famularo G, Di Toro S, Moretti S, et al. Symptomatic crystalluria associated with indinavir. Ann Pharmacother 2000; 34: 1414–18.

Gallego O, de Mendoza C, Perez-Elias MJ, et al. Drug resistance in patients experiencing early virological failure under a triple combination including indinavir. AIDS 2001; 15: 1701–6.

Gulick RM, Mellors JW, Havlir D, et al. 3-year suppression of HIV viremia with indinavir, zidovudine, and lamivudine. Ann Intern Med 2000; 133: 35–9.

Hammer SM, Squires KE, Hughes MD, et al. A controlled trial of two nucleoside analogues plus indinavir in persons with HIV infection and CD4 cell counts of 200 per cubic millimeter or less. N Engl J Med 1997; 337: 725–33.

Kopp JB, Falloon J, Filie A, et al. Indinavir-associated interstitial nephritis and urothelial inflammation: clinical and cytologic findings. Clin Infect Dis 2002; 34: 1122–8.

Lacarelle B. High indinavir Cmin is associated with higher toxicity in patients on indinavir-ritonavir 800/100 mg twice-daily regimen. J Acquir Immune Defic Syndr 2002; 29: 374–7.

Mellors JW, Mahon DK, Chodakewitz A, et al. Correlation between genotypic evidence of HIV-1 resistance to the protease inhibitor MK-639 and loss of antiretroviral effects in treated patients. J AIDS Hum Retrovir 1995; 10: 3.

N.N. The choice of HIV protease inhibitor: indinavir is currently the best option. Prescrire Int 1999; 8: 55–60.

Nolan D, Upton R, McKinnon E, et al. Stable or increasing bone mineral density in HIV-infected patients treated with nelfinavir or indinavir. AIDS 2001; 15: 1275–80.

Noor MA, Lo JC, Mulligan K, et al. Metabolic effects of indinavir in healthy HIV-seronegative men. AIDS 2001; 15: F11–8.

Plosker GL, Noble S. Indinavir: a review of its use in the management of HIV infection. Drugs 1999; 58: 1165–203.

Rayner CR, Galbraith KJ, Marriott JL, et al. A critical evaluation of the therapeutic range of indinavir. Ann Pharmacother 2002; 36: 1230–7.

Squires KE, Gulick R, Tebas P, et al. A comparison of stavudine plus lamivudine versus zidovudine plus lamivudine in combination with indinavir in antiretroviral naive individuals with HIV infection: selection of thymidine analog regimen therapy (START I). AIDS 2000; 14: 1591–600.

Staszewski S, Morales-Ramirez J, Tashima KT, et al. Efavirenz plus zidovudine and lamivudine, efavirenz plus indinavir, and indinavir plus zidovudine and lamivudine in the treatment of HIV-1 infection in adults. Study 006 Team. N Engl J Med 1999; 341: 1865–73.

Stein DS, Fish DG, Bilello JA, et al. A 24 week open label phase I/II evaluation of the HIV protease inhibitor MK 639 (indinavir). AIDS 1996; 10: 485.

Tisdale M, Myers RE, Maschera B, et al. Cross-resistance analysis of human immunodeficiency virus type 1 variants individually selected for resistance to five different protease inhibitors. Antimicrob Ag Chemother 1995; 39: 1704.

Voigt E, Wickesberg A, Wasmuth JC, et al. First-line ritonavir/indinavir 100/800 mg twice daily plus nucleoside reverse transcriptase inhibitors in a German multicentre study: 48-week results. HIV Med 2002; 277–82.

Wu DS, Stoller ML. Indinavir urolithiasis. Curr Opin Urol 2000; 10: 557–61.

Ritonavir

Handelsnamen: Norvir, in Kombination mit Lopinavir als Kaletra.

Eigenschaften: Ritonavir ist ein gegen HIV 1 und HIV 2 gut wirksamer Protease-Inhibitor. Löslich in Alkohol, unlöslich in Wasser. Bitterer metallischer Geschmack. Als Kapseln und als orale Lösung (mit Geschmackskorrigenzien) im Handel. Wichtig als Kombinationspartner zur Boosterung (Erhöhung der Wirkspiegel) anderer Protease-Inhibitoren.

Resistenz: Sekundäre Resistenzentwicklung möglich. Ritonavir-resistente HIV-Stämme bleiben gegen Saquinavir empfindlich. Eine Kreuzresistenz mit Indinavir und Nelfinavir ist beschrieben. Azidothymidin-resistente HIV-Stämme sind meist gegen Ritonavir empfindlich.

Pharmakokinetik:
▶ Die Resorption von Ritonavir aus Kapseln ist besser als aus der Lösung und bei Einnahme mit einer Mahlzeit um 15 % besser.
▶ Mittlere Serumspitzenspiegel im Steady state nach 2-mal tgl. 0,6 g 11 µg/ml.
▶ Plasma-Halbwertszeit 3 h.
▶ Plasmaeiweißbindung 99 %. Starke Metabolisierung in der Leber (5 verschiedene Metaboliten).
▶ Urin-Recovery 4 % unverändert, 7 % als Metaboliten.
▶ Ausscheidung mit den Fäzes: 34 % unverändert, 52 % als Metaboliten.

Nebenwirkungen: Bei der Kombination von Ritonavir mit Azidothymidin treten häufig Schwächegefühl (Asthenie) auf, auch gastrointestinale Störungen (Übelkeit, Durchfall, Erbrechen, Anorexie, Bauchschmerzen, Geschmacksveränderungen) und neurologische Störungen (periorale und periphere Parästhesien, Schwindel und Schlaflosigkeit). Nicht selten kommt es zu einem Anstieg der Transaminasen, Triglyzeride und Glukose im Blut und zu Hämatokritabfall und Anämie. Selten sind Leberfunktionsstörungen und Hepatitis durch Ritonavir, ebenso allergische Reaktionen (Urtikaria, Bronchospasmen, Angioödem).

Interaktionen: Da Ritonavir in starkem Maße in der Leber durch Cytochrom-P450-Enzyme metabolisiert wird, kommt es durch gleichzeitige Gabe enzymstimulierender Medikamente, wie Rifampicin, Rifabutin, Phenobarbital, Carbamazepin und Phenytoin, zur Verminderung der Ritonavir-Plasmakonzentrationen. Ritonavir kann die Plasmaspiegel von Ethinylestradiol und Theophyllin erniedrigen, die Plasmaspiegel von Desipramin und Clarithromycin erhöhen.

Norvir ist der Protease-Inhibitor zur Boosterung.

Boosterung: Auch die Spiegel von Saquinavir, Indinavir, Amprenavir, Lopinavir werden bei gleichzeitiger Gabe bereits von relativ kleinen Dosen Ritonavir erheblich erhöht. Diese metabolische Interaktion wird in großem Umfang zur Wirkungssteigerung (Boosterung) mit anderen Protease-Inhibitoren therapeutisch genutzt. Protease-Inhibitoren, die in Monotherapie nur ungenügende Spiegel erreichen (wie Saquinavir), werden in Kombination mit Ritonavir zu vollwertigen Medikamenten.

Antiinfektiva

Interaktionen: Da bei einer Behandlung mit Ritonavir Ovulationshemmer unsicher wirken, werden zum Konzeptionsschutz alternative Methoden empfohlen. Wegen gefährlicher Interaktionen ist die gleichzeitige Gabe vieler Medikamente kontraindiziert, und zwar u. a. von

▶ Antiarrhythmika: Flecainid, Propafenon u. a.,
▶ Antihistaminika: Astemizol und Terfenadin,
▶ Antiemetika: Cisaprid,
▶ Ergotamin-Präparaten: Ergotamin, Dihydroergotamin,
▶ Analgetika: Piroxicam u. a.,
▶ Kalziumantagonisten: Bepridil,
▶ Sedativa und Hypnotika: Alprazolam, Diazepam, Flurazepam, Midazolam, Triazolam, Zolpidem u. a.,
▶ Potenzmittel: Sildanefil (Viagra).

Die Liste erhebt keinen Anspruch auf Vollständigkeit. Weitere Angaben finden sich in der Gebrauchsinformation von Ritonavir. Vor einer Verwendung von Ritonavir muss sich der Arzt genau über potenzielle Interaktionen informieren!

Indikation: Kombinationstherapie einer fortgeschrittenen HIV-Infektion. Einsatz heute fast ausschließlich zum Boostern anderer Protease-Inhibitoren (Saquinavir, Indinavir, Ritonavir, Amprenavir, Lopinavir – nicht aber mit Nelfinavir).

Kontraindikationen: Gestörte Leberfunktion, gleichzeitige Gabe bestimmter Medikamente (s. o.), auch von Rifabutin und Ritonavir (Gefahr einer Uveitis), Kinder unter 12 Jahren. Bei Schwangerschaft liegen keine Erfahrungen vor. Vorsicht bei Hämophiliepatienten (evtl. Verstärkung der Blutungsneigung). Da Ritonavir-Lösung 43 % Äthanol enthält, sollen Disulfiram und Medikamente mit Disulfiram-ähnlicher Wirkung (z. B. Metronidazol) vermieden werden. Bereits die niedrigen Dosierungen, die zur Boosterung verwendet werden, können multiple Interaktionen verursachen! Kontraindiziert sind daher: Rifampicin, Amiodaron, Astemizol, Bepiridil, Terfenadin, Encainid, Flecainid, Cisaprid, Triazolam, Ergotamine, Simvastatin, Lovastatin, Chinidin, Johanniskraut und Sildenafil (Viagra).

Applikation und Dosierung: Zur heute nicht mehr verwendeten hochdosierten Monotherapie oral 2-mal tgl. 0,6 g (mit der Mahlzeit). Eventuell einschleichende Dosierung (um die Verträglichkeit zu verbessern): zuerst 2-mal tgl. 0,3 g, dann jeden Tag um 2-mal tgl. 0,1 g steigern (bis zur Normaldosis). Da Ritonavir Benommenheit und Schwindel hervorrufen kann, ist die Sicherheit im Straßenverkehr und bei der Bedienung von Maschinen nicht gewährleistet. Ritonavir wird nur noch selten als einziger Protease-Inhibitor gegeben, um so häufiger aber in niedriger Dosierung mit anderen Protease-Inhibitoren (Boosterung). Dosierung als Booster 200–800 mg/Tag in zwei Einzeldosen.

> Ein Protease-Inhibitor mit Ritonavir-Booster zählt in einer Kombinationstherapie nur als **ein** Medikament, sodass in einer Dreierkombination neben Saquinavir plus Ritonavir noch zwei weitere Partner hinzugegeben werden müssen!

Handelsformen: Orale Lösung mit schlechtem Geschmack (80 mg/ml), Kapseln à 0,1 g. In fester Kombination mit Lopinavir als Kaletra.

Antiinfektiva

Beurteilung: Gut wirksamer Protease-Inhibitor mit erheblichen Interaktions- und Compliance-Problemen. Wichtiges Medikament zur pharmakologischen Kombinationstherapie (Boosterung) mit anderen Protease-Inhibitoren.

Literatur

Benson CA, Deeks SG, Brun SC, et al. Safety and antiviral activity at 48 weeks of lopinavir/ritonavir plus nevirapine and 2 nucleoside reverse-transcriptase inhibitors in HIV type 1—infected protease inhibitor—experienced patients. J Infect Dis 2002; 185: 599–607.

Cameron DW, Heath-Chiozzi M, Danner S, et al. Randomised placebo-controlled trial of ritonavir in advanced HIV-1 disease. Lancet 1998; 351: 543–9.

Cameron DW, Japour AJ, Xu Y, et al. Ritonavir and saquinavir combination therapy for the treatment of HIV infection. AIDS 1999; 13: 213–24.

Clarke S, Mulcahy F, Bergin C, et al. Absence of opioid withdrawal symptoms in patients receiving methadone and the protease inhibitor lopinavir-ritonavir. Clin Infect Dis 2002; 34: 1143–5.

Cooper CL, van Heeswijk RP, Gallicano K, et al. A review of low-dose ritonavir in protease inhibitor combination therapy. Clin Infect Dis 2003; 36: 1585–92.

Cvetkovic RS, Goa KL. Lopinavir/ritonavir: a review of its use in the management of HIV infection. Drugs 2003; 63: 769–802.

Danner SA, Carr A, Leonard JM, et al. A short-term study of the safety, pharmacokinetics, and efficacy of ritonavir, an inhibitor of HIV-1 protease. N Engl J Med 1995; 333: 1528–33.

Danner SA, Carr A, Leonard JM, et al. Safety, pharmacokinetics and preliminary efficacy of ritonavir, an inhibitor of HIV-1 protease. N Engl J Med 1995; 333: 1534–9.

Deeks SG, Grant RM, Beatty GW, et al. Activity of a ritonavir plus saquinavir-containing regimen in patients with virologic evidence of indinavir or ritonavir failure. AIDS 1998; 12: F97–102.

Duval X, Lamotte C, Race E, et al. Amprenavir inhibitory quotient and virological response in HIV-infected patients on an amprenavir-containing salvage regimen without or with ritonavir. Antimicrob Ag Chemother 2002; 46: 570–4.

Hsu A, Granneman GR, Bertz RJ. Ritonavir. Clinical pharmacokinetics and interactions with other anti-HIV agents. Clin Pharmacokinet 1998; 35: 275–91.

Kempf DJ, Marsh KC, Kumar G, et al. Pharmacokinetic enhancement of inhibitors of the HIV protease by coadministration with ritonavir. Antimicrob Ag Chemother 1997; 41: 654–60.

Kirk O, Mocroft A, Pradier C, et al. Clinical outcome among HIV-infected patients starting saquinavir hard gel compared to ritonavir or indinavir. AIDS 2001; 15: 999–1008.

Mangum EM, Graham KK. Lopinavir-Ritonavir: a new protease inhibitor. Pharmacotherapy 2001; 21: 1352–63.

Markowitz M, Saag M, Powderly WG, et al. A preliminary study of ritonavir, an inhibitor of HIV-1 protease, to treat HIV-1 infection. N Engl J Med 1995; 333: 1534–9.

Moreno S, Podzamczer D, Blazquez R, et al. Treatment of tuberculosis in HIV-infected patients: safety and antiretroviral efficacy of the concomitant use of ritonavir and rifampin. AIDS 2001; 15: 1185–7.

Reedijk M, Boucher CA, van Bommel T, et al. Safety, pharmacokinetics and antiviral activity of A77003, a C2 symmetry based human immunodeficiency virus protease inhibitor. Antimicrob Ag Chemother 1995; 39: 1559.

Saah AJ, Winchell GA, Nessly ML, Seniuk MA, Rhodes RR, Deutsch PJ. Pharmacokinetic profile and tolerability of indinavir-ritonavir combinations in healthy volunteers. Antimicrob Ag Chemother 2001; 45: 2710–5.

Sadler BM, Piliero PJ, Preston SL, Lloyd PP, Lou Y, Stein DS. Pharmacokinetics and safety of amprenavir and ritonavir following multiple-dose, co-administration to healthy volunteers. AIDS 2001; 15: 1009–18.

Spiegel M, Schmidauer C, Kampfl A, Sarcletti M, Poewe W. Cerebral ergotism under treatment with ergotamine and ritonavir. Neurology 2001; 57: 743–4.

Walmsley S, Bernstein B, King M, et al. Lopinavir-ritonavir versus nelfinavir for the initial treatment of HIV infection. N Engl J Med 2002; 346: 2039–46.

Wensing AM, Reedijk M, Richter C, Boucher CA, Borleffs JC. Replacing ritonavir by nelfinavir or nelfinavir/saquinavir as part of HAART leads to an improvement of triglyceride levels. AIDS 2001; 15: 2191–3.

Antiinfektiva

Nelfinavir

Handelsname: Viracept.

Eigenschaften: Protease-Inhibitor gegen HIV 1 und HIV 2. Wirksam auch gegen Azidothymidin- und Non-Nukleosid-resistente Stämme. Synergistische oder additive Wirkung mit Zidovudin (Azidothymidin), Lamivudin, Zalcitabin, Didanosin und Stavudin. Nur teilweise Kreuzresistenz mit den Protease-Inhibitoren Saquinavir, Ritonavir und Indinavir. In den Tabletten und im Pulver als Nelfinavir-Mesylat enthalten. Klinisch etwa gleichwertig mit modernen geboosterten Protease-Inhibitoren.

Pharmakokinetik:
▶ Nach oraler Gabe langsame Resorption. Serumspiegel nach einer Mahlzeit höher als bei Nüchterngabe.
▶ Starke Plasmaeiweißbindung.
▶ Urin-Recovery 1–2%.
▶ Ausscheidung hauptsächlich mit den Fäzes.

Nebenwirkungen: Sehr häufig sind dünne Stühle (2- bis 6-mal täglich), die nicht selten auch die Therapie limitieren können; selten Müdigkeit, Konzentrationsschwäche und Übelkeit. Auch Lipodystrophie, Dyslipidämie und reduzierte Glukose-Toleranz sind möglich.

Interaktionen: Da Nelfinavir in der Leber durch Cytochrom-P450-Enzyme metabolisiert wird, sind Interaktionen mit vielen Medikamenten möglich (siehe Gebrauchsinformation). Nelfinavir darf nicht gleichzeitig mit Terfenadin, Astemizol, Cisaprid, Triazolam oder Midazolam verabreicht werden (Gefahr lebensbedrohender Herzrhythmusstörungen). Rifampicin vermindert die Nelfinavir-Blutspiegel. Orale Kontrazeptiva wirken unsicher. Eine Kombination mit Ritonavir erhöht die Spiegel von Nelfinavir nur unerheblich; eine Boosterung ist daher nicht sinnvoll.

Indikation: Kombinationstherapie einer HIV-Infektion.

Kontraindikationen: Vorsicht bei eingeschränkter Leberfunktion. Bei Hämophilie A und B können verstärkte Blutungen auftreten. Patienten mit Phenylketonurie sind darauf hinzuweisen, dass das Oralpulver von Nelfinavir Aspartam enthält (20 mg/g Pulver; dies entspricht 11,2 mg Phenylalanin pro g Pulver).

Dosierung: Oral 3-mal tgl. 0,75 g mit der Mahlzeit (als Tabletten à 0,25 g oder als orales Pulver mit 50 mg/g). Bei Kindern von 2–13 Jahren können oral 3-mal tgl. 7–10 mg/kg Körpergewicht gegeben werden.

Handelsformen: Pulver (50 mg/g), Tabletten à 0,25 g.

Beurteilung: Kombinationstherapie bei fortgeschrittenen HIV-Infektionen, besonders bei Resistenz gegen andere antiretrovirale Mittel. Hauptprobleme: Diarrhoen, hohe Substanzbelastung und mithin oft schlechte Compliance.

Literatur

Albrecht MA, Bosch RJ, Hammer SM, et al. Nelfinavir, efavirenz, or both after the failure of nucleoside treatment of HIV infection. N Engl J Med 2001; 345: 398–407.

Bardsley-Elliot A, Plosker GL. Nelfinavir: an update on its use in HIV infection. Drugs 2000; 59: 581–620.

Fitzgibbon JE, Gaur S, Walsman SM, et al. Emergence of drug resistance mutations in a group of HIV-infected children taking nelfinavir-containing regimens. AIDS Res Hum Retroviruses 2001; 17: 1321–8.

Havlir D, McLaughlin MM, Richman DD. A pilot study to evaluate the development of resistance to nevirapine in asymptomatic human immunodeficiency virus-infected patients with CD4 cell counts of >500/mm³: AIDS Clinical Trials Group Protocol 208. J Infect Dis 1995; 172: 1379–83.

Luzuriaga K, Bryson Y, McSherry G, et al. Pharmacokinetics, safety, and activity of nevirapine in human immunodeficiency virus type 1-infected children. Infect Dis 1996; 174: 713–21.

Mortier E, Pouchot J, Vinceneux P, Lalande M. Ergotism related to interaction between nelfinavir and ergotamine. Am J Med 2001; 110: 594.

Patick AK, Mo H, Markowitz M, et al. Antiviral and resistance studies of AG1343, an orally bioavailable inhibitor of human immunodeficiency virus protease. Antimicrob Ag Chemother 1996; 40: 292.

Perry CM, Benfield P. Nelfinavir. Drugs 1997; 54: 81–7.

Phanuphak P. Dose-escalating study of the safety and pharmacokinetics of nelfinavir in HIV-exposed neonates. J Acquir Immune Defic Syndr 2002; 29: 455–63.

Powderly WG, Tebas P. Nelfinavir, a new protease inhibitor: early clinical results. AIDS 1999; 13 (Suppl 1): S41–8.

Resch W, Ziermann R, Parkin N, Gamarnik A, Swanstrom R. Nelfinavir-resistant, amprenavir-hypersusceptible strains of HIV type 1 carrying an n88 s mutation in protease have reduced infectivity, reduced replication capacity. J Virol 2002; 76: 8659–66.

Shetty BV, Kosa MB, Khalil DA. Preclinical pharmacokinetics and distribution to tissue of AG1343, an inhibitor of human immunodeficiency virus type 1 protease. Antimicrob Ag Chemother 1996; 40: 110.

Tebas P, Powderly WG. Nelfinavir mesylate. Expert Opin Pharmacother 2000; 1: 1429–40.

Walsmley S, Bernstein B, King M, et al. Lopinavir-ritonavir versus nelfinavir for the initial treatment of HIV infection. N Engl J Med 2002; 346: 2039–46.

Amprenavir

Handelsname: Agenerase.

Eigenschaften: Amprenavir ist ein relativ schwach wirksamer HIV-Protease-Inhibitor. Amprenavir wirkt in vivo synergistisch mit Ritonavir, sodass meist eine Kombinationstherapie erfolgt.

Wirkungsweise: Selektiver und potenter Hemmer der Replikation von HIV 1 und 2. Im Prinzip identisch mit anderen Protease-Inhibitoren. Es gibt aber Unterschiede im Resistenzprofil.

Pharmakokinetik: Gute und schnelle Resorption mit hoher Bioverfügbarkeit. Hohes Verteilungsvolumen, mittellange Halbwertszeit von 9 h, weitgehende Metabolisierung in der Leber, minimale Ausscheidung durch die Niere. Bei Leberfunktionsstörungen verlängert sich die Ausscheidung. Bei HIV-infizierten Patienten werden abhängig von der Dosierung die Viruslast deutlich gesenkt und die CD4-Zahlen im Blut signifikant erhöht.

Nebenwirkungen: Amprenavir wird gut vertragen (auch in der Kombination mit Ritonavir). Am häufigsten treten Durchfall, Hautausschlag und Kopfschmerzen auf. Selten Entwicklung eines Diabetes.

Interaktionen: Amprenavir ist sowohl ein Substrat als auch ein Hemmer für das Cytochrom-P450-Isoenzym CYP 3A4. Eine Kombination mit Terfenadin, Astemizol, Cisaprid, Pimozid, Diazepam, Flurazepam, Midazolam, Ergotaminderivaten und Johanniskraut ist daher zu vermeiden. Rifampicin senkt die Plasmaspiegel von Amprenavir. Die Kombination mit Ritonavir erhöht die Spiegel von Amprenavir.

Indikationen: Kombinationstherapie der HIV-Infektion, bevorzugt in Kombination (Boosterung) mit Ritonavir.

Kontraindikationen: Monotherapie, Kombination mit unverträglichen Pharmaka. Schwere Leberfunktionsstörungen. Kinder unter 4 Jahre. Keine zusätzliche Gabe von Viramin E, da die Kapseln bereits viel enthalten.

Applikation und Dosierung: Weichkapseln mit 50 und 150 mg (enthalten relativ viel Vitamin E), Lösung zum Einnehmen mit 15 mg/ml (enthalten Propylenglykol). Die empfohlene Dosierung für **Erwachsene** beträgt 2-mal 1200 mg/Tag in einer Kombination ohne Ritonavir. Da diese Einnahme von 2-mal 8 Tabletten schwer praktikabel ist, wird meist Amprenavir 2-mal 600 mg plus 2-mal 200 mg Ritonavir gegeben. **Kinder** ab 4 Jahre erhalten 17 mg/kg KG als Saft, bzw. wenn möglich als Kapseln à 50 mg.

Beurteilung: Relativ gut verträglicher Protease-Inhibitor mit Metabolisierungsproblemen, der stets mit Ritonavir gegeben werden sollte.

Literatur

Adkins J, Faulds D. Amprenavir. Drugs 1998; 55: 837–42.

Duval X, Lamotte C, Race E, et al. Amprenavir inhibitory quotient and virological response in HIV-infected patients on an amprenavir-containing salvage regimen without or with ritonavir. Antimicrob Ag Chemother 2002; 46: 570–4.

Fätkenheuer G, Römer K, Kamps R, Salzberger B, Burger D. Pharmacokinetics of amprenavir and lopinavir in combination with nevirapine in highly pretreated HIV-infected patients. AIDS 2001; 15: 2334–5.

Fung HB, Kirschenbaum HL, Hameed R. Amprenavir: a new human immunodeficiency virus type 1 protease inhibitor. Clin Ther 2000; 22: 549–72.

Gallego O, Corral A, de Mendoza C, Soriano V. Prevalence of the HIV protease mutation N88S causing hypersensitivity to amprenavir. Clin Infect Dis 2002; 34: 1288–9.

Khanlou H, Graham E, Brill M, Farthing C. Drug interaction between amprenavir and lopinavir/ritonavir in salvage therapy. AIDS 2002; 16: 797–8.

Livingston DJ et al. Weak binding of VX-478 to human plasma proteins and implications for anti-human immunodeficiency virus therapy. J Infect Dis 1995; 172: 1238–45.

Mauss S, Schmutz G, Kuschak D. Unfavourable interaction of amprenavir and lopinavir in combination with ritonavir? AIDS 2002; 16: 296–7.

Murphy RL et al. Treatment with amprenavir alone or amprenavir with zidovudine and lamivudine in adults with human immunodeficiency virus infection. J Infect Dis 1999; 179: 808–16.

Noble S, Goa KL. Amprenavir: a review of its clinical potential in patients with HIV infection. Drugs 2000; 60: 1383–410.

Pereira AS, Smeaton LM, Gerber JG, et al. The pharmacokinetics of amprenavir, Zidovudine, and Lamivudine in the genital tracts of men infected with HIV. J Infect Dis 2002; 186: 198–204.

Prado JG, Wrin T, Beauchaine J, et al. Amprenavir-resistant HIV-1 exhibits lopinavir cross-resistance and reduced replication capacity. AIDS 2002; 16: 1009–17.

Sadler BM, Gillotin C, Lou Y, et al. Pharmacokinetic study of HIV protease inhibitors used in combination with amprenavir. Antimicrob Ag Chemother 2001; 45: 3663–8.

St.-Clair MH, Millard J, Rooney J, et al. In vitro antiviral activity of 141W94 (VX-478) in combination with other antiretroviral agents. Antiviral Res 1996; 29: 53–6.

Atazanavir

Handelsname: Reyataz.

Eigenschaften: Atazanavir ist ein 2003 eingeführter Azapeptid-Protease-Inhibitor, für den als erste Substanz der Gruppe die einmal tägliche Gabe ausreicht.

Wirkungsweise: Im Prinzip gleich wie bei allen Protease-Inhibitoren. Der antivirale Effekt entspricht in etwa dem des Nelfinavirs. Im Vergleich zu geboosterten Protease-Inhibitoren wirkt Atazanavir etwas schwächer, hat jedoch eine günstigere Wirkung auf die Serumlipide.

Nebenwirkungen: Relativ häufig Bilirubin-Erhöhung, die aber meist die Therapie nicht beeinträchtigt. Ebenfalls recht häufig Diarrhoe (ca. 30 %), häufig auch Übelkeit, Erbrechen, Kopfschmerz und Bauchschmerzen. Diese Beschwerden treten initial häufiger auf und verringern sich nach den ersten Wochen der Behandlung. Im Gegensatz zu anderen Protease-Inhibitoren keine Dyslipidämie. Der Effekt auf eine Lipodystrophie ist noch unklar.

Interaktionen: Die gleichzeitige Gabe von Effavirenz reduziert die Plasmaspiegel von Atazanavir.

Indikationen: Kombinationstherapie der HIV-Infektion. Günstiges Derivat für Therapieprogramme, die nur einmal täglich gegeben werden. In klinischen Studien war Atazanavir etwa gleichwertig mit Saquinavir/Ritonavir. Die Virämie wurde günstig beeinflusst.

Dosierung: Einmal täglich 400 mg, möglichst mit einer Mahlzeit.

Beurteilung: Neuer Protease-Inhibitor mit dem Vorteil der einmal täglichen Dosierung.

Literatur

Colonno RJ, Thiry A, Limoli K, et al. Activities of Atazanavir (BMS-232632) against a large panel of human immunodeficiency virus type 1 clinical isolates resistant to one or more approved protease inhibitors. Antimicrob Ag Chemother 2003; 47: 1324–33.

Goldsmith D, Perry C. Atazanavir. Drugs 2003; 63: 1679–93.

Haas DW, Zala C, Schrader S, et al. Therapy with atazanavir plus saquinavir in patients failing highly active antiretroviral therapy: a randomized comparative pilot trial. AIDS 2003; 17: 1339–49.

Piliero PJ. Atazanavir: a novel HIV-1 protease inhibitor. Expert Opin Investig Drugs 2002; 11: 295–301.

Antiinfektiva

Robinson BS, Riccardi KA, Gong YF, et al. BMS-232632, a highly potent HIV protease inhibitor that can be used in combination with other available antiretroviral agents. Antimicrob Ag Chemother 2000; 44: 2093–9. Sanne I, Piliero P, Squires K, et al. Results of a phase 2 clinical trial at 48 weeks (AI424–007): a dose-ranging, safety, and efficacy comparative trial of atazanavir at three doses in combination with didanosine and stavudine in antiretroviral-naive subjects. J Acquir Immune Defic Syndr 2003; 32: 18–29.

Lopinavir

Synonyme: ABT 378/R, LPV/RTV.

Handelsname: Kaletra (in fixer Kombination mit Ritonavir).

Eigenschaften: Relativ spät entwickelter, gut wirksamer Protease-Inhibitor, der stets zusammen mit Ritonavir gegeben werden muss.

Wirkungsweise: In vitro etwa 10fach stärker wirksam als Ritonavir gegen Wildtypen von HIV. Wirkung im Prinzip identisch mit anderen Protease-Inhibitoren. Die Resistenzentwicklung setzt multiple Resistenzmutationen voraus. Opinavir plus Ritonavir wirkt gut als Salvage-Therapie bei Patienten, die auf andere Protease-Inhibitoren nicht mehr ansprechen.

Pharmakokinetik: 80% Bioverfügbarkeit mit einer Mahlzeit, aber nur 48% auf leeren Magen. Erhebliche Metabolisierung durch das Cytochrom-Isoenzym CYP 3A4; daher stets Kombination mit Ritonavir. Nur hiermit lassen sich gute Wirkspiegel erzielen. Halbwertszeit 5–6 h. Weitgehend metabolisiert, nur 3% in aktiver Form im Urin.

Nebenwirkungen: Lopinavir wird generell gut vertragen. Am häufigsten sind gastrointestinale Beschwerden mit Diarrhoe in 15–25%. Gelegentlich Kopfschmerzen, Transaminasenerhöhung, relativ häufig Erhöhung von Cholesterin und Triglyzeriden. Durch die Inhibition von CYP 3A4 viele Interaktionen mit Medikamenten, die über den gleichen Weg verstoffwechselt werden. Daher keine Kombination mit Astemizol, Midazolam, Triazolam, Cisaprid, Pimozid, Ergotamin-Derivaten und Rifampicin. Diverse andere Interaktionen, u. a. mit Kontrazeptiva, Statinen, Methadon und anderen AIDS-Mitteln.

Indikationen: Kombinations-Therapie der HIV-Infektion bei therapieresistenten Patienten und mit anderem PI als Salvage-Therapie.

Kontraindikationen: Unverträglichkeit. Kombination mit Medikamenten, die metabolisch interferieren. Vorsicht bei Schwangerschaft.

Applikation und Dosierung: 800 mg Lopinavir plus 200 mg Ritonavir/Tag; also 2-mal täglich 3 Tabletten mit 133 mg Lopinavir plus 33 mg Ritonavir. Es gibt auch eine flüssige Formulierung mit 80 mg Lopinavir und 20 mg Ritonavir/ml. Einnahme zusammen mit einer Mahlzeit.

Beurteilung: Obligatorisch geboosterter Protease-Inhibitor mit einfacher Anwendung. Relativ gute Verträglichkeit, aber Interaktionsprobleme. Guter Kandidat für geboosterte Doppel-PI-Therapie.

Literatur

Clarke S, Mulcahy F, Bergin C, et al. Absence of opioid withdrawal symptoms in patients receiving methadone and the protease inhibitor lopinavir-ritonavir. Clin Infect Dis 2002; 34: 1143–5.

Corbett AH, Lim ML, Kashuba AD. Kaletra (lopinavir/ritonavir). Ann Pharmacother 2002; 36: 1193–203.

Eyer-Silva WA, Neves-Motta R, Pinto JF, Morais-De-Sa CA. Inflammatory oedema associated with lopinavir-including HAART regimens in advanced HIV-1 infection: report of 3 cases. AIDS 2002; 16: 673–4.

Gilleece Y, Mandalia S, Parmar D, et al. The safety and tolerability of switching from a non-failing antiretroviral regimen to lopinavir. J Infect 2003; 46: 204–5.

Khanlou H, Graham E, Brill M, Farthing C. Drug interaction between amprenavir and lopinavir/ritonavir in salvage therapy. AIDS 2002; 16: 797–8.

Mangum EM, Graham KK. Lopinavir-Ritonavir: a new protease inhibitor. Pharmacotherapy 2001; 21: 1352–63.

Prado JG, Wrin T, Beauchaine J, Ruiz L, Petropoulos CJ, Frost SD et al. Amprenavir-resistant HIV-1 exhibits lopinavir cross-resistance and reduced replication capacity. AIDS 2002; 16: 1009–17.

Qazi NA, Morlese JF, Pozniak AL. Lopinavir/ritonavir (ABT-378/r). Expert Opin Pharmacother 2002; 3: 315–27.

Antiinfektiva

2.1.3 Non-Nukleoside (NNRTI)

Die nichtnukleosidischen Inhibitoren der reversen Transkriptase (NNRTI, sog. Non-Nukleoside) sind die dritte Klasse von antiretroviralen Medikamenten, die auch an dritter Stelle eingeführt wurde. Sie haben eine unterschiedliche chemische Struktur ohne erkennbare Gemeinsamkeiten und besitzen eine starke Aktivität gegen HIV 1, nicht aber gegen HIV 2. Sie benötigen keinen zellulären Metabolismus, um aktiviert zu werden, und binden die reverse Transkriptase. Die bislang relevanten Verbindungen sind Nevirapin, Efavirenz und Delavirdin. Alle führen in vitro und in vivo bemerkenswert rasch zum Auftreten von resistenten Virusmutanten. Sie dürfen daher stets nur in Kombination angewandt werden. Die Verträglichkeit ist im Allgemeinen gut, jedoch gibt es Derivate, die häufig nach 1- bis 3-wöchiger Behandlung zu schweren Exanthemen führen (z.B. Delavirdin und Nevirapin).

Nevirapin

Handelsname: Viramune.

Eigenschaften: Nichtnukleosidischer Inhibitor der reversen Transkriptase (Non-Nukleosid, NNRTI). Als Dipyridodiazepinon wirksam gegen HIV 1 durch direkte Bindung an die reverse Transkriptase und Blockierung der RNS- und DNS-abhängigen Polymeraseaktivität. In Zellkulturen additive oder synergistische Aktivität bei Kombination mit Azidothymidin (AZT), Didanosin (DDI), Stavudin, Lamivudin und Saquinavir. Von der Firma Boehringer Ingelheim entwickelt.

Resistenz: Rasche Resistenzentwicklung bei Monotherapie mit Nevirapin. Stets in Kombination anwenden, z. B. mit AZT und Lamivudin als Tripeltherapie, welche die Virusbeladung des Blutes stark senkt. Vollständige Kreuzresistenz mit anderen Non-Nukleosiden, teilweise Kreuzresistenz mit Nukleosid-Analoga. Eine Kreuzresistenz mit Protease-Inhibitoren ist unwahrscheinlich (wegen anderer Wirkungsweise).

Pharmakokinetik:
▶ Fast vollständige Resorption nach oraler Gabe (unabhängig von der Mahlzeit und gleichzeitiger Gabe von Antazida oder Didanosin).
▶ Plasmaeiweißbindung 60%.
▶ Gute Gewebegängigkeit (starke Lipophilie) und relativ hohe Liquorspiegel (ca. 45% der Serumspiegel). Starke Umwandlung in der Leber durch Cytochrom-abhängige Enzyme zu mehreren Metaboliten, die zu > 80% renal eliminiert werden (als Glukuronidkonjugat).
▶ Mehr als 5% der verabreichten Dosis werden unverändert im Harn ausgeschieden, ein anderer Teil mit den Fäzes.

Nebenwirkungen: Am häufigsten sind Hautreaktionen (30–40%), Fieber, Übelkeit und Kopfschmerzen (in je 3–5%). Die makulopapulösen Hautexantheme sind meist generalisiert und z.t. juckend, z.t. lebensbedrohlich (auch als Stevens-Johnson-Syndrom und toxische epidermale Nekrolyse auftretend). Sie treten typischerweise in den ersten 6 Wochen der Behandlung auf. Leichtere Formen ohne Transaminasen-Anstieg können mit Antihistaminika behandelt werden. Glukokortikoide sind nicht wirksam zur Prophylaxe, können aber bei schweren Formen eingesetzt werden. Die zweite Hauptnebenwirkung ist eine Hepatotoxizität mit Hepatitis. Eine Transaminasenkontrolle alle 14 Tage in den ersten 8 Wochen der Therapie ist erforderlich. Bei Transaminasenerhöhung muss die Therapie unterbrochen werden, kann aber später unter Vorsichtskautelen wiederholt werden. Eine Erhöhung der Serumtransaminasen kommt in 2–4% vor, eine Neutropenie (< 750/mm^3) in 11%.

Interaktionen: Als starker Induktor der Cytochrom-P450-abhängigen Enzyme kann Nevirapin zur Erniedrigung der Plasmaspiegel von Rifampicin, Rifabutin oder Protease-Inhibitoren (Saquinavir, Indinavir) führen. Nevirapin kann die Plasmakonzentrationen von oralen Kontrazeptiva reduzieren (unsicherer Konzeptionsschutz). Medikamente wie Cimetidin und Makrolide, welche bestimmte Leberenzyme hemmen, können im Steady state die Nevirapinspiegel im Plasma erhöhen. Die gleichzeitige Gabe von Ketoconazol führt zu einer Abnahme der Ketoconazol-Konzentrationen und zu einem Anstieg der Nevirapin-Konzentrationen.

Indikation: Kombinationstherapie der HIV-Infektion. Geeignet auch zur peripartalen Prophylaxe.

Kontraindikationen: Sofortiger Therapieabbruch bei ersten Zeichen für Hautreaktionen, schwerer Hepatotoxizität und vieldeutigen Allgemeinsymptomen. Nach Möglichkeit keine gleichzeitige Gabe von Rifampicin, Rifabutin oder Ketoconazol. Keine Anwendung bei eingeschränkter Leber- und/oder Nierenfunktion.

Dosierung: Einschleichende Dosierung: für 2 Wochen 1-mal tgl. 0,2 g oral (bei Auftreten einer Hautreaktion Therapie abbrechen). Ab 3. Woche 2-mal tgl. 0,2 g oral. Regelmäßige Kontrolle der Leberfunktion erforderlich. Bei Patienten, bei denen es zu einer mäßigen oder starken Abweichung der Leberwerte – mit Ausnahme der γ-Glutamyltransferase (γ-GT) – kommt, ist die Nevirapin-Therapie solange zu unterbrechen, bis die Leberwerte wieder auf die Ausgangspunkte zurückkehren. Die Behandlung kann dann mit 0,2 g Nevirapin täglich wieder aufgenommen werden. Die Anhebung der Dosierung auf 2-mal tgl. 0,2 g sollte mit besonderer Vorsicht und nur nach ausgedehnter Überwachungszeit erfolgen. Falls es erneut zu mäßigen oder starken Abweichungen der Leberwerte kommt, ist Nevirapin definitiv abzusetzen. Nevirapin eignet sich auch gut zur peripartalen Gabe, um eine Übertragung von HIV auf das Neugeborene zu verhindern; führt aber als Monotherapie zu Resistenz.

Handelsform: Tabletten à 0,2 g.

Beurteilung: Relativ gut wirksames Non-Nukleosid zur Kombinationstherapie der HIV-Infektion. In der Regel keine Kreuzresistenz mit Nukleosiden, die vorher noch nicht gegeben worden sind. Hauptnebenwirkung: schwere Hautreaktionen.

Literatur

Antinori A, Baldini F, Girardi E, et al. Female sex and the use of anti-allergic agents increase the risk of developing cutaneous rash associated with nevirapine therapy. AIDS 2001; 15: 1579–81.

Brocklehurst P, Volmink J. Antiretrovirals for reducing the risk of mother-to-child transmission of HIV infection. Cochrane Database Syst Rev 2002; pCD003510.

Carr A, Vella S, de Jong MD, et al. A controlled trial of nevirapine plus zidovudine versus zidovudine alone in p24 antigenaemic HIV-infected patients. AIDS 1996; 10: 635–41.

Cattelan AM, Trevenzoli M, Sasset L, et al. Toxic epidermal necrolysis induced by nevirapine therapy: description of two cases and review of the literature. J Infect 2001; 43: 246–9.

Cheeseman SH, Hattox SE, McLaughlin MM, et al. Pharmacokinetics of nevirapine: initial single rising dose study in humans. Antimicrob Ag Chemother 1993; 37: 178–82.

D'Aquila RT, Hughes MD, Johnson VA, et al. Nevirapine, zidovudine, and didanosine compared with zidovudine and didanosine in patients with HIV-1 infection: A randomized, double-blind, placebo-controlled trial. National Institute of Allergy and Infectious Diseases. AIDS Clinical Trials Group Protocol 241 Investigators. Ann Intern Med 1996; 124: 1019–30.

Fätkenheuer G, Romer K, Kamps R, Salzberger B, Burger D. Pharmacokinetics of amprenavir and lopinavir in combination with nevirapine in highly pretreated HIV-infected patients. AIDS 2001; 15: 2334.

Fagot JP, Mockenhaupt M, Bouwes-Bavinck JN, et al. Nevirapine and the risk of Stevens-Johnson syndrome or toxic epidermal necrolysis. AIDS 2001; 15: 1843–8.

Havlir D, Cheeseman SH, McLaughlin M, et al. High-dose nevirapine: safety, pharmacokinetics, and antiviral effect in patients with human immunodeficiency virus infection. J Inf Dis 1995; 171: 537–45.

Luzuriaga K, Bryson Y, McSherry G, et al. Pharmacokinetics, safety, and activity of nevirapine in human immunodeficiency virus type 1-infected children. J Infect Dis 1996; 174: 713–21.

Luzuriaga K, Bryson Y, Krogstad P, et al. Combination treatment with zidovudine, didanosine, and nevirapine in infants with Human Immunodeficiency Virus Type 1 infection. N Engl J Med 1997; 336: 1343–9.

Negredo E, Cruz L, Paredes R, et al. Virological, immunological, and clinical impact of switching from PIs to nevirapine or to efavirenz in patients with HIV infection and long-lasting viral suppression. Clin Infect Dis 2002; 34: 504–10.

Piliero PJ, Purdy B. Nevirapine-induced hepatitis: a case series and review of the literature. AIDS Read 1 2001; 11: 379–82.

Richman DD, Havlir D, Corbeil J, et al. Nevirapine resistance mutations of human immunodeficiency virus type I selected during therapy. J Virol 1994; 68: 1660–6.

Antiinfektiva

Van der Valk M, Kastelein JJ, Murphy RL, et al. Nevirapine-containing antiretroviral therapy in HIV-1 infected patients results in an anti-atherogenic lipid profile. AIDS 2001; 15: 2407–14Verdana

Delavirdin

Handelsname: Rescriptor.

Eigenschaften: Nichtnukleosidischer Inhibitor der reversen Transkriptase von HIV 1. Nur gegen HIV 1 wirksam, nicht gegen HIV 2. Bei Monotherapie (kontraindiziert) rasche Resistenzentwicklung. Additive oder synergistische Wirkung von Delavirdin mit Nukleosid-Analoga (z.B. Didanosin) und Protease-Inhibitoren. Kreuzresistenz mit anderen Non-Nukleosiden häufig. Keine Kreuzresistenz mit Nukleosiden und Protease-Inhibitoren.

Pharmakokinetik:
▶ Bei oraler Nüchterngabe von tgl. 0,4 g findet man im Steady state mittlere Serumspiegel von 35 nM (aber um 20% höher nach Dispersion der Tablette in Wasser). Nach fettreicher Mahlzeit Bioverfügbarkeit um 25% vermindert.
▶ Plasma-Halbwertszeit 6 h. Starke Metabolisierung in der Leber durch Cytochrom-P450-Isoenzym und andere Isoenzyme (N-Desalkylierung und Pyridin-Hydroxylierung).
▶ Plasmaproteinbindung 98%.
▶ Urin-Recovery 5% (unverändert). Die Metaboliten werden zu je 50% mit dem Urin und den Fäzes ausgeschieden.

Nebenwirkungen: Häufig sind bei der Kombinationstherapie Hautreaktionen (z.B. Angioödem, Dermatitis, Erythema multiforme, Urtikaria, Stevens-Johnson-Syndrom), seltener Übelkeit, Erbrechen und Durchfall. In < 2% kommen vor: kardiovaskuläre Störungen, respiratorische, metabolische und ZNS-Störungen sowie Blutbildveränderungen und, nicht so selten, Transaminasenvermehrung im Serum. Ausgedehnte Hautexantheme beginnen meist nach 1–3 Wochen und verschwinden wieder nach 3–14 Tagen. Eine Therapieunterbrechung ist stets erforderlich, wenn die Hautreaktionen begleitet sind von hohem Fieber, Blasenbildung, Schleimhautbeteiligung, starken Muskel- oder Gelenkschmerzen.

Interaktionen: Da Delavirdin mehrere Isoenzyme in der Leber hemmt, können durch folgende Medikamente z.T. schwere oder lebensbedrohende Nebenwirkungen auftreten:
▶ HIV-Protease-Inhibitoren: Indinavir, Saquinavir;
▶ Antihistaminika: Terfenadin, Astemizol;
▶ Antiinfektiva: Clarithromycin, Rifabutin, Dapson;
▶ Migränemittel: Ergotamin-Derivate;
▶ Benzodiazepine: Alprazolam, Midazolam, Triazolam;
▶ Kalziumantagonisten: Dihydropyridine, z.B. Nifedipin;
▶ Magen-Darm-Motilität-beeinflussende Medikamente: Cisaprid;
▶ andere: Chinidin, Warfarin u.a.
Durch enzymhemmende Wirkung bestimmter Medikamente können die Delavirdin-Plasmakonzentrationen ansteigen, z.B. durch Fluoxetin und Ketoconazol, durch enzymstimulierende Wirkung die Delavirdin-Plasmakonzentrationen abnehmen, z.B. durch Didanosin,

Phenytoin, Phenobarbital, Carbamazepin, Rifampicin und Rifabutin. Mineralische Antazida können die Resorption von Delavirdin beeinträchtigen.

Indikation: Kombinationstherapie der HIV-Infektion.

Kontraindikationen: Gravidität, Stillzeit, Kinder und Jugendliche unter 16 Jahren, schwere Leberinsuffizienz.

Applikation und Dosierung: Oral tgl. 1,2 g (verteilt auf 3 Einzelgaben) in Kombination mit einem anderen HIV-wirksamen Mittel.

Handelsform: Tabletten à 0,1 g.

Beurteilung: Relativ gut verträgliches Non-Nukleosid zur Kombinationstherapie einer HIV-1-Infektion, das im Organismus stark metabolisiert wird. Zahlreiche Interaktionen mit anderen Medikamenten möglich. Wichtigste Nebenwirkung: Exantheme. Problematisch ist die häufige Einnahme von 3-mal 4 Tabletten, sodass Delavirdin praktisch kaum noch Anwendung findet.

Literatur

Dueweke TJ, Poppe SM, Romero DL, et al. U-90152S, a potent inhibitor of human deficiency virus type 1 replication. Antimicrob Ag Chemother 1993; 37: 1127.

Nottet H, Oteman M, Visser MR, et al. Anti-HIV-1, activities of novel non-nucleoside reverse transcriptase inhibitors. J Antimicrob Ag Chemother 1994; 33: 366.

Peterson PK, Gekker G, Hu S, Chao CC. Anti-human immunodeficiency virus type 1 activities of U-90152 in human brain cell cultures. Antimicrob Ag Chemother 1994; 38: 2465.

Romero DL, Busso M, Tan CK, et al. Nonnucleoside reverse transcriptase inhibitors that potently and specifically block human immunodeficiency virus type 1 replication. Proc Natl Acad Sci USA 1991; 88: 8806.

Scott LJ, Perry CM. Delavirdine: a review of its use in HIV infection. Drugs 2000; 60: 1411–44.

Tran JQ, Gerber JG, Kerr BM. Delavirdine: clinical pharmacokinetics and drug interactions. Clin Pharmacokinet 2001; 40: 207–26.

Efavirenz

Handelsname: Sustiva.

Eigenschaften: Gegen HIV 1 wirksames Nicht-Nukleosid (NNRTI), das mit Azidothymidin (AZT), Lamivudin und Stavudin synergistisch wirkt. Kreuzresistenz mit anderen Nicht-Nukleosiden (Nevirapin, Delavirdin) möglich. AZT-resistente Isolate sind meist gegen Efavirenz empfindlich. Bei Monotherapie rasche sekundäre Resistenzentwicklung.

Pharmakokinetik:

▸ Unvollständige Resorption nach oraler Gabe (unabhängig von nicht zu fettreichen Mahlzeiten).

▸ Halbwertszeit 40–55 h. Im Liquor sind 3fach höhere Konzentrationen an freiem (nicht eiweißgebundenem) Efavirenz als im Plasma nachweisbar.

▸ Plasmaeiweißbindung 99 %.

▸ Urin-Recovery < 1% (unverändert). Starke Metabolisierung in der Leber durch das Cytochrom-System zu hydroxylierten Metaboliten mit nachfolgender Glukuronisierung (Ausscheidung hauptsächlich durch den Darm, zu 14–34% durch die Nieren). Nicht dialysabel.

Nebenwirkungen: Häufig sind zentralnervöse Störungen verschiedenen Schweregrades (Schwindel, Konzentrationsstörungen, Benommenheit, Albträume, psychotische Störungen) und Hautausschläge (besonders bei Kindern). Selten sind Pankreatitis, Hepatitis, gastrointestinale und allergische Reaktionen. Alkoholintoleranz. Nach vorangegangener Hepatitis B oder C treten häufig Transaminasenerhöhungen im Serum auf (regelmäßige Leberfunktionsprüfungen erforderlich).

Interaktionen: Durch Enzyminduktion in der Leber verminderter Abbau (mit erhöhten Serumspiegeln) von Antihistaminika (Astemizol u. a.), Benzodiazepinen (Midazolam u. a.), Cisaprid und Ergotaminderivaten, welche nicht gleichzeitig gegeben werden dürfen. Eine Dosisanpassung ist erforderlich bei gleichzeitiger Gabe des Protease-Inhibitors Indinavir, von dem statt 800 mg 1000 mg 3-mal tgl. gegeben werden sollen. Eine Verminderung der Efavirenz-Konzentrationen im Plasma ist möglich bei gleichzeitiger Gabe von Rifampicin, Rifabutin und Clarithromycin.

Indikation: Kombinationstherapie einer fortgeschrittenen HIV-Infektion. Gut geeignet für Patienten mit schlechter Compliance (Einmalgabe alle 24 h).

Kontraindikationen: Schwangerschaft (Efavirenz ist teratogen); stärkere Leberfunktionsstörungen. Keine Dosisreduktion bei Niereninsuffizienz.

Applikation und Dosierung: Oral 1-mal tgl. 600 mg (bei einem Gewicht von >40 kg), bei Kindern je nach Körpergewicht niedrigere Dosis, bevorzugt abends vor dem Schlafengehen.

Handelsformen: Kapseln à 0,2 g, 0,1 g und 0,05 g.

Beurteilung: Stärker wirksam als die anderen Nicht-Nukleoside. Wichtiges Therapeutikum zur einmal täglichen Gabe.

Literatur

Adkins JC, Noble S. Efavirenz. Drugs 1998; 56: 1055.

Boffito M, Rossati A, Reynolds HE, et al. Undefined duration of opiate withdrawal induced by efavirenz in drug users with hiv infection and undergoing chronic methadone treatment. AIDS Res Hum Retroviruses 2002; M18: 341–2.

Bonnet F, Bonarek M, De Witte S, et al. Efavirenz-associated severe hyperlipidemia. Clin Infect Dis 2002; 35: 776–7.

Casado JL, Moreno A, Hertogs K, Dronda F, Moreno S. Extent and importance of cross-resistance to efavirenz after nevirapine failure. AIDS Res Hum Retroviruses 2002; 18: 771–5.

Clotet B. Quality of life, emotional status, and adherence of HIV-1-infected patients treated with efavirenz versus protease inhibitor-containing regimens. J Acquir Immune Defic Syndr 2002; 29: 244–53.

Estrada V, De Villar NG, Larrad MT, et al. Long-term metabolic consequences of switching from protease inhibitors to efavirenz in therapy for HIV-infected patients with lipoatrophy. Clin Infect Dis 2002; 35: 69–76.

Fundaro C, Genovese O, Rendeli C, Tamburrini E, Salvaggio E. Myelomeningocele in a child with intrauterine exposure to efavirenz. AIDS 2002; 16: 299–300.

Manfredi R, Calza L, Chiodo F. A prospective comparison of the two main indications of efavirenz in 2001 highly active antiretroviral therapy (HAART) regimens: first-line versus salvage use. J Antimicrob Chemother 2002; 49: 723–9.

Staszewski S, Morales-Ramirez J, Tashima KT, et al. Efavirenz plus zidovudine and lamivudine, efavirenz plus indinavir, and indinavir plus zidovudine and lamivudine in the treatment of HIV-1 infection in adults. Study 006 Team. N Engl J Med 1999; 341: 1865–73.

Young SD, Britcher SF, Tran OL, et al. L-743, 726 (DMP-266): a novel, highly potent non-nucleoside inhibitor of the human immunodeficiency virus Type 1 reverse transcriptase. Antimicrob Ag Chemother 1995; 39: 2602–5.

2.1.4 Eintrittshemmer

Es handelt sich um die neueste Klasse von antiretroviralen Therapeutika. Das erste Derivat dieser nicht einheitlichen Gruppe ist der neue Fusionshemmer Enfurvirtide.

Enfuvirtide

Synonyme: Enfuvirtid, T20.

Handelsname: Fuzeon.

Eigenschaften: Enfuvirtide ist der erste Vertreter der neuen Klasse der Fusionshemmer. Es ist ein kompliziert gefaltetes Peptid aus 36 Aminosäuren, dessen Herstellung sehr aufwändig ist.

Wirkungsmechanismus: Es wirkt als ein Inhibitor der räumlichen Umstrukturierung von HIV-gp41 und verhindert die Fusion zwischen der viralen Zellwand und der Zellmembran der Zielzelle. Es benötigt keine intrazelluläre Aktivierung.

Resistenz: Durch seinen neuartigen Wirkungsmechanismus besteht keine Kreuzresistenz mit Nukleosiden, Non-Nukleosiden und Protease-Inhibitoren. Eine Resistenzentwicklung unter der Therapie wurde aber auch hiermit in den ersten klinischen Studien registriert. Es besteht durch den ganz andersartigen Wirkmechanismus keine Kreuzresistenz mit anderen antiretroviralen Mitteln.

Pharmakokinetik: Als kleineres Peptid wird es oral nicht resorbiert und muss injiziert werden. Die absolute Bioverfügbarkeit betrug nach 90 mg subkutan ca. 85 %. Halbwertszeit 3,8 h. Das Verteilungsvolumen ist niedrig. Enfuvirtide wird wie andere exogen zugeführte Peptide weitgehend in seine einzelnen Aminosäuren verstoffwechselt.

Klinische Erfahrungen: Enfuvirtide wurde nach 2 großen Studien (TORO 1 und 2) an Patienten mit therapieresistenten HIV-Infektionen zugelassen. Es zeigte sich eine ausgeprägte und signifikante Besserung der Virämie im Vergleich zum Kontrollkollektiv, das mit herkömmlicher optimierter Kombinationstherapie behandelt wurde. Die Zugabe von Enfuvirtide zur so genannten Salvage-Therapie führt also zu besseren klinischen Ergebnissen.

Nebenwirkungen: Das parenterale Peptid hat offenbar ein gewisses allergenes Potenzial. Als einzig relevant erhöhter Laborwert fand sich dementsprechend eine Eosinophilie. Bei Patienten, die mit Enfuvirtide behandelt wurden, zeigte sich eine erhöhte Inzidenz einiger bakterieller Infektionen, vor allem Pneumonien; hierfür gibt es eine komplizierte immunologische Erklärung. Relativ häufig fanden sich Lokalreaktionen an der Einstichstelle (Rötungen, Verhärtungen, Knoten und Zysten, Schmerzen), seltener Pruritus, Kopfschmerzen, Schlaflosigkeit, Fieber, Übelkeit, Schüttelfrost und Immunkomplexreaktionen.

Interaktionen: Es gibt keine Hinweise auf metabolische Interaktionen. Bei Gabe von Enfuvirtide bei Nicht-HIV-Infizierten können sich Antikörper ausbilden, die einen falsch positiven HIV-Elisa-Test verursachen können.

Indikationen: Kombinationstherapie mit anderen antiretroviralen Therapeutika bei HIV-infizierten Patienten, die mit herkömmlichen Kombinationen ein Therapieversagen oder eine Unverträglichkeit gegen herkömmliche Regime gezeigt haben. Aufgrund des Wirkmechanismus sollte die Substanz Partner bei der Postexpositions-Prophylaxe sein.

Kontraindikationen: Überempfindlichkeit gegen Enfuvirtide. Die Sicherheit bei Schwangeren ist noch nicht erwiesen. Es liegen noch keine Erfahrungen bei schwerer Nieren- und Leberinsuffizienz vor.

Applikation und Dosierung: Die Anwendung von Enfuvirtide erfordert eine zweimal tägliche subkutane Injektion. Die Dosierung bei **Erwachsenen** und Jugendlichen ab 16 Jahren beträgt 90 mg (1 Ampulle) als subkutane Injektion in den Oberarm, den vorderen Oberschenkel oder in den Bauch. Für **Kinder** über 6 Jahre, bei denen noch sehr begrenzte Erfahrungen vorliegen, gibt es vom Hersteller eine genaue Tabelle (2-mal 2 mg/kg bis max. 90 mg/kg). Bei Kindern unter 6 Jahren liegen noch keine Erfahrungen vor.

Handelsformen: Durchstechflaschen mit 108 mg Enfuvirtide; 1 ml enthält die übliche Einzeldosis von 90 mg. Die Handhabung der Injektionsflaschen ist nicht einfach. Die Patienten müssen vom medizinischen Personal genau in den Gebrauch von Enfuvirtide eingewiesen werden. Die Substanz darf nur exakt nach den Vorschriften des Herstellers aufgelöst werden. Die mit 1,1 ml Wasser aufgelöste Durchstechflasche darf niemals geschüttelt oder umgedreht werden; dieses Vorgehen führt zu exzessivem Schäumen und Wirkungsverlust. Es kann 45 min dauern, bis das Pulver gelöst ist! Die Lösung darf keine Partikel enthalten.

Beurteilung: Neuartiges, sehr teures, kompliziertes und schwer praktikables antiretrovirales Mittel für die parenterale Salvage-Behandlung bei HIV-Patienten mit versagenden anderen Kombinationen. Die Behandlung setzt eine gute Compliance der Patienten voraus, ist aber auch überall dort interessant, wo die zu applizierende orale Kombinationstherapie an ihre Grenzen stößt (20 und mehr Tabletten).

Literatur

Chen RY, Kilby JM, Saag MS. Enfuvirtide. Expert Opin Investig Drugs 2002; 11: 1837–43.

Clotet B, Lazzarin A, Cooper D, et al. Enfuvirtide (T-20) in combination with an optimized background (OB) regimen vs. OB alone in patients with prior experience resistance to each of the three classes of approved antiretrovirals in Europe and Australia. XIV International AIDS Conference; 2002; Barcelona: Abstr. LbOr19 A.

Henry K, Lalezari J, O'Hearn M, et al. Enfuvirtide (T-20) in combination with an optimized background (OB) regimen vs. OB alone in patients with prior experience resistance to each of the three classes of approved antiretrovirals in North America and Brazil. XIV International AIDS Conference; 2002; Barcelona: Abstr. LbOr19B.

Kilby JM, Hopkins S, Venetta TM, et al. Potent suppression of HIV-1 replication in humans by T-20, a peptide inhibitor of gp41-mediated virus entry. Nat Med 1998; 4: 1302–7.

Kilby JM, Lalezari JP, Eron JJ, et al. The safety, plasma pharmacokinetics, and antiviral activity of subcutaneous enfuvirtide (T-20), a peptide inhibitor of gp41-mediated virus fusion, in HIV-infected adults. AIDS Res Hum Retroviruses 2002; 18: 685–93.

Kilby JM, Eron JJ. Novel therapies based on mechanisms of HIV-1 cell entry. N Engl J Med 2003; 348: 2228–38.

Lalezari JP, Henry K, O'Hearn M, et al. Enfuvirtide, an HIV-1 fusion inhibitor, for drug-resistant HIV infection in North and South America. N Engl J Med 2003; 348: 2175–85.

Lazzarin A, Clotet B, Cooper D, et al. Efficacy of enfuvirtide in patients infected with drug-resistant HIV-1 in Europe and Australia. N Engl J Med 2003; 348: 2186–95.

Zollner B, Feucht HH, Schroter M, et al. Primary genotypic resistance of HIV-1 to the fusion inhibitor T-20 in long-term infected patients. AIDS 2001; 15: 935–6.

2.2 Hepatitis-Therapie

Entecavir

Entecavir ist ein neues Nukleosid-Analogon (BMS-200, 475; Guanin-Analogon), das eine starke selektive Aktivität gegen humane Hepatitis-B-Viren hat. Entecavir ist besser verträglich als die Vorgängersubstanz Lobucavir. Entecavir wurde zuerst als Mittel gegen Viren der Herpesgruppe entwickelt, wo es freilich enttäuschte. Nach einer Weile wurde die sehr hohe Aktivität gegen Hepatitis-B-Viren entdeckt. Studien wurden mit einer sehr niedrigen Dosierung von 0,1 und 0,5 mg/Tag erfolgreich abgeschlossen. Es kam zu einer klinischen Besserung sowie zu einer Reduktion der Virämie. In allen bisher vergleichenden Untersuchungen zeigte sich eine deutlich höhere Wirksamkeit als für Lamivudin. Die optimale Dosis scheint 1 mg/Tag zu sein. Die Nebenwirkungen waren auch bei dieser Dosis minimal. Entecavir ist offenbar ein viel versprechendes neues Therapeutikum gegen Hepatitis B, das derzeit in Phase-III-Studien überprüft wird.

Literatur

Honkoop P, De Man RA. Entecavir: a potent new antiviral drug for hepatitis B. Expert Opin Investig Drugs 2003; 12: 683–8.

Lai CL, Rosmawati M, Lao J, et al. Entecavir is superior to lamivudine in reducing hepatitis B virus DNA in patients with chronic hepatitis B infection. Gastroenterology 2002; 123: 1831–8.

Levine S, Hernandez D, Yamanaka G, et al. Efficacies of entecavir against lamivudine-resistant hepatitis B virus replication and recombi-

Antiinfektiva

nant polymerases in vitro. Antimicrob Ag Chemother 2002; 46: 2525–32.
de Man RA, Wolters LM, Nevens F, et al. Safety and efficacy of oral entecavir given for 28 days

in patients with chronic hepatitis B virus infection. Hepatology 2001; 34: 578–82.

Ribavirin

Handelsnamen: Virazole, Rebetol, Copegus.

Eigenschaften: Schon lang bekanntes Nukleosid-Analogon. Ribavirin hat ein relativ breites Wirkungsspektrum und hemmt in Gewebekulturen sowohl DNS- als auch RNS-Viren, hat aber keine Aktivität gegen HI-Viren. Von klinischem Interesse ist seine Aktivität gegen Hepatitis-C-Virus, Pockenvirus, RS-(Respiratory-Syncytial-)Virus und Arenavirus (Erreger des Lassafiebers).

Wirkungsweise: Ribavirin wird nach Aufnahme in die Körperzellen phosphoryliert und hemmt dann ein virales Enzym (Inosin-Monophosphat-Dehydrogenase), das zur Synthese des Guanosin-Triphosphates benötigt wird. Dadurch kommt es zur Verarmung des intrazellulären Nukleotid-Pools. Das phosphorylierte Ribavirin kann außerdem verhindern, dass bei der Virusvermehrung am Ende der Transkription ein modifiziertes Guanosin-Molekül an die neugebildete virale mRNS angehängt wird. Die Hemmung der Verkappung viraler mRNS beeinträchtigt die Bildung viraler Proteine und wirkt auf diese Weise virustatisch. Die Verkappung menschlicher mRNS dagegen wird nur wenig beeinflusst.

Pharmakokinetik:
▶ Halbwertszeit im Blut 9 h, in Erythrozyten 40 Tage. Bei Inhalation wird es geringfügig resorbiert.
▶ Ausscheidung des resorbierten Anteils überwiegend durch die Nieren (unverändert und als Metabolit).

Nebenwirkungen: Am wichtigsten ist eine mit längerer Therapiedauer zunehmende hämolytische Anämie, die eine Therapie limitieren kann. Auch Neutropenie und Thrombopenie sind möglich. Es gibt nicht selten vieldeutige Effekte von Seiten des ZNS (Kopfschmerzen, Anorexie, Depression, Konfusion, Suizid). Transaminasenanstieg und Veränderung der Gerinnungswerte sind möglich. Es können Gichtanfälle provoziert werden. Dabei ist zu berücksichtigen, dass üblicherweise Ribavirin zusammen mit Interferon-alpha gegeben wird, das auch ähnliche Effekte hervorrufen kann. Bei kurz dauernder systemischer Gabe bei Arenaviren wird Ribavirin relativ gut vertragen.
Ribavirin wirkt im Tierversuch teratogen, karzinogen und kann Mutationen hervorrufen. Auch Hodenatrophie ist tierexperimentell nachgewiesen worden. Frauen müssen sicher vor einer Schwangerschaft geschützt werden und dürfen auch bis 6 Monate nach Therapieende nicht schwanger werden. Zeitweilig wurde Ribavirin bei pädiatrischen Patienten mit RS-Virus-Infektionen inhaliert, allerdings mit wenig Erfolg.

Interaktionen: Es sind unterschiedliche Interaktionen möglich. So interferiert Ribavirin mit der Phosphorylierung von Zidovudin und Stavudin: Es muss damit gerechnet werden, dass die Wirkung dieser HIV-Therapeutika beeinträchtigt wird. Die Wirkung von Didano-

Antiinfektiva

sin wird jedoch durch Ribavirin verstärkt, sodass diese Kombination vermieden werden sollte.

Indikationen: Die zunehmend wichtige Indikation ist Hepatitis C (stets in Kombination mit Interferon-alpha). Das klinische Ansprechen hängt vom Genotyp des Virus ab. Die Therapie einer Hepatitis C bei HIV-Infektion ist schwierig, da sich die Nebenwirkungen gegenseitig verstärken können. Hämorrhagisches Fieber (Lassa, Krim-Kongo u. a.).

Kontraindikationen: Ribavirin ist kontraindiziert bei schwerer Herzerkrankung, Niereninsuffizienz, dekompensierter Leberzirrhose, Hämoglobinopathien. Kein Einsatz während der Schwangerschaft. Wegen des teratogenen Potenzials ist eine zuverlässige Empfängnisverhütung erforderlich. Kein Einsatz bei RS-Virusinfektionen von Erwachsenen (besonders Frauen im gebärfähigen Alter).
Bei Hämoglobin-Werten < 10 g/dl oder einem Hämoglobin-Abfall von mehr als 2 g/dl: Dosis auf 600 bis 800 mg/d reduzieren; eventuell zusätzlich Erythropoetin-Gabe.
Bei Hämoglobin-Werten < 8,5 g/dl Ribavirin absetzen.
Gleichzeitige Therapie mit anderen myelosuppressiven Medikamenten nach Möglichkeit vermeiden.
Schwangere Frauen (**Cave** Ärztinnen, Krankenschwestern) sollten den Kontakt mit Patienten meiden, die Ribavirin inhalieren.
Eine i.v. Anwendung ist gerechtfertigt bei gesicherten Infektionen durch Arenaviren (Lassa, Junin, Machupo, lymphozytäre Choriomeningitis). Die i.v. Gabe beim Hantavirus-Lungensyndrom wird zzt. geprüft.

Dosierung: Tägliche Gesamtdosis: 800 mg oral bei einem Körpergewicht < 65 kg, 1000 mg bei 65–85 kg, 1200 mg bei > 85 kg. Die Kapseln werden auf 2 Tagesgaben verteilt und mit Nahrung eingenommen. Die Dauer der Therapie ist abhängig von Genotyp und Therapieerfolg.
Bei Lassafieber und anderen Arenavirusinfektionen ist eine i.v. Applikation von Ribavirin erforderlich; dabei gibt man 4-mal tgl. 1 g für 4 Tage, anschließend 3-mal tgl. 0,5 g für 6 Tage. Bei Hepatitis C oral tgl. 1,2 g zusammen mit Interferon-alpha bzw. Peg-Interferon für die Dauer von 6–12 Monaten. Ribavirin hat keinen Effekt bei HIV-Infektionen sowie bei SARS. Die heute wieder weitgehend verlassene Inhalationsbehandlung bei RS-Virus-Infektion setzte eine genaue Technik voraus. Wichtig ist ein früher Therapiebeginn der Inhalation (möglichst in den 3 ersten Krankheitstagen).

Beurteilung: Antivirales Nukleosid mit relativ breitem Wirkungsspektrum. Systemische Gabe bei Hepatitis-C- und Arena-Virusinfektionen (s. S. 689).

Antiinfektiva (margin)

Literatur

American Academy of Pediatrics. Committee on Infectious Diseases. Use of ribavirin in the treatment of respiratory syncytial virus infection. Pediatrics 1993; 92: 501–5.

Baker DE. Pegylated interferon plus ribavirin for the treatment of chronic hepatitis C. Rev Gastroenterol Disord 2003; 3: 93–109.

Bernier R, Tremblay M, Tsoukas C, Bergeron MG. Drug sensitivity of HIV type 1 isolates after ribavirin therapy. J Infect Dis 1997; 175: 176–8.

Chang CH, Chen KY, Lai MY, et al. Meta-analysis: ribavirin-induced haemolytic anaemia in patients with chronic hepatitis C. Aliment Pharmacol Ther 2002; 16: 1623–32.

Englund JA, Piedra PA, Jefferson LS, et al. High-dose, short-duration ribavirin aerosol therapy in children with suspected respiratory syncytial virus infection. J Pediatr 1990; 117: 313–20.

Foster GR. Pegylated interferon with ribavirin therapy for chronic infection with the hepatitis C virus. Expert Opin Pharmacother 2003; 4: 685–91.

Hong Z, Cameron CE. Pleiotropic mechanisms of ribavirin antiviral activities. Prog Drug Res 2002; 59: 41–69.

Huggins JW, Hsiang CM, Cosgriff TM, et al. Prospective, double blind, concurrent, placebo controlled trial of intravenous ribavirin therapy of hemorrhagic fever with renal syndrome. Journal of Infectious Diseases 1991; 164: 1119–27.

Japour AJ, Lertora JJ, Meehan PM, et al. A phase-I study of the safety, pharmacokinetics, and antiviral activity of combination didanosine and ribavirin in patients with HIV-1 disease. J Acquir Immune Defic Syndr Hum Retrovirol 1996; 13: 235–46.

Jessner W, Der-Petrossian M, Christiansen L, et al. Porphyria cutanea tarda during interferon/ribavirin therapy for chronic hepatitis C. Hepatology 2002; 36: 1301–2.

Keating GM, Curran MP. Peginterferon-alpha-2a (40kD) plus ribavirin: a review of its use in the management of chronic hepatitis C. Drugs 2003; 63: 701–30.

Lafeuillade A, Hittinger G, Chadapaud S. Increased mitochondrial toxicity with ribavirin in HIV/HCV coinfection. Lancet 2001; 357: 280–1.

Landau A, Batisse D, Piketty C, et al. Long-term efficacy of combination therapy with interferon-alpha 2b and ribavirin for severe chronic hepatitis C in HIV-infected patients. AIDS 2001; 15: 2149–55.

McCormick JB, King IJ, Webb PA, et al. Lassa fever. Effective therapy with ribavirin. New Engl J Med 1986; 314: 20.

Nasti G, Di Gennaro G, Tavio M, et al. Chronic hepatitis C in HIV infection: feasibility and sustained efficacy of therapy with interferon alfa-2b and ribavirin. AIDS 2001; 15: 1783–7.

Paroni R, del Puppo M, Borghi C, Sirtori CR, Galli-Kienle M. Pharmacokinetics of ribavirin and urinary excretion of the major metabolite 1,2,4-triazole-3-carboxamide in normal volunteers. Int J Clin Pharmacol Ther Toxicol 1989; 27: 302.

Puoti M, Zanini B, Bruno R, et al. Clinical experiences with interferon as monotherapy or in combination with ribavirin in patients co-infected with HIV and HCV. HIV Clin Trials 2002; 3: 324–32.

Rockstroh JK, Mudar M, Lichterfeld M, et al. Pilot study of interferon alpha high-dose induction therapy in combination with ribavirin for chronic hepatitis C in HIV-co-infected patients. AIDS 2002; 16: 2083–5.

Sauleda S, Juarez A, Esteban JI, et al. Interferon and ribavirin combination therapy for chronic hepatitis C in HIV-infected patients with congenital coagulation disorders. Hepatology 2001; 34: 1035–40.

Wirth S, Lang T, Gehring S, et al. Recombinant alfa-interferon plus ribavirin therapy in children and adolescents with chronic hepatitis C. Hepatology 2002; 36: 1280–4.

Zeuzem S. Interferon-alpha und Ribavirin: Fortschritte in der Therapie der chronischen Hepatitis C. Dtsch Med Wochenschr 1999; 124: 636–42.

Interferon-alpha

Handelsnamen: Roferon-A (Interferon-alpha$_{2a}$), Intron A (Interferon-alpha$_{2b}$). Pegasys (Peg-Interferon-alpha$_{2a}$), Peg-Intron (Peg-Interferon-alpha$_{2b}$).

Eigenschaften: Interferone sind natürlich vorkommende, von vielen Körperzellen gebildete, artspezifische Zytokine mit komplexen Wirkungen auf die Immunität und Zellfunktion. Das von infizierten Körperzellen gebildete Interferon schützt die Nachbarzellen und auf humoralem Weg auch weiter entfernte Zellen vor der fortschreitenden Virusinfektion. Interferone haben ein breites antivirales Wirkungsspektrum. Interferon-alpha wirkt nicht direkt antiviral, sondern führt zur Ausbildung von Effektorproteinen in Virus-exponierten Zellen, wodurch die Abwehrleistung der Zellen gestärkt wird. Der erste Schritt ist die Interferonbindung an Rezeptoren an der Zelloberfläche. Nach ein paar Stunden werden über zwei Dutzend Zellproteine gebildet, von denen einige bestimmte Virusarten spezifisch hemmen (Hemmung der Viruspenetration, der Entfernung der Eiweißhülle, der Synthese oder Methylierung der Messenger-RNS sowie der Virusansammlung und Freisetzung). Von klinischem Nutzen bei Infektionen ist die Anwendung von Interferon-alpha (gentechnisch hergestellt) bei chronischer Hepatitis C, in geringerem Umfang auch bei Hepatitis B, bei Condylomata accuminata (intraläsional 1-mal 0,25 Mill. IE/Woche) sowie bei onkologischen Indikationen. Interferon-beta und -gamma haben bislang keine Bedeutung bei Infektionen.

Pharmakokinetik: Parenteral zugeführtes Interferon ist nur wenige Stunden im Blut nachweisbar (Halbwertszeit 2–4 h), jedoch hält die antivirale Aktivität in den Geweben bis zu 24 h an. Die Serumspitzenspiegel von Interferon-alpha werden 8–10 h nach s.c. Injektion erreicht. Die Penetration in den Liquor ist gering. Durch Pegylierung (Verbindung mit großen Polyethylenglycol-Molekülen) werden Präparate mit einer um den Faktor 100 längeren Eliminationsdauer gewonnen, die die Therapie überhaupt erst praktikabel gemacht haben.

Nebenwirkungen: Fieberreaktionen, Schüttelfrost und grippeähnliche Symptome sind sehr häufig (> 90 %). Nicht selten kommen Übelkeit, Erbrechen, Durchfälle vor, auch Kopf- und Muskelschmerzen. Selten sind Magen-Darm-Blutungen, Wiederauftreten eines Magengeschwürs, Ödeme, Blutdruckabfall, Hyper- oder Hypothyreose, Thyreoiditis, hämolytische Anämie, systemischer Lupus erythematodes, rheumatoide Arthritis, vorübergehende Impotenz. Passagere Blutbildveränderungen (Neutropenie, Thrombozytopenie, Retikulozyten- und Hb-Abfall), auch Verlängerung der partiellen Thromboplastinzeit und Anstieg der Leberenzyme im Serum sind möglich und erfordern regelmäßige Kontrollen. Bei höheren Dosen von Interferon-alpha (in der klassischen Form) sind neurotoxische Reaktionen beobachtet worden (Persönlichkeitsveränderung, Verwirrtheit, paranoide Störungen). Sämtliche Nebenwirkungen sind bei der pegylierten Form wesentlich seltener und weniger ausgeprägt.

Interaktionen: Neurotoxische, hämatotoxische und kardiotoxische Nebenwirkungen von zuvor oder gleichzeitig gegebenen Arzneimitteln können durch Interferon verstärkt werden. Interferon-alpha verringert die Theophyllin-Clearance.

Indikationen:
▶ Therapie der zuvor unbehandelten chronischen Hepatitis C bei Erwachsenen. Aus Gründen der Praktikabilität und Nebenwirkungen sollten nur noch die pegylierten Interferone verwendet werden.
▶ Die Patienten dürfen keine Leberdekompensation aufweisen, und die chronische Hepatitis C muss durch Serummarker (erhöhte Transaminasen, anti-HCV-Antikörper, HCV-RNS) gesichert sein. In der Regel sollte die Diagnose histologisch bestätigt sein.
▶ Die beste Art, Peg-Interferon bei dieser Indikation anzuwenden, ist in Kombination mit Ribavirin.
▶ Eine Monotherapie ist hauptsächlich bei einer Intoleranz oder Kontraindikationen gegen Ribavirin indiziert.
▶ Patienten, die mit HC-Viren der Genotypen 2/3 infiziert sind, sollten ungeachtet der Viruslast 24 Wochen behandelt werden.

Antiinfektiva

Sonstige Indikationen: Interferon-alpha wird auch intraläsional in Papillome injiziert. Interferon-alpha ist auch anwendbar bei onkologischen Indikationen, z. B. Therapie des Kaposi-Sarkoms. Interferon-beta wird in großem Unfang mit Erfolg bei der Therapie der multiplen Sklerose verwandt, was als immunmodulatorischer Effekt interpretiert wird. Der Effekt von Interferonen bei HIV ist schwach.

Kontraindikationen: Gravidität, Herzkrankheiten (auch in der Anamnese), ZNS-Krankheiten (auch Epilepsie), schwere Leberfunktionsstörungen (dekompensierte Leberzirrhose), Niereninsuffizienz, schwere Knochenmarkschäden, Schilddrüsenfunktionsstörungen, außerdem Überempfindlichkeit gegen humane Proteine. Kinder und Jugendliche bis 18 Jahre sowie Patienten, bei denen eine allogene Knochenmarktransplantation vorgesehen ist, sollen kein Interferon erhalten. Bei gleichzeitiger immunsuppressiver Therapie (z. B. bei Transplantatempfängern) muss die immunstimulierende Wirkung von Interferon-alpha bedacht werden.

Applikation und Dosierung:

▸ Peg-Intron: 1,5 µg/kg Körpergewicht 1-mal pro Woche.
▸ Pegasys: 180 µg 1-mal pro Woche subkutan.
▸ Standard-Interferone: 6 Millionen Einheiten 3-mal pro Woche. Die Dosierung muss bei Unverträglichkeit ggf. gesenkt werden.
▸ Im Allgemeinen sind Patienten, die mit HC-Viren vom Genotyp 4, 5 oder 6 infiziert sind, schwer zu behandeln.
▸ Die empfohlene Dauer der Peg-Interferon-Monotherapie beträgt unabhängig vom Genotyp des Virus 48 Wochen. Prognostische Beurteilung des virologischen Ansprechens nach 12 Wochen.
▸ Bei Patienten mit HC-Viren vom Genotyp 1, die nicht innerhalb von 12 Wochen auf die Behandlung mit Pegasys allein oder in Kombination mit Ribavirin ansprechen (kein Abfall der HCV-RNS auf weniger als 50 I.E./ml [entsprechend 100 Kopien/ml] oder um mindestens den Faktor 100 [2 $\log_{10}$] vom Ausgangswert) sollte der Abbruch der Therapie erwogen werden.
▸ Hepatitis B: Bei chronisch-aggressiver Hepatitis B erwachsener Patienten können durch Interferon-alpha die HBV-DNS und das Hbe-Antigen rasch abnehmen; es kommt zur Bildung von Hbe-Antikörpern und zu einer anhaltenden Besserung der biochemischen und histologischen Veränderungen. Um einen Rückfall zu verhüten, ist es notwendig, die Therapie über 4–6 Monate mit 3-mal wöchentlich 2,5–5 Mill. E/m² Körperoberfläche Interferon-alpha subkutan durchzuführen. Die Erfolgsrate beträgt 30–40%. Insgesamt spielt Interferon-alpha nur noch eine geringe Rolle in der Therapie der Hepatitis B.
▸ Blutbild zunächst alle zwei Wochen kontrollieren, später monatlich mit Standardlaboruntersuchungen. TSH alle drei Monate.
▸ Interferone müssen im Kühlschrank gelagert werden.

Beurteilung: In letzter Zeit durch Pegylierung erheblich verbessertes Zytokin mit beträchtlichen Nebenwirkungen und mäßiger Effizienz bei chronischer Hepatitis C, bevorzugt in Kombination mit Ribavirin. Weniger gut wirksam bei Hepatitis B. In Zukunft dürften weit überwiegend nur noch die pegylierten Depotpräparate verwendet werden.

Antiinfektiva

Literatur

Alberti A, Chemello L, Bonetti P, et al. Treatment with interferon(s) of community-acquired chronic hepatitis and cirrhosis type C. J Hepatology 1993; 17 (Suppl 3): S123–6.

Barbera C, Bortolotti F, Crivellaro C, et al. Recombinant Interferon-α_{2a} hastens the rate of HBeAg clearance in children with chronic hepatitis B. Hepatology 1994; 19: 287–90.

Bellobuono A, Mondazzi L, Tempini S, et al. Efficacy of different regimens of alpha interferon in chronic hepatitis C and relationship between response and HCV genotype. J Hepatol 1994; 21 (Suppl): 35.

Carreno V, Castillo I, Molina J, Porres JC, Bartolome J. Long-term follow-up of hepatitis B chronic carriers who responded to interferon therapy. J Hepatol 1992; 15: 102–6.

Chemello L, Cavalletto L, Bernardinello E, et al. The effect of interferon alfa and ribavirin combination therapy in naive patients with chronic hepatitis C. Journal of Hepatology 1995; 23 (Suppl 2): 8–12.

Di Martino V, Thevenot T, Boyer N, et al. HIV coinfection does not compromise liver histological response to interferon therapy in patients with chronic hepatitis C. AIDS 2002; 16: 441–5.

Janssen HLA, Berk L, Heijtink RA, et al. Interferon-α and zidovudine combination therapy for chronic hepatitis B: results of a randomized, placebo-controlled trial. Hepatology 1993; 17: 383.

Korenman J, Baker B, Waggoner J, Everhart JE, Di Bisceglie AM, Hoofnagle JH. Long-term remission of chronic hepatitis B after alpha-interferon therapy. Ann Intern Med 1991; 114: 629–34.

Landau A, Batisse D, Piketty C, et al. Long-term efficacy of combination therapy with interferon-alpha2b and ribavirin for severe chronic hepatitis C in HIV-infected patients. AIDS 2001; 15: 2149–55.

Monini P, Sirianni MC, Franco M, et al. Clearance of human herpesvirus 8 from blood and regression of leukopenia-associated aggressive classic Kaposi's sarcoma during interferon-alpha therapy: a case report. Clin Infect Dis 2001; 33: 1782–5.

Nasti G, Di Gennaro G, Tavio M, et al. Chronic hepatitis C in HIV infection: feasibility and sustained efficacy of therapy with interferon alfa-2b and ribavirin. AIDS 2001; 15: 1783–7.

Perrillo RP. A randomized, controlled trial of interferon alpha-2b alone and after prednisone withdrawal for the treatment of chronic hepatitis B. N Engl J Med 1990; 323: 295.

Shindo M, Di Bisceglie AM, Hoofnagle JH. Long-term follow-up of patients with chronic hepatitis C treated with α-interferon. Hepatology 1992; 15: 1013.

Thomas HC, Lok ASF, Carreño V, et al. Comparative study of three doses of interferon-α_{2a} in chronic active hepatitis B. J Viral Hepat 1994; 1: 139–48.

Viladomiu L, Genesca J, Esteban JI, et al. Interferon-α in acute posttransfusion hepatitis C: a randomized controlled trial. Hepatology 1992; 25: 767.

Wölfel T, Schirmacher P, Schlaak J, et al. Sustained elimination of hepatitis B virus from serum induced in a patient with chronic hepatitis B and advanced human immunodeficiency virus infection. Clin Invest Med 1994; 72: 1030–6.

2.3   Non-HIV-Virustatika

2.3.1 Herpes-Therapie

Es gibt eine Gruppe von nahe verwandten Nukleosid-Antagonisten, die alle gegen Viren der Herpesgruppe wirken.

Aciclovir/Valaciclovir

Handelsnamen:
▶ Aciclovir: Zovirax u. a.
▶ Valaciclovir: Valtrex und Zelitrex.

Eigenschaften: Nukleosid-Analogon (Guanin-Derivat mit einer azyklischen Seitenkette). Wirksam nur gegen Herpes-simplex-Virus und Varicella-Zoster-Virus. Die Aktivität gegen HSV ist in vitro und in vivo erheblich stärker als gegen VZV. **Aciclovir** ist nur schwach wirksam gegen Zytomegalie- und Epstein-Barr-Viren. Die ungenügende Wirksamkeit gegen Zytomegalie- und Epstein-Barr-Viren wird u. a. mit dem Fehlen einer viralen Thymidinkinase bei diesen Virusarten erklärt. Strukturformel s. Abb. 2.3-1.
Valaciclovir ist ein Resorptionsester (L-Valylester) von Aciclovir, der in der Darmwand und in der Leber rasch und fast vollständig zu L-Valin und Aciclovir gespalten wird.

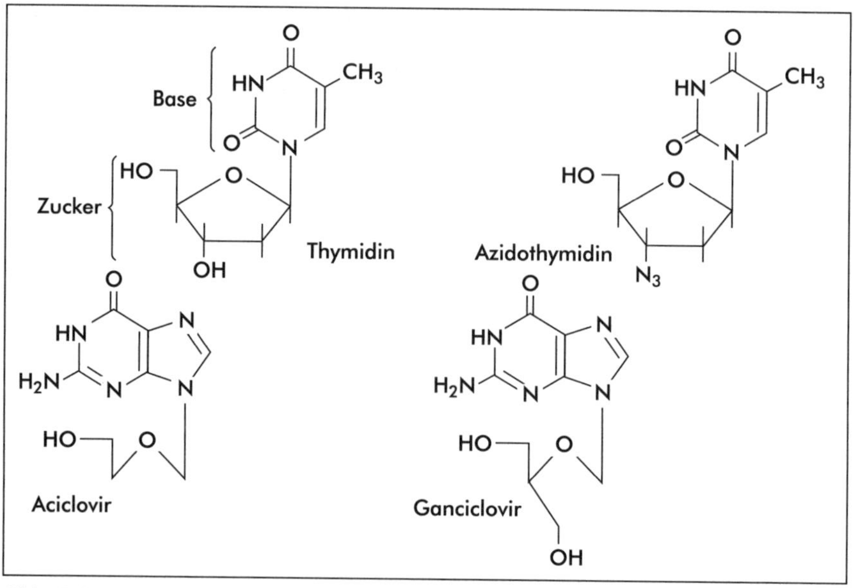

Abb. 2.3-1   Strukturformeln des natürlichen Nukleosids Thymidin und des Thymidin-Derivats Azidothymidin und der Guanin-Derivate Aciclovir und Ganciclovir.

Wirkungsweise: Aciclovir wird nach Aufnahme in die infizierte Zelle durch eine virale Thymidinkinase in Acycloguanosin-Monophosphat umgewandelt. Aus dem Monophosphat entsteht durch zelleigene Kinasen das Triphosphat. Dieses Triphosphat ist die eigentliche Wirksubstanz. Die virale DNS-Polymerase, welche die Synthese der viralen DNS katalysiert, lagert das Medikament an, als wäre es ein normales Nukleosid-Triphosphat (der natürliche DNS-Baustein), und hängt es an das Ende einer wachsenden DNS-Kette. Eine der Phosphat-Gruppen am Aciclovir geht eine Bindung mit der 3'-Hydroxyl-Gruppe (OH) am letzten Zucker-Ring der DNS-Kette ein, während die beiden anderen Phosphat-Reste abgespalten werden. Im Gegensatz zu einem normalen Nukleosid besitzt Aciclovir keinen Zucker-Ring und keine 3'-Hydroxyl-Gruppe. Damit kann kein weiteres Nukleotid mehr an die Kette angefügt werden. So wirkt Aciclovir als »Chain-Terminator«. Außerdem bleibt die virale DNS-Polymerase, die normalerweise den Zusammenbau weiterer Ketten katalysieren würde, fest in dem Komplex mit der DNS und dem Medikament gebunden und wird auf diese Weise inaktiviert.

Aciclovir hat keine Wirkung bei latenten Infektionen (wenn die Herpesviren sich nicht vermehren) und reduziert nicht die Rezidivhäufigkeit.

Auf nicht infizierte Körperzellen wirkt Aciclovir deshalb so wenig toxisch, weil es in geringerer Menge in die Zellen aufgenommen und dort nur ein kleiner Teil in die aktive Form umgewandelt wird; außerdem ist die menschliche DNS-Polymerase gegen Aciclovir weniger empfindlich als die virale DNS-Polymerase.

Resistenz: Primär resistente Herpes-simplex- und Varicella-Zoster-Isolate sind relativ selten. Bei AIDS-Patienten und Transplantatempfängern kommen resistente Stämme zunehmend häufiger vor und werden auch bei Patienten während der Behandlung gefunden. Die Resistenz beruht entweder auf einem Fehlen der viralen Thymidinkinase oder auf Veränderungen der viralen Thymidinkinase oder der viralen DNS-Polymerase. Aciclovir-resistente Herpes-simplex-Viren sind meist gegen Foscarnet (s. S. 333) empfindlich.

Pharmakokinetik:
▶ Aciclovir wird nach oraler Gabe nur zu 20 % resorbiert.
▶ Nach 0,2 g, 0,4 g und 0,8 g oral liegen die Serumspitzenspiegel bei 0,6, 1,2 bzw. 1,6 mg/l, nach 1-stündiger i.v. Infusion von 5 mg/kg und 10 mg/kg bei 10 mg/l bzw. 20 mg/l (Infusionsende). Durch die orale Gabe von Valaciclovir wird die Bioverfügbarkeit 3fach verbessert.
▶ Halbwertszeit 2,5 h (bei Anurie 5fach verlängert).
▶ Plasmaeiweißbindung 9–33 %.
▶ Die Liquorspiegel betragen 50 % der Serumspiegel. Gute Gewebediffusion (hohe Spiegel auch in Gehirn, Uterus, Vaginalschleimhaut, Sekreten).
▶ Bei Neugeborenen (0–3 Monate), die mit einer 1-stdg. Infusion von 10 mg/kg behandelt werden, liegen die maximalen Serumspiegel bei 14 mg/l, die Halbwertszeit beträgt im Durchschnitt 4 h.
▶ Ausscheidung überwiegend durch die Nieren (durch glomeruläre Filtration und tubuläre Sekretion), und zwar unverändert zu 15 % (nach oraler Gabe) und zu 75 % (nach i.v. Gabe), der Rest als Metabolit (9-Carboxymethoxymethyl-Guanin). Aciclovir wird durch Hämodialyse zu 60 %, durch Peritonealdialyse weniger entfernt.

Antiinfektiva

Nebenwirkungen: Aciclovir ist im Allgemeinen gut verträglich. Bei oraler Gabe kommt es in < 3 % zu Übelkeit und Erbrechen, selten zu Durchfall, Kopfschmerzen, Schwindel und Hautausschlag sowie Haarausfall. Bei i.v. Gabe sind Phlebitis (an der Infusionsstelle), vorübergehender Kreatininanstieg im Serum, Hautausschlag oder Urtikaria möglich. Zentralnervöse Wirkungen bei i.v. Gabe höherer Dosen kommen in etwa 1 % vor (Schläfrigkeit, Tremor, Verwirrtheit, Halluzinationen, Krämpfe). Eine vorübergehende Nierenfunktionsstörung (mit Kreatininerhöhung und evtl. Hämaturie) beruht auf einer Auskristallisation von Aciclovir in den renalen Tubuli, lässt sich aber durch langsame Infusion einer ausreichend verdünnten Lösung und reichliche Flüssigkeitszufuhr vermeiden. Auf keinen Fall darf Aciclovir rasch i.v. injiziert werden.

Die **Hautcreme**, welche zusätzlich Propylenglykol und Cetylstearylalkohol enthält, kann an den behandelten Hautstellen zu Brennen, Rötung, Eintrocknung und Abschuppung führen. Bei längerer Anwendung der **Augensalbe** können oberflächliche entzündliche Reaktionen des unteren Hornhautrandes und der angrenzenden Bindehaut auftreten.

Interaktionen: Bei gleichzeitiger Gabe von Azidothymidin kann Somnolenz auftreten, bei gleichzeitiger Gabe von Ciclosporin oder anderen nephrotoxischen Substanzen die Nephrotoxizität verstärkt werden. Probenecid verringert die renale Elimination von Aciclovir und verlängert dadurch die Halbwertszeit.

Indikationen:
Aciclovir i.v.
▶ Herpes-simplex-Enzephalitis (Therapiebeginn schon bei Verdacht).
▶ Zoster, Varizellen und Herpes simplex bei allen HIV-infizierten Personen.
▶ Herpes-simplex- und Varicella-Zoster-Infektionen bei immunsupprimierten Patienten (z. B. Leukämie, Lymphom, Organtransplantation).
▶ Schwere erstmalige Erkrankung an Herpes genitalis bei nicht immunsupprimierten Patienten.
▶ Herpes-simplex-Virusinfektionen des Neugeborenen.
▶ Prophylaxe von Varicella-Zoster-Infektionen bei angesteckten Patienten nach Organtransplantation (evtl. zusammen mit spezifischem Hyperimmunglobulin).
▶ Schwere erstmalige Varizelleninfektion (z. B. Varizellen-Pneumonie).
Aciclovir oral oder Valaciclovir
▶ Primärer Herpes genitalis oder Rezidiv (besser: Valaciclovir).
▶ Prophylaxe von Herpes-simplex-Infektionen nach Organtransplantation.
▶ Therapie persistierender Herpes-Erkrankungen bei AIDS.
▶ Eczema herpeticatum.
▶ Zoster bei nicht immunsupprimierten Patienten (zur Verkürzung der Krankheitsdauer).
Aciclovir-Augensalbe
▶ Herpes-simplex-Keratitis.
▶ Zoster der Hornhaut.
Aciclovir-Hautcreme
▶ Unterstützende Behandlung bei Herpes genitalis und Herpes labialis (unsichere Wirkung). Die alleinige Behandlung der Haut mit Aciclovir genügt bei onkologischen Patienten mit Zoster nicht. Die Erfahrungen bei idiopathischer Fazialislähmung sind nicht eindeutig. Aciclovir wirkt offenbar auch bei der Primärinfektion, der akuten Stomatitis aphthosa der Kinder.

Kontraindikationen: Ausreichende Erfahrungen in der Schwangerschaft liegen nicht vor (Anwendung nur bei vitaler Indikation). Die Hautcreme darf nicht am Auge, im Mund und in der Scheide angewandt werden.

Applikation und Dosierung:

Als **i.v. Infusion** (in 60 min) 10 mg/kg alle 8 h für 10 Tage (bei Herpes-Enzephalitis, bei Varicella-Zoster-Infektionen von immunsupprimierten Patienten sowie bei allen Neugeboreneninfektionen 14–21 Tage). Bei den übrigen Indikationen (s.o.) 5 mg/kg alle 8 h für 5 Tage.

Bei **eingeschränkter Nierenfunktion** Dosis reduzieren:

▸ 5 mg/kg alle 12 h (Kreatinin-Clearance 25–50 ml/min),
▸ 5 mg/kg alle 24 h (Kreatinin-Clearance 10–25 ml/min),
▸ 2,5 mg/kg alle 24 h (Kreatinin-Clearance <10 ml/min).

Als **Tabletten:** Bei Erwachsenen und Kindern ab 3. Lebensjahr 5-mal tgl. 0,2 g (bei immunsupprimierten Patienten 0,4 g) für 5–10 Tage, bei Kindern in den ersten 2 Lebensjahren 5-mal tgl. 0,1 g. Zur Prophylaxe bei häufig rezidivierendem Herpes genitalis können 2-mal tgl. 0,4 g ausreichen.

Zur **Vorbeugung** von schweren Herpes-simplex-Infektionen bei stark immunsupprimierten Erwachsenen mit erhöhtem Risiko werden 4-mal tgl. 0,4 g oral empfohlen (u. U. bis zu 12 Monate oder länger).

Bei Zoster von nichtimmunsupprimierten Patienten kann man 5-mal tgl. 0,8 g oral für 7 Tage geben. Bei Valaciclovir genügt 3-mal tgl. 1 g oral.

Kreatinin-Clearance <10 ml/min: normale orale Einzeldosis alle 12 h.

Handelsformen: Tabletten à 0,2 g, 0,4 g, 0,8 g, Ampullen à 0,25 g, 0,5 g, Suspension (40 mg/ml), Augensalbe, Hautcreme. Valaciclovir: Tabletten à 0,5 g.

Beurteilung: Bei i.v. Gabe zuverlässig wirkendes, gut verträgliches Virustatikum für schwere Herpes-simplex- und Varicella-Zoster-Infektionen. Zur oralen Therapie sind bei Zoster Valaciclovir und Famciclovir besser geeignet. Mit zunehmender Resistenz bei HSV-1 und -2 ist vor allem bei immunsuppprimierten Patienten zu rechnen.

Literatur

Amir J, Harel L, Smetana Z, et al.. Treatment of herpes simplex gingivostomatitis with aciclovir in children: a randomised double blind placebo controlled study. BMJ 1997; 314: 1800–3.

Andrews EB, Yankaskas BC, Cordero JF, et al. Acyclovir in pregnancy register: six years' experience. Obstetrics and Gynecology 1992; 79: 7–13.

Beutner KR. Valacyclovir: A review of its antiviral activity, pharmacokinetic properties, and clinical efficacy. Antiviral Res 1995; 28: 281–90.

Conant MA, Schacker TW, Murphy RL, et al. Valaciclovir versus aciclovir for herpes simplex virus infection in HIV-infected individuals: two randomized trials. Int J STD AIDS 2002; 13: 12–21.

Englund J, Fletcher CV, Balfour HH. Acyclovir therapy in neonates. J Pediatr 1991; 119: 129.

Gnann JW Jr, Whitley RJ. Clinical practice. Herpes zoster. N Engl J Med 2002; 347: 340–6.

Klammer M, Kuhn A, Ruzicka T, Stege H. Aciclovir-resistenter Herpes exulcerans et persistens Typ II. Hautarzt 2003; 54: 362–4.

McGill JI, White JE. Acyclovir and post-herpetic neuralgia and ocular involvement. BMJ 1994; 309: 1124.

Ormrod D, Goa K. Valaciclovir: a review of its use in the management of herpes zoster. Drugs 2000; 59: 1317–40.

Ormrod D, Scott LJ, Perry CM. Valaciclovir: a review of its long term utility in the management

Antiinfektiva

of genital herpes simplex virus and cytomegalovirus infections. Drugs 2000; 59: 839–63.

Reyes M, Shaik NS, Graber JM, et al. Acyclovir-resistant genital herpes among persons attending sexually transmitted disease and human immunodeficiency virus clinics. Arch Intern Med 2003; 163: 76–80.

Sipe J, Dunn L. Aciclovir for Bell's palsy (idiopathic facial paralysis). Cochrane Database Syst Rev 2001; pCD001869.

Soul-Lawton J, Seaber E, On N, et al. Absolute bioavailability and metabolic disposition of valaciclovir, the L-valyl ester of acyclovir, following oral administration in humans. Antimicrob Ag Chemother 1995; 39: 2759.

Spruance SL, Tyring SK, DeGregorio B, et al. A large-scale, placebo-controlled, dose-ranging trial of peroral valaciclovir for episodic treatment of recurrent herpes genitalis: Valaciclovir HSV Study Group. Arch Intern Med 1996; 156: 1729–35.

Wagstaff AJ, Faulds D, Goa KL. Acyclovir. A reappraisal of its antiviral activity, pharmacokinetic properties and therapeutic efficacy. Drugs 1994; 47: 153–205.

Wallace MR, Bowler WA, Murray NB. Treatment of adult varicella with oral acyclovir. A randomized, placebo-controlled trial. Ann Intern Med 1992; 117: 358.

Watts DH, Brown ZA, Money D, et al. A double-blind, randomized, placebo-controlled trial of acyclovir in late pregnancy for the reduction of herpes simplex virus shedding and cesarean delivery. Am J Obstet Gynecol 2003; 188: 836–43.

Weller S, Blum MR, Doucette M et al. Pharmacokinetics of the acyclovir prodrug, valacyclovir, after escalating single- and multiple-dose administration to normal volunteers. Clin Pharm Ther 1993; 54: 595–605.

Famciclovir

Handelsname: Famvir.

Eigenschaften: Famciclovir ist der Diazetylester von Penciclovir, das nach oraler Gabe in der Darmwand durch Desazetylierung und Oxidation entsteht. Famciclovir selbst (ein Prodrug) hat keine antivirale Aktivität. Penciclovir wird durch eine virale Thymidinkinase zum Monophosphat phosphoryliert und durch zelleigene Kinasen zum Triphosphat umgewandelt, das die DNS-Synthese von Herpes-simplex-Virus (HSV) Typ 1 und 2 sowie Varicella-Zoster-Virus (VZV) in infizierten Zellen hemmt. Dabei wirkt es als kompetitiver Inhibitor der viralen DNS-Polymerase. Penciclovir ist wie Aciclovir unwirksam auf Thymidinkinase-defiziente (Aciclovir-resistente) Stämme von HSV und VZV, kann aber auf Thymidinkinase-veränderte Stämme oder Polymerase-Mutanten wirken, gegen welche Aciclovir unwirksam ist, d.h., ein Teil der Aciclovir-resistenten Stämme von HSV ist Penciclovir-empfindlich (infolge teilweise verschiedener Resistenzmechanismen). Die Häufigkeit des Vorkommens Penciclovir-resistenter HSV-Stämme ist gering. Famciclovir hat auch eine Aktivität gegen Hepatitis-B-Virus.

Pharmakokinetik:
▶ Famciclovir wird nach oraler Gabe vollständig zu Penciclovir umgewandelt. Die biologische Verfügbarkeit von Penciclovir ist 70 % (also wesentlich besser als nach oraler Gabe von Aciclovir). Nach 0,25 und 0,5 g oral sind die mittleren Serumspitzenspiegel 1,9 bzw. 3,5 mg/l.
▶ Plasma-Halbwertszeit 2 h, Halbwertszeit in infizierten Zellen 7–20 h.
▶ Plasmaeiweißbindung < 20 %.
▶ Urin-Recovery von Penciclovir: 70 % (zum größten Teil unverändert). Etwa 30 % werden mit den Fäzes ausgeschieden. Bei Niereninsuffizienz verzögerte Harnausscheidung (Dosisreduktion erforderlich).

Nebenwirkungen: Gelegentlich Kopfschmerzen und Übelkeit.

Interaktionen: Die gleichzeitige Gabe von Theophyllin erhöht die Blutspiegel von Penciclovir durch Abnahme der renalen Clearance (ohne klinische Bedeutung). Famciclovir führt zu um 20 % höheren Serumspitzenspiegeln von gleichzeitig verabreichtem Digoxin.

Indikationen: Bei immunkompetenten Patienten Frühbehandlung des akuten Herpes zoster (Besserung der Symptome, Verkürzung der Schmerzdauer und der postherpetischen Neuralgie) und Frühbehandlung des Herpes genitalis. Ebenso gut wirksam wie orales Aciclovir, das höher dosiert werden muss. Es gibt erste erfolgreiche klinische Studien bei Patienten mit Hepatitis B.

Kontraindikationen: Disseminierter Herpes zoster (i.v. Gabe von Aciclovir erforderlich), Herpes zoster mit Augenbeteiligung, Herpes zoster mit Enzephalitis oder mit zusätzlichen Störungen motorischer Nerven. Gravidität und Kindesalter (mangels Erfahrungen).

Applikation und Dosierung: Bei Herpes zoster 3-mal tgl. 0,25 g für 1 Woche. Bei **Niereninsuffizienz** Dosierungsintervall verlängern: bei einer Kreatinin-Clearance von 40–60 ml/min gibt man 0,25 g alle 12 h, bei einer Kreatinin-Clearance von 20–39 ml/min alle 24 h. Bei primärem Herpes genitalis oral tgl. 0,75 g, bei Rezidiv tgl. 0,25 g.

Handelsformen: Tabletten à 0,125 g und 0,25 g.

Beurteilung: Wegen besserer Bioverfügbarkeit Vorteile bei Herpes zoster gegenüber oralem Aciclovir (niedrigere Dosierung möglich). Potenzielles Medikament gegen Hepatitis B.

Literatur

Candaele M, Candaele D. Famciclovir: Confirmed efficacy of 250 mg t.i.d. for the treatment of herpes zoster (HZ) infection. Antiviral Res 1994; 23 (Suppl): 98.

Cirelli R, Herne K, McCrary M, et al. Famciclovir: Review of clinical efficacy and safety. Antiviral Res 1996; 29: 141–51.

Daniels S, Schentag JJ. Drug interaction studies and safety of famciclovir in healthy volunteers: a review. Antiviral Chemistry and Chemotherapy 1993; 4 (Suppl I): 57–64.

Dekker CL, Prober CG. Pediatric uses of valacyclovir, penciclovir and famciclovir. Pediatr Infect Dis J 2001; 20: 1079–81.

Hong JJ, Elgart ML. Gastrointestinal complications of dermatomal herpes zoster successfully treated with famciclovir and lactulose. J Am Acad Dermatol 1998; 38: 279–80.

Manns MP, Neuhaus P, Atkinson GF, et al. Famciclovir treatment of hepatitis B infection following liver transplantation: a long-term, multi-centre study. Transpl Infect Dis 2001; 3: 16–23.

Pue MA, Benet LZ. Pharmacokinetics of famciclovir in man. Antiviral Chemistry and Chemotherapy 1993; 4 (Suppl I): 47–55.

Rayes N, Seehofer D, Hopf U, et al. Comparison of famciclovir and lamivudine in the long-term treatment of hepatitis B infection after liver transplantation. Transplantation 2001; 71: 96–101.

Sacks SL, Aoki FY, Diaz-Mitoma F, et al. Patient-initiated, twice-daily oral famciclovir for early recurrent genital herpes: A randomized, double-blind multicenter trial. Canadian Famciclovir Study Group. JAMA 1996; 276 (1): 44–9.

Schacker T, Hu HL, Koelle DM, et al. Famciclovir for the suppression of symptomatic and asymptomatic herpes simplex virus reactivation in HIV-infected persons. A double-blind, placebo-controlled trial. Ann Intern Med 1998; 128: 21–8.

Antiinfektiva

Shaw T, Locarnini SA. Preclinical aspects of lamivudine and famciclovir against hepatitis B virus. J Viral Hepat 1999; 6: 89–106.

Tyring S, Engst R, Corriveau C, et al. Famciclovir for ophthalmic zoster: a randomised aciclovir controlled study. Br J Ophthalmol 2001; 85: 576–81.

Tyring S, Barbarash RA, Nahlik JE, et al. Famciclovir for the treatment of acute herpes zoster.

Effects on acute disease and postherpetic neuralgia: A randomized, double-blind, placebo-controlled trial. Ann Intern Med 1995; 123: 89–96.

Yurdaydin C, Bozkaya H, Gurel S, et al. Famciclovir treatment of chronic delta hepatitis. J Hepatol 2002; 37: 266–71.

Brivudin

Handelsname: Helpin.

Eigenschaften: Brivudin (5-Bromvinyl-2'-Desoxyuridin) ist ein systemisch anwendbares Virustatikum (Nukleosid-Analogon) mit guter oraler Resorption und Verträglichkeit. Es wirkt in vitro gegen Varicella-Zoster-Virus (VZV) und gegen Herpes-simplex-Virus (HSV) vom Typ 1 erheblich stärker als Aciclovir, während es gegen HSV vom Typ 2 unwirksam ist (infolge Fehlens einer viralen Thymidinkinase). Epstein-Barr-Viren (EBV) hemmt Brivudin in vitro erst bei 10fach höheren Konzentrationen als VZV. Die Hemmung der Virusvermehrung beruht auf dem Einbau abgeänderter Nukleotidbasen infolge eines kompetitiven Antagonismus zu Thymidin und einer direkten Hemmung der viralen Thymidinkinase.

Wirkungsweise: Brivudin wird erst nach Penetration in eine VZV- oder HSV-1-infizierte Körperzelle aktiviert. Die Umwandlung des Brivudin zu Monophosphat bewirkt eine virale Thymidinkinase, die Umwandlung zum Diphosphat eine virale Thymidilatkinase. Die Umwandlung zum allein wirksamen Triphosphat erfolgt durch eine zelluläre Kinase des Menschen. Nach Aktivierung akzeptiert die virale DNS-Polymerase das Brivudin-Triphosphat als Substrat und baut es in die virale DNS ein, wodurch es zum Kettenabbruch kommt.

Resistenz: Aciclovir-resistente HSV- und VZV-Stämme (selten) sind auch Brivudin-resistent, aber Foscarnet-empfindlich, wenn die Resistenz auf dem Fehlen der viralen Thymidinkinase beruht.

Pharmakokinetik:

▶ Brivudin wird nach oraler Gabe fast vollständig resorbiert und in der Leber in starkem Maße zum inaktiven Hauptmetaboliten Bromvinyluracil (BVU) abgebaut (First-pass-Effekt). Bromvinyluracil interferiert mit Fluorouracil! Deshalb beträgt die biologische Verfügbarkeit von Brivudin nur 30 %. Man vermutet, dass aus dem antiviral inaktiven BVU Brivudin z.T. resynthetisiert wird. Nach einmaliger oraler Gabe von 125 mg Brivudin betragen die maximalen Serumspiegel 1,2 mg/l (nach 1 h).

▶ Halbwertszeit 12 h.

▶ Plasmaeiweißbindung 96–99 %.

▶ Ausscheidung zu 65 % durch die Nieren (unverändert und als Metaboliten), zu 20 % durch den Darm. Brivudin wird durch Hämodialyse und durch Peritonealdialyse teilweise entfernt.

Nebenwirkungen: Gelegentlich treten Übelkeit, Erbrechen, Durchfall, Bauchschmerzen, Kopfschmerzen, Schwindel und Müdigkeit auf. Vereinzelt sind Überempfindlichkeitsreaktionen der Haut beschrieben worden. Gelegentlich kommt es zu Proteinurie, Glukosurie, Erhöhung des Serumkreatinins, Anstieg der Transaminasen und alkalischen Phosphatase im Serum sowie zu reversiblen Blutbildveränderungen.

Interaktionen: Bei gleichzeitiger Gabe von Fluorouracil und fluorierten Pyrimidinen wie Tegafur erhöht sich die Gefahr von Nebenwirkungen dieser Substanzen (infolge Verlängerung der Halbwertszeit und erhöhter Blutspiegel). Wegen der starken Plasmaeiweißbindung von Brivudin besteht die Gefahr der Verdrängung aus der Eiweißbindung bei gleichzeitiger Gabe anderer Medikamente mit ebenfalls starker Eiweißbindung.

Indikationen:
▶ Zoster und Varizellen bei immunsupprimierten Patienten (besonders wegen der Gefahr der Disseminierung und des Fortschreitens). Bei nicht immunsupprimierten Patienten ist nur bei Frühbehandlung eine Verkürzung der Krankheitsdauer zu erwarten.
▶ Schwere mukokutane Erkrankungen durch Herpes-simplex-Virus Typ 1 (nicht jedoch Typ 2) bei immunsupprimierten Patienten. Allerdings ist eine sichere Unterscheidung zwischen HSV-1- und HSV-2-Erkrankungen nach dem klinischen Bild nicht möglich.

Kontraindikationen: Schwangerschaft. Stillzeit. Gleichzeitige Gabe von Fluorouracil, Tegafur und ähnlichen Antimetaboliten. Anwendungsbeschränkung bei Nierenfunktionsstörungen (hier liegen noch keine ausreichenden Erfahrungen vor).

Dosierung: Bei Erwachsenen oral 4-mal tgl. 0,125 g für 5–7 Tage, bei Kindern 3-mal tgl. 5 mg/kg. Tabletten unzerkaut mit reichlich Flüssigkeit einnehmen. Keine Langzeittherapie!

Handelsform: Tabletten à 0,125 g.

Beurteilung: Bei Zoster und Varizellen Alternative zu Aciclovir.

Literatur

Baba M, Shigeta S, De Clercq E. Serum and urine concentrations of oral bromovinyl desoxyuridine by a bioassay system based on varicella-zoster-virus from inhibition. J Med Virol 1987; 22: 17–23.

Benoit Y, Laureys G, Delbeke M-J, et al. Oral BVDU treatment of varicella and zoster in children with cancer. Eur J Pediatr 1985; 143: 198–202.

Heidl M, Scholz H, Dörffel W, et al. Antiviral therapy of varicella-zoster virus infection in immunocompromised children – a prospective randomized study of aciclovir versus brivudin. Infection 1991; 19: 401–5.

Wassilew SW, Wutzler P. Oral brivudin in comparison with acyclovir for improved therapy of herpes zoster in immunocompetent patients: results of a randomized, double-blind, multicentered study. Antiviral Res 2003; 59: 49–56.

Wutzler P, De Clercq E, Wutke K, et al. Oral brivudin vs intravenous aciclovir in the treatment of herpes zoster in immunocompromised patients: A randomized double-blind trial. J Med Virol 1995; 46: 252–7.

Antiinfektiva

Ganciclovir

Handelsname: Cymeven.

Eigenschaften: Ganciclovir ist ein azyklisches Nukleosid-Analogon von 2'-Desoxygua-nosin (s. Abb. 2.3-1, S. 320). Chemisch handelt es sich um Dihydroxy-Propoxymethyl-Gua-nin (DHPG). Ganciclovir hemmt in der phosphorylierten Form die Nukleinsäure-(DNS-)Synthese von Zytomegalie-Viren (CMV) in der infizierten Zelle. Die antivirale Aktivität von Ganciclovir gegen CMV ist im Vergleich zum nahe verwandten Aciclovir 8–20fach stärker, aber gegen Herpes-simplex- und Varicella-Zoster-Virus schwächer. Außerdem hat Ganciclovir eine Wirkung gegen Epstein-Barr-Virus. Die Ampulle enthält Ganciclovir-Na-trium als lyophilisiertes Pulver.

Wirkungsweise: Ganciclovir wird erst antiviral wirksam, wenn es in virusinfizierten Kör-perzellen durch körpereigene zelluläre Kinasen phosphoryliert (d. h. in das Triphosphat um-gewandelt) worden ist. Das gebildete Ganciclovir-Triphosphat, welches einem echten Nu-kleosid ähnelt, wird von der viralen DNS-Polymerase, welche die DNS-Synthese katalysiert, gebunden und nach Abspaltung von zwei Phosphat-Gruppen als Monophosphat an eine wachsende DNS-Kette angehängt. Da Ganciclovir aber keine 3'-Hydroxyl-Gruppe hat wie ein normales Nukleotid, fehlt ihm die Ankopplungsstelle für das nächste Nukleotid. Dadurch kann die DNS-Kette nicht weiter wachsen. Eine andere Wirkung des Ganciclovirs besteht darin, dass es sich als gefälschtes Nukleotid dauerhaft mit der viralen Polymerase verbindet, welche nun zur DNS-Synthese nicht mehr zur Verfügung steht. Die bessere CMV-Wirksamkeit von Ganciclovir wird auch damit erklärt, dass das phosphorylierte Gan-ciclovir in den virusinfizierten Zellen langsamer abgebaut wird und damit länger wirksam bleibt als Aciclovir. Ganciclovir und Foscarnet können bei Zytomegalie synergistisch wir-ken.

Resistenz: Primär resistente CMV-Stämme sind selten. Ganciclovir-resistente CMV wur-den während der Behandlung bei persistierender Virämie gefunden. Ganciclovir-resistente CMV können gegen Foscarnet und Cidofovir empfindlich sein. Es ist aber auch eine Kreuz-resistenz zwischen Ganciclovir und diesen Mitteln möglich.

Pharmakokinetik:
▶ Resorption bei oraler Gabe gering (zu 6–9 % bei Nüchterngabe), etwas besser mit einer fettreichen Mahlzeit. Nach 3-mal tgl. 1 g oral werden im Serum mittlere Spitzenspiegel von 1,1 mg/l gemessen. Die orale Form ist durch die Einführung von Valganciclovir obso-let. Nach einstündiger i.v. Infusion von 5 mg/kg betragen die mittleren Serumspiegel 10 mg/l (bei Infusionsende), 5 mg/l (1 h danach) und 1,5 mg/l (7 h danach).
▶ Halbwertszeit 3–4 h (bei eingeschränkter Nierenfunktion bis zu 28 h verlängert).
▶ Plasmaeiweißbindung 1–2 %.
▶ Liquorspiegel 20–70 % der Serumspiegel. Die Konzentrationen im Augenkammerwasser liegen bei 1 mg/l.
▶ Nach i.v. Gabe Ausscheidung zu > 90 % durch die Nieren (unverändert), nach oraler Gabe zu 5 %. Bei Hämodialyse werden etwa 50 % Ganciclovir entfernt.

Nebenwirkungen: Reversible Neutropenie (bei 50 % der Patienten), Thrombozytopenie (24 %), Anämie (4 %), Exantheme (7 %), Fieber (6 %), Übelkeit, Erbrechen und Durchfälle (4 %), Krämpfe und Denkstörungen (je 3 %), Kopfschmerzen und Psychosen (je 2 %). Auch nach oraler Gabe kommen Neutropenien vor (in etwa 15 %). Durchfälle sind häufiger. Bei i.v. Gabe können an der Infusionsstelle Phlebitis und Schmerzen auftreten. Im Serum können die Transaminasen, die alkalische Phosphatase und das Kreatinin vorübergehend ansteigen. Selten kommt es zu Amylase- und Lipaseerhöhung im Serum und Pankreatitis. Im Tierversuch ist Ganciclovir karzinogen, teratogen und hemmt die Spermatogenese (bei höheren Dosen kommt es zu Hodenatrophie). Bei weiblichen Tieren wird die Fertilität unterdrückt. Unter der Therapie zusammen mit Mycophenolatmofetil kann eine Pseudo-Pelger-Anomalie der Granulozyten auftreten.

Interaktionen: Bei Kombination mit zytotoxischen und nephrotoxischen Medikamenten kann die Hämatotoxizität von Ganciclovir verstärkt werden. Azidothymidin soll wegen ähnlicher Nebenwirkungen nicht gleichzeitig mit Ganciclovir gegeben werden. Ganciclovir erhöht die Plasmaspiegel von gleichzeitig verabreichtem Didanosin. Probenecid verlangsamt die renale Clearance von Ganciclovir. Hochdosierte Betalaktam-Antibiotika (z. B. Meropenem) können bei gleichzeitiger Gabe von Ganciclovir Krämpfe auslösen.

Indikationen: Zytomegalie-Retinitis und andere schwere CMV-Infektionen bei immunsupprimierten Patienten (z. B. AIDS, Zytostatikatherapie, Zustand nach Transplantation), außerdem Prävention einer Zytomegalie bei Transplantationspatienten mit erhöhtem CMV-Risiko. Die ätiologische Diagnose sollte vor Behandlungsbeginn gesichert sein. Zunehmend werden bei Hochrisikosituationen die Patienten auch prophylaktisch behandelt. Ein großer Teil der Patienten erleidet 2–14 Wochen nach Therapieende ein **Rezidiv**, weshalb bis zum Rückgang der Abwehrschwäche eine Erhaltungstherapie notwendig ist. Die meisten Patienten sprechen bei einem Rezidiv auf die erneute Behandlung mit Ganciclovir an. Nach neueren Untersuchungen scheint die Kombinationstherapie mit Ganciclovir und Foscarnet bei CMV-Retinitis länger wirksam zu sein und besser vertragen zu werden. Bei stark immunsupprimierten Patienten mit schwerer Kolitis oder Pneumonie kann Ganciclovir zusammen mit intravenösem CMV-Immunglobulin gegeben werden. Bei anderen CMV-Erkrankungen (auch angeborener Zytomegalie) ist die Wirkung von Ganciclovir unsicher. Das nur schwach wirksame orale Ganciclovir sollte nur zur Nachbehandlung verwendet werden (evtl. anstelle der i.v. Erhaltungstherapie, wenn die Retinitis nach der i.v. Einleitungsbehandlung zum Stillstand gekommen ist) sowie zur Prophylaxe der CMV-Retinitis bei AIDS-Patienten.

Kontraindikationen: Überempfindlichkeit gegen Ganciclovir oder Aciclovir. Stärkere Neutropenie (< 500 Neutrophile/μl) und Thrombozytopenie (< 25000/μl). Gravidität. Wegen möglicher Teratogenität sind bei weiblichen und männlichen Patienten konzeptionsverhütende Maßnahmen während der Behandlung und bis zu 90 Tagen nach Therapieende ratsam. Bei Kindern liegen noch keine größeren Erfahrungen vor.

Applikation und Dosierung: Initial alle 12 h einstündige i.v. Infusion von 5 mg/kg für 14–21 Tage. Die Stammlösung in der Ampulle muss mit geeigneter Infusionslösung nach Vorschrift verdünnt werden. Dabei sind beim medizinischen Personal Vorsichtsmaßnahmen wie bei Umgang mit Zytostatikalösungen erforderlich (Tragen von Schutzbrillen,

Antiinfektiva

Handschuhen usw.). Die tägliche ambulante i.v. Dauerinfusion erfordert oft das Anlegen eines Infusionssystems (Port). Für ausreichende Flüssigkeitszufuhr während der Behandlung ist zu sorgen. Regelmäßige Blutbildkontrollen und Überwachung der Nierenfunktion sind obligat. Beim Absinken der Neutrophilen unter 500/µl und bei stärkerer Abnahme der Thrombozyten soll die Behandlung unterbrochen werden. Die Neutropenie kann durch Gabe von GM-CSF oder G-CSF (Granulozyten-stimulierende Faktoren) gebessert werden. Zur **Erhaltungstherapie** gibt man entweder einmal tgl. 5 mg/kg an 7 Tagen in der Woche oder einmal tgl. 6 mg/kg an 5 Tagen in der Woche als 1-stündige i.v. Infusion (Rezidivprophylaxe für die Dauer der Immunsuppression).

Bei **eingeschränkter Nierenfunktion** reduzierte Dosierung:

▶ 2,5 mg/kg alle 12 h (Kreatinin-Clearance 50–25 ml/min),
▶ 2,5 mg/kg alle 24 h (Kreatinin-Clearance 25–10 ml/min),
▶ 1,25 mg/kg alle 24 h (Kreatinin-Clearance <10 ml/min).

Zur **Prävention** einer CMV-Erkrankung bei Transplantatempfängern sind verschiedene Anfangs- und Erhaltungsdosierungen bei unterschiedlicher Anwendungsdauer geprüft worden. Eine endgültige Beurteilung ist noch nicht möglich. Die meist empfohlene Initialdosis für Patienten mit normaler Nierenfunktion ist 5 mg/kg alle 24 h (an 7 Tagen in der Woche) oder 6 mg/kg alle 24 h (an 5 Tagen in der Woche). Dauer abhängig von Dauer und Grad der Immunsuppression (teilweise bis zu 120 Tage nach Transplantation).

Die **orale Gabe** ist heute durch die Einführung von Valganciclovir überholt. Oral gab man tgl. 3 g, verteilt auf 3–4 Einzelgaben (zusammen mit der Mahlzeit). Die Kapseln dürfen nicht zerkaut werden.

Die **intraokuläre Implantation** eines Ganciclovir-haltigen Medikamententrägers ist möglich, bleibt aber speziellen Indikationen vorbehalten (z. B. lokale Rezidive).

Handelsformen: Ampullen à 0,5 g. Die Kapseln à 0,25 g sind durch das wesentlich besser resorbierte, aber sonst identische Valganciclovir überholt.

Beurteilung: Wichtigstes CMV-Therapeutikum. Wegen Toxizität nur bei strenger Indikationsstellung mit großer Vorsicht anwendbar. Wegen erprobter Wirksamkeit und guter Überwachungsmöglichkeiten der reversiblen Myelotoxizität Mittel der 1. Wahl zur Behandlung schwerer CMV-Infektionen.

Literatur

Anderson RD, Griffy KG, Jung P, et al. Ganciclovir absolute bioavailability and steady state pharmacokinetics after oral administration of two 3000 mg per day dosing regimens in human immunodeficiency virus and cytomegalovirus-seropositive patients. Clin Ther 1995; 17: 425.

Bastien O, Boulieu R, Bleyzac N, et al. Clinical use of ganciclovir during renal failure and continuous haemodialysis. Intensive Care Med 1994; 20: 47.

Boivin G, Chou S, Quirk MR, et al. Detection of ganciclovir resistance mutations and quantitation of cytomegalovirus (CMV) DNA in leukocytes of patients with fatal disseminated CMV disease. J Infect Dis 1996; 173: 523.

Butler KM, de Smet MD, Husson RN, et al. Treatment of aggressive cytomegalovirus retinitis with ganciclovir in combination with foscarnet in a child infected with HIV. J Pediatrics 1992; 120: 483.

Crumpacker CS. Ganciclovir. N Engl J Med 1996; 335: 721–9.

Drew WJ, Ives D, Lalezari JP, Crumpacker C, et al. Oral ganciclovir as maintenance treatment for cytomegalovirus retinitis in patients with AIDS. N Eng J Med 1995; 333: 615–20.

Hamprecht K, Eckle T, Prix L, et al. Ganciclovir-resistant cytomegalovirus disease after allogeneic stem cell transplantation: pitfalls of phenotypic diagnosis by in vitro selection of an UL97 mutant strain. J Infect Dis 2003; 187: 139–43.

Jacqz-Aigrain E, Macher MA, Sauvageon-Marthe H. Pharmacokinetics of ganciclovir in renal transplant children. Pediatr Nephrol 1992; 6: 194.

Kennedy GA, Kay TD, Johnson DW, et al. Neutrophil dysplasia characterised by a pseudo-Pelger-Huet anomaly occurring with the use of mycophenolate mofetil and ganciclovir following renal transplantation: a report of five cases. Pathology 2002; 34: 263–6.

Kupperman BD, Quiceno JI, Flores-Aguilar M, et al. Intravitreal ganciclovir concentration after intravenous administration in AIDS patients with cytomegalovirus retinitis. Journal of Infectious Diseases 1993; 168: 1506–9.

Martin DF, Parks DJ, Mellow SD, et al. Treatment of cytomegalovirus retinitis with an intraocular sustained-release ganciclovir implant. A randomised controlled clinical trial. Arch Ophthalmol 1994; 112: 1531.

Merigan TC, Renlund DG, Keay S, et al. A controlled trial of ganciclovir to prevent cytomegalovirus disease after heart transplantation. N Engl J Med 1992; 326: 1182–6.

Nigro G, Scholz H, Bartmann U, et al. Ganciclovir therapy for symptomatic congenital cytomegalovirus infection in infants: a two-regimen experience. J Pediatr 1994; 124: 318.

Razonable RR, van Cruijsen H, Brown RA, et al. Dynamics of cytomegalovirus replication during preemptive therapy with oral ganciclovir. J Infect Dis 2003; 187: 1801–8.

Salzberger B, Stoehr A, Heise W, et al. Foscarnet and ganciclovir combination therapy for CMV disease in HIV-infected patients. Infection 1994; 22: 197.

Reusser P, Einsele H, Lee J, et al. Randomized multicenter trial of foscarnet versus ganciclovir for preemptive therapy of cytomegalovirus infection after allogeneic stem cell transplantation. Blood 2002; 99: 159–64.

Saran BR, Maguire AM. Retinal toxicity of high dose intravitreal ganciclovir. Retina 1994; 14: 248.

Sarasini A, Baldanti F, Furjone M, et al. Double resistance to ganciclovir and foscarnet of four human cytomegalovirus strains recovered from AIDS patients. J Med Virol 1995; 47: 237.

Spector SA, McKinley GF, Lalezari JP, Samo T, et al. Oral ganciclovir for the prevention of cytomegalovirus disease in persons with AIDS. N Eng J Med 1995; 334: 1491–7.

Studies of Ocular Complications of AIDS Research Group in collaboration with the AIDS Clinical Trials Group. Combination foscarnet and ganciclovir therapy vs monotherapy for the treatment of relapsed cytomegalovirus retinitis in patients with AIDS. Arch Ophthalmol 1996; 114: 23.

The Oral Ganciclovir European and Australian Cooperative Study Group: Intravenous versus oral ganciclovir: European/Australian comparative study of efficacy and safety in the prevention of cytomegalovirus retinitis recurrence in patients with AIDS. AIDS 1995; 9: 417–77.

Torre-Cisneros J, Madueno JA, Herrero C, et al. Pre-emptive oral ganciclovir can reduce the risk of cytomegalovirus disease in liver transplant recipients. Clin Microbiol Infect 2002; 8: 773–80.

Trang JM, Kidd L, Gruber W, et al. Linear single-dose pharmacokinetics of ganciclovir in newborns with congenital cytomegalovirus infections. NIAID Collaborative Anti-viral Study Group. Clin Pharmacol Ther 1999; 53: 15.

Weinberg DV, Murphy R, Naughton K, et al. Combined daily therapy with intravenous ganciclovir and foscarnet for patients with recurrent cytomegalovirus retinitis. Amer J Ophthalmol 1994; 117: 776

Winston DJ, Yeager AM, Chandrasekar PH, et al. Randomized comparison of oral valacyclovir and intravenous ganciclovir for prevention of cytomegalovirus disease after allogeneic bone marrow transplantation. Clin Infect Dis 2003; 36: 749–58.

Wolf DG, Lee DJ, Spector SA. Detection of human cytomegalovirus mutations associated with ganciclovir resistance in cerebrospinal fluid of AIDS patients with central nervous system disease. Antimicrob Ag Chemother 1995; 39: 2552.

Antiinfektiva

Valganciclovir

Handelsname: Valcyte.

Eigenschaften: Prodrug (Valinester) von Ganciclovir mit gleichem Wirkungsspektrum. Es wird im Körper schnell in Ganciclovir und die Aminosäure Valin gespalten. Es ist somit das erste, hinreichend wirksame CMV-Medikament, das gut resorbiert wird und daher oral gegeben werden kann. Eine Resistenzentwicklung unter der Therapie ist in gleicher Weise wie bei Ganciclovir i.v. möglich. Wegen der besseren Bioverfügbarkeit dürfte Valganciclovir Ganciclovir in oraler Form weitgehend ersetzen.

Nebenwirkungen: Valganciclovir hat ähnliche Nebenwirkungen wie Ganciclovir. Häufig Leukopenie, aber auch Thrombozytopenie, Anämie. Gastrointestinale Beschwerden mit Übelkeit, Erbrechen, Diarrhoe sind häufiger als bei intravenöser Therapie mit Ganciclovir. Valganciclovir ist potenziell teratogen und karzinogen; eine sichere Empfängnisverhütung ist daher notwendig.

Interaktionen: Es hat die gleichen metabolischen Interaktionen wie Ganciclovir. **Vorsicht** bei gleichzeitiger Gabe von DDI, da Valganciclovir die DDI-Spiegel verdoppelt (erhöhte Toxizität!).

Indikation: Orale Induktions- und Erhaltungstherapie der CMV-Retinitis und anderer schwerer CMV-Infektionen.

Kontraindikationen: Kontraindiziert in der Schwangerschaft. Keine Erfahrungen bei Kindern. Ferner kontraindiziert bei Neutropenie < 500/μl, Thrombopenie < 25.000/μl sowie gleichzeitiger Chemotherapie (Karposi-Sarkom, NHL).

Dosierung und Applikation: Zur Induktionstherapie täglich 2-mal 900 mg über 3 Wochen (oder bis zur Vernarbung der CMV-Läsionen), danach Suppressionstherapie mit 1-mal 900 mg täglich. Während der Induktion mindestens 2- bis 3-mal/Woche Blutbildkontrolle. Absetzen bei Neutrophilen unter 500/μl (ggf. G-CSF). Wenn durch die antiretrovirale Therapie eine Immunrekonstitution erreicht worden ist, sollte Valganciclovir abgesetzt werden. Valganciclovir muss zu den Mahlzeiten eingenommen werden.
Zu den Dosierungen bei **Nierenfunktionseinschränkung** siehe Tab. 2.3-1.

Handelsformen: Tabletten à 450 mg.

Tab. 2.3-1 Dosierung von Valganciclovir bei Niereninsuffizienz.

Kreatinin-Clearance (ml/min)	Induktionstherapie	Suppressionstherapie
≥ 60	900 mg zweimal täglich	900 mg einmal täglich
40–59	450 mg zweimal täglich	450 mg einmal täglich
25–39	450 mg einmal täglich	450 mg jeden zweiten Tag
10–24	450 mg jeden zweiten Tag	450 mg zweimal pro Woche

Beurteilung: Vollwertiges, aber teures orales CMV-Medikament.

Literatur

Boivin G, Gilbert C, Gaudreau A, et al. Rate of emergence of cytomegalovirus mutations in leukocytes of patients with AIDS who are receiving valganciclovir as induction and maintenance therapy for CMV retinitis. J Infect Dis 2001; 184: 1598–602.

Martin DF, Sierra-Madero J, Walmsley S, et al. A controlled trial of valganciclovir as induction therapy for cytomegalovirus retinitis. N Engl J Med 2002; 346: 1119–26.

Lalezari J, Lindley J, Walmsley S, et al. A safety study of oral valganciclovir maintenance treatment of cytomegalovirus retinitis. J Acquir Immune Defic Syndr 2002; 30: 392–400.

Reusser P. Oral valganciclovir: a new option for treatment of cytomegalovirus infection and disease in immunocompromised hosts. Expert Opin Investig Drugs 2001; 10: 1745–53.

Segarra-Newnham M, Salazar MI. Valganciclovir: A new oral alternative for cytomegalovirus retinitis in human immunodeficiency virus-seropositive individuals. Pharmacotherapy 2002; 22: 1124–8.

Foscarnet

Handelsname: Foscavir.

Eigenschaften: Foscarnet (Phosphonoformat) ist ein Analogon von Pyrophosphat (Strukturformel: Abb. 2.3-2). Die Infusionsflaschen enthalten eine wasserklare isotone Lösung (24 mg/ml) mit einem pH von 7,4. Mit 1 g Foscarnet (Trinatriumsalz) werden 0,6 g NaCl zugeführt.

Wirkungsweise und -spektrum: Foscarnet hemmt direkt (ohne vorhergehende Phosphorylierung) die DNS-Polymerase von Cytomegalie-Virus (CMV) und anderen Herpesviren (Herpes-simplex-Virus Typ 1 und 2, humanem Herpes-Virus Typ 6, Varicella-Zoster-Virus und Epstein-Barr-Virus). Foscarnet ist zur Behandlung von Infektionen durch Ganciclovir-resistente CMV und Aciclovir-resistente Herpes- und Varicella-Zoster-Viren geeignet. Es gibt aber auch Virusisolate, die gleichzeitig gegen Foscarnet resistent sind. Unter der Behandlung kann eine Verminderung der CMV-Empfindlichkeit gegen Foscarnet stattfinden (selten). CM-Viren können während einer Foscarnet-Behandlung gegen Ganciclovir wieder empfindlich werden.

Pharmakokinetik:
▸ Geringe Resorption nach oraler Gabe.
▸ Nach 1-stdg. i.v. Infusion von 60 mg/kg alle 8 h liegen die Serumspiegel bei 500 mmol/l (Peak) und 100 mmol/l (Talspiegel).
▸ Halbwertszeit 3 h.
▸ Plasmaeiweißbindung 15 %.
▸ Relativ gut liquorgängig (bei HIV-Patienten).
▸ Zu 80–90 % renal ausgeschieden (unverändert). Dialysabel.

Nebenwirkungen: Foscarnet ist stärker nephrotoxisch, aber weniger hämatotoxisch als Ganciclovir und kann daher gleichzeitig mit Azidothymidin (AZT) gegeben werden (im Gegensatz zu Ganciclovir). In etwa 30 % werden – meist reversible – Nierenfunktionsstörungen beobachtet: Anstieg des Serumkreatinins, Abnahme der Kreatinin-Clearance, meta-

Antiinfektiva

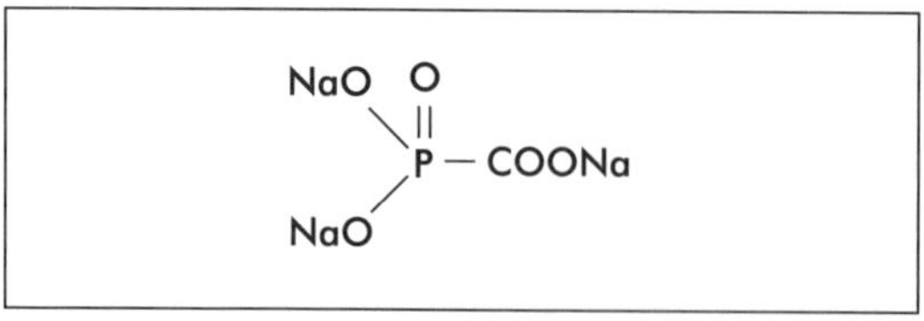

$$\begin{array}{c} NaO \quad O \\ \diagdown \parallel \\ P-COONa \\ \diagup \\ NaO \end{array}$$

Abb. 2.3-2 Strukturformel von Foscarnet.

bolische Azidose, Polyurie, akutes Nierenversagen (in 2 %) und Urämie (in 1 %). Nieren-funktionsstörungen können auch noch 1–4 Wochen nach Beendigung der Foscarnet-Behandlung auftreten. Elektrolytstörungen kommen in ca. 15 % vor (Hypokalziämie, Hypo-magnesiämie und Hypokaliämie, seltener Hypophosphatämie oder Hyperphosphatämie). Foscarnet cheliert mit Metallionen (Ca, Mg, Fe, Zn). Die Verminderung des ionisierten Kalziums im Blut kann zu Parästhesien und tetanischen Krämpfen führen und steht in Beziehung zur Infusionsgeschwindigkeit. Krämpfe können sich auch als Grand mal äußern. Andere Nebenwirkungen sind Hämoglobinabfall, Thrombophlebitis (bei Infusion in periphere Venen), Übelkeit, Erbrechen, Kopfschmerzen, Tremor, unwillkürliche Muskelkontraktionen, Schüttelfrost. Problematisch sind schmerzhafte Ulzerationen am Penis bzw. in der Vulva (lassen sich durch sorgfältiges Waschen nach jeder Miktion verhindern). Leukopenie (in 9 %) und Granulozytopenie (in 17 %) sind möglich, aber bei AIDS-Patienten oft schon vor der Behandlung mit Foscarnet vorhanden. Sehr selten sind eine Kardiomyopathie mit Herzrhythmusstörungen und ein nephrogener Diabetes insipidus.

Interaktionen: Foscarnet ist chemisch unverträglich in Mischung mit folgenden i.v. Präparaten: ≥ 30%ige Glukose-Lösung, Ringer-Azetat-Lösung, Amphotericin B, Aciclovir, Ganciclovir, Pentamidin-Isethionat, Co-trimoxazol und Vancomycin. Überhaupt soll Foscarnet in der Infusionslösung nicht mit anderen Medikamenten gemischt werden. Die Infusionslösung darf auf keinen Fall Kalzium, Magnesium oder andere zweiwertige Kationen enthalten. Die gleichzeitige Gabe von anderen nephrotoxischen Medikamenten (z. B. Cisplatin, Ciclosporin, Aminoglykosiden) verstärkt die Nephrotoxizität, die gleichzeitige Gabe von Pentamidin i.v. das Risiko einer symptomatischen Hypokalziämie. Bei Kombination mit AZT kann eine Anämie verstärkt werden. Bei gleichzeitiger Gabe von Co-trimoxazol ist eine stärkere Abnahme der Hämoglobin- und Thrombozytenkonzentration möglich.

Indikationen: CMV-Retinitis bei AIDS-Patienten (auch bei Ganciclovir-Resistenz). Eine Kombination mit AZT ist möglich. Außerdem indiziert bei mukokutanen Infektionen durch Aciclovir-resistente Herpesviren (HSV) von AIDS-Patienten. Foscarnet wird zunehmend auch bei anderen Patienten mit schwerer Immunsuppression eingesetzt.

Kontraindikationen: Schwere Niereninsuffizienz, Gravidität und Laktationsperiode. Keine Anwendung bei Patienten unter 18 Jahren. Männer sollten während und bis zu 6 Monate nach der Behandlung kein Kind zeugen. Foscarnet darf wegen Nephrotoxizität nicht während einer Therapie mit Pentamidin i.v. oder Amphotericin B i.v. oder einem Aminoglykosid oder anderen nephrotoxischen Medikamenten gegeben werden.

Applikation und Dosierung: Foscarnet wird langsam i.v. infundiert (entweder unverdünnt über einen zentralen Venenkatheter oder notfalls nach ausreichender Verdünnung durch eine periphere Vene). Die Verdünnung der Infusionslösung erfolgt mit 5%iger Glukose- oder physiologischer NaCl-Lösung bis zur Konzentration von 12 mg/ml. Die Dosierung richtet sich nach dem Körpergewicht des Patienten. Eine gute Hydratation ist wichtig. Mindestens 2,5 Liter Flüssigkeitszufuhr täglich! Um Hypokalzämien zu vermeiden, ist es ratsam, unmittelbar vor der Foscarnet-Infusion eine Ampulle 10%ige Kalzium-Lösung in 100 ml 5%ige Glukose zu infundieren. Vor oder nach der Foscarnet-Gabe 500–1000 ml 5%ige Glukose geben. Infusionen nicht mischen.

Die **Induktionstherapie** bei CMV-Infektion besteht aus 1- bis 2-stündigen i.v. Infusionen von je 60 mg/kg alle 8 h oder einer i.v. Dauerinfusion von 200 mg/kg über 24 h (zur Vermeidung einer zu hohen Infusionsgeschwindigkeit immer Infusionspumpe benutzen). In der Praxis hat sich allerdings die z.T. auch in AIDS-Studien erprobte Dosierung von 90 mg/kg alle 12 h bewährt. Behandlungsdauer: 2–3 Wochen. Die renale Toxizität kann durch ausreichende Hydrierung des Patienten reduziert werden. Bei i.v. Dauerinfusion von Foscarnet gibt man zusätzlich 2,5 l physiologische NaCl-Lösung über 24 h, bei alle 8 h wiederholten i.v. Infusionen jeweils 0,5 l physiologische NaCl-Lösung oder 5%ige Glukose-Lösung. Alle 2 Tage sind Kreatinin- und Kalzium-Gehalt im Serum zu kontrollieren. Auch die Kreatinin-Clearance ist wiederholt zu bestimmen.

Zur **Erhaltungstherapie** bei CMV-Infektion erhält der Patient 1-mal täglich eine i.v. Infusion von 90 mg/kg über 2 h. Dabei sind Kreatinin und Kalzium im Serum mindestens 1-mal wöchentlich zu kontrollieren.

Bei **Niereninsuffizienz** ist die Tagesdosis bei der Induktionstherapie und bei der Erhaltungstherapie genau nach Kreatinin-Clearance und Körpergewicht zu reduzieren (siehe Herstellerangaben).

Bei **Herpesinfektion von AIDS-Patienten** (häufig Aciclovir-Resistenz) gibt man 3-mal tgl. eine 1-stdg. Infusion von 40 mg/kg alle 8–12 h für 2–3 Wochen.

Es gibt Studien, in denen topische Formen von Foscarnet angewandt wurden.

Handelsformen: Infusionsflaschen à 250 ml (6 g) und 500 ml (12 g), Hautcreme (2 %). Foscarnet darf nicht unter 8°C gelagert werden.

Beurteilung: Schwer applizierbare Alternative zu Ganciclovir bei AIDS-Patienten mit Zytomegalievirus-Retinitis (verhindert während der Therapie das Fortschreiten der Retinitis und eine Erblindung) sowie bei anderen immunsupprimierten Patienten, die kein Ganciclovir erhalten können. Einsatz bei Ganciclovir-Resistenz und wenn potenzielle Nephrotoxizität eher akzeptabel ist als Myelotoxizität.

Literatur

Aweeka F, Gambertoglio JG, Kramer F, et al. Foscarnet and ganciclovir pharmacokinetics during concomitant or alternating maintenance therapy for AIDS-related cytomegalovirus retinitis. Clinical Pharmacology and Therapeutics 1995; 57: 403–12.

Butler KM, et al. Treatment of aggressive cytomegalovirus retinitis with ganciclovir in combination with foscarnet in a child infected with human immunodeficiency virus. J Pediatr 1992; 120: 483.

Deray G. Foscarnet nephrotoxicity. Mechanisms, incidence and prevention. Am J Nephrol 1989; 9: 316–21.

Erlich KS, Jacobson M, Koehler J. Foscarnet therapy for severe acyclovir resistant herpes simplex type 2 in patients with AIDS. Ann Intern Med 1989; 111: 710–3.

Hengge UR, Brockmeyer NM, Malessa R, et al. Foscarnet penetrates the blood-brain barrier: rationale for therapy of cytomegalovirus ence-

Antiinfektiva

phalitis. Antimicrob Ag Chemother 1993; 37: 1010–4.

Jacobson MA, Causey D, Polsky B, et al. A dose ranging study of daily maintenance intravenous foscarnet therapy for cytomegalovirus retinitis in AIDS. J Inf Dis 1993; 168: 444–8.

Jayaweera DT. Minimising the dosage-limiting toxicities of foscarnet induction therapy. Drug Saf 1997; 16: 258–66.

Leport C, Paget S, Pepin JM, et al. CMV retinitis resistant to foscarnet. A case with clinicovirologic correlation (abstract No. 175). Antiviral Res 1993; 20 (Suppl I): 137.

Reusser P, Einsele H, Lee J, et al. Randomized multicenter trial of foscarnet versus ganciclovir for preemptive therapy of cytomegalovirus infection after allogeneic stem cell transplantation. Blood 2002; 99: 1159–64.

Sullivan V, Coen DM. Isolation of foscarnet-resistant human cytomegalovirus patterns of resistance and sensitivity to other antiviral drugs. J Infect Dis 1991; 164: 781–4.

Studies of Ocular Complications of AIDS Research Group. Morbidity and toxic effects associated with ganciclovir or foscarnet therapy in a randomised cytomegalovirus retinitis trial. Arch Intern Med 1995; 155: 65–73.

Wagstaff AJ, Bryson HM. Foscarnet. A reappraisal of its antiviral activity, pharmacokinetic properties and therapeutic use in immunocompromised patients with viral infections. Drugs 1994; 48: 199–226.

Zanetta G, Maurice-Estepa L, Mousson C, et al. Foscarnet-induced crystalline glomerulonephritis with nephrotic syndrome and acute renal failure after kidney transplantation. Transplantation 1999; 67: 1376–8.

Cidofovir

Handelsname: Vistide.

Eigenschaften: Cidofovir, ein Desoxycytidin-Nukleosid, wirkt als Nukleosid-Analogon und wird durch zelleigene Enzyme von infizierten und nicht infizierten menschlichen Zellen zum Cidofovir-Monophosphat und weiter zum aktiven Cidofovir-Diphosphat umgewandelt. Dieses hemmt die virale DNS-Polymerase und DNS-Synthese. Außerdem wird es als alternatives Substrat (in Konkurrenz mit Desoxycytidin-Triphosphat) in die wachsende DNS-Kette eingebaut, was zum Kettenabbruch führt.
Cidofovir wirkt in vitro gegen Zytomegalie-Virus (CMV) 5fach stärker als Ganciclovir und besitzt in vitro eine antivirale Aktivität auch gegen Aciclovir-resistente Herpes-simplex- und Varicella-Zoster-Viren sowie gegen Epstein-Barr-Viren und humanes Herpes-Virus Typ 6. Die klinische Bedeutung der In-vitro-Aktivität von Cidofovir gegen andere DNS-Viren wie Adenoviren und humanes Papillomavirus ist nach wie vor noch nicht geprüft. Eine synergistische Wirkung von Azidothymidin und Cidofovir gegen CMV ist möglich. Ganciclovir wirkt in niedrigen Konzentrationen mit Cidofovir gegen CMV synergistisch, in höheren Konzentrationen antagonistisch. Cidofovir wirkt experimentell auch gegen Viren der Pockengruppe; es gibt aber noch keine Erfahrungen bei Impfkomplikationen, diversen Tierpocken oder gar bei den offiziell ausgerotteten echten Pocken.

Resistenz: Eine sekundäre Resistenzentwicklung ist in vitro möglich. Ganciclovir- und Foscarnet-resistente CMV-Stämme sind meist auch gegen Cidofovir resistent; es gibt dabei aber auch CMV-Stämme, die gegen Cidofovir noch empfindlich sind.

Pharmakokinetik:

▶ Das nephrotoxisch wirkende Cidofovir muss aus Verträglichkeitsgründen immer mit Probenecid kombiniert werden, wodurch die aktive tubuläre Sekretion von Cidofovir vermindert wird. Nach einstündiger i.v. Infusion von 3–5 mg Cidofovir/kg KG werden mittlere Serumspiegel von 7,5–11,5 µg/ml erreicht.

▶ Über 80 % der Substanz werden unverändert mit dem Urin innerhalb von 24 h ausgeschieden (Halbwertszeit 2,4–3,2 Stunden).

▶ Die intrazelluläre Halbwertszeit von Cidofovir-Diphosphat ist biphasisch (24 und 65 h). Außer dem Diphosphat entsteht im Körper aus Cidofovir ein weiterer Metabolit (ein Monophosphoryl-Cholinderivat).

▶ Die Plasmaeiweißbindung ist <6 %. Cidofovir ist nicht liquorgängig.

▶ Urin-Recovery: 90–100 % in 24 h (unverändert), bei gleichzeitiger Gabe von Probenecid 70–85 %.

Nebenwirkungen: Die ausgeprägte **Nephrotoxizität** von Cidofovir (Häufigkeit: >40 %) äußert sich zuerst durch Proteinurie und später durch Kreatininanstieg im Serum, Glukosurie und metabolische Azidose mit Verminderung des Bikarbonats im Blut (wie beim Fanconi-Syndrom). Akutes Nierenversagen möglich.

Fieber, Schüttelfrost, Kopfschmerzen, Hautausschlag, Übelkeit und Erbrechen sind in der Regel durch Probenecid bedingt und sistieren zumeist innerhalb von 12 Stunden. Die Beschwerden werden durch Nahrungsaufnahme oder durch Antipyretika bzw. Antiemetika gelindert.

Eine okuläre Hypotonie (Erniedrigung des Augeninnendruckes) kommt in 12 % vor (häufiger bei gleichzeitigem Diabetes mellitus). Im Tierversuch ist Cidofovir karzinogen, mutagen und vermindert die Fertilität.

Interaktionen: Bisher nicht bekannt. Auf mögliche Interaktionen von Probenecid mit anderen Medikamenten ist zu achten. Da Probenecid die metabolische Clearance von gleichzeitig verabreichtem Azidothymidin (Zidovudin) reduziert, wird empfohlen, die Azidothymidingabe am Tage der Cidofovir-Verabreichung wegzulassen oder die Dosis von Azidothymidin um 50 % zu reduzieren.

Indikationen: CMV-Retinitis bei AIDS (zur Verhinderung einer Progression des Augenleidens und zur Erhaltung der Sehkraft). Es gibt Versuche zur Therapie der progressiven multifokalen Leukenzephalopathie sowie von Adenovirus-Infektionen bei Immunsuppression. Ferner laufen Versuche mit topischen Präparationen z. B. gegen Papova-Virus-Infektionen.

Kontraindikationen: Gravidität, Stillzeit, Unverträglichkeit von Probenecid, Niereninsuffizienz, Proteinurie > 2 g oder Kreatinin > 1,5 mg/dl Keine Anwendung bei Neugeborenen und Kindern. Keine gleichzeitige Gabe anderer nephrotoxischer Medikamente. Vorsicht bei Diabetes mellitus (Augeninnendruck kontrollieren).

Anwendung und Dosierung: Zur Darreichungsform von Cidofovir bei normaler Nierenfunktion siehe Tab. 2.3-2.

Bei **Anstieg des Serumkreatinins** um mehr als 0,3 mg/dl: Dosisreduktion auf 3 mg/kg. Bei Anstieg des Serumkreatinins um mehr als 0,5 mg/dl über den Vortherapiewert: Cidofovir absetzen. Cidofovir ist prinzipiell kontraindiziert bei Serumkreatinin > 1,5 mg/dl oder Kreatinin-Clearance von weniger als 55 ml/min oder Proteinurie > 100 mg/dl.

Probenecid wird oral mit jeder Cidofovir-Dosis gegeben, und zwar 2 g 3 h vor der Infusion von Cidofovir und dann je 1 g 2 und 8 h nach der Infusion von Cidofovir (am besten nach einer Mahlzeit, evtl. zusammen mit einem Antiemetikum). Als Nebenwirkungen von Probenecid können Fieber, Hautausschlag, Übelkeit und Erbrechen auftreten.

Hydrierung: Während 1–2 h vor der Cidofovir-Infusion infundiert man 1 Liter 0,9%ige physiologische NaCl-Lösung (ohne Medikament) und – wenn möglich – einen zusätzlichen Liter 0,9%ige NaCl-Lösung (ohne Medikament) über 1–3 h (beginnend während der Cidofovir-Infusion oder sofort danach).

Kontrollen: Vor und nach jeder Cidofovir-Gabe ist die Nierenfunktion zu prüfen (durch Harnuntersuchung und Kreatinin-Bestimmung im Serum). Bei Patienten, deren Nierenfunktion sich während der Therapie verschlechtert, ist die Cidofovir-Dosierung zu reduzieren (von 5 mg/kg auf 3 mg/kg bei einem Kreatininanstieg um 0,3–0,4 mg/dl vom Ausgangswert). Bei einem Kreatininanstieg um >0,5 mg/dl ist die Therapie mit Cidofovir zu unterbrechen.

Ein **Konzeptionsschutz** ist bei Frauen und Männern während der Therapie mit Cidofovir und darüber hinaus bei Frauen bis zu 1 Monat nach Therapieende notwendig, bei Männern bis zu 3 Monate nach Therapieende (wegen Mutagenität bzw. Embryotoxizität).

Während der Therapie kann die Sicherheit im Straßenverkehr und bei Maschinenbedienung eingeschränkt sein.

Die **Einzeldosis** ist

▶ bei der Einleitungstherapie 1-mal wöchentlich für 2 Wochen,
▶ bei der Erhaltungstherapie 1-mal alle 2 Wochen zu infundieren.

Handelsform: Ampullen mit 0,375 g (in 5 ml) zur Bereitung der Infusionslösung (genau nach Vorschrift). Angebrochene Ampullen müssen verworfen werden. Medizinisches Personal muss sich vor Hautkontakt mit Cidofovir (durch Handschuhe) und vor Inhalation (durch Mundschutz) schützen.

Beurteilung: Stark wirksames, aber nephrotoxisches Virustatikum gegen CMV-Retinitis bei AIDS. Exakte Dosierung von Cidofovir und gleichzeitige Gabe von Probenecid sind zwingend erforderlich (bei reichlicher i.v. Flüssigkeitszufuhr). Cidofovir ist vor allem eine interessante Alternative zu Foscarnet bei notwendiger ambulanter bzw. lang dauernder Therapie. Wird als Therapie der Pocken bzw. der progressiven multifokalen Leukenzephalopathie (PML) diskutiert.

Tab. 2.3-2 Dosierungsschema von Cidofovir bei normaler Nierenfunktion.

Std. –3	2 g Probenecid (4 Tbl. zu 500 mg), evtl. vorher 20 Trpf. Novaminsulfon plus 50 mg Prednisolon
Std. –3 bis –1	1 000–2 000 ml NaCl 0,9 %
Std. 0 bis +2	Cidofovir in 500 ml NaCl 0,9 % über 1–2 Std. Parallel 1 000 ml NaCl 0,9 %
Std. +4	1 g Probenecid (2 Tbl. zu 500 mg), evtl. vorher 20 Trpf. Novaminsulfon
Std. +10	1 g Probenecid (2 Tbl. zu 500 mg), evtl. vorher 20 Trpf. Novaminsulfon

Literatur

Berenguer J, Mallolas J, and the Spanish Cidofovir Study Group. Intravenous cidofovir for compassionate use in AIDS Patients with cytomegalovirus tetinitis. Clin Inf Dis 2000; 30: 182–4.

Cundy KC, Petty BG, Flaherty J, et al. Clinical pharmacokinetics of cidofovir in human immunodeficiency virus-infected patients. Antimicrob Ag Chemother 1995; 39: 1247.

Hitchcock MJ, Jaffe HS, Martin JC, Stagg RJ. Cidofovir, a new agent with potent antiherpesvirus activity. Antiviral Chem Chemother 1996; 7: 115.

De Clercq E. Cidofovir in the therapy and short-term prophylaxis of poxvirus infections. Trends Pharmacol Sci 2002; 23: 456–8.

Jacobson MA, Wilson S, Stanley H, et al. Phase I study of combination therapy with intravenous cidofovir and oral ganciclovir for CMV retinitis in patients with AIDS. Clin Infect Dis 1999; 28: 528–33.

Lalezari JP. Cidofovir: a new therapy for cytomegalovirus retinitis. J Acquir Immune Defic Syndr Hum Retrovirol 1997; 14 (Suppl 1): 22–6.

Lalezari JP, Kuppermann BD. Clinical experience with cidofovir in the treatment of cytomegalovirus retinitis. J Acquir Immune Defic Syndr Hum Retrovirol 1997; 14 (Suppl 1): 27–31.

Lalezari J, Schacker T, Feinberg J, et al. A randomized, double-blind, placebo-controlled trial of cidofovir gel for the treatment of acyclovir-unresponsive mucocutaneous herpes simplex virus infection in patients with AIDS. J Infect Dis 1997; 176: 892–8.

Marra CM, Rajicic N, Barker DE, et al. A pilot study of cidofovir for progressive multifocal leukoencephalopathy in AIDS. AIDS 2002; 16: 1791–7.

Plosker GL, Noble S. Cidofovir: a review of its use in cytomegalovirus retinitis in patients with AIDS. Drugs 1999; 58: 325–45.

Polis MA, Spooner KM, Baird BF, et al. Anticytomegaloviral activity and safety of cidofovir in patients with human immunodeficiency virus infection and cytomegalovirus viruria. Antimicrob Ag Chemother 1995; 39: 882.

Wachsman M, Petty BG, Cundy KC, et al. Pharmacokinetics, safety and bioavailability of HPMPC (cidofovir) in human immunodeficiency virus-infected subjects. Antiviral Res 1996; 29: 153.

Wilcox RD. Cidofovir: progress in the treatment of progressive multifocal encephalopathy (PML)? HIV Clin 2002; 14: 1–2.

Fomivirsen

Handelsname: Vitravene (Ciba-Vision USA).

Eigenschaften: Phosphorthioat-Oligonukleotid mit starker Aktivität gegen Zytomegalievirus (CMV). Drei verschiedene Wirkungsmechanismen werden diskutiert:
▶ Antisense-vermittelte Hemmung der Target-Gen-Expression.
▶ Sequenz-abhängige Hemmung der Virusreplikation.
▶ Sequenz-unabhängige Hemmung der Virusadsorption an die Wirtszellen.

Nebenwirkungen: Häufig vorübergehende Zunahme des intraokulären Druckes und Uveitis einschließlich Iritis und Vitritis. In 5–20 % verschiedenartige Sehstörungen, Photophobie, Konjunktivalblutungen, Katarakt, Netzhautablösung, -ödem, -blutungen, -pigmentveränderungen.

Indikationen: CMV-Retinitis von AIDS-Patienten (bei CMV-Resistenz gegen Ganciclovir, Foscarnet und Cidofovir). Evtl. indiziert bei Unverträglichkeit von Ganciclovir, Foscarnet und Cidofovir oder bei Kontraindikation für diese Mittel. Keine Anwendung bei Patienten, die in den letzten 4 Wochen Cidofovir systemisch oder topisch erhalten haben. Keine Beeinflussung einer CMV-Infektion in anderen Organen.

Applikation: Intravitreale Injektion (330 mcg/0,05 ml) anfangs in 2-wöchentlichen Abständen, zur Erhaltungstherapie in 4-wöchentlichen Abständen. Exakte Dosierung erforderlich. Regelmäßige Kontrollen des intraokulären Druckes und auf Nebenwirkungen am Auge.
Nach intravitrealer Injektion längere Verweildauer im Auge und Elimination durch Metabolisierung.

Literatur

Anderson KP, Fox MC, Brown-Driver V, et al. Inhibition of human cytomegalovirus immediate-early gene expression by an antisense oligonucleotide complementary to immediate-early RNA. Antimicrob Ag Chemother 1996; 40: 2004–11.

Flores-Aguilar M, Besen G, Vuong C, et al. Evaluation of retinal toxicity and efficacy of anticytomegalovirus and anti-herpes simplex virus antiviral phosphorothioate oligonucleotides

ISIS 2922 and ISIS 4015.J Infect Dis 1997; 175: 1308–16.

Mulamba GB, Hu A, Azad RF, Anderson KP, et al. Human cytomegalovirus mutant with sequence-dependent resistance to the phosphorothioate oligonucleotide fomivirsen (ISIS 2922). Antimicrob Ag Chemother 1998; 42: 971–3.

Perry CM, et al. Fomivirsen. Drugs 1999, 57: 375–80; discussion 381.

Idoxuridin

Eigenschaften: Idoxuridin (5-Jod-2'-Desoxyuridin) war das erste klinisch angewandte Virustatikum gegen Herpes-simplex-Virus. Es ist ein halogeniertes Nukleosid-Analogon und hemmt die Virussynthese infolge eines kompetitiven Antagonismus zu Thymidin durch den Einbau abgeänderter Nukleotidbasen. Da es auch in nicht infizierten Zellen eine ähnlich toxische Wirkung hat und im Körper schnell abgebaut wird, kommt es nur für die topische Therapie in Frage. Es ist in der Schwangerschaft generell kontraindiziert.

Anwendung: Eine Hautsalbe mit 0,2 % Idoxuridin (Virunguent) ist zur Therapie von Herpes-simplex-Infektionen der Haut und des Übergangsepithels im Handel, aber wegen der schlechten Löslichkeit von Idoxuridin problematisch und bei der meist selbstheilenden Erkrankung unnötig.
Bei **Zoster der Haut** kann eine 5%ige Idoxuridin-Lösung in Dimethylsulfoxid 4mal tgl. auf die erkrankten Hautstellen gepinselt werden (Nebenwirkung: starkes Brennen). Nie länger als 4 Tage anwenden (sekundäre Resistenzentwicklung möglich).
Idoxuridin wird auch zur topischen Behandlung der oberflächlichen **Herpes-simplex-Keratitis** angewendet: Man bringt die Augensalbe alle 4 Std. (etwa 5-mal tgl.) in den Konjunktivalsack. Bei zu häufiger Anwendung können Reizerscheinungen auftreten (Schmerzen, Jucken, Ödem, Lichtscheu, sogar kleine oberflächliche Ulzerationen). Da Aciclovir, Vidarabin und Trifluridin von der Hornhaut besser vertragen werden als Idoxuridin, kann dieses Mittel zur Keratitisbehandlung heute nicht mehr empfohlen werden.

Handelsformen: Augensalbe (0,1 %), Hautsalbe (0,2 %) und Lösung zur topischen Hautbehandlung bei Zoster (5 %).

Beurteilung: Schlecht lösliches und schlecht verträgliches Pionierderivat der antiviralen Nukleoside zur topischen Behandlung von Herpesvirusinfektionen.

Literatur

Collum LMT, Benedict-Smith A, Hillary IR. Randomized, double-blind trial of acyclovir and idoxuridine in dendritic corneal ulceration. Br J Ophthalmol 1980; 64: 766.

Coster DJ et al. A comparison of acyclovir and idoxuridine as treatment for ulcerative herpetic keratitis. Br J Ophthalmol 1980; 64: 763.

Trifluridin

Trifluridin (Trifluorothymidin; Visoptic 1 %; 7,5 ml) ist ein halogeniertes Nukleosid mit ähnlicher Struktur wie Idoxuridin und Thymidin. Es ist bei herpetischen Hornhautgeschwüren stärker und rascher wirksam als Idoxuridin und daher zu bevorzugen. Trifluridin kommt wegen seiner Toxizität nur zur lokalen Therapie einer Herpes-simplex-Keratitis in Frage. Als **Nebenwirkungen** können leichte Konjunktivalreizung und Epithelschäden auftreten. Trifluridin ist als Augentropfen und Augensalbe im Handel. Vorsicht ist geboten bei gleichzeitiger lokaler Anwendung von Kortikosteroiden (Beeinträchtigung der Regenerationsfähigkeit möglich). Während der topischen Anwendung muss eine Konzeption sicher vermieden werden.

Literatur

Kaufman HE. The treatment of herpetic eye infections with trifluridine and other antivirals. In: Clinical Use of Antiviral Drugs. DeClercq E (ed). Norwell: Martinus Nijhoff 1988; 25–38.

Kessler HA, Hurwitz S, Farthing C, et al. Pilot study of topical trifluridine for the treatment of acyclovir resistant mucocutaneous herpes simplex disease in patients with AIDS (ACTG 172). J AIDS Hum Retrovirol 1996; 12: 147.

Nesburn AB, Lowe GH 3rd, Lepoff NJ, Maguen E. Effect of topical trifluridine on Thygeson's superficial punctate keratitis. Ophthalmology 1984; 91: 1188.

Shearer DR, Bourne WM. Severe ocular anterior segment ischemia after long-term trifluridine treatment for presumed herpetic keratitis. Am J Ophthal 1990; 109: 346.

Maribavir

Zytomegalieviren encodieren eine spezielle Proteinkinase (UL 97), die spezifisch durch ein neues Virustatikum, Maribavir, inhibiert werden kann. Die In-vitro-Aktivität ist ca. 10fach stärker als die von Ganciclovir. Es wirkt auch auf Epstein-Barr-Virus, aber nicht auf Herpes- und Varicella-Viren. Durch einen andersartigen Wirkungsmechanismus ist es auch aktiv bei Resistenz gegen Ganciclovir, Foscarnet oder Cidofovir. Präklinische Studien ergaben eine fehlende Mutagenität und eine gute orale Bioverfügbarkeit. Maribavir hat eine sehr hohe Proteinbindung, die die Penetration ins Gewebe erschwert. In klinischen Studien wurden 400 mg oral verwandt, die gut vertragen wurden. **Hauptnebenwirkung** sind erhebliche Geschmacksstörungen, seltener Kopfschmerzen, Müdigkeit und gastrointestinale Beschwerden. In Studien wurden Dosen von 300–1200 mg/ Tag gegeben, die einen Abfall der Zytomegalietiter in Sperma und Urin bewirkten.

Beurteilung: Neuartiges interessantes Mittel bei Zytomegalie-Infektionen.

Antiinfektiva

Antiinfektiva

Literatur

Emery VC, Hassan-Walker AF. Focus on new drugs in development against human cytomegalovirus. Drugs 2002; 62: 1853–8.

De Clercq E. Antiviral drugs: current state of the art. J Clin Virol 2001; 22: 73–89.

Krosky PM, Baek MC, Jahng WJ, et al. The human cytomegalovirus UL44 protein is a substrate for the UL97 protein kinase. J Virol 2003; 77: 7720–7.

Krosky PM, Baek MC, Coen DM. The human cytomegalovirus UL97 protein kinase, an antiviral drug target, is required at the stage of nuclear egress. J Virol 2003; 77: 905–14.

2.3.2 Grippe-Therapie

Neuraminidase-Inhibitoren

Die Aktivität der viralen Neuraminidase ist eine wesentliche Voraussetzung für die Replikation des Influenza-Virus. Als Bestandteil der Virushülle beeinflusst die Neuraminidase durch Spaltung von Sialinsäure-Bindungen die Ausbreitung des Virus im Respirationstrakt. Ihre Hemmung ist wirksam bei der Frühbehandlung von Grippe-Erkrankungen. Mit den beiden strukturell ähnlichen Substanzen Zanamivir und Oseltamivir stehen seit 2000 erstmals klar gegen Influenza wirksame Substanzen zur Verfügung, die die beiden alten Mittel Amantidin und Rimantadin weitgehend ersetzen.

Zanamivir

Zanamivir (Relenza) ist ein spezifisch gegen Influenza A und B wirksamer Inhibitor der viralen Neuraminidase (Sialidase). Er wirkt durch Unterbrechung der Influenza-Virusreplikation. Nach oraler Inhalation verteilen sich 90 % auf den Oropharynx und die Lungen; 10–20 % werden resorbiert und unverändert mit dem Urin ausgeschieden.
Zanamivir wurde zuerst in Schweden und Australien zur Frühtherapie der Influenza A und B zugelassen. Eine Behandlung ist möglich ab dem 12. Lebensjahr. Hochrisikopatienten sind während einer Grippeepidemie infizierte Personen über 65 Jahre, Personen mit kardiovaskulären Krankheiten, Lungenstoffwechsel-, Hormonkrankheiten sowie immunsupprimierte Patienten. Die Behandlung soll möglichst in den ersten 24 h nach Krankheitsbeginn einsetzen und besteht in der 2-mal täglichen oralen Inhalation von je 10 mg Zanamivir durch ein mitgeliefertes Inhalationsbesteck, was zu einer Verkürzung der Krankheitsdauer führt. Behandlungsdauer 5 Tage. Die Therapie ist schwierig und setzt ein Training mit dem Inhalationssystem voraus. In der Schwangerschaft liegen keine Erfahrungen vor. Bei schwerem Asthma ist Vorsicht geboten, da schwere Obstruktionen auftreten können. Bedingt durch die Schwierigkeiten mit der Inhalation hat sich die Therapie nur wenig durchsetzen können.

Oseltamivir

Oseltamivir (Tamiflu) ist identisch mit GS 4104 der Firma Gilead Sciences (USA). Die Substanz wird als Prodrug (Ethylester) nach oraler Gabe gut resorbiert. Durch enzymatische Umwandlung entsteht im Organismus rasch die aktive Substanz. Diese ist ein kompetitiver

Inhibitor der Influenza-A- und -B-Neuraminidase (ein Sialinsäure-Analogon) und wirkt gegen alle menschlichen Influenza-Virusstämme, nicht aber gegen andere Viren. Oseltamivir ist in den USA zur Behandlung der Influenza A und B bereits ab dem 1. Lebensjahr und zur Prophylaxe ab dem 12. Lebensjahr zugelassen.

Pharmakokinetik: Die Plasmaspiegel von Oseltamivir steigen dosisproportional an und haben eine lange Halbwertszeit. Nach 12 h betragen die Plasmaspiegel etwa 35 % der Spitzenspiegel. Oseltamivir diffundiert gut in die Lungen und andere Gewebe des Respirationstraktes. Es gibt keine Kumulation bei wiederholter oraler Anwendung; in der Pharmakokinetik bestehen keine signifikanten Unterschiede zwischen jüngeren und älteren Erwachsenen. Erst bei einer Einschränkung der Kreatinin-Clearance von < 30 ml/min ist eine Dosisreduktion erforderlich.

Nebenwirkungen: Die Verträglichkeit ist im Allgemeinen gut. Gelegentlich treten Übelkeit und Erbrechen auf.

Indikation: Akut einsetzende Influenza mit Fieber. Tracheitis mit schwerem Krankheitsgefühl. Therapiebeginn in den ersten 36 Stunden, am besten in den ersten 12 Stunden (was eine gute Kenntnisse der Frühsymptomatik einer akuten Influenza sowie der epidemiologischen Lage erfordert). Es setzt praktisch auch voraus, dass das Medikament zuhause schon vorrätig ist, um eine schnelle Einnahme zu ermöglichen. Es liegen noch keine Untersuchungen über einen prophylaktischen Einsatz vor, der zumindest bei Patienten mit schwerer Neutropenie oder mit Mukoviszidose in Epidemiezeiten diskutabel ist. Oseltamivir ersetzt **nicht** die Grippe-Impfung. Oseltamivir wäre ebenfalls indiziert bei einer Grippe-Enzephalitis. Diese ist zwar insgesamt sehr selten, es gibt aber Influenza-Epidemien mit erhöhter Enzephalitis-Frequenz. Oseltamivir wirkt auch bei Vogelgrippe (Hühnerpest).

Falsche Indikationen: Einsatz bei uncharakteristischen grippalen Infekten außerhalb einer Grippe-Epidemie. Therapie bei späteren Grippe-Komplikationen. Oseltamivir ist nicht wirksam bei SARS.

Klinische Wirksamkeit: Bei frühzeitiger Anwendung wird die Dauer der Virusausscheidung verkürzt, und die klinischen Symptome bessern sich rascher als bei unbehandelten Personen. Offenbar verringern sich auch die typischen Komplikationen einer Influenza.

Dosierung: Die Dosierung ist 2-mal tgl. 0,075 g (für 5 Tage).

Beurteilung: Oseltamivir ist der Durchbruch bei der Influenzatherapie. Die weite Verbreitung setzt genaue epidemiologische und klinische Kenntnisse der Influenza voraus. Vorerst bleibt Oseltamivir der Geheimtipp für Ärzte, Apotheker und hochgestellte Persönlichkeiten mit Leibarzt.

Literatur

Doucette KE, Aoki FY. Oseltamivir: a clinical and pharmacological perspective. Expert Opin Pharmacother 2001; 2: 1671–83.

Dreitlein WB, Maratos J, Brocavich J. Zanamivir and oseltamivir: two new options for the treatment and prevention of influenza. Clin Ther 2001; 23: 327–55.

Antiinfektiva

Eisenberg EJ, Bidgood A, Cundy KC. Penetration of GS4071, a novel influenza neuraminidase inhibitor, into rat bronchoalveolar lining fluid following oral administration of the prodrug GS4071. Antimicrob Ag Chemother 1997; 41: 1949–52.

Fleming DM. Treating influenza with zanamivir. Lancet, 1999;353: 668–9.

Gillissen A, Hoffken G. Early therapy with the neuraminidase inhibitor oseltamivir maximizes its efficacy in influenza treatment. Med Microbiol Immunol 2002; 191: 165–8.

Gubareva LV, Kaiser L, Hayden FG. Influenza virus neuraminidase inhibitors. Lancet 2000; 355: 827–35.

Hayden F, Osterhaus A, et al. Efficacy and safety of the neuraminidase inhibitor zanamivir in the treatment of influenza virus infections. New England Journal of Medicine 1997; 337: 874–80.

Li W, Escarpe PA, Eisenberg EJ, et al. Identification of GS 4104 as an orally bioavailable prodrug of the influenza virus neuraminidase inhibitor GS 4071. Antimicrob Ag Chemother 1998; 42: 647–53.

McClellan K, Perry CM. Oseltamivir: a review of its use in influenza. Drugs 2001; 61: 263–83.

Noyola DE. Neuraminidase inhibitors in pediatric patients: potential place in influenza therapy. Paediatr Drugs 2003; 5: 125–31.

Treanor J et al. Efficiacy and safety of the oral neuraminidase inhibitor oseltamivir in treatint acute influenza. JAMA 2000; 283: 1016–24.

Waghorn SL, Goa KL. Zanamivir. Drugs 1998; 55: 721–5.

Amantadin

Handelsnamen: Grippin, Infectoflu.

Eigenschaften: Amantadin (1-Adamantanamin-Hydrochlorid) und das in Deutschland nicht vorhandene Rimantadin verhindern die Penetration von Viren in die Zelle und wirken bei rechtzeitiger Gabe prophylaktisch gegen eine Influenza-A-Virusinfektion (nicht gegen Influenza-B-Virus). Der Wirkungsmechanismus ist noch nicht völlig geklärt. Anscheinend beruht die prophylaktische Wirkung darauf, dass Influenza-A-Viren daran gehindert werden, beim Eindringen in die Zelle ihre Eiweißhülle abzustreifen. Ob Amantadin auch noch in den ersten 2 Tagen einer Erkrankung an Influenza wirkt, ist sehr fraglich. Primär resistente Virusstämme kommen vor. Sekundäre Resistenzentwicklung während der Anwendung ist möglich. Das Mittel wird sonst wegen seiner ZNS-Wirkung in erster Linie zur Therapie des Parkinson-Syndroms verwendet.

Pharmakokinetik:
▶ Amantadin wird nach oraler Gabe gut resorbiert. Die Blutspiegelmaxima werden nach 4 h erreicht.
▶ Die Halbwertszeit ist 15 h.
▶ Die Urin-Recovery beträgt 90 % (unverändert).

Nebenwirkungen: Unruhe, Tremor, Ataxie, Konzentrationsschwäche, Mattigkeit, Depression, paranoid gefärbte Psychosen, Trockenheit im Mund, Sprach- oder Sehstörungen. Bei längerer Anwendung kann es zu Livedo reticularis, peripheren Ödemen, Herzinsuffizienz, Blutdruckabfall, Harnretention kommen.

Interaktionen: Durch gleichzeitige Gabe von Anticholinergika oder L-Dopa werden die anticholinergischen Nebenwirkungen verstärkt, durch gleichzeitige Gabe von Sympathikomimetika die zentralnervösen Wirkungen. Diuretika (Triamteren, Hydrochlorothiazid) können die ZNS-Toxizität von Amantadin verstärken. Amantadin vermindert die Alkoholtoleranz.

Indikation: Amantadin kommt allenfalls bei besonders gefährdeten Personen unter strenger Überwachung zur Prophylaxe der Influenza A während einer Epidemie in Frage.

Kontraindikationen: Gravidität, Stillperiode, Engwinkelglaukom, Prostatahypertrophie, Niereninsuffizienz. Vorsicht bei Patienten mit Epilepsie und Rechtsherzinsuffizienz sowie Nierenkrankheiten.

Dosierung: Man gibt Erwachsenen bis 65 J. und Kindern ab 11 Jahren tgl. 0,2 g, Erwachsenen ab 65 J. tgl. 0,1 g per os (in 1–2 Einzelgaben) für mindestens 10 Tage nach einer Ansteckung. Wenn bei Behandlungsbeginn aktiv geimpft worden ist, setzt man die Behandlung bis zum Eintritt des Impfschutzes nach 3 Wochen fort.

Beurteilung: Grippeprophylaxe mit Amantadin ist unsicher wirksam und schlecht verträglich. Gefährdete Personen sollten rechtzeitig geimpft werden.

Literatur

Degelau J, Somani S, Cooper SL, et al. Occurrence of adverse effects and high amantadine concentrations with influenza prophylaxis in the nursing home. J Amer Geriatr Soc 1990; 38: 428.

Hayden FG, Couch RB. Clinical and epidemiologic importance of influenza A viruses resistant to amantadine and rimantadine. Rev Med Virol 1992; 2: 89–96.

Houck P, Hemphill M, LaCroix S, et al. Amantadine resistant influenza A in nursing homes. Identification of a resistant virus prior to drug use. Arch Intern Med 1995; 155: 533.

Macchio GJ, Ito V, Sahgal V, et al. Amantadine-induced coma. Arch Phys Med Rehabil 1993; 74: 1119.

Mast EE, Harmon MW, Gravenstein S, et al. Emergence and possible transmission of amantadine-resistant viruses during nursing home outbreaks of influenza. Am J Epidemiol 1991; 134: 988–97.

Miller KS, Miller JM. Toxic effects of amantadine in patients with renal failure. Chest 1994; 105: 1630.

Pandit PB, Chitayat D, Jeffries AL, et al. Tibial hemimelia and tetralogy of Fallot associated with first trimester exposure to amantadine. Reprod Toxicol 1984; 8: 89.

Strange KC, Little DW, Blatnik B. Adverse reactions to amantadine prophylaxis of influenza in a retirement home. J Amer Geriatr Soc 1991; 39: 700.

2.3.3 Sonstige Non-HIV-Virustatika

Pleconaril

Neues Virustatikum (VP63843, Picovir; Fa. Viropharm, USA) für die experimentelle Behandlung von Picornavirus-Infektionen. Es ist ein fluoriertes Oxadiazol-Derivat ohne Verwandschaft mit anderen Virustherapeutika. Es bindet an ein hydrophobes Pocket am Viruscapsid und verhindert das virale Uncoating.

Pleconaril hat eine gute orale Bioverfügbarkeit; es werden Serumkonzentrationen erreicht, die 90 % der klinischen Rhino- und Enterovirus-Isolate in vitro inhibieren. Es hat die güns-

345

tige Eigenschaft, mehrfach höhere Konzentrationen im Liquor und in Nasensekreten als im Serum zu erreichen. Nach oraler Gabe werden Serummaxima nach 1,5–5 Stunden erreicht; die terminale Halbwertszeit liegt bei ca. 25 h. Ungefähr 80 % einer oralen Dosis sind binnen 18 Stunden im Stuhl nachweisbar. Der Rest wird mit dem Urin ausgeschieden. Es gibt erste günstige klinische und virologische Therapieergebnisse mit Pleconaril bei der seltenen chronischen Enterovirus-Meningoenzephalitis im Rahmen einer Abwehrschwäche sowie bei Frühgeborenen mit Coxsackie-Infektionen. Ferner wurden Patienten mit relativ leicht verlaufenden Picornavirus-Infektionen des Respirationstrakts mit Erfolg behandelt. Diverse andere Studien laufen.

Indikationen: Picornavirus-Infektonen, z. B. Virusmeningitis, schwere Infektionen bei Neugeborenen.

Dosierung: In Studien kamen 200–400 mg bzw. 5 mg/kg KG bei Kindern zur Anwendung.

Beurteilung: Viel versprechendes Mittel bei Picornavirus-Infektionen.

Literatur

Abzug MJ, Cloud G, Bradley J, et al. Double blind placebo-controlled trial of pleconaril in infants with enterovirus meningitis. Pediatr Infect Dis J 2003; 22: 335–41.

Bauer S, Gottesman G, Sirota L, et al. Severe Coxsackie virus B infection in preterm newborns treated with pleconaril. Eur J Pediatr 2002; 161: 491–3.

Hayden FG, Herrington DT, Coats TL, et al. Efficacy and safety of oral pleconaril for treatment of colds due to picornaviruses in adults: results of 2 double-blind, randomized, placebo-controlled trials. Clin Infect Dis 20030; 36: 1523–32.

Romero JR. Pleconaril: a novel antipicornaviral drug. Expert Opin Investig Drugs 2001; 10: 369–79.

Rotbart HA, Webster AD. Treatment of potentially life-threatening enterovirus infections with pleconaril. Clin Infect Dis 2001; 32: 228–35.

Antiinfektiva

3 Antimykotika

3.1 Polyene

Amphotericin B

Handelsnamen:
▶ Amphotericin B, Amphomoronal.
▶ liposomales Amphotericin B: AmBisome.
▶ Amphotericin-B-Lipid-Komplex: Abelcet.
▶ Amphotericin-B-Kolloidal-Dispersion: Amphocil bzw. Amphotec.

Antiinfektiva

Eigenschaften: Amphoteres Heptaen, das wie Nystatin und Pimaricin zur Gruppe der Polyene gehört (Abb. 3.1-1). Zur i.v. Gabe steht seit über 40 Jahren Amphotericin-B-Natriumdesoxycholat zur Verfügung, das nach Auflösung als kolloidale Dispersion vorliegt. Daneben gibt es eine liposomale Formulierung von Amphotericin B (AmBisome) und zwei weitere Lipid-Formulierungen (Amphotericin-B-Lipidkomplex [ABLC] und Amphotericin-B-Kolloidal-Dispersion [ABCD]). Liposomales Amphotericin B, ABLC und ABCD haben eine im Vergleich zu konventionellem Amphotericin B reduzierte Nephrotoxizität und erlauben die Verabreichung höherer Tagesdosen von Amphotericin B. Eine Reduktion der mit der Gabe von Amphotericin B verbundenen infusionsassoziierten Reaktionen ist nur für liposomales Amphotericin B belegt.

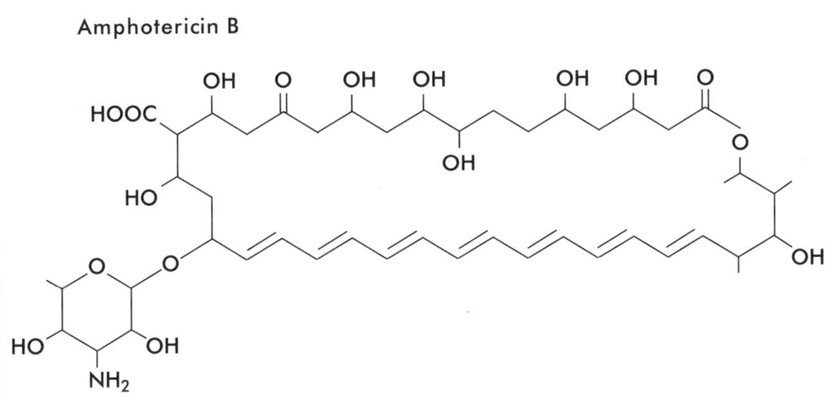

Abb. 3.1-1 Strukturformel von Amphotericin B.

347

Wirkungsweise: Die Polyene binden an Ergosterol, dem Haupt-Sterol in der Zellmembran von Pilzen, und führen über die Bildung von Ionenkanälen zum Ausstrom von Kationen, zur Störung des Zellmembranpotenzials und letztlich zum Zelluntergang. Als sekundärer Wirkmechanismus wird eine oxidative Schädigung der Zelle diskutiert.

Wirkungsspektrum: Wirksam bei Candida-Infektionen (Candida albicans und andere Candida-Arten), Cryptococcose, Aspergillose, Mucormykose, Histoplasmose, Blastomykose, Coccidioidomykose und Sporotrichose, weniger wirksam auf Dermatophyten (Microsporum, Trichophyton- und Epidermophyton-Arten), Fusarium-Arten, Pseudoallescheria boydii und die Erreger der Chromoblastomykose sowie unwirksam gegenüber Bakterien, Viren und die meisten Protozoen. Die Kombination mit Flucytosin wirkt bei Candida spp. und Cryptococcus neoformans in vitro synergistisch.

Resistenz: Resistenzentwicklung unter der Therapie sehr selten. Primär resistente Candida-Stämme kommen selten vor.

Pharmakokinetik:
▸ Nach oraler Gabe vernachlässigbare Resorption.
▸ Nach i.v. Infusion Serumkonzentrationen von etwa 2–3 mg/l (bei einer Dosierung von 0,7–1 mg/kg).
▸ Halbwertszeit 24–48 h, terminale Eliminations-Halbwertszeit 15 Tage und länger.
▸ Plasmaeiweißbindung > 90 %.
▸ In der Leber höhere, in den Lungen und Nieren niedrigere Konzentrationen. Bei einer Entzündung betragen die Konzentrationen in der Pleura-, Peritoneal- und Synovialflüssigkeit weniger als 50 % gleichzeitig gemessener Plasmakonzentrationen. Geringe Penetration in Augenkammer- und Fruchtwasser. Liquorgängigkeit gering, bei Meningitis besser (0,1–0,5 mg/l).
▸ Ausscheidung durch die Nieren sehr langsam (5 % in 24 h, 20–40 % in 1 Woche), Harnkonzentrationen zwischen 1 und 5 mg/l. Trotz schwerer Niereninsuffizienz Serumspiegel nicht erhöht (daher Blutspiegelkontrollen nicht sinnvoll). Nicht dialysabel.
▸ Aufgrund der durch die Carrier bedingten unterschiedlichen physikochemischen Eigenschaften haben die neuen Lipid-Formulierungen von Amphotericin B eine andere Pharmakokinetik als konventionelles Amphotericin B. Während sich die Plasma-Pharmakokinetik von ABCD nicht grundsätzlich von der von konventionellem Amphotericin B unterscheidet, wird ABLC wesentlich rascher aus dem Blutstrom eliminiert und erreicht geringere Spitzenspiegel und eine geringere Exposition. Im Gegensatz dazu werden nach Gabe von liposomalem Amphotericin B vergleichsweise höhere Spitzenspiegel und eine erheblich höhere Exposition während des Dosierungsintervalles gemessen.

Nebenwirkungen:
▸ **Nephrotoxizität:** Die Leitsymptome der Amphotericin-B-assoziierten-Nephrotoxizität sind ein Anstieg der harnpflichtigen Substanzen sowie eine Hypokaliämie und Hypomagnesiämie. Eine tubuläre Azidose bzw. Harnkonzentrierungsstörungen sind selten von klinischer Relevanz. Die Gabe von Amphotericin B kann zum akuten Nierenversagen und Dialysepflichtigkeit führen, insbesondere bei renaler Vorschädigung oder gleichzeitiger Gabe anderer nephrotoxischer Medikamente, besonders Cyclosporin A. Außerhalb dieser Risikosituationen stabilisieren sich Serum-Kreatinin und -Harnstoff häufig auf erhöhtem

Niveau unter Fortführung der Therapie und fallen nach Beendigung der Therapie auf Normalwerte ab. Vermeiden der gleichzeitigen Gabe anderer nephrotoxischer Medikamente, ausreichende Hydrierung und Kochsalzinfusionen (10 bis 15 ml 0,9 % NaCl/kg KG/Tag) vor Amphotericin-B-Gabe können Häufigkeit und Schwere der Amphotericin-B-assoziierten Azotämie mindern.

▶ **Infusionsassoziierte Reaktionen:** Fieber, Schüttelfrost, Übelkeit, Erbrechen, Glieder- und Gelenkschmerzen durch Zytokin-Freisetzung werden bei bis zu 75 % der behandelten Patienten während der ersten Dosis beobachtet, nehmen jedoch an Häufigkeit und Ausprägung unter Fortführung der Therapie in der Regel ab. Infusionsassoziierten Reaktionen kann durch Verlangsamung der Infusionsrate oder durch Gabe von Paracetamol (10–15 mg/kg KG), Hydrocortison (0,5–1,0 mg/kg KG) oder Meperidin (0,5 bis 1,0 mg/kg KG) begegnet werden. Echte allergische Reaktionen sind selten. Bei zu schneller Infusion (< 60 Minuten) können kardiale Arrhythmien bzw. ein Herzstillstand durch akute Kaliumfreisetzung im Myokard auftreten, insbesondere bei Vorliegen einer Hyperkaliämie bzw. einer Niereninsuffizienz.

▶ **Thrombophlebitis** an der Infusionsstelle. Venenschmerzen an der Infusionsstelle sind häufig.

▶ **Selten:** Anämie, Thrombozytopenie, Konvulsionen, Bilirubinanstieg, reversible Paresen, Leukozytenstase bei gleichzeitiger Leukozytentransfusion (kann plötzliche Atemstörungen und Lungeninfiltrate hervorrufen). Die Inhalation eines Amphotericin-Aerosols kann Bronchospasmen auslösen (durch den Gehalt an Desoxycholat).

▶ Alle drei Lipid-Formulierungen von Amphotericin B sind im Vergleich zu konventionellem Amphotericin B weniger nephrotoxisch; allerdings bezieht sich diese reduzierte Nephrotoxizität nur auf die glomerulären Funktionsstörungen. Eine Reduktion der infusionsassoziierten Reaktionen ist nur für liposomales Amphotericin B eindeutig belegt; für ABCD wurde sogar eine erhöhte Rate dieser den Patienten sehr belastenden, aber letztendlich nicht vital bedrohlichen Reaktionen beobachtet. Für liposomales Amphotericin B wurden bei einem Teil (5 %) der Patienten Rücken- und Brustschmerzen unter Infusion beschrieben. Die Ursache dieser nach Beendigung der Infusion reversiblen Reaktion ist unbekannt; bei betroffenen Patienten kann sie durch eine Verlangsamung der Infusionsrate während weiterer Infusionen vermieden werden.

Interaktionen: Die Wirkung von Herzglykosiden, Muskelrelaxanzien und Antiarrhythmika kann bei einer durch Amphotericin B ausgelösten Hypokaliämie verstärkt werden. Evtl. kommt es zu einer verstärkten Nephrotoxizität und Hyperkaliämie bei gleichzeitiger Gabe von anderen nephrotoxischen Substanzen (z. B. Aminoglykosiden). Durch Kortikosteroide oder ACTH ist die Verstärkung einer Hypokaliämie möglich.

Indikationen: Vermutete bzw. dokumentierte lebensbedrohliche invasive Pilzinfektionen, wie invasive Aspergillose und Mucormykose, Candidämie, Candida-Meningitis und andere invasive Candida-Infektionen, Kryptokokkenmeningitis, Coccidioidomykose, Blastomykose, Histoplasmose und Sporotrichose (extrakutane Formen). Bei Candida- und Cryptococcus-Infektionen, die als Meningitis, Endokarditis, Pneumonie oder mit Leber- und Milzbeteiligung verlaufen, ggf. in Kombination mit Flucytosin. Empirische antimykotische Therapie bei Fieber und Granulozytopenie.
Lipid-Formulierungen von Amphotericin B (liposomales Amphotericin B, ABLC, ABCD) sind indiziert bei Versagen bzw. Unverträglichkeit von konventionellem Amphotericin B

und als empirische antimykotische Therapie bei Fieber und Neutropenie (liposomales Amphotericin B). Bei Fehlen vergleichender klinischer Studien ist zu beachten, dass in nahezu allen Tiermodellen höhere Dosen der Lipid-Formulierungen (um den Faktor 3–5) für einen zum konventionellen Amphotericin B äquivalenten Effekt benötigt wurden.

Falsche Indikationen: Nicht lebensbedrohliche Infektionen, die durch besser verträgliche Substanzen mit dokumentiert gleicher klinischer Wirksamkeit behandelt werden können.

Kontraindikationen: Klinisch relevante Einschränkungen der Nierenfunktion und schwere Leberfunktionsstörung.

Applikation:

▸ **Intravenöse Infusion** streng nach Vorschrift: Zunächst Stammlösung herstellen durch Zugabe von 10 ml Aqua dest., weiter verdünnen mit 5%iger Glukose-Lösung bis zur Konzentration von 0,1 mg/ml, keine anderen Lösungen als Verdünnungsmittel verwenden. Infusionsdauer 2–4 Stunden. Zubereitung der Lipid-Formulierungen nach Angaben der Hersteller.
▸ **Lokale Anwendung** als Salbe, Creme, Tabletten möglich.

Dosierung:
Parenterale Anwendung:
Konventionelles Amphotericin B war über Jahrzehnte die Substanz der ersten Wahl für die Initialtherapie lebensbedrohlicher invasiver Pilzinfektionen. Die größere therapeutische Breite der Lipid-Formulierungen sowie neue Triazole und die Echinocandine stellen dieses historische Konzept zunehmend in Frage. In Abhängigkeit von Art der Infektion und Immunstatus des betroffenen Patienten liegt die empfohlene Dosierung von konventionellem Amphotericin B unabhängig vom Lebensalter zwischen 0,5 und 1,5 mg/kg KG und Tag, infundiert über 2–4 Stunden je nach Toleranz. Die Standarddosis für die empirische Therapie fiebernder granulozytopener Patienten beträgt 0,5 bis 0,6 mg/kg KG und Tag. Die empfohlene Dosierung bei Kryptokokkenmeningitis ist 0,8 mg/kg KG/Tag; 0,6 mg/kg KG/Tag für invasive Candida-Infektionen durch C. albicans; 1 mg/kg KG/Tag für invasive Candida-Infektionen durch C. glabrata, C. tropicalis und C. krusei; und 1,0 bis 1,5 mg/kg KG/Tag für invasive Aspergillus-Infektionen und Zygomykosen. Die Therapie mit Amphotericin B sollte mit der vollen Zieldosis beginnen, unter sorgfältigem Monitoring während der ersten Infusion und prompter Intervention bei Auftreten infusionsassoziierter Reaktionen. Die über Generationen tradierte Testdosis ist obsolet. Kontinuierliche Infusion der Zieldosis über 24 Stunden mag mit geringerer Toxizität verbunden sein, widerspricht jedoch allen Erkenntnissen zur Pharmakodynamik der Polyene; und die Wirksamkeit dieser Applikationsart ist nicht belegt.
Intralumbale Gaben von Amphotericin B sind aufgrund potenziell schwerer Nebenwirkungen (Parästhesien, passagere Lähmungen, Arachnitis oder Radikulitis) in Anbetracht verfügbarer Alternativen nicht zu empfehlen. Dies trifft auch für andere Formen der Instillation zu. Die Wirksamkeit von aerosolisiertem Amphotericin B zur Prävention bzw. Therapie pulmonaler Pilzinfektionen ist nicht belegt und mit einer hohen Rate von Therapieabbrüchen belastet.

Die **verminderte Nephrotoxizität der Lipid-Formulierungen** macht diese Substanzen zu einer validen Option zur Primärtherapie von Patienten mit hohem Risiko für Nierenfunktionsstörungen. Die Autoren und die meisten Experten betrachten eine Dosis von 5 mg/kg KG/Tag der Lipid-Formulierungen als äquivalent zu der Standarddosis von 1 mg/kg KG/Tag von konventionellem Amphotericin B. Eine initiale Dosis von 5 mg/kg KG/Tag wird deshalb zur Behandlung vermuteter bzw. gesicherter lebensbedrohlicher invasiver Pilzinfektionen empfohlen und, beschränkt auf liposomales Amphotericin B, 1 bis 3 mg/kg KG zur empirischen Therapie persistierend granulozytopener Patienten. Liposomales Amphotericin B wurde über kürzere Zeiträume in Dosen bis zu 15 mg/kg KG und Tag ohne Erreichen dosislimitierender Toxizität verabreicht.

Lokale Anwendung:
Ampho-Moronal gibt man bei Darmsoor bzw. zur partiellen Dekontamination 4-mal tgl. 1 Tablette (im 1. Lebensjahr 4-mal tgl. 1 ml Suspension), bei Mundsoor 4-mal tgl. 1 Lutschtablette.

Handelsformen: Ampullen à 0,05 g, zur Lokalbehandlung Tabletten à 0,1 g, Lutschtabletten à 0,01 g und Suspension (100 mg/ml) sowie Creme und Salbe, auch in Kombination mit Triamcinolon (Ampho-Moronal V). Amphotericin-B-Lipid-Komplex gibt es in der Schweiz als Abelcet in Ampullen à 0,05 g und 0,1 g, liposomales Amphotericin B als AmBisome in Ampullen à 0,05 g.

Beurteilung: Parenterales Standard-Antimykotikum zur Therapie lebensbedrohlicher invasiver Pilzinfektionen. Auf Nebenwirkungen ist zu achten.

Literatur

Anaissie E, White M, Uzun O, et al. Amphotericin B lipid complex (ABLC) versus amphotericin B (AMB) for treatment of hematogenous and invasive candidiasis: a prospective, randomized, multicenter trial. 35th Interscience Conference on Antimicrobial Agents and Chemotherapy. American Society for Microbiology; 1995; Washington: Abstr. LM 21, 330.

Andes D, Stamsted T, Conklin R. Pharmacodynamics of amphotericin B in a neutropenic-mouse disseminated-candidiasis model. Antimicrob Ag Chemother 2001; 45: 922–6.

Bekersky I, Fielding RM, Dressler DE, et al. Pharmacokinetics, excretion, and mass balance of lipos. amphotericin B (AmBisome) and amphotericin B deoxych. in humans. Antimicrob Ag Chemother 2002; 46: 828–33.

Bekersky I, Fielding RM, Dressler DE, et al. Plasma protein binding of amphotericin B and pharmacokinetics of bound versus unbound amphotericin B after administration of intravenous liposomal amphotericin B (AmBisome) and amphotericin B deoxycholate. Antimicrob Ag Chemother 2002; 46: 834–40.

Bennett JE, Dismukes WE, Haywood M, et al. A comparison of amphotericin B alone and in combination with flucytosine in the treatment of cryptococcal meningitis. N Engl J Med 1979; 301: 126–31.

Bowden R, Chandrasekar P, White MH, et al. A double-blind, randomized, controlled trial of amphotericin B colloidal dispersion versus amphotericin B for treatment of invasive aspergillosis in immunocompromised patients. Clin Infect Dis 2002; 35: 359–66.

Brajtburg J, Powderly WG, Kobayashi GS, Medoff G. Amphotericin B: current understanding of mechanisms of action. Antimicrob Ag Chemother 1990; 34: 183–8.

EORTC. Empiric antifungal therapy in febrile granulocytopenic patients. EORTC International Antimicrobial Therapy Cooperative Group. Am J Med 1989; 86: 668–72.

Groll AH, Piscitelli SC, Walsh TJ. Clinical pharmacology of systemic antifungal agents: a comprehensive review of agents in clinical use, current investigational compounds, and putative targets for antifungal drug development. Adv Pharmacol 1998; 44: 343–500.

Groll AH, Muller FM, Piscitelli SC, Walsh TJ. Lipid formulations of amphotericin B: clinical perspectives for the management of invasive fungal infections in children with cancer. Klin Padiatr 1998; 210: 264–73.

Hiemenz JW, Walsh TJ. Lipid formulations of amphotericin B: recent progress and future directions. Clin Infect Dis 1996; 22 (Suppl 2): S133–44.

Johnson MD, Drew RH, Perfect JR. Chest discomfort associated with liposomal amphotericin B: report of three cases and review of the literature. Pharmacotherapy 1998; 18: 1053–61.

Juster-Reicher A, Leibovitz E, Linder N, et al. Liposomal amphotericin B (AmBisome) in the treatment of neonatal candidiasis in very low birth weight infants. Infection 2000; 28: 223–6.

Klepser ME, Wolfe EJ, Jones RN, et al. Antifungal pharmacodynamic characteristics of fluconazole and amphotericin B tested against Candida albicans. Antimicrob Ag Chemother 1997; 41: 1392–5.

Leenders AC, Daenen S, Jansen RL, et al. Liposomal amphotericin B compared with amphotericin B deoxycholate in the treatment of documented and suspected neutropenia-associated invasive fungal infections. Br J Haematol 1998; 103: 205–12.

Levine SJ, Walsh TJ, Martinez A, et al. Cardiopulmonary toxicity after liposomal amphotericin B infusion. Ann Intern Med 1991; 114: 664–6.

Nath CE, McLachlan AJ, Shaw PJ, Gunning R, Earl JW. Population pharmacokinetics of amphotericin B in children with malignant diseases. Br J Clin Pharmacol 2001; 52: 671–80.

Oppenheim BA, Herbrecht R, Kusne S. The safety and efficacy of amphotericin B colloidal dispersion in the treatment of invasive mycoses. Clin Infect Dis 1995; 21: 1145–53.

Pizzo PA, Robichaud KJ, Gill FA, Witebsky FG. Empiric antibiotic and antifungal therapy for cancer patients with prolonged fever and granulocytopenia. Am J Med 1982; 72: 101–11.

Prentice HG, Hann IM, Herbrecht R, et al. A randomized comparison of liposomal versus conventional amphotericin B for treatment of pyrexia of unknown origin in neutropenic patients. Br J Haematol 1997; 98: 711–8.

Rex JH, Bennett JE, Sugar AM, et al. A randomized trial comparing fluconazole with amphotericin B for the treatment of candidemia in patients without neutropenia. N Engl J Med 1994; 331: 1325–30.

Ringden O, Meunier F, Tollemar J, et al. Efficacy of amphotericin B encapsulated in liposome (AmBisome) in the treatment of invasive fungal infections in immunocompromised patients. J Antimicrob Chemother 1991; 28 (Suppl B): 73–82.

Roden MM, Nelson LD, Knudsen TA, et al. Triad of acute infusion-related reactions associated with liposomal amphotericin B: analysis of clinical and epidemiological characteristics. Clin Infect Dis 2003; 36: 1213–20.

Sawaya BP, Briggs JP, Schnermann J. Amphotericin B nephrotoxicity: The adverse consequences of altered membrane properties. J Am Soc Nephrol 1995; 6: 154–64.

Stevens DA, Kan VL, Judson MA, et al. Practice guidelines for diseases caused by Aspergillus. Infectious Diseases Society of America. Clin Infect Dis 2000; 30: 696–709.

Sutton DA, Sanche SE, Revankar SG, et al. In vitro amphotericin B resistance in clinical isolates of Aspergillus terreus, with a head-to-head comparison to voriconazole. J Clin Microbiol 1999; 37: 2343–5.

van der Horst CM, Saag MS, Cloud GA, et al. Treatment of cryptococcal meningitis associated with the acquired immunodeficiency syndrome. N Engl J Med 1997; 337: 15–21.

Walsh TJ, Finberg RW, Arndt C, et al. Liposomal amphotericin B for empirical therapy in patients with persistent fever and neutropenia. National Institute of Allergy and Infectious Diseases Mycoses Study Group. N Engl J Med 1999; 340: 764–71.

Walsh TJ, Hiemenz JW, Seibel N, et al. Amphotericin B lipid complex for invasive fungal infections: analysis of safety and efficacy in 556 cases. Clin Infect Dis 1998; 26: 1383–96.

Walsh TJ, Goodman JL, Pappas P, et al. Safety, tolerance, and pharmacokinetics of high-dose liposomal amphotericin B (AmBisome) in patients infected with Aspergillus species and other filamentous fungi: maximum tolerated dose study. Antimicrob Ag Chemother 2001; 45: 3487–96.

White MH, Bowden RA, Sandler ES, et al. Randomized, double-blind clinical trial of amphotericin B colloidal dispersion vs. amphotericin B in the empirical treatment of fever and neutropenia. Clin Infect Dis 1998; 27: 296–302.

Wingard JR, Kubilis P, Lee L, et al. Clinical significance of nephrotoxicity in patients treated with amphotericin B for suspected or proven aspergillosis. Clin Infect Dis 1999; 29: 1402–7.

Wingard JR, White MH, Anaissie E, et al. A randomized, double-blind comparative trial evaluating the safety of liposomal amphotericin B versus amphotericin B lipid complex in the empirical treatment of febrile neutropenia. L Amph/ABLC Collaborative Study Group. Clin Infect Dis 2000; 31: 1155–63.

Nystatin

Handelsnamen: Moronal u.v.a.

Eigenschaften: Amphoteres Dien-Tetraen aus der Gruppe der Polyene, in Wasser fast unlöslich.

Wirkungsweise: Nystatin bindet wie das nahe verwandte Amphotericin B an Ergosterol, dem Haupt-Sterol in der Zellmembran von Pilzen, und führt über die Bildung von Ionenkanälen zum Ausstrom von Kationen, zur Störung des Zellmembranpotenzials und letztlich zum Zelluntergang.

Wirkungsspektrum: Breites Wirkspektrum gegen Hefe- und Fadenpilze unter Einschluss von Candida, Cryptococcus neoformans, Aspergillus, Zygomyzeten sowie den meisten Hyalohyphomyzeten, Phäohyphomyzeten und den dimorphen, endemischen Pilzen. Unwirksam gegen Dermatophyten, Bakterien, Viren, Aktinomyzeten.

Resistenz: Resistenzentwicklung unter der Therapie selten. Primär resistente Candida-albicans-Stämme sind selten. Nahezu komplette Kreuzresistenz mit Amphotericin B.

Pharmakokinetik: Keine oder nur sehr geringe systemische Resorption nach oraler und lokaler Gabe.

Nebenwirkungen: Gering und sehr selten (bei hoher oraler Dosierung Brechreiz, Erbrechen, dünne Stühle). Hautpräparate können Parabene und andere Konservierungsmittel enthalten, die zu Überempfindlichkeit führen können.

Indikationen: Candidiasis der Haut (Tinea) bzw. Schleimhäute von Mundhöhle (Soor) und Vagina. Partielle Darmdekontamination und Prävention oberflächlicher Candida-Infektionen bei Patienten mit hämatologischen Neoplasien.

Falsche Indikation: Sog. Darmsanierung von Candida bei immunkompetenten Personen (Candida gehört zur normalen Dickdarmflora); Prävention invasiver Candida-Infektionen (fehlender Wirksamkeitsnachweis).

Applikation: Als Suspension, Mundgel, Tropfen, Tabletten oder Dragées bei oraler Gabe, als Creme, Salbe oder Paste zur Anwendung an der Haut, als Ovula, Vaginaltabletten oder Genitalcreme bei Candida-Vulvovaginitis.

Dosierung: Bei oraler Gabe zur Behandlung eines intestinalen Soor-Befalls tgl. 1,5–3 Mill. E (Erwachsene und Kinder) bzw. 0,5–1 Mill. E (1. Lebensjahr), verteilt auf 3 Einzelgaben. Bei Candida-Vaginitis tgl. 1–2 Ovula für mindestens 2 Wochen, in der Gravidität (zur Prophylaxe des Neugeborenen-Soors) 3–6 Wochen vor dem Geburtstermin.

Handelsformen: Filmtabletten, Dragées, Suspension, Tropfen, Mundgel, Salbe, Creme, Paste, Ovula, Vaginaltabletten, Genitalcreme.

Antiinfektiva

Beurteilung: Nur lokal anwendbares, nicht resorbierbares Antimykotikum bei Candidiasis der Haut und Schleimhäute mit geringer Gefahr von Nebenwirkungen. Eine intravenös applizierbare, multilamelläre liposomale Formulierung von Nystatin wurde in den 90er-Jahren entwickelt. Liposomales Nystatin (Nyotran) zeigte viel versprechende Wirksamkeit in der Behandlung invasiver Candida-und Aspergillus-Infektionen bei tolerabler Verträglichkeit. Die weitere Entwicklung der Substanz wurde jedoch aufgrund von strategischen Fehlern im Design des klinischen Entwicklungsprogrammes eingestellt.

Literatur

Dick JD, Merz WG, Saral R. Incidence of polyene-resistant yeasts recovered from clinical specimens. Antimicrob Ag Chemother 1980; 18: 158.

Dube MP, Heseltine PNR, Rinaldi MG, et al. Fungemia and colonization with nystatin-resistant Candida rugosa in a burn unit. Clin Infect Dis 1994; 18: 77.

Mehta RT, Hopfer RL, Gunner LA, et al. Formulation, toxicity, and antifungal activity in vitro of liposome-encapsulated nystatin as therapeutic agent for systemic candidiasis. Antimicrob Ag Chemother 1987; 31: 1897–900.

Offner FCJ, Herbrecht R, Engelhard D, et al. EORTC-IFCG phase II study on liposomal nystatin in patients with invasive aspergillosis refractory or intolerant to conventional/lipid amphotericin B. 40th Interscience Conference on Antimicrobial Agents and Chemotherapy. American Society for Microbiology; 2000; Washington DC: Abstr. 1102, 372.

Rolston K, Baird I, Graham DR, Jauregui L. Treatment of refractory candidemia in non-neutropenic patients with liposomal nystatin (Nyotran). 38th Interscience Conference on Antimicrobial Agents and Chemotherapy. American Society for Microbiology; 1998; Washington DC: Abstr. LB-1, 24.

Natamycin (Pimaricin)

Eigenschaften: Gehört als fungistatisch wirkendes Tetraen zur Gruppe der Polyene. Lichtempfindlich, wasserunlöslich, nicht resorbierbar. Bei Pilzinfektionen der Haut durch Candida-, Trichophyton- und Mikrosporum-Arten anwendbar. Auch gegen Trichomonaden wirksam.

Lokale Applikation: Als Creme, Paste, Lutschpastillen, Dragées, Augensalbe (Pima Biciron), als Lotion und Salbe in Kombination mit Neomycin und Hydrokortison (Pimafucort) bei durch Bakterien oder Pilze infizierten Hauterkrankungen.

3.2 Azole

Eine wichtige Gruppe der Antimykotika sind die Azole – chemisch unterschiedliche synthetische Derivate mit Imidazol- oder Triazol-Struktur, aber gleicher Wirkungsweise (Hemmung der Ergosterolsynthese der Pilze). Die zuerst entwickelte Substanz ist Clotrimazol, das erste auch systemisch anwendbare Pionierderivat war Miconazol, das heute nur noch topisch angewandt wird. Wirkungsspektrum und Nebenwirkungen sind verschieden. Alle Azole hemmen auch mehr oder weniger ausgeprägt das Cytochrom-P-450-System und z.T. auch die Steroidsynthese des Menschen. Ein Teil der Derivate ist systemisch anwendbar.

Tab. 3.2-1 Systemische und topische Azole.

Systemische Behandlung	Nur topische Behandlung
Ketoconazol	Clotrimazol
Fluconazol	Econazol
Itraconazol	Isoconazol
Voriconazol	Oxiconazol
	Bifonazol
	Miconazol u. a.

Aus praktischen Gründen ist eine Unterscheidung in systemische und topische Azole (Tab. 3.2-1) sinnvoll. Systemische Azole können grundsätzlich auch lokal angewendet werden.

3.2.1 Azole zur systemischen Therapie

Ketoconazol

Handelsnamen: Nizoral, Terzolin.

Eigenschaften: Imidazol-Derivat mit ähnlichem Wirkungsspektrum wie Miconazol (gegen Dermatophyten, Candida-Arten und andere pathogene Pilze). Unwirksam gegen Schimmelpilze und Cryptococcus. Bei Candida albicans ist sekundäre Resistenzentwicklung möglich. Schwer wasserlöslich (außer bei pH < 3,0), stark lipophil. Strukturformel s. Abb. 3.2-1.

Pharmakokinetik:
▶ Resorption am besten nüchtern, vermindert bei Anazidität.
▶ Nach 0,2 g oral maximaler Serumspiegel 1,5–4 mg/l (nach 1–2 h).
▶ Halbwertszeit in den ersten 10 Stunden 1–4 h, danach 6–10 h.
▶ Plasmaeiweißbindung 99 %.
▶ Urin-Recovery 2–4 % (unverändert). Ausscheidung mit der Galle in den Darm zu 20–65 %. Starke Metabolisierung. Liquorgängigkeit gering. Keine Resorption nach topischer Anwendung.
▶ Keine Veränderung der Plasma-Pharmakokinetik bei Niereninsuffizienz und leichter bis mittelschwerer Leberinsuffizienz. Die Substanz ist nicht dialysierbar.

Nebenwirkungen: Häufig sind Juckreiz, Übelkeit, Erbrechen und Bauchschmerzen sowie Urtikaria, seltener Kopfschmerzen, Schwindel, Somnolenz, Photophobie, Fieber mit Schüttelfrost, Diarrhoe. Vorübergehender Anstieg der Leberenzyme und cholestatischer Ikterus möglich, aber auch schwere, tödlich endende Leberschädigungen wurden beschrieben. Daher **Monitoring der Leberfunktion** erforderlich. Bei stärkerem Anstieg der Transaminasen Ketoconazol sofort absetzen. Höhere Dosen von Ketoconazol können die Synthese von Kortisol und den Geschlechtshormonen hemmen und so einen Hypokortisolismus, eine Oligospermie und Gynäkomastie bzw. Alopezie und Unregelmäßigkeiten der

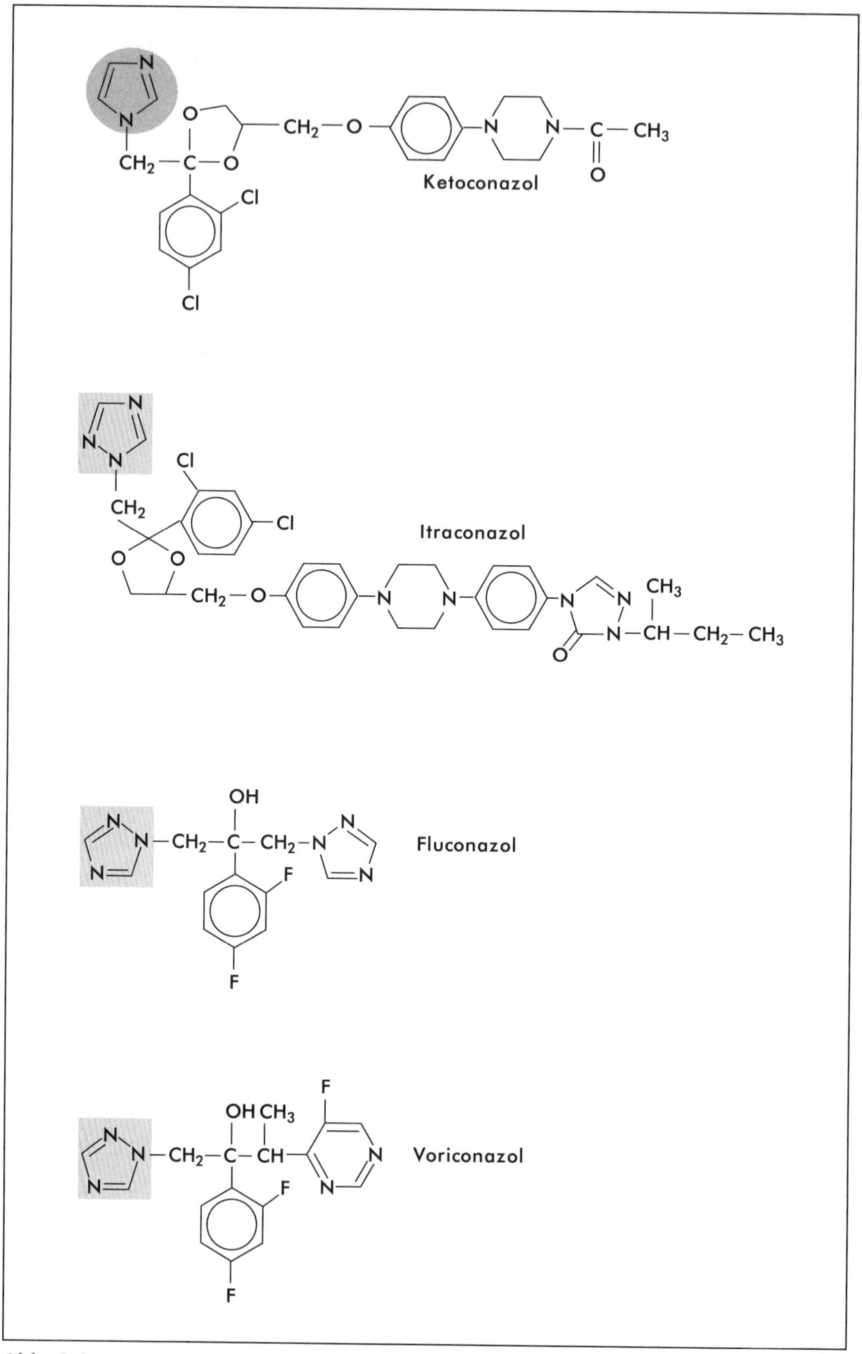

Abb. 3.2.1 Strukturformeln von systemisch anwendbaren Azolen.

Menstruation erzeugen. Selten sind eine Anämie, Leukozytopenie und Thrombozytopenie. Bei lokaler Anwendung der Creme können Reizerscheinungen (Brennen, Jucken usw.) auftreten. Das darin enthaltene Sulfit kann schwere allergische Reaktionen und Asthmaanfälle auslösen.

Interaktionen: Antazida, Anticholinergika und H_2-Blocker beeinträchtigen die Resorption von Ketoconazol. Ketoconazol beeinflusst Cytochrom-P-450-abhängige Stoffwechselvorgänge in der Leber, wodurch die Wirkung von Antikoagulanzien, Phenytoin und oralen Antidiabetika verstärkt werden kann. Ketoconazol kann die Blutspiegel von Ciclosporin A und Theophyllin erhöhen. Die gleichzeitige Gabe von Rifampicin oder Isoniazid kann die Blutspiegel von Ketoconazol erniedrigen. Alkoholintoleranz möglich (Disulfiram-ähnliche Reaktionen).

Indikationen: Früher leichte bis mittelschwere Erkrankungen an Blastomykose, Histoplasmose und Coccidioidomykose (bei diesen Erkrankungen wird heute Itraconazol, bei lebensbedrohlichen Erkrankungen Amphotericin B gegeben). Bei **schwerer Trichophytie** sollte Ketoconazol nur bei Versagen der Lokalbehandlung angewandt werden; besser evaluierte und besser verträgliche Alternativen bestehen in der Gabe von Itraconazol bzw. Terbinafin. Die Creme oder Waschlösung (Terzolin) wirkt zuverlässig bei der Lokalbehandlung einer schweren **Tinea, Mikrosporie** oder Pityriasis versicolor sowie der **seborrhoischen Dermatitis** (s. S. 730). Bei oraler Candidiasis sollten die besser verträglichen Azole (Fluconazol, Itraconazol) bevorzugt werden. Gleiches trifft für die chronische mukokutane Candidiasis sowie schwere rezidivierende Vaginalmykosen zu. Eine unspezifische Sonderindikation ist die Verwendung als **Androgen-Antagonist** bei Prostata-Karzinom.

Kontraindikationen (systemische Gabe): Überempfindlichkeit gegen Ketoconazol. Gravidität (im Tierversuch wirkt Ketoconazol teratogen und embryotoxisch), Lebensalter <18 Jahre (fehlende pädiatrische Dosis bzw. Zulassung) und Stillzeit (Übertritt in die Muttermilch). Vorsicht bei Patienten mit bereits bestehender Leberschädigung und bei Patienten, die in den letzten 4 Wochen Griseofulvin erhalten haben. Nicht systemisch bei unkomplizierten oberflächlichen Infektionen, die auf die topische Behandlung ansprechen! Kontraindiziert ist die gleichzeitige Einnahme von Terfenadin, Astemizol, Cisaprid, Midazolam (oral) und Triazolam.

Dosierung: Bei topisch nicht behandelbarer Epidermophytie 1-mal tgl. 200 mg per os (stets mit der Mahlzeit). Bei schweren Erkrankungen Dosissteigerung auf 1-mal tgl. 400 mg (6 mg/kg) möglich. Die Creme soll 1-mal tgl. auf die infizierten Hautflächen aufgetragen werden. Behandlungsdauer bei Tinea je nach Lokalisation 2–4 Wochen, bei Tinea pedis bis zu 6 Wochen. Bei Pityriasis (mit Kopfschuppen) und seborrhoischer Dermatitis ist eine Behandlung mit Ketoconazol-Lösung (Terzolin) gut wirksam.

Handelsformen: Tabletten à 0,2 g, Creme, Lösung (zur Lokaltherapie von Kopfschuppen).

Antiinfektiva

Beurteilung: Wegen der Nebenwirkungen und starken metabolischen Interaktionen bei systemischer Gabe ist Ketoconazol heute durch besser verträgliche Mittel, wie Fluconazol und Itraconazol, ersetzbar.

Literatur

Baciewicz AM, Baciewicz FA. Ketoconazole and fluconazole drugs interactions. Arch Intern Med 1993; 153: 1970–6.

Como JA, Dismukes WE. Oral azole drugs as systemic antifungal therapy. N Engl J Med 1994; 330: 263–72.

Daneshmend TK, Warnock DW. Clinical pharmacokinetics of ketoconazole. Clin Pharmacokinet 1988; 14: 13–34.

Groll AH, Piscitelli SC, Walsh TJ. Clinical pharmacology of systemic antifungal agents: a comprehensive review of agents in clinical use, current investigational compounds, and putative targets for antifungal drug development. Adv Pharmacol 1998; 44: 343–500.

Heel RC, Brogden RN, Carmine A, et al. Ketoconazole: a review of its therapeutic efficacy in superficial and systemic fungal infections. Drugs 1982; 23: 1–36.

Lake-Bakaar G, Scheuer PJ, Sherlock S. Hepatic reactions associated with ketoconazole in the United Kingdom. Br Med J 1987; 294: 419–22.

Pershing LK, Corlett J, Jorgensen C. In vivo pharmacokinetics and pharmacodynamics of topical ketoconazole and miconazole in human stratum corneum. Antimicrob Ag Chemother 1994; 38: 90.

Pont A, Williams PL, Azhar S, et al. Ketoconazole blocks testosterone synthesis. Arch Intern Med 1983; 142: 2137.

Sugar AM, Alsip SG, Galgiani JN, et al. Pharmacology and toxicity of high-dose ketoconazole. Antimicrob Ag Chemother 1987; 31: 1874–8.

White MC, Kendall-Taylor P. Adrenal hypofunction in patients taking ketoconazole. Lancet 1985; 1: 44.

Itraconazol

Handelsnamen: Sempera.

Eigenschaften: Oral und intravenös verfügbares, stark lipophiles, systemisch wirksames Triazol (Strukturformel s. Abb. 3.2-1, S. 356). Aktiv gegenüber Dermatophyten, Candida-Arten (Ausnahme: C. krusei), Cryptococcus neoformans, Trichosporon asahii und anderen seltenen Hefepilzen, Histoplasma capsulatum, Coccidioides immitis, Blastomyces dermatitidis, Paracoccidioides brasiliensis und Sporothrix schenkii. Itraconazol ist aktiv gegenüber Aspergillus spp. und zahlreichen Phäohyphomyzeten (pigmentierte Fadenpilze, »Schwärzepilze«). Itraconazol hat nur variable Aktivität gegenüber Zygomyzeten und ist inaktiv gegenüber den meisten Hyalohyphomyzeten wie z. B. Fusarium spp.

Pharmakokinetik:

▶ Itraconazol ist verfügbar in Kapselform, als orale Lösung in Hydroxypropyl-β-Cyclodextrin (HP-β-CD) und als parenterale Formulierung mit HP-β-CD als intravenösem Lösungsvermittler.

▶ Die Resorption der Kapsel-Form ist sehr variabel; die Einnahme sollte mit Nahrung bzw. einem Cola-Getränk erfolgen. Die orale HP-β-CD-Lösung hat eine verbesserte orale Bioverfügbarkeit und sollte in nüchternem Zustand eingenommen werden. Nach oraler Gabe werden Plasma-Spitzenspiegel nach 1–4 Stunden erreicht; die systemische Absorption des Cyclodextrin-Carriers ist minimal. Bei täglicher Einmalgabe wird ein Steady state nach etwa einer Woche erreicht; durch Verteilung der Tagesdosis auf zwei orale Einzelgaben und Verdoppelung der Tagesdosis in den ersten zwei bis drei Tagen kann der Steady state früher erreicht werden. Nach Gabe von intravenösem HP-β-CD-Itraconazol trennen

Antiinfektiva

sich Substanz und Carrier rasch und folgen jeweils ihrer eigenen Pharmakokinetik. Bei normaler Nierenfunktion wird HP-β-CD unverändert und nahezu vollständig innerhalb von 24 Stunden durch glomeruläre Filtration eliminiert.

▸ Itraconazol weist eine hohe Plasma-Eiweißbindung auf (> 99 %) und besitzt ein großes Verteilungsvolumen. Während Konzentrationen in nicht proteinhaltigen Körperflüssigkeiten niedrig sind, übertreffen Konzentrationen in vielen Geweben einschließlich des Gehirns gleichzeitige Plasmaspiegel um das Zwei- bis Zehnfache.

▸ Itraconazol unterliegt einem ausgeprägten hepatischen Metabolismus und wird in metabolisierter Form über Gallenflüssigkeit und Urin ausgeschieden. Der Hauptmetabolit, Hydroxy-Itraconazol, besitzt gleiche antimykotische Aktivität wie die Muttersubstanz. Nach oraler Gabe übersteigen Plasmakonzentration von Hydroxy-Itraconazol die von Itraconazol um das 1,5- bis 2fache; nach intravenöser Gabe sind die Konzentrationen des bioaktiven Metaboliten dagegen beträchtlich niedriger als die von Itraconazol. Die Elimination von Itraconazol verläuft biphasisch mit einer terminalen Halbwertszeit von 20 bis 40 Stunden; im Vergleich zur Einmalgabe ist die Halbwertszeit im Steady state etwa doppelt so lang, vereinbar mit saturablen Exkretionsmechanismen.

▸ Bei Niereninsuffizienz bzw. Hämodialyse ist bei oraler Gabe keine Dosisanpassung erforderlich. Aufgrund der ausschließlich renalen Elimination ist intravenöses Itraconazol bei Patienten mit einer Kreatinin-Clearance von =30 ml/min kontraindiziert. Bei schwerer Leberinsuffizienz kann die Elimination von Itraconazol verzögert sein.

▸ Trotz beträchtlicher interindividueller Unterschiede scheint die Pharmakokinetik der oralen HP-β-CD-Itraconazol-Lösung bei pädiatrischen Patienten jenseits des Neugeborenenalters nicht fundamental verschieden von der von Erwachsenen zu sein. Daten zur Pharmakokinetik der Kapselform und der intravenösen Formulierung existieren für pädiatrische Patienten nicht.

Nebenwirkungen: Itraconazol ist in der Regel gut verträglich; bei Patienten, die orales Itraconazol in Dosierungen bis 400 mg täglich zur Therapie invasiver Pilzinfektionen erhielten, wurden zum Therapieabbruch führende ernsthafte Nebenwirkungen in etwa 4 % der Fälle beobachtet. Die häufigsten Nebenwirkungen sind Übelkeit, Erbrechen, Leibschmerzen, Hautausschläge, Kopfschmerzen, Schwindel und Herzschmerzen. Bei längerer Behandlung mit hohen Dosen (tgl. 0,6 g) können Hypokaliämie, Bluthochdruck und reversible Nebennierenrindeninsuffizienz auftreten. Gaben der oralen HP-β-CD-Lösung in Dosen > 400 mg scheinen mit einer gastrointestinalen Unverträglichkeit assoziiert zu sein. Transaminasenerhöhungen treten in einer Häufigkeit von < 5 % auf; schwere Leberschädigungen wurden kasuistisch berichtet. Itraconazol kann negativ inotrop wirken; aufgrund dieser potenziellen Kardiotoxizität sollten Patienten mit ventrikulären Funktionsstörungen Itraconazol nicht erhalten.

Interaktionen: Bei gleichzeitiger Gabe von Terfenadin sind ernste kardiovaskuläre Störungen (ventrikuläre Tachykardie mit tödlichem Ausgang) beschrieben. Keine gleichzeitige Gabe von Cisaprid, Midazolam (oral) und Triazolam! Durch enzyminduzierende Arzneimittel (z. B. Phenytoin und Rifampicin) kann Itraconazol beschleunigt abgebaut werden. Arzneimittel, die durch Enzyme der Cytochrom-3A4-Familie metabolisiert werden (z. B. Ciclosporin A, Warfarin, Digoxin), können infolge Hemmung durch Itraconazol länger wirken (evtl. Dosisreduktion erforderlich). Magensaft-reduzierende Medikamente (z. B. Antazida und H_2-Blocker) vermindern die Resorption von Itraconazol und sollten frühestens 2 h nach der Gabe von Itraconazol genommen werden.

Indikationen: Pityriasis versicolor, Dermatomykosen, Onychomykosen und alle Formen mukokutaner Candida-Infektionen. Konsolidierungs- und Erhaltungstherapie der AIDS-assoziierten Kryptokokkenmeningoenzephalitis, Second-line-Therapie invasiver Aspergillus-Infektionen, Infektionen durch bestimmte Phäohyphomyzeten, lymphokutane Sporotrichose, nicht lebensbedrohliche, nicht meningeale Paracoccidioidomykose, Blastomykose, Histoplasmose und Coccidioidomykose. Prophylaxe invasiver Pilzinfektionen bei Hochrisikopatienten mit hämatologischen Neoplasien und nach allogener Blutstammzelltransplantation; empirische antimykotische Therapie bei Fieber und Granulozytopenie.

Kontraindikationen: Schwangerschaft (wegen Teratogenität in Tierversuchen), Laktationsperiode, schwere Leberfunktionsstörungen. Bei gleichzeitiger Gabe von Ciclosporin A müssen die Serumspiegel von Ciclosporin A kontrolliert werden. Keine gleichzeitige Gabe von Terfenadin, Astemizol, Cisaprid und Statinen.

Dosierung: Der Dosierungsbereich zur Therapie von **Dermatomykosen** ist 100–400 mg/ Tag (Kapselform) in einer oder zwei Einzeldosen für in Abhängigkeit von der Indikation unterschiedlich lange Zeiträume. Die Dosierung von HP-β-CD-Itraconazol-Lösung zur Behandlung **oroösophagealer Candida-Infektionen** ist 200–400 mg in einer bzw. zwei Einzeldosen und 2-mal 2,5 mg/kg zur Prophylaxe invasiver Pilzinfektionen. Für **lebensbedrohliche Infektionen** wird eine Aufsättigung von 600–800 mg über 3 bis 5 Tage empfohlen, gefolgt von einer Erhaltungsdosis von 400–600 mg und einem Monitoring der Talspiegel. Die zugelassene Dosierung der intravenösen HP-β-CD-Itraconazol-Formulierung ist 200 mg zweimal täglich über zwei Tage, gefolgt von 1-mal 200 mg für insgesamt maximal 14 Tage. Itraconazol ist für **Kinder und Jugendliche** unter 18 Jahre nicht zugelassen. Basierend auf publizierten Daten zu Verträglichkeit und Pharmakokinetik kann eine initiale Dosierung von 2-mal 2,5 mg/kg der oralen HP-β-CD-Lösung empfohlen werden. Der empfohlene Dosierungsbereich für die Kapselform beträgt 5–8, max. 12 mg/kg KG mit einer Aufsättigung von 4 mg/kg KG dreimal täglich über 3 Tage. Pharmakokinetik und Dosierung von intravenösem Itraconazol sind bei pädiatrischen Patienten nicht untersucht.

Monitoring: Rasches Erreichen und Aufrechterhalten von Talspiegeln von $\geq$ 0,5 µg/ml Itraconazol (HPLC-Analytik) wird empfohlen, wenn Itraconazol zur Therapie oder Prophylaxe invasiver Pilzinfektionen eingesetzt wird.

Handelsformen: Kapseln à 0,1 g, HP-β-CD-Lösung (10 mg/ml) zur oralen Anwendung, intravenöse Formulierung in HP-β-CD. Die wesentlich besser als Kapsel resorbierte Suspension schmeckt schlecht, am besten noch eiskalt aus dem Kühlschrank.

Beurteilung: Oral und intravenös verfügbares Breitspektrum-Antimykotikum mit systemischer Wirkung, nützlich in der Therapie von Dermatophytosen und mukokutanen Candida-Infektionen, zur Therapie nicht unmittelbar lebensbedrohlicher invasiver Pilzinfektionen durch empfindliche Erreger und zur Prophylaxe bzw. empirischen antimykotischen Therapie bei Fieber und Granulozytopenie.

Literatur

Ahmad SR, Singer SJ, Leissa BG. Congestive heart failure associated with itraconazole. Lancet 2001; 357: 1766–7.

Barone JA, Moskovitz BL, Guarnieri J, et al. Enhanced bioavailability of itraconazole in hydroxypropyl-beta-cyclodextrin solution versus capsules in healthy volunteers. Antimicrob Ag Chemother 1998; 42: 1862–5.

Boogaerts M, Winston DJ, Bow EJ, et al. Intravenous and oral itraconazole versus intravenous amphotericin B as empirical antifungal therapy for persistent fever in neutropenic patients with cancer who are receiving broad-spectrum antibacterial therapy. Ann Intern Med 2001; 135: 412–22.

Caillot D, Bassaris H, McGeer A, et al. Intravenous itraconazole followed by oral itraconazole in the treatment of invasive pulmonary aspergillosis in patients with hematologic malignancies, chronic granulomatous disease, or AIDS. Clin Infect Dis 2001; 33: e83–90.

De Beule K, Van Gestel J. Pharmacology of itraconazole. Drugs 2001; 61 (Suppl 1): 27–37.

Denning DW, Lee JY, Hostetler JS, et al. NIAID Mycoses Study Group multicenter trial of oral itraconazole therapy for invasive aspergillosis. Am J Med 1994; 97: 135–44.

Glasmacher A, Hahn C, Molitor E, et al. Itraconazole through concentrations in antifungal prophylaxis with six different dosing regimens using hydroxypropyl-beta-cyclodextrin oral solution or coated-pellet capsules. Mycoses. 1999; 42: 591–600.

Grant SM, Clissold SP. Itraconazole. A review of its pharmacodynamic and pharmacokinetic properties, and therapeutic use in superficial and systemic mycoses. Drugs 1989; 37: 310–44.

Groll AH, Piscitelli SC, Walsh TJ. Clinical pharmacology of systemic antifungal agents: a comprehensive review of agents in clinical use, current investigational compounds, and putative targets for antifungal drug development. Adv Pharmacol 1998; 44: 343–500.

Groll AH, Wood L, Roden M, et al. Safety, pharmacokinetics, and pharmacodynamics of cyclodextrin itraconazole in pediatric patients with oropharyngeal candidiasis. Antimicrob Ag Chemother 2002; 46: 2554–63.

Heykants J, Michiels M, Meuldermans W, et al. The pharmacokinetics of itraconazole in animals and man: an overview. In: Fromtling RA (ed). Recent trends in the discovery, development and evaluation of antifungal agents. Barcelona: JR Prous Science Publishers 1987; 223–49.

Lavrijsen AP, Balmus KJ, Nugteren-Huying WM, et al. Hepatic injury associated with itraconazole. Lancet 1992; 340: 251–2.

Lortholary O, Denning DW, Dupont B. Endemic mycoses: a treatment update. J Antimicrob Chemother 1999; 43: 321–31.

Menichetti F, Del Favero A, Martino P, et al. Itraconazole oral solution as prophylaxis for fungal infections in neutropenic patients with hematologic malignancies: a randomized, placebo-controlled, double-blind, multicenter trial. Clin Infect Dis 1999; 28: 250–5.

Sharkey PK, Graybill JR, Rinaldi MG, et al. Itraconazole treatment of phaeohyphomycosis. J Am Acad Dermatol 1990; 23: 577–86.

Stevens DA, Kan VL, Judson MA, et al. Practice guidelines for diseases caused by Aspergillus. Infectious Diseases Society of America. Clin Infect Dis 2000; 30: 696–709.

Tucker RM, Haq Y, Denning DW, Stevens DA. Adverse events associated with itraconazole in 189 patients on chronic therapy. J Antimicrob Chemother 1990; 26: 561–6.

Vander Straten MR, Hossain MA, Ghannoum MA. Cutaneous infections dermatophytosis, onychomycosis, and tinea versicolor. Infect Dis Clin North Am 2003; 17: 87–112.

Antiinfektiva

361

Fluconazol

Handelsnamen: Diflucan, Fungata.

Eigenschaften: Systemisch wirksames Azol-Derivat (Triazol) mit guter Aktivität gegen Candida-Arten und Cryptococcus neoformans. Gut wasserlöslich. Strukturformel: Abb. 3.2-1, S. 356.

Wirkungsspektrum: In vitro wirksam gegen Candida-Arten (Ausnahme: C. krusei), Cryptococcus neoformans, Trichosporon asahii und anderen seltenen Hefepilzen, im Vergleich zu Itraconazol geringere Aktivität gegenüber Histoplasma capsulatum, Coccidioides immitis, Blastomyces dermatitidis, Paracoccidioides brasiliensis und Sporothrix schenkii. Resistent sind Aspergillus-Arten, Zygomyzeten und Dermatophyten.

Resistenz: Primäre Resistenz von Candida albicans, C. tropicalis, C. glabrata und Cryptococcus neoformans ist selten. Sekundäre Resistenzentwicklung von Candida (in 5–10 %) und Cryptococcus bei längerer Anwendung möglich (besonders bei AIDS oder prophylaktischer Gabe). Es gibt eine partielle Kreuzresistenz zwischen Fluconazol und Itraconazol.

Pharmakokinetik:

▶ Verfügbar in oraler und intravenöser Form, sehr gute orale Bioverfügbarkeit. Lineare Pharmakokinetik. Bei täglicher Einmalgabe Erreichen des Steady state nach 4 bis 7 Tagen, rascher nach Aufsättigung mit der doppelten Zieldosis am ersten Tag.

▶ Mittlerer maximaler Serumspiegel nach Einmalgabe von 100 bzw. 400 mg oral oder parenteral zwischen 2 und 7 ug/ml, im Steady state um etwa das 2,5fache höher.

▶ Halbwertszeit 25–40 h; Plasmaeiweißbindung 12 %.

▶ Gute Gewebegängigkeit (auch in die Haut). Relativ hohe Konzentrationen in Urin, Speichel, Sputum, Augenkammerwasser und Liquor (Liquorkonzentrationen fast so hoch wie im Serum).

▶ Elimination: Überwiegend (90 %) renale Elimination in unveränderter (80 %) Form bzw. als inaktive Metaboliten (10 %). Dosisreduktion auf 50 % bei einer Kreatinin-Clearance von 50 ml/min, auf 25 % bei einer Kreatinin-Clearance von < 21 ml/min. Fluconazol ist dialysierbar; bei hämodialysierten Patienten werden 100 % der Zieldosis jeweils nach der Dialyse verabreicht. Leberinsuffizienz erfordert keine Dosisanpassung, jedoch ein sorgfältiges Monitoring der Leberfunktionsparameter zur Vermeidung zusätzlicher Toxizität.

Nebenwirkungen: Im Allgemeinen sehr gut verträglich: Aus verschiedenen klinischen Studien kompilierte Daten von erwachsenen Patienten, die mit 100–400 mg behandelt wurden, ergaben eine durch Unverträglichkeit bedingte Abbruchrate von insgesamt etwa 3 %. Tagesdosen bis 1200 mg wurden über längere Zeit ohne dosislimitierende Toxizität vertragen. Gastrointestinale Störungen (Übelkeit, Bauchschmerzen, Durchfall) sind häufiger als Hautausschläge und ZNS-Störungen (Kopfschmerzen, Schwindel, Krämpfe, Somnolenz) sowie periphere Nervenstörungen. Transaminasenerhöhungen werden in < 10 % der Patienten beobachtet; selten sind schwerwiegendere Leberfunktionsstörungen, die bei AIDS- und Tumorpatienten zum Leberversagen führen können, sowie blasenbildende Exantheme. Verträglichkeitsdaten von pädiatrischen Patienten, die Fluconazol in Dosierungen bis 12 mg/kg KG täglich erhalten hatten, zeigen keine Unterschiede bezüglich Häufigkeit und Spektrum von Nebenwirkungen.

Interaktionen: Fluconazol unterliegt nur in geringem Ausmaß einer oxidativen Metabolisierung, es hemmt jedoch CYP3A4 und einige andere CYP450-Isoenzyme und interferiert auch mit Glucoronisierungsvorgängen, was zu einigen klinisch relevanten Arzneimittelinteraktionen führen kann, u. a. einer Wirkungsverstärkung von Cumarin-Derivaten, Theophyllin, Phenytoin und oralen Antidiabetika vom Sulfonylharnstoff-Typ. Bei gleichzeitiger Gabe klassischer Enzyminduktoren wie Rifampicin, Phenobarbital, Phenytoin und Carbamazepin können Fluconazol-Plasma-Konzentrationen auf subtherapeutische Werte erniedrigt sein.

Indikationen: Oberflächliche und invasive akute Candida-Infektionen durch Fluconazolempfindliche Candida-Arten unter Einschluss neutropenischer Patienten. Bei klinisch instabilen Patienten, solchen mit vorausgegangener Azol-Prophylaxe und komplizierten Candida-Infektionen sollten alternative Substanzen zur Anwendung kommen. Konsolidierungstherapie der chronisch disseminierten Candidiasis und der Kryptokokkenmeningoenzephalitis, Infektionen durch Trichosporon asahii. Tinea corporis, cruris, unguinum und Pityriasis versicolor. Fluconazol ist die Substanz der Wahl bei Coccidioides-immitis-Meningitis und ist effektiv in der Behandlung nicht-meningealer Infektionen durch diesen Erreger. In der Behandlung der Paracoccidioidomykose, der Blastomykose, der Histoplasmose und der Sporotrichose scheint Fluconazol eine gegenüber Itraconazol geringere Wirksamkeit zu haben. Bei prophylaktischer Gabe hat Fluconazol nachgewiesene präventive Wirksamkeit bei Hochrisikopatienten mit akuten Leukämien, nach allogener Blutstammzell- und Lebertransplantation. Es ist effektiv in der Primärprophylaxe der Kryptokokkose und Histoplasmose wie auch in der Sekundärprophylaxe von Kryptokokkose und Coccidioidomykose bei HIV-infizierten Patienten mit niedrigen CD4+-Lymphozytenzahlen. Eine Sonderindikation ist die kutane Leishmaniose.

Kontraindikationen: Schwangerschaft, Laktationsperiode, schwere Leberfunktionsstörung, gleichzeitige Medikation mit bestimmten Antihistaminika, Statinen und Cisaprid (Gefahr der QT-Zeit-Verlängerung und tödlicher Arrhythmien). Überempfindlichkeit gegen die Substanz.

Anwendung und Dosierung: Fluconazol hat eine große Dosierungsbreite (50–400–800–1200 mg/Tag bei Erwachsenen).
▸ Oberflächliche Infektionen: 50–100 mg einmal täglich.
▸ Vaginalmykose: Einzelgabe von 150 mg.
▸ Invasive Infektionen: 400–800 mg einmal täglich, im prophylaktischen Setting 200–400 mg (Jugendliche und Kinder einschließlich der Neugeborenenperiode: 6–12 mg/kg bzw. 3–6 mg/kg). In Anbetracht der extremen Schwankungen des extrazellulären Flüssigkeitsraumes und der Nierenfunktion erscheint eine verlässliche Dosierung bei sehr unreifen Frühgeborenen in den ersten Lebenstagen kaum möglich.

Behandlungsdauer: Haut- und Schleimhautinfektionen: 7 bis 14 Tage. Bei unkomplizierter Fungämie bis 14 Tage nach der letzten positiven Blutkultur; für alle anderen invasiven Infektionen individualisierte Therapie bis zur Resolution aller klinischen und radiologischen Befunde. Bei persistierender Immundefizienz (CD4+-Zellzahlen ≤ 200/ul) lebenslang als Sekundärprophylaxe nach AIDS-assoziierter Kryptokokkenmeningitis.

Antiinfektiva

Handelsformen: Kapseln à 0,05 g, 0,1 g, 0,15 g und 0,2 g, Suspension für orale Anwendung (0,5 % und 1 %), Infusionsflaschen à 0,1 g, 0,2 g und 0,4 g.

Beurteilung: Wirksam bei invasiven Candida-Infektionen durch Fluconazol-empfindliche Candida-Arten und in der Konsolidierungs- und Erhaltungstherapie von Cryptococcus-Infektionen. Intravenös und oral anwendbar, lineare Pharmakokinetik, sehr gute Verträglichkeit. Nachgewiesene Wirksamkeit in der Prävention invasiver Candida- und Cryptococcus-neoformans-Infektionen bei definierten Hochrisikopopulationen.

Literatur

Alrajhi AA, Ibrahim EA, De Vol EB, et al. Fluconazole for the treatment of cutaneous leishmaniasis caused by Leishmania major. N Engl J Med 2002; 346: 891–5.

Anaissie EJ, Darouiche RO, Abi-Said D, et al. Management of invasive candidal infections: results of a prospective, randomized, multicenter study of fluconazole versus amphotericin B and review of the literature. Clin Infect Dis 1996; 23: 964–72.

Brammer KW, Coates PE. Pharmacokinetics of fluconazole in pediatric patients. Eur J Microbiol Infect Dis 1994; 13: 325–9.

Brammer KW, Farrow PR, Faulkner JK. Pharmacokinetics and tissue penetration of fluconazole in humans. Rev Infect Dis 1990; 12 (Suppl 3): S318–26.

Como JA, Dismukes WE. Oral azole drugs as systemic antifungal therapy. N Engl J Med 1994; 330: 263–72.

Groll AH, Piscitelli SC, Walsh TJ. Clinical pharmacology of systemic antifungal agents: a comprehensive review of agents in clinical use, current investigational compounds, and putative targets for antifungal drug development. Adv Pharmacol 1998; 44: 343–500.

Groll AH, Gea-Banacloche JC, Glasmacher A, et al. Clinical pharmacology of antifungal compounds. Infect Dis Clin North Am 2003; 17: 159–91.

Hoppe JE, Klingebiel T, Niethammer D. Selection of Candida glabrata in pediatric bone marrow transplant recipients receiving fluconazole. Pediatr Hematol Oncol 1994; 11: 207.

Jick SS. Pregnancy outcomes after maternal exposure to fluconazole. Pharmacotherapy 1999; 19: 221–2.

Lee JW, Seibel NL, Amantea M, et al. Safety and pharmacokinetics of fluconazole in children with neoplastic diseases. J Pediatr 1992; 120: 987–93.

Lortholary O, Denning DW, Dupont B. Endemic mycoses: a treatment update. J Antimicrob Chemother 1999; 43: 321–31.

Marr KA, Seidel K, Slavin MA, et al. Prolonged fluconazole prophylaxis is associated with persistent protection against candidiasis-related death in allogeneic marrow transplant recipients: long-term follow-up of a randomized, placebo-controlled trial. Blood 2000; 96: 2055–61.

Marr KA, Seidel K, White TC, Bowden RA. Candidemia in allogeneic blood and marrow transplant recipients: evolution of risk factors after the adoption of prophylactic fluconazole. J Infect Dis 2000; 181: 309–16.

Masur H, Kaplan JE, Holmes KK. U.S. Public Health Service; Infectious Diseases Society of America. Guidelines for preventing opportunistic infections among HIV-infected persons—2002. Recommendations of the U.S. Public Health Service and the Infectious Diseases Society of America. Ann Intern Med 2002; 137: 435–78.

Novelli V, Holzel H. Safety and tolerability of fluconazole in children. Antimicrob Ag Chemother 1999; 1955–60.

Rex JH, Bennett JE, Sugar AM, et al. A randomized trial comparing fluconazole with amphotericin B for the treatment of candidemia in patients without neutropenia. Candidemia Study Group and the National Institute. N Engl J Med 1994; 331: 1325–30.

Rex JH, Pfaller MA, Galgiani JN, et al. Development of interpretive breakpoints for antifungal susceptibility testing: conceptual framework and analysis of in vitro-in vivo correlation data for fluconazole, itraconazole, and candida infections. Subcommittee on Antifungal Susceptibility Testing of the National Committee for Clinical Laboratory Standards. Clin Infect Dis 1997; 24: 235–47.

Rex JH, Walsh TJ, Sobel JD, et al. Practice guidelines for the treatment of candidiasis. Infectious Diseases Society of America. Clin Infect Dis 2000; 30: 662–78.

Saxén H, Hoppu K, Pohjavuori M. Pharmacokinetics of fluconazole in very low birth weight infants during the first two weeks of life. Clin Pharmacol Ther 1993; 54: 269–77.

Slavin MA, Osborne B, Adams R, et al. Efficacy and safety of fluconazole prophylaxis for fungal infections after marrow transplantation—a prospective, randomized, double-blind study. J Infect Dis 1995; 171: 1545–52.

Sobel JD, Brooker D, Stein GE, et al. Single dose fluconazole compared with conventional clo-trimazole topical therapy of Candida vaginitis. Fluconazole Vaginitis Study Group. Amer J Obstet Gynecol 1995; 172: 1263.

Winston DJ, Pakrasi A, Busuttil RW. Prophylactic fluconazole in liver transplant recipients. A randomized, double-blind, placebo-controlled trial. Ann Intern Med 1999; 131: 729–37.

Voriconazol

Handelsname: Vfend (Fa. Pfizer).

Eigenschaften: Voriconazol ist ein neues, systemisch wirksames, synthetisches Triazol mit struktureller Verwandtschaft zu Fluconazol. Es besitzt eine verbesserte Targetaffinität und Spezifität. Im Vergleich zu Fluconazol ist Voriconazol in niedrigeren Konzentrationen wirksam und besitzt ein erweitertes antimykotisches Spektrum. Voriconazol ist aktiv gegenüber Candida-Arten (einschließlich C. krusei), Tr. asahii, Cr. neoformans, Aspergillus spp., Pseudallescheria, Scedosporium, Fusarium und anderen Hyalohyphomyzeten sowie vielen Phäohyphomyzeten und den außereuropäischen (endemischen) Pilzen. Voriconazol ist inaktiv gegenüber den Zygomyzeten (z. B. Mucor, Rhizopus, Absidia u. a.). Strukturformel: s. Abb. 3.2-1, S. 356.

Pharmakokinetik: Voriconazol ist oral und intravenös verfügbar. Nach oraler Gabe werden Spitzenspiegel 1–2 Stunden nach Ingestion gemessen; die orale Bioverfügbarkeit beträgt > 90 % im Nüchternzustand. Voriconazol hat eine nicht lineare Pharmakokinetik. Die Proteinbindung im Plasma ist 58 %, das mittlere Verteilungsvolumen liegt bei 2 l/kg. Gewebs- und Liquorspiegel übertreffen Plasma-Talspiegel um ein Vielfaches. Die dosierungsrelevante Halbwertszeit ist 6 Stunden. Voriconazol unterliegt einem ausgeprägten oxidativen Metabolismus und wird in Form inaktiver Metabolite überwiegend über den Urin ausgeschieden; nur 2 % einer Dosis erscheinen unverändert im Urin. Voriconazol wird überwiegend über CYP2C19 metabolisiert, jedoch sind auch andere Isoenzyme wie CYP2C0 und CYP3A4 beteiligt. Es besteht eine ausgeprägte interindividuelle Variabilität der Plasmakonzentrationen von Voriconazol, die zumindest teilweise durch einen genetischen Polymorphismus in der Expression von CYP2C19 erklärt werden kann.

Nebenwirkungen: Voriconazol hat eine insgesamt akzeptable Verträglichkeit. Bislang erhobene klinische Daten unterstellen, dass sich das Nebenwirkungsprofil der Substanz im Wesentlichen auf vier Bereiche erstreckt: Vorübergehende Veränderungen der Leberenzyme (10–20 %), Exantheme (< 10 %), Verwirrtheitszustände und Halluzinationen (< 10 %) sowie vorübergehende, offensichtlich dosisabhängige Sehstörungen (veränderte Licht- und Farbwahrnehmung in 25–40 %) ohne morphologische Korrelate in Tiermodellen. Ernsthafte, zum Therapieabbruch führende, mit der Gabe von Voriconazol assoziierte Nebenwirkungen wurden in klinischen Studien mit Vergleichssubstanzen in 2–13 % der Fälle registriert.

Interaktionen: Voriconazol ist Substrat und Inhibitor von CYP2C19, CYP2C9 und CYP3A4. Voriconazol erhöht die Konzentrationen von Cyclosporin, Tacrolimus, Ben-

Antiinfektiva

zodiazepinen, Vinca-Alkaloiden, Statinen, Omeprazol, Warfarin, Sulfonylharnstoffen, Phenytoin und Protease-Inhibitoren mit Ausnahme von Indinavir und Nicht-Nukleosid-Reverse-Transkriptase-Inhibitoren, und erfordert ggf. eine Dosisanpassung und klinisches Monitoring. Klassische Enzyminduktoren wie Phenytoin, Rifabutin, Phenobarbital, Carbamazepin und Rifampicin führen zu einer signifikanten Erniedrigung der Voriconazol-Plasmakonzentrationen. Die gleichzeitige Gabe der drei letztgenannten Medikamente ist ebenso kontraindiziert (subtherapeutische Konzentrationen von Voriconazol) wie auch die gleichzeitige Gabe von Terfenadin, Astemizol, Cisaprid, Quinidin, Pimozid (QTc-Verlänge-rung), Ergotamin (Ergotismus) und Sirolimus (erhöhte Plasmakonzentrationen). Eine Dosisanpassung von Voriconazol ist erforderlich bei gleichzeitiger Gabe von Phenytoin oder Rifabutin.

Indikationen:

▶ Oropharyngeale Candidiasis und Candida-Ösophagitis.
▶ Refraktäre invasive Infektionen durch Candida spp., Aspergillus spp. und seltene Hyalo-hyphomyzeten wie Fusarium spp. und Scedosporium spp.
▶ Primärtherapie invasiver Aspergillus-Infektionen.
▶ Empirische antimykotische Therapie bei Fieber und Granulozytopenie.

Kontraindikationen: Schwangerschaft, Laktationsperiode, Kinder unter 2 Jahre, schwere Leberfunktionsstörungen. Regelmäßige Kontrollen der Leberfunktion und der Nierenfunktion (bei parenteraler Gabe wegen potenzieller Akkumulation des Carriers bei eingeschränkter Filtrationsrate).

Dosierung:

Intravenös (Kinder > 2 Jahre, Jugendliche und Erwachsene): 4 mg/kg alle 12 Stunden mit einer Aufsättigung von 2-mal 6 mg/kg an Tag 1 der Behandlung. **Oral** (Jugendliche und Erwachsene): 2-mal 200 mg, Aufsättigung von 2-mal 400 mg an Tag 1 (< 40 kg KG: 2-mal 1 0 0 mg, an Tag 1: 2-mal 200 mg). Die orale Dosierung bei Kindern entspricht der intravenösen. Die Zulassung von Voriconazol für Kinder von 2 bis 11 Jahren ist aufgrund einer rascheren Elimination der Substanz in dieser Altersstufe vorläufig, d. h., die Dosisfindung ist noch nicht abgeschlossen. Bei **Niereninsuffizienz** ist eine Dosisanpassung bei oraler Gabe nicht erforderlich; aufgrund der renalen Clearance des Cyclodextrin-Carriers von intravenösem Voriconazol sollten Patienten mit einer Kreatinin-Clearance von < 50 ml/min auf orale Gabe umgestellt werden. Bei Patienten mit milder bis mäßiger Leberfunktionsstörung (Child-Pugh-Kategorien A und B) wird eine Halbierung der Tagesdosis nach initialer Aufsättigung empfohlen.

Handelsformen: Tabletten à 50 mg und 200 mg, Ampullen zur i.v. Infusion (10 mg/ml).

Beurteilung: Neues, systemisch wirksames Breitspektrum-Antimykotikum zur Primär- und Sekundärtherapie invasiver Aspergillus-, Fusarium- und Scedosporium-Infektionen. Zugelassen auch zur Sekundärtherapie invasiver Candida-Infektionen. Klinische Erfahrungen außerhalb dieser Indikationen sind gering. Voriconazol ist auch geeignet zur empirischen antimykotischen Therapie bei Fieber und Granulozytopenie und zur Therapie orooösophagealer Candida-Infektionen.

Literatur

Ally R, Schurmann D, Kreisel W, et al. A randomized, double-blind, double-dummy, multicenter trial of voriconazole and fluconazole in the treatment of esophageal candidiasis in immunocompromised patients. Clin Infect Dis 2001; 33: 1447–54.

Denning D et al. Efficacy and safety of voriconazole in the treatment of invasive aspergillosis. Clin Infect Dis 2002; 34: 563.

Espinel-Ingroff A. In vitro fungicidal activity of voriconazole, itraconazole and Amphotericin B against opportunistic moniliaceous and demattiaceous fungi. J Clin Microbiol 2001; 39: 954.

George D, Miniter P, Andriole VT. Efficacy of UK-109.496, a new azole antifungal agent, in an experimental model of invasive aspergillosis. Antimicrob Ag Chemother 1996; 40: 86.

Herbrecht R et al. Voriconazole versus Amphotericin B for primary terapy of invasive aspergillosis. N Engl J Med 2002; 347: 408.

Marco F et al. In vitro activities of voriconazole (UK-109, 496) and four other antifungal agents against 394 clinical isolates of Candida ssp. Antimicrob Ag Chemother 1998; 42: 161–3.

Perfect JR, Marr KA, Walsh TJ, et al. Voriconazole treatment for less-common, emerging, or refractory fungal infections. Clin Infect Dis 2003; 36: 1122–31.

Ruhnke M, Schmidt-Westhausen A, Trautmann M. In vitro activities of voriconazole (UK-109.496) against fluconazole-susceptible and -resistant Candida albicans isolates from oral cavities of patients with human immunodeficiency virus infection. Antimicrob Ag Chemother 1997; 41: 575–7.

Walsh T et al. Voriconazole compared with liposomal amphotericin B for empirical antifungal therapy in patients with neutropenia and persistient fever. N Engl J Med 2002; 346: 225.

Walsh TJ, Lutsar I, Driscoll T, et al. Voriconazole in the treatment of aspergillosis, scedosporiosis and other invasive fungal infections in children. Pediatr Infect Dis J 2002; 21: 240–8.

Wildfeuer A, Seidl H-P, et al. In vitro activity of voriconazole against yeasts, moulds and dermatophytes in comparison with fluconazole, amphotericin B and griseofulvin. Mycoses 1998; 41: 309–19.

Triazole in klinischer Prüfung

Posaconazol (SCH 56592 [Fa. Schering-Plough, Kenilworth, NJ, USA]) und Ravuconazol (BMS 207147 [Fa. Bristol-Myers Squibb, Wallingford, CT, USA]) sind neue Triazole in fortgeschrittener klinischer Entwicklung. Diese Substanzen scheinen sich hinsichtlich ihres Spektrums, ihrer antimykotischen Potenz und präklinischen Wirksamkeit nicht fundamental von Voriconazol zu unterscheiden. Ob Unterschiede in der oralen Bioverfügbarkeit, im Ausmaß der Eiweißbindung, der Metabolisierung und Clearance von klinischer Bedeutung sind, bleibt abzuwarten.

Posaconazol ist strukturell dem Itraconazol verwandt und in oraler Formulierung untersucht; eine intravenöse Form ist außerdem in Entwicklung. Posaconazol (50–400 mg) war gut verträglich und in zwei großen, randomisierten Studien bei HIV-infizierten Patienten mit oropharyngealer Candidiasis ebenso effektiv wie Fluconazol (100 mg). In einem Salvage-Phase-II-Protokoll für Patienten mit einer Vielzahl verschiedener invasiver Pilzinfektionen (Aspergillose, Fusariose, Kryptokokkose, Candidiasis, Phäohyphomykosen) lag die Ansprechrate nach 4 bis 8 Wochen Therapie bei Dosen bis 800 mg/Tag zwischen 44 und 80 %. Weitere klinische Studien sind initiiert und in Planung.

Ravuconazol ist strukturell verwandt mit Fluconazol und besitzt eine prolongierte Eliminationshalbwertszeit mit Option zur täglichen Einmalgabe. Verträglichkeit und Wirksamkeit von Ravuconazol (400 mg/Tag p.o.) im Vergleich zu Fluconazol (200 mg/Tag p.o.) wurden in einer randomisierten Doppelblindstudie bei 71 Patienten mit oropharyngealer Candidiasis untersucht. Ravuconazol erreichte eine vergleichbare Heilungsrate (86 % vs. 78 %)

Antiinfektiva

ohne erkennbare Unterschiede in der Verträglichkeit. Eine intravenöse Formulierung liegt vor, weitere klinische Phase-II- und -III-Studien sind initiiert.

Literatur

Arikan S, Rex JH. Ravuconazole Eisai/Bristol-Myers Squibb. Curr Opin Investig Drugs 2002; 3: 555–61.

Groll AH, Walsh TJ. Antifungal chemotherapy: advances and perspectives. Swiss Med Wkly 2002; 132: 303–11.

Hoffman HL, Ernst EJ, Klepser METahoma Novel triazole antifungal agents. Expert Opin Investig Drugs 2000; 9: 593–605.

Walsh TJ, Viviani MA, Arathoon E, et alTahoma New targets and delivery systems for antifungal therapy. Med Mycol 2000; 38 (Suppl 1): 335–47.

3.2.2 Azole zur topischen Anwendung

Es gibt eine Vielzahl von sehr ähnlichen Azolen zur topischen Therapie oberflächlicher Pilzinfektionen der Haut und der Vagina. Die zuerst eingeführten Derivate Clotrimazol und Miconazol sind weiterhin wertvolle Lokaltherapeutika. Die neueren Derivate unterscheiden sich teilweise im Wirkungsspektrum und in der Verträglichkeit. So musste z. B. das topische Azol-Derivat Terconazol wegen unerwünschter systemischer Nebenwirkungen (Fieber, Kreislaufreaktionen) zurückgezogen werden.

Clotrimazol

Handelsnamen: Canesten u.v.a.

Eigenschaften: Pioniersubstanz der Imidazol-Derivate (Abb. 3.2-2), schwach basisch, wasserunlöslich, aber gut löslich in Lipoidlösungsmitteln.

Wirkungsspektrum: Fungistatische Wirkung auf Dermatophyten (Trichophyton- und Microsporon-Arten, Epidermophyton floccosum), Sprosspilze (Candida), Chromomyzeten (Hormodendrum- und Phialophora-Arten).

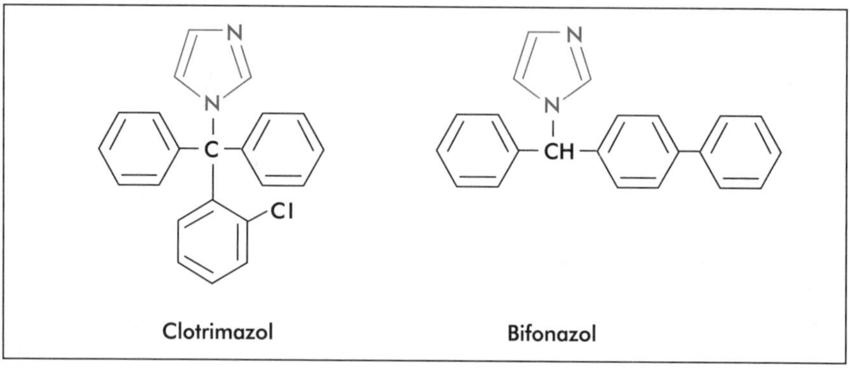

Clotrimazol   Bifonazol

Abb. 3.2-2   Strukturformeln von Clotrimazol und Bifonazol.

Resistenz: Primär resistente Stämme von Candida albicans und Trichophyton sind selten. Sekundäre Resistenzentwicklung bisher nicht beobachtet.

Nebenwirkungen: Selten sind Hautreizung (Rötung, Schwellung, Brennen, Jucken) oder Hautreaktionen auf Zusatzstoffe (z. B. Propylen- oder Polyäthylenglykol, Isopropanol oder Cetylstearylalkohol). Bei Gebrauch von Vaginalpräparaten kann eine kleine Menge (< 10 %) resorbiert werden, es sind ebenfalls Reizsymptome möglich.

Indikationen: Geeignet zur Lokalbehandlung (mit 1%iger Lösung oder Creme oder mit Spray) von Dermatomykosen durch Candida-, Trichophyton-, Microsporon-Arten, Epidermophyton floccosum und Malassezia furfur (Pityriasis versicolor) sowie von Erythrasma. Lokale Anwendung bei Candida-Kolpitis in Form von Vaginaltabletten und Vaginalcreme möglich.

> Vorsicht bei vaginaler Anwendung im 1. Trimenon der Schwangerschaft (Verdacht auf erhöhtes Abortrisiko)!

Dosierung und Behandlungsdauer: Hautcreme oder -salbe 2- bis 3-mal tgl. auf die erkrankte Stelle dünn auftragen und einreiben. Spray 2-mal tgl. dünn aufsprühen. Vaginaltabletten à **0,1 g:** tgl. 1- bis 2-mal abends (für 7 Tage); à **0,2 g:** tgl. 1-mal abends (für 3 Tage); à **0,5 g:** (nur 1 Dosis einmal) einführen. Bei Candida- und Trichophyton-Infektionen der Haut 4–6 Wochen behandeln, bei Erythrasma und Pityriasis versicolor etwa 3 Wochen, bei Onychomykose nicht unter 4 Monaten.

Handelsformen: Lösung, Creme, Salbe, Spray, Puder; Vaginaltabletten, -zäpfchen und -creme. In den USA auch als Lutschtabletten im Handel.

Beurteilung: Gut wirksames Lokal-Antimykotikum mit breitem Spektrum und guter lokaler Verträglichkeit.

Literatur

Cooper SM, Shaw S. Contact allergy to clotrimazole: an unusual allergen. Contact Dermatitis 1999; 41: 168.

Czeizel AE, Toth M, Rockenbauer M. No teratogenic effect after clotrimazole therapy during pregnancy. Epidemiology 1999; 10: 437–40.

Boag FC, Houang ET, Westrom R, et al. Comparison of vaginal flora after treatment with a clotrimazole 500 mg vaginal pessary or a fluconazole 150 mg capsule for vaginal candidosis. Genitourin Med 1991; 67: 232.

Powderly WG, Finkelstein DM, Feinberg J, et al. A randomized trial comparing fluconazole with clotrimazole troches for the prevention of fungal infections in patients with advanced human immunodeficiency virus infection. N Engl J Med 1995; 332: 700.

Bifonazol

Handelsnamen: Mycospor u. a.

Eigenschaften: Topisches Breitspektrum-Antimykotikum (Azol, Abb. 3.2-2) mit Wirkung gegen Dermatophyten, Candida-, Aspergillus-Arten, Malassezia furfur (Pityriasis versicolor) und gegen Corynebacterium minutissimum (Erythrasma). Ein Vorteil ist die besonders lange Persistenz des Wirkstoffs auf der Haut, die eine einmal tägliche Anwendung ermöglicht.

Nebenwirkungen: Als seltene Nebenwirkung können Hautrötung, -brennen und Juckreiz auftreten.

Anwendung: Als Creme (enthält Cetylstearylalkohol), Puder, Lösung oder Spray zur Lokalbehandlung von Pilzinfektionen der Haut. Dauer der Behandlung: 2–4 Wochen.

Handelsformen: Creme, Gel, Lösung, Puder, Spray.

Beurteilung: Gut wirksames Antimykotikum mit breitem Spektrum und guter Verträglichkeit.

Literatur

Carillo-Munoz AJ, Tur-Tur C. Comparative study of antifungal activity of sertaconazole, terbinafine, and bifonazole against clinical isolates of Candida spp., Cryptococcus neoformans and dermatophytes. Chemotherapy 1997; 43: 387–92.

Lackner TE, Clissold SP. Bifonazole. A review of its antimicrobial activity and therapeutic use in superficial mycoses. Drugs 1989; 38: 204–25.
Segal R, David M, Ingber A, et al. Treatment with bifonazole shampoo for seborrhea and seborrheic dermatitis: a randomized, double-blind study. Acta Dermato-Venereologica 1992; 72: 454.

Miconazol

Handelsnamen: Daktar und Gyno-Daktar, Epi-Monistat u. a.

Eigenschaften: Miconazol ist ein wenig wasserlösliches Imidazol-Derivat, das früher auch zur systemischen Therapie verwandt wurde. Es besitzt ein breites Wirkungsspektrum unter Einschluss von Epidermophyton- und Trichophyton-Arten, Candida- und Aspergillus-Arten sowie Malassezia furfur (Erreger der Tinea versicolor). Auch Histoplasma capsulatum, Coccidioides immitis, Pseudallescheria boydii und andere seltene Pilze sind empfindlich.

Pharmakokinetik:

▸ Bei topischer Anwendung auf der Haut und Schleimhaut erfolgt keine Resorption. Bei oraler Gabe wird Miconazol wenig resorbiert und ist daher bei Tabletteneinnahme nur zur Behandlung des Mundsoors oder zur partiellen Dekontamination geeignet. Das heute verlassene i.v. Präparat ergibt 10fach höhere Maximalkonzentrationen als bei oraler Gabe (nach 0,8 g i.v. 5–7 mg/l).
▸ Halbwertszeit 2–4 h (in den ersten 12 h) und 24 h (danach).
▸ Plasmaeiweißbindung 90 %.
▸ Urin-Recovery 10 % (unverändert nur 1 %). Starke Metabolisierung im Organismus. Niedrige Konzentrationen in Liquor und Augenkammerwasser. Bei Niereninsuffizienz Halbwertszeit nicht verlängert. Dialysierbarkeit gering.

Nebenwirkungen: Bei i.v. Anwendung als Folge von Lösungsvermittlern Thrombophlebitis, Pruritus, Erbrechen, Diarrhoe, allergische Reaktionen, pektanginöse Beschwerden, Fieber und Hitzegefühl. Bei rascher Injektion sind Herzrhythmusstörungen einschließlich Herzstillstand beobachtet worden. Bei lokaler Behandlung der Vagina kann Brennen oder Jucken auftreten.

Interaktionen: Miconazol unterliegt dem oxidativen Metabolismus des Cytochrom-P-450-Systems, sodass zahlreiche Interaktionen, u. a. mit Antidiabetika, Antiepileptika und Antikoagulanzien, auftreten können. Interaktionen mit oralen Antikoagulanzien vom Cumarin-Typ wurden auch nach topischer Applikation wiederholt berichtet.

Indikationen: Lokalbehandlung von Infektionen durch Dermatophyten und Candida. Aufgrund der (zum großen Teil durch den Lösungsvermittler Cremophor bedingten) relevanten Nebenwirkungen, der Verfügbarkeit alternativer Substanzen und der nachgewiesenen Wirksamkeit von Voriconazol bei der Behandlung invasiver Infektionen durch Pseudallescheria boydii gibt es derzeit keine Indikationen mehr zur systemischen Gabe von Miconazol.

Kontraindikationen:
▶ Für Miconazol i.v.: Schwangerschaft, Stillzeit, Überempfindlichkeit gegen Poly(oxyethylen)-35-Rizinusöl (z. B. Cremophor EL).
▶ Für Lokalpräparate: Überempfindlichkeit gegen Hydroxybenzoesäureester (z. B. Parabene).
▶ Für Daktar-Lösung zur Lokalbehandlung: nässende Ekzeme.

Applikation und Dosierung: Zur Lokalbehandlung von Hautinfektionen stehen Puder und Creme zur Verfügung. Bei Vaginalsoor ist – trotz schneller Besserung – eine Behandlung über 2 Wochen erforderlich, um Rezidive zu verhindern. Bei Mundsoor verwendet man Miconazol-Mundgel (im 1. Lebensjahr 4-mal ¼ Messlöffel, ab 2. Lebensjahr 4-mal ¼ Messlöffel) nach der Mahlzeit für 1–2 Wochen. Erwachsene können bei Mundsoor mehrmals tgl. 1 Tablette im Mund zergehen lassen.
Bei **invasiven Pilzinfektionen** war die Dosisempfehlung für Erwachsene einmal tgl. 0,6 g als i.v. Infusion (in 60 min), für Kinder 15 mg/kg KG. Dosissteigerungen bis auf 1,8 g tgl., bei Kindern auf 20–30 mg/kg KG (dann auf 2–3 Einzelgaben verteilten). Zur Vermeidung einer Venenreizung ist eine ausreichende Verdünnung wichtig, evtl. Infusion bevorzugt durch zentralen Venenkatheter. Therapiedauer mindestens 12 Tage. Keine Dosisreduzierung bei Niereninsuffizienz.

Handelsformen: Puder, Creme, Mundgel, Lösung, Vaginalcreme, -Ovula, in der Schweiz Daktar i.v. (Lösung zur Infusion) in Ampullen à 0,2 g, Tabletten à 0,25 g, Mundgel.

Beurteilung: Breitspektrum-Antimykotikum vorwiegend zur lokalen Anwendung. Bei systemischer Anwendung Gefahr von schweren Nebenwirkungen. Heute durch andere systemische Antimykotika ersetzbar.

Antiinfektiva

Literatur

Albengres E, Le Louet H, Tillement JP. Systemic antifungal agents. Drug interactions of clinical significance. Drug Saf 1998; 18: 83–97.

Devaraj A, O'Beirne JP, Veasey R, Dunk AA. Interaction between warfarin and topical miconazole cream. BMJ. 2002; 325: 77.

Dworzack DL, Clark RB, Borkowski WJ, et al. Pseudallescheria boydii brain abscess: association with near-drowning and efficacy of high-dose, prolonged miconazole therapy in patients with multiple abscesses. Medicine 1989; 68: 218–24.

Feinstein V, Bodey GP. Cardiorespiratory toxicity due to miconazole. Ann Intern Med 1980; 93: 432.

Heel RC, Brogden RN, Pakes GE, et al. Miconazole: a preliminary review of its therapeutic efficacy in systemic fungal infections. Drugs 1980; 19: 7–30.

Sawyer PR, Brogden RN, Pinder RM, et al. Miconazole: a review of its antifungal activity and therapeutic efficacy. Drugs 1975; 9: 406–23.

Thirion DJ, Zanetti LA. Potentiation of warfarin's hypoprothrombinemic effect with miconazole vaginal suppositories. Pharmacotherapy 2000; 20: 98–9.

Walsh TJ, Peters J, McGough DA, et al. Activities of amphotericin B and antifungal azoles alone and in combination against Pseudallescheria boydii. Antimicrob Ag Chemother 1995; 39: 1361–4.

Wiley JM, Smith N, Leventhal BG, et al. Invasive fungal disease in pediatric acute leukemia patients with fever and neutropenia during induction chemotherapy: a multivariate analysis of risk factors. J Clin Oncol 1990; 8: 280–6.

Econazol

Handelsnamen: Epi-Pevaryl, Gyno-Pevaryl.

Eigenschaften: Imidazol-Derivat, dem Miconazol chemisch nahe verwandt (1 Chlor-Atom fehlt).

Econazol ist in vitro auf Pilze etwas stärker wirksam als Miconazol. Die Substanz ist **hepatotoxisch** und dient zur Erzeugung einer experimentellen Toxizität bei Versuchstieren. Keine Resorption. Offenbar dennoch geeignet zur Lokalbehandlung von Hautmykosen und Vaginalsoor.

Applikation: Lokal als Puder, Creme, Lotio, Lösung, Ovula, Spray. Als Nebenwirkung können Rötung, Brennen oder Jucken auftreten.

Literatur

Liu CF, Lin CC, Ng LT, et al. Hepatoprotective and therapeutic effects of tetramethylpyrazine on acute econazole-induced liver injury. Planta Med 2002; 68: 510–4.

Heel RC, Brogden RN, Speight TM, Avery GS. Econazole: a review of its antifungal activity and therapeutic efficacy. Drugs 1978; 16: 177–201.

Isoconazol

Handelsname: Travogen.

Eigenschaften: Lokales Azol mit Wirkung gegen Candida, Dermatophyten und Schimmelpilze. Anwendung bei oberflächlichen Mykosen der Haut (auch bei Erythrasma und Pityriasis versicolor) als 1%ige Creme oder Spray.

Nebenwirkungen: Als Nebenwirkung können Reizerscheinungen der Haut und Schleimhaut auftreten. Überempfindlichkeit gegen Cetylstearylalkohol (in der Creme) oder Propylenglykol (im Spray) möglich. Kontakt mit den Augen vermeiden. Keine großflächige oder langfristige Anwendung.

Oxiconazol

Handelsnamen: Myfungar, Oceral.

Eigenschaften: Azol zur lokalen Anwendung mit breitem Wirkungsspektrum gegen Trichophyton-, Epidermophyton- und Mikrosporum-Arten, Candida-Arten, Malassezia furfur (Erreger der Pityriasis versicolor) und Schimmelpilze. Oxiconazol wirkt auch auf grampositive Bakterien (Staphylokokken und Streptokokken). Von der Haut wird Oxiconazol kaum resorbiert. Als Nebenwirkung kann an der behandelten Haut Brennen und Juckreiz, bei längerer Anwendung Austrocknung auftreten.

Anwendung: Die Creme, der Puder oder die Lösung (zum Auftragen oder Aufsprühen) soll für mindestens 3 Wochen auf die erkrankten Hautstellen gebracht werden. Um Rückfälle zu verhüten, wird empfohlen, die örtliche Behandlung nach vollständiger Abheilung der Hauterscheinungen noch 1–2 Wochen fortzusetzen.
Es gibt auch Vaginaltabletten zur Therapie einer **Candida-Vaginitis** (nicht während der Menstruation verwenden). Beim Sexualpartner können während der Behandlung Reizungen am Penis oder in der Harnröhre auftreten.

Literatur

Jegasothy BV, Pakes GE. Oxiconazole nitrate: pharmacology, efficacy, and safety of a new imidazole antifungal agent. Clin Ther 1991; 13: 126–41.

Fenticonazol

Handelsnamen: Fenizolan, Lomexin.

Eigenschaften: Imidazol-Derivat zur topischen Anwendung. Wirksam gegen Dermatophyten, Candida-Arten und Schimmelpilze, auch gegen Staphylokokken und Streptokokken, aber nicht gegen Aspergillus-Arten. Gegen Candida in vitro schwächer wirksam als Clotrimazol. Resorption von der Haut <0,5 %, nach intravaginaler Applikation 1–3 %. Als Nebenwirkungen bei topischer Anwendung kommen gelegentlich Brennen und Juckreiz sowie Überempfindlichkeitsreaktionen vor (Creme, Spray und Lösung enthalten Propylenglykol).

Indikationen: Topische Anwendung auf der Haut (als Creme, Pumpspray, Lösung) bei Dermatomykosen (Tinea capitis, corporis usw.), Haut-Candidiasis, Balanitis und Balanoposthitis durch Candida, Pityriasis versicolor, Erythrasma (1-mal tgl. auf die erkrankten Hautstellen auftragen). Kontakt mit den Augen vermeiden. Vaginalovula (gegen vulvovaginale Candidiasis) nur 1-mal anwenden (während und bis 2 Tage nach der Behandlung sollte kein ungeschützter Geschlechtsverkehr stattfinden). In der Schwangerschaft kontraindiziert.

Antiinfektiva

3.3 Echinocandine

Die Echinocandine sind eine neue Klasse parenteraler, semisynthetischer, amphiphiler Lipopeptide. Strukturell bestehen sie aus einem Hexapeptid-Ring, an den eine variabel konfigurierte Lipidseitenkette gebunden ist. Der Wirkmechanismus der Echinocandine ist eine nicht kompetitive Hemmung der Synthese von 1,3-b-D-Glucan, einem Homopolysaccharid in der Zellwand vieler pathogener Pilze. Zusammen mit Chitin sind die kettenartigen Glucanmoleküle für Stabilität und Form der Zellwand verantwortlich. Sie tragen zur Aufrechterhaltung der osmotischen Integrität der Pilzzelle bei und haben wichtige, im Detail noch ungeklärte Funktionen bei Zellwachstum und Zellteilung. **Caspofungin** (Fa. Merck, Rahway, NJ, USA), das zuerst entwickelte Echinocandin, ist zugelassen zur Sekundärtherapie invasiver Aspergillus-Infektionen und zur Primärtherapie invasiver Candida-Infektionen. Zwei weitere Echinocandine, **Anidulafungin** (Fa. Vicuron Pharmaceuticals Inc, Freemont, CA, USA) und **Micafungin** (Fa. Fujisawa Inc., Deerfield, ILL, USA) befinden sich in fortgeschrittener klinischer Entwicklung. Derzeitige Daten unterstellen, dass zwischen den drei relativ ähnlichen Substanzen keine fundamentalen pharmakologischen Unterschiede bestehen.

Literatur

Hector RF. Compounds active against cell walls of medically important fungi. Clin Microbiol Rev 1993; 6: 1–21.

Debono M, Gordee RS. Antibiotics that inhibit fungal cell wall development. Annu Rev Microbiol 1994; 48: 471–97.

Georgopapadakou NH. Update on antifungals targeted to the cell wall: focus on beta-1,3-glucan synthase inhibitors. Expert Opin Investig Drugs 2001; 10: 269–80.

Caspofungin

Handelsname: Cancidas MSD.

Wirkspektrum: Caspofungin ist das erste eingeführte Echinocandin mit Breitspektrum-Aktivität gegen Candida- und Aspergillus-Arten. Caspofungin hat variable Aktivität gegen Phäohyphomyzeten (pigmentierte Fadenpilze) und den außereuropäischen (endemischen) Pilzen (Histoplasma etc.), ist aber als Einzelsubstanz inaktiv gegenüber Tr. asahii, Cr. neoformans, Fusarium spp, den Zygomyzeten (Mucor, Rhizopus, Absidia u. a.) und Dermatophyten.

Resistenz: Aufgrund des anderen Wirkmechanismus bestehen keine Kreuzresistenzen gegenüber anderen Antimykotika-Klassen wie Azolen oder Polyenen, Primärresistenzen bei sonst empfindlichen Pilzarten scheinen selten zu sein, und Resistenz-Induktionsstudien mit C. albicans zeigen ein insgesamt niedriges Potenzial für sekundäre Resistenzen.

Pharmakokinetik:
▸ Caspofungin weist eine hohe Plasma-Eiweißbindung (97 %) auf. Die Substanz wird langsam durch Peptid-Hydrolyse und N-Acetylierung metabolisiert und in metabolisierter Form in Urin und Fäzes ausgeschieden; nur eine kleine Fraktion (1,4 %) wird in unveränderter Form mit dem Urin ausgeschieden.

▶ Nach Infusion von täglichen Einzeldosen zwischen 5 und 100 mg besitzt Caspofungin eine lineare Pharmakokinetik mit einer dosierungswirksamen β-Halbwertszeit von 9 bis 10 Stunden. Im höheren Dosierungsbereich zeigte sich eine terminale Eliminations-Halbwertszeit von 40 bis 50 Stunden. Die Mehrfachgabe von Dosen zwischen 15 und 75 mg für bis zu drei Wochen ergab eine dosisabhängige Akkumulation im Plasma von maximal 50 %. Nach Gabe von 70 mg werden Spitzenspiegel von ca 10 ug/ml und Talspiegel von > 1 ug/ml beobachtet; eine Aufsättigung mit 70 mg an Tag 1, gefolgt von 50 mg einmal täglich, führt zur Aufrechterhaltung von Talspiegeln > 1ug/ml ab dem ersten Therapietag.

▶ Bei Patienten mit eingeschränkter Nierenfunktion oder terminaler Niereninsuffizienz ist keine Dosisanpassung erforderlich. Für Patienten mit erheblicher Leberfunktionsstörung (Child-Pugh-Score B oder C = 7 bis 15) wird eine Halbierung der täglichen Einzeldosis empfohlen (bei voller Aufsättigung mit 70 mg).

▶ Die Pharmakokinetik von Caspofungin bei pädiatrischen Patienten ist noch nicht abschließend untersucht. Caspofungin kann die Plazenta passieren und war in Labortieren embryotoxisch; Erfahrungen bei schwangeren oder stillenden Frauen liegen nicht vor.

Nebenwirkungen: Die derzeitige Datenlage unterstellt ein insgesamt sehr günstiges Verträglichkeitsprofil von Caspofungin. In fünf zulassungsrelevanten klinischen Studien brachen jeweils weniger als 5 % der Patienten die Medikation mit Caspofungin vorzeitig ab. Insgesamt war eine Dosisabhängigkeit von Nebenwirkungen im Bereich von 35–70 mg/Tag nicht erkennbar.

Die häufigsten, mit der Gabe von Caspofungin assoziierten Nebenwirkungen in kontrollierten Studien waren Fieber (3–26 %), Phlebitis (1–16 %), Übelkeit (2,5–6 %) und Kopfschmerzen (6–11 %). Mit einer Histamin-Freisetzung assoziierte Symptome wurden kasuistisch beobachtet. Unter den Laborparametern waren reversible Transaminasenerhöhungen mit 10–13 % am häufigsten vertreten. Andere Laborveränderungen (Abfall des Serum-Albumins, Anstieg der alkalischen Phosphatase, Hypokaliämie, Abfall des Hämoglobins u. a.) wurden sporadisch beobachtet.

Interaktionen: Bislang durchgeführte präklinische In-vitro- und In-vivo-Studien haben keinerlei Hinweise auf eine Antagonisierung der Wirkung anderer antimykotischer Substanzen durch Caspofungin und andere Echinocandine ergeben. Caspofungin ist kein Substrat von P-Glycoprotein und ein schwaches Substrat bzw. Inhibitor von CYP450-Isoenzymen. In Interaktionsstudien fanden sich keine dosisrelevanten Arzneimittelinteraktionen zwischen Caspofungin und Mycophenolat-Mofetil und Tacrolimus.

Cylosporin A führt zu einem Anstieg der Exposition von Caspofungin um 30 %; ein Effekt von Caspofungin auf die Exposition von Cyclosporin besteht jedoch nicht. Aufgrund reversibler, leichter Transaminasenerhöhungen in Interaktionsstudien wird die parallele Gabe beider Substanzen derzeit nicht empfohlen.

Die gleichzeitige Gabe von Efavirenz, Nelfinavir, Nevirapin, Phenytoin, Rifampicin, Dexamethason und Carbamazepin kann zu einer klinisch relevanten Abnahme von Caspofungin-Plasmakonzentrationen führen. Der Hersteller empfiehlt bei Notwendigkeit dieser Kombinationen eine Dosiserhöhung von Caspofungin auf 70 mg/Tag bei klinischem Nicht-Ansprechen auf eine Caspofungin-Therapie.

Indikationen: Primärtherapie invasiver Candida-Infektionen bei nicht neutropenischen Patienten und Sekundärtherapie invasiver Aspergillus-Infektionen bei Therapieversagen

Antiinfektiva

anderer systemischer Antimykotika bzw. deren Unverträglichkeit. Darüber hinaus kann Caspofungin aufgrund der Daten klinischer Studien auch zur Primärtherapie der oropharyngealen Candidiasis und der Candida-Ösophagitis eingesetzt werden. Die Zulassung zur empirischen antimykotischen Therapie bei Fieber und Granulozytopenie ist erfolgt.

Falsche Indikationen: Infektionen durch andere Pilzerreger als Candida spp. und Aspergillus spp.

Kontraindikationen: Überempfindlichkeit gegenüber Caspofungin oder einem anderen Echinocandin.

Dosierung: Für Erwachsene ist die Standarddosis für alle derzeitigen Indikationen 70 mg i.v. in einer Einzeldosis an Tag 1, gefolgt von einer täglichen Einzeldosis von 50 mg i.v. als Kurzinfusion über 60 Minuten. Caspofungin ist für pädiatrische Patienten aufgrund der noch nicht abgeschlossenen Dosisfindung derzeit nicht zugelassen.

Handelsform: 50 bzw. 70 mg Pulver zur Herstellung einer Infusionslösung.

Beurteilung: Erste zugelassene, innovative Substanz aus der neuen Klasse der Echinocandine mit günstigen pharmakokinetischen Eigenschaften, guter Verträglichkeit und in adäquaten Studien dokumentierter Wirksamkeit in der Primärtherapie invasiver Candida-Infektionen nicht neutropenischer Patienten, in der Sekundärtherapie invasiver Aspergillus-Infektionen und der empirischen Therapie bei Granulozytopenie.

Literatur

Arathoon EG, Gotuzzo E, Noriega LM, et al. Randomized, double-blind, multicenter study of caspofungin versus amphotericin B for treatment of oropharyngeal and esophageal candidiasis. Antimicrob Ag Chemother 2002; 46: 451–7.

Bartizal K, Gill CJ, Abruzzo GK, et al. In vitro preclinical evaluation studies with the echinocandin antifungal MK-0991 (L-743,872). Antimicrob Ag Chemother 1997; 41: 2326–32.

Bowman JC, Hicks PS, Kurtz MB, et al. The antifungal echinocandin caspofungin acetate kills growing cells of Aspergillus fumigatus in vitro. Antimicrob Ag Chemother 2002; 46: 3001–12.

Deresinski SC, Stevens DA. Caspofungin. Clin Infect Dis 2003; 36: 1445–57.

Ernst EJ, Klepser ME, Ernst ME, et al. In vitro pharmacodynamic properties of MK-0991 determined by time-kill methods. Diagn Microbiol Infect Dis 1999; 33: 75–80.

Espinel-Ingroff A. Comparison of In vitro activities of the new triazole SCH56592 and the echinocandins MK-0991 (L-743,872) and LY303366 against opportunistic filamentous

and dimorphic fungi and yeasts. J Clin Microbiol 1998; 36: 2950–6.

Groll AH, Walsh TJ. Caspofungin: Pharmacology, safety, and therapeutic potential in superficial and invasive fungal infections. Exp Opin Invest Drugs 2001; 10: 1545–58.

Maertens J, Raad I, Sable CA, et al. Multicenter, noncomparative study to evaluate safety and efficacy of caspofungin in adults with invasive aspergillosis refractory or intolerant to amphotericin B, amphotericin B lipid formulations, or azoles. 40th International Conference on Antimicrobial Agents and Chemotherapy. American Society for Microbiology; 2000; Washington DC: Abstr. 1103, 371.

Mora-Duarte J, Betts R, Rotstein C, et al. Comparison of caspofungin and amphotericin B for invasive candidiasis. N Engl J Med 2002; 347: 2020–9.

Pfaller MA, Marco F, Messer SA, Jones RN. In vitro activity of two echinocandin derivatives, LY 303366 and MK-0991 (L-743,792), Against clinical isolates of Aspergillus, Fusarium, Rhizopus, and other filamentous fungi. Diagn Microbiol Infect Dis 1998; 30: 251–5.

Sable CA, Nguyen BY, Chodakewitz JA, et al. Safety of caspofungin acetate in the treatment of fungal infections. Abstracts of Focus on Fungal Infections 2001; 11: 21.

Stone JA, Holland SD, Wickersham PJ, et al. Single- and multiple-dose pharmacokinetics of caspofungin in healthy men. Antimicrob Ag Chemother 2002; 46: 739–45.

Echinocandine in klinischer Prüfung

Anidulafungin (Ly 303366, Fa. Vicuron Pharmaceuticals Inc) und **Micafungin** (FK463, Fa. Fungaguard, Fujisawa) sind weitere, intravenös verfügbare Echinocandine. Beide Substanzen befinden sich in fortgeschrittener klinischer Entwicklung. Derzeitige Daten unterstellen, dass zwischen Caspofungin, Anidulafungin und Micafungin keine fundamentalen pharmakologischen und biologischen Unterschiede bestehen.

Die grundsätzliche klinische Wirksamkeit von Anidulafungin und Micafungin ist in Phase-II- und -III-Studien bei abwehrgeschwächten Patienten mit Candida-Ösophagitis belegt. In der Prophylaxe invasiver Pilzinfektionen nach hämatopoetischer Stammzelltransplantation zeigte Micafungin bessere Ergebnisse im Vergleich zu Fluconazol. Micafungin in Kombination mit anderen Antimykotika zeigte Ansprechraten von etwa 40 % in der Behandlung refraktärer Aspergillus-Infektionen bei blutstammzelltransplantierten Patienten. In den bisherigen klinischen Studien hatten beide Substanzen ein ähnliches Verträglichkeitsprofil wie Caspofungin. Weitere Phase-II- und -III-Studien laufen derzeit noch bzw. stehen kurz vor ihrem Abschluss. Bei Ausbleiben unvorhersehbarer Ereignisse kann eine Zulassung beider Substanzen in der näheren Zukunft erwartet werden.

Literatur

Brown GL, White RJ, Turik M. Phase II, randomized, open label study of two intravenous dosing regimens of V-echinocandin in the treatment of esophageal candidiasis. 40th Interscience Conference on Antimicrobial Agents and Chemotherapy. American Society for Microbiology; 2000; Washington DC: Abstr. 1106, 371.

Ernst EJ, Roling EE, Petzold CR, et al. In vitro activity of micafungin (FK-463) against Candida spp.: microdilution, time-kill, and postantifungal-effect studies. Antimicrob Ag Chemother 2002; 46: 3846–53.

Groll AH, Walsh TJ. FK-463. Curr Opin Antiinf Investig Drugs 2000; 2: 405–12.

Hawser S. LY-303366. Curr Opin Antiinf Investig Drugs 1999; 1: 353–60.

NN. LY303366. ECB. Drugs RD 1999; 1: 176–8.

Petraitis V, Petraitiene R, Groll AH, et al. Antifungal efficacy, safety, and single-dose pharmacokinetics of LY303366, a novel echinocandin B, in experimental pulmonary aspergillosis in persistently neutropenic rabbits. Antimicrob Ag Chemother 1998; 42: 2898–905.

Pettengell K, Mynhardt J, Kluyts T, et al. A multicenter study of the echinocandin antifungal FK463 for the treatment of esophageal candidiasis in HIV positive patients. 40th Interscience Conference on Antimicrobial Agents and Chemotherapy. American Society for Microbiology; 2000; Washington DC: Abstr. 1104, 371.

Van Burik JA, Ratanatharathorn V, Lipton J, et al. Randomized, double-blind trial of micafungin versus fluconazole for prophylaxis of invasive fungal infections in patients undergoing hematopoietic stem cell transplant. 42nd Interscience Conference on Antimicrobial Agents and Chemotherapy. American Society for Microbiology; 2002; Washington DC: Abstr. M-1238.

Antiinfektiva

3.4 Sonstige systemische Antimykotika

Flucytosin

Handelsname: Ancotil.

Eigenschaften: Flucytosin (5-Fluorocytosin) gehört zu den fluorierten Pyrimidinen und wirkt bei empfindlichen Pilzen als Antimetabolit des Cytosins. Die fungistatische Wirkung beruht auf der Umwandlung in das Zytostatikum 5-Fluorouracil in der Pilzzelle. Beim Menschen findet nach intravenöser Gabe keine stärkere Metabolisierung von Flucytosin statt. Strukturformel: Abb. 3.4-1.

Wirkungsspektrum: Gute Wirksamkeit auf Candida albicans und die meisten anderen Candida-Arten, auf Cryptococcus neoformans, Saccharomyces cerevisiae und einzelne Phäohyphomyzeten (Phialophora, Cladosporium, Wangiella u. a.). Synergistische Wirkung mit Amphotericin B auf Candida, mit Amphotericin B und Fluconazol auf Cryptococcus. Flucytosin hat keine oder nur schwache Aktivität gegen Aspergillus spp. und andere Hyalohyphomyzeten, resistent sind Histoplasma capsulatum, Blastomyces dermatitidis, Coccidioides immitis, Sporothrix, Epidermophyton, Mucor u. a.

Resistenz: Primär resistente Candida- und Cryptococcus- Stämme kommen vor (bei Candida in 8–20 %, bei Cryptococcus neoformans in < 2 %). Empfindlichkeitsprüfung vor Therapiebeginn ratsam. Nicht selten sekundäre Resistenzentwicklung unter der Behandlung (Rezidivgefahr), deshalb mit wenigen Ausnahmen Anwendung nur in Kombination mit anderen Substanzen. Keine Kreuzresistenz mit anderen Antimykotika.

Pharmakokinetik:
▶ Bei i.v. Gabe von 1,5–2 g maximale Serumkonzentrationen von 30–80 mg/l.
▶ Halbwertszeit 3–6 h.
▶ Geringe Plasmaeiweißbindung (4 %).
▶ Gute Penetration in Liquor (65–90 % gleichzeitiger Plasmakonzentrationen), Augenkammerwasser und Peritonealexsudat.
▶ Urin-Recovery 90 % (in unveränderter Form). Bei Niereninsuffizienz Kumulation.

Nebenwirkungen: Im Allgemeinen relativ gute Verträglichkeit bei Vermeidung von Plasmakonzentrationen > 100 ug/ml. Reversible Blutbildungsstörungen (Leukozytopenie, Thrombozytopenie und/oder Anämie in < 10 %), ein vorübergehender Anstieg der Leberenzyme im Serum (5 %) sowie gastrointestinale Störungen (6 %) sind die wichtigsten mit der

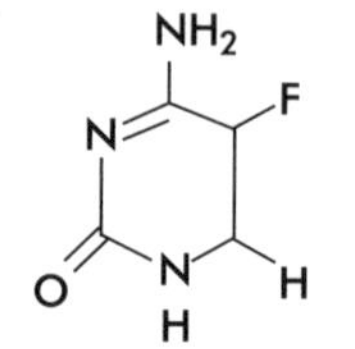

Abb. 3.4-1 Strukturformel von Flucytosin.

Gabe von Flucytosin assoziierten potenziellen Nebenwirkungen. Halluzinationen, Schwindel, Kopfschmerzen und Müdigkeit wurden seltener berichtet. Es sind Todesfälle durch Agranulozytose und Leberausfall aus der Anfangszeit der Anwendung von Flucytosin beschrieben.

Interaktionen: Durch gleichzeitige Gabe des Zytostatikums Cytosin-Arabinosid wird die antimykotische Wirkung von Flucytosin aufgehoben. Die parallele Gabe nephrotoxischer Substanzen (u. a. Amphotericin B) kann die Halbwertszeit von Flucytosin verlängern, die gleichzeitige Gabe von Zytostatika die Leukopenie und Thrombozytopenie verstärken.

Indikationen: Aufgrund des hohen Potenzials der Entwicklung sekundärer Resistenzen nahezu ausschließlich in Kombination mit anderen Antimykotika. Eine gut validierte Indikation ist die Kombination mit Amphotericin B zur Induktionstherapie der Kryptokokkenmeningoenzephalitis. Die Kombination von Flucytosin mit Amphotericin B kann auch für komplizierte invasive Candida-Infektionen mit Organbeteiligung empfohlen werden, insbesondere bei kritisch kranken Patienten und beim Nachweis von Non-albicans-Candida-Arten. Die Kombination mit Fluconazol ist eine Alternative zur Behandlung von Kryptokokken- und Candida-Infektionen, wenn eine Behandlung mit Amphotericin B nicht möglich ist (z. B. in den Tropen) oder eine orale Therapieform benötigt wird. Eine Indikation für eine Flucytosin-Monotherapie ist die Chromoblastomykose.

Kontraindikationen: Gravidität. Vorsicht bei Niereninsuffizienz (erhöhte Gefahr der Hämato- und Hepatotoxizität), bei Leberschädigung sowie bei schon vorher bestehender Knochenmarkdepression (z. B. durch Tumorleiden). Empirische antimykotische Therapie bei Fieber und Neutropenie (Knochenmarkstoxizität).

Applikation und Dosierung: Unabhängig vom Lebensalter ist die empfohlene Anfangsdosis von Flucytosin 100 mg/kg KG, verteilt auf drei bis vier Einzelgaben als **intravenöse** Kurzinfusion. Flucytosin ist in einzelnen Ländern in Tablettenform erhältlich und kann in ausgewählten Fällen in Kombination mit Fluconazol als **orale** Konsolidierungs- bzw. Erhaltungstherapie nicht lebensbedrohlicher Infektionen eingesetzt werden. Die orale Dosierung ist aufgrund der hohen oralen Bioverfügbarkeit (> 80 %) identisch mit der intravenösen Dosierung. Ein Monitoring der Plasmakonzentrationen wird angeraten, um eine Toxizität zu vermeiden; Spitzenspiegel sollten 100 ug/ml nicht überschreiten. Regelmäßige Blutbildkontrollen und Überwachung der Leber- und Nierenfunktion sind erforderlich. Bei **eingeschränkter Nierenfunktion** Dosisreduzierung: Einzeldosis von 50 mg/kg alle 12 h (bei einer Kreatinin-Clearance von 40–20 ml/min) bzw. alle 24 h (Kreatinin-Clearance 20–10 ml/min). Bei stärkerer Niereninsuffizienz richtet sich das Dosierungsintervall nach wiederholten Serumspiegelbestimmungen. Flucytosin ist gut dialysabel; die Dosisempfehlung ist 50 mg/kg KG nach erfolgter Dialyse.

Handelsformen: Infusionsflasche (2,5 g in 250 ml); in den USA und einigen außereuropäischen Ländern (z. B. Schweiz) als Kapseln à 0,25 g und 0,5 g erhältlich.

Beurteilung: Antimykotikum zur systemischen Anwendung bei Kryptokokkenmeningoenzephalitis und komplizierten invasiven Candida-Infektionen mit relativ guter Verträglichkeit, aber der Gefahr von sekundärer Resistenzentwicklung. Daher nur in Kombination

Antiinfektiva

379

mit Amphotericin B oder Fluconazol anwenden. Andere Kombinationen sind nicht evaluiert.

Literatur

Bennett JE, Dismukes WE, Haywood M, et al. A comparison of amphotericin B alone and in combination with flucytosine in the treatment of cryptococcal meningitis. N Engl J Med 1979; 301: 126–131.

Francis P, Walsh TJ. Evolving role of flucytosine in immunocompromised patients: new insights into safety, pharmacokinetics, and antifungal therapy. Clin Infect Dis 1992; 15: 1003–18.

Groll AH, Piscitelli SC, Walsh TJ. Clinical pharmacology of systemic antifungal agents: a comprehensive review of agents in clinical use, current investigational compounds, and putative targets for antifungal drug development. Adv Pharmacol 1998; 44: 343–500.

Smego RA, Perfect JR, Durack DT. Combined therapy with amphotericin B and flucytosine for Candida meningitis. Rev Infect Dis 1984; 6: 791.

Van der Horst CM, Saag MS, Cloud GA, et al. Treatment of cryptococcal meningitis associated with the Acquired Immunodeficiency Syndrome. N Engl J Med 1997; 337: 15–21.

Vermes A, Guchelaar HJ, Dankert J. Flucytosine: a review of its pharmacology, clinical indications, pharmacokinetics, toxicity and drug interactions. J Antimicrob Chemother 2000; 46: 171–9.

Terbinafin

Handelsname: Lamisil.

Wirkspektrum: Orales, systemisch wirkendes, synthetisches Antimykotikum aus der Gruppe der Allylamine; Hemmung der Ergosterol-Biosynthese auf der Stufe der Squalen-Epoxidase. Ausgeprägte fungizide Aktivität gegen Dermatophyten (Trichophyton, Epidermophyton, Microsporon). Gute In-vitro-Aktivität gegenüber Aspergillus spp., Fusarium spp., außereuropäischen (endemischen) Pilzen und Pneumocystis jiroveci. Variable In-vitro-Aktivität gegenüber Hefepilzen. Synergie wird in vitro berichtet mit Triazolen und, variabel, mit Amphotericin B.

Pharmakokinetik:
▶ Schnelle und vollständige Resorption (70–80 %) nach oraler Gabe mit starker Anreicherung in der Kutis, in Nägeln und im Fettgewebe.
▶ Ausgeprägte Eiweißbindung im Plasma.
▶ Halbwertszeit 22 h.
▶ Komplexe oxidative hepatische Metabolisierung und Exkretion in metabolisierter (inaktiver) Form über Urin (> 70 %) und Fäzes.

Interaktionen: Substrat und Inhibitor von CYP2D6. Die Hemmung dieses Isoenzyms kann klinisch relevante Konzentrationserhöhungen von trizyklischen Antidepressiva, Beta-rezeptorenblockern, Serotonin-Antagonisten und bestimmten Monoaminoxidase-Hemmern zur Folge haben. Terbinafin kann die Clearance von Theophyllin verlangsamen, die Plasmaspiegel von Nortryptilin erhöhen, die Exposition von Warfarin erhöhen oder verringern und Cyclosporin-Talspiegel erniedrigen. Die Metabolisierung von Terbinafin kann durch Cimetidin gehemmt und durch Rifampicin beschleunigt werden.

Nebenwirkungen: Im Allgemeinen gut verträglich. Gastrointestinale Störungen und Hauterscheinungen werden in 2 bis 7 % der mit Terbinafin behandelten Patienten beobachtet. Hepatitis und Leberausfall sind berichtet, ihre Häufigkeit wird auf 1:120 000 geschätzt. Asymptomatische Anstiege der Leber-Transaminasen werden in einer Häufigkeit von 1:200 beobachtet. Daher sollte die Substanz nicht an Patienten mit Leberfunktionsstörungen verabreicht werden; die Leberfunktionsparameter sollten vor und unter der Gabe bestimmt bzw. überwacht werden. Seltene Nebenwirkungen umfassen reversible Geschmacksstörungen, blasenbildende Exantheme und Störungen der Hämatopoese.

Indikationen: Oberflächliche Infektionen von Haut und Hautanhangsgebilden durch Dermatophyten, kutane Sporotrichose. Terbinafin ist nicht wirksam in der Behandlung invasiver Pilzinfektionen, wahrscheinlich aufgrund einer irreversiblen Proteinbindung in vivo.

Kontraindikationen: Schwangerschaft; die Substanz ist für pädiatrische Patienten nicht zugelassen.

Dosierung: Erwachsene: 1-mal täglich 250 mg oral. Empfohlene Therapiedauer bei Tinea capitis, Tinea corporis et pedis, Fingernagel- und Fußnagelmykose (in dieser Reihenfolge) 4, 2, 6 und 12 Wochen. Bei **eingeschränkter Nierenfunktion** (Kreatinin-Clearance < 50 ml/min) Dosishalbierung. Eine Reihe von Studien haben die Verträglichkeit von Terbinafin bei pädiatrischen Patienten zwischen 2 und 17 Jahren dokumentiert. Auf der Basis pharmakokinetischer Untersuchungen werden 250 mg/Tag für Kinder > 40 kg KG, 125 mg/Tag für Kinder zwischen 20 und 40 kg KG und 62,5 mg/Tag für Kinder < 20 kg KG empfohlen. Es gibt auch eine Creme bzw. ein Spray zur Lokaltherapie von Pilzinfektionen der Haut.

Handelsformen: Tabletten à 0,25 g, Creme, Spray.

Beurteilung: Gut wirksames und im Vergleich zu Griseofulvin besser verträgliches Antimykotikum zur systemischen Therapie von schweren Dermatophytien. Potenziell hepatotoxisch.

Literatur

Bräutigam M, Nolting S, Schopf RE, et al. Randomised double blind comparison of terbinafine and itraconazole for treatment of toenail infection. Seventh Lamisil German Onychomycosis Study Group. Brit Med J 1995; 311: 919.

De Keyser P, De Backer M, Massart DL, et al. Two-week oral treatment of tinea pedis, comparing terbinafine (250 mg/day) with itraconazole (100 mg/day): a double-blind, multicentre study. Brit J Dermatol 1994; 130 (Suppl 43): 22.

Faergemann J, Anderson C, Hersle K, et al. Double-blind, parallel-group comparison of terbinafine and griseofulvin in the treatment of toenail onychomycosis. J Amer Acad Dermatol 1995; 32: 750.

Faergemann J, Zehender H, Denouel J. Levels of terbinafine in plasma, stratum corneum, dermis-epidermis (without stratum corneum), sebum, hair and nails during and after 250 mg terbinafine orally once per day for four weeks. Acta Derm Venereol 1993; 73: 305.

Gupta AK, del Rosso JQ, Lynde CW, et al. Hepatitis associated with terbinafine therapy: three case reports and a review of the literature. Clin Exp Dermatol 1998; 23: 64–7.

Gupta AK, Lynde CW, Lauzon GJ, et al. Cutaneous adverse effects associated with terbinafine therapy: 10 case reports and a review of the literature. Br J Dermatol 1998; 138: 529–32.

Antiinfektiva

381

Hall M, Monka C, Krupp P, O'Sullivan D. Safety of oral terbinafine: results of a postmarketing surveillance study in 25,884 patients. Arch Dermatol 1997; 133: 1213–9.

Hofmann H, Bräutigam M, Weidinger G, et al. Treatment of toenail onychomycosis. A randomized, double-blind study with terbinafine and griseofulvin. LAGOS II Study Group. Arch Dermatol 1995; 131: 919.

Hull PR, Vismer HF. Treatment of cutaneous sporotrichosis with terbinafine. J Dermatol 1992; 126 (Suppl 39): 51–5.

Humbert H, Denouel J, Cabiac MD, et al. Pharmacokinetics of terbinafine and five known metabolites in children, after oral administration. Biopharm Drug Dispos 1998; 19: 417–23.

Jones TC. Overview of the use of terbinafine (Lamisil) in children. Br J Dermatol 1995; 132: 683–9.

Kovarik JM, Mueller EA, Zehender H, et al. Multiple-dose pharmacokinetics and distribution in tissue of terbinafine and metabolites. Antimicrob Ag Chemother 1995; 39: 2738–41.

McClellan KJ, Wiseman LR, Markham A. Terbinafine. An update of its use in superficial mycoses. Drugs 1999; 58: 179–202.

Nolting S, Bräutigam M, Weidinger G. Terbinafine in onychomycosis with involvement by non-dermatophytic fungi. Br J Dermatol 1994; 130 (Suppl 43): 16.

Stricker BH, Van Riemsdijk MM, Sturkenboom MC, Ottervanger JP. Taste loss to terbinafine: a case-control study of potential risk factors. Br J Clin Pharmacol 1996; 42: 313–8.

Griseofulvin

Handelsnamen: Fulcin S, Likuden (M).

Eigenschaften: Benzofuran-Derivat (Abb. 3.4-2), schlecht wasserlöslich, im sauren pH-Bereich gut haltbar.

Wirkungsweise: Fungistatische Wirkung. Interferiert mit der Tubulin-Bildung, zerstört die Formation der mitotischen Spindel und führt zum Arrest des Zellyklus in der Metaphase.

Wirkungsspektrum: Wirksam auf Trichophyton, Epidermophyton, Microsporon. Unwirksam bei allen anderen Pilzarten.

Resistenz: Resistenzentwicklung unter der Therapie selten, aber möglich. Kreuzresistenz mit anderen Antibiotika nicht bekannt.

Pharmakokinetik:
▸ Resorption nach oraler Gabe von der Partikelgröße abhängig (optimal bei einem Durchmesser zwischen 0,8 und 2,7 µ), nach fettreicher Mahlzeit besser als bei Nüchterngabe.
▸ Serumkonzentrationen: Maximale Serumspiegel nach 0,5 g Griseofulvin 0,5–2,0 mg/l (nach 4 h). Halbwertszeit 9 bis20 h.

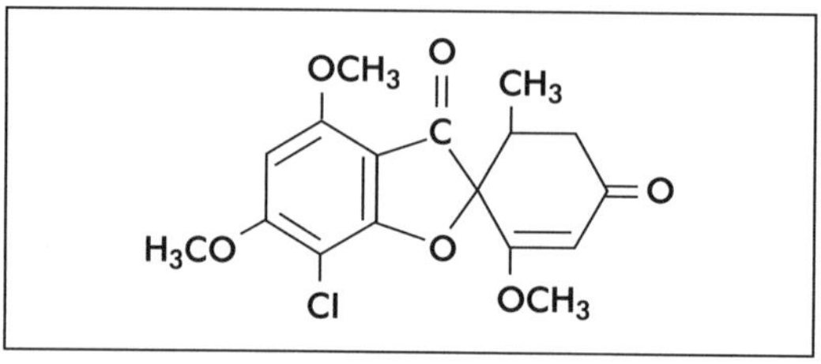

Abb. 3.4-2 Strukturformel von Griseofulvin.

▶ Oxidative Demethylierung und Glucuronidierung; der Hauptmetabolit, Demethyl-Griseofulvin, ist inaktiv. Ausscheidung über Urin (50 %, vorwiegend in Form von Demethyl-Griseofulvin) und Fäzes (30 %).

▶ Selektive Einlagerung in das neu gebildete Keratin der Haarwurzel, Nagelmatrix und Epidermis, aber erst allmähliches Vordringen des Griseofulvins aus den unteren Schichten an die Oberfläche der Haut, sodass nur bei ausreichend langer Therapiedauer ein Fortschreiten der Pilzerkrankung verhindert werden kann.

Nebenwirkungen:
Relativ selten, aber schwer zu beeinflussen sind
▶ Zentralnervöse Störungen wie Kopfschmerzen, Schwindelgefühl, Müdigkeit, psychische Störungen, Sehstörungen, Hörstörungen, Parästhesien;
▶ Gastrointestinale Beschwerden;
▶ Allergische Exantheme oder Photosensibilisierung;
▶ Reversible Neutropenie, Monozytose;
▶ Passagere Albuminurie; Störung der Spermatogenese; Östrogenartige Effekte und Menstruationsstörungen; Lupus-erythematodes-Syndrom.
Im Tierversuch stark mutagen, karzinogen und teratogen. Die Bedeutung dieser Befunde für die Klinik ist unklar.

Interaktionen: Die gleichzeitige Gabe von Barbituraten kann (infolge Enzyminduktion) die Griseofulvin-Wirkung verhindern, bei gleichzeitiger Gabe von Cumarin-Derivaten kann deren Wirkung beeinträchtigt sein. Während einer Griseofulvin-Behandlung kann die Wirkung oraler Kontrazeptiva unsicher sein (infolge verstärkter Metabolisierung). Alkoholintoleranz.

Indikationen: Tinea capitis und refraktäre Formen der Tinea corporis durch Dermatophyten. Zur Behandlung der Onychomykose sind Itraconazol bzw. Terbinafin besser geeignet. Heute ist die Anwendung wegen fehlender Therapiesicherheit selten gerechtfertigt.

Falsche Indikationen: Candida-Infektionen (Soor etc.), Tinea versicolor und leichtere Dermatophytien, die auf eine Lokalbehandlung ansprechen.

Kontraindikationen: Gravidität (Teratogenität), schwere Lebererkrankungen, Porphyrie, Kollagenosen (z. B. systemischer Lupus erythematodes).

Dosierung: Tagesdosis für Erwachsene: 0,5 g Griseofulvin mikrofein (in 1 oder 4 Einzelgaben). Kinder > 2 Jahre erhalten 10 mg/kg KG/Tag (max. 750 mg) in zwei Einzelgaben. Die Therapiedauer ist abhängig von Lokalisation und Ausdehnung der Pilzinfektion, bei Tinea capitis ungefähr 6–8 Wochen, Tinea corporis 2–4 Wochen, Tinea pedis 4–8 Wochen. Stets ist eine zusätzliche lokale Therapie mit Antimykotika und Keratolytika notwendig, evtl. auch die Entfernung pilzhaltiger Haare. Wegen der Möglichkeit einer Photosensibilisierung der Haut keine intensive Lichteinwirkung während der Behandlung. Die Reaktionsfähigkeit im Straßenverkehr und bei Maschinenbedienung kann beeinträchtigt sein. Männer sollten ab Beginn der Behandlung bis 6 Monate danach kein Kind zeugen, Frauen während der Behandlung und im Folgemonat nicht schwanger werden.

Antiinfektiva

Handelsformen: Tabletten à 0,125 und 0,5 g, Creme.

Beurteilung: Vergleichsweise ungünstiges Nutzen-Risiko-Verhältnis. Heute fast immer durch Azole oder Terbinafin ersetzbar.

Literatur

Amita DB, Danon YL, Garty BZ. Kawasaki-like syndrome associated with griseofulvin treatment. Clin Exp Dermatol 1993; 18: 389.

Blumer JL. Pharmacologic basis for the treatment of tinea capitis. Pediatr Infect Dis J 1999; 18: 191–9.

Bonilla-Felix M, Verani R, Vanasse LG, et al. Nephrotic syndrome related to systemic lupus erythematosus after griseofulvin therapy. Pediatr Nephrol 1995; 9: 478.

Cote J. Interaction of griseofulvin and oral contraceptives. J Am Acad Dermatol 1990; 22: 124–5.

Davidson BK. Myositis associated with griseofulvin therapy. Am Family Physician 1995; 52: 1277.

Deo A, Mehta HG, Biniyala R, et al. Proximal myopathy associated with griseofulvin therapy. J Assoc Phys India 1994; 42: 85.

Fett DL, Vukov LF. An unusual case of severe griseofulvin-alcohol interaction. Ann Emerg Med 1994; 24: 95.

Friedlander SF, Suarez S. Pediatric antifungal therapy. Dermatol Clin 1998; 16: 527–37.

Gupta AK, Sauder DN, Shear NH. Antifungal agents: an overview. J Am Acad Dermatol 1994; 30: 677–98; 911–33.

Lecky BR. Griseofulvin-induced neuropathy. Lancet 1990; i: 230.

Lin C, Symchowicz S. Absorption, distribution, metabolism, and excretion of griseofulvin in man and animals. Drug Metab Rev 1975; 4: 75–95.

Metneki J, Czeizel A. Griseofulvin teratology. Lancet 1987; i: 1042.

Mion G, Verdon R, Le Gulluche Y, et al. Fatal toxic epidermal necrolysis after griseofulvin. Lancet 1990; ii: 1331.

Miyagawa S, Okuchi T, Shiomi Y, et al. Subacute cutaneous lupus erythematosus lesions precipitated by griseofulvin. J Amer Acad Dermatol 1990; 21: 343.

Rowland M, Riegelman S, Epstein WL. Absorption kinetics of griseofulvin in man. J Pharm Sci 1968; 57: 984–9.

PLD-118 (BAY 10–8888)

PLD-118 ((-)-(1R,2S)-2-Amino-4-Methylen-Cyclopentan-Carboxylat) ist ein neues, synthetisches, wasserlösliches, oral und parenteral verfügbares Antimykotikum aus der Klasse der Beta-Aminosäuren und strukturell mit Cispentacin, nicht aber mit anderen Antimykotika verwandt. Der Wirkmechanismus von PLD besteht in einer intrazellulären Akkumulation in Hefezellen über spezifische Membrantransporter mit nachfolgender Hemmung der Isoleucyl-t-RNA-Synthetase und Störung von Proteinsynthese und Zellwachstum.

Die Substanz hat Breitspektrum-Aktivität gegenüber Candida spp. in vitro und nachgewiesene Effektivität in Screening-Modellen invasiver Candida-Infektionen. Phase-I-Studien zeigten günstige pharmakokinetische Eigenschaften mit einer niedrigen Eiweißbindung, minimalem Metabolismus, überwiegend renaler Elimination und einer Halbwertszeit von etwa 7 Stunden ohne Verträglichkeitsprobleme. PLD-118 befindet sich derzeit in früher klinischer Entwicklung (Fa. Pliva) als orale und intravenöse Substanz zur Therapie oberflächlicher (und möglicherweise invasiver) Candida-Infektionen.

Literatur

Schoenfeld W. PLD-118: A cyclopentane amino acid with antifungal activity. 41st Interscience Conference on Antimicrobial Agents and Chemotherapy. American Society for Microbiology; 2001; Washington DC: Abstr. 11.

Schroedter A, Bischoff A, Oreskovic K, et al. Phase I multiple dose study of a novel oral antifungal PLD-118. 42nd Interscience Confe-

rence on Antimicrobial Agents and Chemotherapy. American Society for Microbiology; 2002; Washington DC: Abstr. F-815.

Ziegelbauer K, Babczinski P, Schoenfeld W. Molecular mode of action of the antifungal b-amino acid BAY 10–8888. Antimicob Ag Chemother 1998; 42: 2197–205.

3.5 Sonstige topische Antimykotika

Naftifin

Handelsname: Exoderil.

Eigenschaften: Lokal-Antimykotikum aus der Allylamin-Gruppe. Keine Verwandtschaft mit anderen Antimykotika (außer Terbinafin). Gut wirksam bei Dermatomykosen durch Dermatophyten, Hefen, Schimmelpilze. Creme, Gel und Lösung enthalten Naftifin in 1%iger Konzentration. Naftifin ist gut verträglich. In seltenen Fällen können vorübergehende lokale Reizungen, Brennen und Trockenheit der Haut auftreten. Diese Erscheinungen können auch durch Cetyl- und Stearylalkohol in der Creme und Propylenglykol in der Lösung bedingt sein. Keine Anwendung am Auge. Naftifin sollte 1- bis 2-mal tgl. dünn aufgetragen werden. Bei Onychomykosen verwendet man die Lösung.

Literatur

Brennan B, Leyden JJ. Overview of topical therapy for common superficial fungal infections and the role of new topical agents. J Am Acad Dermatol 1997; 36: 3–8.

Monk JP, Brogden RN. Naftifine. A review of its antimicrobial activity and therapeutic use in superficial dermatomycoses. Drugs 1991; 42: 659–72.

Ciclopirox

Synonym: Ciclopiroxolamin.

Handelsname: Batrafen.

Eigenschaften: Lokal-Antimykotikum, Pyridon-Derivat ohne Verwandtschaft mit anderen Antimykotika (kein Azol), Verwendung als Aminoäthanolsalz, wirkt sowohl gegen Dermatophyten als auch gegen pathogene Hefepilze und Schimmelpilze. Starkes Penetrationsvermögen in die tieferen Hornhautschichten, auch in Nägel. Perkutane Resorption etwa 1%. Bei Anwendung auf der Vaginalschleimhaut stärkere Resorption (daher in der Schwangerschaft aus Sicherheitsgründen nicht anwenden).

Antiinfektiva

Nebenwirkungen: Im Allgemeinen gut verträglich, selten Juckreiz und Brennen auf der Haut. Ein Kontakt mit den Augen ist zu vermeiden. Die Creme und Vaginalcreme enthalten Cetylalkohol (auf Überempfindlichkeit achten). Günstige Therapieergebnisse bei oberflächlichen Pilzinfektionen der Haut, bei Nagelmykosen und bei Vaginalsoor.

Anwendung: Im Handel als Lösung, Creme, Puder, Vaginalcreme (2- bis 3-mal tgl. dünn auftragen). Es gibt auch eine spezielle Lösung zum Auftragen auf Nägel (Nagel Batrafen). **Anwendungsdauer** bei Dermatomykosen 2 Wochen, bei Vaginalsoor 6 Tage. Nur bei Nagelmykosen ist eine Langzeittherapie gerechtfertigt.

Beurteilung: Breitspektrum-Antimykotikum zur ungezielten lokalen Therapie von Dermatomykosen (auch Nagelmykosen).

Literatur

Coppi G, Silingardi S, Girardello R, et al. Pharmacokinetics of ciclopirox olamine after vaginal application to rabbits and patients. J Chemother 1993; 5: 302.

Gupta AK. Ciclopirox: an overview. Int J Dermatol 2001; 40: 305–10.

Korting HC, Grundmann-Kollmann M. The hydroxypyridones: a class of antimycotics of its own. Mycoses 1997; 40: 243–7.

Squire RA, Goode K. A randomised, single-blind, single-centre clinical trial to evaluate comparative clinical efficacy of shampoos containing ciclopirox olamine (1.5 %) and salicylic acid (3 %), or ketoconazole (2 %, Nizoral) for the treatment of dandruff/seborrhoeic dermatitis. J Dermatolog Treat 2002; 13: 51–60.

Tolnaftat

Handelsnamen: Tonoftal u. a.

Eigenschaften: Lange verwandtes geruch- und farbloses topisches Antimykotikum (Thiocarbamat), fungizid wirksam auf Trichophyton-, Mikrosporon-Arten, Epidermophyten, aber nicht auf Candida-Arten.

Indikationen: Dermatomykosen durch Fadenpilze, Pityriasis versicolor, Erythrasma sowie Onychomykose. Bei Hyperkeratose alternierende Behandlung mit 10%iger Salizylsäuresalbe. Als Creme, Lösung, Spray und Puder im Handel. Nicht am Auge anwenden.

Literatur

Robinson HM Jr, Raskin J. Tolnaftate, a potent topical antifungal agent. Arch Dermatol 1965; 91: 372–6.

Amorolfin

Handelsname: Loceryl.

Eigenschaften: Topisches Antimykotikum, Morpholin-Derivat. Keine Verwandtschaft mit anderen Antimykotika. Sehr stabil.

Wirkung: Fungizid (Hemmung der Sterolsynthese der Pilze). Breites Wirkungsspektrum (vor allem Dermatophyten, Candida). Keine Wirkung auf übliche Schimmelpilze. Starke Aktivität. Nahezu keine Resorption aus den topischen Präparationen.

Anwendung: Nagellack 1- bis 2-mal wöchentlich auf die befallenen Nägel auftragen (vorher erkrankte Nägel abfeilen). Behandlungsdauer: etwa 6 Monate (bis gesunder Nagel nachgewachsen ist). Die Creme wird bei Dermatophytien der Haut angewandt. Nicht auf stark erodierte Hautflächen auftragen und nicht unter Okklusion verwenden. Als Nebenwirkung sind geringfügige lokale Reizerscheinungen beschrieben.

Beurteilung: Alternative bei der problematischen Therapie von Nagelmykosen.

Literatur

Baran R. Topical amorolfine for 15 months combined with 12 weeks of oral terbinafine, a cost-effective treatment for onychomycosis. Br J Dermatol 2001; 145 (Suppl 60): 15–9.

Haria M, Bryson HM. Amorolfine. A review of its pharmacological properties and therapeutic potential in the treatment of onychomycosis and other superficial fungal infections. Drugs 1995; 49: 103.

Antiinfektiva

III Therapie wichtiger Infektionen

4 Wahl des Antibiotikums

Vorbemerkungen

Die Wahl des Antibiotikums richtet sich nach verschiedenen Gesichtspunkten. Wie bei allen medizinischen Maßnahmen muss ein optimales Nutzen-Risiko-Verhältnis für den Patienten vorliegen. Entscheidend sind im Einzelnen:

▸ Die klinische Situation des Patienten (z. B. Vollbild einer akuten Pyelonephritis).
▸ Die nachgewiesenen oder hierfür typischen Erreger und ihre Empfindlichkeit (Tab. 4-1 u. 4-2).
▸ Die Grundkrankheit des Patienten (auch Vorkrankheiten, eingeschränkte Nierenfunktion, Alter, Allergie-Anamnese).
▸ Die Eigenschaften des Antibiotikums (Wirkungsweise, Pharmakokinetik, Darreichungsform, Verträglichkeit).
▸ Die möglichst geringe Irritation des Patienten.
▸ Klinische Erfahrungen und daraus resultierende Empfehlungen von Fachgesellschaften.
▸ Die Epidemiologie im Allgemeinen mit Berücksichtigung der örtlichen Verhältnisse.
▸ Ökonomische Aspekte, wie Medikamentenpreise, Arbeitsaufwand, notwendige Behandlungsdauer, Applikationsweise, Auswirkungen auf den Krankenhausmüll, Kosten durch Nebenwirkungen.
Diese Faktoren bestimmen Wahl, Dosierung und Erfolgsaussichten des Antibiotikums.

Die Behandlung einer Infektion bestimmt und verantwortet der behandelnde Arzt!

Einzig der behandelte Patient hat ein Widerspruchsrecht gegen eine Therapie; unabhängig von Arzneimittelkommission, Krankenhausverwaltung etc. Das Antibiogramm gibt Hinweise darauf, welche Antibiotika nicht gegeben werden dürfen; es stellt jedoch keinen Befehl zur Gabe eines bestimmten Antibiotikums dar.

Ökonomische Aspekte: Eine kurz dauernde Behandlung mit einem wirksameren, aber relativ teuren Antibiotikum kann kostengünstiger sein als eine lang dauernde Therapie mit einem preiswerteren Mittel. Dieses gilt besonders für eine aszendierende Behandlung nach Versagen der ersten Behandlungsstufe. Das bei anderen Pharmaka übliche Therapieprinzip (zunächst mit dem einfachsten Medikament beginnen) gilt gerade nicht für die Antibiotika-Therapie. Ähnliches gilt auch für eine Sequentialtherapie, bei welcher die kurz dauernde Behandlung mit einem i.v. Präparat von einer längeren Behandlung mit einem oralen Antibiotikum abgelöst wird (im Vergleich zu einer 7- bis 10- oder 14-tägigen i.v. Therapie). Hinzu kommt die geringere Belästigung des Patienten als indirekter ökonomischer Faktor. Die Einmaltherapie einer unkomplizierten Gonorrhoe mit einem stets wirksamen Antibiotikum, z. B. 250 mg Ceftriaxon, ist kostengünstiger als eine Penicillinbehandlung, die häufig versagt und dann die Weiterbehandlung mit einem effektiveren Antibiotikum sowie teure

Therapie

Tab. 4-1 Antibiotika-Therapie bei häufig vorkommenden Infektionen.

Name und Synonyma	Vorkommen	Erkrankungen	Antibiotika
Staphylococcus aureus (Methicillin-empfindlich) (Methicillin-resistent = MRSA)	Haut, oberer Respirationstrakt	Furunkel, Wundeiterungen, Mastitis, eitrige Parotitis, abszedierende Pneumonie, Fremdkörperinfektionen, Osteomyelitis	**Cefazolin, Clindamycin,** Imipenem, bei Sensibilität Penicillin G, evtl. in Kombination mit Rifampicin oder Fusidinsäure **Vancomycin,** Teicoplanin, Linezolid, Quinu-/Dalfopristin, z. T. auch Rifampicin und Fusidinsäure
Staphylococcus epidermidis	Haut, Nasenschleimhaut	Endokarditis, Fremdkörperinfektionen	Wie bei Infektionen durch Staphylococcus aureus (s. o.)
Streptococcus pyogenes (A-Streptokokken)	Rachen	Erysipel, Scharlach, Angina, rheumatisches Fieber, Puerperalfieber, Phlegmone, Sepsis	**Penicillin G oder V,** bei Allergie Clarithromycin, Cefazolin, ein Oral-Cefalosporin
Streptococcus pneumoniae (Pneumokokken)	Oberer Respirationstrakt	Lobärpneumonie, Bronchitis, Nebenhöhleninfektionen, Ulcus corneae, Meningitis, Pleuraempyem, Sepsis, Otitis media	Wie bei Infektionen durch Streptococcus pyogenes (s. o.), bei Meningitis und Penicillin-G-Resistenz Ceftriaxon + Vancomycin
Streptokokken der Gruppe B (B-Streptokokken, Str. agalactiae)	Genitaltrakt, Intestinaltrakt, Erreger von Tierinfektionen	Neonatale Sepsis und Meningitis, gynäkologische Infektionen, Pyelonephritis	**Penicillin G** (evtl. + Gentamicin), Cefuroxim, Cefotaxim
Enterococcus faecalis, Enterococcus faecium	Intestinaltrakt, Urethra	Harnwegsinfektionen, vom Darm ausgehende Mischinfektionen, Sepsis, Endokarditis	**Amoxicillin,** Mezlocillin, Vancomycin, bei E. faecium auch Quinu-/Dalfopristin, bei E. faecalis evtl. Linezolid
Andere aerobe Streptokokken (vergrünende und nicht-hämolysierende Streptokokken)	Oberer Respirationstrakt, Intestinaltrakt	Subakute bakterielle Endokarditis, Organabszesse (»Str. milleri«), Sepsis bei Neutropenie	**Penicillin G,** Cefazolin, Clindamycin, Vancomycin

Tab. 4-1 (Fortsetzung)

Name und Synonyma	Vorkommen	Erkrankungen	Antibiotika
Anaerobe Streptokokken (Peptostreptokokken)	Intestinaltrakt, Mundhöhle, Vagina	Vom Darm oder Genitale ausgehende Mischinfektionen, Zahninfektionen, Hirn-, Lungenabszess	**Penicillin G** oder Clindamycin (bei Mischinfektion mit Staphylokokken)
Neisseria meningitidis (Meningokokken)	Respirationstrakt	Meningitis, Sepsis, Bronchitis	**Penicillin G, Ceftriaxon,** Cefotaxim
Neisseria gonorrhoeae (Gonokokken)	Genitaltrakt, Mundhöhle	Zervizitis, Endometritis, Salpingitis, Urethritis, Proktitis	**Ceftriaxon, Gyrase-Hemmer,** Cefotaxim
Escherichia coli	Intestinaltrakt, evtl. auch Mund, Vagina, aber auch bei Haustieren	Harnwegsinfektionen, Urosepsis, Säuglingsmeningitis, Cholangitis, Diarrhoe	**Ciprofloxacin, Piperacillin,** Co-trimoxazol, Cefalosporine, Gentamicin
Klebsiella pneumoniae	Intestinaltrakt, auch Respirationstrakt	Wie durch E. coli (aber keine Diarrhoe), auch als Klebsiellen-Pneumonie	**Ceftriaxon, Imipenem, Ciprofloxacin,** Co-trimoxazol
Enterobacter cloacae	Intestinaltrakt, Umwelt	Nosokomiale Infektionen (z. B. Pneumonie)	**Meropenem, Ciprofloxacin,** Amikacin
Proteus mirabilis	Intestinaltrakt	Unkomplizierte Harnwegsinfektionen	**Amoxicillin,** Co-trimoxazol, Ciprofloxacin
Proteus vulgaris, M. morganii, Pr. rettgeri	Intestinaltrakt	Harnwegsinfektionen, seltener Urosepsis, Verbrennungen, Wundinfektionen, chronische Otitis	**Mezlocillin, Cefoxitin, Ceftriaxon,** Amikacin, Gentamicin, Co-trimoxazol, Ciprofloxacin
Providencia	Intestinaltrakt, Umwelt	Endokarditis, eitrige Thrombophlebitis, Harnwegsinfektion	**Cefotaxim, Piperacillin, Meropenem, Gentamicin,** Ciprofloxacin

Therapie

Tab. 4-1 (Fortsetzung)

Name und Synonyma	Vorkommen	Erkrankungen	Antibiotika
Pseudomonas aeruginosa	Normalerweise nicht auf Haut oder Schleimhaut, häufig in Abwasser und Schmutz, z.T. auch Intestinaltrakt	Wundinfektionen, besonders Verbrennungen, chronische Otitis, Harnwegsinfektionen, Sepsis, Ecthyma gangraenosum	**Piperacillin, Ceftazidim, Ciprofloxacin,** Meropenem, Tobramycin, Amikacin
Serratia marcescens	Intestinaltrakt, Umwelt (Wasser)	Harnwegs-, Wundinfektion, Sepsis, Pneumonie	**Meropenem, Piperacillin, Ciprofloxacin,** Amikacin
Haemophilus influenzae	Respirationstrakt	Chronische Bronchitis, Bronchopneumonie, HNO-Infektionen, Konjunktivitis, Meningitis, Sepsis	**Ceftriaxon, Moxifloxacin,** Amoxicillin, Cefixim, Cefpodoxim, Doxycyclin
Prevotella melaninogenica	Oberer Respirationstrakt, selten auch Darm	Zahneiterungen, Lungenabszess, Pleuraempyem, Hirnabszess	**Penicillin G, Metronidazol** u.v.a.
Bacteroides fragilis	Intestinaltrakt, Mundhöhle	Vom Darm ausgehende Mischinfektionen, Appendizitis, Pylephlebitis, septische Thrombophlebitis, Genitalinfektionen, Abszesse mit fötidem Eiter	**Metronidazol, Cefoxitin, Clindamycin, Imipenem,** Piperacillin/ Tazobactam, evtl. auch Moxifloxacin

Sekundärdiagnostik erfordert. Einsparungsmöglichkeiten sollten genutzt werden, solange sie nicht zum Nachteil des Patienten sind. Auf keinen Fall darf jedoch ein höheres Risiko eines Therapieversagens in Kauf genommen werden. Stets sollte unabhängig von den Kosten das optimale Antibiotikum gewählt werden. Eine falsche Sparsamkeit bei einer im Prinzip kurativen Antibiotika-Therapie erscheint generell deplaziert. Gerade in Hinsicht auf DRGs und vergleichbare Gesamtabrechnungen ist der Einspareffekt durch eine optimale Antibiotika-Therapie wichtiger denn je!

Tab. 4-2 Klinische Wirksamkeit wichtiger Antibiotika bei selteneren Erregern.

Keimart	Penicillin G	Ampicillin	Cefazolin	Cefuroxim	Ceftriaxon	Imipenem	Gentamicin	Doxycyclin	Chloramphenicol	Erythromycin	Clindamycin	Ciprofloxacin	Co-trimoxazol
Acinetobacter-Arten	∅	∅	∅	∅	±	●	+	±	∅	∅	∅	●	∅
Actinomyces israeli	●	+	+	+	+	+	∅	+	±	+	+	±	+
Aeromonas hydrophila	∅	∅	∅	+	+	+	+	+	+	∅	∅	●	+
Bacillus anthracis	●	+	+	±	±	+	+	+	+	+	+	●	+
Bordetella pertussis	∅	∅	∅	∅	∅	?	∅	●	+	●	∅	+	+
Borrelia burgdorferi	●	+	+	+	●	+	?	+	+	+	∅	∅	∅
Borrelia recurrentis	+	+	+	+	+	+	?	●	+	+	∅	∅	+
Brucellen	∅	∅	∅	∅	∅	∅	+	●	+	∅	∅	+	∅
Burkholderia cepacia	∅	∅	∅	∅	∅	∅	∅	∅	+	∅	∅	+	+
Burkholderia pseudomallei	∅	∅	∅	∅	?	+	∅	+	+	∅	∅	+	+
Campylobacter jejuni	∅	+	∅	∅	±	+	+	+	+	●	∅	+	∅
Citrobacter freundii	∅	∅	∅	∅	±	+	●	+	+	∅	∅	●	●
Corynebacterium diphtheriae	●	+	+	+	+	+	+	+	+	+	+	+	∅
Erysipelothrix rhusiopathiae	●	+	+	+	+	+	∅	+	+	+	+	+	+
Francisella tularensis	∅	∅	∅	∅	?	+	●	●	+	∅	∅	+	∅
Fusobakterien	●	+	+	+	+	+	∅	+	+	∅	●	+	+
Haemophilus ducreyi	∅	+	+	+	+	?	?	+	+	+	∅	●	●
Legionellen	∅	∅	∅	∅	±	+	∅	+	∅	●	∅	+	∅
Leptospiren	●	+	+	+	+	+	?	●	+	?	?	∅	∅
Listerien	+	●	∅	∅	∅	+	±	+	±	+	+	+	+
Moraxella catarrhalis	∅	∅	+	+	●	●	+	●	±	±	∅	+	+
Nocardia asteroides	∅	∅	∅	∅	+	+	∅	+	∅	∅	+	±	●
Pasteurella multocida	●	+	+	+	+	+	+	●	+	+	∅	+	+
Rickettsien	∅	∅	∅	∅	∅	∅	∅	●	+	∅	∅	+	∅
Salmonellen	∅	+	∅	∅	●	+	∅	∅	+	∅	∅	●	●
Serratia	∅	∅	∅	∅	+	●	●	∅	∅	∅	∅	●	+
Stenotrophomonas maltophilia	∅	∅	∅	∅	∅	∅	∅	+	+	∅	∅	±	+

● = am besten wirksam; + = wirksam; ± = fraglich wirksam; ∅ = nicht wirksam; ? = nicht eruierbar

Therapie

Strategien der Antibiotika-Therapie

Man unterscheidet die **gezielte Therapie** (mit Kenntnis des Erregers) von der **ungezielten Therapie** (ohne Kenntnis des Erregers). Bei der ungezielten Therapie ist es von Bedeutung, ob es sich um eine akute oder chronische Infektion handelt und ob diese lebensbedrohlich ist.

Gezielte Therapie: Eine gezielte Behandlung galt lange als die Idealform der Antibiotika-Therapie. Dabei wird zuerst der Erreger isoliert, danach das Antibiogramm erstellt und erst dann behandelt. Traditionell bevorzugte man Schmalspektrum-Antibiotika, z. B. Penicillin G bei Pneumokokken-Infektionen. Die gezielte Therapie erwies sich im Laufe der Jahre zunehmend als Illusion. Eine gezielte Therapie hat den grundsätzlichen Nachteil, dass mindestens 48 Stunden abgewartet werden muss, bis das Ergebnis einer Kultur mit Antibiogramm vorliegt. Die oft lebensentscheidende Initialtherapie ist nicht mit einem gezielten Vorgehen kompatibel. Mischinfektionen oder Laborfehler können zu weiteren Fehlinterpretationen führen. Häufig werden Kontaminationen oder Keime der Schleimhautflora für Erreger gehalten. Eine gezielte Antibiotika-Therapie ist daher bei akuten Infektionen eher die Ausnahme. Das Prinzip der gezielten Therapie bleibt aber wichtig bei subakuten und chronischen Infektionen durch resistente Erreger (z. B. Pseudomonas oder Staphylokokken), besonders bei obstruktiven Harnwegsinfektionen, Osteomyelitis und chronischen Wund- und Gewebsinfektionen.

Kalkulierte Therapie: Im klinischen Alltag wird meist eine kalkulierte Therapie durchgeführt (auch empirische Therapie genannt). Man wählt ein Antibiotikum, das zum erwarteten Erregerspektrum der vermuteten Infektion passt und das die notwendigen pharmakologischen Eigenschaften hat. Entscheidend ist die richtige Einschätzung der klinischen Situation sowie die genaue Kenntnis der hierbei vorkommenden Erreger. Optimal ist ein Präparat mit der günstigsten Relation zwischen Erfolgschancen und der Gefahr von Nebenwirkungen.

Interventionstherapie: Bei lebensbedrohenden Infektionen ist eine sofortige Interventionstherapie notwendig. Mit Breitspektrum-Antibiotika wie Imipenem, Ceftriaxon, Meropenem, Piperacillin/Tazobactam oder mit bestimmten Antibiotika-Kombinationen erfasst man fast das ganze Erregerspektrum einer Krankheit (»Omnispektrumtherapie«). Bei schweren Infektionen, wie Sepsis, Pneumonie, Meningitis und Peritonitis, verbleiben oft nur wenige Stunden, um einen tödlichen Ausgang zu verhindern. Durch septischen Schock, Nekrosen, Verbrauchskoagulopathie oder Abszedierung kann es zu irreversiblen Organschäden kommen. Nach Eintritt der Besserung kann evtl. ein Kombinationspartner entfallen, die Dosierung reduziert werden und eine orale Nachbehandlung angeschlossen werden (Deeskalationstherapie). Zur Rezidivprophylaxe muss die Therapie für bestimmte Zeit weitergeführt werden. Um einen tödlichen Ausgang zu verhindern, ist zur Optimierung der Therapie ein sofortiger Beginn (Soforttherapie) entscheidend. Nach Entnahme von leicht zu gewinnenden Untersuchungsmaterialien zur bakteriologischen Untersuchung (Blut, Urin, Sputum, Wundabstriche usw.) muss innerhalb von 15–30 min die parenterale Therapie einsetzen. Nach Abnahme einer Blutkultur erfolgt sofort die i.v. Gabe eines geeigneten Breitspektrum-Antibiotikums. Die Entscheidung über die Wahl des Antibiotikums darf nicht durch Warten auf Laborwerte, Röntgenbilder und andere diagnostische Befunde verzögert werden. Die Unterlassung einer sofortigen Interventionstherapie kann ein schwerer Fehler sein. Das Risiko einer evtl. unnötig begonnenen Interventionstherapie ist gering, während das Risiko durch eine zu spät einsetzende Therapie erheblich ist.

Eskalierende Therapie: Eine aufsteigende Therapie wird auch als Eskalationstherapie bezeichnet. Die Eskalationstherapie beginnt mit einem Antibiotikum, welches die typischen Haupterreger erfasst. Bei Nichtansprechen erfolgt Umsetzen auf ein anderes Antibiotikum oder eine Antibiotika-Kombination, welche auch gegen andere in Frage kommende Erreger wirkt. Ein Beispiel ist die Behandlung einer bakteriellen eitrigen Sinusitis zunächst mit einem oralen Cefalosporin, bei Nichtansprechen mit dem auch gegen Anaerobier wirksamen Imipenem oder Amoxicillin/Clavulansäure.

Das Konzept einer eskalierenden Therapie ist bei Pharmakologen sehr beliebt, da es in der allgemeinen Pharmakotherapie ein wichtiges Prinzip darstellt. Bei lebensbedrohenden Infektionen ist eine eskalierende Therapie jedoch prinzipiell falsch, z.T. sogar lebensgefährlich. Die Risiken einer zu breiten initialen Therapie wurden in der Vergangenheit offenbar überschätzt. Eine aufsteigende Therapie ist indiziert z.B. bei odontogenen Infektionen, Bronchitis, leichter Adnexitis und leichten Wundinfektionen.

Interventionstherapie bei Neutropenie: Eine Maximalform einer aufsteigenden Interventionstherapie ist das Therapieschema bei Leukämie-Patienten mit Fieber und Neutropenie (s. Abb. 30-2, S. 798). Nach einer Initialtherapie mit einem Carbapenem oder Ceftazidim wird der Erfolg binnen 2–3 Tagen abgewartet. Bei Nichtansprechen erfolgt eine Supplementierung z.B. mit Vancomycin, jedoch mit Weiterführung der initialen Behandlung. Wenn auch das nicht wirkt, muss wegen des Verdachts auf eine Pilzinfektion zusätzlich ein Antimykotikum gegeben werden. Bei Vorliegen von Lungeninfektionen oder bei Nachweis von hochresistenten Erregern muss die Therapie entsprechend modifiziert werden.

Interventionstherapie mit Deeskalation: Es gibt in der klinischen Medizin Situationen, bei denen eine möglichst lückenlose Therapie gestartet werden muss. Hierbei gibt es zwei Therapiephasen:

Für die initiale parenterale Interventionstherapie eignen sich besonders:

▸ Breite Cefalosporine (Ceftriaxon, Ceftazidim), Imipenem, Meropenem oder Piperacillin/Tazobactam oder i.v. Ciprofloxacin/Levofloxacin. In besonderen klinischen Situationen können auch Ertapenem, Moxifloxacin i.v. verwendet werden.

Für eine **orale Weiterbehandlung** eignen sich besonders:

▸ Cefixim, Cefpodoxim, Cefuroxim-Axetil sowie Ciprofloxacin, Levofloxacin, Moxifloxacin.

Bei bekanntem Erreger oder in besonderen klinischen Situationen kommen auch andere Antibiotika zur oralen Weiterbehandlung in Frage, z.B. Makrolide, Clindamycin, Cefadroxil, Amoxicillin/Clavulansäure.

Therapiedauer: Früher gab man Antibiotika grundsätzlich 10–14 Tage in voller Dosierung, da ältere Mittel (Sulfonamide, Tetracycline) oft nur schwach und verzögert wirken. Penicillin wurde früher initial viel zu niedrig dosiert. Heute weiß man, dass viele Infektionen bereits weitgehend auf eine einzige hochdosierte Gabe ansprechen.

Entscheidend ist die erste Gabe!

Es hat sich gezeigt, dass der wesentliche Erfolg einer mehrtägigen Antibiotika-Therapie oft schon mit der ersten Dosis eintritt. Dieser Effekt lässt sich mit der Erregereliminationskinetik unter der Antibiotika-Therapie eindeutig demonstrieren. Besonders mit den neueren Betalaktam-Antibiotika und Gyrase-Hemmern werden Enterobakterien und andere hoch-

Therapie

sensible Erreger rasch abgetötet. Die weitere Behandlung dient vorwiegend der Rezidivprophylaxe.

Eine **Einmaltherapie** ist möglich bei
▶ unkomplizierter Gonorrhoe,
▶ unteren Harnwegsinfektionen bei Frauen,
▶ Shigellose und Reise-Diarrhoe.

Generell erfolgte in den letzten 20 Jahren eine Tendenz zur Reduktion der Therapiedauer. Indikationen, die nach wie vor eine **längere Therapiedauer** benötigen, sind:
▶ Osteomyelitis,
▶ bakterielle Endokarditis,
▶ Lungenabszess,
▶ Prostatitis,
▶ Harnwegsinfektionen bei Männern,
▶ Fremdkörperinfektionen,
▶ Infektionen durch Staphylokokken, Mykobakterien, Chlamydien und Borrelien.

Es gibt auch Patienten, bei denen eine **Dauersuppression** einer nicht heilbaren Erkrankung notwendig wird, z. B. chronisches Erysipel, Cryptococcus-Infektionen bei AIDS, Fremdkörperinfektionen, HIV-Infektion.

Oft erhalten Patienten, deren Infektion weitgehend abgeklungen ist, eine unnötig lange parenterale Therapie oder liegen nur noch im Krankenhaus, weil sie eine i.v. Antibiotika-Therapie benötigen. Bei den meisten Infektionen kann bald auf eine orale Therapie übergegangen werden (Sequentialtherapie). Nur bestimmte Infektionen (z. B. bakterielle Meningoenzephalitis, Osteomyelitis) benötigen eine längere parenterale Therapie.

Praxis der Antibiotika-Therapie

Die Antibiotika-Therapie wird in der Klinik bei schweren Erkrankungen bevorzugt parenteral durchgeführt. In der Praxis des niedergelassenen Arztes mit den weniger schweren Erkrankungen ist eine orale Behandlung fast immer ausreichend; eine parenterale Therapie ist nur bei Antibiotika mit langer Halbwertszeit (Ceftriaxon, Ertapenem) praktikabel.

In der Klinik werden potenziell lebensbedrohliche Infektionen mit i.v. Infusionen behandelt. Die wichtigsten Indikationen sind Sepsis, sekundäre Pneumonien, schwere Wundinfektionen, Meningitis, Peritonitis, Gallenwegsinfektionen. Hinzu kommt das große Gebiet der perioperativen Prophylaxe.

Die wichtigsten **parenteralen Standard-Antibiotika** für die Klinik sind:
▶ Ceftriaxon,
▶ Imipenem oder Meropenem,
▶ Ciprofloxacin i.v. oder Levofloxacin i.v.,
▶ Piperacillin (± Tazobactam),
▶ Cefuroxim oder Cefotiam,
▶ Vancomycin i.v.,
▶ Gentamicin oderTobramycin.

Therapie

Standard-Präparate der zweiten Reihe sind:
▶ Moxifloxacin i.v. (bes. Atemwegsinfektionen),
▶ Ertapenem i.v. (Langzeit-Penem),
▶ Cefazolin (Staphylokokken, Prophylaxe),
▶ Penicillin G (Streptokokken, Lues u.v.a.).

Relevante **parenterale Reserve-Antibiotika** für die Klinik sind:
▶ Mezlocillin (Enterobakterien, Gallenwegsinfektionen, Prophylaxe),
▶ Ampicillin (Enterokokken, Listerien),
▶ Cefoxitin (Anaerobier, gynäkologische Infektionen),
▶ Cefotaxim (statt Ceftriaxon),
▶ Ceftazidim, Cefepim (Pseudomonas, Neutropenie),
▶ Aztreonam (Cefalosporin-Allergie, Enterobakterien, Pseudomonas),
▶ Rifampicin i.v. (Staphylokokken, Mykobakterien),
▶ Clindamycin i.v. (Staphylokokken, Anaerobier),
▶ Erythromycin i.v. (Legionellen),
▶ Metronidazol (Anaerobier, Amöben),
▶ Quinu-/Dalfopristin (Vancomycin-resistente Enterokokken),
▶ Linezolid (MRSA, Vancomycin-resistente Enterokokken),
▶ Fosfomycin (Betalaktam-Allergie, Staphylokokken),
▶ Amikacin (resistente Hospitalkeime),
▶ Doxycyclin i.v. (intrazelluläre Erreger),
▶ Teicoplanin (statt Vancomycin),
▶ CoAmoxiclav i.v. bzw. Sulbactam-Kombinationen (leichtere Infektionen),
▶ Co-trimoxazol i.v. (Pneumocystis),
▶ Flucloxacillin (Staphylokokken-Infektionen).

Therapie

Tab. 4-3   Orale Standard-Antibiotika für die Praxis.

Antibiotika	Alternativen
Penicillin V	Propicillin
Amoxicillin	Bacampicillin
Cefadroxil	Cefaclor
Cefixim	Cefpodoxim, Cefuroxim-Axetil
Ciprofloxacin	Levofloxacin
Moxifloxacin	Gatifloxacin
Roxithromycin	Azithromycin, Clarithromycin
Co-trimoxazol	Trimethoprim mit anderem Sulfonamid
Doxycyclin	Minocyclin

In der Klinik gibt es aber nicht nur schwere, sondern auch leichtere Infektionen, die mit oralen Standard-Antibiotika behandelt werden können. In der Arzneimittelliste einer Klinik sollten alle Standard- und die wichtigen Reserve-Antibiotika enthalten sein.

In der Praxis des niedergelassenen Arztes findet sich ein anderes Krankheitsprofil sowie ein anderes Erregerspektrum als in der Klinik. Die in der Praxis vorkommenden Harnwegsinfektionen, Atemwegsinfektionen, leichten Wundinfektionen und Enteritiden können mit oralen Antibiotika optimal behandelt werden. Je nach Krankheit kann es notwendig sein, sofort ein Mittel mit einem breiteren Wirkungsspektrum einzusetzen. Parenterale Antibiotika sind in der Praxis schwierig anwendbar. Es kommen praktisch nur Substanzen in Frage, bei denen eine Einmalgabe pro Tag ausreicht – also Ceftriaxon, Ertapenem oder Levofloxacin/ Moxifloxacin. So schnell wie möglich sollte auf eine nachfolgende orale Therapie umgesetzt werden (Tab. 4-3).

Neuere orale Antibiotika mit zunehmender Bedeutung für Atemwegsinfektionen sind Moxifloxacin und Telithromycin.

Orale Reserve-Antibiotika sind Flucloxacillin, Amoxicillin/Clavulansäure, Clindamycin und Metronidazol sowie Gatifloxacin und Norfloxacin. Ihre Anwendung kommt aber nur in besonderen Situationen in Betracht.

In der WHO-Liste der wichtigen Medikamente (s. S. 836 f.) sind einige europäische Standard-Präparate nicht enthalten. Umgekehrt gibt es auch Standard-Präparate der WHO, die in Deutschland nicht mehr zugelassen sind (z. B. Procainpenicillin).

Therapie

5 Infektionen durch fakultativ pathogene Bakterien

Die meisten Antibiotika werden zur Therapie von Infektionen durch fakultativ pathogene Bakterien verwendet, also gegen Infektionen mit den Keimen der eigenen Bakterienflora bzw. mit Keimen der eigenen unbelebten Umwelt.

Organinfektionen können durch verschiedene fakultativ pathogene Bakterien verursacht werden und dabei weitgehend identische Krankheitsbilder verursachen. Nicht selten handelt es sich um Mischinfektionen. Bestimmte Organinfektionen (z. B. Pyelonephritis) haben ein typisches Erregerspektrum; so sind die Haupterreger der akuten Pyelonephritis E. coli (vor Proteus mirabilis und Enterokokken); Staphylokokken verursachen fast nie eine Pyelonephritis, sind aber die Haupterreger von Wundinfektionen.

Endogene Infektionen durch die körpereigene Bakterienflora sind weit häufiger als exogene Infektionen durch Erreger aus der unbelebten Umwelt. Infektionsketten (Übertragungen von Mensch zu Mensch) sind daher relativ selten, jedoch können sich die Haut- und Schleimhautflora von Personen, die eng zusammenleben, angleichen. Bei behandelten Patienten spielt der Selektionsdruck von bestimmten Antibiotika eine Rolle. So können während einer Ampicillin-Behandlung Ampicillin-resistente Klebsiellen in der Mundhöhle auftreten und Ursache späterer Klebsiellen-Pneumonien werden. Die einzelnen Erregerarten können unterschiedlich pathogen sein. Gefürchtet sind besonders mehrfach resistente Staphylokokken und A-Streptokokken. Die Antibiotika-Empfindlichkeit differiert vor allem bei Staphylokokken, Enterokokken, Enterobakterien und Pseudomonas. Bei diesen Keimen ist das Antibiogramm für eine optimale Therapie wichtig. In den letzten Jahren sind aber die früher stets sensiblen Pneumokokken zunehmend resistent geworden.

Infektionen durch Enterobakterien (Enterobacteriaceae)

E. coli, Klebsiellen, Enterobacter und Proteus-Bakterien kommen normalerweise im menschlichen Darm vor. Bei einer Ansiedlung in anderen Organen können sie zu schweren Krankheitserscheinungen führen (Pyelonephritis, Cholezystitis oder Cholangitis, Wundinfektionen, Sepsis, Meningitis). Es handelt sich dabei meist nicht um eine Fremdinfektion, sondern um die Autoinfektion eines funktionell beeinträchtigten Organs (Fehlbildung, Steinleiden, Abwehrschwäche). Eine Fremdinfektion kann durch medizinisch-technische Geräte, wie Inhalatoren, Luftbefeuchter oder Narkosegeräte, stattfinden. Eine erfolgreiche Antibiotika-Therapie setzt die Kenntnis der vorkommenden Erregerarten und ihrer Resistenzhäufigkeit voraus (Tab. 5-1).

Tab. 5-1   Unterschiede in der In-vitro-Aktivität parenteraler Betalaktam-Antibiotika bei häufiger vorkommenden gramnegativen Stäbchen. MHK = minimale Hemmkonzentration bei ≤50 und bei ≤90% der untersuchten Bakterienstämme.

Mittel	E. coli		Klebsiella pneumoniae MHK		Enterobackter aerogenes MHK		Proteus vulgaris MHK	
	50%	90%	50%	90%	50%	90%	50%	90%
	50%	90%	50%	90%	50%	90%	50%	90%
Ampicillin	3,1	200	100	>200	>200	>200	25	50
Mezlocillin	1,6	50	6,2	>200	3,1	12,5	0,8	3,
Azlocillin	6,2	200	100	>200	25	>200	3,1	50
Piperacillin	1,6	50	6,2	200	1,6	6,2	0,4	0,8
Cefuroxim	3,1	3,1	3,1	6,2	12,5	50	200	>200
Cefoxitin	3,1	3,1	3,1	6,2	50	200	6,2	12,5
Cefotiam	0,1	0,4	0,2	0,4	0,4	1,6	25	50
Cefotaxim	0,05	0,1	0,05	0,1	0,2	0,8	<0,05	0,05
Ceftriaxon	0,02	0,1	<0,05	0,1	0,2	0,8	<0,05	0,05
Ceftizoxim	0,02	0,1	0,02	0,05	0,2	0,8	0,05	0,1
Cefotetan	0,1	0,1	0,8	0,2	0,5	0,5	6,2	12,5
Cefoperazon	0,1	1,6	6,2	0,2	0,8	0,8	<0,8	1,6
Ceftazidim	0,1	0,2	0,4	0,2	0,4	0,4	<0,05	0,1
Imipenem	0,1	0,2	1,6	0,4	0,8	0,8	1,6	6,2
Meropenem	0,02	0,03	0,1	0,05	0,1	0,1	0,02	0,1

Mittel	Citrobacter freundii MHK		Serratia marcescens MHK		Pseudomonas aeruginosa MHK	
	50%	90%	50%	90%	50%	90%
Ampicillin	6,2	>200	>200	>200	>200	>200
Mezlocillin	3,1	100	3,1	12,5	50	200
Azlocillin	6,2	>200	>200	>200	12,5	100
Piperacillin	1,6	50	1,6	12,5	6,2	12,5
Cefuroxim	12,5	100	50	100	>200	>200
Cefoxitin	50	200	12,5	25	>200	>200
Cefotiam	50	>200	100	>200	>200	>200
Cefotaxim	0,4	25	0,2	12,5	25	100
Ceftriaxon	0,4	25	0,2	25	25	100
Ceftizoxim	0,4	100	0,4	25	50	200
Cefotetan	0,2	0,4	0,2	0,4	>200	>200
Cefoperazon	0,8	12,5	0,4	12,5	6,2	12,5
Ceftazidim	0,4	25	0,2	12,5	1,6	6,2
Imipenem	0,4	0,4	1,6	3,2	0,8	1,6
Meropenem	0,1	0,1	0,05	0,1	0,4	2,0

Bei den meisten Enterobakterien wirken die Mittel der Cefotaxim-Gruppe und die Carbapeneme Imipenem und Meropenem am stärksten. Dagegen haben die Penicilline mit erweitertem Spektrum sowie die Basis- und Intermediär-Cefalosporine eine erheblich geringere Aktivität.

E.-coli-Infektionen: Die meisten Stämme von E. coli sind nur fakultativ pathogen; es gibt aber auch obligat pathogene Stämme, die Enteritiden hervorrufen. Gefürchtet sind die seit Anfang der achtziger Jahre neu aufgetretenen Verotoxin-bildenden Stämme (EHEC), die aus dem Tierreich stammen (Rinder!) und zu hochgefährlichen Infektionen (hämolytisch-urämisches Syndrom = HUS) führen können (s. S. 525). Ca. 30–40% aller E.-coli-Stämme bilden Betalaktamasen und sind gegen Ampicillin resistent. Mezlocillin und Piperacillin wirken teilweise etwas besser durch eine sehr gute Penetration in die Bakterienzelle. Die Betalaktamasen von E. coli lassen sich durch Betalaktamase-Hemmer (Tazobactam, Sulbactam, Clavulansäure) hemmen, ohne dass dadurch die Aktivität der Penicilline verbessert wird. Dagegen sind Ceftriaxon, Cefotaxim, Aztreonam, Imipenem und Meropenem primär gegen Betalaktamasen von E. coli stabil und haben daher eine wesentlich stärkere Aktivität. Diese Betalaktam-Antibiotika sind daher bei schweren Infektionen durch E. coli zu bevorzugen.

Gyrase-Hemmer ermöglichen bei E.-coli-Infektionen eine hochwirksame orale Therapie. Resistente Stämme sind selten, nehmen aber im Krankenhaus deutlich zu. Für leichte Infektionen durch E. coli kommen nach wie vor Amoxicillin sowie Co-trimoxazol in Frage. Nach über 30-jährigem häufigen Gebrauch ist aber die Frequenz von Co-trimoxazol-resistenten Stämmen von E. coli angestiegen.

Infektionen durch Keime der Klebsiella-Enterobacter-Gruppe: Klebsiella pneumoniae, Enterobacter aerogenes und Enterobacter cloacae zeigen eine beträchtliche Resistenz gegen zahlreiche Antibiotika. Durch meist vorhandene Betalaktamasen besteht grundsätzlich eine Resistenz gegen Ampicillin und Amoxicillin. Auf Klebsiellen wirken meistens Mezlocillin und Piperacillin, die mit einem Betalaktamase-Hemmer kombiniert werden sollten. Klebsiellen sind fast immer sensibel gegen Ceftriaxon, Cefotaxim und Imipenem. Es gibt aber in ca. 5% der Fälle ESBL-Stämme mit hoher Resistenz. Gyrase-Hemmer sind gut wirksam. Vereinzelt kommen resistente Stämme vor. Enterobacter aerogenes wird durch Ceftriaxon, Cefotaxim, Aztreonam, Meropenem und Imipenem fast immer gehemmt. Enterobacter cloacae dagegen ist resistent gegen Acylaminopenicilline, meist auch gegen Cefalosporine, nicht aber gegen Imipenem und Meropenem. Aminoglykoside versagen häufig bei Monotherapie und kommen nur für eine Kombinationstherapie in Frage. Levofloxacin und Ciprofloxacin sind bis auf seltene Ausnahmen wirksam. Enterobacter cloacae ist seit ca. 1990 zu einem wichtigen Hospitalkeim geworden. Gehäuftes Auftreten kann Zeichen einer Selektion bei Anwendung von Cefalosporinen sein. Die Pathogenität von E. cloacae ist aber relativ gering.

Infektionen durch Proteus-Bakterien: Proteus mirabilis (Indol-negativ) verursacht häufig Harnwegsinfektionen und ist fast immer Ampicillin- und Cefazolin-empfindlich. Eine Vielzahl anderer Antibiotika ist ebenfalls wirksam. Die Therapie bereitet im Allgemeinen keine Schwierigkeiten.

Indol-positive Proteus-Stämme (insbesondere Proteus vulgaris) sind typische sekundäre Infektionserreger bei Nekrosen (Dekubitalulzera, Ulcus cruris, nekrotisierende Tumoren).

Therapie

Dabei versagen Ampicilline und Cefazolin, während Cefoxitin, Cefotaxim, Ceftriaxon sowie Carbapeneme fast immer wirksam sind. Die Betalaktamasen von Proteus vulgaris werden durch Betalaktamase-Hemmer gehemmt. Gyrase-Hemmer wirken gegen alle Proteus-Stämme. Oft ist auch eine orale Behandlung mit Cefixim oder Ceftibuten möglich.

Serratia-Infektionen

Vorkommen: Serratia marcescens gehört zu den opportunistischen Keimen, welche nur bei Vorliegen prädisponierender Faktoren (Abwehrschwäche) klinische Bedeutung erlangen. Einige Stämme von Serratia marcescens bilden ein rotes Pigment und lassen sich dann leicht identifizieren. Serratia marcescens kommt z.T. auch in der Darmflora gesunder Menschen vor. Das gilt auch für Serratia liquefaciens, die früher zur Spezies Enterobacter gezählt wurde. Andere Serratia-Spezies spielen dagegen nur eine geringe Rolle. Bei länger liegenden Blasenkathetern können Serratia-Keime schwer therapierbare Harnwegsinfektionen erzeugen. Bakteriämien durch Serratia marcescens entstehen nicht selten durch Infektionen von Venenkathetern (s. Serratia-Sepsis, S. 436). Nekrotisierende Pneumonien durch Serratia marcescens kommen bei Patienten mit schweren Grundkrankheiten (chronischen Lungen- und Nierenkrankheiten) und unter der Therapie mit Kortikosteroiden und Immunsuppressiva vor. Hospitalinfektionen durch Serratia spielen eine besondere Rolle in Intensivstationen für Neugeborene. Serratien können außerdem zu Infektionen bei Trägern weicher Kontaktlinsen führen.

Resistenzrate und Antibiotika-Therapie: Serratia marcescens und Serratia liquefaciens sind gegen viele Antibiotika resistent. Meistens wirksam sind Ceftriaxon, Cefotaxim, Aztreonam, Imipenem, Meropenem und Amikacin sowie Ciprofloxacin. Ein Teil der Stämme wird von Piperacillin und Mezlocillin gehemmt. Der Prozentsatz Gentamicin-resistenter Serratia-Stämme hat im letzten Jahrzehnt zugenommen. Oft ist zur Sanierung eine Kombinationsbehandlung erforderlich.

Pseudomonas-Infektionen

Vorkommen (Tab. 4-1, S. 394): Pseudomonas aeruginosa verursacht Wund- und Harnwegsinfektionen, selten Pneumonie, Sepsis, Hauterkrankungen, Keratitis, tiefe Augen- und Fremdkörperinfektionen. Die Keime sind wegen häufiger Therapieresistenz, der Fähigkeit zur Toxin- und Schleimbildung sowie der leichten Übertragbarkeit gefürchtete Infektionserreger, deren Bekämpfung in vielen Krankenhäusern ein Problem darstellt (Pseudomonas-Hospitalismus). Bei myeloischer Insuffizienz sowie bei Mukoviszidose ist Pseudomonas aeruginosa ein gefährlicher Erreger von infektiösen Komplikationen. Vor allem in chirurgischen Kliniken und Intensivstationen können sich die ubiquitär vorkommenden und gegen Desinfektionsmittel relativ widerstandsfähigen Pseudomonas-Bakterien leicht ausbreiten. Dabei spielt die Trachealbesiedlung beatmeter Patienten eine wichtige Rolle. Erregerreservoire sind u. a. Ausgüsse, Waschbecken, Abfalleimer, Urinflaschen und Katheter. Ein kleiner Prozentsatz der Patienten scheidet Pseudomonas aeruginosa mit dem Stuhl aus. Auch Krankenhauskost (z.B. Salat) kann Pseudomonas-Keime enthalten. Die Keime müssen daher durch hygienische Maßnahmen (strenge Asepsis und Antisepsis, Isolierung usw.) unter Kontrolle gebracht werden. Eine systemische Antibiotika-Prophylaxe von Pseudomonas-Infektionen ist meist erfolglos.

Resistenzrate und Antibiotika-Therapie: Heute ist bei allen in Frage kommenden Mitteln mit dem Vorkommen resistenter Stämme zu rechnen. Bei chronischen Infektionen kommt es relativ häufig zu Resistenzentwicklung unter der Therapie. Bei nachgewiesenen Infektionen ist eine gezielte Antibiotika-Therapie ratsam, die sich nach der Lokalisation der Erkrankung und der Erregerempfindlichkeit richten muss (s. a. Tab. 5-2). Bei schweren Infektionen wird traditionell ein Betalaktam-Antibiotikum mit einem Aminoglykosid kombiniert. Es stellt sich allerdings die Frage, ob nicht die Kombination mit einem Gyrase-Hemmer klinisch wirksamer ist (z. B. Ceftazidim + Ciprofloxacin). Weiterhin stellt sich die generelle Frage, ob schwere Pseudomonas-Infektionen nicht grundsätzlich mit einer Kombinationstherapie behandelt werden sollten (Vorteile: Verbesserung der in Monotherapie meist suboptimalen klinischen Ergebnisse und Vermeidung einer Resistenzentwicklung).

Tobramycin hat eine höhere Aktivität als Gentamicin. Amikacin, in geringerem Umfang auch Netilmicin, wirken z.T. auch auf Gentamicin-resistente Pseudomonas-Stämme. Eine Resistenz von Pseudomonas aeruginosa gegen Azlo- und gegen Piperacillin kommt in 5–10 % der Stämme vor. Bei Patienten mit Mukoviszidose sind höhere Resistenzraten bekannt.

Cefalosporine mit besserer Pseudomonas-Wirksamkeit haben die therapeutischen Möglichkeiten erweitert. Ceftazidim, Cefepim und das wieder zurückgezogene Cefsulodin haben von allen Cefalosporinen die stärkste Pseudomonas-Aktivität. Auch Aztreonam, Meropenem und Imipenem sind gut wirksam. Resistente Stämme sind relativ selten (Ausnahme: Mukoviszidose-Patienten).

Tab. 5-2 Mittlere minimale Hemmkonzentrationen von Antibiotika und Resistenzhäufigkeit bei Pseudomonas aeruginosa (nach der Literatur).

Mittel	MHK (mg/l)	Resistenzhäufigkeit (%)
Piperacillin	4	5–10
Ticarcillin	8	10–20
Ceftazidim	2	2–5 (–10)
Cefepim	2	2–5 (–10)
Cefotaxim	16	20–30
Ceftriaxon	16	20–30
Imipenem	0,8	2–5
Meropenem	0,4	1–2
Aztreonam	4	2–5 (–10)
Tobramycin	1	5–10
Gentamicin	4	10–30
Amikacin	4	5–10
Netilmicin	8	5–10
Ciprofloxacin	0,5	10–20
Levofloxacin	2	20–30

Therapie

Von den handelsüblichen **Gyrase-Hemmern** hat Ciprofloxacin die stärkste Pseudomonas-Aktivität. Resistente Stämme sind jedoch bei chronischen Infektionen häufiger. **Experimentelle Fluochinolone**, wie das wegen Toxizität nie eingeführte Clinafloxacin, können sogar eine Ciprofloxacin-Resistenz durchbrechen. Es bleibt also die Hoffnung, dass noch wirksamere Gyrase-Hemmer entwickelt werden können.
Polymyxine (Colistin und Polymyxin B) haben eine schlechte Gewebediffusion, sind toxisch und wirken unzuverlässig; sie sollten daher bevorzugt zur Lokaltherapie und zur Inhalation angewendet werden. Allenfalls bei Mukoviszidose-Patienten kann auch einmal eine systemische Gabe in Frage kommen.
Zur **Lokalbehandlung** können außerdem Povidon-Jod und Silbersulfadiazin verwandt werden, evtl. auch Gentamicin.

Andere Pseudomonaden (Pseudomonadaceae; Burkholderia cepacia, Stenotrophomonas [früher Xanthomonas] maltophilia, Ps. putida, Ps. fluorescens) führen gelegentlich zu Wundinfektionen, Septikämien und Harnwegsinfektionen. Der Nachweis von anderen Pseudomonas-Arten in Blutkulturen kann ein Hinweis auf eine Infusionsbakteriämie sein (s. S. 430). Einige Arten haben eine starke Antibiotika-Resistenz (besonders B. cepacia und einige Stämme von Stenotrophomonas). Alle Arten gehören nicht zur normalen Körperflora, sondern stammen aus der unbelebten Umwelt. Sie können unter einer Therapie mit Betalaktam-Antibiotika selektiert werden. Burkholderia cepacia führt relativ oft zu unangenehmen Sekundärinfektionen bei Mukoviszidose. Zur Antibiotika-Wirksamkeit s. Tab. 5–3. Gegen Stenotrophomonas wirken oft auch Co-trimoxazol, Ciprofloxacin, Levofloxacin, Moxifloxacin und Doxycyclin.

Tab. 5-3 Antibiotika-Empfindlichkeit von Pseudomonas-Arten.

Pseudomonas-Arten	Pipera-cillin	Cefta-zidim, Cefepim	Mero-penem	Genta-micin, Tobra-mycin	Cipro-floxacin	Trimetho-prim/ Sulfame-thoxazol
Ps. aeruginosa	●	●	●	●	●	∅
Burkholderia cepacia	∅	(+)	(+)	∅	(+)	●
Ps. fluorescens	∅	●	●	(+)	+	?
Ps. putida	∅	●	●	●	+	?
Ps. alcaligenes	(+)	●	●	●	?	(+)
Ps. stutzeri	●	●	●	●	?	●
Stenotrophomonas maltophilia	(+)	∅	∅	∅	(+)	●

Symbole: ● = ≥ 90 % sensibel, + = meist sensibel, (+) = variabel sensibel, ∅ = > 50 % resistent

Haemophilus-influenzae-Infektionen

Vorkommen und Bedeutung: Bei Erwachsenen (vor allem älteren Personen) ist Haemophilus influenzae ein häufiger Erreger der akuten Exazerbation einer chronischen Bronchitis. Bei jüngeren Kindern kommt Haemophilus influenzae als Erreger von akuter Otitis media und Sinusitis, auch von Epiglottitis vor. Im Kindesalter gefährlich sind septische Erkrankungen durch Haemophilus influenzae (manchmal mit Waterhouse-Friderichsen-Syndrom), die Haemophilus-Meningitis und -Osteomyelitis. Bekapselte Haemophilus-Keime sind durch die aktive Impfung bei Kindern seltener geworden. Bei jüngeren Kindern und älteren Menschen können Haemophilus-Keime außerdem eine Bronchopneumonie oder Lobärpneumonie hervorrufen. Selten sind eine Haemophilus-Endokarditis und -Perikarditis sowie eine Haemophilus-Arthritis. Eitrige oder katarrhalische Konjunktivitiden können durch Haemophilus influenzae bedingt sein.

Resistenzrate: Wie Tab. 5-4 zeigt, ist nur ein kleiner Teil der Haemophilus-Stämme gegen Doxycyclin, Co-trimoxazol und Chloramphenicol resistent. In Spanien sind jedoch multiresistente Stämme häufig. Die Häufigkeit einer Ampicillin-Resistenz nimmt überall zu. Sie ist in Deutschland zwar noch relativ gering (5–10 %), in den USA aber bereits auf >30 % angestiegen. Eine Ampicillin-Resistenz kann in vitro bei üblicher Testtechnik übersehen werden. Gegen Erythromycin, Clarithromycin und Roxithromycin sind die meisten Haemophilus-Stämme nur schwach empfindlich, gegen Josamycin unempfindlich. Am stärksten unter

Tab. 5-4 Mittlere minimale Hemmkonzentration (MHK) von Antibiotika bei empfindlichen Haemophilus-influenzae-Stämmen und Häufigkeit einer Resistenz.

Mittel	MHK (mg/l)	Resistenzhäufigkeit (%)
Ampicillin, Amoxicillin	0,1	(1–) 5–10 (–30)
Chloramphenicol	1,6	< 1 (–50)
Tetracyclin	6,2	5–10 (–50)
Doxycyclin	1,6	5–10 (–50)
Erythromycin	3,1	5–30
Clarithromycin	3,1	5–30
Roxithromycin	12,5	50
Azithromycin	1,6	< 1
Josamycin	12,5	100
Cefalexin	25	100
Cefaclor	3,1	5–10
Loracarbef	1,6	5
Cefuroxim	0,8	< 1
Cefpodoxim	0,1	< 1
Cefixim	0,05	< 1
Cefotaxim, Ceftriaxon	0,02	< 1
Imipenem	1,0	0
Meropenem	0,1	0
Co-trimoxazol	0,1	1–2
Ciprofloxacin	0,01	0
Levofloxacin	0,02	0

Therapie

den Makroliden wirkt Azithromycin. Von den Cefalosporinen sind Cefazolin, Cefoxitin, Cefalexin und Cefadroxil immer unwirksam, während Cefotaxim, Ceftriaxon, Cefuroxim, Cefotiam, Cefixim, Cefpodoxim, Ceftibuten sowie Loracarbef auch auf Ampicillin-resistente Haemophilus-Stämme gut wirken. Imipenem, Meropenem und die Gyrase-Hemmer Levofloxacin und Ciprofloxacin sind stets wirksam.

Wahl des Antibiotikums: Die stärkste Aktivität gegen Haemophilus influenzae haben die Cefalosporine der Cefotaxim-Gruppe sowie Cefixim und die Gyrase-Hemmer Levofloxacin, Moxifloxacin und Ciprofloxacin, welche bei schweren Haemophilus-Infektionen zu bevorzugen sind. Auch Imipenem und Meropenem, die zur ungezielten Therapie und bei Mischinfektionen eingesetzt werden können, haben eine gute Haemophilus-Wirksamkeit. Für Kinder, die keine Gyrase-Hemmer bekommen sollten, eignen sich zur oralen Anwendung besonders Cefixim, Cefpodoxim und Cefuroxim-Axetil. Leichtere Haemophilus-Infektionen, bei denen ein Therapieversagen infolge Bakterienresistenz in Kauf genommen werden kann (z. B. eitrige Bronchitis), lassen sich weiterhin mit Doxycyclin, Amoxicillin oder Co-trimoxazol behandeln. Erythromycin sollte wegen seiner schwachen Haemophilus-Wirksamkeit nicht mehr zur ungezielten Behandlung verwendet werden. Azithromycin ist das aktivste Makrolid gegen Haemophilus, gefolgt vom Ketolid Telithromycin.

Staphylokokken-Infektionen

Staphylococcus aureus gehört zu den wichtigsten fakultativ pathogenen Bakterien und ist typischer Erreger von Furunkeln, Wundinfektionen, Fremdkörper-Infektionen, Osteomyelitis, Sepsis, Nahrungsmittelvergiftungen und Toxic-shock-Syndrom. Infektionen kommen bei resistenzgeschwächten Personen im Krankenhausmilieu häufiger als bei ambulanten Patienten vor (infektiöser Hospitalismus). Vor allem Säuglinge und ältere Menschen sind betroffen. Die Häufigkeit von Staphylococcus aureus bei Sepsis beträgt 20–40 % und bei Wundinfektionen 30–90 %. Staphylokokkenpneumonien sind heute relativ selten geworden; sie können aber besonders gefährlich sein.

Resistenzrate: Während die sog.»Praxis-Staphylokokken« nur zu 30–50 % gegen Penicillin G und Amoxicillin unempfindlich sind, liegt die Resistenzhäufigkeit bei den im Krankenhaus angezüchteten Staphylokokken meist zwischen 60 und 80 % (Tab. 5-5). Als Testsubstanz wird die klinisch seit langem verlassene, toxische Pioniersubstanz Methicillin verwendet. Methicillin-(Oxacillin-)resistente Staphylokokken-Stämme **(MRSA)** haben in den letzten 15 Jahren zugenommen. Methicillin- und Oxacillin-Resistenz sind immer miteinander gekoppelt. Dabei kodiert das mecA-Gen der Staphylokokken für das Penicillin-bindende Protein PBP_{2a}, dessen geringere Affinität zu Betalaktam-Antibiotika als Ursache der Methicillin-Resistenz gilt. Methicillin-Resistenz bedeutet klinische Unwirksamkeit aller Betalaktam-Antibiotika, selbst wenn In-vitro-Tests noch eine Aktivität anzeigen. Es gibt außerdem sog. Penicillin-tolerante Staphylokokken-Stämme, die durch Betalaktam-Antibiotika bakteriostatisch gehemmt, aber auch bei höheren Konzentrationen nicht abgetötet werden. Tolerante Stämme können in vitro sensibel erscheinen. Die Therapie-Ergebnisse sind jedoch meist unbefriedigend. Bei Methicillin-resistenten und Penicillin-toleranten Stämmen ist daher stets auf Betalaktam-Antibiotika zu verzichten.

Der Anteil von Staphylococcus-aureus-Stämmen, die gegen Penicillinase-feste Penicilline und gegen Cefalosporine resistent sind (MRSA), war in Deutschland bis 1990 gering (Tab.

Tab. 5-5 Häufigkeit der Resistenz von Staphylococcus aureus gegen verschiedene Antibiotika.

Antibiotika	Häufigkeit der Resistenz von Staphylococcus aureus (in %)
Penicillin G[1]	70–80
Penicillinase-feste Penicilline[2]	2–15
Cefazolin, Cefuroxim Cefotaxim, Ceftriaxon	2–15
Imipenem, Meropenem, Ertapenem	2–15
Erythromycin, Clarithromycin	5–15(–30)
Clindamycin	5–15
Chloramphenicol	(7–)10–20(–50)
Tetracyclin, Doxycyclin	35–45
Neomycin	10–20(–30)
Gentamicin	10–20(–30)
Vancomycin, Teicoplanin	< 1
Rifampicin	< 1
Fusidinsäure	1–2
Levofloxacin, Ciprofloxacin	10–15
Moxifloxacin	< 1
Linezolid	< 1
Quinupristin/Dalfopristin	< 1
Co-trimoxazol	2–12

[1] Auch Penicillin V, Ampicillin, Amoxicillin, Mezlo-, Piperacillin u. a.
[2] Methicillin, Oxacillin, Dicloxacillin, Flucloxacillin, Nafcillin

5-5). Seitdem kam es zu einem erheblichen Anstieg. Ein häufiges Vorkommen von MRSA in einzelnen Kliniken deutet auf eine besondere epidemiologische Situation hin (Ausbreitung eines bestimmten Sero- oder Lysotyps der Staphylokokken). Methicillin-resistente Stämme sind oft auch gegen andere Antibiotika resistent (multiresistente MRSA). Von großer Bedeutung ist die Bekämpfung mehrfach resistenter Staphylokokken durch umfassende hygienische Maßnahmen.

Methicillin-resistente Staphylokokken sind meist sensibel gegen Fusidinsäure, Rifampicin, Vancomycin und Teicoplanin; auch eine Therapie mit Linezolid oder Streptograminen (s. S.209) und Fosfomycin kommt in Frage. Die neuen Gyrase-Hemmer Moxifloxacin und Gatifloxacin (s. S. 132–137) haben eine bessere Aktivität gegen Staphylokokken als die übrigen Gyrase-Hemmer, die häufig unwirksam sind.

Therapie

Tab. 5-6   Wirksamkeit von Cefalosporinen gegen Staphylococcus aureus (keine MRSA).
GM = geometrisches Mittel der minimalen Hemmkonzentrationen (mg/l). $MHK_{50\%}$ und
$MHK_{90\%}$ = minimale Hemmkonzentrationen (mg/l) bei ≤ 50 bzw. $\leq 90\%$ der untersuchten
Stämme.

Mittel	GM	$MHK_{50\%}$	$MHK_{90\%}$
Cefazolin	0,2	0,1	0,4
Cefamandol	0,2	0,2	0,8
Cefotiam	1,4	0,4	0,8
Cefoxitin	1,6	1,6	3,1
Cefotaxim	2,0	1,6	3,1
Cefepim	2,0	1,6	3,1
Ceftizoxim	4,0	1,6	3,1
Ceftriaxon	4,1	3,12	6,2
Cefoperazon	4,0	3,1	6,2
Ceftazidim	6,8	4,0	8,0

Eine verminderte Sensibilität von Staphylococcus aureus gegen Vancomycin (bei sog.
VISA-Stämmen) ist bisher extrem selten.
Bei Erythromycin und Clarithromycin schwankt die Resistenzrate zwischen 5 und 30%, bei
Clindamycin zwischen 1 und 12%. Relativ selten treten Staphylokokken auf, die gegen Fu-
sidinsäure und Rifampicin resistent sind. Dagegen findet man eine Unempfindlichkeit ge-
gen Chloramphenicol in 7–50%, gegen Doxycyclin in 35–67% und gegen Gentamicin und
Neomycin in 10–30%.

Staphylococcus epidermidis (Koagulase-negative Staphylolokken) kommt norma-
lerweise auf der Haut und auf Schleimhäuten vor. Die Pathogenität ist meist gering. Bei jedem Nachweis muss überlegt werden, ob eine Infektion vorliegt oder ob es sich um eine
Kontamination handelt. Viele der in Blutkulturen nachgewiesenen Koagulase-negativen
Staphylokokken sind Kontaminationen von der Haut oder von venösen Zugängen. Infektionen von Venenkathetern, implantierten Fremdkörpern, auch Harnwegsinfektionen und Endokarditiden sind häufig. Die antibiotische Empfindlichkeit kann stark variieren. Die Elimination der Staphylokokken von infizierten Fremdkörpern ist trotz Empfindlichkeit der
Bakterien wegen Schleimbildung und Adhäsion der Bakterien erschwert. Am ehesten wirkt
die Kombination von Vancomycin + Rifampicin. Viele Stämme sind mehrfach resistent
(MRSE). Eine Methicillin-Resistenz ist stets mit einer Resistenz gegen Cefalosporine und
Carbapeneme (Imipenem, Meropenem) gekoppelt.

Staphylococcus saprophyticus, der bei Harnwegsinfektionen vorkommt, ist häufig mul-
tiresistent. Andere Staphylokokken-Arten sind selten und haben keine größere klinische Bedeutung, können aber gelegentlich bei Fremdkörperinfektionen auftreten.

Wahl des Antibiotikums: Aufgrund der früher niedrigen Resistenzrate galten lange Zeit
bei allen Staphylokokken-Infektionen die Penicillinase-festen Penicilline als Mittel der
Wahl. Nachteile sind jedoch die relativ ungünstige Pharmakokinetik, die Hepatotoxizität,
die vieldeutigen Testresultate und die hohe Frequenz klinischer Versager sowie das Vorkommen einer Penicillin-Toleranz. Parenterales Cefazolin hat bei gleicher Aktivität günsti-

gere pharmakokinetische Parameter als Flucloxacillin i.v. Man sollte daher u.E. heute parenterales Flucloxacillin durch Cefazolin ersetzen. Schwere Staphylokokken-Infektionen sollten initial nicht allein mit einem Betalaktam-Antibiotikum behandelt werden. Günstiger sind Kombinationen, wie ein Cefalosporin + Clindamycin, Vancomycin + Rifampicin oder Teicoplanin + Rifampicin. Wegen der Gefahr einer Abszedierung oder eines Rezidivs darf die Therapie nicht zu früh abgebrochen werden (bei ernsten Erkrankungen nicht vor der 4.–6. Woche). Bei einer Penicillin-Allergie kann meist noch ein Cefalosporin eingesetzt werden (Kreuzallergie ausschließen). Makrolide (Erythromycin u. a.) führen häufig zu sekundärer Resistenzentwicklung der Staphylokokken. Antibiotika der Reserve sind die gut verträgliche Fusidinsäure, die bei Hautinfektionen und Knochenprozessen in Kombination anwendbar ist, und Fosfomycin. Wenig geeignet sind Breitspektrum-Antibiotika, wie Doxycyclin, Amoxicillin und Mezlocillin, auch Co-trimoxazol (häufig unwirksam).

Streptokokken- und Pneumokokken-Infektionen

Streptococcus-pyogenes-Infektionen: Streptococcus pyogenes (Synonym: A-Streptokokken) ist der typische Erreger von Angina, Erysipel und Impetigo. Toxin-bildende A-Streptokokken führen zu Scharlach. Selten sind Wundinfektionen, nekrotisierende Fasziitis und Puerperalsepsis, z.T. mit foudroyantem Verlauf. Als Komplikation einer Streptococcus-pyogenes-Infektion kann eine Glomerulonephritis oder ein rheumatisches Fieber auftreten. Ein Auftreten von offenbar im Krankenhaus erworbenen A-Streptokokken in einer Klinik ist immer ein Alarmzeichen. Jede Erkrankung durch Streptococcus pyogenes sollte mit Antibiotika behandelt werden. Angina, Erysipel, Impetigo und leichte Wundinfektionen sprechen auf orales Penicillin V an. Eine Streptokokken-Sepsis oder schwere Wundinfektionen sind mit hohen Dosen von Penicillin G i.v. zu behandeln. Penicillin G wirkt auf Streptococcus pyogenes stärker als alle anderen Penicilline. Dennoch wird vielfach Amoxicillin verwendet. Mit einer Resistenz von Streptococcus pyogenes gegen Penicillin G ist in Deutschland nicht zu rechnen. Eine Kombination mit Clindamycin ist bei schweren Infektionen sinnvoll (Blockierung der Toxin-Synthese). Bei Penicillin-Allergie kommen als Alternative Makrolide (Erythromycin u. a.) und Cefalosporine in Betracht. Allerdings hat die Frequenz Erythromycin-resistenter A-Streptokokken in den letzten Jahren zugenommen (regional verschieden). Co-trimoxazol erreicht bei Streptokokken-Infektionen keine vollständige Keimelimination. Ciprofloxacin und Levofloxacin wirken gegen A-Streptokokken nicht zuverlässig genug, wohl aber Moxifloxacin. Es gibt auch chronische Erysipel-Verläufe, die trotz In-vitro-Sensibilität kaum heilbar sind und eine Dauersuppression erfordern.

Vergrünende Streptokokken sind eine inhomogene Gruppe von Streptokokken (Teil der normalen Mundflora). Vergrünende Streptokokken (»Streptococcus viridans«) sind typische Erreger der Endocarditis lenta. Bei Leukämiepatienten haben vergrünende Streptokokken in letzter Zeit häufiger zu schwerer Sepsis mit Schock geführt. Vergrünende Streptokokken spielen auch eine Rolle bei der Entstehung von Karies und Periodontitis. Sie sind meist sensibel gegen Penicillin G und V. Gelegentlich finden sich bei Endocarditis lenta Streptokokken-Stämme mit verminderter Sensibilität (MHK 1 mg/l statt 0,01 mg/l). Es gibt

Therapie

411

aber auch Streptococcus-viridans-Arten, die teilweise oder völlig Penicillin-G-resistent oder Penicillin-G-tolerant sind (s.u.).

»Streptococcus milleri«, eine relativ seltene Gruppe von vergrünenden Streptokokken, hat eine wesentlich stärkere Pathogenität und kann als Monoinfektion eine schwere Sepsis und Abszesse (Leber, Gehirn usw.) hervorrufen. »Streptococcus milleri« ist gewöhnlich gegen Penicillin empfindlich. Ein Nachweis von vergrünenden Streptokokken bei einem relativ schweren Krankheitsbild sollte daher ernst genommen werden und eine Identifizierung auf Spezies-Gene erfolgen (z. B. S. intermedius, S. anginosus u. a.). Der Bakteriologe sollte die recht schwierigen Untersuchungen zur Diagnostik eines »Streptococcus milleri« vornehmen. Oft kommt »Streptococcus milleri« freilich als Mischinfektion vor und wird dann nur von Spezialisten erkannt.

Pneumokokken (Streptococcus pneumoniae) haben eine Sonderstellung unter den Streptokokken. Der entscheidende Pathogenitätsfaktor ist die Kapsel, welche Pneumokokken vor der Phagozytose durch Alveolarmakrophagen schützt. Pneumokokken verursachen in den Alveolen eine starke Leukozytose mit entzündlichem Ödem; durch intraalveoläre Ausbreitung kommt es zu einem segmentalen Befall. Pneumokokken können schnell zu Mikrozirkulationsstörungen führen, die irreversible Schädigungen hervorrufen.
Pneumokokken waren früher ausnahmslos hochsensibel gegen Penicillin G. Multiresistente Pneumokokken-Stämme traten 1977 zum ersten Mal epidemisch in Südafrika auf. Sie waren gegen Penicillin G, Cefalosporine, Lincomycin, Clindamycin, Erythromycin, Chloramphenicol und Tetracycline resistent. Penicillin-resistente Pneumokokken wurden inzwischen in allen Teilen der Welt in unterschiedlicher Häufigkeit gefunden (besonders unter den Serotypen 6 B, 14, 19 F und 23). Am häufigsten sind Penicillin-G-resistente Pneumokokken-Stämme in Spanien und Ungarn. In Deutschland sind 8–12 % aller Pneumokokken in ihrer Sensibilität gegen Penicillin G gemindert. Neben völliger Resistenz (MHK ≥ 2 mg/l) gibt es eine partielle Resistenz (0,1–1,0 mg/l). Völlige und teilweise Resistenz führt bei der Pneumokokken-Meningitis zu Therapieversagen, weil hier auch bei hoher Dosierung von Penicillin die Liquorkonzentrationen zur Abtötung der Pneumokokken nicht ausreichen. Bei einem Teil dieser Patienten versagen auch Ceftriaxon und Cefotaxim. Die Keime sind aber stets empfindlich gegen Vancomycin und Rifampicin. Die Penicillin-G-Resistenz der Pneumokokken beruht im Wesentlichen auf einer verminderten Affinität der Penicillin-Bindeproteine (nicht auf einer Penicillinasebildung). Sie entsteht durch Mutation und ist chromosomal bedingt. Gen-Übertragungen von Stamm zu Stamm sind möglich, anscheinend auch von Viridans-Streptokokken auf Pneumokokken. Imipenem und Meropenem sind in vitro noch wirksam.
Gegen Doxycyclin sind Pneumokokken zu 15–70 % resistent (regional verschieden). Erythromycin- und Clarithromycin-resistente Pneumokokken-Stämme kommen in 5–50 % vor. Auch die Resistenz gegen Clindamycin variiert örtlich stark. Herkömmliche Gyrase-Hemmer haben eine relativ schwache Aktivität gegen Pneumokokken. Primär resistente Stämme sind häufig und können unter einer Therapie oder Prophylaxe mit Gyrase-Hemmern zu Sepsis führen. Dagegen haben die neuen Gyrase-Hemmer Moxifloxacin und Gatifloxacin (s. S. 132–137) eine stärkere Pneumokokken-Wirksamkeit; eine Resistenz ist selten. Telithromycin durchbricht eine Makrolidresistenz der Pneumokokken. Es gibt eine gut verträgliche und wirksame Pneumokokken-Impfung, die vor den wichtigsten Stämmen schützt.

B-Streptokokken (Streptococcus agalactiae) spielen eine große Rolle als Erreger einer Sepsis oder Meningitis von Neugeborenen. Die Infektion erfolgt pränatal (bei vorzeitigem Blasensprung) oder perinatal (in den Geburtswegen der Mutter) und führt zu einer Frühform bzw. Spätform der Sepsis, die mit Penicillin G zu behandeln ist. B-Streptokokken kommen bei gesunden Frauen im äußeren Genitale vor und können in jedem Alter Harnwegsinfektionen hervorrufen. B-Streptokokken wurden häufig auch bei Erwachsenen mit Abwehrschwäche als Erreger von Septikämien und anderen Krankheiten festgestellt. Sie können auch ein eher gutartiges Erysipel hervorrufen. Die relativ geringe Aktivität der Penicilline und ein ausgeprägter Synergismus mit Aminoglykosiden sind die Begründung für eine kombinierte Behandlung mit Penicillin G und Gentamicin. Alternativen sind Cefalosporine und Makrolide.

Enterokokken (Enterococcus faecalis, Enterococcus faecium) kommen als Krankheitserreger bei Intensivpatienten immer häufiger vor. Sie werden durch mittlere Dosen von Penicillin G nicht gehemmt (Tab. 5-7) und bei breiter Kombinationstherapie oft selektiert. **Enterococcus faecalis** ist meistens gegen Ampicillin, Mezlocillin, Piperacillin, Imipenem und Meropenem empfindlich, nicht gegen Cefalosporine. **Enterococcus faecium** kommt seltener vor und ist häufig Ampicillin-resistent. Als weltweites Problem gilt die zunehmende Resistenz von multiresistenten Enterokokken gegen Vancomycin (VRE) und Teicoplanin (s. S. 200 u. 204). Dann wirkt bei E.-faecium-Erkrankungen meist noch die Streptogramin-Kombination von Quinupristin und Dalfopristin (s. S. 209), bei E.-faecalis-Erkrankungen Clinafloxacin (in Europa nicht im Handel). Eine weitere Alternative bei Vancomycin-Resistenz ist Linezolid. Dagegen sind die herkömmlichen Gyrase-Hemmer gegen Enterokokken oft unwirksam.
Bei den Ampicillin-empfindlichen Enterokokken ist die bakterizide Wirkung von Ampicillin schwach. Eine Konzentrationserhöhung verschlechtert sogar die Bakterizidie (Eagle-Ef-

Therapie

Tab 5-7 Vergleich der In-vitro-Wirksamkeit von Antibiotika gegen Enterococcus faecalis und Enterococcus faecium. $MHK_{50\%}$ = minimale Hemmkonzentration bei $\leq 50\%$ der untersuchten Stämme.

Mittel	$MHK_{50\%}$ (mg/l) Enterococcus faecalis	$MHK_{50\%}$ (mg/l) Enterococcus faecium
Ampicillin	1	8
Penicillin G	2	16
Piperacillin	2	16
Imipenem	2	16
Meropenem	8	> 16
Vancomycin	2	1
Teicoplanin	0,5	0,5
Ciprofloxacin	1	4
Moxifloxacin	0,25–4	1–16
Quinupristin + Dalfopristin	4	2
Erythromycin	> 256	> 256
Doxycyclin	> 16	> 16
Chloramphenicol	8	4
Linezolid	1–2	1–2

fekt). Aminoglykoside allein sind nahezu unwirksam gegen Enterokokken. Bei Kombination eines Penicillins mit einem Aminoglykosid werden jedoch ein starker Synergismus und eine rasche Bakterizidie erreicht. Schwere Enterokokken-Infektionen, insbesondere die Enterokokken-Endokarditis, müssen daher stets kombiniert, z.b. mit Ampicillin + Gentamicin, behandelt werden. Nur bei hochgradiger Gentamicin-Resistenz ist auf Gentamicin zu verzichten und eine andere Kombination zu wählen. Bei Ampicillin-Allergie ist bei Enterococcus-faecalis-Infektionen noch eine Therapie mit Imipenem oder Moxifloxacin möglich, bei Endokarditis (und nachgewiesener Empfindlichkeit der Erreger) mit Vancomycin i.v. oder Quinupristin/Dalfopristin. Gegen Tetracycline sind Enterokokken meistens resistent.

Anaerobier-Infektionen

Häufigkeit: Man unterscheidet die sporenbildenden Clostridien (z. B. Gasbranderreger) von den sporenlosen Anaerobiern.

Die häufigsten **Erreger** sind Bacteroides-Arten, gefolgt von Peptostreptococcus-Arten (anaerobe Streptokokken). Seltener sind Infektionen durch Fusobakterien, Veillonellen, Propionibakterien und Aktinomyzeten. Die Erregerhäufigkeit bei bestimmten Krankheiten hängt u. a. von der Nachbarschaft des befallenen Organs zu den Schleimhäuten des Mundes, des Darmes oder der Vagina ab, wo Anaerobier normalerweise in großer Zahl vorhanden sind (z. B. im Kolon im Verhältnis 300–1000 Anaerobier auf ein aerobes Bakterium). So ist Bacteroides fragilis, ein regelmäßiger Darmbewohner, häufig ein Erreger bei infektiösen Prozessen im Bereich der Bauchhöhle und der Genitalorgane. Bei Lungenerkrankungen durch Anaerobier dagegen dominieren Penicillin-sensible Bacteroides-Arten der Prevotella-(Bacteroides-)melaninogenica-Gruppe. Bei Infektionen durch gramnegative obligat anaerobe Stäbchen liegen in mehr als 50 % Mischinfektionen mit fakultativ anaeroben Bakterien (z. B. E. coli, Klebsiella pneumoniae, Haemophilus-Arten und Enterokokken) und in etwa 35 % Mehrfachinfektionen durch 2–7 verschiedene Anaerobier (auch Clostridien) vor. Diese Angaben sind im Hinblick auf die Schwierigkeiten bei der Anzüchtung und Differenzierung der Anaerobier von Bedeutung. Bei typischem Krankheitsbild muss der Arzt – unabhängig von verspätet eingehenden, meist unvollständigen bakteriologischen Befunden – eine breit wirkende Antibiotika-Therapie durchführen, welche aerobe und anaerobe Keime erfasst.

Krankheiten: Anaerobier sind die wesentliche Komponente von abszedierenden Mischinfektionen im oberen und unteren Respirationstrakt, im Gastrointestinal- und weiblichen Genitaltrakt sowie bei arteriosklerotischer Gangrän. Sie spielen eine Rolle bei Septikämie und Organabszessen (Hirn, Leber usw.). Typisch ist der fötide, stinkende Eiter. Voraussetzung für die Ansiedlung von Anaerobiern ist eine Erniedrigung des Oxidations-Reduktionspotenzials besonders an Körperstellen, die eine geringere aktive kapilläre Perfusion haben. Krankheitsdisponierend sind Schädigungen des Gewebes, welche den kapillären Blutdurchfluss unterbrechen, wie Traumen, chirurgische Eingriffe, Arteriosklerose, maligne Tumoren und chemische Nekrosen. Die dabei eintretende Reduktion des Oxidations-Reduktions-Potenzials, oft begünstigt durch eine Mischinfektion mit O_2-verbrauchenden fakultativen Anaerobiern (z. B. E. coli), erlaubt die Vermehrung von Anaerobier-Arten, die sich in ihrer Sauerstoffempfindlichkeit graduell unterscheiden (z. B. sind bestimmte Clostridien-Arten viel empfindlicher gegenüber Sauerstoff als Campylobacter-Arten).

Eine Anaerobier-Infektion kann (besonders bei Entzündungen im Bereich des Beckens) eine Thrombophlebitis hervorrufen. Infizierte Emboli können kleinere oder größere Infarkte in Leber, Lungen, Hirn und anderen Organen und eine Abszedierung durch Anaerobier erzeugen. Bei schweren Septikämien durch gramnegative Anaerobier kommt es oft zu einer disseminierten intravaskulären Gerinnung (Verbrauchskoagulopathie).

Unterer Respirationstrakt: Singuläre oder multiple Lungenabszesse, diffuse Lungeninfiltrate oder eine nekrotisierende Pneumonie (mit Hohlraumbildung = Lungengangrän) entstehen entweder durch Aspiration von oropharyngealem Sekret oder durch Embolie bei entzündlichen Erkrankungen im Bauchraum oder Becken. Häufige anaerobe Erreger sind Prevotella melaninogenica, Fusobakterien, Peptostreptokokken und Veillonellen (oft zusammen mit Staphylokokken). Als häufige Komplikation kann ein Pleuraempyem auftreten.

Gastrointestinaltrakt: Ulzerationen im Magen-Darm-Trakt durch Entzündungen oder einen malignen Tumor stellen die Eintrittspforte für anaerobe und aerobe Keime dar, welche zu umschriebener oder diffuser Peritonitis und intraabdominellen Abszessen, auch Leberabszessen, evtl. mit Septikämie führen. Anaerobe Erreger sind häufig Bacteroides fragilis und Clostridium perfringens.

Genitaltrakt: Septikämien durch Anaerobier entstehen nicht selten bei septischem Abort und Chorioamnionitis. Eine Salpingitis durch Anaerobier kommt auch außerhalb der Schwangerschaft vor, z. B. als Komplikation nach gynäkologischen Eingriffen. Die am häufigsten isolierten anaeroben Erreger sind Peptostreptokokken, Bacteroides-Arten und Clostridien. Mischinfektionen sind die Regel. Oft verbirgt sich hinter einer durch Anaerobier infizierten Pyometra und Metritis ein Uteruskarzinom. Eine dramatisch verlaufende Anaerobierinfektion des männlichen Genitales ist die Fournier-Gangrän (anaerobe Skrotalphlegmone, s. S. 556).

Zentralnervensystem: Hirnabszesse durch Anaerobier können von einer Sinusitis oder Mastoiditis ausgehen (und führen dann meist zu einem Epiduralabszess und zu Meningitis), oder sie entstehen metastatisch durch infizierte Emboli bei einer Lungenerkrankung oder Endokarditis. Bei angeborenen Herzfehlern mit Rechts-links-Shunt sind durch Emboli entstandene Hirnabszesse relativ häufig.

Weitere wichtige Anaerobierinfektionen sind die arteriosklerotische Gangrän, Wundinfektionen, Perinealabszesse, odontogene Infektionen, Noma, Mundbodenphlegmone, Tonsillenabszess und Appendizitis.

Anaerobierinfektionen sind auch Gasbrand (s. S. 637), Tetanus (s. S. 636), Botulismus (s. S. 529), pseudomembranöse Enterokolitis (s. S. 528).

Anaerobiernachweis und Antibiotika-Empfindlichkeitsprüfung: Der Anaerobiernachweis gelingt nur bei optimalem Transport des Untersuchungsmaterials (ohne Sauerstoffzutritt) und adäquaten Züchtungsbedingungen. Wegen des langsamen Wachstums und der Schwierigkeiten bei der Bestimmung der angezüchteten Keimarten vergeht oft viel Zeit, bis endgültige Resultate vorliegen. Der Nachweis nur einer anaeroben Keimart oder die ausschließliche Anzüchtung von aeroben Bakterien darf bei typischem Krankheitsbild nicht zu der falschen Schlussfolgerung führen, dass eine Monoinfektion vorliegt. Wichtig ist die sorgfältige mikroskopische Untersuchung des Direktausstriches, da der mikroskopische Bakteriennachweis auf Mischinfektionen und bei negativer Kultur auf eine Anaerobier-Infektion hinweisen kann.

Die Antibiotika-Empfindlichkeitsprüfung ist mit den sonst üblichen Testmethoden bei den langsam wachsenden Anaerobiern besonders ungenau.

Therapie

Tab. 5-8 Klinische Wirksamkeit von Antibiotika bei Anaerobiern. Aminoglykoside und herkömmliche Gyrase-Hemmer sind unwirksam.

Anaerobier	Wirksamkeit von						
	Peni-cillin G, Ampi-cillin	Clinda-mycin	Metro-nidazol	Cefoxi-tin	Carba-pene-me	Pipera-cillin/Tazo-bactam	Moxi-floxa-cin
Bacteroides-fragilis-Gruppe	∅	+	●	+	●	●	●
Prevotella	●	●	●	●	●	●	●
Fusobakterien	●	●	●	●	●	●	+
Clostridien-Arten	●	(+)	●	+	●	●	●
Anaerobe Kokken	●	●	●	+	●	●	●
Actinomyces-Arten	●	●	∅	●	●	●	●

● = fast immer wirksam, + = meistens wirksam, (+) = unterschiedlich wirksam, ∅ = fast immer unwirksam

Wahl des Antibiotikums (Tab. 5-8): Da Anaerobier-Infektionen fast nie Monoinfektionen sind, muss immer das typische Erregerspektrum von aeroben und anaeroben Keimen erfasst werden. Bei Infektionen der Mundhöhle liegt im Allgemeinen eine Mischinfektion durch Peptostreptokokken, aerobe Streptokokken und Penicillin-sensible gramnegative Anaerobier (besonders Prevotella melaninogenica) vor. Hier wirkt Penicillin in hoher Dosierung am besten. Penicillin ist außerdem gegen die bei Mischinfektionen vorkommenden Clostridien und Aktinomyzeten wirksam. Wenn Staphylokokken als Erreger einer Mischinfektion möglich sind, sollte Clindamycin bevorzugt werden (z. B. bei Kieferosteomyelitis). Bei Anaerobier-Infektionen des Respirationstraktes sind meist Penicillin-sensible Bacteroides-Arten beteiligt. Penicillin G ist bei Infektionen durch Prevotella melaninogenica gut wirksam und wirkt außerdem auf fast alle anderen Anaerobier (einschließlich Peptostreptokokken und Clostridien). Bei Infektionen des Bauchraumes und des weiblichen Genitaltraktes sowie bei arteriosklerotischer Gangrän sind Mischinfektionen durch Bacteroides fragilis, gramnegative Stäbchen und Streptokokken häufig. Hierbei sind Kombinationen, wie Cefotaxim + Metronidazol oder Clindamycin + Mezlocillin, günstig. Imipenem, Ertapenem und Meropenem zeichnen sich dadurch aus, dass sie ein sehr breites Wirkungsspektrum, eine starke Aktivität gegen Staphylokokken und gramnegative Stäbchen sowie eine gute Wirksamkeit gegen Anaerobier besitzen. Sie kommen daher zur Monotherapie von Anaerobier-Infektionen in Betracht (z. B. bei Aspirationspneumonie). Auch Methoxycefalosporine (Cefoxitin, Cefotetan) sind gegen Bacteroides fragilis und die übliche Begleitflora wirksam. Herkömmliche Gyrase-Hemmer haben keine zuverlässige Wirkung bei Anaerobier-Infektionen. Allerdings besitzen neue Gyrase-Hemmer wie Moxifloxacin gegen alle Bacteroides-Arten eine gute Aktivität.

Therapie

Eine inkomplette Stabilität gegen die Betalaktamasen von Bacteroides fragilis haben Mezlocillin, Piperacillin und Cefotaxim; bei diesen Mitteln ist eine Kombination mit einem Betalaktamase-Hemmer (z.B. Sulbactam) sinnvoll. Doxycyclin und Erythromycin versagen meist bei Infektionen durch Bacteroides fragilis. Die Resistenzhäufigkeit von Bacteroides fragilis liegt bei Metronidazol unter 1%, bei Clindamycin unter 20%, bei Tetracyclinen über 60%, bei Penicillin G über 90%.

Unter den anderen anaeroben gramnegativen Stäbchen sind Fusobakterien am stärksten empfindlich gegen Penicillin G, meist auch gut empfindlich gegen andere Betalaktam-Antibiotika, Metronidazol, Tetracycline und Clindamycin, obwohl einzelne Stämme gegen diese Mittel resistent sein können. Erythromycin ist gegen Fusobakterien nur schwach wirksam.

Anaerobe grampositive Kokken (z.B. Peptostreptococcus) sind fast immer empfindlich gegen Clindamycin, Penicillin G und Cefazolin, z.T. aber resistent gegen Tetracycline (30–40%) und Erythromycin (10–20%). Metronidazol ist dabei gut wirksam.

Unter den anaeroben grampositiven Stäbchen ist Actinomyces israelii am stärksten empfindlich gegen Penicillin G, weniger gegen die anderen Mittel und meistens resistent gegen Metronidazol (s. S. 237). Bei Clostridium perfringens ist die Rangfolge der Wirksamkeit: Penicillin G, Clindamycin, Metronidazol, Vancomycin, Erythromycin. Gegen Tetracycline sind 20–30% der Stämme resistent. Andere Clostridien-Arten (z.B. Clostridium ramosum) sind z.T. resistent gegen Penicillin G, Tetracycline, Erythromycin und Clindamycin, während Metronidazol und Vancomycin stets wirksam sind. Gegen Clostridium difficile (s. S. 202) ist Vancomycin sehr gut wirksam, aber auch Metronidazol ist aktiv. Cefalosporine, Penicilline und Gyrase-Hemmer haben keine Wirkung gegen Clostridium difficile. Propionibakterien werden durch nahezu alle Antibiotika gehemmt (Betalaktam-Antibiotika, Clindamycin, Vancomycin, Rifampicin u.a.).

Mykobakterien-Infektionen

Die **klinische Bedeutung** der Infektionen durch »nichttuberkulöse« (früher »atypische«) Mykobakterien hat durch AIDS und andere Krankheiten, die zu einer Immunsuppression führen, zugenommen. Auch Vorerkrankungen der Lungen (Staublunge, Bronchiektasen, Mukoviszidose usw.) sowie Kortikosteroide disponieren für eine Mykobakterien-Infektion. Von den zahlreichen Mykobakterien-Arten sind als Krankheitserreger am häufigsten die langsam wachsenden M. avium-intracellulare und M. kansasii, während die schnell wachsenden Mykobakterien (M. fortuitum, M. abscessus, M. chelonae u.a.) seltener vorkommen. Es gibt eine Vielzahl von seltenen Erregern dieser Gruppe.

M. avium-intracellulare und M. kansasii können nicht nur chronische Lungeninfektionen, sondern auch disseminierte Erkrankungen hervorrufen (vor allem bei AIDS-Patienten). Chronische Lungenentzündungen werden nicht selten auch durch M. fortuitum, M. malmoense, M. abscessus, M. chelonae und M. genavense verursacht.

Lokalisierte extrapulmonale Erkrankungen gibt es durch M. marinum (Schwimmbadgranulome) und M. ulcerans (chronische Hautulzerationen) sowie durch M. kansasii und einige schnell wachsende Mykobakterien (Lymphadenitis, Haut- und Weichteilinfektionen).

Therapie

Die ubiquitär vorkommenden Mykobakterien werden meist durch Wasser oder Bodenkontakt übertragen. Eine Übertragung von Mensch zu Mensch erscheint nicht relevant. Die **Diagnose** einer chronischen Lungeninfektion wird zunächst klinisch und radiologisch gestellt. Auf dem Röntgenbild sieht man besonders bei M.-avium- und M.-kansasii-Infektionen Veränderungen wie bei einer Lungentuberkulose (u. U. auch Kavernen). In Sputum, Bronchialsekret oder bronchoskopisch entnommenem Biopsiematerial lassen sich wiederholt mikroskopisch und kulturell Mykobakterien nachweisen, die früher oft für Tuberkelbakterien gehalten oder als »atypische« Mykobakterien nicht beachtet worden sind. Sie haben häufig ein ungewöhnliches Resistenzmuster, das aber zu der gefundenen Mykobakterien-Art passt. Histologisch findet sich wie bei Tuberkulose eine chronische granulomatöse Entzündung (z.T. auch mit Verkäsung). Tuberkulintestungen der Haut fallen meist positiv aus (infolge Kreuzreaktionen). Bei disseminierten Erkrankungen können die Keime aus der Blutkultur oder aus Organproben gezüchtet werden. Bei lokalisierten Erkrankungen ist oft eine Untersuchung von Eiter möglich.

Die **Therapie** ist schwierig, da die Erregerempfindlichkeit auch innerhalb einer Art stark variieren kann und die In-vitro-Ergebnisse nicht immer den klinischen Behandlungsresultaten entsprechen. Daher sind die in Tab. 5-9 enthaltenen Angaben über die In-vitro-Wirksamkeit der in Frage kommenden Mittel mit Vorsicht zu verwerten und sollen nur Hinweise auf eine mögliche Initialtherapie geben. In der Regel ist wie bei der Tuberkulose eine Kombinationstherapie notwendig (vor allem zur Verhinderung einer Resistenzentwicklung). Oft muss die Therapie begonnen werden, bevor die Ergebnisse der Resistenzprüfung vorliegen. Das Ansprechen auf eine initiale Behandlung kann schwer zu beurteilen sein. Ein Therapieversagen ist vor allem an einem Ausbleiben der Sputumkonversion und bei disseminierten Erkrankungen an weiterhin positiven Blutkulturen zu erkennen.

Nach bisher vorliegenden Erkenntnissen gelten folgende Therapieempfehlungen:

Tab. 5-9 In-vitro-Wirksamkeit von antimykobakteriellen Mitteln. ● = immer wirksam; + = meist wirksam; (+) = teilweise wirksam; ∅ = meist unwirksam. INH = Isoniazid; Rifa = Rifampicin; Etham = Ethambutol; PZA = Pyrazinamid; SM = Streptomycin; Proth = Prothionamid; AM = Amikacin; Clof = Clofazimin; Lev = Levofloxacin; CLM = Clarithromycin.

Mykobakterien-Art	Wirksamkeit von									
	INH	Rifa	Etham	PZA	SM	Proth	AM	Clof	Lev	CLM
M. tuberculosis	●	●	●	●	●	●	+	+	●	(+)
M. avium-intracellulare	∅	(+)	(+)	∅	∅	∅	(+)	(+)	+	+
M. kansasii	(+)	+	(+)	∅	∅	(+)	∅	∅	∅	(+)
M. fortuitum	∅	∅	(+)	∅	∅	(+)	(+)	∅	+	(+)
M. abscessus	∅	∅	∅	∅	∅	∅	+	∅	∅	(+)
M. chelonae	∅	∅	∅	∅	∅	(+)	(+)	?	∅	+
M. malmoense	?	+	+	∅	∅	?	?	?	∅	+
M. scrofulaceum	∅	(+)	∅	∅	∅	∅	?	∅	∅	(+)
M. marinum	∅	+	(+)	∅	∅	∅	+	∅	∅	(+)
M. ulcerans	∅	∅	(+)	∅	(+)	∅	?	∅	∅	∅
M. leprae	∅	●	∅	∅	∅	(+)	(+)	●	+	(+)

▶ **Mycobacterium-avium-intracellulare-Infektionen** werden am besten mit der Kombination von Rifabutin + Clarithromycin + Ethambutol behandelt (1 Jahr oder länger). Auch Clofazimin, Ciprofloxacin oder Amikacin sind meist wirksam und können in die Kombination eingeschlossen werden. Bei AIDS-Patienten muss bei disseminierten Erkrankungen die Therapie lange Zeit (manchmal lebenslang) fortgesetzt werden, da sie nur suppressiv (nicht kurativ) wirkt und Rückfälle häufig sind. Die Verträglichkeit muss regelmäßig überwacht werden. Bei der Kombination von Rifabutin und Clarithromycin ist besonders auf mögliche Interaktionen (s. S. 256) zu achten.

▶ **Mycobacterium-kansasii-Infektionen** sind erfolgreich mit Isoniazid + Rifampicin + Ethambutol behandelt worden. Auch Clarithromycin, Azithromycin und Levofloxacin sind in vitro wirksam und können für die Kombinationstherapie verwandt werden.

▶ Bei **Mycobacterium-fortuitum-Infektionen** ist zu unterscheiden zwischen dem Subtyp Biovar peregrinum (Clarithromycin wirksam) und den beiden anderen Subtypen Biovar fortuitum und Biovar 3 (Clarithromycin unwirksam). Biovar peregrinum kann Haut- und Weichteilinfektionen verursachen. Dabei wirken Clarithromycin, Cefoxitin und Amikacin (in einer Zweierkombination), beim Biovar 3 (Haut- und Weichteilinfektionen) am besten Cefoxitin und Amikacin, nicht jedoch Clarithro- und Azithromycin. Biovar fortuitum, der auch disseminierte Erkrankungen, Lungenerkrankungen, Endokarditis und Keratitis erzeugen kann, spricht auf eine Zweierkombination von Ciprofloxacin, Cefoxitin, Amikacin oder Imipenem an.

▶ **Mycobacterium-scrofulaceum-Infektionen** äußern sich als Lymphadenitis colli bei Kindern, als disseminierte Erkrankung oder Lungenerkrankung bei erwachsenen AIDS-Patienten. In vitro wirken Rifampicin und Clarithromycin, manchmal auch Ethambutol, die zur Kombinationsbehandlung benutzt werden.

▶ **Lungeninfektionen durch Mycobacterium abscessus** sprechen bei Kombination auf Cefoxitin, Amikacin und Clarithromycin an.

▶ **Lungeninfektionen durch Mycobacterium malmoensis** können kombiniert mit Rifampicin, Ethambutol und Clarithromycin behandelt werden. Über die Therapie von Infektionen durch M. chelonae, M. genavense, M. xenopi und M. haemophilum liegen noch zu wenig Daten vor.

▶ Bei **Hautinfektionen durch Mycobacterium marinum** ist nach den Labordaten eine Behandlung mit Rifampicin, Clarithromycin oder Minocyclin sinnvoll.

▶ Bei **Mycobacterium-ulcerans-Infektionen** ist eine medikamentöse Therapie problematisch. In einem Teil der Fälle wirkt Streptomycin i.m., evtl. auch Ethambutol. In vitro ist Minocyclin wirksam.

▶ **Mycobacterium leprae** (s. S. 674) ist heute mit Dapson, Rifampicin, Clofazimin, Prothionamid, Fluochinolonen, Makroliden und Minocyclin gut therapierbar. Eine Eradikation der Lepra erscheint möglich.

Literatur

Gilbert D, Moellering R, Sande M (eds). The Sanford Guide to antimicrobial therapy 2002. 32. ed. Hyde Park: VT 2002.

Mandell G, Bennett J, Dolin R (eds). Principles and practice of infectious diseases. 5. ed. Philadelpia: Churchill-Livingstone 2000.

Therapie

6 Sepsis

Definition: Sepsis ist nach klassischer Definition eine bakterielle oder durch Pilze bedingte Allgemeininfektion, bei welcher von einem Ausgangsherd ständig oder intermittierend Bakterien in die Blutbahn gelangen und zu schweren Krankheitserscheinungen (mit Fieber oder Hypothermie, Hyperventilation, beschleunigter Herzfrequenz), evtl. auch zu Metastasenbildung in inneren Organen führen können. Es gibt dabei ein breites Spektrum von wenig symptomatischen Erkrankungen bis hin zu schwersten Krankheitsformen. Die Sepsis-Definitionen haben sich zwar im Laufe der Jahre mehrfach geändert, sie spiegeln jedoch in der Regel Stufen im Verlauf einer unbehandelt zum Tode führenden Sepsis wider. Die Definitionen von Intensivmedizinern, von Infektiologen bzw. von Mikrobiologen sind nicht identisch.

Ein septisches Krankheitsbild mit Multiorganversagen bei einer abakteriellen Pankreatitis, also eine Sepsis ohne Beteiligung von Erregern, ist nur nach Auffassung der Intensivmediziner eine Sepsis. Es gibt freilich auch gute Argumente für die erweiterte intensivmedizinische Definition (Tab. 6-1).

Eine **Einteilung** der septischen Erkrankungen ist zusätzlich nach der Erregerart (z. B. Staphylokokken-Sepsis, Pseudomonas-Sepsis) und nach der Eintrittspforte möglich (tonsillogene Sepsis, Urosepsis, cholangitische Sepsis, septischer Abort, Nabelsepsis usw.) und sollte hinsichtlich der speziellen diagnostischen und therapeutischen Maßnahmen auch angestrebt werden. Bei einer kryptogenen Sepsis ist ein Ausgangsherd nicht nachweisbar. Sonderformen sind u. a. die Fremdkörpersepsis und die bakterielle Endokarditis (Tab. 6-2).

Bei einer **transitorischen Bakteriämie**, die bei lokalisierten Infektionen, nach Tonsillektomien oder Zahnextraktionen kurzfristig vorkommt, fehlen ernste Krankheitssymptome, und es entstehen keine Entzündungsherde in anderen Organen.

Die klinische **Diagnose** einer Sepsis (intermittierendes Fieber, Schüttelfrost, Milzvergrößerung, Nachweis des Sepsisausgangsherdes und septischer Metastasen) ist manchmal schwierig, da bei Abwehrschwäche (Leukämie, Marasmus, Früh- und Neugeborene), bei Intensivpatienten oder bei Anbehandlung mit Antibiotika eindeutige Symptome fehlen können. In jedem Fall sollte der Verdacht auf eine septische Erkrankung durch Blutkulturen und andere bakteriologische Untersuchungen bestätigt werden, da hierdurch meist eine effektivere Therapie ermöglicht wird.

Wichtige Untersuchungen:
▶ **Blutkulturen** sind die wichtigsten diagnostischen Maßnahmen vor Therapiebeginn. Bei subakuten Formen sind wiederholte Blutkulturen sinnvoll. Blutentnahme am besten während des Schüttelfrostes, jedoch nicht nur bei Fieberanstieg, da bei Neugeborenen und älteren Menschen auch afebrile Verläufe vorkommen. Möglichst 2 handelsübliche Bouillonkulturflaschen (z. B. Bactec) sollten direkt am Krankenbett unter sterilen Kautelen (für aerobe und anaerobe Keime) beimpft und sofort im Messgerät bei 37°C bebrütet werden. Blut sollte durch Venenpunktion gewonnen werden (nach sorgfältiger Hautdesinfektion). Blutentnahmen aus liegenden Venenkathetern sind nur bei Verdacht auf Katheterinfektion sinnvoll. Längere Bebrütung der Blutkulturen erfasst auch langsam wachsende Erre-

Tab. 6-1   Erweiterte intensivmedizinische Definition der Sepsis.

SIRS (systemic inflammatory response syndrome)	Mindestens zwei der folgenden Symptome bei unterschiedlichsten Ursachen: – Körpertemperatur > 38 °C oder < 36 °C – Herzfrequenz > 90/min – Atemfrequenz > 20/min oder $paCO_2$ < 32 mmHg oder paO_2/FiO_2 < 200 bei maschineller Beatmung – Leukozytenzahl > 12 000/mm³ oder < 4 000/mm³ oder > 10 % unreife Formen
Sepsis	SIRS mit mikrobiologisch oder klinisch nachgewiesener Infektion
Schwere Sepsis	Sepsis mit Zeichen der Organdysfunktion, Hypoperfusion oder Hypotension. Zeichen der Hypoperfusion sind: – Laktatazidose – Oligurie < 30 ml/h – akute Verwirrtheit und Bewusstseinsstörung ohne andere Ursache
Septischer Schock	Schwere Sepsis mit Hypotension trotz ausreichender Volumensubstitution, definiert als: – systolischer Blutdruck < 90 mmHg – Blutdruckabfall von > 40 mmHg vom Ausgangswert ohne andere Ursache – Einsatz von Vasopressoren

Tab. 6-2   Von welchen Infektionen geht eine Sepsis am häufigsten aus? (Angus DC et al. 2001).

Lungenentzündung	44,0 %
Bakterien im Blut (positive Blutkultur)	17,3 %
Infektionen der Harnwege und Geschlechtsorgane	9,1 %
Infektionen der Bauchorgane	8,6 %
Wund- und Weichteilinfektionen	6,6 %
Katheterinfektionen	2,2 %
Infektionen des Nervensystems	0,8 %
Herzklappenentzündung	0,6 %
Andere	10,8 %

ger. Blutkulturen können auch bei transitorischer Bakteriämie (einmaliger Nachweis ohne Sepsissymptome) positiv sein. Im Idealfall legt man gleichzeitig 2 Blutkulturpaare an (mit Blut aus getrennten Venenpunktionen), die das gleiche Ergebnis haben sollten. Blutkulturen nach Einleitung einer Antibiotika-Therapie sind wenig sinnvoll. Sie können aber zur Erkennung eines Rezidivs, einer Resistenzzunahme des Erregers oder eines Erregerwechsels nützlich sein.

▸ **Antigennachweise** (z. B. Latex-Agglutinationstest, PCR) im Serum und Urin, evtl. auch Liquor, können bei klinischem Verdacht auf eine Sepsis durch Meningokokken, Pneumo-

Therapie

421

kokken und B-Streptokokken sowie Haemophilus influenzae (Typ b) und Cryptococcus neoformans sinnvoll sein. Diese Tests können auch noch einige Tage nach Behandlungsbeginn auf den Sepsiserreger hinweisen. Der Einsatz von bakteriellen PCR-Untersuchungen ist bei Sepsis noch experimentell und kann Blutkulturen nicht ersetzen.

▶ **Bakteriologische Untersuchungen** von Eiter, Liquor, Sputum, Urin oder Punktaten aus dem Sepsisausgangsherd oder von septischen Metastasen. Bei größerer Entfernung zum bakteriologischen Labor sollte eitriger Liquor oder ein Punktat von primär sterilem Material in 2 Bouillonkulturflaschen beimpft und in der Klinik vorbebrütet werden (wenn der Transport erst am nächsten Tag erfolgen kann). Ein Teil der Untersuchungsprobe sollte aber gleichzeitig in einem Transportmedium eingesandt werden (Kühlen und nicht bebrüten – wichtig zur Anfertigung von mikroskopischen Präparaten, zur Erkennung von Kontaminationen und Mischinfektionen sowie zur Ausimpfung auf Spezialnährböden).

▶ Die genaue **Empfindlichkeitsprüfung** der angezüchteten Erreger (z. B. mit dem E-Test) gibt Hinweise für die Wahl des Antibiotikums und die notwendige Höhe der Dosierung.

▶ **Unspezifische Laborparameter,** wie C-reaktives Protein (CRP), Procalcitonin, Leukozytenzahl, BSG, sind bei der Diagnosestellung und zur Verlaufsbeurteilung wichtig.

Allgemeine Regeln für die Sepsisbehandlung

Die Therapie der Sepsis besteht aus mehreren Prinzipien, die alle gleichzeitig unverzüglich eingeleitet werden müssen und in der Regel einer Überwachung auf der Intensivstation bedürfen. Diese bestehen aus

▶ der Sanierung des Ausgangsherds,
▶ den supportiven Maßnahmen,
▶ ggf. der speziellen Sepsisbehandlung und
▶ der antimikrobiellen Therapie.

Da dennoch die **Letalität** der Sepsis mit septischem Schock seit vielen Jahren kaum verändert zwischen 30 und 50 % liegt, kann wahrscheinlich nur das frühestmögliche Erkennen einer drohenden Sepsis bzw. eines septischen Schocks mit sofortiger antimikrobieller Therapie und weiteren Maßnahmen die Ergebnisse derzeit verbessern.

Sanierung des Ausgangsherds

Zur Herdsanierung gehört z. B. die Abszessdrainage, die Entfernung nekrotischen Materials oder von infiziertem Fremdkörpermaterial. Ist eine große chirurgische Intervention erforderlich, so ist die Festlegung des optimalen Zeitpunktes für den Erfolg von wesentlicher Bedeutung. Soweit möglich, sollte eine vorangehende hämodynamische Stabilisierung durch supportive Maßnahmen erfolgen, um das perioperative Risiko zu senken. Zum günstigsten Zeitpunkt für die Entfernung von nekrotischem Material liegen nur für zwei Erkrankungen sichere Erkenntnisse vor: Während bei der nekrotisierenden Fasziitis ein frühzeitiges Debridement von avitalem Gewebe erfolgen sollte, ist bei der nekrotisierenden Pankreatitis ein konservatives Vorgehen indiziert, wenn nicht der Nachweis von infizierten Nekrosen geführt werden kann. Selbstverständlich sollten allerdings die seltenen Clostridium-perfringens-Infektionen bei nachweisbaren Herden einer frühzeitigen chirurgischen Behandlung zugeführt werden.

Supportive Maßnahmen

Zum ersten Schritt der Sepsistherapie gehört die ausreichende Volumengabe. In der Regel benötigen die Patienten initial 4–6 l kristalloide oder 1,5–3 l kolloide Lösungen, um ausreichende kardiale Füllungsdrucke zu erreichen. Dabei konnte bisher kein Vorteil für die in den USA bevorzugten kolloiden Lösungen gegenüber den kristalloiden nachgewiesen werden. Die Volumentherapie ist am ZVD, dem Wedge-Druck (PCWP) sowie am Blutdruck, der Frequenz, dem Herzindex, der Urinproduktion und anderen Messgrössen auszurichten. Ziel-ZVD sollte hierbei ein Wert von 8–12 mmHg sein.

Gelingt es allein mit Volumengabe nicht, einen ausreichenden arteriellen Mitteldruck zu erreichen, so ist die Applikation eines Vasopressors (Noradrenalin 0,2–1,3 µg/kg/min) mit einem Zielmitteldruck von 60–75 mmHg indiziert. Nur im katecholaminrefraktären Schock ist derzeit der zusätzliche Einsatz von Vasopressin unter Hinnahme einer verschlechterten Mikrozirkulation zu rechtfertigen. Zu den weiteren nachweislich wirksamen supportiven Maßnahmen zählen die Prinzipien der lungenprotektiven Beatmung, der optimalen bzw. intensivierten Glukoseeinstellung sowie der Thrombose- und Stressulkusprophylaxe.

Tab. 6-3 Spezielle Sepsistherapie.

Senkung der Sterblichkeit durch	von	auf	Quelle
Rekombinant hergestelltes aktiviertes Protein C	30,8 %	24,7 %	Bernard GR. N Engl J Med 2001;433.
Niedrig dosiertes Hydrocortison	63 %	53 %	Annane D. JAMA 2002; 288.
Frühe Schockbehandlung unter kontinuierlicher Messung der Sauerstoffsättigung	46,5 %	30,5 %	Rivers E. N Engl J Med 2001; 345.
Rekombinant hergestellte Antikörper gegen TNF	35 %	32,3 %	Panacek E. Chest 2000; 118.
– Subgruppe mit erhöhtem IL-6-Spiegel	47,6 %	43,6 %	

Therapie

Spezielle Sepsistherapie

Die aktuellen Möglichkeiten, zusätzlich durch eine spezielle Sepsistherapie die hohe Letalität im septischen Schock zu verbessern, sind weiterhin sehr beschränkt. Solche Interventionen haben zum Ziel, über eine Imunnmodulation Einfluss auf die Entzündungs-, Zytokin- und Gerinnungsregulation zu nehmen. Derzeit steht hierfür die Behandlung mit niedrig dosiertem Hydrokortison und/oder mit aktiviertem Protein C zur Verfügung (Tab. 6-3).

Während sich die Therapie mit Hydrocortison in einer Dosierung von 100–200 mg/d schon weitgehend durchgesetzt hat, bleibt der Einsatz von Protein C unter Abwägung der hohen Kosten, der vielen Kontraindikationen und des eingeschränkten Nutzens nur sehr ausgewählten Patienten vorbehalten. Viele Krankenhäuser haben deshalb für den Einsatz von aktiviertem Protein C spezielle Anforderungen entwickelt, die Aufschluss über Indikationen und Kontraindikationen geben.

Blande Sepsisformen: Es darf nicht vergessen werden, dass sich nur bei der Minorität der Erkrankten das Vollbild eines septischen Schocks entwickelt. Es gibt viele blande Septikämien, die nicht intensivpflichtig sind, bei denen aber durch die bakteriämische Infektion unbehandelt schwere Komplikationen drohen.

Tab. 6-4   Kalkulierte Therapie septischer Krankheitsbilder.

Herkunft und Grundleiden	Mögliches Erregerspektrum zusätzlich zu den gängigsten Keimen	Ergänzung der antimikrobiellen Behandlung um
Infektion außerhalb des Krankenhauses erworben	Legionellen, Salmonellen	Makrolidantibiotikum, Moxifloxacin
Infektion innerhalb des Krankenhauses erworben	Hospitalismuskeime (hochresistente Erreger)	Aminoglykosid
Patient ist Träger von Fremdkörper (ZVK, Schrittmacher)	resistente Staphylokokken, Candida-Infektionen	Vancomycin und Azole
Patient leidet unter Abwehrschwäche (hämatolog. Grundleiden, Transplantantion)	multiple antibiotische Vorbehandlungen, Clostridien, Schimmelpilzinfektionen	Amphothericin B, Metronidazol, Amphotericin
Es besteht eine meningeale Beteiligung	Listerien	Ampicillin
Es bestehen Zeichen einer Pneumonie	Legionellen	Makrolide, Moxifloxacin, Rifampicin
Patient war in den Tropen	Malaria, Amöbiasis, Rickettsiosen, Typhus	Doxycyclin, Metronidazol, Malariamittel, Ciprofloxacin
Abdominelle Symptomatik	Anaerobier, Gasbrand, Mischinfektionen	Metronidazol

Therapie

Tab. 6-5 Tagesdosis bei Sepsis.

Antibiotikum	Erwachsene	Kinder	Bevorzugte Applikation, Dosierungsintervall
Penicillin G	20 Mill. E	0,5 Mill. E/kg	i.v. Kurzinfusion alle 8–12 h
Ampicillin	6–10(–20) g	200–300 mg/kg	i.v. Kurzinfusion oder langsame Injektion alle 8–12 h
Tazobactam Piperacillin	13,5 g	–	i.v. Kurzinfusion oder langsame Injektion alle 8 h
Cefazolin Cefotaxim Ceftazidim	6 g	150 mg/kg	i.v. Kurzinfusion oder langsame Injektion alle 8–12 h
Cefepim	4 g	100 mg/kg	i.v. Kurzinfusion alle 12 h
Ceftriaxon	2(–4)g	50–80 mg/kg	i.v. Kurzinfusion alle 24 h
Imipenem	1,5–2–3 g	50 mg/kg	i.v. Infusion alle 8 h
Meropenem	3–6 g	60–120 mg/kg	i.v. Kurzinfusion alle 8 h
Ertapenem	1,0–1,5 g	?	Kurzinfusion alle 24 h
Gentamicin Tobramycin	160–320 mg	3–5 mg/kg	i.v. Kurzinfusion alle 12–24 h
Amikacin	1 g	15 mg/kg	i.v. Infusion alle 12–24 h
Vancomycin	2 g	40 mg/kg	i.v. Infusion alle 12 h
Teicoplanin	0,4–0,8 g	10 mg/kg	i.v. Infusion alle 12 h
Clindamycin	1,2–1,8 g	20–30 mg/kg	i.v. Kurzinfusion alle 8 h
Ciprofloxacin	0,8 g–1,2 g	?	i.v. Kurzinfusion (30–60 min) alle 8–12 h
Levofloxacin	1 g	–	i. v. Kurzinfusion (60 min) alle 24 h
Moxifloxacin	0,4 g	–	Kurzinfusion alle 24 h
Metronidazol	1,5–2 g	20–30 mg/kg	i.v. Kurzinfusion alle 8 h

Therapie

425

Antimikrobielle Therapie

Wenn in den ersten Stunden kein Sepsisherd eruierbar bzw. auch nicht annähernd bestimmbar ist, muss relativ oft eine **vollkommen ungezielte Therapie** erfolgen. Eine ungezielte Therapie, die nahezu alle möglichen Erreger erreicht, müsste unter diesen Umständen heute z. B. ein

▶ Carbapenem
▶ Aminoglykosid
▶ Makrolidantibiotikum
▶ ggf. Metronidazol
▶ ggf. Vancomycin
▶ ggf. Fluconazol

enthalten.

Eine derartige klinische Konstellation ist aber relativ selten. In den meisten Fällen geben Anamnese und Befunde bereits Aufschluss über einen möglichen Sepsisherd und damit über das zu erwartende Erregerspektrum, nach dem dann eine **kalkulierte Therapie** erfolgen kann. Auch ohne Kenntnis des Herdes sollte bereits eine kalkulierte Therapie unter Berücksichtigung der folgenden, meist eruierbaren Kriterien erfolgen (Tab. 6-4).

Allgemeine Regeln für die antimikrobielle Therapie der Sepsis:

▶ Die Wahl des Antibiotikums richtet sich in erster Linie nach dem klinischen Bild und dem hierfür typischen Erregerspektrum. Die Initialtherapie erfolgt ungezielt (ohne Kenntnis des Erregers). Dabei müssen Grundkrankheiten und antibakterielle Vorbehandlungen berücksichtigt werden. Am geeignetsten sind breite Betalaktam-Antibiotika, da diese ohne größeres Risiko in hohen Dosen (Tab. 6-5) gegeben werden können. Bei Verdacht

Tab. 6-6   Prozentuale Verteilung der 6128 Erreger bei postoperativen Septikämien (aus Deutschland) bzw. bei denen Infektlokalisationen angegeben wurden. Daten: E. Rosenthal.

Erreger	Kopf	Lunge	Gastrointes-tinaltrakt/ Abdomen	Gynäkologie
	n = 128	n = 1133	n = 1290	n = 56
S. aureus	25,8	21,8	5,7	19,6
Koagulase-negative Staphylokokken	10,2	6,9	3,5	3,6
Hämolysierende Streptokokken	10,9	2,5	0,8	8,9
Nicht-häm. Streptokokken	13,3	4,5	2,7	3,6
Pneumokokken	11,7	20,7	0,4	–
Enterokokken	3,1	4,2	12,2	7,1
Listerien	–	0,4	0,4	1,8
E. coli	3,9	10,2	33,8	17,9
Andere Enterobakterien	8,6	13,6	28,7	17,9
P. aeurginosa	0,8	5,4	2,9	7,1
Non-Fermenter	2,3	2,8	2,2	5,4
Neisseria meningitidis	–	0,4	–	–
Haemophilus	3,1	1,1	–	–
Anaerobier	–	1,1	1,9	1,8
Candida	0,8	1,8	2,5	–
Sonstige	5,5	2,6	2,3	5,4

Therapie

auf Infektionen durch schwach empfindliche oder schwer erreichbare Keime sind Kombinationen sinnvoll, welche die bakterizide Wirkung verstärken. Zur ungezielten Initialtherapie kommen Antibiotika in Frage, die ein möglichst lückenloses Erregerspektrum erfassen. »Omnispektrum«-Kombinationen, wie Piperacillin plus Cefotaxim, haben den Vorteil eines sich überlappenden Spektrums und einer sich ergänzenden Wirkung (»Double-cover-Effekt«). Sie können durch ein Fluochinolon, ein Aminoglykosid, durch Metronidazol oder Clindamycin ergänzt werden. Die routinemäßige Gabe eines Aminoglykosids ist problematisch, da die Patienten mit Sepsis häufig eine Niereninsuffizienz entwickeln. Bei Verdacht auf eine Staphylokokken-Ätiologie kann Vancomycin in die Kombination eingeschlossen werden. Mit Imipenem, Meropenem bzw. Piperacillin/Tazobactam wird das Spektrum der wichtigsten Sepsis-Erreger als Monotherapie erfasst.

▶ Die Antibiotika-Behandlung muss über längere Zeit in hoher Dosierung durchgeführt werden (anfangs stets parenteral). Zur Nachbehandlung können oral applizierbare Antibiotika verwendet werden. Rezidive sind häufig durch Erregerwechsel, Persistenz sensibler Erreger in großen Eiteransammlungen (Staphylokokken!) oder durch infizierte Fremdkörper bedingt.

▶ Eine sorgfältige Beobachtung des Patienten auf mögliche Nebenwirkungen ist bei hochdosierter Antibiotika-Therapie unerlässlich, da bei einem Sepsis-Syndrom stets mit einer schweren Nierenfunktionsstörung und einer verzögerten Antibiotika-Ausscheidung zu rechnen ist.

▶ Zusätzliche unspezifische Behandlungsmaßnahmen sind Schockbekämpfung, Bluttransfusion, Azidosebehandlung, Flüssigkeitstherapie, Ausgleich von Elektrolytstörungen, Behandlung von Gerinnungsstörungen. Ggf. chirurgische Maßnahmen, z. B. Drainage

Tab. 6-6 (Fortsetzung)

Erreger	Harn-wege	ZNS	Post-operativ	I.v. Fremd-körper/Haut
	n = 1520	n = 117	n = 550	n = 56
S. aureus	7,6	17,1	31,5	46,6
Koagulase-negative Staphylokokken	1,7	6,0	6,7	21,1
Hämolysierende Streptokokken	0,7	4,3	1,8	3,2
Nicht-häm. Streptokokken	0,9	3,4	3,1	1,0
Pneumokokken	0,3	19,7	–	0,2
Enterokokken	5,6	3,4	13,1	5,7
Listerien	–	6,0	–	–
E. coli	60,8	6,8	9,6	4,2
Andere Enterobakterien	16,4	8,5	18,4	8,7
P. aeurginosa	3,2	0,9	4,5	2,2
Non-Fermenter	1,6	0,9	4,2	3,4
Neisseria meningitidis	–	17,9	–	–
Haemophilus	–	1,7	–	0,1
Anaerobier	0,3	0,9	2,5	0,5
Candida	0,7	1,7	2,9	2,2
Sonstige	0,3	0,9	1,6	0,7

Therapie

427

eines Empyems. Während sich in früheren Untersuchungen kein eindeutig positiver Effekt für synthetische Glukokortikoide in hoher Dosis ergab, zeigte eine Therapie mit 100 mg Hydrocortison i.v. plus 50 mg Fludrocortison oral positive Effekte bei schwerer Sepsis.

▸ Als Gründe für ein Therapieversagen kommen unzureichende Dosierung, Infektionswechsel, Fremdkörperinfektion, Resistenzzunahme der Erreger, Rezidiv durch Persister, Fortbestehen des Sepsisausgangsherdes, ungünstige anatomische Verhältnisse (in Abszesshöhlen oder dgl. eingeschlossene Erreger) und falsche Wahl des Antibiotikums in Frage.

▸ Häufigkeit der Sepsiserreger: Die häufigsten Sepsiserreger sind Staphylokokken, Streptokokken, Enterobakterien (E. coli, Klebsiella, Enterobacter, Proteus), Pseudomonas aeruginosa und Keime der Bacteroides-Gruppe (s. Tab. 6-6). Meningokokken treten entweder sporadisch oder in Epidemien auf. Andere Erreger sind seltener: Haemophilus influenzae, Clostridien, Listerien, Enteritis-Salmonellen, Pasteurella multocida, Gonokokken, Aeromonas, Campylobacter, Serratia marcescens u.v.a. Saprophytäre Bakterien (Koagulase-negative Staphylokokken, Acinetobacter-Arten, Pseudomonas-Arten, Bacillus cereus) und Pilze können unter besonderen Umständen, z.B. bei zentralen Venenkathetern, nach Einpflanzung von Kunststoffprothesen (bei Herzoperationen) oder nach Shunt-Operationen, zu Sepsiserregern werden (Endoplastitis). Es gibt daneben eine große Zahl von Erregern, die als Rarität zu einer Sepsis führen können.

Ungezielte Therapie

Die **Interventionstherapie** schwerer septischer Infektionen sollte ein möglichst lückenloses Erregerspektrum erfassen. Der frühzeitige Behandlungsbeginn ist entscheidend (s. S. 422). Bei noch unbekanntem Erreger richtet sich die Interventionstherapie nach der klinischen Konstellation und dem typischen Erregerspektrum. Mögliche Eintrittspforten, septische Absiedlungen, resistenzmindernde Grundkrankheiten, Vorbehandlungen sowie das Auftreten eines septischen Schocks oder einer Niereninsuffizienz sind bei der Wahl der Antibiotika zu berücksichtigen. Zur Erweiterung des Wirkungsspektrums und zur Steigerung der klinischen Effektivität sind Antibiotika-Kombinationen vorteilhaft. Traditionell wurde häufig Ceftriaxon oder Cefotaxim mit einem Aminoglykosid kombiniert. Wenn neben Enterobakterien auch Pseudomonas aeruginosa als Erreger in Frage kommt, ist eine Kombination unter Einschluss von Ceftazidim oder Piperacillin sinnvoll (evtl. + Tobramycin). Wenn im Krankenhausmilieu mit mehrfach resistenten Erregern (Enterobakterien, Staphylokokken) und Anaerobiern zu rechnen ist, haben Imipenem und Meropenem die besten Erfolgsaussichten.

Bei **Versagen einer Initialtherapie** muss nach 1–3 Tagen die Therapie ggf. entsprechend den inzwischen vorliegenden kulturellen Befunden modifiziert werden. Häufig muss zur Schließung von Wirkungslücken bzw. zur Erfassung seltener Erreger die initiale Therapie ergänzt werden (z.B. mit Vancomycin).

Urosepsis: Ohne Vorkrankheiten handelt es sich meistens um Infektionen durch E. coli und andere Enterobakterien. Nach urologischen Eingriffen liegen häufig Infektionen mit resistenten gramnegativen Stäbchen vor (Proteus, Pseudomonas, Serratia, Enterobacter).

Alternativen sind Ciprofloxacin oder Levofloxacin i.v., Cefotaxim, Ceftriaxon, Imipenem oder Piperacillin mit Betalaktamase-Hemmer. Die Therapie muss bei Eintreffen von bakteriologischen Befunden (Blutkultur, Urinkultur) überprüft werden.

Bei **cholangitischer Sepsis** lassen sich die Erreger schwer nachweisen (Blutkultur, ERCP). Meist handelt es sich um E. coli, andere Enterobakterien, mikroaerophile und anaerobe Staphylokokken, Enterokokken, seltener um Keime der Bacteroides-Gruppe, Clostridien, Pseudomonas.
Günstige Parameter für eine **ungezielte Therapie** (geeignetes Wirkungsspektrum, gute Gallegängigkeit, hohe Serum- und Gewebespiegel, kein Aktivitätsverlust in Galle, Vorliegen kontrollierter Studien) haben Ciprofloxacin, Mezlocillin und Ceftriaxon. Mechanische Faktoren, die eine Cholangitis oder Cholezystitis unterhalten (Konkremente usw.), müssen ausgeschaltet werden. Bei septischen Komplikationen nach ERCP ist als Erreger oft Pseudomonas beteiligt. Orales Ciprofloxacin ist wegen des breiten Spektrums und der Pharmakokinetik bei leichteren Formen bzw. zur Nachbehandlung gut geeignet.

Postoperative Sepsis: Augang meist von infizierten Wunden; Haupterreger sind Staphylokokken. Nicht selten liegen jedoch Mischinfektionen mit gramnegativen Keimen vor. Eine schwere postoperative Sepsis hat eine hohe Letalität. Daher ist eine lückenlose Breitspektrumtherapie, z.B. mit Carbapenemen, notwendig. Bei Wundinfektionen nach Eingriffen am Intestinaltrakt und am weiblichen Genitale besteht meist eine Mischinfektion mit Enterobakterien, Bacteroides fragilis und anaeroben Streptokokken. Geeignet sind Imipenem oder andere Peneme. Alternativen sind Kombinationen, wie Ceftriaxon + Metronidazol oder Ciprofloxacin + Clindamycin.

Sepsis nach kleinen Hautverletzungen: Oft mit Lymphangitis, aber ohne eindrucksvollen Lokalbefund. Die Erreger sind in erster Linie Staphylokokken, teilweise auch Streptokokken, selten Mischinfektionen mit Anaerobiern. Behandlung mit Cefazolin oder Cefuroxim i.v., evtl. auch mit Clindamycin.

Sepsis bei myeloischer Insuffizienz: Systemische Infektionen bei Leukämie, Agranulozytose, Organtransplantation (s. S. 694) werden vor allem durch Pseudomonas aeruginosa, E. coli, Klebsiellen, Proteus und Staphylokokken hervorgerufen. Darüber hinaus ist mit einer Vielzahl von anderen Erregern, inklusive Pilzen, zu rechnen. Die sofort einsetzende Interventionstherapie muss eine vorausgegangene Antibiotika-Therapie, die klinische Symptomatik und mögliche Eintrittspforten berücksichtigen und alle relevanten bakteriellen Erreger erfassen.
Zur **Initialbehandlung** kommen in Frage:
▸ Imipenem oder Meropenem.
▸ Tazobctam/Piperacillin.
Ggf. zusätzliche Kombination mit Ciprofloxacin oder Aminoglykosiden. Auch Ceftazidim/ Cefepim werden, meist in diversen Kombinationen, häufig verwandt.

Therapie

Prinzip: Response–Non-Response
Man beginnt die Interventionstherapie z. B. mit Imipenem. Patienten, die nach 3–4 Tagen entfiebert sind, gelten als Responder. Bei ihnen wird die gleiche Therapie noch 4–8 Tage fortgesetzt. Bei Patienten, die in 3–4 Tagen nicht entfiebern (Non-Responder), wird die Therapie weitergeführt, aber durch zusätzliche Antibiotika (z. B. Ciprofloxacin) oder Antimykotika (z. B. Amphotericin B) ergänzt.

Die **Therapie bei soliden Tumoren** mit kurz dauernder Granulozytopenie unterscheidet sich von der Therapie bei Patienten mit Leukämie. Bei kurz dauernder Granulozytopenie im Rahmen einer Zytostatika-Therapie ist eine weniger intensive Monotherapie (z. B. mit Ceftriaxon, Ceftazidim) meistens ausreichend. Auch Ciprofloxacin und andere Chinolone sind geeignet.

Sepsis nach Splenektomie: Häufigste Erreger Pneumokokken, Meningokokken und Haemophilus (Typ b). Das Risiko ist besonders hoch bei Kindern. Schnelle und z. t. hochdramatische Verläufe (OPSI-Syndrom) sind häufig. Wenn möglich, bei ersten Anzeichen einer Infektion sofortige Einnahme eines oralen Antibiotikums, das Spelektomierten grundsätzlich mit nach Hause gegeben werden sollte. Großzügige Indikationsstellung zur sofortigen Antibiotika-Therapie bereits bei ersten Symptomen eines grippalen Infektes. Wichtig ist die Prophylaxe durch rechtzeitige Impfung gegen Pneumokokken, Haemophilus und Meningokokken.

Septischer Abort und Puerperalsepsis (s. S. 431): Die häufigsten Erreger sind Keime der Bacteroides-Gruppe, ferner E. coli, Staphylokokken, aerobe und anaerobe Streptokokken, Clostridien u. a. (oft Mischinfektionen). Zu Behandlungsbeginn werden ggf. vom Zervixsekret ein Grampräparat angefertigt und eine aerobe und anaerobe Kultur angelegt. Die **Behandlung** mit hohen Antibiotika-Dosen muss das breite Erregerspektrum berücksichtigen. Entweder gibt man Imipenem, Ertapenem oder Kombinationen, wie Cefotaxim + Metronidazol oder Cefotaxim + Clindamycin. Gegebenenfalls Abrasio oder Uterusexstirpation sowie Schockbehandlung.

Tonsillogene Sepsis: Meist hervorgerufen durch Bacteroides, Staphylokokken, Streptokokken. Heute sehr selten geworden.
Therapie: Clindamycin i.v. oder Penicillin G i.v. sind meist wirksam. Bei schwerem Krankheitsbild sind Imipenem oder Cefotaxim + Clindamycin zu bevorzugen. Bei septischer Jugularvenenthrombose kann eine Unterbindung des verschlossenen Gefäßes notwendig sein.

Venenkathetersepsis (s. auch S. 453): Bei zentralen Venenkathetern kommt eine Bakteriämie häufiger vor als bei peripheren Venenkathetern. Das Sepsisrisiko steigt sprunghaft an bei neutropenischen Patienten, bei entzündeten und teilweise thrombosierten Venen und bei längerem Gebrauch desselben Venenkatheters, insbesondere zur parenteralen Ernährung. Andere Venenkatheterkomplikationen sind: Thrombophlebitis, Phlegmone, murale Rechtsherzendokarditis, Infektion von Prothesen, infizierte Embolien und Infarkte (z. B. Lungeninfarkt), Retinitis oder Ophthalmitis.
Das **Erregerspektrum** umfasst zahlreiche, meist saprophytäre Keime. Am häufigsten sind Koagulase-negative Staphylokokken (70–80%), seltener Staphylococcus aureus, Corynebacterium jeikeium, Propionibakterien, gramnegative Stäbchen und Pilze. Diese Keime

können von der Haut des Patienten oder des Pflegepersonals stammen. Gefürchtet ist das Eindringen von Candida in Infusionslösungen bei totaler parenteraler Ernährung. Dabei werden auch andere Pilze gefunden, z. B. Aspergillus, Candida glabrata und Mucor. Wässrige Infusionslösungen können durch Klebsiella, Enterobacter cloacae, Serratia, Burkholderia cepacia und Citrobacter freundii, aber auch durch schwer identifizierbare apathogene Keime (Asaccharolyten), Sporenbazillen oder apathogene Pilze kontaminiert sein.

Die **Diagnose** einer Venenkathetersepsis kann schwierig sein. Einen Hinweis gibt die (freilich technisch schwierige) quantitative Blutkultur. Das Blut aus dem infizierten Venenkatheter enthält viel mehr Bakterien als das durch Venenpunktion gewonnene periphere Blut. Eine quantitative Beurteilung der Blutkultur ist im Gussplattenverfahren möglich (1 ml Blut wird mit verflüssigtem Agar in eine sterile Petri-Schale gegossen und gemischt). Oft ist auch eine Anzüchtung der gleichen Keime aus dem Infusionsgefäß, von der Kathetereintrittsstelle oder (nach Katheterentfernung) von der Venenkatheterspitze möglich. Alle länger liegenden Venenkatheter sollten kulturell untersucht werden (durch Abrollen der Spitze auf festem Nährboden, nicht in Anreicherungsmedien).

Therapie: Der sicherste Weg zur Heilung ist die Entfernung des infizierten Fremdkörpers mit gleichzeitiger Antibiotika-Therapie. Bei schwerem Krankheitsbild verwendet man initial eine breit wirksame Kombination, z. B. Cefotaxim + Vancomycin. Die prinzipielle Forderung nach Entfernung des Venenkatheters lässt sich nicht immer erfüllen. Bei einer nachgewiesenen Infektion durch Pseudomonas aeruginosa wirken Piperacillin + Tobramycin oder Ceftazidim + Tobramycin am besten. Bei Nachweis von Staphylokokken ist Vancomycin + Rifampicin gut geeignet. Bei Pilzsepsis ist ebenfalls eine Kombination ratsam (z. B. Amphotericin B + Flucytosin). Umstritten ist, ob eine intravasale Fremdkörperinfektion ausschließlich durch Antibiotika behandelt werden kann. Die Erfolgsaussichten sind ohne Entfernung des Fremdkörpers schlecht, wenn sich bereits eine stärkere Thrombophlebitis entwickelt hat oder wenn eine Pilz- oder Pseudomonasinfektion vorliegt. Eine Blockierung des Katheters mit Antibiotika im infusionsfreien Intervall erscheint sinnvoll. Therapieziel ist primär die Verhütung weiterer septischer Komplikationen. In einem Teil der Fälle führt eine lang dauernde Antibiotika-Therapie auch zu einem dauerhaften Verschwinden der Bakterien aus dem Blut. Bei nicht entfernbaren Fremdkörpern (z. B. Herzklappenprothesen) ergibt sich die Notwendigkeit einer Langzeitsuppressivbehandlung mit oralen Antibiotika.

Infusionsbakteriämie: Kontaminierte Infusionslösungen können zu starken Fieberreaktionen, oft mit Schock, führen. Trotzdem kann die kontaminierte Flasche klar sein: sie sollte nach einer Fieberreaktion stets kulturell, aber auch auf Pyrogene untersucht werden. Oft ist die Bakteriämie nur vorübergehend, und der Katheter kann belassen werden.

Eine **Therapie** mit einem Cefalosporin ist ratsam, selbst wenn Spontanheilungen die Regel sind. Durch bakterielle Kontamination von Blutkonserven können ähnliche Reaktionen, aber auch echte septische Infektionen ausgelöst werden.

Neugeborenensepsis: Vieldeutige Symptomatik je nach Genese. Sie kann intrauterin (z. B. durch Listerien), intra partum (durch E. coli, Pseudomonas, B-Streptokokken u. a.) und post partum (häufig durch Staphylokokken) entstehen. Wichtig ist der frühzeitige Behandlungsbeginn bei klinischen Verdacht (nach Anlegen einer Blutkultur und ggf. Liquorgewinnung zur bakteriologischen Untersuchung). Bei Verdacht auf intrauterin entstandene Sepsis (nach vorzeitigem Blasensprung) sollte postpartal eine Blutkultur aus Plazentablut (gewonnen durch Punktion eines Plazentagefäßes) angelegt werden. In dieser Blutkultur wachsen bei infiziertem Fruchtwasser die gleichen Keime wie aus dem ersten Mekonium bzw. den Gehörgangsabstrichen.

Therapie: Bei positiver Blutkultur sollte bei vorzeitigem Blasensprung die Antibiotika-Behandlung sofort beginnen, auch wenn noch keine klinischen Erscheinungen einer Sepsis vorhanden sind (diese folgen in der Regel erst 1–2 Tage später). Wegen der ernsten Prognose ist eine Kombinationsbehandlung indiziert, welche das relevante Wirkungsspektrum einschließlich Listerien und Enterokokken erfasst.

Günstige Kombinationen bestehen aus einem Cefalosporin und Acylaminopenicillin, z.B. Cefotaxim + Piperacillin. Ggf. können diese Kombinationen durch Vancomycin (wenn mehrfach resistente Staphylokokken häufiger vorkommen) oder ein Aminoglykosid (Gentamicin oder Amikacin) ergänzt werden.

Septischer Schock: Ein septischer Schock wird durch Einschwemmung von Bakterien in die Blutbahn (in erster Linie von Enterobakterien, daneben aber auch von Pneumokokken, Staphylokokken, Clostridien und anderen Bakterien) ausgelöst. Bei Freisetzung von Endotoxinen gramnegativer Bakterien (Lipopolysacchariden) kommt es zu einer Kaskade der Wirkung unterschiedlicher körpereigener Mediatoren. Dabei spielt TNF (Tumor-Nekrose-Faktor) als Mediator des septischen Schocks eine wichtige Rolle. Versuche einer kausalen Therapie des septischen Schocks, z.B. durch Antikörper gegen TNF oder durch Antagonisten gegen bestimmte Mediatoren erhielten zwar hohe Vorschusslorbeeren, haben dann aber doch enttäuscht. Ein zuverlässig wirksames Anti-Endotoxin ist derzeit nicht verfügbar. Es stellt sich die Frage, ob dieses Ziel überhaupt erreicht werden kann, da ein septischer Schock die Folge einer Endotoxin-Einschwemmung ist und somit jede Therapie zu spät kommen muss. Rekombinantes aktiviertes Protein C (Dotrecogin alpha) konnte in Studien die Letalität bei besonders schwer Erkrankten etwas senken. Die Position von Dotrecogin ist jedoch noch unklar. Es ist zumindest riskant bei Patienten mit hohem Blutungsrisisiko. Zurzeit gibt es eine Renaissance des kostengünstigen, niedrig dosierten Hydrocortisons bei Sepsis.

Therapie: Bei septischem Schock ist die wichtigste Maßnahme die schnell einsetzende, hochdosierte bakterizide Antibiotika-Therapie (bevorzugt mit Betalaktam-Antibiotika). Die z.T. von Naturwissenschaftlern vertretene Vorstellung, dass bakterizide Antibiotika den septischen Schock durch Bakteriolyse verstärken könnten, ist nach unserer Auffassung klinisch nicht relevant. Beim Vorliegen einer Schocklunge muss eine adäquate Behandlung, z.B. mit mechanischer Überdruckbeatmung, erfolgen. Die notwendige Flüssigkeitszufuhr sollte möglichst unter Kontrolle des zentralen Venendruckes und des Pulmonalarteriendruckes sowie der Harnausscheidung erfolgen. Dopamin wirkt am Herzen positiv inotrop und erhöht den Blutdruck. Bei peripherer Vasokonstriktion sind Adrenalin, Noradrenalin und periphere Kreislaufmittel mit vasokonstriktorischer Wirkung kontraindiziert. Wichtig sind auch Azidosebehandlung, Digitalis, Sauerstoff sowie bei Nierenversagen Hämodialyse. Bei disseminierter intravaskulärer Gerinnung ist eine entsprechende stadiengerechte Therapie erforderlich.

Bei schweren Schocksymptomen (verbunden mit Scharlach-ähnlichem Hauterythem), Konjunktivitis und Enanthem ist an einen Staphylokokken-Toxin-Schock (»**Toxic-shock-Syndrom**«) zu denken, bei dem eine Bakteriämie selten vorkommt, die toxinbildenden Staphylokokken aber in der Vagina, in Wunden oder in Abszessen nachweisbar sind (s. S. 408).

Gezielte Therapie

Staphylococcus-aureus-Sepsis: Meist kontinuierliche Bakteriämie, ausgehend von Hautinfektionen (teilweise mit Lymphangitis), Wund- oder Nabelinfektionen, Thrombophlebitis, Mastoiditis, Parotitis oder Pneumonie. Relativ häufig bei Heroinsucht und bei intravasalen Fremdkörperinfektionen. Oft septische Metastasen in Nieren, Knochenmark, Gelenken, Gehirn und Hirnhäuten, Lungen, am Endokard usw.

Therapie: Eine längere Kombinationstherapie mit Cefazolin plus einem zweiten Staphylokokken-Antibiotikum (Clindamycin, Fusidinsäure oder Rifampicin) ist zu bevorzugen. Wegen der ungenügenden klinischen Wirksamkeit und erheblicher Nebenwirkungen möglichst keine Oxacillin-Derivate! Auch die früher übliche Therapie einer Sepsis durch Penicillin-G-empfindliche Staphylokokken (die aber Penicillin-tolerant sein können) mit Penicillin G sollte heute durch eine Therapie mit Cefazolin (Erwachsene täglich 6 g i.v.) in Kombination mit Clindamycin (täglich 1,2–1,8 g i.v.) ersetzt werden.

Bei Cefalosporin-Allergie, Methicillin-Resistenz oder Verdacht auf Staphylokokken-Endokarditis behandelt man mit Vancomycin (Erwachsene 2 g/Tag in 2 i.v. Kurzinfusionen, Kinder 40 mg/kg/Tag; starke Dosisreduktion bei Niereninsuffizienz). Die Kombination mit einem zweiten Staphylokokken-Mittel (z.B. Rifampicin) ist ratsam. Therapiedauer mindestens 4–6 Wochen, oft länger. Nach Eintritt der Besserung unter parenteraler Therapie Dosisreduzierung und orale Nachbehandlung. Eine verminderte Sensibilität von Staphylococcus-aureus-Stämmen gegen Vancomycin (sog. VISA-Stämme) ist bisher extrem selten.

Die Antibiotika-Therapie erübrigt nicht eine notwendige chirurgische Behandlung (Eröffnung großer Abszesse, Entfernung infizierter Fremdkörper). Reservemittel bei Staphylokokken-Sepsis sind Linezolid, Quinupristin/Dalfopristin, Clindamycin, Teicoplanin, Fusidinsäure, Rifampicin, Fosfomycin und Imipenem. Reserve-Antibiotika zur Therapie von Staphylokokken-Infektionen sollten möglichst in Kombination gegeben werden.

Staphylococcus-epidermidis-Sepsis: Septikämien durch Koagulase-negative Staphylokokken sind in letzter Zeit häufiger geworden. Haupteintrittspforten sind intravenöse Fremdkörper (Venenkatheter, Dialyse-Shunts u. a.), gelegentlich mit Endokarditis. Die Diagnose erfordert den mehrfachen Nachweis eines identischen Stammes in der Blutkultur. Häufig liegen mehrfach resistente Stämme vor, die auch Methicillin-resistent sind. Fehldiagnosen sind freilich überaus häufig; Kontaminationen an Venenkathetern werden oft zu Unrecht als Erreger angeschuldigt.

Die **Therapie** muss nach dem Antibiogramm erfolgen, z.B. mit Cefazolin und Gentamicin. Infektionen durch Methicillin-resistente Stämme können nicht mit Penicillinen oder Cefalosporinen behandelt werden. Meist wird die Kombination von Vancomycin plus Rifampicin empfohlen. Bei Vancomycin-Resistenz kann Linezolid oder Quinupristin/Dalfopristin das einzig wirksame Mittel sein.

Wenn möglich, sollte der infizierte Fremdkörper entfernt werden. Bei Unmöglichkeit bleibt nur eine Suppressionsbehandlung mit oralen, gut verträglichen Antibiotika, die nach Antibiogramm auszuwählen sind. So kann bei infizierter künstlicher Herzklappe eine lang dauernde Suppressivtherapie mit Cefadroxil oder Clindamycin indiziert sein.

A-Streptokokken-(Streptococcus-pyogenes-)Sepsis: Heute relativ selten, aber immer noch sehr gefährlich. Eintrittspforten sind Hautinfektionen, Wundinfektionen, seltener

433

gynäkologische Infektionen oder Infektionen des oberen Respirationstraktes. Schwere Formen mit schnellem Verlauf, Schock, Nierenversagen, Exanthem und multipler Absiedlung sind typisch.

Therapie: Penicillin G, bei Erwachsenen 10–20 Mill. E/Tag in mehreren i.v. Kurzinfusionen oder Injektionen, bei Säuglingen und Kleinkindern 1–3–5 Mill. E/Tag für 1–2 Wochen. Nachbehandlung mit Penicillin V, tgl. 1,5–3 Mill. E für 2 Wochen. Bei Penicillin-Allergie Cefazolin (Dosierung: s. Tab. 6–5, S. 425), bei Verdacht auf Mischinfektionen mit Staphylokokken auch Clindamycin, tgl. 1,2–1,8 g, oder Vancomycin.

B-Streptokokken-Sepsis: Bei Neugeborenen als intrauterin erworbene Frühform oder postnatal erworbene Spätform. Schnelldiagnose bei klinischem Verdacht durch Antigennachweis in Serum und Urin mit dem Latex-Agglutinationstest. Schneller Verlauf, schlechte Prognose. Gelegentlich auch bei Erwachsenen mit Abwehrschwäche.
Optimal ist eine möglichst frühzeitig einsetzende **Therapie** mit Penicillin G, bevorzugt in Kombination mit Gentamicin. Bei ungezielter Therapie mit einem Cefalosporin oder anderen Penicillinen werden B-Streptokokken ebenfalls rasch eliminiert.

Pneumokokken-Sepsis: Auftreten manchmal als Komplikation einer Pneumonie und bei Personen mit Abwehrschwäche (z. B. nach Splenektomie), oft auch ohne erkennbare Eintrittspforte. Schneller Verlauf. Septischer Schock mit Mikrozirkulationsstörungen (OPSI-Syndrom) möglich.
Therapie wie bei A-Streptokokken-Sepsis mit Penicillin G in hoher Dosierung. Alternative Ceftriaxon/Cefotaxim. Bei Penicillin-G-Resistenz verwendet man Vancomycin in Kombination mit Rifampicin.

Sepsis durch andere Streptokokken: Vergrünende oder nichthämolysierende Streptokokken anderer Gruppen werden relativ häufig in Blutkulturen auch ohne Bestehen einer Endokarditis nachgewiesen. Sie können Zeichen einer Bakteriämie (ohne Sepsisfolge) sein, aber auch auf ein Kolonkarzinom (Streptococcus bovis!) oder auf eine Mischinfektion mit Anaerobiern hinweisen. Derartige Streptokokken (mit Ausnahme von Enterokokken) sind meist sensibel gegen Penicillin G und alle üblichen Betalaktam-Antibiotika.
Die **Therapie** muss die Möglichkeit einer Mischinfektion mit Anaerobiern, bei der sich nur die Streptokokken nachweisen ließen, berücksichtigen. Die Kombination Penicillin G + Metronidazol kann wegen einer oft gleichzeitigen Anaerobierinfektion einer Monotherapie mit Penicillin G überlegen sein. »Streptococcus milleri« führt freilich typischerweise als Monoinfektion zu einer schweren Sepsis mit starker Tendenz zur Abszedierung.

Enterokokken-Sepsis: Eintrittspforte Intestinal- oder Urogenitaltrakt. Geringe Neigung zu septischen Metastasen. Enterokokken sind gefürchtet als Erreger einer schwer therapierbaren bakteriellen Endokarditis.
Therapie: Ampicillin, Erwachsene und Schulkinder tgl. 6–10(–20) g, jüngere Kinder 200–300 mg/kg, verteilt auf 4 Kurzinfusionen. Mezlocillin und Piperacillin wirken ähnlich wie Ampicillin. Durch die Kombination mit Gentamicin wird die Bakterizidie von Ampicillin erheblich verstärkt, jedoch ist ein kleiner Teil der Enterokokken-Stämme hochgradig resistent gegen Gentamicin.
Bei Penicillin-Allergie oder Ampicillin-Resistenz Vancomycin i.v. Die älteren und die neueren Cefalosporine sind gegen Enterokokken klinisch unwirksam. Imipenem ist eine

diskutable Alternative. Bei Vancomycin-Resistenz kommen Quinupristin/Dalfopristin (E. faecium) oder Linezolid in Frage.

Meningokokken-Sepsis: Eintrittspforte Respirationstrakt, meist begleitet von Meningitis oder Arthritis, seltener von Endokarditis. Schwerste Form verläuft als Waterhouse-Friderichsen-Syndrom (häufiger bei Kindern, früher fast immer tödlich). Wegen des oft foudroyanten Verlaufes ist ein möglichst früher Behandlungsbeginn entscheidend (schon bei geringstem Verdacht!).
Therapie: Traditionell gab man Penicillin G, Erwachsene tgl. 20–30 Mill. E, Kinder 0,5 Mill E/kg in 3–4 i.v. Kurzinfusionen. Therapiedauer: 7–10 Tage, bei eingetretener Besserung Penicillin in reduzierter Dosierung weitergeben. Eine Penicillin-G-Resistenz von Meningokokken ist in den meisten Ländern noch selten (1–4 %), jedoch in Spanien bereits auf 50 % angestiegen. Daher ist es sicherer, initial Ceftriaxon oder Cefotaxim zu geben (Dosierung: s. Tab. 6–5, S. 425). Auch bei unklarer Ätiologie, bei Penicillin-Allergie oder bei epileptiformen Krämpfen ist Ceftriaxon i. v. indiziert.
Zur **Umgebungsprophylaxe** verwendet man Rifampicin oral (bei Erwachsenen 0,6 g, bei Kindern 10 mg/kg alle 12 h für 2 Tage, s. S. 254). Bei Erwachsenen ist auch Ciprofloxacin (einmalig 0,75 g oral) anwendbar. Bei Schwangeren kommt dafür als Alternative Ceftriaxon (einmalig 1,0 g) in Frage.

Das **Waterhouse-Friderichsen-Syndrom**, das nicht nur bei Meningokokken-Sepsis, sondern gelegentlich auch bei anderen Sepsisformen (A-Streptokokken, Pneumokokken) vorkommt, ist gekennzeichnet durch septischen Schock, starke Wasserverluste und Elektrolytverschiebungen, innere und äußere Blutungen sowie eine Verbrauchskoagulopathie mit Thrombozytopenie, Mangel an Fibrinogen, Prothrombin, Faktor V und Faktor VII.
Die **Therapie** des Waterhouse-Friderichsen-Syndroms besteht außer in hohen Dosen von Ceftriaxon oder Penicillin G vordringlich in einer Volumensubstitution (Infusion eines Plasmaexpanders) und dem Ausgleich von Elektrolyt- und Gerinnungsstörungen.

E.-coli-Sepsis: Häufigste Sepsisform bei Neugeborenen und jungen Säuglingen, als Urosepsis oder cholangitische Sepsis auch bei älteren Kindern und Erwachsenen vorkommend. Das Krankheitsbild variiert erheblich. Bei einer E.-coli-Sepsis mit Eintrittspforte im Abdomen muss immer auch eine schwer fassbare Anaerobier-Komponente berücksichtigt werden. Gefürchtet sind schwere Verlaufsformen mit septischem Schock (hohe Letalität).
Eine **Therapie** mit Cefotaxim oder Ceftriaxon erfasst nahezu alle Infektionen durch E. coli (Dosierung: s. Tab. 6-5, S. 425). Ampicillin wirkt unsicher. Wenn man ein Penicillin einsetzen will, sollte Piperacillin/Tazobactam verwendet werden (in Kombination mit Gentamicin zur Verstärkung der Bakterizidie). Vollwertige Alternativen sind Imipenem, Ertapenem und Ciprofloxacin. Eine Resistenz gegen diese Mittel ist sehr selten. Die Therapiedauer richtet sich nach dem klinischen Bild.

Klebsiella- und Enterobacter-Sepsis: Als Hospitalinfektion nicht selten. Ausgangsherde können u. a. eine Pneumonie, Wundinfektion, Venenkatheterinfektion, Cholangitis oder Harnwegsinfektion sein. Häufig septischer Schock. Evtl. Korrektur der Initialtherapie nach dem Antibiogramm.
Therapie: Die stärkste Aktivität gegen Klebsiellen haben Cefotaxim, Ceftriaxon, Meropenem, Imipenem, Ertapenem, Levofloxacin und Ciprofloxacin. Enterobacter aerogenes wird

Therapie

durch Cefotaxim zuverlässig gehemmt. Dagegen ist Enterobacter cloacae häufig gegen alle Penicilline und die meisten Cefalosporine resistent, aber sensibel gegen Imipenem und Ciprofloxacin. Aminoglykoside sind meist in vitro sensibel, jedoch ungeeignet für eine Monotherapie (eine Kombinationsbehandlung wirkt aber synergistisch).

Serratia-marcescens-Sepsis: Vorkommen nicht selten auf Intensivstationen. Eintrittspforte sind meist Harn- oder Atemwegsinfektionen oder infizierte Venenkatheter. **Behandlung** wegen häufiger Erregerresistenz schwierig. Am ehesten wirksam ist Cefotaxim oder ein vergleichbares Cefalosporin allein oder in Kombination mit einem Aminoglykosid (z. B. Amikacin). Alternativen sind Ciprofloxacin, Imipenem, Meropenem, evtl. auch Mezlo- und Piperacillin. Bei Gabe von Mezlo- oder Piperacillin ist die Kombination mit einem Betalaktamase-Hemmer und/oder einem Aminoglykosid sinnvoll (Dosierung s. Tab. 6-5, S. 425).

Proteus-Sepsis: Ausgang meist von Harnwegs-, Gallenwegs-, Darm- oder Mittelohrinfektionen oder von infizierten Nekrosen. Oft mit septischem Schock. Behandlung je nach Proteus-Art und Antibiogramm.
Therapie: Die Therapie einer Proteus-Sepsis muss die häufig vorliegenden Mischinfektionen berücksichtigen. Cefotaxim oder Ceftriaxon ist wegen der wesentlich stärkeren Aktivität gegen alle Proteus-Arten zu bevorzugen. Alternativen sind Mezlo- und Piperacillin (jedoch stets in Kombination mit Gentamicin). Immer wirksam sind Imipenem, Meropenem sowie Ciprofloxacin (Dosierung s. Tab. 6-5, S. 425).

Pseudomonas-Sepsis: Meist von Harnwegsinfektionen, Verbrennungen oder Wunden; gefährliche Sepsisform bei Leukämie, häufig septischer Schock, Befall kleiner Gefäße und Absiedlungen in Organen, Behandlung infolge häufiger Erregerresistenz schwierig.
Die traditionelle **Therapie** von Pseudomonas-Infektionen ist die Kombination von Piperacillin (tgl. 15 g) mit Tobramycin (tgl. 240–320 mg). Als weitere Betalaktam-Antibiotika kommen auch Ceftazidim, Cefepim, Aztreonam und Meropenem in Betracht. Die Initialtherapie muss je nach Antibiogramm korrigiert werden. Eine neuere, offensichtlich bessere, aber nicht in größeren Studien erprobte Therapie ist die Kombination eines Pseudomonaswirksamen Betalaktam-Antibiotikums mit Ciprofloxacin (z. B. Piperacillin + Ciprofloxacin oder Ceftazidim + Ciprofloxacin). Ciprofloxacin kann auch zur oralen Nachbehandlung verwandt werden.

Haemophilus-Sepsis: Ausgang vom Respirationstrakt, häufig mit Meningitis, Arthritis oder Endokarditis (meist subakut). Vorkommen jetzt auch bei älteren Menschen häufiger.
Therapie: Die Therapie der Wahl ist eine hochdosierte intravenöse Gabe von Ceftriaxon. Cefotaxim, Ceftazidim sowie Carbapeneme sind ebenfalls wirksam. Bei Erwachsenen kommen auch Ciprofloxacin und andere Fluorchinolone in Betracht.

Clostridien-Sepsis: Durch Clostridium perfringens (Gasbranderreger) oder andere Clostridien, ausgehend von Wund-, Darm- oder Puerperalinfektionen, besonders nach abdominellen Eingriffen, nach Abort und bei myeloischer Insuffizienz. Oft akute Hämolyse mit Ikterus und disseminierte intravaskuläre Gerinnung.
Therapie: Penicillin G, tgl. 10–20 Mill. E parenteral, nur bei Penicillin-Allergie andere Mittel wie Cefoxitin, Metronidazol oder Clindamycin. Bei einer Mischinfektion (z. B. arte-

riosklerotische Gangrän) sind Kombinationen, wie Ceftriaxon + Metronidazol, indiziert. Auch Carbapeneme kommen in Frage.

Bacteroides-Sepsis: Akut oder chronisch, von Genitalinfektionen, vom Nasopharynx oder Intestinaltrakt ausgehend, selten als subakute Endokarditis auftretend, starke Tendenz zu Abszedierung mit fötidem Eiter. Häufig zusammen mit anaeroben Streptokokken, Enterokokken oder E. coli.
Therapie: Die Initialbehandlung erfolgt mit Metronidazol-haltigen Kombinationen, evtl. auch mit Clindamycin oder Imipenem, Meropenem, Ertapenem bzw. Piperacillin/Tazobactam; hierdurch werden alle Bacteroides-Arten (auch B. fragilis) erfasst. Penicillin G und alle anderen Penicilline wirken unsicher auf die am häufigsten vorkommenden Bacteroides-fragilis-Stämme, wohl aber auf andere Bacteroides-Spezies und die oft gleichzeitig vorkommenden anaeroben Streptokokken. Auch Cefoxitin und Moxifloxacin sind wirksam. Andere Cefalosporine, herkömmliche Gyrase-Hemmer und Aminoglykoside sind bei Bacteroides-fragilis-Infektionen unwirksam.

Seltenere Erreger: Gonokokken (Therapie mit Ceftriaxon, evtl. auch mit Ciprofloxacin), Listerien (Ampicillin), Pasteurella multocida (Penicillin G oder Doxycyclin), Campylobacter fetus (Cefotaxim + Gentamicin), Acinetobacter (Imipenem, Meropenem), Burkholderia cepacia und Stenotrophomonas (Co-trimoxazol), Chryseomonas und Flavimonas (Ceftazidim), Aeromonas (Co-trimoxazol, Ciprofloxacin), Burkholderia pseudomallei (Ceftazidim, Amikacin), Salmonellen (Ciprofloxacin). Eine Sepsis durch Vibrio vulnificus kommt nach Genuss von infizierten rohen Austern oder ungekochten Seewasserfischen vor und kann im Schock rasch zum Tode führen (Therapie: Doxycyclin oder Ciprofloxacin).

Pilz-Sepsis (s. auch S. 733): Nicht selten bei Patienten mit Abwehrschwäche (z. B. durch Immundefekt, HIV-Infektion, Tumorleiden, Kortisontherapie, Venenkatheterinfektion). Erreger disseminierter Formen sind Candida-Arten (einschließlich Candida glabrata), Aspergillus-Arten, Trichosporon, Fusarium, Mucor-Arten. Die Diagnostik ist schwierig, da sich Pilze nur selten in Blutkulturen nachweisen lassen.
Therapie: Die klassische Behandlung war Amphotericin B i.v. Zusätzlich sollte bei Candida- oder Aspergillus-Sepsis Flucytosin gegeben werden. Bei Histoplasmose und Coccidioidomykose ist Flucytosin immer unwirksam. Bei einer oft blanden Sepsis durch C. albicans ist Fluconazol wirksam. Bei resistenten Candida-Stämmen sind Caspofungin und Voriconazol Alternativen. Zur oralen Nachbehandlung (Rezidivprophylaxe) und bei leichteren Venenkatheterinfektionen sind Fluconazol und Itraconazol geeignet.

Literatur

Aledo A, Heller G, Ren L, et al. Septicemia and septic shock in pediatric patients: 140 consecutive cases on a pediatric hematology-oncology service. J Pediatr Hematol Oncol 1998; 20: 215–21.

Annanane D et al. Effect of treatment with low doses of hydrocortisone and fludrocortisone on mortality of patients with septic shock. JAMA 2002; 288: 862.

Angus DC, Linde-Zwirble WT, Lidicker J, et al. Epidemiology of severe **sepsis** in the United States: analysis of incidence, outcome, and associated costs of care. Crit Care Med 2001; 29: 1303–10.

Balk RA. Steroids for septic shock: back from the dead? (Pro). Chest 2003; 123 (Suppl 5): 490S–9S.

Therapie

437

Bochud PY, Glauser MP, Calandra T. Antibiotics in sepsis. Intensive Care Med 2001; 27 (Suppl 1): S33–48.

Bodmann K, Vogel F, et al. Antimikrobielle Therapie der Sepsis. J Chemother 2001; 10: 43–55.

Brunkhorst FM, Karzai W, Reinhart K. Aktuelle Aspekte zur Sepsisdiagnose. Zentralbl Chir 2002; 127: 165–73.

Collignon PJ. Intravascular catheter associated sepsis: A common problem. The australian study on intravascular catheter associated sepsis. Med J Aust 1994; 161: 374.

Cunha BA. Antibiotic treatment of sepsis. Med Clin North Am 1995; 79: 551.

Hotchkiss R, Karl I. Medical progress: The pathophysiology and treatment of sepsis. N Engl J Med 2003; 348: 138.

Levy MM, Fink MP, Marshall JC, et al. 2001 SCCM/ESICM/ACCP/ATS/SIS International Sepsis Definitions Conference. Crit Care Med 2003; 31: 1250–6.

Raad II, Bodey GP. Infectious complications of indwelling vascular catheters. Clin Infect Dis 1992; 15: 197–210.

Rivers E, Nguyen B, Havstad S, et al. Early goal-directed therapy in the treatment of severe sepsis and septic shock. N Engl J Med 2001; 345: 1368–77.

Rosenthal E. Epidemiologie von Septikämie Erregern. Dtsch Med Wochenschr 2002; 127: 2435–40.

Shay DK, Maloney SA, Montecalvo M, et al. Epidemiology and mortality risk of vancomycin-resistant enterococcal bloodstream infection. J Infect Dis 1995; 172: 993.

Simon C, Schröder H, Beyer C, Zerbst T. Neonatal sepsis in an intensive care unit and results of treatment. Infection 1991; 19: 146–9.

Simon C, Suttorp M. Results of antibiotic treatment of Hickman-catheter-related infections in oncological patients. Support Care Cancer 1994; 2:66–70.

von Rosenstiel N, von Rosenstiel I, Adam D. Management of sepsis and septic shock in infants and children. Paediatr Drugs 2001; 3: 9–27.

Walmrath D, Grimminger F, Seeger W. Schwere Sepsis – neue Therapieverfahren. Internist 2001; 42: 1619–30.

Wang V et al. Antibiotic treatmen of children win unsuspected meningococcal disease. Arch pediatr Adolesc Med 2000; 154: 556.

Warren H et al. Risks and benefits of activated protein C treatment of severe sepsis. N Engl J Med 2002; 347: 1027–30.

Weigand M, Bardenheuer H, Böttiger B. Klinisches Management bei Patienten mit Sepsis. Anaesthesist 2003; 52: 3–22.

Therapie

438

7 Infektionen des Herzens und der Gefäße

Bakterielle Endokarditis

Klinische Formen: Die Trennung der akuten von der subakuten Endokarditis beruht auf Unterschieden im klinischen Verlauf, jedoch gibt es durch die notwendige Frühtherapie dieser lebensbedrohlichen Erkrankungen fließende Übergänge. In den USA wird daher für beide Formen die Bezeichnung »infective endocarditis« verwendet. Allgemein üblich ist heute eine Einteilung nach Erregern (s.u.), welche für die Therapie entscheidend ist.

Bei der **akuten ulzerierenden Endokarditis** (septische Endokarditis), die meist durch Staphylococcus aureus oder Enterobakterien hervorgerufen wird, findet eine schnelle Zerstörung der befallenen Herzklappe statt. Septische Metastasen entwickeln sich häufig in Hirn, Hirnhäuten, Haut oder Nieren.

Bei **subakuter Endokarditis** (Endocarditis lenta) sind die Erreger meist vergrünende oder anhämolysierende Streptokokken oder Enterokokken, nicht selten auch Staphylococcus epidermidis, Haemophilus oder Pilze; dabei liegt meist ein schon länger bekanntes kombiniertes Mitralvitium, ein Aortenvitium oder ein angeborenes Vitium vor. Klinisch findet man ein wechselndes Herzgeräusch, Fieber, CRP-Anstieg, hohe BSG (Ausnahme: Polyglobulie bei zyanotischem Vitium), Zeichen einer Herdnephritis, Milztumor, Hauthämorrhagien. In der Anamnese wird oft eine kurz vorher durchgeführte Zahnextraktion, Tonsillektomie, Bauchoperation oder Darmerkrankung angegeben. Bei dicken Fibrinbelägen auf den infizierten Klappen oder bei sehr anspruchsvollen Erregern, die schwer anzüchtbar sind, können oft in Blutkulturen keine Bakterien nachgewiesen werden (sog. abakteriämische Formen). Q-Fieber und eine Chlamydien-Infektion sollten durch serologische Untersuchungen ausgeschlossen werden. Bei optimaler Blutkulturtechnik sind jedoch primär abakteriämische Formen selten. Meist ist bei fehlendem Erregernachweis eine antibiotische Behandlung vorangegangen; bei Ansprechen auf eine Vortherapie ist oft ein Rückschluss auf die Erregergruppe möglich. Echokardiogramme (ggf. auch transösophageal) sind zur Lokalisation von valvulären oder muralen Vegetationen sowie zur Diagnostik einer Klappenperforation und zur Indikationsstellung für eine Operation unerlässlich.

Die **Endokarditis nach Herzoperationen** mit Implantation von intravasalen Fremdkörpern kann als Frühform oder als Spätform auftreten. Bei der Frühform (in den ersten 2 Monaten) werden vor allem Staphylococcus epidermidis und Propionibakterien, selten gramnegative Stäbchen und Pilze (Candida, Aspergillus) gefunden (besonders ungünstig bei Infektion von Klappenprothesen und Teflon-patch-Prothesen). Bei der Spätform sind meist Staphylokokken und Streptokokken die Ursache. Häufig fehlen die typischen Zeichen einer

Endokarditis. Bei der Frühform sind die Erreger entweder bei der Operation oder bald danach (z. B. durch Kontamination von Venenkathetern, Endotrachealtuben oder Drainageschläuchen) in die Blutbahn gelangt. Bei der Spätform kann die Unterlassung einer Endokarditisprophylaxe (s.u.) bei zahnärztlichen oder anderen Eingriffen die Ursache sein. Die Frühform hat eine schlechtere Prognose als die Spätform (vor allem bei Erkrankung der Aortenklappe) und ist häufig mit einem Myokardabszess, einem Klappenausriss oder einer eitrigen Perikarditis kombiniert. Wenn in der Kultur keine Bakterien oder Pilze anwachsen (bei nicht vorbehandelten Patienten in etwa 5 %), kann die Unterscheidung von einem Postkardiotomie-Syndrom, von Lungenembolien oder einer transfusionsbedingten Zytomegalievirusinfektion schwierig sein.

Bakteriologische Diagnostik: Kein Therapiebeginn bei Verdacht auf akute septische Endokarditis vor Anlegen von mindestens 2 Blutkulturen. Bei Verdacht auf subakute Endokarditis (E. lenta) sind ca. 5 Blutkulturen in 3- bis 6-stündigem Abstand sinnvoll, da hiervon die Prognose entscheidend abhängt. Wegen der Häufigkeit von schwer anzüchtbaren Keimen ist eine jederzeit anwendbare Blutkulturtechnik notwendig (Blutkulturflaschen) mit Nachweismöglichkeiten für aerobe und anaerobe Bakterien sowie Pilze. Zur Blutkulturtechnik s. S. 420. Bei der Antibiotika-Empfindlichkeitsprüfung genügt der übliche Blättchen-Diffusionstest nicht, sondern es muss eine Bestimmung der minimalen Hemmkonzentration (MHK) durchgeführt werden, um auch eine Sensibilitätsverminderung der angezüchteten Keime feststellen zu können. Daher sollten ursächliche Streptokokken im Labor für notwendige Nachtestungen einige Zeit aufbewahrt werden. Bei Endokarditis werden in vivo 5–20fach höhere MHK-Konzentrationen benötigt, um die Keime in den Endokardvegetationen abzutöten (Begründung für die hohe Dosierung).

Häufigkeit der Erreger: Streptococcus viridans und nichthämolysierende Streptokokken 60–80 %, Enterokokken 5–15 %, Staphylokokken 20–30 %, abakteriämische Form 5 %, Enterobakterien 2–6 %. Mischinfektionen sind selten. Haemophilus-Arten 1–2 % (Actinobacillus-Arten, Cardiobacterium hominis, Haemophilus aphrophilus, Eikenella corrodens, Kingella), diese spielen als so genannte HACEK-Gruppe eine besondere Rolle. Als seltene Endokarditis-Erreger kommen nahezu alle fakultativ pathogenen Keime in Frage: Gonokokken, Pneumokokken, Campylobacter, Listerien, Erysipelothrix rhusiopathiae, Brucellen, Chlamydien, Legionellen, Coxiella burnetii, Bacteroides-Arten, Fusobakterien, Candida- und andere Pilzarten. Bei Endokarditiden von Heroinsüchtigen sind Infektionen durch Staphylokokken, Enterobakterien, Pseudomonas und Pilze häufig. Oft sind dabei die Klappen, z.T. aber auch nur das Endothel des rechten Herzens betroffen. Bei einer derartigen, schwer diagnostizierbaren **Rechtsherz-Endokarditis** können Serien von septischen Embolien eine Pneumonie vortäuschen. Bei Patienten mit Abwehrschwäche oder nach Intensivpflege kann eine Endokarditis auch als Folge einer Venenkatheter-induzierten Bakteriämie oder Fungämie entstehen.

Therapie: Für die Endokarditis-Therapie gelten ähnliche Regeln wie für die Sepsisbehandlung (s. S. 422), jedoch andere Dosierungen und längere Behandlungszeiten. Periphere oder zentrale Venenkatheter sind zur Applikation der Antibiotika wegen der Gefahr einer Bakteriämie (mit Sekundärinfektion der vorgeschädigten Klappe) möglichst zu vermeiden. Während bei anderen Sepsisformen auch bakteriostatische Mittel erfolgreich sein können, ist bei der bakteriellen Endokarditis immer eine bakterizid wirkende Therapie erforderlich. Kortikosteroide sowie Antikoagulanzien sind wegen der Gefahr einer Klappenperforation bzw. von Embolien kontraindiziert.

Kriterien für den Behandlungserfolg sind Entfieberung, Normalisierung von BSG und CRP, Verschwinden der klinischen Symptome, Fieberfreiheit nach Absetzen der Antibiotika und negativer Ausfall wiederholter Blutkulturen. Die Therapie sollte mindestens 3 Wochen, in der Regel bis zur Normalisierung der BSG in voller Dosierung durchgeführt werden. Die früher übliche Behandlungsdauer von 6 Wochen war zumindest bei der Endocarditis lenta unnötig lang. Längere Behandlungszeiten sind aber immer noch bei der Endokarditis nach Herzoperationen mit prothetischem Ersatz notwendig (ungünstige Prognose). Bei der Therapie mit ototoxischen Antibiotika (z. B. Gentamicin) und Verdacht auf eine Störung der Nierenfunktion sind in regelmäßigen Abständen Blutspiegelkontrollen ratsam (s. S. 150). Eine orale Nachbehandlung ist nicht notwendig.

Bei therapieresistenter Endokarditis sowie Anzeichen einer Klappenperforation sollte frühzeitig die Indikation zur operativen Entfernung der Vegetationen mit Klappenersatz gestellt werden (unter intensiver Antibiotika-Therapie).

Initialtherapie (vor dem Erregernachweis): Bei starkem klinischen Verdacht auf eine akute (septische) Endokarditis ist nach Anlegen von Blutkulturen umgehend eine Therapie zu beginnen. Entsprechend den Haupterregern (Staphylokokken und Enterobakterien) behandelt man bei Verdacht eine septische Endokarditis mit Kombinationen, wie Vancomycin + Cefotaxim, und modifiziert die Behandlung, wenn das Kulturergebnis bekannt ist. Wenn eine subakute Form vorliegt, ist der Patient nicht vital bedroht, und man hat Zeit für mehrere Blutkulturen. Unter Umständen startet man die ungezielte Therapie einer Endocarditis lenta mit Penicillin G oder Ampicillin + Gentamicin.

Bei der Antibiotika-Therapie der Endokarditis nach Herzoperation ist eine frühzeitige Operation mit Versorgung durch eine neue Prothese meistens unvermeidlich. Die Antibiotika-Therapie wird stets mit 2, anfangs am besten mit 3 Antibiotika durchgeführt und ist mindestens 6 Wochen, häufig länger, erforderlich. Vor der Anzüchtung der Erreger wird zur Initialbehandlung die Kombination von Vancomycin, Gentamicin und Ampicillin empfohlen. Bei Unmöglichkeit eines Klappenersatzes kann die Therapie einer nachgewiesenen Staphylokokken-Infektion mit Rifampicin + Vancomycin versucht werden.

Streptokokken-Endokarditis: Meist als subakute Form **(Endocarditis lenta)** durch vergrünende und anhämolysierende Streptokokken, selten als akute Form durch hämolysierende Streptokokken oder Pneumokokken.

Die **Therapie der Wahl** ist Penicillin G in hoher Dosierung, kombiniert mit Gentamicin: tgl. 15–20 Mill. E Penicillin-G-Natrium, verteilt auf 2–3 i.v. Kurzinfusionen für 3–4 Wochen, plus Gentamicin, tgl. 160–240 mg für 2–3 Wochen. Gentamicin wirkt trotz nachgewiesener relativer Resistenz der Streptokokken mit Penicillin G synergistisch. Wenn eine längere Behandlung in der Klinik abgelehnt wird, kann eine ambulante Weiterbehandlung mit der Kombination Ceftriaxon plus Gentamicin erwogen werden. Vergrünende Streptokokken sind fast immer Penicillin-sensibel; es gibt aber auch resistente Stämme.

Bei **Penicillin-Allergie** gibt man Ceftriaxon, tgl. 2 g i.v. für 3–4 Wochen (Kreuzallergie ausschließen) in Kombination mit Gentamicin für 2–3 Wochen. Bei gleichzeitiger Cefalosporin-Allergie oder bei Penicillin-G-Resistenz der Streptokokken sind Vancomycin plus Gentamicin für 4 Wochen indiziert; dann müssen in jedem Fall die Gentamicin-Blutspiegel (s. S. 150) sowie die Nierenfunktion und das Hörvermögen regelmäßig kontrolliert werden.

Therapie

441

Enterokokken-Endokarditis: Meist subakuter, gelegentlich auch akuter Verlauf, problematisch durch Antibiotika-Resistenz. Bei Frauen nicht selten nach fieberhaftem Abort oder im Verlauf von Harnwegsinfektionen.
Therapie: Ampicillin, tgl. 12 g, verteilt auf 3 i.v. Kurzinfusionen (für 6 Wochen); eine Kombination mit Gentamicin (160–240 mg) ist zur Durchbrechung eines Eagle-Effekts (s. S. 6) und zur Erzielung einer Bakterizidie unbedingt erforderlich. Die Unterlassung einer Kombinationstherapie mit einem Aminoglykosid ist ein Behandlungsfehler. Gentamicin wirkt auch bei nachgewiesener mäßiger Resistenz der Enterokokken mit Ampicillin oder Amoxicillin synergistisch. Anstelle von Ampicillin oder Amoxicillin kann auch Mezlocillin verwendet werden.
Bei **Ampicillin-Allergie** oder -Unwirksamkeit kommt Vancomycin (2-mal tgl. 15 mg/kg als i.v. Infusion) oder Teicoplanin in Kombination mit Gentamicin in Frage (für 4–6 Wochen). Bei Vancomycin-Resistenz von Enterococcus faecium ist die Kombination Quinupristin/Dalfopristin (s. S. 209) wirksam, jedoch fehlen damit bei Endokarditis noch größere klinische Erfahrungen.

Eine **Endokarditis durch Streptococcus bovis,** der ebenfalls zu den D-Streptokokken gehört, lässt sich leichter behandeln als eine Infektion durch Enterococcus faecalis. Nicht selten bei Kolonkarzinom vorkommend.
Therapie: Penicillin G (tgl. 15–20 Mill. E) + Gentamicin (wie bei Streptokokken-Endokarditis).

Staphylokokken-Endokarditis (durch S. aureus oder S. epidermidis): Wegen der Gefährlichkeit der Staphylokokken-Endokarditis, der Häufigkeit einer Penicillin-G- und Methicillin-Resistenz und der Ungenauigkeit der Sensibilitätstestung der Staphylokokken ist unverzüglich mit einer optimalen Therapie zu beginnen. Am wirksamsten ist die Kombination von Vancomycin i.v. (2-mal tgl. 1 g) mit Rifampicin (2- bis 3-mal tgl. 0,3 g oral oder i.v.), in den ersten 2 Wochen evtl. zusätzlich mit Gentamicin. Diese Kombination ist als einzige Therapieform imstande, eine infizierte Herzklappenprothese zu sanieren. Penicillin G, Cefazolin und Flucloxacillin wirken ungenügend, ebenfalls Clindamycin (Rezidivgefahr!). Gyrase-Hemmer können zu sekundärer Resistenzentwicklung führen. Makrolide, wie Erythromycin, sollten trotz In-vitro-Wirksamkeit nicht angewandt werden; sie spielen höchstens zur Suppressionsbehandlung bei unbehandelbaren Protheseninfektionen eine Rolle.
Dauer der Behandlung: 4–6 Wochen. Nach eingetretener Besserung u. U. Therapie mit Cefadroxil oder Clindamycin per os (je nach Antibiogramm) für längere Zeit fortsetzen. Eine verminderte Sensibilität von Staphylococcus aureus gegen Vancomycin (bei sog. VISA-Stämmen) ist bisher sehr selten. Bei Vancomycin-Resistenz von Staphylococcus epidermidis ist die Kombination Quinupristin/Dalfopristin (s. S. 209) oder Linezolid (s. S. 211) wirksam, jedoch fehlen größere klinische Erfahrungen. Wegen der starken Tendenz zur Klappenzerstörung ist bei Staphylokokken-Endokarditis die frühzeitige Operation anzustreben (mit Klappenersatz). Bei erfolgloser Antibiotika-Therapie einer Postkardiotomie-Endokarditis muss eine Reoperation erwogen werden, die meist zur Elimination der Erreger führt. Dabei sollten auch evtl. vorhandene Vegetationen am Endokard entfernt werden.

Endokarditis durch gramnegative Bakterien: Selten, schlechte Prognose, therapeutisch schwer zu beeinflussen, immer Höchstdosen erforderlich. Generell sollte ein hochaktives Betalaktam-Antibiotikum (Cefotaxim, Ceftriaxon, Carbapenem) mit einem Aminoglykosid kombiniert werden. Ciprofloxacin kommt u. U. zur Nachbehandlung oder Suppressionstherapie in Frage. Entscheidend ist das Antibiogramm.

E. coli: Cefotaxim (oder Ceftriaxon) + Gentamicin. Alternativen sind andere hochaktive Betalaktam-Antibiotika, wie Imipenem oder Meropenem.

Klebsiella pneumoniae: Cefotaxim (oder Ceftriaxon) + Gentamicin; evtl. auch Imipenem oder Meropenem + Gentamicin.

Enterobacter-Arten: Je nach Antibiogramm mit Cefotaxim oder Ceftriaxon oder Meropenem + Gentamicin.

Pseudomonas aeruginosa: Postoperativ oder als Komplikation bei Heroinsucht. Wegen der sehr schlechten Prognose ist eine Dreierkombination mit Ceftazidim, Tobramycin und Ciprofloxacin gerechtfertigt. Auch Kombinationen mit Piperacillin, Cefepim, Meropenem in Kombination mit einem Aminoglykosid kommen in Frage. Häufig ist eine operative Entfernung der infizierten Klappe erforderlich, evtl. auch eine lang dauernde Suppressionsbehandlung mit Ciprofloxacin oral.

Proteus mirabilis: Cefotaxim + Gentamicin, evtl. auch Mezlocillin + Gentamicin.

Andere Proteus-Arten: Cefotaxim + Aminoglykosid. Auch Mezlocillin, Piperacillin oder Meropenem + Aminoglykosid kommen in Frage, außerdem Ciprofloxacin (in der Kombination).

Salmonellen: Ceftriaxon + Aminoglykosid, evtl. auch Imipenem oder Ciprofloxacin.

Serratia: Je nach Antibiogramm Cefotaxim oder Ceftazidim + Aminoglykosid, evtl. auch Mezlocillin, Piperacillin, Meropenem oder Ciprofloxacin in Kombination mit einem Aminoglykosid (z. B. Amikacin).

Endokarditis durch schwer anzüchtbare gramnegative Stäbchen: Zarte gramnegative Stäbchen, die in der Kultur als
Haemophilus aphrophilus,
Actinobacillus actinomycetem comitans,
Cardiobacterium hominis,
Eikenella corrodens oder
Kingella kingae
(abgekürzt nach den Anfangsbuchstaben als **HACEK**-Gruppe) identifiziert werden. Sie wachsen in hochwertigen Nährböden langsam (z.T. erst nach Wochen) an und rufen eine subakute Endokarditis hervor (häufige Ursache der sog. »abakteriellen« Endokarditis). Die Antibiotika-Empfindlichkeit ist unterschiedlich. Cefotaxim + Gentamicin oder Ceftriaxon + Gentamicin sind fast immer wirksam. Prognose bei falscher Behandlung (z. B. mit Penicillin G) schlecht (hohe Letalität).

Pilz-Endokarditis: Selten. Vorkommen bei Heroinsucht, nach Herzoperationen und bei länger liegendem Venenkatheter. Oft als Rechtsherz-Endokarditis. Am häufigsten werden Candida, selten Aspergillus oder andere Pilze nachgewiesen. Das Anzüchten der Pilze gelingt oft nicht. Manchmal sind die Kulturen aus Blut oder peripheren Absiedlungen erst nach längerer Bebrütung positiv.

Therapie: Bei Candida- und Aspergillus-Endokarditis gibt man Amphotericin B, ansteigende Dosierung bis zu tgl. 1 mg/kg (s. S. 350), evtl. in Kombination mit Flucytosin (bei nachgewiesener In-vitro-Wirksamkeit). Eine operative Entfernung der befallenen Klappe ist vor allem bei Aspergillus-Endokarditis unvermeidlich. Manchmal ist auch die chirurgische Behandlung großer septischer Emboli notwendig. Fluconazol, Itraconazol und

Therapie

443

Ketoconazol wirken unsicher. Die Position der potenziell wirksamen neuen Antimykotika Voriconazol bzw. Caspofungin ist noch unklar.

Q-Fieber-Endokarditis: Erregeranzüchtung (Coxiellen) praktisch nicht möglich. Verdachtsdiagnose bei fehlendem Nachweis anderer Erreger, positiver Komplementbindungsreaktion (KBR) oder positivem ELISA-Test und klinischem Bild. Oft chronischer Verlauf. Schlechte Prognose (unbedingt Spezialisten hinzuziehen). Behandlungsversuch mit Doxycyclin (tgl. 200 mg) in Kombination mit Co-trimoxazol für ½ bis 1 Jahr. Häufig ist ein Klappenersatz notwendig. Alternativen sind Kombinationen von Doxycyclin mit einem Gyrase-Hemmer (z. B. Ciprofloxacin) oder mit Rifampicin oder mit Chloroquin.

Endokarditis ohne Nachweis des Erregers (abakteriämische Form): Wenn bei einem nicht vorbehandelten Patienten mit typischem klinischen Bild einer Endocarditis lenta Blutkulturen trotz optimaler Technik und längerer Bebrütung steril geblieben sind, muss eine abakteriämische Endocarditis lenta angenommen werden. Die Diagnose »Endokarditis« sollte durch den echokardiographischen Nachweis von Vegetationen gestützt werden. Dabei handelt es sich z.T. um eine Infektion durch Streptokokken, die in üblichen Nährmedien nicht anwachsen, z.T. um Erreger der HACEK-Gruppe, Brucellen, Q-Fieber oder Chlamydien. Häufig wird der Patient mit Penicillin G (täglich 20 Mill. E) + Gentamicin (täglich 240 mg) anbehandelt. Wenn es hierbei binnen weniger Tage nicht zur Entfieberung kommt, muss mit Penicillin-G-resistenten Erregern (in erster Linie mit Keimen der Haemophilus-Gruppe) gerechnet werden. Dann behandelt man mit einer Kombination von Ceftriaxon und Gentamicin. Gegen Brucellen-Endokarditis sind Doxycyclin plus Gentamicin wirksam. Doxycyclin wirkt auch gegen Q-Fieber und Chlamydien.

Anbehandelte Endokarditis ohne Erregernachweis: Eine vor Entnahme von Blutkulturen anbehandelte Endokarditis kann erhebliche diagnostische und therapeutische Probleme aufwerfen. Es ist umstritten, ob man nachträglich noch Versuche zur Isolierung des Erregers durchführen sollte; ggf. Antibiotikum absetzen, nach 2–3 Tagen Blutkulturen anlegen. Falls ein Keimnachweis trotzdem nicht gelingt, erfolgt die Behandlung je nach dem klinischen Bild entweder wie bei einer subakuten Streptokokken-Endokarditis mit Penicillin G + Gentamicin oder wie bei akuter Staphylokokken-Endokarditis mit Vancomycin. In therapieresistenten Fällen kommt zur Erfassung von HACEK-Erregern die Kombination von Ceftriaxon mit Gentamicin in Frage. Bei weiterem Versagen ist Vancomycin + Rifampicin eine zusätzliche Option. Fluochinolone haben keine bedeutsame Position bei Endokarditis.

Endokarditis bei Heroinsüchtigen: Erreger überwiegend Staphylokokken (ca. 50 %), Pseudomonas, Serratia und Enterobakterien (ca. 20 %), nicht selten auch Streptokokken, Enterokokken, Candida sowie Mischinfektionen. Meist akuter Verlauf, oft als Rechtsherz-Endokarditis mit vieldeutigen Lungeninfiltrationen, z.T. ohne Herzgeräusch. Die Beteiligung des linken Herzens hat eine schlechtere Prognose; oft bestehen schwere neurologische Symptome durch septische Absiedlungen. Wegen der ungünstigen Prognose sollte nach Entnahme von 4 Blutkulturen binnen 2 Stunden eine ungezielte Initialtherapie, z.B. mit Ceftriaxon + Gentamicin + Vancomycin begonnen werden. Die gezielte Weiterbehandlung sollte je nach Testergebnis durchgeführt werden. Rezidive und Reinfektionen sind häufig. Bei nicht mehr zugänglichen Venen kann eine orale Therapie notwendig werden (Ciprofloxacin + Rifampicin oder Ciprofloxacin + Clindamycin). Die praktischen Erfahrungen damit sind noch gering.

Zerstörung von Herzklappen: Kann bei allen Formen der bakteriellen Endokarditis auftreten und zu einer nicht beherrschbaren Herzinsuffizienz führen. Als lebensrettende Maßnahmen kommen nur die frühzeitige Exzision der befallenen Klappe und ein prothetischer Ersatz in Betracht. Bei Endokarditis nach Herzoperationen ist meist der Austausch einer infizierten Kunstklappe notwendig. Vorher, dabei und danach sollte eine intensive bakterizide Antibiotika-Therapie erfolgen (für mindestens 4 Wochen).

Endarteriitis: Eine bakterielle Endarteriitis mit oder ohne Aneurysmabildung (häufig intrakraniell) kommt bei unerkannter und nicht entsprechend behandelter bakterieller Endokarditis vor. Bei bakterieller Endokarditis können Aneurysmen infektiöser Ursache im Sinus aortae und im supravalvulären Teil der Aorta ascendens lokalisiert sein. Sie kommen außerdem in größeren Baucharterien und peripheren Arterien vor. Es gibt auch andere Entstehungsweisen einer infizierten Endarteriitis. Intrakranielle Aneurysmen führen zu neurologischen Ausfällen und werden durch MRT oder i.v. digitale Subtraktionsangiographie nachgewiesen. Die häufigsten Erreger sind Streptokokken und Staphylokokken; seltener sind andere Erreger (z. B. Salmonellen, Listerien, Chlamydien).
Die **Therapie** ist schwierig. Antibiotika allein führen nur in einem Teil der Fälle zur Sanierung. Die Wahl der Mittel hängt von der Art und Empfindlichkeit des bei der Endokarditis nachgewiesenen Erregers ab. Bei Größenzunahme des Aneurysmas (oder multipler Aneurysmen) und bei Aneurysmaruptur ist die rechtzeitige Operation lebensrettend.

Endokarditis-Prophylaxe: Durch prophylaktische Gaben von Antibiotika lässt sich die Entwicklung einer bakteriellen Endokarditis verhindern. Besonders gefährdet sind Patienten mit einem angeborenen oder erworbenen Herzfehler, mit Kunstklappen, Patienten nach schweren Herzoperationen und Patienten, die bereits einmal eine bakterielle Endokarditis durchgemacht haben. Bei diesen Personen sollte anlässlich von Zahnextraktionen, einer Tonsillektomie oder von Urogenital- oder Darmoperationen, bei Endoskopien (ERCP, Verödung von Ösophagusvarizen) sowie bei Abszesseröffnungen, evtl. auch bei Entbindungen und Aborten eine Prophylaxe mit Antibiotika durchgeführt werden. Im Gegensatz zu früher wird heute in der Regel eine 2-Dosis-Prophylaxe befürwortet (1 Dosis 1 h vor dem Eingriff, 1 Dosis 6 h danach). Diese Prophylaxe darf nicht mit der perioperativen Prophylaxe bei Herzoperationen (s.u.) verwechselt werden. Die Empfehlungen zur Endokarditis-Prophylaxe sind in einigen Ländern etwas verschieden, stimmen aber im Prinzip überein.
Wahl des Antibiotikums und Dosierung:
▸ Bei Zahnextraktion, Tonsillektomie, Adenotomie: Penicillin V (je 1 Mill. E 1 h vor und 6 h nach dem Eingriff). In den USA wird Amoxicillin (1- bis 2-mal 2 g) empfohlen. Ein früherer Beginn kann zur Selektion Penicillin-resistenter Keime führen. Bei Penicillin- oder Cefalosporin-Allergie gibt man ein Makrolid, z. B. Clarithromycin oral (0,5 g 1 h vor dem Eingriff und 0,5 g 6 h später).
▸ Bei Eingriffen am Darm oder Urogenitaltrakt gibt man wegen möglicher Enterokokken-Endokarditis Amoxicillin oral oder i.v. (je 2 g ½ h vor sowie 8 h und 16 h nach dem Eingriff). Zusätzlich kann Gentamicin injiziert werden (1,5 mg/kg i.m. oder i.v. ½ h vor dem Eingriff). Bei Penicillin-Allergie kann statt Amoxicillin Clarithromycin oral (Dosis s.o.) oder notfalls Vancomycin i.v. (1 g über 60 min) verabreicht werden.

Therapie

445

▸ Bei Eröffnung von Eiteransammlungen, die durch Staphylokokken bedingt sind (z. B. Furunkel), gibt man je 1 g Flucloxacillin 1 h vor und 6 h nach dem Eingriff. Bei Penicillin-Allergie ist Cefazolin oder Clindamycin indiziert.

Perioperative Prophylaxe bei Herzoperationen: Bei Herzoperationen (besonders mit Klappenersatz) besteht die Gefahr einer postoperativen Endokarditis. Häufige Erreger sind Staphylococcus aureus und Staphylococcus epidermidis, selten Pseudomonas und Pilze. Eine perioperative Prophylaxe ist mit Cefazolin oder Vancomycin i.v. durchzuführen. Je 2 g Cefazolin werden bei Einleitung der Anästhesie sowie 8 h und 16 h später injiziert. In Kliniken mit Vorkommen Methicillin-resistenter Staphylokokken kann je 1 g Vancomycin bei Einleitung der Anästhesie sowie 12 h und 24 h später über 60 min i.v. infundiert werden.

Literatur

Besnier JM, Leport C, Bure A, Vilde JL. Vancomycin-aminoglycoside combinations in therapy of endocarditis caused by Enterococcus species and Streptococcus bovis. Eur J Clin Microbiol Infect Dis 1990; 9: 130–3.

Czwerwiec FS, Bilsker MS, Kamerman ML, et al. Long-term survival after fluconazole therapy of candidal prosthetic valve endocarditis. Am J Med 1993; 94: 545–6.

Dajani AS, Taubert KA, Wilson W, et al. Prevention of bacterial endocarditis: recommendations by the American Heart Association. Clin Infect Dis 1997; 25: 1448–58.

Durack DT. Infective and noninfective endocarditis. In: The Heart. 9th ed. Schlant RC (ed). New York: McGraw Hill 1997; ch 82.

Durack DT. Prevention of infective endocarditis. New Engl J Med 1995; 332: 38–44.

Francioli PB. Ceftriaxone and outpatient treatment of infective endocarditis. Infect Dis Clin North Am 1993; 7: 97–115.

Frésard A, Michel VP, Rueda X, et al. Gemella haemolysans endocarditis. Clin Infect Dis 1993; 16: 586.

Graham JC, Gould FK. Role of aminoglycosides in the treatment of bacterial endocarditis. J Antimicrob Chemother 2002; 49: 437–44.

Kaatz GW, Seo SM, Dorman NJ, Lerner SA. Emergence of teicoplanin resistance during therapy of Staphylococcus aureus endocarditis. J Infect Dis 1990; 162: 103–8.

Kaye D (ed). Infective Endocarditis, 2nd ed. New York: Raven Press, 1992.

Levy PY, Drancourt M, Etienne J, et al. Comparison of different antibiotic regimens for therapy of 32 cases of Q fever endocarditis. Antimicrob Ag Chemother 1991; 35: 533–7.

Levy CS, Kogulan P, Gill VJ, et al. Endocarditis caused by penicillin-resistant viridans streptococci: 2 cases and controversies in therapy. Clin Infect Dis 2001; 33: 577–9.

Mortara LA, Bayer AS. Staphyloc. bacteremia and endocarditis – New diagn. and therap. concepts. Infect Dis Clin North Am 1993; 7: 53.

Olaison L, Schadewitz K. Enterococcal endocarditis in Sweden, 1995–1999: can shorter therapy with aminoglycosides be used? Clin Infect Dis 2002; 34: 159–66.

Raoult D, Houpikian P, Tissot Dupont H, et al. Treatment of Q fever endocarditis: comparison of 2 regimens containing doxycycline and ofloxacin or hydroxychloroquine. Arch Intern Med 1999; 159: 167–73.

Ritter M, Alter P, Maisch B. Möglichk. und Grenzen einer amb. Antibiotikatherapie der infekt. Endokarditis. Herz 2001; 26: 418–23.

Shapiro DS, Kenney SC, Johnson M, et al. Chlamydia psittaci endocarditis diagnosed by blood culture. N Engl J Med 1992; 326: 1192.

Simmons NA. Recommendations for endocarditis prophylaxis. J Antimicrob Chemother 1993; 31: 437–53.

Small PM, Chambers HF. Vancomycin for Staphylococcus aureus endocarditis in intravenous drug users. Antimicrob Ag Chemother 1990; 34: 1227–31.

Uzun O, Akalin HE, Ünal S, et al. Long-term oral ciprofloxacin in treatment of prosthetic valve endocarditis due to Pseudomonas aeruginosa. Scand J Infect Dis 1992; 24: 797–800.

Venditti M, Gelfusa V, Serra P, Brandimarte C, Micozzi A, Martino P. 4-week treatm. of streptoc. valve endocarditis with high-dose teicoplanin. Antimicrob Ag Chemother 1992; 36: 723–6.

Wessel A, Simon C, Regensburger D. Bacterial and fungal infection after cardiac surgery. Eur J Pediatr 1987; 146: 31.

Wilson WR, Karchmer AW, Dajani AS. Antibiotic treatment of adults with infective endocarditis due to streptococci, enterococci, staphy-

lococci, and HACEK microorganisms. JAMA 1995; 274: 1706–13.
Working Party of the British Society of Antimicrobial Chemotherapy. Antibiotic prophylaxis of infective endocarditis. Lancet 1990; I: 88.

Yu VL, Fand GD, Keys TF. Prosthetic valve endocarditis: Superiority of surgical valve replacement versus medical therapy only. Ann Thorac Surg 1994; 58: 1073.

Rheumatisches Fieber

Das rheumatische Fieber tritt vorwiegend bei Kindern und jüngeren Erwachsenen im Anschluss an eine A-Streptokokken-Infektion (etwa 2–3 Wochen danach oder später) auf. Dabei spielen bestimmte rheumatogene Serotypen mit dem M-Protein der Klasse I eine wichtige Rolle. Die Erkrankung lässt sich durch frühzeitige Behandlung der Streptokokken-Infektion weitgehend verhindern; daher ist das Vollbild eines akuten rheumatischen Fiebers heute selten geworden. Die vieldeutigen Symptome (Fieber, Arthritis, Karditis, subkutane Knoten, Erytheme) können die Abgrenzung gegen andere Krankheiten (Lupus erythematodes, Periarteriitis nodosa u. a.) erschweren. Die wichtigste Folge des rheumatischen Fiebers ist die primär nicht bakterielle rheumatische Endokarditis, die jedoch eine wichtige Vorerkrankung für eine spätere bakterielle Endokarditis darstellt. Wegen der therapeutischen Konsequenzen, besonders im Hinblick auf die wichtige Frage, ob eine jahrelange Rezidivprophylaxe mit Penicillin durchgeführt werden muss, sind alle erforderlichen Untersuchungen vorzunehmen, um die Diagnose eines rheumatischen Fiebers zu sichern.

Therapie: Die Elimination der noch im Körper befindlichen Streptokokken wird durch eine 2-wöchige Penicillin-Behandlung erreicht, die am einfachsten mit Penicillin V oral, 3-mal tgl. 0,5 Mill. E, erfolgen kann. Auch alle Oralcefalosporine sind wirksam. Bei Penicillin-Allergie gibt man ein Makrolid für 2 Wochen. Gyrase-Hemmer, Co-trimoxazol und Tetracycline wirken unsicher und sollen nicht verwendet werden. Wichtig ist bei Karditis die gleichzeitige Behandlung mit Prednison (tgl. 60–100 mg).

Die wichtige **Rezidivprophylaxe** des rheumatischen Fiebers mit Penicillin hat den Zweck, eine Neuinfektion durch A-Streptokokken (Streptococcus pyogenes) zu verhindern, welche ohne die Penicillin-Dauerbehandlung in 30–50 % ein Rezidiv des rheumatischen Fiebers auslöst. Die Unterdrückung von Streptokokken-Infektionen lässt sich bereits mit relativ niedrigen Penicillin-Dosen, die nur 2-mal tgl. gegeben werden, erreichen. Diese Rezidivprophylaxe sollte (nach Lehrbuch) nach jedem rheumatischen Fieber für die Dauer von etwa 5 Jahren stattfinden. Bei abgelaufener Karditis (vor allem Klappenfehler als Dauerschaden) und bei mehrmaligen Rezidiven gibt es die Empfehlung, wegen der erhöhten Gefährdung durch interkurrente Streptokokken-Infektionen das Penicillin lebenslang zu verabreichen, bei Erkrankungsbeginn im Kindesalter auf jeden Fall bis zum 25. Lebensjahr.

Bei der Rezidivprophylaxe des rheumatischen Fiebers hat man sich zwischen vier Möglichkeiten zu entscheiden:

▸ Benzathin-Penicillin G (Pendysin, Tardocillin 1200), von dem nur einmal im Monat eine i.m. Injektion zu geben ist (ausreichende Penicillin-Blutspiegel über 4 Wochen), hat die niedrigste Versagerquote (0,4 %), führt aber manchmal zu lokalen Infiltraten und ist bei Penicillin-Allergie streng kontraindiziert. Dosierung: bei Erwachsenen und Schulkindern 1,2 Mill. E, bei jüngeren Kindern 0,8 Mill. E einmal im Monat.

▶ Penicillin V per os braucht nur 2-mal tgl. (je 0,2 Mill. E) genommen zu werden. Da die Einnahme manchmal vergessen wird, versagt die Prophylaxe in etwa 3–5 %.

▶ Bei einer Penicillin-Allergie können Sulfonamide den gleichen Erfolg haben (z. B. Sulfalen). Bei Sulfonamid-Unverträglichkeit kann ein Oralcefalosporin gegeben werden. Die Prophylaxe des rheumatischen Fiebers darf nicht mit der Endokarditis-Prophylaxe verwechselt werden, die bei Rheumapatienten mit vorgeschädigtem Herzen anlässlich von operativen Eingriffen (auch Zahnextraktionen) mit Penicillin V, Amoxicillin oder einem Cefalosporin erfolgt (s. S. 445).

Die entweder schmerzhaften oder zumindest lästigen Formen der Rheumaprophylaxe werden nur relativ selten wirklich über längere Zeit durchgeführt. De facto hat sich ein anderes Vorgehen durchgesetzt. Bei Patienten nach einem rheumatischen Fieber ist lebenslang eine großzügige, schnell einsetzende Penicillin-Therapie bei allen Erkrankungen sinnvoll, welche durch Streptococcus pyogenes hervorgerufen sein können (Angina, Wundinfektionen, Impetigo). So erhalten Patienten nach überstandenem rheumatischen Fieber bei jeder Angina, bei akuten Atemwegsinfektionen oder bei Wundinfektionen ungezielt Penicillin V, das ggf. auch dem aufgeklärtem Patienten als Vorrat nach Hause mitgegeben wird.

Nach einer akuten Glomerulonephritis als Streptokokken-Folgeerkrankung ist eine Penicillin-Dauerbehandlung wegen der Seltenheit von Rezidiven nicht notwendig.

Literatur

Alsaeid K, Majeed HA. Acute rheumatic fever: diagnosis and treatment. Pediatr Ann 1998; 27: 295–300.

da Silva NA, Pereira BA. Acute rheumatic fever. Still a challenge. Rheum Dis Clin North Am 1997; 23: 545–68.

Manyemba J, Mayosi BM. Penicillin for secondary prevention of rheumatic fever (Cochrane Review). In: The Cochrane Library, Issue 1, 2003. Oxford: Update Software.

Stollerman GH. Rheumatic fever. Lancet 1997; 349: 935–42.

Veasy LG, Hill HR. Recrudescence of acute rheumatic fever in the United States. In: Orefici G

(ed). New Perspectives on Streptococci and Streptococcal Infections. Stuttgart: Gustav Fischer Verlag 1992; 20–2.

Wong D, Bortolussi R, Lang B. An outbreak of acute rheumatic fever in Nova Scotia. Can Commun Dis Rep 1998; 24: 45–7.

World Health Organization. WHO programme for the prevention of rheumatic fever/rheumatic heart disease in 16 developing countries: Report from Phase I (1986–90). Bull WHO 1992; 70.

Bakterielle Perikarditis

Es gibt verschiedene Formen und Ursachen einer mikrobiell bedingten Perikarditis:

Eitrige Perikarditis: Die häufigsten Erreger sind Pneumokokken, Staphylococcus aureus und Haemophilus influenzae. Seltener sind Meningo- und Gonokokken, Anaerobier, Salmonellen, Enterobakterien, Pseudomonas, Borrelia burgdorferi, Pilze u. a.

Die **Staphylokokken-Perikarditis** entsteht meist hämatogen bei einer Pneumonie mit Empyem, einer akuten Osteomyelitis, einem Weichteilabszess oder nach Operationen am offenen Herzen, manchmal auch im Verlauf einer Staphylokokken-Endokarditis. Sie äußert sich u. a. in einem schweren Schock (durch Ektotoxine) und endet oft tödlich. Die **Haemophilus-Perikarditis** kann als Komplikation einer Pleuropneumonie oder Meningitis durch denselben Erreger auftreten.

Bei **Meningokokken-Sepsis** von jüngeren Erwachsenen entsteht in etwa 5 % eine eitrige Perikarditis, die sich häufig erst am 3. Krankheitstag manifestiert und im Allgemeinen leichter verläuft als eine Staphylokokken- bzw. Haemophilus-Perikarditis.

Anaerobier sind zu vermuten, wenn sich eine Perikarditis im Verlauf eines Lungenabszesses, einer intraabdominellen Infektion oder einer tiefen Wundinfektion entwickelt. Eine eitrige oder subakute Perikarditis kann auch durch Pilze (z. B. Candida, Aspergillus, Cryptococcus) oder Parasiten (z. B. Toxoplasmen) hervorgerufen werden. Bei jeder protrahierten Perikarditis muss ggf. eine Tuberkulose, aber auch auch eine Amöbeninfektion als Ursache ausgeschlossen werden.

Therapie: Bei der Vielzahl der möglichen Erreger ist eine umfassende mikrobiologische Diagnostik des Perikardpunktates wichtig (einschließlich Anaerobier, Tuberkelbakterien und Pilze) sowie serologische Untersuchungen auf Lues, Rickettsiosen, Ornithose/Psittakose usw., damit eine gezielte Therapie (wie bei Sepsis und Endokarditis) durchgeführt werden kann. Initial werden zur ungezielten Therapie Breitspektrum-Antibiotika eingesetzt, welche die meisten bakteriellen Erreger erfassen (Staphylokokken, auch Pneumokokken und andere Streptokokken sowie Haemophilus, Meningo- und Gonokokken, Anaerobier). Solche Kombinationen sind: Ceftriaxon + Clindamycin oder Metronidazol (in ausreichend hoher Dosierung), evtl. ein Carbapenem (Imipenem). Bei immunsupprimierten oder frisch herzoperierten Patienten sollte an Pseudomonas, Aspergillus und Enterobakterien gedacht werden. Die Therapie wird mit den im Einzelfall am besten geeigneten Mitteln intravenös für mindestens 3–4 Wochen fortgesetzt, bei schwer behandelbaren Erregern auch länger. Wichtig sind regelmäßige sonographische Verlaufskontrollen. Bei größeren Ergüssen kann eine Punktion oder Drainage erforderlich sein. Unterstützende Maßnahmen sind O_2-Zufuhr, Schockbehandlung usw. Ab 8. Krankheitstag kann eine konstriktive Perikarditis auftreten, welche chirurgisch behandelt werden muß.

Tuberkulöse Perikarditis: Heute in Mitteleuropa sehr selten, aber nicht selten bei Bewohnern von Endemiegebieten. Komplikation einer Lungentuberkulose oder Miliar-Tbc. Allmählicher Beginn mit Krankheitsgefühl, Fieber, Anorexie, Nachtschweiß und typischen Perikarditis-Symptomen. Der Perikarderguss kann serös oder eitrig sein. Die Diagnose wird gestützt durch die Sonographie, die positive Tuberkulinprobe, den Erregernachweis im Perikardpunktat und histologische Untersuchungen. Oft muss eine Behandlung auf Verdacht hin begonnen werden. Die antituberkulöse Therapie einschließlich Kortikoidgaben (S. 667) verhindert eine konstriktive Perikarditis nicht immer.

Nichtbakterielle Perikarditis: Eine Reihe von unterschiedlichen nichtbakteriellen Perikarditiden ist differenzialdiagnostisch wichtig; die Unterscheidung von erregerbedingten Formen kann schwierig sein. Die Perikarditis bei rheumatischem Fieber (s. S. 447) wird zur Elimination der Streptokokken mit Penicillin G behandelt. Besonders wichtig ist dabei die Gabe von Prednison. Perikarditiden im Rahmen einer rheumatoiden Arthritis, bei Morbus Still oder Lupus erythematodes erfordern keine Antibiotika (Therapie mit Prednison, evtl. Immunsuppressiva). Das Postkardiotomie-Syndrom ist von der seltenen postoperativen

Therapie

Perikarditis durch schwach pathogene Erreger schwer unterscheidbar. Es hat eine im Einzelnen unklare Immunpathogenese; sie spricht z.T. auf nichtsteroidale Antirheumatika und immer auf Prednison prompt an. Eine ähnliche Pathogenese hat die Perikarditis nach einem Herzinfarkt (Dressler-Syndrom). Bei urämischer Perikarditis wird das Grundleiden behandelt; Antibiotika oder Immunsuppressiva sind nicht erforderlich.

Die **Perikarditis durch Viren** ist nicht selten. Am häufigsten ist eine Infektion durch Coxsackie-B-Viren, seltener Adenoviren, EBV, CMV, Varicella-Viren u. a. Größere Perikardergüsse sind selten. Der Verlauf ist oft protrahiert (über 3–4 Wochen), im Allgemeinen aber leichter. Herztamponade und konstriktive Perikarditis sind die Ausnahme. Meist genügen zur Therapie Bettruhe und Analgetika. Rekurrierende Perikarditiden sind möglich. Bei seröser Perikarditis sollte auch an die Möglichkeit einer Infektion durch Borrelia burgdorferi, Mycoplasma pneumoniae, Chlamydia pneumoniae oder Chlamydia psittaci (Ornithose) gedacht werden (ggf. Therapie auf Verdacht mit Doxycyclin).

Literatur

Brook I. Pericarditis due to anaerobic bacteria. Cardiology 2002; 97: 55–8.

Cegielski JP, Devlin BH, Morris AJ, et al. Comparison of PCR, culture, and histopathology for diagnosis of tuberculous pericarditis. J Clin Microbiol 1997; 35: 3254–7.

Fowler N. Recurrent pericarditis. Cardiol Clin 1990; 8: 621.

Fowler N. Tuberculous pericarditis. JAMA 1991; 266: 99.

Karikm MA, Bach RG, Dressler F, et al. Purulent pericarditis caused by group B streptococcus with pericardial tamponade. Am Heart J 1993; 126: 727–30.

Maisch B. Pericardial diseases, with a focus on etiology, pathogenesis, pathophysiology, new diagnostic imaging methods, and treatment. Curr Opin Cardiol 1994; 9: 379.

Marchal LL, Detollenaere M, De Baere HJ. Streptococcus milleri, a rare cause of pericarditis; successful treatment by pericardiocentesis combined with parenteral antibiotics. Acta Clin Belg 2000; 55: 222–4.

Mayosi BM, Volmink JA, Commerford PJ. Interventions for treating tuberculous pericarditis. Cochrane Database Syst Rev 2000; pCD000526.

Park S, Bayer AS. Purulent pericarditis. Curr Clin Topics Infect Dis 1992; 12: 56–82.

Sagrista-Sauleda J, Permanyer-Miralda G, Soler-Soler J. Tuberculous pericarditis: Ten-year experience with a prospective protocol for diagnosis and treatment. J Am Coll Cardiol 1988; 11: 724.

Myokarditis

Ätiologie: Es gibt zahlreiche infektiöse Ursachen. Als häufigste Ursache gelten Virusinfektionen (Coxsackie-Virusinfektionen, Begleitmyokarditis bei Influenza), die sich aber nur selten klinisch nachweisen lassen. Im Rahmen einer Sepsis kann es zu multiplen septischen Herden im Myokard kommen (besonders durch Staphylococcus aureus, Meningokokken, Pneumokokken, Pilze). Meist besteht hierbei gleichzeitig eine Perikarditis. Bei immunsupprimierten Patienten kann die Exazerbation einer latenten Toxoplasmose oder eine Toxoplasma-Primärinfektion sowie eine aktivierte Zytomegalie zur Myokarditis führen. In Südamerika ist die Chagas-Krankheit eine wichtige Ursache. AIDS-Patienten haben nicht selten eine nicht abklärbare Myokarditis unterschiedlicher Ursache. In Europa selten ist die

Myokarditis bei Diphtherie, rheumatischem Fieber, Ornithose, Q-Fieber, Fleckfieber, Typhus, Chagas-Krankheit und Trichinose. Bei der Zecken-Borreliose kommt eine Myokarditis relativ häufig vor (s. S. 648). Auch Chlamydia pneumoniae kann eine häufig subklinische Myokarditis hervorrufen.

Die **Diagnose** einer Myokarditis ist schwierig. Manchmal kann eine typische Anamnese ein wichtiger Hinweis sein. Bei jüngeren Erwachsenen kann das klinische Bild mit plötzlich auftretender Herzinsuffizienz, mit Herzrhythmusstörungen und z.t. mit einem Perikarderguss typisch sein. Leichte Erkrankungen sind wenig charakteristisch und keineswegs selten. Häufig besteht als Erstes ein unerklärlicher Leistungsknick. Hinter den plötzlichen Todesfällen bei gesunden Sportlern steht meist eine unerkannte Myokarditis. Ein Verdacht kann durch den EKG-Verlauf und die Echokardiographie, evtl. auch durch MRT und Myokardbiopsie bestätigt werden. Im Serum findet man bei florider Myokarditis eine CK-Erhöhung. Bakterielle Infektionen führen meist auch zu einer Erhöhung des CRPs. Die serologischen Untersuchungen auf eine Coxsackie-Virusinfektion, Influenza, Chlamydien- und Borrelien-Infektion ergeben oft vieldeutige Befunde. Wichtig ist der Ausschluss nichtinfektiöser Ursachen (z. B. Kardiomyopathien, Kollagenosen, Amyloidose, Vergiftungen, Medikamente, endokrine Störungen).

Therapie: Die Behandlung erfolgt je nach vermuteter oder nachgewiesener Ursache, z. B. bei Borreliose mit Ceftriaxon i.v. (s. S. 649), bei einer Chlamydien-Infektion mit Doxycyclin und bei einer Sepsis mit einer dabei wirksamen Antibiotika-Kombination (s. S. 424). Da in einem nicht abschätzbaren Prozentsatz schwer nachweisbare Erreger (Chlamydien, Mykoplasmen, Borrelien, Q-Fieber) die Ursache sein können, erscheint eine probatorische Behandlung mit Doxycyclin oder einem Makrolid sinnvoll. Wichtig sind bei akuter schwerer Myokarditis Intensivpflegemaßnahmen, wie Oxigenierung, adäquate Flüssigkeitszufuhr, Monitoring der Herztätigkeit, ggf. Therapie mit positiv inotropen Medikamenten und Behandlung der Arrhythmie. Bei rheumatischem Fieber mit schwerer Karditis ist Prednison erforderlich.

Literatur

Dec GW, Palacios I, Yasuda T, et al. Antimyosin antibody cardiac imaging: Its role in the diagnosis of myocarditis. J Am Coll Cardiol 1990; 16: 97.

Fenoglio JJ, Ursel P, Kellogg CF, et al. Diagnosis and classification of myocarditis by endomyocardial biopsy. N Engl J Med 1983; 308: 12.

Franklin WG, Simon AB, Sodeman TM. Candida myocarditis without valvulitis. Am J Cardiol 1976; 38: 924.

Grody W, Cheng I, Lewis W. Infection of the heart by the human immunodeficiency virus. Am J Cardiol 1990; 66: 203.

Hofman P, Drici MD, Gibelin P, et al. Prevalence of toxoplasma myocarditis in patients with the acquired immunodeficiency syndrome. Br Heart J 1993; 70: 376.

Martin A, Webber S, Fricker F. Acute myocarditis: Rapid diagnosis by PCR in children. Circulation 1994; 90: 330.

Paz A, Potasman I. Mycoplasma-associated carditis. Case reports and review. Cardiology 2002; 97: 83–8.

Schinkel AF, Bax JJ, van der Wall EE, et al. Echocardiographic follow-up of Chlamydia psittaci myocarditis. Chest 2000; 117: 1203–5.

See D, Tilles J. Viral myocarditis. Rev Infect Dis 1991; 13: 951.

Therapie

Eitrige Thrombophlebitis

Bakteriell ausgelöste Venenwandentzündung mit oder ohne Thrombose und Bakteriämie, evtl. Sepsis. Im Gefäßlumen finden sich meist Gerinnsel und Eiter, in der Venenwand oft Mikroabszesse und in der Umgebung manchmal auch größere periphlebitische Abszesse. Man unterscheidet die oberflächlichen und die zentralen Thrombophlebitiden, die infizierten Sinus-cavernosus-Thrombosen und die Pylephlebitis (infizierte Pfortaderthrombose). Sinus-cavernosus-Thrombosen können Komplikationen einer Sinusitis sein.

Die **oberflächlichen Thrombophlebitiden** entstehen häufig durch eine Venenkatheterinfektion oder gehen von Hautinfektionen (z. B. Verbrennungswunden) aus.

Die **zentralen Thrombophlebitiden** (V. jugularis, V. subclavia, V. cava) können bei längerem Gebrauch zentraler Venenkatheter entstehen.

Eitrige Thrombophlebitiden der Beckenvenen entwickeln sich manchmal bei Entbindungen, Aborten, nach größeren gynäkologischen Operationen und bei Beckenabszessen. Als Komplikation können metastatische Abszesse, septische Lungenembolien (mit Infarkt) und subperiostale Abszesse benachbarter Knochen sowie Osteomyelitis auftreten. Die häufigsten **Erreger** von oberflächlichen und zentralen Thrombophlebitiden sind Staphylococcus aureus und gramnegative Stäbchen (besonders Klebsiella/Enterobacter-Arten, auch Pseudomonas aeruginosa). Seltener sind Candida albicans, Enterokokken, Staphylococcus epidermidis und Anaerobier. Bei infizierten Beckenvenenthrombosen sind anaerobe Streptokokken und Bacteroides-Arten am häufigsten. Bei ketoazidotischen Diabetikern, Patienten unter Desferoxamin oder Patienten mit Neutropenie sind Aspergillus- bzw. Mukor-Infektionen möglich. Ein Erregernachweis gelingt oft in der Blutkultur, aus einem entfernten Venenkatheter und aus Abszesseiter. Zur Lokalisation sind CT und MRT sowie szintigraphische Methoden wertvoll.

Ungezielte Initialtherapie: Gegen Staphylokokken und andere Kokken wirkt am sichersten Vancomycin, das man mit Cefotaxim (gegen Enterobakterien) und Tobramycin (gegen Pseudomonas) kombinieren kann.

Bei infizierten Beckenvenenthrombosen ist die traditionelle Therapie eine Kombination von Penicillin G (tgl. 20 Mill. E) und Clindamycin i.v. (tgl. 1,8 g) ; sie erfasst Anaerobier und Staphylokokken. Modernere Alternativen sind Ceftriaxon + Metronidazol oder die Gabe von Imipenem bzw. Ertapenem. Rechtzeitig sind notwendige chirurgische Eingriffe (Abszesseröffnung und Drainage, Gefäßexzision, Unterbindung, Heparinisierung und Venenkatheterentfernung) durchzuführen.

Die **gezielte Antibiotika-Therapie** erfolgt nach Keimart und Antibiogramm (wie bei Sepsis). Behandlungsdauer: mindestens 2–3 Wochen, bei abszedierenden Formen durch Staphylokokken (Rezidivgefahr) wesentlich länger.

Literatur

Ashkenazi S, Pickering LK, Robinson LH. Diagnosis and management of septic thrombosis of the inferior vena cava caused by Candida tropicalis. Pediatr Infect Dis J 1990; 9: 446.

Berkowitz FE, Argent AC, Baise T. Suppurative thrombophlebitis: A serious nosocomial infection. Pediatr Infect Dis 1987; 6: 64–7.

Mori H, Fukuda T, Isomoto I, et al. CT diagnosis of catheter-induced septic thrombosis of vena cava. J Comput Assist Tomogr 1990; 14: 236.

Raad I, Narro J, Khan A, et al. Serious complications of vascular catheter-related Staphylococcus aureus bacteremia in cancer patients. Eur J Clin Microbiol Infect Dis 1992; 11: 675.

Sacks-Berg A, Strampfer MJ, Cunha BA. Suppurative thrombophlebitis caused by intravenous line sepsis. Heart Lung 1987; 318–20.

Strinden WD, Helgerson RB, Maki DG. Candida septic thrombosis of the great central veins associated with central catheters. Clinical features and management. Ann Surg 1985; 202: 653–8.

Venenkatheter-Infektionen

Die **Erreger** von Venenkatheter-Infektionen (s. auch S. 430) sind in erster Linie Koagulase-negative Staphylokokken; eine Reihe von anderen Erregern ist möglich. Grundsätzlich müssen infizierte Venenkatheter entfernt werden. Die Kultur erfolgt durch Abrollen der Katheterspitze auf festen Nährböden (keine Anreicherung!).

Eine Thrombophlebitis bei infiziertem Venenkatheter ist immer ein Grund für eine Antibiotika-Therapie (z. B. mit Cefazolin oder Cefuroxim) für 5–10 Tage. Bei Nachweis einer Candida-Infektion gibt man Fluconazol.

> Bei einer Candida-Infektion von liegenden Venenkathetern besteht immer auch die Gefahr einer Retinitis (Kontrolle des Augenhintergrundes!).

Die Infektionen von permanenten Zugängen (Port, Hickman, Groshong u. a.) sind ein besonderes Problem. Infektionen der Eintrittsstelle sind einfacher zu behandeln als tiefe Infektionen. Port-Infektionen lassen sich z. t. durch Instillation von Antibiotika in das System sanieren. Wenn Katheter aus klinischen Gründen nicht entfernt werden können, kann eine Therapie, z. B. mit Vancomycin + Rifampicin, durchgeführt werden. Die Ergebnisse sind aber oft enttäuschend.

Therapie

Literatur

Bisno AL, Waldvogel FA (eds). Infections Associated with Indwelling Medical Devices. Washington DC: American Society for Microbiology 1994.

Krzywda EA, Andris DA, Edmiston CE, et al. Treatment of Hickman catheter sepsis using the antibiotic lock technique. Infect Control Hosp Epidemiol 1995; 16: 596.

Malanoski GJ, Samore MH, Pefanis A, Karchmer AW. Staphylococcus aureus catheter-associated bacteremia. Minimal effective therapy and unusual infectious complications associated with arterial sheath catheters. Arch Intern Med 1995; 155: 1161.

Sariego J, Bootorabi B, Matsumoto T, Kerstein M. Major long-term complications in 1422 permanent venous access devices. Am J Surg 1993; 165: 249–51.

Seifert H, Jansen B, Farr M. Catheter-Related Infections. New York: Marcel Dekker 1996.

Herzschrittmacher-Infektionen

Entstehung: Infektionen in Verbindung mit implantierten permanenten Herzschrittmachern kommen in 2–4% vor und sind bei den heute weitgehend verlassenen epikardialen Herzschrittmachern doppelt so häufig wie bei transvenösen Herzschrittmachern. Sie sind meist in der subkutanen Hauttasche lokalisiert, welche den Schrittmacher enthält. Die Infektion entsteht durch Kontamination mit Hautbakterien bei der Implantation, kann aber auch durch Wundinfektion oder Erosion der über der Box liegenden Haut zustande kommen. Die Infektion kann die epikardialen oder transvenösen Elektroden einschließen, welche von der infizierten Generatorbox aus entlang der Drähte aufsteigt oder welche hämatogen erfolgt. Herzschrittmacher-Infektionen treten am häufigsten in den ersten 4 Wochen nach der Implantation auf, hämatogene Infektionen der Elektroden nicht selten auch noch Jahre danach.

Die häufigsten **Erreger** sind Staphylokokken (S. aureus oder S. epidermidis). Auch andere Keime (Viridans-Streptokokken, Propionibakterien, gramnegative Stäbchen und Candida) kommen vor.

Die klinischen **Symptome** bei Tascheninfektionen sind Fieber, CRP-Anstieg, Rötung, Schwellung und Schmerzen über der Hauttasche. Isolierte Infektionen der Elektroden sind selten und können wie eine bakterielle Endokarditis zu Fieber und positiven Blutkulturen führen. Die Diagnose wird gesichert durch Anzüchtung der Keime aus der subkutanen Tasche (Punktion) oder aus dem Blut.

Eine **Antibiotika-Therapie** ist auch bei lokalisierten Infektionen zur Behandlung oder Vorbeugung einer Sepsis und Endokarditis immer notwendig. Die Wahl des parenteralen Antibiotikums richtet sich nach der Erregerart und dem Antibiogramm (siehe Sepsis durch Staphylokokken, S. 433, und andere Bakterien, S. 430). Eine Pilz-Infektion erfordert ebenfalls eine parenterale Therapie (mit Fluconazol oder Amphotericin B).

Eine **operative Entfernung** aller infizierten Herzschrittmacherteile ist bei nachgewiesener Bakteriämie prinzipiell zu fordern. Wenn bei negativer Blutkultur allein die subkutane Tasche infiziert ist, wird u. U. nur die Generatorbox entfernt, und die nicht infizierten Elektroden können verbleiben. Die Neuimplantation eines Herzschrittmachers findet statt, sobald die vorangegangene Infektion beherrscht ist.

Die antimikrobielle Therapie ist bei positiver Blutkultur nach vollständiger Entfernung des Herzschrittmachers in der Regel für die Dauer von 4 Wochen durchzuführen. Wenn der infizierte Herzschrittmacher (ganz oder Teile davon) nicht entfernt werden kann, muss die intensive Antibiotika-Therapie mindestens 6 Wochen erfolgen und kann – wenn auch danach ein Austausch nicht möglich ist – durch eine lang dauernde Suppressionsbehandlung ergänzt werden.

Perioperative Prophylaxe: Sie reduziert signifikant die Häufigkeit infektiöser Komplikationen nach Herzschrittmacher-Implantation (besonders von Sepsis und Endokarditis). Gut geeignet ist Cefazolin i.v. (je 2 g vor dem Eingriff und 2–4 h nach dem Eingriff).

Literatur

Aggarwal RK, Ramsdale DR, Charles RG. Antibiotic prophylaxis in permanent pacemaker implantation. Br Heart J 1995; 73: 392.

Böhm A, Banyai F, Preda I, Zamolyi K. The treatment of septicaemia in pacemaker patients. PACE 1996; 19: 1105–11.

Da Costa A, Kirkorian G, Cucherat M, et al. Antibiotic prophylaxis for permanent pacemaker implantation – A meta-analysis. Circulation 1998; 97: 1796–801.

Klug D, Lacroix D, Savoye C, Goullard L, Grandmougin D, Hennequin JL, Kacet S, Lekieffre J. Systemic infection related to endocarditis on pacemaker leads: clinical presentation and management. Circulation 1997; 95: 2098–107.

Mounsey JP, Griffith MJ, Bexton RS. Antibiotic prophylaxis in permanent pacemaker implantation. Br Heart J 1995; 74: 206.

Waldvogel F. Pacemaker infections. In: Infections Associated with Indwelling Mechanical Devices. Bisno AL, Waldvogel FA (eds). Washington, DC: American Society for Microbiology 1994; 251–8.

Infektionen von Dialyseshunts

Entstehung: Bei intermittierender Hämodialyse über längere Zeit werden heute oft subkutane arteriovenöse Fisteln als Dialysezugang mit einem prothetischen Conduit benutzt. Dabei treten infektiöse Komplikationen in 10–20 % auf. Die Infektion entsteht entweder bei der Implantation oder durch Ausbreitung von einer oberflächlichen Wunde, durch wiederholte Punktionen bei der Dialyse oder hämatogen oder ausgehend von einem falschen Aneurysma an der Punktionsstelle. Die häufigsten Erreger sind Staphylokokken und gramnegative Stäbchen.

Symptome: Örtliche Schmerzen, Erythem, Abszedierung oder Fieber mit Bakteriämie. Komplikationen sind Nahtinsuffizienz an der Anastomose mit Blutung, selten Endokarditis und septische Lungenembolie.

Therapie: Eine empirische Therapie mit der Kombination von Vancomycin plus Ceftriaxon (Dosierung entsprechend der Nierenfunktion und der Dialysetechnik) führt nur teilweise zur Heilung. Bei Erregernachweis ist eine gezielte Therapie möglich (nach dem Antibiogramm). Gentamicin und andere Aminoglykoside sind zu vermeiden. Oft ist zusätzlich eine operative Entfernung erforderlich.

Infektionen von Gefäßprothesen

Entstehung: Gefäßprothesen in der Leistengegend (aortofemorale und femoropopliteale Prothesen) sind nicht so häufig infiziert (in 0,5 %) wie aortale oder aortoiliakale Gefäßprothesen (in 1 %). Sie entstehen entweder bei der Operation, durch direkte Ausbreitung aus der Nachbarschaft oder hämatogen (bei einer Bakteriämie). Die häufigsten Erreger von Gefäßprothesen in der Leistengegend und Poplitea sind Staphylococcus aureus und S. epidermidis, von intraabdominellen Gefäßprothesen E. coli und andere Enterobakterien. Polymikrobielle Infektionen kommen bei abdominellen Infektionen in etwa 60 %, bei Infektionen in der Leistengegend in etwa 25 % vor.

Symptome: Infektionen in der Leistengegend treten häufiger in den ersten 2 Monaten nach der Operation auf, intraabdominelle Infektionen erst später (nach >1 Jahr). Infektionen von Gefäßprothesen in der Leistengegend oder im Bein äußern sich durch Abszedierung, Bildung eines falschen Aneurysmas, Thrombose in der Prothese oder septische Embolie in der distalen Extremität (mit Pulsverlust). Infektionen von aortalen Prothesen können zu Bauchschmerzen, retroperitonealen Blutungen, einem falschen Aneuryma (Bauchtumor), Throm-

Therapie

bose, Ureterverschluss, septischer Embolie und zur Bildung einer aortoenterischen Fistel (mit Meläna oder Hämatemesis) führen. Eine Lokalisation ist durch Sonographie, CT, MRT und Arteriographie möglich. Blutkulturen sind dabei häufig positiv, können aber auch negativ ausfallen (wenn die Infektion noch nicht bis ins Lumen der Prothese vorgedrungen ist). **Therapie:** Wegen der hohen Letalität ist ein sofortiger Beginn der parenteralen Kombinationstherapie (initial wegen des häufigen Vorkommens von Staphylokokken am besten mit Vancomycin plus Rifampicin) entscheidend. Bei Infektionen von intraabdominellen Gefäßprothesen ist initial Imipenem oder Meropenem günstig (gegen Enterobakterien, Anaerobier und Staphylokokken gut wirksam). Oft ist die baldige Entfernung der infizierten Prothese und die Implantation einer neuen Prothese bzw. eines Bypasses unvermeidlich. Für die gezielte Antibiotika-Therapie wird bei Streptokokkeninfektionen oft Cefazolin + Gentamicin empfohlen, bei Enterokokkeninfektionen Vancomycin + Gentamicin, bei Staphylokokkeninfektionen Cefazolin + Gentamicin (bei Methicillin-Resistenz aber Vancomycin oder Quinupristin/Dalfopristin). Bei aeroben gramnegativen Stäbchen wirkt meist die Kombination von einem Betalaktam-Antibiotikum + Aminoglykosid (je nach Antibiogramm). Die parenterale Antibiotika-Therapie muss bis zu 4 Wochen nach Entfernung der infizierten Prothese fortgesetzt werden. Bei fehlender Operabilität kommt eine Langzeit- oder Suppressionstherapie in Frage, z. B. mit Teicoplanin + Rifampicin, evtl. oral mit Levofloxacin + Rifampicin oder Cefadroxil + Rifampicin.

Literatur

Bandyk DP. Diagnosis and treatment of biomaterial-associated vascular infections. Infect Dis Clin North Amer 1992; 6: 719.

Calligaro KD, Veith FJ, Schwartz ML, et al. Selective preservation of infected prosthetic arterial grafts: Analysis of a 20-year experience with 120 extracavitary-infected grafts. Ann Surg 1994; 220: 461.

Karchmer AW, Gibbons GW. Infections of prosthetic heart valves and vascular grafts. In: Infec-

tions Associated with Indwelling Devices. Bisno AL, Waldvogel FA (eds). Washington, DC: American Society for Microbiology 1994; 213–49.

Stevenson K et al. Standardized surveillance of hemodialysis vascular access infections. Infect Control Hosp Epidemiol 2000; 21: 200.

Arteriosklerose als Infektionskrankheit

Es bedeutete einen Paradigmen-Wechsel, als sich ab 1995 herausstellte, dass die Arteriosklerose nicht eine multifaktorielle metabolische Erkrankung, sondern in erster Linie offenbar eine chronisch persistierende Infektion ist. Die Erreger der Arteriosklerose sind eine erst 1985 entdeckte neue Chlamydien-Art – Chlamydia pneumoniae. Die klinisch manifeste Arteriosklerose ist demnach mindestens zu einem großen Anteil die Folge einer chronischen Chlamydien-Infektion der Gefäße. Bei diesem klinischen Konzept werden die etablierten Risikofaktoren zu Zusatzfaktoren bzw. Epiphänomenen der chronischen Infektion. So ist eine mittelgradige CRP-Erhöhung bereits als »Risikofaktor« der Arteriosklerose allgemein anerkannt. Das C-reaktive Protein (CRP) ist freilich **der** klassische Infektionsparameter; eine Erhöhung stellt typischerweise ein Epiphänomen jeder chonischen Infektion und damit auch einer chronischen Arteriitis dar. Das C-reaktive Protein korreliert beim Aortenaneurysma besonders gut mit einer Progression.

Diagnostik: Der Erregernachweis von Chlamydia pneumoniae ist schwierig; die Anzüchtung gelingt nur in wenigen Speziallaboratorien. Der Nachweis mit PCR und Immunhistochemie ist noch nicht standardisiert. Die Serologie von Chlamydia pneumoniae ist wenig zuverlässig und korreliert keineswegs mit einer Isolierung der Erreger. Die Indikation zu einer Antibiotika-Therapie muss derzeit anhand von klinischen Parametern gestellt werden. Dabei muss u. U. eine gewisse Übertherapie in Kauf genommen werden.

Therapie: Die Antibiotika-Therapie der Arteriosklerose befindet sich im Stadium der Entwicklung. Hauptindikationen bei jüngeren Patienten sind: stenosierende Koronarsklerose, periphere Durchblutungsstörungen, Schlaganfälle, relativ kleine Aortenaneurysmen. Eine Interventionstherapie mit Antibiotika muss stets zusätzlich zur etablierten Therapie (Aspirin, Betarezeptorenblocker, Cholesterinsenker u. a.) erfolgen. Die beiden ersten erfolgreichen kleinen Therapiestudien wurden mit Azithromycin bzw. Roxithromycin durchgeführt. Die Position von Doxycyclin als Standardpräparat war anfangs unklar; zumindest bei Aortenaneurysmen wurde ein eindeutiger therapeutischer Effekt gezeigt. Herkömmliche Gyrase-Hemmer (Ciprofloxacin, Levofloxacin) haben keine hohe Aktivität gegen Chlamydien. Die Stellung der in vitro besser wirksamen neuen Gyrase-Hemmer wie Moxifloxacin ist noch nicht geklärt, aber potenziell interessant. Rifampicin bzw. Minocyclin könnten weitere Reservesubstanzen sein. Die positiven Wirkungen einer Therapie mit Makroliden bei akutem Herzinfarkt wurden mit relativ kurzer Behandlungsdauer erreicht. Generell erscheint (in Analogie zu anderen Chlamydien-Infektionen) eine längere Therapie (6–12 Wochen) ratsam. Die Erfolgsparameter einer Therapie sind schwierig festzulegen. Den größten Stellenwert hat der Rückgang einer angiographisch nachgewiesenen Stenose. Da Makrolide offenbar zu günstigen Kurzzeiteffekten bei Herzinfarkten führen können, erscheint eine Kombinationstherapie mit Cholesterin-Senkern (Statinen), die positive Langzeiteffekte zeigen, im Prinzip sinnvoll. Derartige Studien sind aber noch nicht durchgeführt worden.

Auch wenn noch keine größeren Studien vorliegen, erscheint es gerechtfertigt, **Hochrisikopatienten** (z. B. Gefäßverschlüsse von jüngeren Erwachsenen, kleine Aortenaneurysmen) bereits jetzt mit Antibiotika zu behandeln. Die derzeitige Empfehlung der Frankfurter Infektiologen lautet dabei: Roxithromycin oder Azithromycin für die Dauer von 8 Wochen. Alternativen, über die freilich noch kaum Erfahrungen vorliegen, wären Moxifloxacin oder Doxycyclin. Alle in Frage kommenden Antibiotika sind auch für Chlamydien-Infektionen zugelassenen, sodass eine Extra-Zulassung für diese Indikation entfällt.

Größere Interventionsstudien mit Azithromycin, Roxithromycin und Doxycyclin sind angelaufen. Einige große Studien bei Patienten mit Koronarsklerose haben freilich keine eindeutig positiven Ergebnisse erbracht. Dabei stellt sich die Frage, ob die Patientengruppen für die Behandlung wirklich geeignet waren, denn meist wurden Patienten erst nach dem ersten Herzinfarkt aufgenommen. Offen bleibt, ob der Reinfarkt nach Koronardilatation wirklich auf eine Chlamydieninfektion zurückzuführen ist.

Therapiestudien bei Arteriosklerose sind praktisch sehr schwierig, da Pharmafirmen kaum mehr an derartigen Studien interessiert sind. Die Finanzierung, aber auch die Bereitstellung von Plazebos kann somit unüberwindliche Schwierigkeiten bereiten. In einer eigenen Studie mit Doxycyclin nach PTCA profitierten nur diejenigen Patienten, die gleichzeitig auch Raucher waren. Es stellt sich dabei aber die Frage, ob Patienten mit manifester und weit fortgeschrittener Arteriosklerose überhaupt die richtigen Kandidaten für eine Antibiotika-Therapie darstellen. Vermutlich kommt diese bei ihnen bereits zu spät.

Therapie

Als besserer therapeutischer Ansatz erscheinen so präventive Studien. So gibt es aber auch mehrere bemerkenswerte Arbeiten über eine Reduzierung von Herzinfarkten bei Personen, die aus anderen Gründen bereits Antibiotika erhalten hatten. Breite Präventionsstudien bei Patienten mit Risikokonstellation, aber ohne klinische Symptomatik werden derzeit von vielen Kardiologen noch abgelehnt.

Die wirklich überzeugenden Ergebnisse wurden bei **Patienten mit kleinen Aortenaneurysmen** erbracht. In einer Studie mit Roxithromycin und zwei Studien mit Docycyclin wurde jeweils eine signifikante Verringerung der Progression aufgezeigt. Die Datenlage ist derartig, dass man sich fragen kann, inwieweit in Zukunft einem Patienten mit kleinem Aortenaneurysma Antibiotika vorenthalten werden können. Immerhin liegt eine mit anderen medikamentösen Mitteln nicht sicher beeinflussbare Erkrankung vor, bei der eine hochgefährliche Operation droht.

Die Infektionsgenese der Arteriosklerose ist unseres Erachtens ein Grund, bei trivialen Infektionen, bei denen aus anderen Gründen Antibiotika gegeben werden müssen, **Antibiotika mit Aktivität gegen Chlamydien** zu bevorzugen. Praktisch heißt dies, dass bei einer Sinusitis nicht ein orales Cefalosporin, Co-trimoxazol oder Co-amoxiclav, sondern Doxycyclin, Moxifloxacin oder Roxithromycin bevorzugt werden sollte. Auch wenn die Infektionsthese der Arteriosklerose noch nicht allgemein anerkannt ist und derzeit z.T. totgeschwiegen und sogar bekämpft wird, ist es u.E. nur eine Frage der Zeit, bis sich dieses gut fundierte Konzept durchgesetzt hat.

Literatur

Allegra L, Blasi F (eds). Chlamydia pneumoniae. The Lung and The Heart. Milano: Springer 1999.

Anand V, Gupta S. Antibiotic therapy in coronary heart disease—where do we currently stand? Cardiovasc Drugs Ther 2001; 15: 209–10.

Baxter BT et al. Prolonged administration of doxycycline in patients with small asymptomatic abdominal aortic aneurysms: report of a prospective (Phase II) multicenter study. J Vasc Surg 2002; 36: 1–12.

Blasi F, Denti F, Erba M. Detection of Chlamydia pneumoniae but not Helicobacter pylori in atherosclerotic plaques of aortic aneurysms. J Clin Microbiol 1996; 34: 2766–9.

Campbell LA, O'Brien ER. Detection of Chlamydia pneumoniae TWAR in human coronary atherectomy tissues. J Infect Dis 1995; 172: 585–8.

Dunne MW. Rationale and design of a secondary prevention trial of antibiotic use in patients after myocardial infarction: the WIZARD (weekly intervention with zithromax [azithromycin] for atherosclerosis and its related disorders) trial. J Infect Dis 2000; 181 (Suppl 3): S572–8.

Girard SE, Temesgen Z. Emerging concepts in disease management: a role for antimicrobial therapy in coronary artery disease. Expert Opin Pharmacother 2001; 2: 765–72.

Grayston JT, Kuo CC, Coulson AS. Chlamydia pneumoniae (TWAR) in atherosclerosis of the carotid artery. Circulation 1995; 92: 3397–400.

Grayston JT, Jackson LA, Kennedy WJ, et al. Secondary prevention trials for coronary artery disease with antibiotic treatment for Chlamydia pneumoniae: design issues. Am Heart J 1999; 138: 545–9.

Gupta LS, Leantham EW, Carrington D, et al. Elevated Chlamydia pneumoniae antibodies, cardiovascular events, and azithromycin in male survivors of myocardial infarction. Circulation 1997; 96: 404–7.

Gurfinkel E, Boszovich G, Daroca A, et al. Randomised trial of roxithromycin in non-Q-wave coronary syndromes: ROXIS pilot study. Lancet 1997; 350: 404–6.

Gurfinkel E. Inflammation, infection, or both in atherosclerosis: the ROXIS trial in perspective. J Infect Dis 2000; 181 (Suppl 3): 566–8.

Horne BD, Muhlestein JB, Strobel GG, et al. Greater pathogen burden but not elevated C-reactive protein increases the risk of clinical restenosis after percutaneous coronary intervention. Am Heart J 2002; 144: 491–500.

Jackson LA. Description and status of the azithromycin and coronary events study (ACES). J Infect Dis 2000; 181: 579–81.

Jahn J, Hellmann I, Kothe H, Maass M, Dalhoff K, Katus HA. Die Infektionshypothese der koronaren Herzkrankheit. Wien Med Wochenschr 2001; 151: 594–9.

Kalayoglu MV, Libby P, Byrne GI. Chlamydia pneumoniae as an emerging risk factor in cardiovascular disease. JAMA 2002; 288: 2724–31.

Kannengiesser M. Beeinflussung der Koronarsklerose durch Doxycyclin bei Patienten nach Koronarangiografie und einer erfolgreichenen PTCA. Berlin: Logos 2001.

Kuo CC, Grayston JT, Campbell LA. Chlamydia pneumoniae (TWAR) in coronary arteries of young adults (15–34 years old). Proc Nat Acad Sci 1995; 92: 6911–4.

Maass M, Bartels C, Engel PM, et al. Endovascular presence of viable Chlamydia pneumoniae is a common phenomenon in coronary artery disease. JACC 1998; 31: 827–32.

Mosorin M, Juvonen J, Biancari F, et al. Use of doxycycline to decrease the growth of abdominal aortic aneurysmy. A randomized double blind palcebo controlled pilot study. J Vasc Surg 2001; 34: 606–10.

Muhlestein JB, Hammond EH, Carlquist JF. Increased incidence of Chlamydia species within the coronary arteries of patients with symptomatic atherosclerotic versus other forms of cardiovascular disease. J Amer Coll Cardiol 1996; 27: 1555–61.

Neumann F, Kastrati A, Miethke T, et al. Treatment of Chlamydia pneumoniae infection with roxithromycin and effect on neointima proliferation after coronary stent placement (ISAR-3): a randomised, double-blind, placebo-controlled trial. Lancet 2001; 357: 2085–9.

Ong G, Thomas BJ, Mansfield AO. Detection and widespread distribution of Chlamydia pneumoniae in the vascular system and its possible implications. J Clin Pathol 1996; 49: 102–6.

Parchure N, Zouridakis EG, Kaski JC. Effect of azithromycin treatment on endothelial function in patients with coronary artery disease and evidence of Chlamydia pneumoniae infection. Circulation 2002; 105: 1298–303.

Quinn TC. Does Chlamydia pneumoniae cause coronary heart disease? Curr Op in Infect Dis 1998; 11: 301–7.

Ramirez JA and the Chlamydia pneumonaiae/ Atherosclerosis Study Group: Isolation of Chlamydia pneumoniae from the coronary artery of a patient with coronary atherosclerosis. Ann Intern Med 1996; 125: 979–82.

Saikku PK, Mattila K, Nieminen MS, et al. Serological evidence of an association of a novel chlamydia, TWAR, with chronic coronary heart disease and acute myocardial infarction. Lancet 1988; 29: 983–4.

Schillinger M et al C reactive protein and mortality in patients with acute aortic disease. Intensive Care Med 2002; 28: 740.

Stille W. Arteriosklerose – eine Infektion durch Chlamydia pneumoniae. DMW 1997; 122: 1086–91.

Stille W, Stephan C. Arteriosklerose – eine ultrachronische Chlamydien Infektion. Internist 2001; 42: 1189–95.

Stone AF, Mendall MA, Kaski JC, et al. Effect of treatment for Chlamydia pneumoniae and Helicobacter pylori on markers of inflammation and cardiac events in patients with acute coronary syndromes: South Thames Trial of Antibiotics in Myocardial Infarction and Unstable Angina (STAMINA).Circulation 2002; 106: 1219–23.

Thom DH, Grayston JT, Siscovick DS, et al. Association of prior infection with Chlamydia pneumoniae and angiographically demonstrated coronary artery disease. JAMA 1992; 268: 68–72.

Vammen S, Lindholt J, Ostergard L, et al. Randomized double blind controlled trial of roxithromycin for the prevention of abdominal aortic aneurysm expansion. Brit J Surg 2001; 88: 10666–72.

Wong YK, Dawkins KD, Ward ME. Circulating Chlamydia pneumoniae DNA as a predictor of coronary artery disease. J Am Coll Cardiol 1999; 34: 1435–9.

Therapie

459

8 ZNS-Infektionen

ZNS-Infektionen kann man je nach der Lokalisation als Meningitis, Meningoenzephalitis, Enzephalitis und abszedierende Infektion einteilen. Die Unterschiede zwischen den einzelnen Formen können fließend sein.

Meningitis

Die **Einteilung** der Meningitiden erfolgt primär nach den Erregern: Viren, Bakterien, Pilze, Protozoen, Parasiten. Klinisch unterscheidet man jedoch die weitgehend harmlose lymphozytäre Meningitis durch Viren von der hochgefährlichen und unbehandelt fast stets zum Tode führenden eitrigen Meningitis durch Bakterien. Diese praktisch gut brauchbare Unterscheidung steht in keiner strengen Beziehung zur Ätiologie, da nicht alle lymphozytären Meningitiden virusbedingt sind (tuberkulöse Meningitis, Kryptokokken-, Borrelien- und Leptospiren-Meningitis, Heilphase der eitrigen Meningitis, Meningitis durch schwach pathogene Erreger, z. B. vergrünende Streptokokken). Nicht alle granulozytären Meningitiden haben eine bakterielle Genese (z. B. können im Beginn einer ECHO-Virus- oder Coxsackie-Virus-Meningitis die polymorphkernigen Leukozyten überwiegen).

Zu **Beginn** einer bakteriellen Meningitis kann die Zellzahl noch niedrig sein, sie steigt erst im Verlauf an (trotz Behandlung). Auch eine Abtrennung der serösen Meningitis (mit durchsichtigem Liquor, normalem Liquorzucker und einer Zellzahl unter 300/µl) von der eitrigen Meningitis (mit trübem Liquor, erniedrigtem Liquorzucker und einer Zellzahl von >300/µl) gibt keinen sicheren Erregerhinweis. Bei seröser Meningitis sind zwar häufig Viren (nicht selten auch HIV) die Ursache, in einem kleinen Teil der Fälle aber auch bakterielle Erreger (Borrelia burgdorferi, Tuberkelbakterien, Listerien, Treponema pallidum, Campylobacter, Leptospiren) oder Pilze (Cryptococcus). Andererseits ist ein trüber Liquor nicht immer Symptom einer bakteriellen Meningitis, da bei bestimmten Viruserkrankungen (z. B. ECHO-Virus-Meningitis) relativ hohe Zellzahlen bis zu 3000/µl vorkommen, die dem Liquor ein leicht getrübtes Aussehen verleihen.

CRP (C-reaktives Protein) im Serum kann im Beginn einer eitrigen Meningitis noch negativ sein und ist häufig negativ bei seröser Meningitis bakterieller Genese. Auch an nicht infektiöse Ursachen, wie Leukämie, meningeales Lymphom, Nachbarschaftsreaktionen (sympathische Meningitis bei Sinusitis, Otitis, Mastoiditis, Hirnabszess, Hirninfarkt, Hirntumor usw.) ist zu denken. Bei den klinischen Erscheinungen einer Meningitis müssen differenzialdiagnostisch u. a. eine Subarachnoidalblutung, eine Erkrankung der Wirbelsäule und eine Enzephalitis berücksichtigt werden.

Die **Häufigkeit der Erreger** einer eitrigen Meningitis differiert je nach Lebensalter, Grundkrankheit und Epidemiologie. Ohne Grundkrankheit sind bei Kindern nach den ersten 2 Lebensmonaten und bei Erwachsenen Meningokokken und Pneumokokken am häufigsten. Haemophilus influenzae kommt heute noch bei nicht rechtzeitig geimpften Kindern und bei älteren Erwachsenen vor. Bei Neugeborenen dominieren B-Streptokokken, Enterokokken, Listerien und gramnegative Darmbakterien (E. coli, Klebsiella u. a.). Bei schweren Grundleiden und bei älteren Erwachsenen sind Enterobakterien, Pseudomonas aeruginosa, Salmonellen, Staphylokokken, Pneumokokken und Listerien häufiger, während Meningokokken seltener sind. Mischinfektionen (auch mit Anaerobiern) werden oft bei otogener Meningitis festgestellt. Eine Vielzahl von selteneren Erregern ist als Ursache einer Meningitis möglich; Nachweise von Koagulase-negativen Staphylokokken sind freilich verdächtig auf eine externe Kontamination.

Bei der **Wahl des Antibiotikums** ist davon auszugehen, dass ein Teil der Pneumokokken-, Meningokokken- und Haemophilus-Stämme heute eine verminderte Sensibilität gegen Penicillin und Ampicillin hat. Genaue und schnelle Sensibilitätsbestimmungen sind im Einzelfall oft nicht möglich. Es gibt daher gute Gründe, bei eitriger Meningitis auf Therapieformen auszuweichen, bei denen Resistenzprobleme keine Rolle spielen. Das ist auch im Hinblick auf die Vermeidung möglicher Spätschäden (Taubheit, Intelligenzdefekte, Krampfleiden usw.) wichtig.

Die **Liquordiagnostik** soll unverzüglich, bereits bei geringem Verdacht und möglichst vor Einleitung einer antibiotischen Behandlung durchgeführt werden (Zellzahlbestimmung, Methylenblau-, Gram- und Giemsa-Präparat zum Erregernachweis; s. Tab. 8-1). Im Beginn einer eitrigen Meningitis sind bei Kindern manchmal erst wenige Zellen, aber bereits viele Bakterien vorhanden. Daher sollte bei klinischem Verdacht auch ein seröser Liquor sofort bakteriologisch untersucht werden. Bei einer Meningokokken-Meningitis findet man die Bakterien manchmal erst nach Zentrifugieren des Liquors und Untersuchung des Sedimentes. Intrazellulär gelegene Bakterien (Meningokokken, Listerien) können leicht übersehen werden. Heute ist durch Antigennachweis, z. B. mit der Latex-Agglutination (CSF-Test) oder PCR, eine rasche Identifizierung der im Liquor enthaltenen Meningokokken, Pneumokokken, B-Streptokokken und Haemophilus-Keime, auch Kryptokokken möglich (in jedem besseren Krankenhauslabor durchführbar). Negative Resultate schließen eine bakterielle Genese jedoch nicht aus. Stets sollte eine Blutkultur angelegt werden (oft positiv bei hämatogen entstandener Meningitis).

Tab. 8-1 Mikroskopische Diagnose der wichtigsten bakteriellen Meningitiden.

Morphologie	Lagerung	Gramfärbung	Menge	Erreger
Lanzettförmige Diplokokken, z. T. mit Kapsel	extrazellulär	grampositiv	zahlreich	Pneumokokken
Semmelförmige Diplokokken	z. T. intrazellulär	gramnegativ	gering	Meningokokken
Größere Stäbchen	extrazellulär	gramnegativ	gering oder zahlreich	Enterobakterien (z. B. E. coli)
Zarte, z. T. polymorphe Stäbchen	extrazellulär	gramnegativ	gering oder zahlreich	Haemophilus influenzae
Stäbchen, z. T kurz	z. T. intrazellulär	grampositiv	gering	Listeria monocytogenes

Therapie

461

Ggf. muss nach möglichen **Ausgangsherden** der Meningitis gesucht werden (Nebenhöhlen- oder Mittelohrprozess, Schädeltrauma, Endokarditis, Pneumonie). Eine Erniedrigung des Liquorzuckers bei lymphozytärer Meningitis weist auf eine tuberkulöse Meningitis hin. Bei serösem Liquor mit erhöhter Zellzahl ist eine Virusdiagnostik sinnvoll. Zur orientierenden Schnelldiagnose einer Liquorzellvermehrung eigen sich auch die üblichen Urinteststäbchen zum Nachweis einer Leukozyturie.

Die **Liquorgängigkeit der Antibiotika** spielt für den Therapieerfolg eine Rolle, ist aber allein nicht ausschlaggebend. Bezogen auf die Serumkonzentrationen gehen von einigen Sulfonamiden bei Gesunden bis zu 50 % in den normalen Liquor über, von Chloramphenicol 30–50 %, von Minocyclin 30 %, von den übrigen Tetracyclinen etwa 10 %, von Penicillinen und vielen Cefalosporinen weniger als 1 %. Relativ hohe und länger anhaltende Liquorkonzentrationen erreicht man mit Ceftriaxon (etwa 17 % der Serumkonzentrationen). Bei Fluochinolonen (s. S. 117) ist die Liquorgängigkeit unterschiedlich (bei Cipro- und Levofloxacin etwa 20–30 %). Fosfomycin penetriert relativ gut in Liquor und Hirngewebe. Aminoglykoside und Vancomycin treten bei nicht entzündeten Meningen kaum in den Liquor über. Bei entzündeten Meningen penetrieren Antibiotika besser in den Liquor als bei gesunden. Nach i.v. Injektion werden schneller wirksame Liquorspiegel erreicht als nach oraler Gabe. Mit hohen Dosen von Penicillin G (10–20 Mill. E/Tag) erhält man bei Meningitis wirksame Liquorkonzentrationen gegen empfindliche Pneumokokken und Meningokokken. Mit Vancomycin und Meropenem werden nur bei entzündeten Meningen ausreichende Liquorspiegel erreicht. Mindestens ebenso wichtig wie Liquorspiegel sind die Gewebespiegel im Gehirn.

Zusätzliche Therapie: Intensivpflege mit Behandlung von Atemstörungen, Schocktherapie, ausreichende Flüssigkeitszufuhr, Beseitigung von Elektrolytstörungen, parenterale oder Sondenernährung. Bei bewusstlosen Patienten Magensonde legen und Antazida zur Prophylaxe von Stressulzera in den Magen geben. Bei **Hirnödem** Behandlung mit Dexamethason i.v. (initial 10 mg, dann alle 6 h 4 mg) und Furosemid, evtl. auch Hyperventilation (bei mechanischer Beatmung) und Barbituratgaben. Unter Umständen wiederholte Lumbalpunktion zur Druckentlastung und Liquorkontrolle (stärkere Zunahme der Liquorzellen spricht für Therapieversagen oder Infektionswechsel). Epileptiforme Krämpfe können aber auch Zeichen einer Penicillin-Überdosierung sein. Daher sollen in der akuten Phase einer Meningitis täglich keinesfalls mehr als 20 Mill. E Penicillin G (bei Erwachsenen) bzw. 12 Mill. E (bei Kindern) verabreicht werden (erhöhte Durchlässigkeit der Blut-Liquor-Schranke). Durch Penicillin-Überdosierung ausgelöste Krämpfe werden mit einem Benzodiazepin kupiert; Penicillin sollte durch Ceftriaxon ersetzt werden. Bei Verdacht auf intrakranielle Eiteransammlung wird frühzeitig eine Tomographie (CT oder MRT) vorgenommen.

Ein **Versagen der Antibiotika-Therapie** (ausbleibende Sterilisierung des Liquors, starker Anstieg der Zellzahl, anhaltendes Fieber) kann verschiedene Ursachen haben: falsche Wahl des Antibiotikums, resistente Erreger, Unterdosierung, Infektionswechsel, Fortbestehen lokaler Eiterherde (Hirnabszess, Subduralabszess, Pyozephalus, Schädelosteomyelitis, Sinusitis, Mastoiditis, Otitis usw.), eitrige Hirnmetastasen, Subduralerguss, zirkumskripte Meningitis, Rezidiv nach vorzeitigem Absetzen der Antibiotika, septische Absiedlungen in anderen Organen (z. B. Endokarditis). Anhaltendes Fieber oder nach 8–12 Tagen erneut auftretendes Fieber kann auf einer Medikamenten-Allergie (Drug fever), z.T. mit Eosinophilie und Hautausschlag, beruhen. Bei Haemophilus- und Pneumokokken-Meningitis ist trotz erfolgreicher Elimination der Erreger ein länger anhaltendes Fieber (1–3 Wochen) durch abgetötete Erreger möglich. Eine häufige Ursache von Temperatursteigerungen und Erbrechen ist im 1. Lebensjahr ein postmeningitischer Hydrozephalus, der ggf. durch Shunt-Operation behandelt werden muss. Bei jüngeren Kindern kann sich im Verlauf einer eitrigen Meningitis ein subduraler Erguss entwickeln.

Bei der **rekurrierenden Meningitis** besteht oft eine Kommunikation zwischen Subarachnoidalraum und Nasennebenhöhlen, Nasopharynx, Mittelohr oder Haut. Ursachen können eine alte Schädelfraktur, ein Dermalsinus oder eine Myelomeningozele sein, die operative Behandlung erfordern. Auch ein parameningealer Fokus (z. B. Hirnabszess) oder ein Shunt-vitium ist auszuschließen. Es gibt zahlreiche andere Ursachen für eine rekurrierende Meningitis (z. B. Meningokokkeninfektion infolge eines Komplementdefektes, Herpes-simplex-Virusinfektionen, Brucellose, Hydatidenzysten u. a.).

Bei **protrahiertem Verlauf** ohne Nachweis bakterieller Erreger im Liquor ist besonders an eine HIV-Infektion, Tbc, Lues, Borreliose und Kryptokokkose zu denken.

Die **richtige Dosierung** der Antibiotika (Tab. 8-2) ist zur Erzielung optimaler Blut-, Gewebe- und Liquorkonzentrationen ebenso wichtig wie die geeignete Antibiotika-Applikation (im Anfang immer i.v.) und eine ausreichende Therapiedauer. Zur Rezidivprophylaxe

Tab. 8-2 Dosierung bei parenteraler Gabe zur Meningitistherapie.

Antibiotikum	Tagesdosis bei Erwachsenen	Tagesdosis bei Kindern
Penicillin G	10–20 Mill. E.	0,5 Mill. E/kg (Höchstdosis 12,0 Mill. E)
Ampicillin	10–20 g	Neugeborene* 100 mg/kg Kinder 200–300 mg/kg
Piperacillin	15–20 g	Neugeborene* 100 mg/kg ältere Kinder 300 mg/kg
Ceftriaxon	4 g	80–100 mg/kg
Cefotaxim Ceftazidim	6–8 g	Neugeborene* 100 mg/kg ältere Kinder 200 mg/kg
Meropenem	6 g	120 mg/kg
Chloramphenicol	3(–4) g	50–80 mg/kg
Ciprofloxacin	0,8 g	–
Gentamicin (nur in Kombination)	5 mg/kg	6 mg/kg
Vancomycin (nur in Kombination)	2–3 g	60 mg/kg
Rifampicin (nur in Kombination)	0,6 g	10 mg/kg
Fosfomycin (nur in Kombination)	10–15 g	200 mg/kg

* 1. Lebenswoche (> 2000 g)

Therapie

müssen wegen der bei abheilender Meningitis nachlassenden Liquorgängigkeit weiterhin hohe Penicillin-Dosen gegeben werden. Eine Sequentialtherapie (s. S. 18) ist bei Meningitis grundsätzlich falsch. Der Wert der Cefalosporine bei Meningitis ist je nach Präparat verschieden. Cefazolin und Oralcefalosporine sind bei Meningitis ungeeignet. Das generell am besten geeignete Cefalosporin ist Ceftriaxon (Alternative: Cefotaxim). Die Position der Fluochinolone ist umstritten. Sie haben keine gute Liquorgängigkeit und eignen sich eher zur gezielten Therapie resistenter Erreger (Pseudomonas!). Am ehesten erscheint noch Moxifloxacin geeignet.

Prinzip: Frühtherapie der Meningitis!

Prognose: Entscheidend ist ein möglichst schneller Behandlungsbeginn. Sofortige Klinikeinweisung bei Meningitisverdacht, schnelle Liquorgewinnung und unverzügliche Antibiotika-Injektion bestimmen den Verlauf. Auch bei seröser Meningitis müssen behandelbare Ursachen (z. B. Tbc, Borreliose, Leptospirose, Hirnabszess, Herpes-simplex-Enzephalitis) durch spezielle Untersuchungen rechtzeitig erkannt werden, da die Heilungsaussichten wesentlich vom frühen Behandlungsbeginn abhängen.

Initialtherapie

Die häufigsten **Erreger** (Pneumokokken und Meningokokken) können sehr schnell zu foudroyanten Verläufen führen. Daher muss eine Initialtherapie einer eitrigen Meningitis ohne Verzögerung einsetzen, d. h. unmittelbar nach der Lumbalpunktion (ggf. auch davor!), spätestens aber in den ersten 30 min nach Eintreffen des Patienten in der Klinik. Die Initialtherapie richtet sich nach dem Liquorbefund und der klinischen Situation (Lebensalter, Vorkrankheiten, Initialsymptome, Vorbehandlung, Schock). Wegen des zunehmenden Vorkommens von Penicillin-resistenten Pneumokokken, Meningokokken und Haemophilusbakterien erfolgt die Initialtherapie heute vorzugsweise mit dem fast immer wirksamen Ceftriaxon, das relativ hohe Liquorkonzentrationen erreicht.

Bei eitrigem Liquor gibt man bei Erwachsenen **initial** sofort 2 g Ceftriaxon i.v. als Kurzinfusion, bei Kindern (älter als 1 Monat) 40 mg/kg, dann 1-mal tgl. 4 g bzw. 80 mg/kg und kombiniert dieses bei mikroskopischem Pneumokokkennachweis sicherheitshalber zunächst mit Vancomycin (wegen einer möglichen Penicillin-G-Resistenz). Wenn man weiß, dass die Pneumokokken Penicillin-sensibel sind, kann Vancomycin entfallen. Bei Haemophilus-Meningitis von Kindern verbessert Dexamethason (0,15 mg/kg alle 6 h für 4 Tage) die Prognose; vermutlich auch bei Meningokokken und Pneumokokken.

Die **Weiterbehandlung** geschieht nach Anzüchtung und Testung der Bakterien bei Pneumokokken und Meningokokken entweder mit Penicillin G (bei nachgewiesener Empfindlichkeit) oder weiterhin mit Ceftriaxon, bei Penicillin-G-Resistenz von Pneumokokken mit Ceftriaxon plus Vancomycin i.v. (s.u.), bei Penicillin-G-Resistenz von Meningokokken allein mit Ceftriaxon. Bei einer Haemophilus-Meningitis (In-vitro-Testung unzuverlässig) behandelt man stets mit Ceftriaxon weiter.

Im Erwachsenenalter, aber auch bei Neugeborenen können bei fehlendem Erregernachweis im mikroskopischen Präparat auch Listerien die Ursache sein. Gegen Listerien wirkt am besten Ampicillin, das bei der Initialtherapie gleichzeitig mit Cefotaxim (gegen Listerien unwirksam) gegeben wird (Ceftriaxon ist ungeeignet für Neugeborene).

In den ersten 2 Lebensmonaten kommen zahlreiche Erreger in Betracht; initial sind lückenlose Kombinationen, wie Cefotaxim + Piperacillin + Gentamicin (in ausreichend hoher Dosierung, s. Tab. 8-2, S. 463), notwendig.

Eine Optimierung der nach wie vor ernsten Prognose der bakteriellen Meningitis (Letalität ca. 10 %) lässt sich nur durch eine Frühtherapie erzielen. Es gibt gute Argumente für die Aufnahme von 1 g Ceftriaxon in die Notfalltasche aller Hausärzte. Bei Verdacht auf Meningitis bzw. Meningokokken-Sepsis sollte eine sofortige i.v. oder i.m. Gabe erfolgen.

Gezielte Therapie

Meningokokken-Meningitis: Schnellnachweis von Meningokokken-Antigen mit Latex-Agglutinationstest möglich, meist auch noch bei anbehandelten Patienten positiv. Liquorkultur sofort anlegen; falls nicht möglich, Sofortbeimpfung einer Blutkulturflasche und Bebrütung im Krankenhauslabor bis zum Transport ins bakteriologische Labor. Mittel der Wahl war bisher Penicillin G in hoher Dosierung (Erwachsene tgl. 20 Mill. E, Kinder 0,5 Mill. E/kg), verteilt auf 6- bis 8-stündliche i.v. Kurzinfusionen bis zum Eintritt der Besserung (mindestens 3 Tage nach Entfieberung), dann in reduzierter Dosis (5–10 Mill. E) für 7–10 Tage. Eine Resistenz von Meningokokken gegen Penicillin ist in den USA, Kanada, Südafrika und Europa beobachtet worden (Häufigkeit 1–4 %, in Spanien bis zu 50 %). Sicherer ist daher die sofortige Behandlung mit hohen Dosen von Ceftriaxon oder Cefotaxim (Dosierung s. Tab. 8–2, S. 463). → **Waterhouse-Friderichsen-Syndrom** s. S. 435.

Zur **Umgebungsprophylaxe** bei engem Kontakt in der Familie und im Kindergarten verwendet man Rifampicin (bei Erwachsenen 0,6 g oral, bei Kindern 10 mg/kg alle 12 h für 2 Tage). Diese muss ohne Zeitverzug begonnen werden. Eine Alternative ist bei Erwachsenen Ciprofloxacin (einmalig 0,75 g oral). Rifampicin ist in der Spätgravidität kontraindiziert, ebenso Ciprofloxacin. Penicilline und die meisten Cefalosporine wirken unsicher. Bei Schwangeren oder bei Resistenz gegen Rifampicin kann die einmalige i.v. Injektion von Ceftriaxon (1,0 g) die Meningokokken beseitigen. Die Erfolgschancen der Umgebungsprophylaxe mit Rifampicin, Ciprofloxacin und Ceftriaxon betragen etwa 90 %.

Pneumokokken-Meningitis: Hämatogen entstanden (meist bei Pneumonie, auch bei Splenektomierten) oder fortgeleitet von Nasennebenhöhlen, Mastoid, Hirnabszess, Schädelbruch; daher ist eine Untersuchung durch den HNO-Arzt erforderlich; ggf. Operation unter antibiotischer Behandlung. Schnellnachweis von Pneumokokken-Antigen in Liquor, Serum oder Urin mit Latex-Agglutinationstest, wichtig zur Unterscheidung von anderen grampositiven Erregern. Immer MHK-Bestimmung im Labor anfordern (z. B. mit dem einfachen E-Test).

Therapie: Bei nachgewiesener Empfindlichkeit Penicillin G in hoher Dosierung, bei Erwachsenen tgl. 20 Mill. E, bei Kindern 0,5 Mill. E/kg, verteilt auf 6-stdl. i.v. Kurzinfusionen. Therapiedauer: mindestens 10–14 Tage in voller Dosis. Bei verminderter Sensibilität gegen Penicillin (nicht bei kompletter Resistenz) sind Ceftriaxon (s.o.) + Vancomycin wirksam. Bei vollständiger Resistenz (in Deutschland noch selten) bleibt nur eine Therapie mit Ceftriaxon i.v. + Vancomycin i.v. (Erwachsene tgl. 2 g, Kinder 50 mg/kg) in Kombination mit Rifampicin (gut liquorgängig). Andere Antibiotika sind noch nicht erprobt.

Bei **Penicillin-Allergie** kann Ceftriaxon (Kreuzallergie ausschließen), notfalls auch Chloramphenicol (bei nachgewiesener Empfindlichkeit) verwendet werden.

Therapie

465

Haemophilus-influenzae-Meningitis: Hämatogen, otogen oder rhinogen entstanden. Vorkommen bei ungeimpften Kindern und bei älteren Erwachsenen. Ernste Prognose. Fast immer durch Serotyp b hervorgerufen; dann Schnelldiagnose (z. B. durch Latex-Agglutinationstest) zum Antigennachweis in Liquor, Serum oder Urin (oft auch noch positiv nach Behandlungsbeginn).

Therapie: Die Therapie wird heute mit Ceftriaxon oder Cefotaxim durchgeführt. Gegen die früher verwandten relativ schwach wirksamen Antibiotika Ampicillin und Chloramphenicol ist Haemophilus heute teilweise resistent (In-vitro-Testung unzuverlässig).

Bei Kindern wird durch sofortige Gabe von Dexamethason (0,15 mg/kg alle 6 h für 2 Tage) die Häufigkeit von bleibenden Hörschäden vermindert.

Umgebungsprophylaxe: Bei Kindern, evtl. auch bei Erwachsenen in der näheren Umgebung des Erkrankten wird die sofortige Gabe von Rifampicin (2-mal tgl. 10 mg/kg) für 4 Tage empfohlen.

E.-coli-Meningitis: Bei Säuglingen Symptome oft unvollständig und schwach ausgeprägt, daher leicht zu übersehen, schlechte Prognose. Bei Erwachsenen selten, meist posttraumatisch oder postoperativ entstanden.

Therapie: Bei mikroskopischem Nachweis von gramnegativen plumpen Stäbchen im Direktpräparat des Liquors und vor Kenntnis des Antibiogramms ist – im Hinblick auf die lebensgefährliche Erkrankung – eine maximal dosierte und kombinierte Behandlung gerechtfertigt.

Wegen der sicheren Wirkung gegen E. coli erscheint Ceftriaxon oder Cefotaxim heute günstiger als die früher üblichen Therapien mit Chloramphenicol, Mezlocillin oder Ampicillin (immer in Kombination mit Gentamicin, Dosierung s. Tab. 8-2, S. 463). Eine Alternative ist Meropenem.

Behandlungsdauer: 10–14 Tage (nach Sterilwerden des Liquors).

Listerien-Meningoenzephalitis: Bei Früh- oder Neugeborenen meist intrauterin erworben, Vorkommen in zunehmender Häufigkeit auch im späteren Kindesalter und bei Erwachsenen (nicht selten infolge Lebensmittel-Kontamination), immer hämatogen entstanden, als eitrige oder seröse Meningitis, manchmal auch als Rhombenzephalitis verlaufend.

Therapie: Ampicillin i.v., Erwachsene tgl. 10 g, Kinder 200–300 mg/kg in 3–4 Einzelgaben (in Kombination mit Gentamicin).

Bei **Penicillin-Allergie** Minocyclin i.v. (Dosierung bei Erwachsenen tgl. 0,2 g, bei Kindern tgl. 4 mg/kg) in Kombination mit Gentamicin. Minocyclin i.v. ist allerdings in Deutschland nicht mehr im Handel (ggf. Import aus den USA). Auch Co-trimoxazol i.v. ist wirksam. Die Wirksamkeit anderer in vitro wirksamer Antibiotika (Imipenem, Meropenem, Moxifloxacin, Cotrimoxazol) ist nicht genügend durch Studien belegt.

Therapiedauer: Bis zur Normalisierung des Liquors, mindestens aber 4–6 Wochen. Alle Cefalosporine sind unwirksam.

Staphylokokken-Meningitis: Meist im Verlauf einer Staphylokokken-Sepsis oder Staphylokokken-Endokarditis auftretend; selten otogen, rhinogen, postoperativ oder posttraumatisch. Meist Begleitmeningitis bei septischer Herdenzephalitis oder bei Hirnabszess. Stets nach dem Primärherd suchen! Staphylokokken sind die typischen Erreger einer sog. Shunt-Sepsis (nach Hydrozephalusoperation), die mit einer Ventrikulitis kombiniert sein kann.

Die **Therapie** ist problematisch, da die üblichen Staphylokokken-Antibiotika (z. B. Oxacillin) sehr schlecht liquorgängig sind. Relativ gut wirksam ist Cefuroxim i.v. (Erwachsene tgl. 6–12 g, Kinder 200 mg/kg), bevorzugt zusammen mit Rifampicin. Alternativen sind Fosfomycin + Rifampicin oder Kombinationen mit Linezolid. Vancomycin ist zwar gegen die meisten Methicillin-resistenten Staphylokokken gut wirksam, aber schlecht liquorgängig und sollte daher stets mit Rifampicin oder Fosfomycin kombiniert werden (Dosierung s. Tab. 8–2, S. 463). Eine verminderte Sensibilität von Staphylococcus aureus gegen Vancomycin und Teicoplanin (sog. VISA-Stämme) ist bisher sehr selten (s. S. 205). Bei Vancomycin-Resistenz von Staphylococcus epidermidis könnte Quinu-/Dalfopristin (Synercid) mit Rifampicin kombiniert werden (bei Meningitis noch nicht erprobt). Auch Linezolid könnte eine Alternative sein.

Dauer der hochdosierten Antibiotika-Therapie: Mindestens 2–3 Wochen, danach wegen Rezidivgefahr auf jeden Fall mehrwöchige Nachbehandlung mit Cefadroxil, Clindamycin oder Clarithromycin (je nach Antibiogramm).

Liquor-Shuntinfektion: Hierbei kann sich eine Ventrikulitis, Bakteriämie, Pleuritis oder Peritonitis entwickeln. Erstes Zeichen ist Fieber; meningitische Zeichen können fehlen. Bei einer Ventrikulitis durch Staphylokokken kann die Injektion von 10 mg Vancomycin in den kranialen Schenkel die Keime eliminieren. Gleichzeitig sollte das liquorgängige Rifampicin oder Fosfomycin in Kombination mit Vancomycin systemisch gegeben werden. Bei Nachweis anderer Erreger (Propionibakterien, Enterobakterien, Pseudomonas) ist eine entsprechende Therapie erforderlich. Oft ist die Entfernung des infizierten Fremdkörpers nicht zu umgehen.

B-Streptokokken-Meningitis: Bei Neugeborenen und Säuglingen relativ häufig. Im Liquorausstrich grampositive Diplokokken (nicht bekapselt). Latex-Agglutinationstest mit Liquor und Serum positiv.
Therapie: Penicillin G in hoher Dosierung. Da manche B-Streptokokken-Stämme Penicillin-G-tolerant sind (d. h. von Penicillin nicht abgetötet werden), wird eine Kombination mit Gentamicin empfohlen (auch wenn dieses nach dem Blättchentest allein ungenügend wirkt).

Enterokokken-Meningitis: Selten. Manchmal bei einer Enterokokken-Endokarditis auftretend.
Therapie: Bei nachgewiesener Empfindlichkeit Ampicillin i.v. + Gentamicin (Dosierung s. Tab. 8-2, S. 463). Bei Penicillin-Allergie oder Ampicillin-Resistenz evtl. Minocyclin i.v. (in den USA erhältlich), Erwachsene tgl. 0,4 g.
Therapiedauer 4–6 Wochen (je nach Grundkrankheit). Bei Unwirksamkeit von Minocyclin kommt Vancomycin i.v. + Rifampicin i.v. in Frage, bei Vancomycin-Resistenz evtl. das Kombinationspräparat Quinu-/Dalfopristin (E. faecium) oder Linezolid.

Pseudomonas-aeruginosa-Meningitis: Nicht selten ausgelöst durch diagnostische, therapeutische oder operative Eingriffe. Auch hämatogene oder fortgeleitete Genese möglich.
Therapie: Ceftazidim i.v. in Kombination mit Tobramycin (Dosierung s. Tab. 8-2, S. 463), bei Resistenz evtl. Meropenem, Ciprofloxacin, Aztreonam oder Amikacin (in geeigneter Kombination).

Therapie

Therapiedauer: Bis zur völligen Normalisierung des Liquors, jedoch mindestens 2–3 Wochen nach Sterilwerden des Liquors, bei gleichzeitiger Wirbelosteomyelitis länger. Sehr selten muss heute noch zusätzlich eine intrathekale Instillation von Gentamicin für mindestens 2–3 Tage durchgeführt werden. Dabei muss unbedingt ein hilfsstofffreies Spezialpräparat verwendet werden (Refobacin-L, bei Erwachsenen 5 mg, bei Kindern 0,5–1 mg).

Salmonellen-Meningitis: Selten. Bei Typhus, Paratyphus oder einer invasiven Salmonellen-Enteritis auftretend, besonders bei Kindern.
Therapie: Die guten Erfahrungen bei generalisierten Salmonellen-Infektionen und bei E.-coli-Meningitis sprechen für Ceftriaxon (täglich 4 g i.v.) oder für Cefotaxim (tgl. 6–8 g i.v.). Orale Nachbehandlung wegen Rezidivgefahr mit Ciprofloxacin. Eine Kombination mit Gentamicin ist ratsam, da Salmonellen-Meningitiden schwer zu beeinflussen sind. Ciprofloxacin oder Levofloxacin kommt auch zur Primärbehandlung in Frage.
Therapiedauer: Mindestens 3 Wochen, besser länger.

Meningitis durch Klebsiella oder Enterobacter: Selten (außer bei Neugeborenen und bei neurochirurgischen Patienten). Wegen häufiger Erregerresistenz schwer zu behandeln.
Therapie: Wegen der ernsten Prognose ist in jedem Fall eine kombinierte Behandlung mit den laut Antibiogramm als wirksam gefundenen Mitteln erforderlich. Es kommen in erster Linie Kombinationen eines Betalaktam-Antibiotikums (bei Klebsiella Ceftriaxon, bei Enterobacter Meropenem in hoher Dosierung) mit Gentamicin oder Amikacin in Frage. Bei Erwachsenen sind auch eine Primärtherapie und Nachbehandlung mit Ciprofloxacin möglich.

Proteus-Meningitis: Sehr selten. Am ehesten posttraumatisch oder im Rahmen einer chronischen Otitis media.
Therapie je nach Proteus-Art und Antibiogramm, meist mit Ceftriaxon, Ciprofloxacin, Meropenem. Dabei sind die Indol-negativen Stämme (Proteus mirabilis) einfacher zu behandeln als die Indol-positiven Stämme. Mischinfektionen kommen nicht selten vor.

Borrelien-Meningitis: Nach einem Zeckenbiss kann Wochen bis Monate später eine seröse Meningitis oder Meningoenzephalitis auftreten, die durch Borrelia burgdorferi hervorgerufen ist. Der Zeckenbiss, welcher in 60 % nicht bemerkt worden ist, führt in der Hälfte der Fälle zunächst zu einem Erythema migrans der Haut, das nach einigen Wochen abheilt. Bei der später folgenden Meningitis fehlt meistens Fieber, oder es ist niedrig. Häufig kommt es dabei zu Hirnnervenlähmungen. Im relativ klaren Liquor sind überwiegend Lymphozyten enthalten. Eine Anzüchtung der Erreger gelingt selten. Ein Schnellnachweis ist im Liquor mit der PCR möglich. Im Serum sind CRP und IgG meist normal. Anfangs fehlen spezifische IgM-Antikörper im Serum, sind aber im weiteren Verlauf nachweisbar. An eine Borreliose ist immer zu denken, wenn eine subakute seröse Meningitis von Hirnnervenlähmungen oder einer Polyradikulitis begleitet ist oder wenn gleichzeitig eine Myokarditis mit AV-Block oder eine Arthritis besteht. CT oder MRT können typische Befunde ergeben. Klinik und Verlauf einer Borrelien-Meningoenzephalitis können auch einer multiplen Sklerose, einer Ischialgie oder einer Demenz ähneln.
Therapie: Die oft vieldeutige Krankheit heilt meist unter einer i.v. Behandlung mit Ceftriaxon (täglich 2–4 g) für 2–4 Wochen. Die Therapie der meist spontan heilenden Frühform

(des Erythema migrans) stellt eine Prophylaxe der Neuromanifestationen und anderer Spät-
manifestationen (Arthritis, Acrodermatitis atrophicans) dar. Geeignet sind Doxycyclin (tgl.
0,2 g), Penicillin V (tgl. 3 Mill. E) und Clarithromycin (tgl. 1 g) für 2–3 Wochen (s. S. 649).

Pilz-Meningitis (Candida albicans, Cryptococcus neoformans, selten andere Pilze, fast nie
ohne Grundkrankheit [HIV!]): Liquorkultur auf Sabouraud- oder Blut-Agar oft erst nach
längerer Bebrütung (bis zu 10 Tagen) positiv. Mikroskopischer Nachweis von Cryptococcus (Spezialfärbung). Antigennachweis in Liquor oder Serum möglich (für Candida, Aspergillus, Cryptococcus).
Therapie mit Amphotericin B i.v. in Kombination mit Flucytosin (Dosierung s. S. 350 u. S.
378). Eine In-vitro-Testung von Candida albicans oder Cryptococcus neoformans gegen
Flucytosin ist sinnvoll, da resistente Stämme vorkommen. Mit Fluconazol (s. S. 362) steht
ein gut liquorgängiges Therapeutikum aus der Gruppe der Azole zur Verfügung, das in besonderen Fällen für die Therapie von ZNS-Infektionen durch Cryptococcus und Candida in
Frage kommt. Bei Cryptococcus-Meningitis von AIDS-Patienten hat die Dreierkombination von Amphotericin B, Flucytosin und Fluconazol die besten Ergebnisse. Eine intrathekale Instillation von Amphotericin B ist möglich (zunächst 10 mg Prednison intralumbal,
dann langsame Instillation von 0,5 mg Amphotericin B nach Verdünnung mit Liquor in der
Spritze, Wiederholung nach 2 oder 3 Tagen).

ZNS-Infektionen mit ungeklärten Erregern

Ungeklärte eitrige Meningitis: Eine akut aufgetretene, nicht antibiotisch vorbehandelte
Meningitis ohne Hinweis für otorhinogene Entstehung, bei der keine Erreger nachgewiesen
worden sind, ist mit großer Wahrscheinlichkeit durch Meningokokken verursacht (Meningokokken sterben beim Transport des Liquors leicht ab) und sollte mit Ceftriaxon behandelt
werden (s. S. 465). Diese Therapie ist auch für eine mit Ceftriaxon oder Cefotaxim vorbehandelte Pneumokokken- oder Haemophilus-Meningitis optimal, bei welcher der Liquor
bereits steril geworden ist.

So genannte aseptische Meningitis: Relativ häufig. Mittlere Pleozytose, Glukose im
Liquor normal, kulturell kein Nachweis von Bakterien. Häufigste Erreger sind diverse Enteroviren (ECHO, Coxsackie, Polio), aber auch Herpes-simplex-Viren, Mumpsviren sowie
Viren der Frühsommer-Meningoenzephalitis (FSME) und der lymphozytären Choriomeningitis (LCM) kommen vor. Eine HIV-Primärinfektion kann manchmal auch wie eine
aseptische Meningitis verlaufen.
Bei den fast immer leicht verlaufenden Meningitiden durch Enteroviren, bei Mumps, FSME
und bei LCM erfolgt eine symptomatische Behandlung (Analgetika, i.v. Infusionen). – Seltene bakterielle Erreger sind Leptospiren (zur Therapie s. S. 651). Die aseptischen Meningitiden durch Viren müssen auch von einer beginnenden tuberkulösen Meningitis und von
Meningealreaktionen bei bakterieller Endokarditis abgetrennt werden. Das Krankheitsbild
einer aseptischen Meningitis kann durch eine nur partiell behandelte bakterielle Meningitis,
durch eine Borreliose oder Lues II, aber auch durch Arzneimittelreaktionen (z. B. nichtsteroidale Antirheumatika) oder Neoplasien imitiert werden.

Therapie

→ **Meningitis bei Tuberkulose** s. S. 670, **Lues** s. S. 627, **AIDS** s. S. 707, **Toxoplasmose** s. S. 739, **Leptospirose** s. S. 651.

Virusenzephalitis

Eine Vielzahl von Viren kann zu unterschiedlichen Formen einer Enzephalitis führen (Tab. 8-3). Klassische Virusenzephalitiden z. B. durch Alphaviren (Pferde-Enzephalitiden), Flaviviren, Arenaviren kommen in Mitteleuropa praktisch nicht vor; sie sind auch keiner antiviralen Therapie zugänglich. Allenfalls die überwiegend mild verlaufende Frühsommer-Meningoenzephalitis (FSME) ist ein gewisses Problem in Mitteleuropa; eine antivirale Therapie schwerer Verläufe existiert auch hier nicht. Auch eine Tollwut als Sonderform einer Enzephalitis ist bislang keiner antiviralen Therapie zugänglich. Außerdem gibt es auch seltene epidemische Enzephalitiden, die von großer Bedeutung sein können, z. B. die Einschleppung des West-Nile-Virus in die USA, das Auftreten des Nipah-Virus in Malaysia bzw. des Enterovirus 71 in Taiwan oder die wieder verschwundene rätselhafte Enzephalitis lethargica nach dem ersten Weltkrieg. Mit dem Import exotischer Enzephalitiden muss stets gerechnet werden. Gegen die weit verbreitete Japan-Enzephalitis sowie die FSME gibt es auch gut wirksame Impfungen. Eine Reihe von meist gutartig verlaufenden Virusinfektionen kann gelegentlich einmal auch zu einer Enzephalitis führen (z. B. Masern, Windpockenenzephalitis). Auch das Primärinfektionsstadium einer HIV-Infektion kann mit einer relativ milden Enzephalitis verlaufen.

> Die mit Abstand wichtigste und gleichzeitig die einzige behandelbare schwere Enzephalitisform in Deutschland ist die Herpesenzephalitis. Eine Enzephalitis sollte daher grundsätzlich initial wie eine Herpesenzephalitis behandelt werden, womit auch eine Varicella-Zoster-Infektion erfasst wird.

Das Krankheitsbild einer Virusenzephalitis kann gelegentlich auch durch bakterielle Erreger imitiert werden, die mit Antibiotika behandelt werden können, z. B. septische Herdenzephalitis, Fleckfieberenzephalitis, Trypanosomiasis etc.

Herpes-Meningoenzephalitis: Die gefährliche Herpes-simplex-Enzephalitis ist heute durch Aciclovir bei frühem Behandlungsbeginn heilbar.

Eine Herpes-Enzephalitis kommt sowohl bei Primärinfektionen als auch bei rekurrierenden Infektionen in jedem Alter vor. Es handelt sich um eine nekrotisierende Herdenzephalitis, die vorwiegend die Stirn- und Schläfenlappen betrifft. Nach einem fieberhaften Vorstadium von 1–7 Tagen (mit oder ohne Haut- oder Schleimhautbläschen) entwickeln sich ZNS-Symptome (oft schon im Beginn Krämpfe, außerdem Wesensveränderungen, Sprachstörungen, Ataxie, Gedächtnislücken u. a.). Im Liquor findet man 50–2000 Zellen pro µl (anfangs überwiegend Neutrophile, später Lymphozyten, in 80 % auch Erythrozyten). Das Virus ist aus dem Liquor fast nie anzüchtbar. Mittels PCR lässt es sich aber aus Liquorzellen rasch nachweisen. Das EEG zeigt ein- oder beidseitige periodische fokale Spitzen bei verlangsamter (flacher) Grundaktivität (nicht pathognomonisch). Bildgebende Verfahren wie CT und MRT fallen anfangs oft noch normal aus; erst später lassen sich Verdichtungsherde, besonders in der Temporalgegend, mit Ödem und Blutungen nachweisen. Serologisch fin-

Therapie

Tab. 8-3 Vorkommen von Meningitis oder Enzephalitis bei Viruserkrankungen des ZNS.

Virusgruppe	Virus	Meningitis	Enzephalitis
Enteroviren	Coxsackie-A- und -B-Virus	häufig	selten
	ECHO-Virus	häufig	selten
	Poliovirus	häufig	selten
Herpesviren	Herpes-simplex-Typ-1-Virus	selten	häufig
	Herpes-simplex-Typ-2-Virus	häufig	selten
	Zytomegalievirus	gelegentlich	häufig
	Varicella-Zoster-Virus	häufig	gelegentlich
	Epstein-Barr-Virus	gelegentlich	häufig
	Simian-Herpes-B-Virus	selten	häufig
Arboviren	California-Enzephalitis-Virus	häufig	häufig
	Östliches Enzephalitis-Virus	selten	häufig
	Westliches Enzephalitis-Virus	häufig	häufig
Flaviviren	St.-Louis-Enzephalitis-Virus	häufig	häufig
	Frühsommer-Meningoenzephalitis	häufig	häufig
	West-Nile-Virus	gelegentlich	relativ häufig
Andere Viren	HIV	häufig	häufig
	Rabies-Virus	selten	immer
	Lymphozytäres-Choriomeningitis-Virus	häufig	gelegentlich
	Influenza-Virus	selten	häufig
	Mumps-Virus	häufig	gelegentlich
	Masern-Virus	häufig	selten

det man bei einer Primärinfektion Serokonversion (in Serum und Liquor), aber oft langsam und verspätet. Bei einer rekurrierenden Infektion ist ein mindestens 4facher Titeranstieg der spezifischen IgM in Serum und Liquor typisch.

Der **Verdacht** auf eine Herpes-Enzephalitis entsteht bei seröser Meningitis:

▶ wenn im frühen Verlauf enzephalitische Symptome (auch Hirnnervenlähmungen, Sprachstörungen oder Krämpfe) auftreten,

▶ wenn im EEG, MRT oder CT typische Herde nachweisbar sind.

Es gibt aber auch eine gutartige Herpes-simplex-Meningitis, die häufig mit einer primären Genitalinfektion verbunden ist.

Therapie: Wegen der schlechten Prognose einer Herpes-Enzephalitis wartet man das Ergebnis der Liquor- und Serumuntersuchungen nicht ab, sondern beginnt bei Verdacht sofort

Therapie

eine intravenöse Behandlung mit Aciclovir. Die Dosierung ist 3-mal tgl. 10 mg/kg (oder 3-mal tgl. 250 mg/m^2 Körperoberfläche). Die Verträglichkeit ist gut. Bei Behandlungsbeginn in den ersten Krankheitstagen ist eine Heilung möglich. Bei anderen Virusenzephalitiden (außer durch Varizellen) ist Aciclovir unwirksam.

Varicella-Zoster-Virusinfektionen des ZNS: Bei progressiven Varizellen, beim Auftreten eines enzephalitischen Krankheitsbildes im Verlauf einer Varizellen-Infektion oder disseminiertem Herpes zoster mit Meningoenzephalitis (Viren im Hirngewebe nachweisbar) oder mit Myelitis ist Aciclovir i.v. indiziert (s. S. 320). Das Risiko einer Myelitis bei Zoster ist besonders bei einer HIV-Infektion groß.

Amöben-Enzephalitis

Amöben-Meningoenzephalitis: Verschiedene Erreger. In Deutschland sehr selten, meist nach Aufenthalt in wärmeren Klimazonen auftretend.
Naegleria fowleri wird übertragen durch Wasser (aus Teichen, Seen, Schwimmbädern, Leitungswasser). Fortgeleitete Infektion von der Nasenschleimhaut zum Schädelinneren. Akute, fast immer tödliche Erkrankung. Mikroskopischer Nachweis der beweglichen Amöben im unzentrifugierten, nicht gekühlten, eitrigen Liquor.
Therapie mit Amphotericin B + Rifampicin + Doxycyclin (unsichere Wirkung).
Acanthamoeba-Arten breiten sich bei immunsupprimierten Patienten hämatogen aus. Granulomatöse Enzephalitis mit geringer lymphozytärer Begleitmeningitis und oft protrahiertem Verlauf. Erreger nicht im Liquor nachweisbar, dagegen im Hirngewebe.
Therapieversuch mit Itraconazol möglich.

Literatur

Abadi FJR, Yakubu DE, Pennington TH. Antimicrobial susceptibility of penicillin-sensitive and penicillin-resistant meningococci. J Antimicrob Chemother 1995; 35: 687.

Bayston R, De Louvois J, Brown EM. Treatment of infections associated with shunting for hydrocephalus: Brit J Hosp Med 1995; 53: 368–73.

Beyrer K, Dreesman J, Thielen H, Windorfer A. Surveillance-System zur Erfassung zentralnervöser Infektionen in Niedersachsen 1998–2000. Gesundheitswesen 2002; 64: 336–43.

Bradley JS, Connor JD. Ceftriaxone failure in meningitis caused by Streptococcus pneumoniae with reduced susceptibility to beta-lactam antibiotics. Pediatr Infect Dis J 1991; 10: 871–3.

Catalan MJ, Fernandez JM, Vazquez A. Failure of cefotaxime in the treatment of meningitis due to relatively resistant Streptococcus pneumoniae. Clin Infect Dis 1994; Vol. 18: 766–9.

Chaudhuri A, Kennedy PG. Diagnosis and treatment of viral encephalitis. Postgrad Med J 2002; 78: 575–83.

Chmelik V, Gutvirth J. Meropenem treatment of post-traumatic meningitis due to Pseudomonas aeruginosa. J Antimicrob Chemother 1993; 32: 922–3.

Cuevas LE, Kazembe P, Mughogho GK, et al. Eradication of nasopharyngeal carriage of Neisseria meningitidis in children and adults in rural Africa: A comparison of ciprofloxacin and rifampicin. J Infect Dis 1995; 171: 728.

Donnelly JP, Horrevorts AM, Sauerwein RW, et al. High-dose meropenem in meningitis due to Pseudomonas aeruginosa. Lancet 1992; 339: 1117.

Givner LB, Abramson JS, Wasilauskas B. Meningitis due to Haemophilus influenzae type b resistant to ampicillin and chloramphenicol. Rev Infect Dis 1989; 11: 329.

Halstensen A, Gilja OH, Digranes A, et al. Single dose ofloxacin in the eradication of pharyngeal carriage of Neisseria meningitidis. Drugs 1995; 49 (Suppl 2): 399.

Huang CC, Liu CC, Chang YC, et al. Neurologic complications in children with enterovirus 71 infection. N Engl J Med 1999; 341: 936–42.

Jackson LA, Tenover FC, Baker C, et al. Prevalence of Neisseria meningitidis relatively resistant to penicillin in the United States, 1991. J Infect Dis 1993; 169: 438.

Jelinek T. Japan-Enzephalitis. Dtsch Med Wochenschr 2002; 127: 1155–6.

Jereb M, Muzlovic I, Avsic-Zupanc T, et al. Severe tick-borne encephalitis in Slovenia: epidemiological, clinical and laboratory findings. Wien Klin Wochenschr 2002; 114: 623–6.

Kaiser R, Holzmann H. Laboratory findings in tick-borne encephalitis—correlation with clinical outcome. Infection 2000; 28: 78–84.

Klugman KP, Dagan R. Carbapenem treatment of meningitis. Scand J Infect Dis 1995; Suppl 96: 45–8.

Koskiniemi M, Rantalaiho T, Piiparinen H, et al. Infections of the central nervous system of suspected viral origin: a collaborative study from Finland. J Neurovirol 2001; 7: 400–8.

Krcmery V, Filka J, Uher J, et al. Ciprofloxacin in treatment of nosocomial meningitis in neonates and in infants: report of 12 cases and review. Diagn Microbiol Infect Dis 1999; 35: 75–80.

Larsen RA, Bozzette SA, Jones BE, et al. Fluconazole combined with flucytosine for treatment of cryptococcal meningitis in patients with AIDS. Clin Infect Dis 1994; 19: 741.

Lipman J, Allworth A, Wallis SC. Cerebrospinal fluid penetration of high doses of intravenous ciprofloxacin in meningitis. Clin Infect Dis 2000; 31: 131–3.

Murphy TV, McCracken GH Jr, Zweighaft TC, Hansen EJ. Emergence of rifampin-resistant Haemophilus influenzae after prophylaxis. J Pediatr 1981; 99: 406.

Newton PJ, Newsholme W, Brink NS, et al. Acute meningoencephalitis and meningitis due to primary HIV infection. BMJ 2002; 325: 1225–7.

Odio CM, Faingezicht I, Paris M, Nassar M, Baltodano A, Rogers J, Saez-Llorens X, Olsen KD, McCracken GH. The beneficial effects of early dexamethasone administration in infants and children with bacterial meningitis. N Engl J Med 1991; 324: 1525–31.

Powderly WG, Saag MS, Cloud GA. A controlled trial of fluconazole or amphotericin B to prevent relapse of cryptococcal meningitis in patients with the acquired immunodeficiency syndrome. N Engl J Med 1992; 326: 793–8.

Quagliarello V, Scheld W. Drug therapy: treatment of bacterial meningitis. N Engl J Med 1997; 336: 708–16.

Randolph S. Tick-borne encephalitis in Europe. Lancet 2001; 358: 1731–2.

Rowley AH, et al. Rapid detection of herpes simplex virus DNA in cerebrospinal fluid of patients with herpes simplex encephalitis. Lancet 1990; 335: 440.

Saag MS, Powderly WG, Cloud GA. Comparison of amphotericin B with fluconazole in the treatment of acute AIDS-associated cryptococcal meningitis. N Engl J Med 1992; 326: 83–9.

Saez-Llorens X, McCoig C, Feris JM, et al. Quinolone treatment for pediatric bacterial meningitis: a comparative study of trovafloxacin and ceftriaxone with or without vancomycin. Pediatr Infect Dis J 2002; 21: 14–22.

Schuchat A et al. Bacterial meningitis in the United States in 1995. N Engl J Med 1997; 337: 970.

Schwartz B, Al-Tobaiqi A, Al-Ruwais A, et al. Comparative efficacy of ceftriaxone and rifampicin in eradicating pharyngeal carriage of group A Neisseria meningitidis. Lancet 1988; 1: 1239.

Studahl M, Bergstrom T, Hagberg L. Acute viral encephalitis in adults—a prospective study. Scand J Infect Dis 1998; 30: 215–20.

Sutclife EM. Penicillin-insensitive meningococci in the UK. Lancet 1988; I: 657–8.

Thong YH. Chemotherapy for primary amebic meningoencephalitis. N Engl J Med 1982; 306: 1295.

Viladrich PF, Gudiol F, Linares J, Pallares R, Sabate I, Rufi G, Ariza J. Evaluation of vancomycin for therapy of adult pneumococcal meningitis. Antimicrob Ag Chemother 1991; 35: 2467–72.

Viladrich PF, Cabellos C, Pallares R, et al. High doses of cefotaxime in treatment of adult meningitis due to Streptococcus pneumoniae with decreased susceptibilities to broad-spectrum cephalosporins. Antimicrob Ag Chemother 1996; 40: 218.

Woods CR, Smith AL, Wasilauskas BL, et al. Invasive disease caused by Neisseria meningitidis relatively resistant to penicillin in North Carolina. J Infect Dis 1994; 170: 453.

Wong VK, Wright HT, Ross LA, et al. Imipenem/cilastatin treatment of bacterial meningitis in children. Pediatr Infect Dis J 1991; 10: 122.

Yagupsky P, Ashkenazi S, Block C. Rifampicin-resistant meningococci causing invasive disease and failure of chemoprophylaxis. Lancet 1993; 341: 1152.

Therapie

Hirnabszess

Entstehung: In Europa heute eher selten geworden. Häufig vom Ohr ausgehend (Mastoiditis), seltener von den Nebenhöhlen (Sinusitis), von einem Nasen- oder Lippenfurunkel (mit septischer Thrombophlebitis) oder von einem Schädelbruch, einer offenen Hirnverletzung oder postoperativ. Hämatogene Entstehung möglich bei Vorliegen von Bronchiektasen, Lungenabszessen, Hautinfektionen, bakterieller Endokarditis und bei angeborenen Herzfehlern mit Rechts-links-Shunt. Selten Komplikation einer eitrigen Meningitis. Fieber, Leukozytose oder Senkungsbeschleunigung können fehlen. Lokalisation mit Computer- oder Magnetresonanztomographie. Eine gefährliche Komplikation ist der Durchbruch eines Hirnabszesses in einen Ventrikel oder in den Subarachnoidalraum.

Ätiologie: Staphylococcus aureus, Bacteroides, Fusobakterien, anaerobe Streptokokken, »Streptococcus milleri«, Clostridien, bei otogenen Hirnabszessen oft Mischinfektionen mit E. coli, Proteus, Klebsiella, Pseudomonas u. a. Seltene Erreger: Nocardia asteroides (teils mit Lungennocardiose), Listerien, Actinomyces-Arten, Mykobakterien, Entamoeba histolytica (oft gleichzeitig Leber- und Lungenbeteiligung, s. S. 529), Pilze, wie Aspergillus und Mucor (bei Tumorpatienten, Patienten mit AIDS und nach Knochenmarktransplantation). Differenzialdiagnose: Toxoplasmose, Tuberkulom, Zystizerkose, Lymphom.

Therapie: Meist neurochirurgisches Eingreifen (Drainage oder Exzision) zum optimalen Zeitpunkt (bei Persistieren trotz Antibiotika), Sanierung des Ausgangsherdes (odontogene Entstehung, Endokarditis), hochdosierte längere Antibiotika-Therapie (wie bei Meningitis purulenta, s. S. 469). Ein Erregernachweis ist nur ausnahmsweise möglich bei Punktion eines frischen Abszesses. In den meisten Fällen muss ein Hirnabszess ungezielt für 4–6 Wochen behandelt werden. Die frühere Therapie mit hohen Dosen Penicillin G ist heute weitgehend abgelöst durch eine ungezielte Therapie mit Ceftriaxon i.v. in Kombination mit Metronidazol (gutes Penetrationsvermögen ins Hirngewebe). Ein **Hirnabszess durch Staphylokokken** wird wie eine Staphylokokken-Meningitis behandelt (S. 466). Eine Kombination mit Fosfomycin erscheint wegen der guten Hirngängigkeit sinnvoll. Auch Vancomycin penetriert gut in Hirnabszesse. Bei **otogenem Hirnabszess** verwendet man am besten Cefotaxim oder Ceftriaxon in hoher Dosierung. Wegen häufiger Mischinfektionen ist auch hier eine Kombination mit Metronidazol ratsam. Gyrase-Hemmer penetrieren gut ins Hirngewebe und eignen sich als Kombinationspartner für Metronidazol; Ciprofloxacin wirkt aber ungenügend auf Streptokokken. Mit dem potenziell günstigeren Moxifloxacin liegen noch keine größeren Erfahrungen vor. Bei **Nocardiose** ist Co-trimoxazol indiziert, bei Resistenz Meropenem plus Amikacin (bzw. nach Antibiogramm). Linezolid ist eine neue Therapiealternative. Die Instillation von Gentamicin zur intrathekalen Anwendung in die Abszesshöhle kommt allenfalls bei einer Pseudomonas-Infektion in Frage. Keine Instillation von Betalaktam-Antibiotika in Hirnabszesse (Krämpfe!). Die Prognose ist nach wie vor ernst (s. S. 660).

Literatur

Aebi C, Kaufmann F, Schaad UB. Brain abscess in childhood – long term experiences. Eur J Pediatr 1991; 150: 282.

Eckburg PB, Montoya JG, Vosti KL. Brain abscess due to Listeria monocytogenes: five cases and a review of the literature. Medicine (Baltimore) 2001; 80: 223–35.

Fichten A, Toussaint P, Bourgeois P, et al. Diagnostic problems in brain abscess: 45 cases. Neurochirurgie 2001; 47: 413–22.

Habib AA, Mozaffar T. Brain abscess. Arch Neurol 2001; 58: 1302–4.

Liliang PC, Lin YC, Su TM, et al. Klebsiella brain abscess in adults. Infection 2001; 29: 81–6.

Mathisen GE, Johnson JP. Brain abscess. Clin Infect Dis 1997; 25: 763–79.

Paffetti A, D'Aviera L, Le-Foche F, et al. Successful meropenem therapy of a brain abscess and meningitis arising from acute purulent otomastoiditis. J Chemother 1998; 10: 132–5.

Sjölin J, Lilja A, Eriksson N, et al. Treatment of brain abscess with cefotaxime and metronidazole: A prospective study on 15 consecutive patients. Clin Infect Dis 1993; 17: 857–63.

Su TM, Lin YC, Lu CH, et al. Streptococcal brain abscess: analysis of clinical features in 20 patients. Surg Neurol 2001; 56: 189–94.

Tunkel A, Wispelwey B, Scheld WM. Brain abscess. In: Mandell G, Bennett J, Dolin R (eds). Principles and practice of infectious diseases. 5. ed. Philadelphia: Churchill-Livingstone 2000.

Subdurales Empyem

Bei jeder eitrigen oder nicht eitrigen Meningitis mit sterilem Liquor, die im Anschluss an eine Sinusitis frontalis auftritt und mit Hemiparese, Hemiplegie oder Aphasie einhergeht, ist an ein subdurales Empyem zu denken. Die Diagnose wird durch Tomographie gestellt, wodurch auch ein Hirnödem und begleitender Hirnabszess erkannt werden. Ein Subduralempyem kann auch von einer Sinusitis ethmoidalis oder sphenoidalis, einer Mastoiditis oder Schädeldach-Osteomyelitis ausgehen oder sich im Verlauf einer eitrigen Meningitis entwickeln. Die Erreger sind häufig aerobe und anaerobe Streptokokken, Bacteroides fragilis oder Staphylokokken, seltener gramnegative Stäbchen (Haemophilus, E. coli, Proteus, Klebsiella, Salmonellen, Pseudomonas). Das Empyem wird in erster Linie durch Drainage bzw. Ausräumung behandelt. Antibiotika-Therapie zunächst ungezielt mit Ceftriaxon + Metronidazol, später ggf. gezielt nach bakteriologischem Befund und Antibiogramm (für mindestens 4–6 Wochen). Ein Subduralempyem, das nach einer Hirnoperation oder einem offenen Schädel-Hirn-Trauma aufgetreten ist, behandelt man initial mit Vancomycin plus Ceftazidim oder Vancomycin plus Meropenem.

Bei einem **intrakraniellen Epiduralabszess** ist neben der Drainage und Sanierung des Ausgangsherdes ebenfalls eine intensive lang dauernde Antibiotika-Therapie notwendig (wie bei Hirnabszess).

Bei einem **spinalen Epiduralabszess** ist wegen der Gefahr einer Rückenmarksnekrose sofortige Drainage erforderlich. Initial wird eine Kombination von Ceftriaxon + Gentamicin + Metronidazol empfohlen. Die Therapie muss bei Nachweis von Staphylokokken evtl. modifiziert werden.

Literatur

Calfee DP, Wispelwey B. Brain Abscess, Subdural Empyema, and Intracranial Epidural Abscess. Curr Infect Dis Rep 1999; 1: 166–71.

Chen CY, Huang CC, Chang YC, et al. Subdural empyema in 10 infants: US characteristics and clinical correlates. Radiology 1998; 207: 609–17.

Hohl S, Lohr M, Ebel H, Meul B, Kubler A. Subdurales Empyem und Zerebritis als Folge einer dentogenen, eitrigen Pansinusitis. Mund Kiefer Gesichtschir 2002; 6: 271–4.

Mahapatra AK, Pawar SJ, Sharma RR. Intracranial Salmonella infections: meningitis, subdural collections and brain abscess. A series

Therapie

of six surgically managed cases with follow-up results. Pediatr Neurosurg 2002; 36: 8–13.

Nathoo N, Nadvi SS, Gouws E, et al. Craniotomy improves outcomes for cranial subdural empyemas: computed tomography-era experience with 699 patients. Neurosurgery 2001; 49: 872–7.

Stephanov S, Sidani AH. Intracranial subdural empyema and its management. A review of the literature with comment. Swiss Surg 2002; 8: 159–63.

Multiple Sklerose

Die Multiple Sklerose (MS) ist eine chronisch entzündliche Gehirnkrankheit unklarer Pathogenese. Die relativ häufige Frequenz, das meist progressive Fortschreiten und die daraus resultierenden Behinderungen sind ein Grund für die große Bedeutung der Erkrankung. Auf Grund relativ unphysiologischer Tierversuche wird die Erkrankung derzeit als Autoimmunerkrankung angesehen, bei der aktivierte T-Lymphozyten zur herdförmigen Demyelinisierung führen. Dabei ist es unter Experten freilich gar nicht klar, ob die MS eine einheitliche Erkrankung oder ein klinisches Syndrom mit unterschiedlicher Genese darstellt. Immunmodulierende bzw. immunsuppressive Therapieformen (Hochdosis-Glukokortikoide, Mitoxanthron, Interferon-β, Glatarimer, Gammaglobuline) können den Verlauf positiv beeinflussen, ohne aber die Rezidivneigung oder die dauernde Verschlechterung entscheidend zu verbessern. Eine Heilung der MS vermag keine der neuen, meist sehr teuren Therapieformen.

In der Frühzeit der Antibiotika-Ära wurden immer wieder auch Antibiotika bei der MS versucht. Ausgangspunkt waren Überlegungen, ob nicht doch eine Lues oder ein ähnlicher Prozess durch Spirochäten hinter der rätselhaften Erkrankung stehen könnte. Penicillin oder auch andere Betalaktam-Antibiotika erwiesen sich als nicht wirksam. Modernere Antibiotika (Doxycyclin, Minocyclin, moderne Makrolide, moderne Fluochinolone) wurden bei der MS nie versucht, da alle hochrangigen Experten die Autoimmungenese herausstellten. In den letzten Jahren haben sich jedoch Argumente ergeben, die es erfordern, wieder über die Infektions-Genese und eine Antibiotika-Therapie bei der MS zu reden.

▶ Es gibt eine Verlaufsform der Neuroborreliose, die einer MS täuschend ähnlich sehen kann. Die Serologie bei Borreliose kann oft recht unzuverlässig sein. Selbst wenn diese Differenzialdiagnose relativ selten ist (0,5–2 %), ist es angesichts der schlechten Prognose beider Erkrankungen gerechtfertigt, bei einer frisch entdeckten Erkrankung an klinischer MS, bei der eine Borreliose nicht sicher ausgeschlossen werden kann, zur Sicherheit mit 200 mg Doxycyclin/Tag für 4–6 Wochen zu behandeln.

▶ In mehreren seriösen Studien wurde Chlamydia pneumoniae im Liquor von MS-Patienten nachgewiesen. Selbst wenn diese Studien nicht unwidersprochen blieben, sollten diese Befunde ernst genommen werden. Es lässt sich das Konzept vertreten, dass die MS die relativ seltene Gehirnabsiedlung der weit verbreiteten Gefäßinfektion durch C. pneumoniae darstellt. Damit wäre die MS eine Manifestation des gleichen Prozesses, der auch die Arteriosklerose bedingt. Zumindest sind die geografischen Verbreitungen der Arteriosklerose und der MS auffällig ähnlich. Erste Studien mit Roxithromycin erbrachten noch keine positiven Ergebnisse. Studien mit moderneren Antibiotika (Azithromycin, Rifampicin, Moxifloxacin, Minocyclin, Doxycyclin) sind dringend erforderlich.

Patienten mit MS müssen darüber hinaus immer wieder einmal Antibiotika aus anderer Indikation bekommen (z. B. Sinusitis, Bronchitis, Harnwegsinfektionen). Hierbei sollten Antibiotika bevorzugt werden, die gleichzeitig auch eine Wirkung auf Chlamydien haben, d. h. Doxycyclin, Moxifloxacin, Makrolide, nicht aber Betalaktam-Antibiotika oder Co-trimoxazol. Durch genaue Beobachtung der Patienten lassen sich eventuelle positive Nebeneffekte (z. B. Verringerung von Schüben) eruieren.

Literatur

Gieffers J et al. Presence of Chlamydia pneumonae in the cerebral fluid is a common phenomeneon in a variety of neurologiscla diseases and not restricted to multiple sclerosis. Ann Neurol 2001; 49: 585–9.

Hao Q et al. Chlamydia pneumonae infection associated with enhanced MRI spinal lesions in multiple sclerosis. Mult Scler 2002; 8: 436–40.

Kaufman M et al. Is Chlamydia pneumoniae found in spinal fluid samples from multiple sclerosis patients? Conflicting results. Mult Scler 2002; 8: 289–94.

Krametter D et al. Chlamydia pneumonae in multiple sclerosis. Humoral immune sesponse in serum and cerebrospinal fluid an correltaion with disease activity marker. Mult Scler 2001; 7: 13–8.

Layh-Schmitt G et al. Evidence for infection with Chmamydia pneumoniae in a subgroup of patients with multiple sclerosis. Ann Neurol 2000; 47: 652–5.

Sotgiu S et al. Chlamydia pneumonae in the cerebrospinal fluid of patients with multiple sclerosis and neurological controls. Mult Scler 2001; 7: 371–4.

Sriram S, Stratton CW, Yoa S, et al. Chlamydia pneumonae infection of the central nervous system in multiple sclerosis. Ann Neurol 1999; 46: 6–14.

Stephan C, Stille W. Argumente für eine infektiöse Pathogenese der Multiplen Sklerose. In: Schmidt R, Hofmann F (Hrsg). Multiple Sklerose. München: Urban und Fischer 2002.

Stephan C, Kraus T, Japp G, et al. Treatment of multiple sclerosis patients with roxithromycin. IV. European Chlamydia Congress; 2000; Helsinki: Poster 248.

Therapie

477

9 Infektionen des Respirationstraktes

Banale Infektionen der oberen Luftwege sind sehr häufig durch Viren bedingt. Antibiotika sind indiziert, wenn eine bakterielle Ursache vorliegt oder wenn es bei einer primären Viruserkrankung zu einer bakteriellen Sekundärinfektion gekommen ist.

Folgende Befunde weisen auf eine **bakterielle Erkrankung** hin:
▶ Eitrige Sekretion der entzündeten Schleimhaut oder Eiterbeläge.
▶ Schmerzhafte regionäre Lymphknotenschwellung.
▶ Typisches Krankheitsbild (z. B. Kieferhöhlen-Empyem, Scharlach, Diphtherie, Epiglottitis).
▶ Kein Zusammenhang mit einer Virusepidemie.
▶ Granulozytose im Blut.
▶ CRP-Anstieg.

Für eine **Virusinfektion** sprechen seröse Rhinitis, beidseitige katarrhalische Konjunktivitis, Pharyngitis ohne Beläge, z.T. mit Bläschen oder Schwellung von Lymphfollikeln, Herpangina, Tracheitis mit trockenem Husten (besonders bei echter Influenza), generalisierte Lymphknotenschwellung, uncharakteristisches Exanthem, Myalgie, Fehlen einer Granulozytose, fehlender CRP-Anstieg sowie der epidemiologische Zusammenhang mit einer grassierenden Virusinfektion.

Bakterielle Infektionen der tiefen Atemwege setzen eine Störung der normalen Abwehrmechanismen voraus (Hustenreflex, Ziliarstrom, Schleimsekretion, Alveolarphagozytose, IgA, IgG, IgE, Lysozym, Leukozytenfunktion usw.). Dieses System kann durch eine Virusinfektion, physikalische Schädigung, Aspiration, Mukoviszidose oder einen Fremdkörper gestört sein. Normalerweise sind die Schleimhäute des tiefen Respirationstraktes steril. Eine Antibiotika-Therapie bei unkomplizierten grippalen Infekten führt nur zu minimalen positiven Effekten (Verkürzung der Krankheitsdauer bzw. der Symptome um einen halben Tag), die das Risiko einer Resistenzentwicklung durch die breit gestreute Antibiotika-Therapie nicht aufwiegen. Die Gabe eines Antibiotikums bei der meist virusbedingten akuten Bronchitis kann aber auch als Antibiotika-Prophylaxe aufgefasst werden zur Verhinderung seltener, aber gefährlicher sekundärer Komplikationen wie Pneumokokken-Infektionen.

Literatur

Bent S et al. Antibiotics in acute bronchitis: A metaanalysis. Am J Med 1999; 107: 62.

Rhinitis

Eine Virusinfektion kann Schrittmacher für eine bakterielle Sekundärinfektion (Rhinitis purulenta) sein. Ein akuter wässriger Schnupfen ist sicher keine Indikation für eine Antibiotika-Therapie. Eine Therapie der meist zu Grunde liegenden Rhinoviren ist noch nicht gefunden, selbst wenn erste viel versprechende Ansätze vorhanden sind. Bei eitrigem Schnupfen, der länger anhält, liegt meist auch eine Nebenhöhlenerkrankung vor (s. S. 607). Ein eitriger Schnupfen wird meist durch Pneumokokken, manchmal auch durch Haemophilus influenzae und A-Streptokokken (Streptococcus pyogenes) hervorgerufen. Bei der Neugeborenenrhinitis, die oft durch Staphylokokken bedingt ist, müssen eine Gonorrhoe und eine Lues ausgeschlossen werden. Bei eitrigem Schnupfen von Kindern wird meist ein Antibiotikum verordnet. **Therapie** der eitrigen Rhinitis gezielt je nach Erreger, ungezielt mit Penicillin V (wirksam gegen Strepto- und Pneumokokken), bei Versagen mit Cefaclor oder Cefadroxil (wirksam auch gegen Staphylokokken und Haemophilus) bzw. einem Makrolid. Der klinische Nutzen ist nicht allzu ausgeprägt.

Literatur

Haye R, Lingaas E, Hoivik HO, et al. Azithromycin versus placebo in acute infectious rhinitis with clinical symptoms but without radiological signs of maxillary sinusitis. Eur J Clin Microbiol Infect Dis 1998; 17: 309–12.

Morris P, Leach A. Antibiotics for persistent nasal discharge (rhinosinusitis) in children. Cochrane Database Syst Rev 2002; CD001094.

Schwartz RH, Freij BJ, Ziai M, et al. Antimicrobial prescribing for acute purulent rhinitis in children: a survey of pediatricians and family practitioners. Pediatr Infect Dis J 1997; 16: 185–90.

Therapie

Tonsillitis/Pharyngitis

Ursachen: Bakterielle Haupterreger sind A-Streptokokken (Streptococcus pyogenes). Exsudat auf den Tonsillen ist für Streptokokken typisch, aber nicht beweisend und kann auch fehlen; daher den Abstrich möglichst kulturell untersuchen. Heute ist ein Streptokokken-Antigennachweis aus dem Abstrich als Schnelltest möglich. Eine eitrige Angina kann auch durch hämolysierende Streptokokken der Gruppen C oder G hervorgerufen werden (nicht aber die gefürchteten Nachkrankheiten!). Selten, aber klinisch sehr ähnlich sind Infektionen durch Arcanobacterium haemolyticum (ebenfalls Penicillin-sensibel). Auch Mycoplasmen, Pneumokokken, Haemophilus influenzae, Gonokokken, Chlamydia (Chlamydophila) pneumoniae, Diphtheriebakterien und diverse Viren können zu einer Pharyngitis führen. Eine stärkere Granulozytose spricht für Streptokokken-Angina, auch Druckschmerz der Kieferwinkellymphknoten. Eine Leukozytopenie bzw. normales CRP lassen eine Streptokokken-Tonsillitis unwahrscheinlich erscheinen. Die wichtigsten viralen Erreger einer Pharyngitis sind EBV (z.T. als infektiöse Mononukleose), HHV 6, Adenoviren, Herpes-simplex-Viren, ECHO, diverse Enteroviren, CMV und HIV (Primärinfektion).

Therapie: Penicillin V in Normaldosierung für 10 Tage (wichtig zur Verhütung von Komplikationen, besonders zur Rheumaprophylaxe). Wegen mangelnder Compliance (zu kurze und unregelmäßige Einnahme) kommt es in 5–15 % zu Therapieversagen oder einem Rezidiv. Eine bessere Compliance haben Oralcefalosporine, die ebenfalls rasch wirken, kürzer gegeben werden müssen, und in >95 % zum Verschwinden der Streptokokken führen. Die Behandlungsergebnisse sind nach 5-tägiger Oralcefalosporin-Gabe signifikant besser als nach 10-tägiger Penicillin-V-Gabe (klinische und bakteriologische Versager seltener). In den USA wird häufig Benzathin-Penicillin G einmalig intramuskulär injiziert, wodurch eine 10-tägige Wirkung gewährleistet ist. Co-trimoxazol und Gyrase-Hemmer sind wegen teilweiser Erregerresistenz und geringerer Wirkungsintensität ungeeignet. Keine Behandlung mit Doxycyclin (keine Bakterizidie, Vorkommen resistenter Streptokokken-Stämme), Amoxicillin oder Ampicillin (hohe Allergierate)! Eine alleinige Lokalbehandlung mit Desinfizienzien oder Lokalantibiotika ist unwirksam und verhindert nicht die gefürchteten Streptokokken-Nachkrankheiten. Die Unterlassung der systemischen Antibiotika-Therapie einer Streptokokken-Angina ist wegen der Spätkomplikationen (Nephritis, rheumatisches Fieber) gefährlich. Nichtansprechen auf die Penicillin-Therapie in 48 h spricht für eine infektiöse Mononukleose.

Bei **Penicillin-Allergie** gibt man gegen die Streptokokken-Infektion ein Makrolid, z. B. Clarithromycin per os, Erwachsene tgl. 0,5 g, Kinder 12 mg/kg, oder ein Oralcefalosporin. Bei der nicht seltenen Resistenz von Streptococcus pyogenes gegen Clarithromycin kommt es trotz Behandlung nicht zum Verschwinden der Erreger.

Bei symptomlosen Streptokokken-Trägern ist eine Behandlung nicht erforderlich. Sie führt in der Regel nicht zur Elimination der Streptokokken.

Angina Plaut-Vincenti: Selten. Schmierig belegtes Ulkus, meist am oberen Tonsillenpol, oft einseitig, kein Fieber, Fusospirillose (Mischinfektion von Anaerobiern).
Eine **Therapie** mit Penicillin V ist ausreichend. Bei Penicillin-Allergie ist Clindamycin (oral) indiziert.

Begleitangina: Sekundär bei myeloischer Insuffizienz (Leukämie, Agranulozytose). Mischinfektionen sind die Regel (aerobe und anaerobe Streptokokken, Fusobakterien, Spirillen, Bacteroides, Enterobakterien, Pseudomonas). Schneller Keimwechsel kommt vor. Eine gezielte **Therapie** ist kaum möglich. Vordringlich ist die Behandlung des Grundleidens. Bei medikamentöser Agranulozytose Weglassen des auslösenden Mittels. Intensive antibiotische Therapie bis zur Erholung des Knochenmarks, z. B. mit einer bakteriziden »Omnispektrumtherapie« wie bei myeloischer Insuffizienz (s. S. 799).

Chronische Tonsillitis: Tonsillen derb, zerklüftet, schwer luxierbar, mit eitrigem Exprimat, Tonsillarpfröpfen und peritonsillärem Druckschmerz, z.T. erhöhter Antistreptolysintiter. Bei Anzeichen für klinisch nachteilige Auswirkungen Tonsillektomie unter Antibiotika-Schutz (wenige Stunden vor bis 3 Tage nach der Tonsillektomie Normaldosen von Penicillin oral oder i.v.).

Pharyngitis ohne Beteiligung der Tonsillen: Meist virusbedingt. Bei klinischen Zeichen für eine typische Virusinfektion keine Antibiotika erforderlich. Bei der nicht seltenen Streptokokken-Pharyngitis sollte Penicillin V wie bei Tonsillitis (s.o.) verabreicht werden. Die Gonokokken-Pharyngitis (s. S. 631) heilt nur bei hoher Penicillin-G-Dosierung; bei Penicillin-G-Resistenz gibt man Ceftriaxon oder Ciprofloxacin. Eine chronische Pharyngitis kann auch durch Chlamydia pneumoniae bedingt sein.

Literatur

Adam D, Scholz H, Helmerking M. Behandlung der A-Streptokokken-Tonsillopharyngitis. Fünf Tage Cefalosporin so wirksam wie zehn Tage Penicillin. MMW Fortschr Med 2001; 143: 40.

Aujard Y, Boucot I, Brahimi N. Comparative efficacy and safety of four-day cefuroxime axetil and ten-day penicillin treatment of group A beta-hemolytic streptococcal pharyngitis in children. Pediatr Infect Dis J 1995; 14: 295–300.

Carlson P, Renkonen OV, Kontiainen S. Arcanobacterium haemolyticum and streptococcal pharyngitis. Scand J Infect Dis 1994; 26: 283.

Cohen R, Reinert P, De La Rocque F, et al. Comparison of two dosages of azithromycin for three days versus penicillin V for ten days in acute group A streptococcal tonsillopharyngitis. Pediatr Infect Dis J 2002; 21: 297–303.

Hamill J. Multicentre evaluation of azithromycin and penicillin V in the treatment of acute streptococcal pharyngitis and tonsillitis in children. J Antimicrob Chemother 1993; 31 (Suppl E): 89–94.

Norrby SR, Rabie WJ, Bacart P, et al. Efficacy of short-course therapy with the ketolide telithromycin compared with 10 days of penicillin V for the treatment of pharyngitis/tonsillitis. Scand J Infect Dis 2001; 33: 883–9.

Orrling A, Stjernquist-Desatnik A, Schalén C, Kamme C. Clindamycin in persisting streptococcal pharyngotonsillitis after penicillin treatment. Scand J Infect Dis 1994; 26: 535–41.

Pichichero ME: Cephalosporins are superior to penicillin for treatment of streptococcal tonsillopharyngitis: Is the difference worth it? Pediatr Infect Dis J 1993; 12: 268–74.

Pichichero ME, Gooch WM. Comparison of cefdinir and penicillin V in the treatment of pediatric streptococcal tonsillopharyngitis. Pediatr Infect Dis J 2000; 19 (Suppl 12): S171–3.

Portier H, Chavanet P, Waldner-Combernoux A, et al. Five versus ten days treatment of streptococcal pharyngotonsillitis: a randomized controlled trial comparing cefpodoxime proxetil and phenoxymethyl penicillin. Scand J Infect Dis 1994; 26: 59.

Raz R, Elchanan G, Colodner R, et al. Penicillin V twice daily vs four times daily in the treatment of streptococcal pharyngitis. Infect Dis Clin Pract 1995; 4: 50.

Schaad UB, Kellerhals P, Altwegg M. Azithromycin versus penicillin V for treatment of acute group A streptococcal pharyngitis. Pediatr Infect Dis J 2002; 21: 304–8.

Therapie

Scharlach

Scharlach ist eine durch **toxinbildende A-Streptokokken** (Streptococcus pyogenes) hervorgerufene Infektion (meist als Angina, manchmal auch als Wundinfektion) mit toxischem Exanthem, wobei als Komplikation eine Nephritis oder Myokarditis, selten auch eine Hepatitis auftreten kann. Heute meist leicht verlaufend. Es gibt aber auch schwere Formen (toxischer Scharlach, Streptokokken-Toxic-shock-Syndrom s. S. 589). Eine frühzeitige Penicillin-Therapie kürzt den Krankheitsverlauf ab und verhindert Komplikationen. Aus diesem Grunde ist eine antibiotische Behandlung (in der Regel mit Penicillin für die Dauer von 10 Tagen) unbedingt erforderlich. Besonders in der 3. und 4. Krankheitswoche sollten Harnuntersuchungen (zum Ausschluss einer Nephritis) sowie eine EKG-Untersuchung (bei Myokarditisverdacht) stattfinden. Die Differenzialdiagnose zum Staphylokokken-bedingten Toxic-shock-Syndrom (s. S. 589), Streptokokken-bedingten Toxic-shock-Syndrom, Kawasaki-Syndrom, Lyell-Syndrom und zu Arzneimittelexanthemen kann schwierig sein.

Therapie: Obwohl A-Streptokokken gegen viele Antibiotika sensibel sind, ist Penicillin traditionell das Mittel der Wahl. Man gibt Penicillin V oral in normaler Dosierung für die Dauer von 10 Tagen. Eine gleichwertige Alternative ist ein Oralcefalosporin (s. S. 89), das eine bessere Compliance hat. – Zur Behandlung kann auch einmalig Benzathin-Penicillin G i.m. (Tardocillin 1200) in der Dosis von 0,6 Mill. E (Kinder) bzw. 1,2 Mill. E (Erwachsene) i.m. injiziert werden, wodurch ein ausreichender Blutspiegel für mindestens 10 Tage gewährleistet ist. Wenn ein Toxic-shock-Syndrom nicht ausgeschlossen werden kann, ist Cefadroxil zu bevorzugen (auch gegen Staphylokokken wirksam). Patienten, die nach der Penicillin-Behandlung noch A-Streptokokken im Rachen haben (in 10–15%), brauchen nicht erneut behandelt zu werden.

Bei Vorliegen einer Penicillin-Allergie verwendet man ein Oralcefalosporin oder ein Makrolid. Co-trimoxazol, Gyrase-Hemmer und Doxycyclin sind ungeeignet.

Prophylaxe: Nach Exposition kann bei Geschwistern und Spielgefährten eine orale Penicillin-Behandlung (in der therapeutischen Dosierung) die Erkrankung unterdrücken.

Literatur

Davies RJ, de Bono JP. A young rash on old shoulders—scarlet fever in an adult male. Lancet Infect Dis 2002; 2: 750.
Espinosa de los Monteros LE, Bustos IM, Flores LV, et al. Outbreak of scarlet fever caused by an erythromycin-resistant Streptococcus pyogenes emm22 genotype strain in a day-care center. Pediatr Infect Dis J 2001; 20: 807–9.
Girisch M, Heininger U. Scarlet fever associated with hepatitis—a report of two cases. Infection 2000; 28: 251–3.

Orale Abzesse

Phlegmonöse oder abszedierende Prozesse, wie Peritonsillarabszess, Retropharyngealabszess und Mundbodenphlegmone, sind fast immer Mischinfektionen durch Fusobacterium necrophorum, aerobe und anaerobe Streptokokken, Staphylokokken, Bacteroides u. a. Die frühzeitige **Therapie** erfolgt mit Clindamycin i.v. oder oral, tgl. 1,2 g, oder Penicillin G + Metronidazol. Bei schweren Erkrankungen kommt auch Cefoxitin, Ertapenem oder Imipenem in Frage (gute Anaerobier-Wirksamkeit). Punktion und Entleerung des Eiters mit der Spritze oder Inzision, bei Peritonsillarabszess Inzision, evtl. Tonsillektomie (wegen Rezidivgefahr!). Der aspirierte Eiter sollte mikroskopisch und kulturell untersucht werden (einschließlich Anaerobier-Kultur). Als seltene, aber sehr gefährliche Komplikation kann eine Jugularvenenthrombose mit Sepsis und Lungenabsiedlungen (Lemierre-Syndrom) auftreten.

Literatur

Chirinos JA, Lichtstein DM, Garcia J, et al. The evolution of Lemierre syndrome: report of 2 cases and review of the literature. Medicine 2002; 81: 458–65.
Hagelskjaer Kristensen L, Prag J. Human necrobacillosis, with emphasis on Lemierre's syndrome. Clin Infect Dis 2000; 31: 524–32.
Moore BA, Dekle C, Werkhaven J. Bilateral Lemierre's syndrome: a case report and literature review. Ear Nose Throat J 2002; 81: 234–6 und 238–40.

Diphtherie

Bei der **Tonsillar- und Rachendiphtherie** finden sich fest haftende Beläge, die z.T. auf den weichen Gaumen übergreifen, mäßiges oder fehlendes Fieber, z.T. Gaumensegellähmung, Schock und Granulozytose. Mikroskopischer Nachweis der Erreger im Neisser-Präparat und Anzüchtung in der Kultur mit Spezialanreicherungen (für eine Untersuchung 3 Schleimhautabstriche nach Ablösen der Pseudomembran einsenden; Untersuchungsdauer ca 3–4 Tage). Auch Nase, Ohr, Konjunktiven, Kehlkopf, Hautwunden können befallen sein. Durch aktive Impfung und breit gestreute Antibiotika in Deutschland sehr selten geworden (0–2 Fälle/Jahr), jedoch gibt es seit einigen Jahren Epidemien in osteuropäischen Ländern (z.B. Russland, Ukraine, Lettland). Bei Einschleppung nach Deutschland erkranken z.T. ältere Menschen, die keinen Impfschutz mehr haben. Da heute nur noch wenige Ärzte jemals einen Fall von Diphtherie gesehen haben, wird die Ursache oft zu spät erkannt (häufig tödlicher Ausgang). Durch das sehr seltene Vorkommen sind auch Bakteriologen und insbesondere Laborärzte häufig nicht mehr mit dem Erreger vertraut. Bei begründetem Verdacht sollte daher ein spezialisiertes Laboratorium eingeschaltet werden (z.B. Pettenkofer-Institut, München). Ein weitgehend identisches Bild kann selten auch durch toxinbildende Stämme von Corynebacterium ulcerans verursacht werden.

Bei der **Larynxdiphtherie** bestehen Heiserkeit und bellender Husten, bei stärkerer Membranbildung inspiratorischer Stridor, Dyspnoe und jugulare Einziehungen.
Therapie: Bei leichteren Erkrankungen 30 000–50 000 E Diphtherie-Antitoxin (Pferdeserum) als 1-stündige i.v. Infusion, bei schweren Erkrankungen 60 000–120 000 E (nach intrakutaner Vorprobe mit der Verdünnung 1:100 in physiologischer NaCl-Lösung). Antibiotika verringern die Toxinproduktion und eine Ausbreitung der Erreger. Daher stets gleichzeitig Penicillin G, bei Kindern tgl. 100 000 E/kg, für 14 Tage. Notfalls Intubation oder Tracheotomie. Bei Penicillin-Allergie Clarithromycin (tgl. 12 mg/kg) für 10 Tage. Doxycyclin, Clindamycin und Rifampicin sind ebenfalls klinisch wirksam. Auch Cefalosporine und Peneme sind in vitro aktiv.

> Strenge Bettruhe wegen möglicher Myokarditis!
> Regelmäßige EKG-Kontrollen!

Schwere Erkrankungen müssen in einer vollwertigen Intensivstation versorgt werden. Ab 3 Tage nach Therapieende sollten je 3 Nasen- und Rachenabstriche negativ sein.
Eine **Antibiotika-Prophylaxe** bei engem Kontakt mit einem Erkrankten ist mit einem Makrolid (Erythromycin) oder mit Penicillin V indiziert. Bei einem Diphtheriefall in einem Krankenhaus wird so eine antibiotische Behandlung des akut involvierten Personals notwendig. Das Personal einer Diphtheriestation kann durch regelmäßige Impfungen sicher geschützt werden. Zusätzlich sind adäquate Desinfektionsmaßnahmen in der Umgebung angezeigt. Bei Umgebungsuntersuchungen entdeckte symptomlose Träger toxinbildender Stämme müssen antibiotisch behandelt werden, z.B. mit Clarithromycin: Erwachsene tgl. bis zu 1 g, Kinder tgl. 12 mg/kg, für 2 Wochen.

Therapie

Literatur

Centers for Disease Control: Diphtheria epidemic – New Independent States of the former Soviet Union, 1990–1994. MMWR 1995; 44: 177.

Committee on Infectious Diseases, American Academy of Pediatrics: Diphtheria. In: (Red Book) Report of the Committee on Infectious Diseases, 23rd ed. Peter G (ed): Elk Grove Village: American Academy of Pediatrics, 1994; 177.

Galazka A. The changing epidemiology of diphtheria in the vaccine era. J Infect Dis 2000; 181 (Suppl 1): S2–9.

Kaufmann D, Ott P, Ruegg C. Laryngopharyngitis by Corynebacterium ulcerans. Infection 2002; 30: 168–70.

RKI. Zur Diphtherie in Europa. Epid Bulletin 1999; 4: 21–3.

RKI. Ratgeber Infektionskrankheiten: Diphtherie. http://www.rki.de.

Wilson AP. Treatment of infection caused by toxigenic and non-toxigenic strains of Corynebacterium diphtheriae. J Antimicrob Chemother 1995; 35: 717.

Infektiöse Mononukleose

Relativ häufige, fast immer gutartige Erkrankung durch Epstein-Barr-Virus bei jüngeren Erwachsenen, die in den letzten Jahren jedoch offenbar seltener geworden ist. Mäßiges oder hohes, meist länger anhaltendes Fieber, z.t. weiße, leicht abwischbare Beläge, die auf die vergrößerten Tonsillen beschränkt sind, typischerweise generalisierte Lymphknotenschwellung, Splenomegalie, charakteristisches Blutbild mit über 50 % mononukleären Zellen, davon >10 % Lymphoidzellen. Mononukleose-Schnelltest meist positiv (anfangs noch negativ). Im Serum Antikörper gegen Epstein-Barr-Virus der IgM-Klasse nachweisbar (verschwinden einige Zeit nach der Erkrankung, während die Antikörper der IgG-Klasse persistieren können).

Differenzialdiagnosen:

▶ Akute Zytomegalie
▶ Primäre HIV-Infektion
▶ Lues II
▶ Agranulozytose und Leukämie
▶ Streptokokken-Angina
▶ Diphtherie

Therapie: Antibiotika sind bei Mononukleose nicht indiziert (außer bei kulturellem Nachweis von A-Streptokokken). Wenn trotzdem Antibiotika verabreicht werden, kommt es wesentlich häufiger als sonst – besonders nach Anwendung von Penicillin, Amoxicillin und Ampicillin – zu einem allergischen Hautexanthem (s. S. 51). Während des Fiebers Bettruhe, weiterhin körperliche Schonung. Es gibt eine relevante Gefahr einer spontanen Milzruptur, die meist durch Splenektomie behandelt werden muss! Ein Glukokortikoid gibt man nur bei extrem vergrößerten Tonsillen, welche die Atmung behindern (hierdurch lässt sich oft eine Intubation vermeiden). Eine generelle Glukokortikoid-Gabe bei Mononukleose ist jedoch nicht indiziert! Bei den sehr seltenen fulminanten Fällen ist Aciclovir i.v. oder Famciclovir wirksam; bei normalen Verläufen dagegen offenbar wenig effektiv.

Therapie

Literatur

Asgari MM, Begos DG. Spontaneous splenic rupture in infectious mononucleosis: a review. Yale J Biol Med 1997; 70: 175–82.

Candy B, Chalder T, Cleare AJ, et al. Recovery from infectious mononucleosis: a case for more than symptomatic therapy? A systematic review. Br J Gen Pract 2002; 52: 844–51.

Steiner-Linder A, Ballmer PE, Haller A. Konservatives Management bei spontaner Milzruptur als Komplikation einer Mononucleosis infectiosa: zwei Fallberichte und Literaturübersicht.

Schweiz Med Wochenschr 2000; 130: 1695–8.

Torre D, Tambini R. Acyclovir for treatment of infectious mononucleosis: a meta-analysis. Scand J Infect Dis 1999; 31: 543–7.

van Laar JA, Buysse CM, Vossen AC, et al. Epstein-Barr viral load assessment in immunocompetent patients with fulminant infectious mononucleosis. Arch Intern Med 2002; 162: 837–9.

Mundsoor

Erreger: Candida albicans. Weiße abwischbare Beläge auf der Mundschleimhaut, z.T. Schmerzen oder nur Erythem, kein Fieber. Auftreten oft sekundär bei einer Grundkrankheit (z. B. Diabetes mellitus) und bei Immundefekten (z. B. AIDS). Nachweis von Sprosszellen und Pseudomyzelien durch Methylenblaupräparat oder quantitative Kultur (Mundspülwasser).

Lokalbehandlung: Nystatin, Miconazol, Natamycin oder Amphotericin B als Lutschtabletten oder Suspension (zum Spülen oder Auspinseln) über 1–3 Wochen (Rezidivneigung). Bei schwerer Immunsuppression **systemische Behandlung** mit Fluconazol oral (1-mal tägl. 100–200 mg bis zu 2 Wochen). Eine Prophylaxe ist bei rezidivierenden Soor-Episoden (z. B. AIDS) mit täglich 100–200 mg Fluconazol möglich (s. S. 362).

Odontogene Infektionen

Die Antibiotika-Therapie spielt bei odontogenen Infektionen eine wichtige Rolle. Odontogene Infektionen gehen entweder von der Pulpa oder vom Periodontium aus. Zu den odontogenen Infektionen gehören Pulpitis, periapikaler Abszess, Gingivitis, Periodontitis und Pericoronitis. Es handelt sich dabei fast immer um polymikrobielle Infektionen durch anaerobe und aerobe Keime (vorwiegend Peptostreptokokken, Streptococcus mutans, A-Streptokokken, Bacteroides-Arten einschließlich Prevotella, Fusobakterien, Aktinobazillen, Aktinomyzeten, Borrelien u. a.). Etwa die Hälfte der Keime der Mundflora ist noch unbekannt! Sie sind fast immer empfindlich gegen Penicillin V und Clindamycin, Anaerobier auch gegen Metronidazol. Die Korrelation zwischen Erkrankungen und Erregern ist generell schlecht. Die Ursache und Kausalitätskette vieler chronischer Entzündungen ist letztlich unklar. Man unterscheidet folgende Hauptgruppen von odontogenen Infektionen:

Karies: Es kann kein Zweifel daran bestehen, dass Karies einen infektiösen Prozess darstellt, bei dem Streptococcus mutans eine wesentliche kausale Rolle spielt. Karies hat eine auffällige geografische Verbreitung. Weite Teile Afrikas und Asiens sind weitgehend ka-

Therapie

485

riesfrei. Die Korrelation von Zuckergenuss und Karies ist schwächer als die Korrelation zum Verzehr von Weizenmehl. Karies wird jedoch noch nicht zu den typischen odontogenen Infektionen gerechnet und eine Antibiotika-Therapie der Karies ist unbekannt. Es gibt eine schwer erklärliche Korrelation von Zahnkaries mit Infektionen durch Helicobacter pylori, die auf soziale Faktoren zurückgeführt wird.

Dentoalveoläre Infektionen, die von der Zahnpulpa ausgehen. Sie entstehen meist durch Karies, seltener durch mechanische oder chemische Noxen. Die Zerstörung des Zahnschmelzes und Dentins führt zu Pulpitis und Pulpanekrose. Durch Fortschreiten der Entzündung kann sich ein periapikaler Abszess oder ein akuter Alveolarabszess entwickeln. Außerdem können sich periapikale Granulome und Zysten bilden.

Das Prinzip der **Behandlung** ist die Sanierung der infizierten Pulpa, Zahnsteinentfernung und Drainage eines Abszesses, notfalls Zahnextraktion. Es gibt Arbeiten über die erfolgreiche Therapie einer Pulpitis durch lokale Clindamycin-Gabe. Systemische Antibiotika (Penicillin V + Metronidazol oder Clindamycin oral) sind immer indiziert, wenn es zur Perforation der Cortex und zur Ausbreitung in das umgebende Weichteilgewebe gekommen ist.

Periodontale Infektionen können zuerst die Gingiva, später auch das periodontale Gewebe betreffen. Bei der sog. einfachen Gingivitis findet man eine bläuliche Verfärbung, Schwellung und Verdickung des freien Zahnfleischrandes. Eine Sonderform ist die akute nekrotisierende ulzerierende Gingivitis (ANUG), welche plötzlich mit starken Schmerzen und Fieber einsetzt. Rasch entstehen tiefe Nekrosen (beginnend in den interdentalen Papillen), die von grauen Pseudomembranen bedeckt sind. Die Behandlung besteht in einer Abtragung der Nekrosen und Spülung, außerdem in der kombinierten Anwendung von Penicillin V und Metronidazol, die eine rasche Besserung bewirken.

Eine **Periodontitis** (chronische Entzündung des Periodontiums) ist die Hauptursache von Zahnverlusten bei Erwachsenen. Sie erfordert eine rechtzeitige Behandlung mit Antibiotika (Clindamycin, Penicillin V, Doxycyclin, Metronidazol, Moxifloxacin) und entsprechende Lokalbehandlung durch den Zahnarzt. Ein dabei vorkommender periodontaler Abszess muss drainiert werden.

Bei **Pericoronitis** (Entzündung des Zahnfleisches um die Zahnkrone eines Weisheitszahnes) ist neben der Lokalbehandlung eine Antibiotika-Therapie besonders dann indiziert, wenn in der Umgebung bereits eine stärkere Weichteilentzündung stattgefunden hat.

Die rechtzeitige richtige **Antibiotika-Therapie** odontogener Infektionen kann gefährliche Komplikationen verhüten, z. B. eine Sepsis, eine eitrige Thrombophlebitis der Jugularvene, eine septische Sinus-cavernosus-Thrombose und eine Oberkiefer-Osteomyelitis.

→ Über **Kiefer-Osteomyelitis:** s. S. 571.

Perioperative Prophylaxe: Bei zahnärztlichen operativen Eingriffen mit Eröffnung von Spongiosaräumen, Entfernung großer Zysten usw., evtl. auch bei Implantation von alloplastischen Materialien, ist eine kurzfristige Antibiotika-Gabe (z.B. Clindamycin) notwendig (vor allem bei Risikopatienten). Die Ausräumung von Abszessen erfordert eine Antibiotika-Therapie nach den Regeln der septischen Chirurgie.

Endokarditis-Prophylaxe: Vor jeder Zahnextraktion oder jedem vergleichbaren invasiven Eingriff in der Mundhöhle muss sich der Zahnarzt versichern, ob der Patient eine Endokarditis-Prophylaxe benötigt (z.B. 2 Dosen Penicillin V perioperativ, s. S. 445).

Literatur

Johnson BS. Principles and practice of antibiotic therapy. Infect Dis Clin North Am 1999; 13: 851–70.

Kolho KL et al. Dental caries is common in Finnish children infected with Helicobacter pylori. Scand J Infect Dis 2001; 33: 92.

Loesche WJ, Giordano J, Soehren S, et al. The non-surgical treatment of periodontal patients. Oral Med Oral Pathol 1996; 81: 533–43.

Palmer NA, Pealing R, Ireland RS, et al. A study of therapeutic antibiotic prescribing in National Health Service general dental practice in England. Br Dent J 2000; 10: 554–8.

Peterson LJ. Antibiotic prophylaxis against wound infections in oral and maxillofacial surgery. J Oral Maxillofac Surg 1990; 48: 617–20.

Sigusch B, Beier M, Klinger G, et al. A 2-step non-surgical procedure and systemic antibiotics in the treatment of rapidly progressive periodontitis. J Periodontol 2001; 72: 275–83.

Slots J, Rams TE. Antibiotics in periodontal therapy: Advantages and disadvantages. J Clin Periodontol 1990; 17: 479.

Swift JQ, Gulden WS. Antibiotic therapy—managing odontogenic infections. Dent Clin North Am 2002; 46: 623–33.

Tanner A, Stillman N. Oral and dental infections with anaerobic bacteria: Clinical features, pre-dominant pathogens, and treatment. Clin Infect Dis 1993; 16: S304–9.

Yingling NM, Byrne BE, Hartwell GR. Antibiotic use by members of the American Association of Endodontists in the year 2000: report of a national survey. J Endod 2002; 28: 396–404.

Laryngitis

Bei Erwachsenen oft zusammen mit Tracheitis (bellender Husten, Heiserkeit, Aphonie). Meist Virusinfektion (Influenza, Parainfluenza, Masern), nicht selten bakterielle Sekundärinfektion (durch Haemophilus influenzae, Streptokokken, Pneumokokken, Meningokokken).

Besonders bei Kindern, aber auch bei Erwachsenen gibt es eine akute **Epiglottitis** (schnelle Entstehung, hochgradiger inspiratorischer Stridor, kein bellender Husten, Infektion durch Haemophilus influenzae, auch in der Blutkultur nachweisbar, Latex-Agglutinationstest mit Serum positiv, ohne Intubation bei Kindern nicht selten tödlich).

Bei der **subglottischen Laryngitis** (auch Pseudokrupp genannt, virusbedingt, allmählicher Beginn) fehlt ein Schluckschmerz, die Krankheit verläuft leichter und bessert sich auf symptomatische Maßnahmen.

Für die bei jüngeren Kindern vorkommende **Laryngotracheobronchitis** ist ein in- und exspiratorischer Stridor charakteristisch. Die Ursache sind Viren oder Mycoplasma pneumoniae (bakterielle Sekundärinfektion möglich). Ein »grippaler Infekt« mit länger anhaltender Laryngitis beruht oft auf einer Infektion durch Chlamydia pneumoniae. Bei chronischer Laryngitis spielt evtl. auch Helicobacter eine Rolle. Eine chronische entzündliche Laryngitis ist auch ein klassisches Symptom einer unbehandelten Lungentuberkulose. Papillomaviren können zu rezidivierenden Kehlkopfpapillomen führen.

Therapie: Bei Epiglottitis sofortige Klinikeinweisung zur rechtzeitigen Intubation und Antibiotika-Therapie vorzugsweise mit Ceftriaxon (für eine Woche). Bei Verdacht auf eine Chlamydien- oder Mykoplasmen-Infektion gibt man ein Makrolid. Bei subglottischer La-

ryngitis Inhalation mit Wasserdampf, Sekretolytika, bei jüngeren Kindern abschwellende Behandlung mit Prednison. Bei Papillomen mechanische Abtragung, ggf. Interferon.
→ **Larynxdiphtherie** s. S. 483.

Literatur

Auborn KJ. Therapy for recurrent respiratory papillomatosis. Antivir Ther 2002; 7: 1–9.

Borkowski G, Sudhoff H, Koslowski F, et al. A possible role of Helicobacter pylori infection in the etiology of chronic laryngitis. Eur Arch Otorhinolaryngol 1997; 254: 481–2.

Mattila PS, Carlson P. Pharyngolaryngitis caused by Neisseria meningitidis. Scand J Infect Dis 1998; 30: 198–200.

Akute Bronchitis

Primäre Erreger: Überwiegend Viren (Influenza-, Parainfluenza-, Adeno- u. a. Viren), die häufig Wegbereiter für bakterielle Infektionen, vorwiegend durch Pneumokokken oder Haemophilus influenzae, sind. Eitriges Sputum deutet auf eine bakterielle Sekundärinfektion hin. Eine primär bakterielle Bronchitis kann hervorgerufen werden durch Bordetella pertussis (Keuchhusten, s. S. 492), Moraxella catarrhalis, Mycoplasma pneumoniae (auch ohne Pneumonie), Chlamydia pneumoniae und Chlamydia trachomatis (oft mit pertussiformem Husten). Bei Kindern und jüngeren Erwachsenen ist ein länger als 2 Wochen dauernder Husten verdächtig auf eine Mycoplasma-pneumoniae- oder Chlamydia-pneumoniae-Infektion. Für eine Virusinfektion sprechen trockener Husten (Tracheitis), Heiserkeit, Pharyngitis, seröse oder muköse Rhinitis. **Differenzialdiagnose:** allergische Bronchitis. In kontrollierten Studien ergab sich ein kleiner, aber deutlicher Vorteil für die Patienten mit akuter Bronchitis, die mit Antibiotika behandelt wurden. Dieser Vorteil muss abgewogen werden gegen das Risiko der Resistenzentwicklung durch eine unkritisch ausgeweitete Therapie. Die ungezielte Therapie erfolgt daher wegen den häufigen bakteriellen Sekundärinfektionen, besonders bei gefährdeten Personen (Säuglingen, älteren Patienten, Personen mit resistenzschwächenden Grundleiden oder Lungenvorkrankheiten). Mit Cefaclor, Cefixim, Cefpodoxim oder Cefuroxim-Axetil werden Pneumokokken, Haemophilus influenzae und Moraxella catarrhalis erfasst. Cefixim, Cefpodoxim und Cefuroxim wirken im Gegensatz zu Cefalexin und Cefadroxil besonders gut auf Haemophilus influenzae (auch bei Ampicillin- und Erythromycin-Resistenz). Clarithromycin, Roxithromycin und Azithromycin sowie Doxycyclin sind wirksam bei Bronchitiden durch Mycoplasma pneumoniae, Chlamydien, Q-Fieber und Bordetella pertussis. Bei persistierendem Husten, Weiterbestehen von eitrigem Sputum und fehlendem Rückgang der Sputummenge sind kulturelle Untersuchungen (z. B. auf Staphylokokken), Tuberkulintestung und Röntgenaufnahmen notwendig.

Literatur

Bent S, Saint S, Vittinghoff E, et al. Antibiotics in acute bronchitis: a meta-analysis. Am J Med 1999; 107: 62.

Chandran R. Should we prescribe antibiotics for acute bronchitis? Am Fam Physician 2001; 64: 135–8.

Gonzales R, Steiner JF, Lum A, et al. Decreasing antibiotic use in ambulatory practice: impact of a multidimensional intervention on the treatment of uncomplicated acute bronchitis in adults. JAMA 1999; 281: 1512–9.

Chronische Bronchitis (chronisch obstruktive Lungenerkrankung = COPD)

Vorkommen besonders bei älteren Menschen und Rauchern. Die chronische Bronchitis gilt als eine unspezifische Erkrankung, die durch chronischen oder rekurrierenden Husten mit Auswurf charakterisiert ist und häufig mit einem Emphysem und mit Bronchusobstruktionen einhergeht. Im Verlauf der chronischen Bronchitis kommt es zu akuten Exazerbationen, die häufig durch bakterielle Sekundärinfektionen bedingt sind. Krankheitsfolgen können eine schwere respiratorische Insuffizienz und ein Cor pulmonale sein. Komplikationen sind rezidivierende Bronchopneumonien und Lungenabszesse.

Ursachen: Die Erreger des akuten Schubes einer chronischen Bronchitis (»**A**cute **E**xacerbation of **C**hronic **B**ronchitis = AECB«) sind meist Haemophilus influenzae, Haemophilus parainfluenzae und Pneumokokken. Seltener werden Staphylokokken, Moraxella catarrhalis, Klebsiellen und Pseudomonas aeruginosa gefunden. Auch Viren oder Chlamydia pneumoniae können einen akuten Schub auslösen. Eine chronische Infektion mit Chlamydia pneumoniae spielt offenbar eine wichtige Rolle bei der Pathogenese. Hinter einem akuten Schub einer chronischen Bronchitis steckt oft auch eine Neuinfektion mit einem neuen Bakterienstamm, meist von Haemophilus. Da bei chronischer Bronchitis der Mechanismus der Keimelimination im Bronchialtrakt gestört ist, sind die Bronchien teilweise dauerhaft mit Bakterien besiedelt. Wahrscheinlich ist, dass einem Lungenemphysem kein degenerativer Prozess, sondern eine chronisch persistierende Infektion durch Chlamydien zu Grunde liegt. Bei Kindern können spezielle Ursachen vorliegen (Immunmangelkrankheit, α_1-Antitrypsinmangel, progressive septische Granulomatose, Mukoviszidose, Fremdkörperaspiration). Bei älteren Menschen ist auch an Lungentuberkulose oder ein Karzinom zu denken. Die Abgrenzung von einer allergischen Bronchitis kann schwierig sein.

Sputumuntersuchung: Am wichtigsten ist die Inspektion des Sputums. Das Sputum kann mikroskopisch und kulturell, evtl. auch zytologisch, untersucht werden. Ggf. wird mit relevanten Erregern eine Resistenzbestimmung durchgeführt. Am besten wird das am Morgen nach dem Zähneputzen vor der ersten Mahlzeit abgehustete Sputum in einem Becher aufgefangen und sofort zum Untersuchungslabor gebracht. Eiterhaltige Sputumpartikel werden herausgenommen und auf verschiedenen Nährböden fraktioniert ausgeimpft. Bei der Befundmitteilung sind halbquantitative Aussagen auch unter Berücksichtigung der mikroskopischen Untersuchung des Direktausstriches wichtig. Diagnostisch verwertbar ist die Keimzahlbestimmung im verflüssigten und verdünnten Sputum, wodurch auch die Erkennung der dominierenden Keimart ermöglicht wird. Wenn zum Ausschluss eines Bronchialkarzinoms eine Bronchoskopie durchgeführt wird, kann auch eine Bronchiallavage erfolgen und die Spülflüssigkeit quantitativ kulturell untersucht werden.

Intermittierende Behandlung: Die Erfolgsaussichten der Antibiotika-Therapie sind wegen der meist schon bestehenden anatomischen und funktionellen Veränderungen begrenzt. Durch Antibiotika lassen sich die akuten Exazerbationen günstig beeinflussen. In der Regel muss die Therapie ungezielt durchgeführt werden. Zuverlässig wirken Oralcefalosporine mit erweitertem Spektrum (z. B. Cefpodoxim). Behandlungsdauer im Allgemeinen 1–2 Wochen. Gegen Doxycyclin sind Pneumokokken in 4–20 % resistent, Haemophilus influenzae in 5–10 %. Eine Resistenz von Haemophilus gegen Amoxicillin, Erythromycin, Clarithro- und Roxithromycin ist häufig. Zuverlässiger wirkt Azithromycin. Gegen Co-trimoxazol ist ein größerer Teil der Pneumokokken und Haemophilusbakterien heute resistent.

Therapie

489

Herkömmliche Gyrase-Hemmer sind bei chronischer Bronchitis problematisch (schwache Wirkung auf Pneumokokken, Gefahr der Resistenzentwicklung). Moxifloxacin ist dagegen gut geeignet und stellt ein Mittel der Wahl dar, zumindest wenn eine erste Therapie mit einem herkömmlichen Antibiotikum versagt hat. Auch Telithromycin ist eine weitere, wenn auch noch wenig erprobte neue Alternative.

> Die vermutlich große, im Einzelnen aber noch unklare Rolle von Chlamydien und anderen atypischen Erregern bei chronischen Atemwegsinfektionen ist ein Grund, beim akuten Schub einer chronischen Bronchitis Antibiotika mit Wirkung gegen atypische Erreger zu bevorzugen:
> Makrolide, Doxycyclin, Moxifloxacin.
> **Keine** Betalaktam-Antibiotika, kein Co-trimoxazol!

Bei der intermittierenden Behandlung kommt es entscheidend auf einen sofortigen Behandlungsbeginn an. Kooperative Patienten können zu Hause ein geeignetes Antibiotikum bereithalten, damit bei Wiederauftreten von purulentem Sputum sofort eine Therapie begonnen werden kann.

Die früher übliche Langzeittherapie mit regelmäßigem Wechsel des Antibiotikums in den Wintermonaten ist heute weitgehend verlassen.

Erfolgskriterien der Behandlung sind Aufhören des eitrigen Sputums und Rückgang der Sputummenge, Besserung der Atemnot und der Lungenfunktion. Eine unterstützende Behandlung durch Atemgymnastik, Lagerungsdrainage der Bronchien (Hängelage), Rauchverbot, Eliminierung anderer Noxen, Behandlung einer Herzinsuffizienz usw. können das Krankheitsbild bessern. Auftretende Pneumonien müssen adäquat behandelt werden. Eine Grippeimpfung zu Winteranfang sowie eine Pneumokokken-Impfung sind wegen der erhöhten Gefährdung ratsam.

Literatur

Adams SG, Melo J, Luther M, et al. Antibiotics are associated with lower relapse rates in outpatients with acute exacerbations of COPD. Chest 2000; 117: 1345–52.

Blasi F, Damato S, Cosentini R, et al. Chlamydia pneumoniae and chronic bronchitis: association with severity and bacterial clearance following treatment. Thorax 2002; 57: 672–6.

Dewan NA, Rafique S, Kanwar B, et al. Acute exacerbation of COPD: factors associated with poor treatment outcome. Chest 2000; 117: 662–71.

Dever LL, Shashikumar K, Johanson WG. Antibiotics in the treatment of acute exacerbations of chronic bronchitis. Expert Opin Investig Drugs 2002; 11: 911–25.

Ewig S. Legionella spp. in acute exacerbations of chronic obstructive pulmonary disease: what is the evidence? Eur Respir J 2002; 19: 387–9.

Sethi S et al. New strains of bacteria and exacerbations of chronic obstructive pulmonary disease. N Engl J Med 2002; 347: 465.

Sin DD, Tu JV. Outpatient antibiotic therapy and short term mortality in elderly patients with chronic obstructive pulmonary disease. Can Respir J 2000; 7: 466–71.

Stoller JK. Clinical practice. Acute exacerbations of chronic obstructive pulmonary disease. N Engl J Med 2002; 346: 988–94.

Theegarten D, Mogilevski G, Anhenn O, et al. The role of chlamydia in the pathogenesis of pulmonary emphysema. Electron microscopy and immunofluorescence reveal corresponding findings as in atherosclerosis. Virchows Arch 2000; 437: 190–3.

Bronchiektasen

Oft chronische Infektion durch Pneumokokken und Haemophilus influenzae. Häufiger als bei chronischer Bronchitis liegen andere Erreger (Staphylokokken, Pseudomonas, gramnegative Stäbchen, Anaerobier, selten auch Schimmelpilze) und Mischinfektionen vor. Die antibiotische **Behandlung** erfolgt bei akuten Exazerbationen zunächst ungezielt unter Berücksichtigung der Haupterreger (Pneumokokken, Haemophilus) mit einem Oralcefalosporin (z. B. Cefpodoxim), einem Makrolid (z. B. Azithromycin), einem Gyrase-Hemmer (Moxifloxacin), Doxycyclin oder Clavulansäure/Amoxicillin für mindestens 5–7 Tage. Bei schwerem Krankheitsbild kann für einige Tage i.v. Ceftriaxon, Ertapenem oder Moxifloxacin gegeben werden. Wenn bei früheren bakteriologischen Sputumuntersuchungen Pseudomonas oder andere mehrfach resistente Keime nachgewiesen worden sind, hat auch Ciprofloxacin einen therapeutischen Platz. Die Antibiotika-Therapie sollte wegen des häufigen Infektionswechsels durch regelmäßige bakteriologische Sputumkontrollen überwacht werden. In den letzten Jahren kam es wieder zu einer gewissen Renaissance der Inhalationstherapie mit Gentamycin oder Tobramycin, zusätzlich zu einer systemischen Therapie. In schweren Fällen einer **persistierenden Infektion** bei Bronchiektasen muss manchmal auch eine Dauertherapie mit regelmäßigem Wechsel des Antibiotikums alle 2–3 Wochen durchgeführt werden. Im Allgemeinen sind die Erfolgsaussichten der Antibiotika-Therapie bei Bronchiektasen begrenzt. Zusätzliche Behandlung: Sekretolytika (systemisch, Inhalation), Lagerungsdrainage, evtl. Operation (bei isolierten Bronchiektasen).

Literatur

Angrill J, Agusti C, de Celis R, et al. Bacterial colonisation in patients with bronchiectasis: microbiological pattern and risk factors. Thorax 2002; 57: 15–9.

Barker AF. Bronchiectasis. N Engl J Med 2002; 346: 1383–93.

Barker AF, Couch L, Fiel SB, et al. Tobramycin solution for inhalation reduces sputum Pseudomonas aeruginosa density in bronchiectasis. Am J Respir Crit Care Med 2000; 162: 481–5.

Crockett AJ, Cranston JM, Latimer KM, et al. Mucolytics for bronchiectasis. Cochrane Database Syst Rev 2001; pCD001289.

Frey HR, Russi EW. Bronchiektasen—neuere Aspekte einer alten Krankheit. Schweiz Med Wochenschr 1997; 127: 219–30.

Bronchiolitis

Vorkommen bei Kindern in den ersten Lebensjahren. Erreger: RS-Virus oder andere Viren, manchmal bakterielle Sekundärinfektion (Haemophilus, Staphylokokken). Eine bakterielle Sekundärinfektion behandelt man mit Cefuroxim oder Ceftriaxon i.v. Wichtig ist die Allgemeintherapie mit Sauerstoff, Anfeuchtung der Atemluft, evtl. Prednison-Gabe, außerdem kontrollierte Flüssigkeits- und Elektrolyttherapie, notfalls mechanische Beatmung.

Die chronisch verlaufende **Bronchiolitis obliterans** kommt bei Kindern und Erwachsenen vor. Sie kann bei Kindern die Folge einer akuten Bronchiolitis sein und kann sich bei Erwachsenen als Komplikation nach einer Herz-Lungen- und Knochenmarktransplantation entwickeln. Bakterielle Sekundärinfektionen behandelt man mit Cefuroxim oder Ceftriaxon.

Therapie

Es gibt weiterhin eine bevorzugt in Ostasien auftretende diffuse **Panbronchiolitis**, bei der Pseudomonas aeruginosa eine wichtige Ursache darstellt. Sie hat ohne Therapie eine schlechte Prognose. Bei der Therapie spielen Erythromycin oder andere Makrolide in niedriger Dosis eine wichtige Rolle; der positive Effekt wird als unspezifische Wirkung interpretiert.

Literatur

Martinez JA, Guimaraes SM, Ferreira RG, et al. Diffuse panbronchiolitis in Latin America. Am J Med Sci 2000; 319: 183–5.

Kudoh S. Erythromycin treatment in diffuse panbronchiolitis. Curr Opin Pulm Med (United States) 1998; 4: 116–21.

Offer I, Ashkenazi S, Livni G, et al. The diagnostic and therapeutic approach to acute bronchiolitis in hospitalized children in Israel: a nationwide survey. Isr Med Assoc J 2000; 2: 108–10.

Schulte W, Szrepka A, Bauer PC, Guzman J, Costabel U. Diffuse Panbronchiolitis. Eine seltene Differentialdiagnose der chronisch-obstruktiven Lungenkrankheit. Dtsch Med Wochenschr 1999; 124: 584–8.

Pertussis (Keuchhusten)

Diagnose: Auftreten einer Infektion durch Bordetella pertussis schon im 1. Lebensvierteljahr möglich. Erkrankungen besonders häufig bei ungeimpften Kindern, offenbar zunehmend auch bei Erwachsenen, dann aber mit atypischer, relativ leichterer Symptomatik; Erwachsene spielen dann eine erhebliche Rolle bei der Epidemiologie. Im katarrhalischen Stadium uncharakteristischer Husten, später typische Hustenanfälle, Lymphozytose. In Speziallabors ist eine Erregeranzüchtung vor Beginn der antibiotischen Behandlung auf Bordet-Gengou-Medium möglich (sofortige Verimpfung des Nasenabstriches auf dem Nährboden, wertvoll zur Frühdiagnose und bei unklaren Fällen). Eine Schnellmethode ist der DNS-Nachweis der Erreger. Ein Antikörpernachweis im Serum (spezifische IgM) mit einem Immuno-Assay ist ab 4. Krankheitswoche häufig positiv. Keuchhustenähnliche Symptome können bei Kindern auch durch Haemophilus influenzae, Bordetella parapertussis, Moraxella catarrhalis, Chlamydia trachomatis (im ersten Lebensjahr), Chlamydia pneumoniae und Adenoviren hervorgerufen werden; auch an Fremdkörperaspiration ist zu denken.

Therapie: Geeignete Antibiotika eliminieren die Bordetellen, verkürzen die Erkrankung und dienen der Komplikationsverhütung bzw. -behandlung. Eine möglichst frühzeitige Behandlung (im katarrhalischen Stadium und zu Beginn des Anfallsstadiums) ist besonders bei jüngeren Kindern indiziert, die hinsichtlich Pneumonie und Enzephalopathie am stärksten gefährdet sind. Im Schulalter ist eine antibiotische Therapie auch aus epidemiologischen Gründen generell zu empfehlen. Eine Antibiotika-Therapie des Keuchhustens ist auch bei zerebral geschädigten Kindern sowie bei Abwehrschwäche (Leukämie, HIV) eindeutig indiziert. Erwachsene sollten wegen des lang dauernden Hustens mit destruierender Bronchitis und der häufigen Komplikationen, aber auch zur Unterbrechung der Infektionskette stets antibiotisch behandelt werden.

Das klassische Mittel war Erythromycin, tgl. 50 mg/kg oral für mindestens 2 Wochen; es führt zum Verschwinden der Bakterien und zur klinischen Besserung. Heute bevorzugt man wegen der besseren Resorption und Verträglichkeit andere Makrolide wie Clarithromycin, tgl. 12 mg/kg, oder Roxithromycin, tgl. 5 mg/kg. Man kann davon ausgehen, dass der Patient nach 2-wöchiger Behandlung mit einem Makrolid im Allgemeinen nicht mehr infektiös ist. Bei Makrolid-Unverträglichkeit oder -Allergie gibt man jüngeren Kindern Co-trimoxazol für 2 Wochen.

Bei Kindern ab dem 8. Lebensjahr kann auch Doxycyclin gegeben werden (einmal tgl. 2 mg/kg), bei Erwachsenen auch Fluochinolone wie Ciprofloxacin oder Moxifloxacin. Das früher empfohlene Pertussis-Hyperimmunglobulin ist nutzlos. Keine aktive Impfung nach Ausbruch der Erkrankung.

Zusätzliche Therapie: Bei jüngeren Kindern Sekretolytika, häufige kleine Mahlzeiten, Hospitalpflege, evtl. parenterale Ernährung, vorsichtiges Absaugen von Schleim oder Erbrochenem, Anfeuchtung der Atemluft, Sauerstoffzelt, kein Codein (erhöhte Gefahr von Atelektasen und sekundärer Pneumonie).

Bei der **Pertussis-Pneumonie** liegt oft eine Sekundärinfektion mit Haemophilus influenzae, Pneumokokken und anderen Keimen vor; dann ist eine Therapie mit Ceftriaxon (tgl. 30 mg/kg), Cefotaxim i.v. (tgl. 60 mg/kg) oder Amoxicillin/Clavulansäure ratsam.

Prophylaxe (nach erfolgter Ansteckung von ungeimpften Kindern und Erwachsenen im gleichen Haushalt, die noch keinen Keuchhusten hatten, insbesondere bei Vorliegen eines Herzfehlers, einer Mukoviszidose usw.): Clarithromycin (tgl. 12 mg/kg) für 14 Tage (bei anhaltendem Kontakt länger).

Literatur

Brett M, Short P, Beatson S. The comparative in-vitro activity of roxithromycin and other antibiotics against Bordetella pertussis. J Antimicrob Chemother 1998; 41 (Suppl B): 23–7.

De Melker H et al. Reemergence of pertussis in the highly vaccinated population of the Netherlands. Emerg Infect Dis 2000; 4: 348.

Güris D et al. Changing epidemiology of pertussis in the United States 1990–96. Clin Infect Dis 1999; 28: 1230.

Hoppe JE, Halm U, Hagedorn HJ, Kraminer-Hagedorn A. Comparison of erythromycin ethyl-succinate and co-trimoxazole for treatment of pertussis. Infection 1989; 17: 227.

Hyman MH. Pertussis in adults. Ann Intern Med 1998; 128 (12 Pt 1): 1047–8.Srauer MA, Cochi SL, Zell ER, et al. Prevention of secondary transmission of pertussis in households with early use of erythromycin. Am J Dis Child 1992; 146: 177–81.

Williams GD, Matthews NT, Choong RK. Infant pertussis deaths in New South Wales 1996–1997. Med J Aust 1998; 168: 281–3.

Mukoviszidose

Die auf Dauer lebensbedrohliche Mukoviszidose (zystische Fibrose = CF) hat in Mitteleuropa eine Häufigkeit von 1:2 000. Das Risiko einer Geschwistererkrankung beträgt 25 %. Gegenüber früher hat sich die Prognose durch die modernen Behandlungsmethoden sehr gebessert, was auch in der längeren Lebensdauer zum Ausdruck kommt. An diesen Erfolgen hat die Antibiotika-Therapie einen entscheidenden Anteil. Die Betreuung erfolgt heute meist in Spezialambulanzen. Lungentransplantationen sind manchmal der letzte Ausweg.

Therapie

Bei fast allen Patienten entwickelt sich im Laufe der Jahre eine chronische Bronchialinfektion mit Bronchiektasen. Dabei gibt es im Schweregrad und im Verlauf beträchtliche individuelle Unterschiede. Die Geschwindigkeit des Fortschreitens der Lungenveränderungen bestimmt die Prognose. Akute Schübe der chronischen Bronchialinfektion müssen sofort intensiv antibiotisch behandelt werden. Häufig treten schwere Pneumonien auf. In fortgeschrittenen Stadien besteht stets eine chronische Lungeninfektion. Die Erreger sind im Frühstadium meist Staphylokokken, Pneumokokken und Haemophilus, im Spätstadium fast immer gramnegative Stäbchen (Pseudomonas aeruginosa und andere Pseudomonas-Arten, Serratia-, Klebsiella-, Enterobacter-Arten). Dabei können die häufig multiresistenten Pseudomonas-Stämme zwischen Patienten ausgetauscht werden; z.T. werden sie auch über kontaminierte Inhalationsgeräte übertragen. Prognostisch ungünstig ist eine Infektion mit Burkholderia cepacia. Fast immer findet man nach längerem Verlauf stark schleimbildende, oft mehrfach resistente Pseudomonas-Stämme, deren Elimination fast nie gelingt. An der Persistenz von Pseudomonas im Bronchialtrakt sind aber auch Biofilmbildungen beteiligt; die Keime in Biofilmen sind wesentlich weniger empfindlich. Mykobakterien-Arten (z. B. M. avium-intracellulare), aber auch Aspergillus fumigatus sind häufig ohne große klinische Symptomatik nachweisbar.

Therapie: Kombinationen sind sinnvoll wegen der pathologischen Veränderungen in den unteren Atemwegen, welche die Antibiotika-Wirksamkeit einschränken. Entscheidend für die Wahl der Kombinationspartner ist das Antibiogramm. Kreuzresistenzen bei Pseudomonas aeruginosa sind bei bestimmten Kombinationen häufiger, z. B. zwischen Ceftazidim und Cefepim, Meropenem und Imipenem sowie Tobramycin und Gentamicin. Keine Kreuzresistenzen gibt es bei Pseudomonas aeruginosa zwischen Betalaktam-Antibiotika und Gyrase-Hemmern und zwischen Betalaktam-Antibiotika und Aminoglykosiden. Bei diesen Kombinationen ist ein starker Synergismus möglich. Aus Gründen der Verträglichkeit (chronische Toxizität von Aminoglykosiden) und wegen der Gefahr einer sekundären Resistenzentwicklung (z. B. bei Gyrase-Hemmern) sollen sinnvolle Kombinationen entsprechend den bakteriologischen Befunden von Zeit zu Zeit gewechselt werden. Das gilt besonders für die intermittierende parenterale Antibiotika-Behandlung, die 3- bis 4-mal im Jahr für je 10–14 Tage durchgeführt wird und meist zu einer deutlichen Besserung der Lungenfunktion führt. Sie kann heute teilweise auch ambulant durchgeführt werden.

Sinnvolle Pseudomonas-wirksame **Kombinationen** sind z. B.:
▸ Ceftazidim + Piperacillin,
▸ Ceftazidim + Ciprofloxacin,
▸ Ceftazidim + Tobramycin,
▸ Meropenem + Ciprofloxacin oder
▸ Ciprofloxacin + Tobramycin.

Auch eine **Monotherapie** mit Ceftazidim, Meropenem, Ciprofloxacin u. a. kann erfolgreich sein. Es stellt sich bei Mukoviszidose freilich die prinzipielle Frage, ob Pseudomonas-Infektionen hierbei zur Verhinderung von Resistenzen nicht generell mit Kombinationen behandelt werden müssen. Als überraschender Effekt fand sich, dass eine Langzeitbehandlung mit Azithromycin die Lungenfunktion bei einem Teil der Kinder mit Mukoviszidose deutlich bessert. Als Ursache werden unspezifische Mechanismen angenommen.

Burkholderia cepacia wird bei älteren CF-Patienten relativ häufig in den unteren Atemwegen gefunden, verstärkt die Krankheitserscheinungen und verschlechtert die Prognose.

Tab. 9-1 Grenzwerte für das Serumspiegel-Monitoring (Gentamicin, Tobramycin) bei der Aminoglykosid-Therapie von Mukoviszidose-Patienten.

Bei 8-stdl. Gabe	4–10 mg/l (Peak*) nicht >2 mg/l (Tal**)
Bei 24-stdl. Gabe	1,5–6 mg/l (8 h) nicht >1 mg/l (24 h)

*   0,5 h nach Beendigung der i.v. Kurzinfusion
** vor der nächsten Gabe

Meistens wirksam sind Co-trimoxazol und Meropenem, z. T. auch Ciprofloxacin. Unwirksam sind Betalaktam-Antibiotika (außer Ceftazidim) und Aminoglykoside.

Chronische nekrotisierende **Lungenaspergillosen** sind bei CF-Patienten selten und werden mit Amphotericin B behandelt; moderne Alternativen sind Caspofungin bzw. Voriconazol. Häufiger sind allergische bronchoalveoläre Aspergillosen, die asthmatische Beschwerden hervorrufen und mit einem Kortikoid behandelt werden. Es gibt aber auch eine relativ häufige Kolonisierung der Atemwege ohne klinisches Korrelat.

Nichttuberkulöse (atypische) Mykobakterien können die Lungenerkrankung verschlimmern. Gegen Mycobacterium avium-intracellulare ist u. a. die Kombination von Clarithromycin + Ethambutol + Rifampicin wirksam. Andere Mykobakterienarten haben eine verschiedene Empfindlichkeit gegen antimykobakterielle Mittel (s. S. 418).
Antibiotika-Dosierung: Da die Pharmakokinetik von Antibiotika, besonders von Tobramycin und anderen Aminoglykosiden, bei fortgeschrittenen CF-Erkrankungen verändert ist (infolge vermehrter Clearance durch Leber und Nieren), werden höhere Dosierungen von Antibiotika empfohlen. Das oto- und nephrotoxische Tobramycin darf aber bei längerer oder wiederholter Therapie nicht zu hoch dosiert werden. Bei dem dann notwendigen Serumspiegel-Monitoring sind bei 8-stdl. Gabe und bei 24-stdl. Gabe Grenzwerte festgelegt worden, die nicht überschritten werden sollten (Tab. 9-1). Unter Berücksichtigung des starken Synergismus zwischen Tobramycin und Betalaktam-Antibiotika (wodurch erheblich niedrigere Konzentrationen der Einzelsubstanzen zur Wirkung gelangen) ist bei der Kombinationstherapie von noch nicht so weit fortgeschrittenen CF-Erkrankungen im Allgemeinen eine Tobramycin-Dosierung von tgl. 5 mg/kg (nicht mehr als 0,4 g) ausreichend. Um bleibende Hörschäden zu vermeiden, sind die Blutspiegel von Aminoglykosiden im Verlauf einer CF-Erkrankung zu überprüfen und die Dosierung entsprechend anzupassen.
Eine **neue Therapieform** ist die Inhalation mit Tobramycin. Hiermit lässt sich die Bakteriendichte verringern und die Lungenfunktion etwas bessern, vorausgesetzt der Pseudomonas-Stamm ist nicht Tobramycin-resistent. Patienten mit Burkholderia cepacia sind kaum zu behandeln (Co-trimoxazol, Mehrfachkombinationen, evtl. als letzte Alternative Chloramphenicol). Sie haben eine schlechte Prognose und sollten von anderen Mukoviszidose-Patienten isoliert werden.

Therapie

Literatur

Aitken ML, Burke W, McDonald G, et al. Non-tuberculous mycobacterial disease in adult cystic fibrosis patients. Chest 1993; 103: 1096–9.

Armstrong D et al. Detection of a widespread clone of Ps. aeruginosa in a pediatric cystic fibrosis clinic. Am J Respir Crit Care Med 2002; 166: 983.

Bauernfeind A, Marks M, Strandvik B (eds). Cystic fibrosis pulmonary infections. Basel: Birkhäuser 1995.

Byrne S, Maddison J, Connor P. Clinical evaluation of meropenem versus ceftazidime for the treatment of Pseudomonas spp. infections in cystic fibrosis patients. J Antimicrob Chemother 1995; 36 (Suppl A): 135–43.

Equi A, Balfour Lynn I, Bush A, Rosenthal M. Long term azithromycin in children with cystic fibrosis: a randomised placebo controlled crossover trial. Lancet 2002; 360: 978.

Fiel SB. Aerosol delivery of antibiotics to the lower airways of patients with cystic fibrosis. Chest 1995; 107 (Suppl): 61–4.

Grahame-Clarke CN, Roberts CM, Empey DW. Chronic necrotizing pulmonary aspergillosis and pulmonary phycomycosis in cystic fibrosis. Respir Med 1994; 88: 465–8.

Kearns GL. Hepatic drug metabolism in cystic fibrosis: Recent developments and future directions. Ann Pharmacother 1993; 27: 74–9.

Lang BJ, Aaron SD, Ferris W, et al. Multiple combination bactericidal antibiotic testing for patients with cystic fibrosis infected with multiresistant strains of Pseudomonas aeruginosa. Am J Respir Crit Care Med 2000; 162: 2241–5.

Lindsay CA, Bosso JA. Optimization of antibiotic therapy in cystic fibrosis patients: Pharmacokinetic considerations. Clin Pharmacokinet 1993; 24: 496–506.

Littlewood JM, Smye SW, Cunliffe H. Aerosol antibiotic treatment in cystic fibrosis. Arch Dis Child 1993; 68: 788–92.

Maddison J, Dodd M, Webb AK. Nebulised colistin causes chest tightness in adults with cystic fibrosis. Respiratory Medicine 1994; 88: 145–7.

Moss RB, McClelland E, Williams RR, et al. Evaluation of the immunologic cross-reactivity of aztreonam in patients with cystic fibrosis who are allergic to penicillin and/or cephalosporin antibiotics. Rev Infect Dis 1991; 13 (Suppl 7): 598.

Mrouch S, Spock A. Allergic bronchopulmonary aspergillosis in patients with cystic fibrosis. Chest 1994; 105: 32–6.

Pedersen SS, Pressler T, Pedersen M, et al. Immediate and prolonged clinical efficacy of ceftazidime versus ceftazidime plus tobramycin in chronic Pseudomonas aeruginosa infection in cystic fibrosis. Scand J Infect Dis 1986; 18: 133.

Prince A. Biofilms, antimicrobial resistance an airway infection. N Engl J Med 2002; 347: 1110.

Ramsey BW, Dorkin HL, Eisenberg JD, et al. Efficacy of aerosolized tobramycin in patients with cystic fibrosis. N Engl J Med 1993; 328: 1740–6.

Simon C, Gerigk U, Claass A, Sikorska-Fic B, Kiosz D. Colony counting in purulent sputa of patients with cystic fibrosis. Pädiatr Grenzgeb 1994; 33: 11–7.

Smith DL, Smith EG, Gumery LB, et al. Pseudomonas cepacia infection in cystic fibrosis. Lancet 1992; 1: 252.

Speert D et al. Epidemiology of Ps. aeruginosa in cystic fibrosis in British Columbia. Am J Respir Crit Care Med 2002; 166: 988.

Strandvik B, Hjelte L, Malmborg AS, et al. Home intravenous antibiotic treatment of patients with cystic fibrosis. Acta Paediatr 1992; 81: 340–4.

Valerius NH, Koch C, Hoiby N. Prevention of chronic Pseudomonas aeruginosa colonisation in cystic fibrosis by early treatment. Lancet 1991; 338: 725–6.

Pneumonien

Es gibt verschiedene **Einteilungen** der Pneumonien. Die Einteilung nach der Erregerart ist problematisch, da derselbe Erreger verschiedene Pneumonieformen hervorrufen kann und unterschiedliche Erreger zu weitgehend ähnlichen Krankheitsbildern führen können. Daher ist eine Einteilung nach klinischen Gesichtspunkten besser. Traditionell unterschied man die Bronchopneumonie (besonders bei älteren Menschen), die Lobärpneumonie und die interstitielle Pneumonie. Diese durchaus typischen Krankheitsbilder sind jedoch oft nicht eindeutig vorhanden. Primäre Virus-Pneumonien (ohne Beteiligung von Bakterien) treten relativ selten bei Atemwegsinfektionen durch Influenza-, Parainfluenza-, Adeno-, Hanta-, CM-, Metapneumo- und RS-Viren sowie bei Varizellen auf und erscheinen röntgenologisch meist als interstitielle Pneumonie.

Zur **Klassifikation** der Pneumonien ist die Berücksichtigung von Grund- und Vorkrankheiten wichtig. Bei primärer Pneumonie (außerhalb des Krankenhauses erworben,»community acquired pneumonia«, CAP) fehlt ein schweres Grundleiden. Bei den häufigeren sekundären Pneumonien (meist nosokomiale Pneumonie) wird das klinische Bild durch die Grundkrankheit und resistenzmindernde Faktoren stark verändert (z.B. Mukoviszidose, Leukämie, AIDS, Zytostatikatherapie, Herzinsuffizienz, längere Beatmung, Aspiration, Alkoholismus, Lungeninfarkt).

Tab. 9-2 Typisches Erregerspektrum bei klinischen Pneumonieformen.

Klinische Form	Häufige Erreger	Seltenere Erreger
Primäre Pneumonie (= community acquired pneumonia, CAP) (ohne schweres Grundleiden, meist außerhalb des Krankenhauses erworben)	Pneumokokken, Mykoplasmen, Chlamydien, Haemophilus	A-Streptokokken, Klebsiellen, Legionellen
Sekundäre Pneumonie (= nosokomiale Pneumonie) (mit Grundleiden, oft im Krankenhaus erworben)	Alle fakultativ pathogenen Erreger (oft hochresistente Pseudomonas-, Klebsiella-, Staphylococcus-, Serratia-Stämme)	
Pneumonie bei Langzeitbeatmung	Pseudomonas	Staphylokokken, Klebsiellen u. a.
Aspirationspneumonie	Bacteroides, anaerobe Streptokokken	Enterobakterien, Staphylokokken, Pneumokokken u. a.
Abszedierende Pneumonie	Staphylokokken, Bacteroides	Klebsiellen, Pseudomonas
Postoperative Pneumonie	Staphylokokken	Pneumokokken, Streptokokken, Klebsiellen
Pneumonie bei AIDS	Pneumocystis carinii	Tuberkelbakterien, atypische Mykobakterien, Pilze, Zytomegalievirus u. a.
Atypische Pneumonie	Mycoplasma pneumoniae, Chlamydia pneumoniae	Q-Fieber, Ornithose, Legionellen, SARS-, Coronavirus
Grippe-Pneumonie	Pneumokokken Haemophilus influenzae	Staphylococcus aureus Selten Influenzavirus
Pneumonie bei Neutropenie	Aspergillus	Mucor, Candida, Pseudomonas u.v.a.

Therapie

Klinische Sonderformen sind die abszedierende Pneumonie, Aspirationspneumonie, postoperative Pneumonie, angeborene und postnatale Pneumonie, Pneumonie bei Infektionskrankheiten (z. B. Pertussis, Masern, Varizellen, Influenza, Q-Fieber, Tularämie) und die chronische bzw. rezidivierende Pneumonie.

Erregerspektrum: Die unterschiedlichen klinischen Formen einer Pneumonie werden weitgehend durch die gleichen Erreger verursacht: Haupterreger fast aller Formen sind nach wie vor Pneumokokken. Seltener sind andere Streptokokken, Staphylokokken, Klebsiella pneumoniae, Haemophilus influenzae, Meningokokken, Pasteurella multocida, Pseudomonas aeruginosa, Bacteroides sp. (Tab. 9-2). Bei der Untergruppe der atypischen primären Pneumonie finden sich als Haupterreger Mycoplasma pneumoniae und Chlamydia pneumoniae, seltener auch Legionellen, Chlamydia psittaci (Ornithose), Coxiella burnetii (Q-Fieber). Bei tracheotomierten oder mechanisch beatmeten Patienten sowie bei Leukämikern sind gramnegative Stäbchen (Pseudomonas, Klebsiellen u. a.) die häufigsten Erreger. Bei AIDS ist die Pneumocystis-Pneumonie typisch. Die Neugeborenenpneumonie, welche meist durch Aspiration von infiziertem Fruchtwasser entsteht, wird meist durch Enterobakterien oder B-Streptokokken, manchmal auch durch Chlamydia trachomatis verursacht. Daneben gibt es eine Vielzahl seltener Erreger (ungewöhnliche Bakterien wie Pasteurella multocida, Rhodococcus equi, Anthrax, Tularämie, Aktinomyzeten, Nocardien, Mykobakterien, Viren, Pilze usw.). Es sollte nicht vergessen werden, dass sich auch bei optimaler Nachweistechnik bei einem Drittel der Fälle kein Erreger nachweisen lässt; es muss offensichtlich noch mehrere wichtige unentdeckte Pneumonieerreger geben.

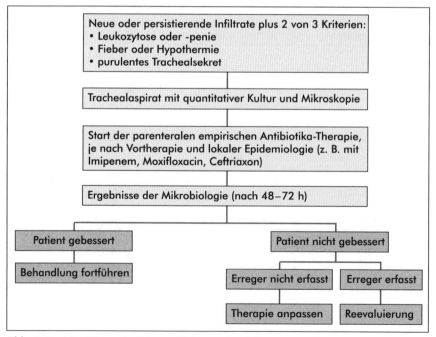

Abb. 9-1 Algorithmus der Diagnostik der nosokomialen Pneumonie.

Diagnose von Pneumonien (Abb. 9-1): Wichtige Hinweise gibt bereits die Beschaffenheit des Sputums. Wichtig ist die Inspektion des Sputums. Im Prinzip sollte eine mikroskopische und kulturelle Untersuchung des Sputums stattfinden. Praktisch erfolgt die Therapie einer Pneumonie fast immer ohne Erregernachweis (Praktikabilität, negative Kosten-Nutzen-Relation). Ein Grampräparat des Sputums lässt die Erreger meist als einzige Keimart neben reichlich vorhandenen neutrophilen Granulozyten erkennen; sieht man viele Epithelzellen, so sind die Bakterien im Auswurf Mundhöhlenkeime ohne pathologische Bedeutung. Diagnostisch verwertbar ist die Keimzahlbestimmung im mit Pankreatin verflüssigtem Sputum, wobei Keimzahlen über 10^6/ml auf Erreger aus den tiefen Atemwegen hinweisen. Bei Pneumonie unklarer Ätiologie (vor allem bei immunsupprimierten Patienten) ist eine Bronchoskopie mit Lavage indiziert, mit Untersuchung auch auf Legionellen, Zytomegalievirus (CMV), Pneumocystis jiroveci, Tuberkelbakterien und Pilze. Bei protrahiert verlaufenden Pneumonien durch Mycoplasma pneumoniae und Chlamydia pneumoniae fehlen meist eine Leukozytose und CRP-Vermehrung im Blut; dabei ist durch DNS-Nachweis im Rachenabstrich eine Erregerdiagnose möglich (auch bei Legionellose). Chlamydia trachomatis kommt als Pneumonieerreger im 1. Lebenshalbjahr vor und kann im Rachensekret mit Immunfluoreszenz oder in der Zellkultur nachgewiesen werden.

Die **Blutkultur** ermöglicht bei der Pneumokokken-Pneumonie in etwa 30 % eine Anzüchtung der Erreger. In Pleurapunktaten können Pneumokokken und Haemophilus influenzae (Typ b) durch einen Latex-Agglutinationstest (Schnellnachweis) nachgewiesen werden. Bei Cryptococcus-Pneumonie von AIDS-Patienten ist auch ein Antigennachweis im Blut möglich.

Eine **serologische Diagnose** ist durch den wiederholten Nachweis von Antikörpern im Patientenblut (Titeranstieg!) bei folgenden Pneumonieerregern möglich:
▶ Chlamydia psittaci: KBR;
▶ Chlamydia trachomatis, C. pneumoniae: Immunfluoreszenzreaktion, EIA;
▶ Mycoplasma pneumoniae: EIA (IgM);
▶ Legionellen: Immunfluoreszenzreaktion, EIA;
▶ Coxiella burnetii (Q-Fieber): ELISA, KBR;
▶ Influenza-, Parainfluenzavirus: ELISA, KBR;
▶ RS-Virus: EIA;
▶ SARS Virus: PCR, IFT, Anzucht.

Da in fast allen Stadien einer HIV-Infektion verschiedene Pneumonieformen vorkommen können, ist der HIV-Test eine wichtige Basisuntersuchung.

Behandlungsprinzip: Schwere Pneumonien haben eine erhebliche Letalität. Daher sollte das Antibiotikum initial möglichst parenteral in hoher Dosierung angewandt werden (**Interventionstherapie**). In der Rekonvaleszenzphase kann oft auf eine orale Behandlung mit geringeren Dosen übergegangen werden (**Sequentialtherapie**). Die Auswahl des Antibiotikums richtet sich nach der klinischen Konstellation und einer eventuellen Vorbehandlung. Die Dauer der Therapie richtet sich nach den Erregern, dem Verlauf und dem Röntgenbefund; sie darf besonders bei abszedierender Pneumonie wegen möglicher Rezidive nicht zu kurz sein.

Herz- und Kreislaufbehandlung, Flüssigkeitstherapie, Sauerstoffzufuhr, evtl. auch Sekretdrainage bei Bronchusverlegung, Inhalationen usw. sind wichtig. Bei respiratorischer Insuffizienz ist die Behandlung in einer gut ausgestatteten Intensivstation unerlässlich; bei respiratorischer Insuffizienz kann auch eine mechanische Beatmung notwendig werden.

Therapie

499

SARS: Eine neue, hochgefährliche Sonderform einer atypischen Pneumonie trat im November 2002 in Südostasien auf und hat sich ab März 2003 schnell weltweit verbreitet. Die als Schweres Akutes Respiratorisches Syndrom (SARS) bezeichnete Erkrankung durch ein zuvor unbekanntes Coronavirus beginnt nach einer kurzen Inkubationszeit mit uncharakteristischem hohen Fieber und Myalgien. Erst nach einigen Tagen kommt es bei vielen Patienten zum Auftreten einer zunehmend schweren Pneumonie, oft auch zu Transaminasenerhöhungen und Leukopenie. Die Erkrankung hat eine erhebliche Letalität von 10–15 %, die offenbar bei älteren Personen höher ist. Das wirklich Alarmierende an dieser neuen Infektion ist die Tatsache, dass bei den ersten Ausbrüchen in Hongkong und Singapur viele Angehörige des Krankenhauspersonals sowie Mitpatienten erkrankten. Die Konsequenz dieser neuen Pneumonieform bedeutet eine strikte Isolierung verdächtiger Patienten sowie eine Pflege mit schweren Atemschutzgeräten. Offenbar gibt es auch Patienten mit leichten Verlaufsformen, die als solche meist nicht erkannt werden, von denen aber trotzdem eine Infektionsgefahr ausgeht.

Es ist noch unklar, ob bzw. wie lange von Patienten nach Überstehen der akuten Erkrankung mit einer Virusausscheidung (respiratorisch bzw. fäkal) zu rechnen ist. Selbst wenn die Erkrankung nach 8 Monaten und rabiaten Quarantänemaßnahmen offiziell erloschen ist, verbleibt das im Einzelnen noch weitgehend unklare Erregerreservoir in Südchina (Schleichkatzen, andere kleine Raubtiere und ihre Beutetiere), sodass jederzeit wieder mit neuen Infektionen zu rechnen ist. Zumindest einige Laborinfektionen und diverse Einzelfälle sind auch später aufgetreten. Die Therapie von SARS ist unklar. Die meisten Patienten wurden ohne Erfolg mit Antibiotika behandelt. Schwere Verläufe erfordern eine Beatmung unter Sicherheitskautelen. Die Daten über eine antivirale Therapie sind vieldeutig. Oseltamivir und Ribavirin sind offenbar nicht effektiv. Es wird eine Behandlung mit Interferon-α diskutiert, die sich bei einigen Patienen offenbar als günstig erwies. Auch Glycyrrhizin ist im Labor wirksam. Da sich das Frühstadium von SARS nicht sicher von einer bakteriellen Pneumonie unterscheiden lässt, ist eine initiale ungezielte Behandlung mit Antibiotika (z. B. 400 mg Moxifloxacin) unbedingt anzuraten. Die Lehre von SARS für die Medizin ist:

> Pneumonien können neuerdings ein erhebliches Risiko für Krankenhauspersonal, Ärzte und Patienten darstellen.

Ungezielte Therapie

Eine **Erregerdiagnose** ist nur bei einem kleinen Teil der Pneumonien erfolgreich. Die Therapie richtet sich daher vor allem nach klinischen Kriterien. Wegen der starken Gefährdung ist eine umgehende breite Therapie notwendig. Sie muss diejenigen Erreger erfassen, die zu schnellen, foudroyanten Verläufen führen können (Pneumokokken, Legionellen, A-Streptokokken!). Bei Nichtansprechen auf die Initialbehandlung muss die Therapie in Richtung auf die bisher noch nicht erfassten Erreger erweitert werden (Legionellen, Staphylokokken, Mykoplasmen). Dabei gelten die Regeln einer Interventionstherapie (s. S. 396).

Primäre Pneumonie bei vorher gesunden Personen (community acquired pneumonia = CAP) ohne antibakterielle Vorbehandlung, meist außerhalb des Krankenhauses entstanden: teils Lobär- oder Segmentpneumonie, teils vieldeutige Lungeninfiltrate. Erreger vorwiegend Pneumokokken, bei älteren Menschen nicht selten auch Staphylococcus aureus, Klebsiellen und Haemophilus influenzae. Auch Chlamydien, Mykoplasmen, Q-Fieber und Legionellen kommen vor.

Aus Gründen der Praktikabilität ist eine parenterale Initialtherapie mit Antibiotika mit längerer Halbwertszeit (Ceftriaxon, Ertapenem, Moxifloxacin) ökonomischer und für Patienten und Arzt angenehmer und sicherer als die früher üblichen, wiederholten Gaben von Antibiotika wie Cefuroxim 3-mal täglich.

Initialtherapie der Pneumonie mit einer einzigen Gabe/Tag:
2 g Ceftriaxon i.v. oder
1 g Ertapenem i.v. oder
400 mg Moxifloxacin i.v.

Die **Therapie** mit einem Depot-Betalaktam-Antibiotikum wie Ceftriaxon bzw. Ertapenem wirkt gegen die üblichen Erreger von Pneumonien unter Einschluss von resistenten Pneumokokken und Haemophilus, nicht aber gegen die häufigen, meist nicht foudrouyant verlaufenden atypischen Erreger, gegen die zusätzlich auch Moxifloxacin wirkt (Tab. 9-3). In der US-Literatur werden zur Initialbehandlung von primären Pneumonien zunehmend Kombinationen wie Ceftriaxon + Makrolid empfohlen. Eine zusätzliche Gabe von Doxycyclin (tgl. 0,2 g oral oder i.v.) wirkt auch gegen Mykoplasmen, Chlamydien und Q-Fieber. Die Gabe von Azithromycin erfasst zusätzlich auch Legionellen. Sollten diese Therapieformen versagen (keine Besserung nach 48 h), so sind möglicherweise resistente Staphylokokken, resistente Pneumokokken, Pseudomonaden, Klebsiellen oder andere gramnegative Stäbchen die Krankheitsursache. Neben einer intensiven Suche nach derartigen atypischen Erregern kommen ganz breite Therapieformen wie Imipenem + Vancomycin oder Imipenem + Rifampicin in Frage.

Als praktikable ambulante Sequentialtherapie der primären Pneumonie gibt man für 1–3 Tage Ceftriaxon (1-mal tgl. 1–2 g) und behandelt anschließend mit einem Oralcefalosporin (Cefpodoxim, Cefixim). Als gute Alternative einer Sequentialtherapie bietet sich eine initiale i.v. Gabe von 400 mg Moxifloxacin mit anschließender oraler Gabe an. Wenn auch eine

Tab. 9-3 Interventionstherapie primärer Pneumonien bei Erwachsenen. Bei Nichtansprechen invasive Diagnostik (HIV, Pneumocystis, Zytomegalie, Tuberkulose, MRSA, Pilze, SARS). Ggf. neue Kombinationstherapie wie Imipenem + Rifampicin oder Imipenem + Vancomycin.

	Mittel	Wirksam gegen
Initialtherapie	Ceftriaxon oder Ertapenem	Pneumokokken, Haemophilus, Staphylokokken, Anaerobier
	Ggf. zusätzlich Doxycyclin	Mykoplasmen, Chlamydien, Coxiellen
Alternativen der Initialtherapie	1) Ceftriaxon + Azithromycin 2) Moxifloxacin oral, Levofloxacin oral 3) Telithromycin oral	Fast alle Erreger von primären Atemwegsinfektionen inkl. Legionella

501

Mykoplasmen- oder Chlamydien-Ätiologie möglich erscheint, kann zusätzlich Doxycyclin, Azithromycin, Clarithromycin oder Roxithromycin gegeben werden.
Leichtere Pneumonien können in der Praxis, aber auch in der Klinik primär oral mit Moxifloxacin oder Telithromycin behandelt werden.

Interstitielle Pneumonie: Meist allmählicher Beginn. Glasiges Sputum, keine Leukozytose, oft jedoch hohes Fieber mit relativer Bradykardie, röntgenologisch oft diffuse fleckförmige Verschattungen oder milchglasartige Trübung. Derartige Krankheitsbilder kommen bei Legionellen-, Mykoplasmen- und Chlamydien-Infektionen sowie bei Q-Fieber vor. Auch eine Pneumocystis-Pneumonie bei HIV-Patienten kann ähnlich verlaufen. **Behandlung** mit Doxycyclin oder einem Makrolid. Hierauf sprechen Mykoplasmen und Chlamydien stets prompt an. Ein Therapieversagen ist verdächtig auf das Vorliegen einer Pneumocystis-Pneumonie; Therapie der Wahl ist Co-trimoxazol in hoher Dosis (s. S. 225). Im ersten Lebenshalbjahr ist bei afebrilem Verlauf als Erreger Chlamydia trachomatis anzunehmen und eine Behandlung mit Clarithromycin (tgl. 12 mg/kg) sinnvoll. Bei immunsupprimierten Patienten kann auch eine Zytomegalie-, Herpes- oder Varizellen-Pneumonie vorliegen (Behandlung je nach Erreger).

Sekundäre Pneumonie bei schwerem Grundleiden, oft im Krankenhaus entstanden (nosokomiale Pneumonie): Erreger oft resistente Hospitalkeime (Staphylokokken, Klebsiellen, Pseudomonas u. a.), aber oft auch Mischinfektionen mit Haemophilus influenzae, Pneumokokken, Bacteroides, seltener Legionellen. Ohne Vortherapie Behandlung mit Imipenem oder Meropenem. Bei sekundärer Pneumonie, die unter Antibiotika-Therapie entstanden ist, muss sich die Behandlung von der vorangegangenen Therapie deutlich unterscheiden. Am besten sind lückenlose Breitspektrumtherapien wie Imipenem oder Cefotaxim + Piperacillin (evtl. + Gentamicin). Bei Versagen müssen andere Mittel zur Schließung von Wirkungslücken in die Kombination eingeschlossen werden (z. B. Clarithromycin oder Rifampicin gegen Legionellen). Dabei können auch früher unübliche Kombinationen, wie Cefotaxim + Vancomycin + Rifampicin, sinnvoll sein. Bei Antibiotika-Versagen muss auch an eine Pilz-Pneumonie oder eine HIV-Infektion mit Pneumocystis-Infektion, Zytomegalie oderTuberkulose gedacht und entsprechende Untersuchungen gemacht werden (Tab. 9-3, S. 501).

Beatmungspneumonie: Bei mechanisch beatmeten Patienten kommt es meist zu einer Keimbesiedlung der Trachea und Bronchien. Bei den häufig auftretenden pneumonischen Komplikationen ist oft nicht zu entscheiden, ob die in der Trachea nachgewiesenen Bakterien die Pneumonieerreger sind.
Die **Therapie** muss hier mit Antibiotika erfolgen, die auch Pseudomonas-wirksam sind, z. B. Ceftazidim (täglich 6 g) oder Meropenem (3 g). Kombinationen mit Aminoglykosiden oder Chinolonen sind oft nötig. Gleichzeitig sollten auch andere Fieberursachen überprüft werden (Harnwegsinfektion, Venenkatheterinfektion u. a.). Fehlinterpretationen von Röntgenbildern sind hierbei nicht unüblich.

Bronchopneumonie bei chronischer Bronchitis: Meist Mischinfektion durch Pneumokokken, Haemophilus influenzae, selten Staphylokokken und gramnegative Bakterien. Solange kein bakteriologisches Ergebnis vorliegt, Behandlung mit einem Breitspektrum-

Antibiotikum, das in letzter Zeit nicht zur Dauerbehandlung verwendet worden ist (z. B. Ceftriaxon), im weiteren Verlauf gezielt nach dem Antibiogramm.

Aspirationspneumonie: Vorkommen bei Bewusstlosigkeit, Schluckstörungen, Überdosierung von Psychopharmaka, Vergiftungen, Alkoholismus, postoperativ, bei Obstruktionen durch Bronchialkarzinom usw. Nicht selten mit Abszedierung und Pleuraempyem. Fast immer Mischinfektion von anaeroben Keimen (Fusobakterien, Prevotella, Bacteroides, Peptostreptococcus) und aeroben Keimen (Staphylokokken, Pseudomonas-Arten, Enterobakterien). Sputum oft faulig riechend. Bakteriologisch untersucht man am besten bronchoskopisch gewonnenes Trachealsekret. Die nachgewiesenen Erreger sind jedoch meist nur Teil einer komplizierten Mischflora.
Therapie: Imipenem (gut Anaerobier-wirksam). Alternativen sind Ertapenem, Moxifloxacin, Cefotaxim i.v. + Clindamycin i.v.

Grippe-Pneumonie (s. S. 512): Während einer Influenza-Virusepidemie häufig, immer auch Tracheitis, bei schweren Erkrankungen meist in der 2. Krankheitswoche Sekundärinfektion mit Pneumokokken, Haemophilus und/oder Staphylokokken. Therapie der primären Influenzavirus-Infektion mit Oseltamivir möglich; beim Vorliegen einer selteneren primären Grippe-Pneumonie vermutlich zu spät.
Therapie der bakteriellen Sekundärinfektion bei schweren Erkrankungen mit Ceftriaxon, bei leichteren Erkrankungen oral mit Moxifloxacin, Telithromycin, Cefuroxim-Axetil, Cefpodoxim. Auch eine Sequentialtherapie (zuerst 1-mal tgl. 1 g Ceftriaxon, dann ein Oralcefalosporin) ist sinnvoll.

SARS-Pneumonie: Antibiotika sind unwirksam. Wegen der schwierigen Frühdiagnose ist eine initiale Gabe von Antibiotika (z. B. 400 mg Moxifloxacin) ratsam, um nicht eine behandelbare Pneumonieform zu übersehen. Relativ viele Patieneten werden im Verlauf der 3- bis 6-wöchigen Erkrankung intensivpflichtig und müssen ggf. beatmet werden. Die Rolle von Virustatika ist unklar, evtl. Interferon-α oder Glycyrrhizin.

Neugeborenenpneumonie: Oft durch Atelektasen oder Aspiration von infiziertem Fruchtwasser entstanden (gramnegative Stäbchen, B-Streptokokken, Listerien, Mischinfektion).
Therapie mit parenteralen Gaben von Piperacillin + Cefotaxim oder Piperacillin + Gentamicin. Keine Monotherapie mit Cefalosporinen wegen einer möglichen Listerien-Komponente!

Pneumonie bei schlechter Compliance: Es gibt Patienten mit Pneumonie, bei denen wegen schlechter Compliance eine geregelte Therapie nicht möglich ist. Beispielsweise bei Obdachlosen hat sich folgendes Behandlungsschema bewährt: zunächst einmalige parenterale Gabe von 1–2 g Ceftriaxon, anschließend orale Einnahme von 1–1,5 g Azithromycin binnen ein bis drei Tagen. Die initiale Phase der Therapie stoppt Pneumokokken- und Haemophilus-Infektionen. In der zweiten Phase erfasst man zusätzlich Legionellen, Chlamydien und Mykoplasmen. Trotz der kurzen Behandlungsdauer werden damit Wirkspiegel über 10–14 Tage erreicht. Dieses Behandlungsschema ist auch anwendbar bei Patienten, die eine Hospitalaufnahme verweigern bzw. aus anderen Gründen zu keiner längeren Antibioti-

Therapie

ka-Therapie fähig sind sowie bei dementen Patienten, bei denen eine regelmäßige Einnahme von Medikamenten ebenfalls nicht gewährleistet ist.

Gezielte Therapie (Tab. 9-4)

Pneumokokken-Pneumonie: Pneumokokken sind nach wie vor die häufigsten primären Pneumonieerreger (bei fehlendem Grundleiden). Pneumokokken kommen aber auch häufig bei Patienten mit Abwehrschwäche (sekundäre Pneumonie) vor. Die Erkrankung tritt meist als Lobär- oder Segmentpneumonie oder als Bronchopneumonie auf. Der Erregernachweis ist im Sputum und in der Blutkultur möglich; oft ist der Antigennachweis im Serum und Urin positiv, auch noch nach Behandlungsbeginn. Es gibt eine gut wirksame prophylaktische Impfung gegen die wichtigsten Pneumokokkentypen.
Therapie: Traditionelles Mittel der Wahl war früher Penicillin G (resistente Pneumokokken waren in Deutschland sehr selten). Die Tatsache, dass in mehreren Ländern Europas (Spanien, Ungarn u. a.) die Frequenz resistenter Pneumokokken stark zugenommen hat und zu einem kleinen Teil auch resistente Stämme in Deutschland vorkommen, ist ein Grund zur Vorsicht. Eine gute Alternative ist die Behandlung jeder schweren Pneumokok-

Tab. 9-4   Therapie von Pneumonien mit bekanntem Erreger.

Erreger	Therapie der Wahl	Alternativen
Pneumokokken, Streptokokken, Staphylokokken (Penicillinase Ø), Meningokokken	Penicillin G	Cefazolin, Cefotiam, Ceftriaxon, Telithromycin, Moxifloxacin
Staphylokokken (Penicillinase +)	Imipenem	Cefazolin, Clindamycin, Vancomycin, Teicoplanin
Staphylococcus aureus (MRSA)	Vancomycin	Linezolid, Teicoplanin
Klebsiella pneumoniae	Ceftriaxon + Gentamicin	Imipenem, Ciprofloxacin
Pseudomonas aeruginosa	Piperacillin + Tobramycin	Ceftazidim, Cefepim, Meropenem, Aztreonam, Ciprofloxacin, Amikacin
Haemophilus influenzae	Ceftriaxon	Mezlocillin, Piperacillin, Amoxicillin, Cefotiam u. a.
Bacteroides-Arten	Imipenem	Clindamycin, Metronidazol, Cefoxitin, Meropenem
Mycoplasma pneumoniae, Chlamydia pneumoniae, Chlamydia psittaci, Coxiella burnetii	Doxycyclin	Clarithromycin (nicht bei Ornithose und Q-Fieber), bei Erwachsenen Moxifloxacin
Legionella pneumophila	Clarithromycin	Erythromycin, Rifampicin, Moxifloxacin
Pneumocystis carinii	Co-trimoxazol (hochdosiert)	Pentamidin

ken-Pneumonie mit Ceftriaxon (Erwachsene täglich 1–2 g, Kinder 50 mg/kg), Therapiedauer 8–10 Tage, hiermit wird meist eine Pneumokokken-Resistenz durchbrochen. Auch eine Sequentialtherapie (initial 2 g Ceftriaxon i.v., anschließend Cefixim oder Cefpodoxim oral) erscheint sinnvoll. Hierdurch werden Therapieversager durch intermediär resistente Pneumokokken verhindert. Bei den in Deutschkand noch seltenen, komplett resistenten Pneumokokken-Stämmen versagen alle Betalaktam-Antibiotika; die Therapie der Wahl ist eine Kombination von Vancomycin und Rifampicin.

Bei **Penicillin-Allergie** kommen Cefalosporine, bei Allergie auch gegen Cefalosporine Telithromycin, Moxifloxacin oder Imipenem in Frage. Tetracycline und Ciprofloxacin wirken bei Pneumokokken-Infektionen unsicher. Die neuen Gyrase-Hemmer Moxifloxacin und Gatifloxacin, aber auch das neue Ketolid Telithromycin haben eine sichere Wirksamkeit auch gegen resistente Pneumokokken; sie sind außerdem gegen differenzialdiagnostisch wichtige Erreger wie Chlamydien, Mykoplasmen und Legionellen gut wirksam.

Streptokokken-Pneumonie: A-Streptokokken sind als Pneumonieerreger zwar selten, aber hochgefährlich. Sie führen schnell zu Abszedierung und Pleuraempyem. B-Streptokokken sind bei angeborener Pneumonie häufig. Latex-Agglutinationstest auf B-Streptokokken mit Serum, Urin und Pleuraeiter oft positiv (Schnelltest).
Therapie: Penicillin G, bei Penicillin-Allergie Cefazolin. Bei der angeborenen B-Streptokokken-Pneumonie wirkt die Kombination eines Penicillins mit Gentamicin synergistisch.

Staphylokokken-Pneumonie: Meist multiple Lungenabszesse, die oft zu Pleuraempyem, Pneumothorax oder Sepsis führen. Vorkommen besonders bei Abwehrschwäche oder Grundleiden (Mukoviszidose usw.), bei einer Venenkatheter-induzierten Thrombophlebitis und bei Heroinsucht, auch als postoperative Pneumonie sowie als seltene und gefährliche Grippekomplikation.
Die früher übliche **Therapie** mit penicillinasefesten Penicillinen hat enttäuscht. Eine Begründung hierfür ist die ungünstige Pharmakokinetik, aber auch die nicht unerhebliche Toxizität der Oxacillin-Derivate. Eine bessere Alternative ist die Gabe von Cefazolin (Erwachsene täglich 6 g, Kinder 60–100 mg/kg) oder Cefuroxim (4,5 g). Nach Entfieberung und Eintritt einer klinischen Besserung ist eine Weiterbehandlung mit Cefadroxil über längere Zeit notwendig (wegen Rezidivgefahr). Eine Alternative ist Clindamycin (erst i.v., dann oral). Bei Pneumonien durch Methicillin-resistente Staphylokokken gibt man Vancomycin oder Teicoplanin. Eine Kombination mit Rifampicin ist sinnvoll. Therapiedauer: 2–3 Wochen und länger.
Bei Nachweis der mittlerweile seltenen Penicillin-G-empfindlichen Staphylokokken kann Penicillin G täglich 10–20 Mill. E i.v., anschließend Penicillin V täglich 3 Mill. E oral für längere Zeit verabreicht werden.

Klebsiellen-Pneumonie: Selten als primäre lobäre Pneumonie, häufiger als sekundäre Pneumonie bei Grundleiden, oft auch bei Alkoholikern. Zähes, blutig-schleimiges Sputum. Meist chronischer Verlauf, hohe Letalität.
Behandlung schwierig, daher Kombination erforderlich, z. B. von Cefotaxim (tgl. 6 g) + Gentamicin (tgl. 0,24–0,48 g). Alternativen sind Imipenem, Meropenem, Ertapenem oder Ciprofloxacin in höherer Dosierung.

Therapie

505

Unter der Therapie geht das Fieber nur langsam zurück. Wegen der Rezidivgefahr ist eine wochenlange orale Nachbehandlung notwendig (z. B. mit Ciprofloxacin oder Moxifloxacin).

Pseudomonas-Pneumonie: Pneumonie bei Grundleiden, besonders bei Mukoviszidose, Leukämie, mechanischer Beatmung, oft mit Abszedierung und Nekrosen (häufig Mikroabszesse). Gelegentlich auch iatrogen durch kontaminierte Endoskope. Schlechte Prognose. **Therapie:** Piperacillin (tgl. 15 g in 3 Einzelgaben) + Tobramycin (tgl. 240 mg). Alternativen sind Ceftazidim, Cefepim, Aztreonam, Meropenem und Ciprofloxacin. Längere Behandlung erforderlich. Wegen der schlechten Prognose und der Möglichkeit einer Resistenz kann auch eine Dreierkombination (Betalaktam-Antibiotikum + Tobramycin + Ciprofloxacin) sinnvoll sein. Bei intubierten oder tracheotomierten Patienten kann die gleichzeitige intratracheale Instillation eines Aminoglykosids (s. S. 150) nützlich sein.

Mycoplasma-pneumoniae-Pneumonie: Meist endemisches Vorkommen (5–15 % aller Pneumonien), aber epidemisches Auftreten alle 3–5 Jahre möglich, besonders bei Kindern und jüngeren Erwachsenen. Oft diffuse retikulonoduläre oder interstitielle Lungeninfiltrate. Im Beginn geringer physikalischer Lungenbefund. Dauer: 2 bis 6 Wochen (unbehandelt). Extrapulmonale Komplikationen (Meningitis, Meningoenzephalitis, Guillain-Barré-Syndrom) sind selten. Schnellnachweis der Erreger durch PCR aus Sputum möglich. Antikörperanstieg im Serum diagnostisch verwertbar. **Therapie:** Mittel der Wahl sind Makrolide, z. B. Erythromycin oral (Erwachsene tgl. 1,5 g, Kinder 50 mg/kg), Clarithromycin (Erwachsene tgl. 1,0 g, Kinder 25 mg/kg), Roxithromycin (tgl. 0,3 g) für 2 Wochen oder Azithromycin (Erwachsene 1. Tag 0,5 g, Kinder 10 mg/kg; 2.–5. Tag 0,25 g für Erwachsene bzw. 5 mg/kg für Kinder). Voll wirksam ist auch Doxycyclin oral (tgl. 0,2 g) für 2 Wochen.

Chlamydia-pneumoniae-Pneumonie: Übertragung der Erreger von Mensch zu Mensch (Tröpfcheninfektion). Häufigkeit bei ambulant erworbener Pneumonie 6–20 % (alle Altersstufen). Leichte und schwere Verläufe möglich. Anzüchtung der Erreger in der Zellkultur oder DNS-Nachweis (PCR) aus Nasopharyngealsekret. Antikörper im Serum erst ab 3. Woche nachweisbar. **Therapie:** Oral entweder mit Doxycyclin (tgl. 0,2 g) oder Roxithromycin (tgl. 0,3 g) oder Clarithromycin (tgl. 1,0 g) für jeweils 2–3 Wochen oder Azithromycin (1. Tag 0,5 g; 2.–5. Tag 0,25 g). Auch die neuen Gyrase-Hemmer Moxifloxacin und Gatifloxacin sind gut wirksam.

Chlamydia-trachomatis-Pneumonie: Übertragung bei Geburt von der infizierten Mutter auf das Neugeborene, das meist im Alter von 4–12 Wochen an einer afebrilen Pneumonie mit Atemnot und Husten erkrankt und meist eine Bluteosinophilie hat (>300/mm^3). Vorkommen auch bei immunsupprimierten älteren Patienten. Therapie mit Erythromycin-Äthylsuccinat oral (tgl. 50 mg/kg für 2 Wochen).

Ornithose (Psittakose): Übertragung der Erreger (Chlamydia psittaci) durch Inhalation von infizierten Staub- und Vogelkotpartikeln (in 80–90 % Vogelkontakt vorangegangen). Plötzlicher Krankheitsbeginn mit hohem Fieber, trockenem Husten und starken Kopfschmerzen. Keine Leukozytose im Blut. Röntgenologisch sieht man unterschiedliche

Lungeninfiltrate. Typisch ist 4facher Serumtiteranstieg von komplementbindenden Antikörpern (Kreuzreaktionen bei Chlamydia-pneumoniae- und Chlamydia-trachomatis-Infektionen möglich).
Unter **Behandlung** mit Doxycyclin (tgl. 0,2 g) für 10 Tage Entfieberung nach 24–48 h. Erythromycin wirkt weniger zuverlässig.

Serratia-Pneumonie: Selten. Entstehung meist durch infizierte Inhalatoren, Narkosegeräte, Luftbefeuchter. Betroffen sind Patienten mit Abwehrschwäche und schwerem Grundleiden.
Therapie: Je nach Antibiogramm, bevorzugt mit Cefotaxim, Cefepim oder Ceftazidim, ggf in Kombination mit Gentamicin oder Amikacin. Imipenem, Ertapenem oder Meropenem sind ebenfalls fast immer wirksam. Mezlocillin oder Piperacillin kommen bei nachgewiesener Empfindlichkeit in Betracht.

Haemophilus-influenzae-Pneumonie: Relativ selten. Entstehung am ehesten bei älteren Personen im Verlauf einer chronischen Bronchitis. Lobäre Pneumonie oder Bronchopneumonie, z.t. mit Pleuraerguss. Latex-Agglutinationstest mit Serum oder Pleuraexsudat nur bei Infektionen durch den Serotyp b (bekapselte Bakterien) positiv.
Therapie: Anfangs Ceftriaxon i.v., Erwachsene tgl. 2 g alle 24 h, danach Cefixim oral, Erwachsene tgl. 0,4 g, Dauer 3–4 Wochen. Bei Erwachsenen kommt auch ein Gyrase-Hemmer in Frage. Zur Nachbehandlung eignet sich auch Doxycyclin.

Keuchhusten-Pneumonie: Meist liegt eine Sekundärinfektion mit Staphylokokken und anderen Keimen vor. Es gibt aber auch primäre Bordetellen-Pneumonien ohne Sekundärinfektion.
Therapie: Am besten wirkt dabei Cefuroxim oder Cefotaxim (tgl. 60 mg/kg), das auch gegen Keuchhustenbakterien wirksam ist. Zur Nachbehandlung eignet sich Cefpodoxim (oral).

Pneumonien durch seltenere Erreger

Therapie bei **Legionellose** s. S. 510, **Q-Fieber** s. S. 653, **Melioidose** s. S. 395, **Milzbrand** s. S. 639, **Aktinomykose** s. S. 659, **Typhus** s. S. 643, **Tularämie** s. S. 647, **Pest** s. S. 657.

Pilz-Pneumonien: Lungeninfektionen durch Candida albicans (Soor-Pneumonie), eine invasive pulmonale Aspergillose, Mukormykose und Kryptokokkose sind schwer zu diagnostizieren (chronischer Verlauf, Vorkommen besonders bei Neutropenie, Leukämie, Geschwulstleiden). Der Nachweis von Candida albicans im expektorierten Sputum berechtigt keinesfalls zur Annahme einer Lungenmykose. Dagegen weist der mehrfache Nachweis von Aspergillus fumigatus im expektorierten Sputum bei Neutropenie auf eine Aspergillus-Infektion der Lunge hin. Der Nachweis von Schimmelpilzen im Sputum bei Mukoviszidosepatienten ist vieldeutig und kann auch nur Zeichen einer harmlosen Besiedlung sein. Eine starke Beweiskraft hat der Pilznachweis in der Blutkultur oder im Pleuraeiter. Latex-Agglutinationstests zum Antigennachweis im Serum können positiv ausfallen (bei einer Candida-, Aspergillus- und Cryptococcus-Infektion).

Therapie: Intravenöse Therapie mit verschiedenen systemisch wirksamen Antimykotika in Abhängigkeit von Pilzart und Grunderkrankung (s. S. 731ff.). Orale Nachbehandlung mit Fluconazol (s. S. 362), Itraconazol (s. S. 358) oder Voriconazol (s. S. 365).

Histoplasmose: Vorkommen besonders in den USA und in vielen tropischen Ländern. Bei der wenig gefährlichen Primärinfektion der Lungen oder der allergischen Reinfektions-Histoplasmose ist eine spezielle Therapie nicht unbedingt notwendig. Bei chronischer fortschreitender Lungenhistoplasmose (oft kavernös) oder bei der disseminierten Histoplasmose (bei immunsupprimierten Patienten und bei AIDS, oft in der Lunge beginnend) Therapie initial mit Amphotericin B bzw. liposomalem Amphotericin B (S. 347), dann mit Itraconazol (S. 358) oder Fluconazol (S. 362).

Pneumocystis-Pneumonie: Meist bilaterale diffuse Infiltrate (ausgehend vom Hilus). Vorkommen fast ausschließlich bei Leukämie (oft im Finalstadium), AIDS und bei anderer Abwehrschwäche (z. B. nach Organtransplantation), oft zusammen mit Zytomegalievirus-Infektion der Lungen. Symptome: zunehmende Tachypnoe, Husten ohne Auswurf, fehlender Auskultationsbefund, starke Abnahme der Vitalkapazität. Hohe Letalität.

Die **Diagnose** ist schwierig und erfordert Spezialfärbung aus provoziertem Sputum, Bronchoskopie mit Lavage, ggf. Biopsie.

Behandlung: Co-trimoxazol in sehr hoher Dosierung (15–20 mg/kg Trimethoprim und 75–100 mg/kg Sulfamethoxazol pro Tag, d. h. das ca. Vierfache der Normaldosis von 1,92 g Co-trimoxazol pro Tag). De facto ist nur eine i.v. Applikation möglich, da so hohe Dosen meist oral nicht vertragen werden.

Behandlungsdauer: 10 Tage (bei Nicht-AIDS-Patienten) und 21 Tage (bei AIDS-Patienten).

Bei stark gefährdeten Patienten ist eine Behandlung auf Verdacht hin notwendig (der mikroskopische Erregernachweis ist noch viele Tage nach Therapiebeginn möglich). Ein erhebliches Problem, besonders bei AIDS-Patienten, sind die häufigen Überempfindlichkeitsreaktionen unter der Co-trimoxazol-Therapie (Sulfonamid-Allergie oder Toxizität durch Hilfsstoffe im parenteralen Präparat). Bei schweren Formen ist die Gabe von Prednison notwendig; hierdurch können meist eine Intubation und Beatmung vermieden werden. Eine Alternative ist die parenterale Behandlung mit Pentamidinisethionat (Pentacarinat).

Zur **Prophylaxe** der Pneumocystis-Pneumonie bei AIDS wird Co-trimoxazol (3-mal wöchentlich 0,96 g) verwendet. Eine Alternative sind Pentamidin-Inhalationen in regelmäßigen Abständen (s. auch S. 710).

Zytomegalie-(CMV-)Infektion der Lunge: Bei jeder progredienten interstitiellen Pneumonie von immunsupprimierten Patienten (besonders nach Knochenmarktransplantation, Organtransplantation und bei AIDS) ist an eine CMV-Infektion zu denken, die mit einer Pneumocystis-Pneumonie kombiniert sein kann. Oft besteht gleichzeitig eine CMV-Retinitis. Die Zytomegalie hat unbehandelt eine hohe Sterblichkeit. Die ätiologische Diagnose ist schwierig. Beweisend ist die Lungenbiopsie (mit typischer Histologie und positiver Kultur). CMV-Antigen kann direkt in der bronchoalveolären Lavageflüssigkeit mit Hilfe monoklonaler Antikörper oder durch DNS-Analyse (PCR) und in Lungengewebe durch die DNS-Hybridisierungstechnik nachgewiesen werden. Heute ist eine Behandlung mit Ganciclovir (s. S. 328) oder Foscarnet (s. S. 333) möglich, wirkt aber nicht so gut wie bei CMV-Retinitis. Nach Beendigung der Therapie kann ein Rezidiv auftreten. Eine Prophylaxe mit CMV-Immunglobulin ist umstritten.

Varizellen-Pneumonie: Sie kommt bei Erwachsenen mit sog. progressiven Varizellen vor (besonders bei immunsupprimierten Patienten) und ist in 10–30 % tödlich. Sie kann von einem generalisierten Zoster und einem generalisierten Herpes (mit Lungenbeteiligung) schwer zu unterscheiden sein.
Therapie mit Aciclovir i.v., 3-mal tgl. 10 mg/kg für 10 Tage.

RS-Viruspneumonie: Eine lebensbedrohliche Pneumonie kann im 1. Lebensjahr (besonders bei angeborenem Herzfehler) durch RS-Viren hervorgerufen werden. Der Virusnachweis ist mit einem Schnelltest (EIA) aus Nasen- oder Rachenschleim möglich. Eine Zeitlang wurden Ribavirin-Inhalationen versucht. Die klinischen Ergebnisse mit Ribavirin waren jedoch enttäuschend.

Literatur

Bartlett JG, Breiman RF, Mandell LA, et al. Guidelines from the Infectious Diseases Society of America. Community-acquired pneumonia in adults: guidelines for management. Clin Infect Dis 1998; 26: 811–38.

Birch C, Gowardman J. Streptococcus pyogenes: a forgotten cause of severe community acquired pneumonia. Anaesth Intensive Care 2000; 28: 87.

Bodmann KF. Beatmungsassoziierte Pneumonie-Therapie. Dtsch Med Wochenschr 2002; 127: 748–50.

Broughton WA, Middleton RM, Kirkpatrick MB, et al. Bronchoscopic protected specimen brush and bronchoalveolar lavage in the diagnosis of bacterial pneumonia. Infect Dis Clin North Am 1991; 5:432–52.

Brown RB, Kruse JA, Counts GW, et al. Double-blind study of endotracheal tobramycin in the treatment of Gramnegative bacterial pneumonia. Antimicrob Ag Chemother 1990; 34:269–72.

Chaisson RE. Guidelines for the management of community acquired pneumonia. Am J Manag Care 2000; 28: 87.

Chalasani NP, Valdecanas MA, Golpal AK, et al. Clinical utility of blood cultures in adult patients with community-acquired pneumonia without defined underlying focus. Chest 1995; 108: 932.

Dagan R, Syrogiannopoulos G, Ashkenazi S. Parenteral-oral switch in the management of pediatric pneumonia. Drugs 1994; 47 (Suppl 3): 43–51.

Doern GV, Brueggemann A, Holley HP Jr, Rauch A. Antimicrobial resistance of Streptococcus pneumoniae recovered from outpatients in the United States during the winter months of 1994 to 1995: results of a 30-center national surveillance study. Antimicrob Agents Chemother 1996; 40: 1208–13.

Ewig S, Torres A. Severe community-acquired pneumonia. Curr Opin Crit Care 2002; 8: 453–60.

Feldman C. Pneumonia in the elderly. Med Clin North Am 2001; 85: 1441–59.

Gotfrid M, Freeman C. An update of community acquired pneumonia in adults. Compr Ther 2000; 26: 283.

Heffelfinger J et al. Management of the community-acquired pneumonia in the era of pneumococcal resistance. Arch Inter Med 2000; 160: 1399.

Höffken G, Niederman M. Nosocomial pneumonia. The importance of a deescalating strategy for antibiotic treatment od pneumonia in the ICU. Chest 2002; 122: 2183–96.

Hughes W. Pneumocystis carinii pneumonia: New approaches to diagnosis, treatment and prevention. Pediatr Infect Dis J 1991; 10: 391.

Hyman CI, Roblin PM, Gaydos CA, et al. Prevalence of asymptomatic nasopharyngeal carriage of Chlamydia pneumoniae in subjectively healthy adults. Assessment by polymerase chain reaction-enzyme immunoassay and culture. Clin Infect Dis 1995; 20: 1174–8.

Kleemola SRM, Karjalainen JE, Raty RKH. Rapid diagnosis of Mycoplasma pneumoniae infection: Clinical evaluation of a commercial probe test. J Infect Dis 1990; 162: 70.

Klein NC, Cunha BA. Pasteurella multocida pneumonia. Semin Respir Infect 1997; 12: 54–6.

Leibowitz E, Tabachnik E, Fliedel O, Steinberg S, Miskin A, Askenazi A, Barak Y. Once-daily intramuscular ceftriaxone in the outpatient treatment of severe community-acquired pneumonia in children. Clin Pediatrics 1990; 29:634–9.

Krueger WA, Daschner FD. Beatmungs assoziierte Pneumonien. Diagnostik und Therapie. Anaesthesist 2003; 52: 265–90.

Mandell L et al. Canadian guidelines for the initial management of community – acquired pneumonia: an evidence based update by the Canadian Infectious Disease Society. Clin Infect Dis 2000; 31: 383–421.

Menendez R, Cordero PJ, Santos M, et al. Pulmonary infection with Nocardia species: a report of 10 cases and review. Eur Respir J 1997; 10: 1542–6.

Niederman MS. Guidelines for the management of community-acquired pneumonia. Current recommendations and antibiotic selection issues. Med Clin North Am 2001; 85: 1493–509.

Pallares R, Linares J, Vadillo M, et al. Resistance to penicillin and cephalosporin and mortality from severe pneumococcal pneumonia in Barcelona, Spain. N Engl J Med 1995; 333: 474–80.

Rickerts V, Wolf T, Rottmann C, et al. Klinik und Behandlung des schweren akuten respiratorischen Syndroms (SARS). Dtsch Med Wochenschr 2003; 128: 1109–14.

Restrepo M et al. Severe community acquired pneumonia. Curr Opin Infect Dis 2001; 14: 703.

Sobradillo V, Zalacain R, Capelastegui A. Antibiotic treatment in pneumonia due to Q fever: Thorax 1992; 47: 276–8.

Vogel F et al. Für eine Expertengruppe der Paul Ehrlich Gesellschaft: Rationale Therapie bakterieller Atemwegsinfektionen. J Chemother 2000; 9: 3–23.

Legionella-Infektionen

Der **Haupterreger** (Legionella pneumophila) ist ein schwer anzüchtbares, relativ langsam wachsendes, gramnegatives Stäbchen, das im Wasser (vor allem in warmem Leitungswasser) vorkommt. Die Infektion erfolgt u. a. durch Inhalation von versprühtem kontaminierten Wasser (aus Dusch- und Klimaanlagen), besonders von großen Gebäuden (Hotels, Krankenhäusern). Eine Ansteckung von Mensch zu Mensch findet nicht statt. Die Inkubationszeit ist 2–14 Tage. Die Legionellen vermehren sich im Körper intrazellulär (in Alveolar-Makrophagen), und es entsteht eine meist lobäre intraalveoläre Pneumonie ohne Beteiligung der Bronchien (manchmal begleitet von einem Pleuraerguss). Die Häufigkeit unter den Pneumonieformen beträgt bei Erwachsenen 5–15 %, bei Kindern etwa 1 %. Eine Erkrankung ist in jedem Alter möglich. Betroffen sind jedoch vor allem ältere Menschen mit vorgeschädigter Lunge (z. B. durch Rauchen) und immunsupprimierte Patienten, die Kortikosteroide oder Zytostatika erhalten, auch Patienten nach Nierentransplantation. Die Infektion führt nur bei einem kleinen Prozentsatz der exponierten Personen zur Erkrankung. Die Erkrankung tritt epidemisch oder sporadisch (mit regionalen Häufungen) auf. In der Anamnese findet sich oft eine Urlaubsreise in den letzten 3 Wochen.

Eine leichtere Form (ohne Pneumonie) ist das sog. **Pontiac-Fieber** mit grippeähnlichen Symptomen (trockener Husten, Brustschmerzen, Pharyngitis, Übelkeit). Ein praktisch identisches Krankheitsbild wird durch verwandte Legionellen (insbesondere Legionella micdadei) hervorgerufen. Es sind aber offensichtlich noch nicht alle Erreger dieser Gruppe genau identifiziert.

Typische Symptome einer **Legionellen-Pneumonie** sind Atemnot und Husten mit spärlichem Auswurf, der oft Blut und Eiterzellen enthält, aber wenig extrazellulär gelegene Bakterien, außerdem oft Durchfall, Erbrechen und heftige Bauchschmerzen sowie Zeichen einer Enzephalopathie (Bewusstseinstrübung, Verwirrtheit, Krämpfe, Ataxie) mit normalem Liquorbefund. Oft kommt es auch zu einer Nierenfunktionsstörung und einem Anstieg der Serumtransaminasen. Typischerweise ist eine vorangegangene Behandlung mit einem Penicillin, Cefalosporin oder Aminoglykosid erfolglos geblieben. Röntgenologisch bestehen vieldeutige Lungeninfiltrate und oft das Bild einer interstitiellen Pneumonie. Oft findet man eine Hypoxie und eine Blutleukozytose, außerdem eine Proteinurie und Leukozyturie. Mögliche Komplikationen sind Nieren- oder Hirnabszess, Myokarditis, Perikarditis oder Peritonitis.

Die **Verdachtsdiagnose** muss anfangs klinisch gestellt werden. Die langsam wachsenden Erreger lassen sich auf Spezialnährböden aus Sputum und Bronchialspülflüssigkeit, manchmal auch aus Pleurapunktat und dem Blut anzüchten. Ein Schnelltest ist der immunfluoreszenzserologische Antigennachweis in expektorierten Alveolarmakrophagen. Es gibt auch einen Schnellnachweis aus dem Rachenabstrich durch DNS-Nachweis und PCR. Im Urin ist ein relativ zuverlässlicher Antigennachweis möglich (für L. pneumophila Serogruppe 1, den häufigsten Typ), der mittlerweile zum Routinetest geworden ist. Spezifische Antikörper der IgM-Klasse sind oft erst nach mehreren Wochen nachweisbar. Typisch ist die relativ rasche klinische Besserung nach Beginn einer Makrolid-Behandlung, jedoch verschwindet das Fieber erst nach 5–7 Tagen völlig, und der Röntgenbefund bessert sich nur langsam. Zur i.v. **Therapie** schwerer Erkrankungen war das traditionelle Mittel Erythromycin (tgl. 2 g, Kinder 50 mg/kg). Nach Entfieberung geht man auf orale Gaben von Azithromycin, Clarithromycin oder Roxithromycin über. Behandlungsdauer mindestens 3 Wochen (Rezidivgefahr), bei immunsupprimierten Patienten 4–6 Wochen und länger. Bei schweren Erkrankungen und immunsupprimierten Patienten kombiniert man Erythromycin in der 1. Woche mit Rifampicin (2-mal tgl. 0,6 g oral oder 3-mal tgl. 6 mg/kg). Auch Moxifloxacin und Levofloxacin haben eine gute Wirksamkeit gegen Legionellen. Sie kommen zumindest für Nierentransplantierte unter Cyclosporinbehandlung in Frage, die kein Erythromycin erhalten dürfen, sowie für ältere Patienten mit Nieren- oder Leberinsuffizienz, die durch Erythromycin bei höherer Dosierung Hörstörungen entwickeln können. Durch die Behandlung wird die Sterblichkeit bei älteren Patienten von früher 80 % auf unter 20 % gesenkt. Zur Vorbeugung endemischer Infektionen muss die Wasserversorgung eines Gebäudes oder einer Wohngegend saniert werden.

Literatur

Dowling JN, McDevitt DA, Pasculle AW. Isolation and preliminary characterization of erythromycin-resistant variants of Legionella micdadei and Legionella pneumophila. Antimicrob Ag Chemother 1985; 27: 272.

Gacouin A, Le Tulzo Y, Lavoue S, et al. Severe pneumonia due to Legionella pneumophila: prognostic factors, impact of delayed appropriate antimicrobial therapy. Intensive Care Med 2002; 28: 686–91.

Gupta SK, Imperiale TF, Sarosi GA. Evaluation of the Winthrop-University Hospital criteria to

identify Legionella pneumonia. Chest 2001; 120: 1064–71.

Kuzman I, Soldo I, Schonwald S, Culig J. Azithromycin and Legionnaires' disease. Scand J Infect Dis 1995; 27: 503–5.

Lieberman D, Lieberman D, Korsonsky I, et al. Legionella species infection in adult febrile respiratory tract infections in the community. Scand J Infect Dis 2002; 34: 1–4.

Marrie T, Raoult D, La Scola et al. Legionella like and other amoebal pathogens as agents of

Therapie

communita acquired pneumonia. Emerg Infect Dis 2001; 7: 1026.

Matsiota-Bernard P, Pitsouni E, Legakis N, Nauciel C. Evaluation of commercial amplification kit for detection of Legionella pneumophila in clinical samples. J Clin Microbiol 1994; 32: 1503–5.

Matute AJ, Schurink CA, Hoepelman IM. Is a 5 day course of azithromycin enough for infections caused by Legionella pneumophila? J Antimicrob Chemother 2000; 45: 930–1.

Muder RR, Yu VL. Infection due to Legionella species other than L. pneumophila. Clin Infect Dis 2002; 35: 990–8.

Roig J, Carreres A, Domingo C. Treatment of Legionnaires disease: current recommendations. Drugs 1993; 46: 63–79.

Unertl KE, Lenhart FP, Forst H, et al. Ciprofloxacin in the treatment of legionellosis in critically ill patients including those cases unresponsive to erythromycin. Am J Med 1989; 87: 128S–31S.

Influenza

Eine Erkrankung an echter Grippe, hervorgerufen durch Influenza-Viren, mit schnell einsetzendem hohen Fieber, erheblichem Krankheitsgefühl, Gliederschmerzen und Tracheitis erforderte traditionell keine antiinfektiöse Therapie. Sie wird in unkomplizierten Fällen mit symptomatischen Mitteln (bei Erwachsenen z. B. mit Codein und Aspirin) behandelt. Der beste Schutz vor einer gefährlichen Infektion mit echter Influenza ist eine Grippe-Impfung im Herbst vor der winterlichen Influenza-Saison. Ein grippaler Infekt mit Schnupfen und Halsschmerzen ohne hohes Fieber und mit nur geringem Krankheitsgefühl ist keine echte Influenza.

Seit kurzem haben die **Neuraminidase-Hemmer** Oseltamivir und Zanamivir (s. S. 342) als echte Virustherapeutika Bedeutung erlangt. Bei frühzeitiger Gabe können sie den klinischen Ablauf einer Influenza abkürzen und Komplikationen verhindern. Bei den ersten Anzeichen einer echten Influenza sollte sofort Oseltamivir oral eingenommen werden (2-mal 7 5 mg/Tag für 5 Tage). Der Zwang zur sofortigen Einnahme setzt den Besitz des Präparats voraus; es ist bereits zu spät, wenn das Präparat von dem erkrankten Patienten erst aus der Apotheke besorgt werden muss. Praktisch müsste es gefährdeten Patienten ohne Symptome als »Stand-by-Therapeutikum« verordnet werden (was zumindest in Deutschland nicht den Krankenkassenvorschriften entspricht). Problematisch ist freilich die Entscheidung, ob das gerade aktuell beginnende Krankheitsbild eine echte Influenza ist. Diese Entscheidung setzt gute Kenntnisse des Krankheitsbilds der Influenza sowie Informationen über die aktuelle Grippe-Epidemiologie voraus. Da Oseltamivir nur wenige Nebenwirkungen hat, ist eine unnötige Gabe nicht allzu bedenklich, jedoch ein Kostenfaktor. Vermutlich wird sich Oseltamivir zuerst als spezifische Grippetherapie bei Ärzten, Apothekern und hochgestellten Persönlichkeiten mit Leibarzt durchsetzen. Zanamavir muss inhaliert werden, was nicht ohne Nebenwirkungen ist und ein gewisses Training voraussetzt (es hat daher bislang nur wenig Verbreitung gefunden!).

Therapie: Da Influenza-Viren häufig Schrittmacher für Bakterien (Haemophilus, Pneumokokken, Staphylokoken) sind, ist bei gefährdeten Personen (älteren Menschen, Diabetikern, Schwangeren, Patienten mit Herzinsuffizienz, Mitralklappenfehlern, Leberzirrhose, HIV-Infektion, myeloischer Insuffizienz) eine frühzeitige Antibiotika-Therapie ratsam, wodurch Pneumonien vorgebeugt wird. Wegen des breiten Wirkungsspektrums eignen sich hierfür orale Präparate, wie Cefpodoxim (tgl. 0,4 g), Cefuroxim-Axetil (tgl. 0,5 g) sowie Moxifloxacin. Auch Co-trimoxazol, Doxycyclin, Amoxicillin/Clavulansäure oder Makrolide kom-

512

men in Frage, versagen aber häufiger wegen Resistenz der Erreger. Das optimale Management einer echten Influenza im Rahmen einer Epidemie dürfte also in Zukunft eine sofortige Therapie mit Oseltamivir und bei Versagen ein schneller Einsatz eines Antibiotikums sein. Die optimale Prophylaxe gegen Influenza und Grippe-Komplikationen stellt die Grippeimpfung zusammen mit einer Impfung gegen Pneumokokken dar.

Eine **Grippe-Pneumonie** kann in zwei verschiedenen Formen auftreten.

Die sehr seltene **primär-hämorrhagische Influenza-Pneumonie**, die sich in den ersten Krankheitstagen entwickelt, wird durch das Virus selbst verursacht. Da es hierbei nicht selten zu einer Sekundärinfektion mit Staphylokokken oder anderen Keimen kommt, empfiehlt sich in jedem Fall ein Therapieversuch mit Imipenem oder einem Cefalosporin i.v. (z. B. Ceftriaxon). Die Position von Oseltamivir ist bislang unklar; ein Versuch bei der prognostisch sehr ernsten Erkrankung erscheint diskutabel. Die seit 2003 viel diskutierte Vogelgrippe verläuft gelegentlich in dieser Form.

Die viel häufigere **sekundäre Bronchopneumonie bei Grippe**, welche besonders bei alten und geschwächten Patienten im Verlauf der Erkrankung auftritt, wird meist durch Pneumokokken, Staphylokokken, Haemophilus influenzae und andere Keime hervorgerufen. Im Blut sind die Granulozyten und CRP vermehrt. Eine ungezielte Behandlung mit Cefuroxim oder Ceftriaxon kann die in Frage kommenden Erreger hemmen. Gegen Doxycyclin ist ein nicht geringer Teil der vorkommenden Staphylokokken- und Pneumokokken-Stämme resistent. Die für ältere Menschen gefährliche sekundäre Bronchopneumonie bei Grippe lässt sich durch eine kurz dauernde **Prophylaxe** (z. B. mit einem Oralcefalosporin) verhindern.

Als **primäre Grippekomplikation** kann auch eine schnell einsetzende Enzephalitis auftreten, besonders bei Kleinkindern. Sie hat eine schlechte Prognose; ein sofortiger Therapieversuch mit Oseltamivir erscheint diskutabel. Es gibt offenbar auch Epidemien mit gehäufter Rate von Enzephalitiden. Andere bakterielle Grippe-Komplikationen sind eine Otitis media und Sinusitis sowie eine Laryngitis (Grippe-Krupp). Zur Behandlung: s. S. 611 bzw. S. 607 bzw. S. 487.

Eine **Grippeprophylaxe** durch tägliche Verabreichung von Amantadin ist effektiv, hat aber erhebliche Nebenwirkungen und ist kaum praktikabel; trotzdem hält sie sich hartnäckig in internationalen Empfehlungen. Die Position der Neuraminidase-Hemmer zur Prophylaxe wird zzt. klinisch geprüft; es ist aber nicht unproblematisch, über die ganze Zeit einer aktuellen Influenza-Epidemie (also über 6–8 Wochen) Oseltamivir einzunehmen. Selbst wenn noch wenige Daten vorliegen, erscheint ein derartiges Vorgehen bei Hochrisikopatienten (z. B. myeloische Insuffizienz, Knochenmarktransplantation, schwer Kranke) im Rahmen einer Studie diskutabel. Eine prophylaktische Gabe von Oseltamivir an Kontaktpersonen wird ebenfalls diskutiert. Das Beste bleibt die rechtzeitige aktive Impfung mit einer Vakzine, welche auch gegen den aktuellen Epidemiestamm der Influenza-Viren schützt (wichtig für ältere Menschen und chronisch Kranke). Eine akute Grippe kann sehr ähnlich wie die hochgefährliche neuartige SARS-Infektion imponieren; seltene neue Stämme (H5N1) können auch eine ähnlich hohe Letalität aufweisen (Hühnerpest, Vogelgrippe). Zur schnellen Differenzialdiagnose gibt es heute Schnelltests.

Therapie

Literatur

Bowles SK, Lee W, Simor AE, et al. Use of oselta-mivir during influenza outbreaks in Ontario nursing homes, 1999–2000. J Am Geriatr Soc 2002; 50: 608–16.

Gravenstein S, Davidson HE. Current strategies for management of influenza in the elderly population. Clin Infect Dis 2002; 35: 729–37.

Jefferson TO, Demicheli V, Deeks JJ, et al. Amantadine and rimantadine for preventing and treating influenza A in adults. Cochrane Database Syst Rev 2001; pCD001169.

McClellan K, Perry CM. Oseltamivir: a review of its use in influenza. Drugs 2001; 61: 263–83.

Peters PH, Gravenstein S, Norwood P, et al. Long-term use of oseltamivir for the prophylaxis of influenza in a vaccinated frail older population. J Am Geriatr Soc 2001; 49: 1025–31.

Prevention and Control of Influenza: Part I, Vaccines, recommendations of the Advisory Committee on Immunization Practices (ACIP). MMWR 1994; 43: RR–9.

Welliver R, Monto AS, Carewicz O, et al. Effectiveness of oseltamivir in preventing influenza in household contacts: a randomized controlled trial. JAMA 2001; 285: 748–54.

Yoshikawa H, Yamazaki S, Watanabe T, et al. Study of influenza-associated encephalitis/encephalopathy in children during the 1997 to 2001 influenza seasons. J Child Neurol 2001; 16: 885–90.

Lungenabszess

Primäre Lungenabszesse treten im Verlauf einer Pneumonie oder bei einer Sepsis (mit multiplen Abszessen) auf und sind Monoinfektionen. Die häufigsten Erreger sind Staphylokokken, anaerobe Streptokokken, Bacteroides-Arten, seltener Klebsiella pneumoniae, A-Streptokokken,»Streptococcus milleri« und Pseudomonas aeruginosa.

Sekundäre Lungenabszesse entstehen oft bei einem Bronchusverschluss durch ein Bronchialkarzinom oder Fremdkörperaspiration (bei Schlucklähmung, Koma, Alkoholismus). Auch aus einem Lungeninfarkt oder einer infizierten Lungenzyste kann sich ein Abszess entwickeln. Dabei handelt es sich um Mischinfektionen durch aerobe und anaerobe Bakterien. Da die Erreger von sekundären Lungenabszessen auch bei Gesunden in der Mundhöhle vorkommen können, ist Sputum zur Untersuchung wenig geeignet.

Die **Erregerdiagnose** (auch durch Bronchoskopie) ist nur bei einem Teil der Patienten möglich. Bei einem begleitenden Pleuraempyem lassen sich die Erreger aus dem Eiter bei aerober und anaerober Bebrütung anzüchten. Wenn der Abszess mit dem Bronchialsystem in Verbindung steht, werden große Mengen von Eiter ausgehustet, der bei Anaerobier-Infektion meist fötide riecht (Lungengangrän). Manchmal führen septische Lungenembolien zu multiplen kleinen Abszessen (oft durch Staphylococcus aureus bei Heroinsucht).

Differenzialdiagnostisch sind die Hohlräume bei Tuberkulose, Melioidose, Aktinomykose, Nocardiose, Amöben-Infektion, Echinococcus-Zysten oder Pilz-Infektionen (Histoplasmose, Coccidioidomykose) auszuschließen. Bei einer kindlichen Staphylokokken-Pneumonie entstandene Pneumatozelen dürfen nicht mit Lungenabszessen verwechselt werden.

Therapie: Wegen der Häufigkeit von Mischinfektionen sollte die Therapie (auch wenn nur eine Keimart angezüchtet worden ist!) alle bei Lungenabszessen häufig vorkommenden Erreger berücksichtigen (Staphylokokken, anaerobe Streptokokken, Bacteroides, Enterobakterien). Mit Imipenem (tgl. 1,5–3 g) bzw. Meropenem stehen hochwirksame Mittel zur Verfügung, die auf die wichtigsten Erreger wirken. Eine neue Alternative, die nur einmal täglich appliziert werden muss, ist Ertapenem. Die Kombination von Ceftriaxon plus Clindamycin oder Metronidazol ist ebenfalls gegen fast alle relevanten Erreger wirksam. Bei Nachweis von Staphylokokken ist Cefazolin oder Clindamycin indiziert, bei Methicillin-Resistenz Vancomycin oder Teicoplanin, ggf. plus Rifampicin. Da Antibiotika schwer in Lungenabszesse diffundieren, müssen relativ hohe Dosen über längere Zeit verabreicht werden. Ein Verschwinden des Hohlraums tritt manchmal erst nach mehreren Monaten ein.

Eine **Besserung** ist an der Entfieberung, dem Rückgang der Sputummenge und des fötiden Geruches, dem Verschwinden der Erreger und der röntgenologisch nachweisbaren Verkleinerung der Abszesshöhle zu erkennen. Dabei ist die Computertomographie herkömmlichen Röntgenaufnahmen weit überlegen. Die Drainage eines Abszesses durch den Bronchus begünstigt die Heilung. Aspirierte Fremdkörper, die einer abszedierenden Pneumonie zugrunde liegen, müssen entfernt werden. Rezidivierende abszedierende Pneumonien im gleichen Segment sind auf ein Bronchialkarzinom verdächtig. Wenn eine längere konservative Behandlung keine Besserung ergibt, ist eine Operation (Segmentresektion, Lobektomie) zu erwägen.

Literatur

Ewig S, Schafer H. Lungenabszesse neu betrachtet. Eine klinisch handlungsanleitende Klassifikation. Pneumologie 2001; 55: 195–201.

Karcic AA, Karcic E. Lung abscess. J Emerg Med 2001; 20: 165–6.

Mansharamani N, Balachandran D, Delaney D, et al. Lung abscess in adults: clinical comparison of immunocompromised to non-immunocompromised patients. Respir Med 2002; 96: 178–85.

Pleuraempyem

Entstehung para- oder postpneumonisch (oft mit Pneumothorax verbunden), im 1. Lebensjahr fast immer Folge des Durchbruchs eines Lungenabszesses, bei Erwachsenen meist im Rahmen einer Aspirationspneumonie, selten auch von einer Rippenosteomyelitis ausgehend oder posttraumatisch oder postoperativ entstanden. Zusammenhang mit einem subphrenischen Abszess oder Leberabszess (Amöben) möglich. Lungentuberkulose als Ursache heute selten. Durch Zelldifferenzierung des Pleurapunktates kann ein Malignom (Mesotheliom, Lungen- oder Mammakarzinom, Lymphom u. a.) ausgeschlossen werden.

Diagnose: Schon bei klinischem Verdacht sollte der Versuch unternommen werden, durch diagnostische Punktion Material zur bakteriologischen Untersuchung zu gewinnen. Bei Pleuraempyem liegt der LDH-Gehalt im Eiter über 1500 E/l und der Eiweißgehalt über 35 g/l, bei Exsudaten darunter. Stinkender Eiter ist ein Hinweis auf Mischinfektion mit Anaerobiern. Außer Staphylokokken werden Pneumokokken, aerobe und anaerobe Streptokokken, Prevotella, Pseudomonas aeruginosa, Klebsiella pneumoniae u. a. gefunden. Die Pleuraflüssigkeit sollte auch auf Legionellen untersucht werden. Bei vorbehandelten Patienten können Antigennachweis in Serum und Pleuraeiter noch einige Tage positiv sein (bei Pneumokokken-, B-Streptokokken- und Haemophilusinfektion). Ein steriles Pleuraexsudat beruht nicht selten auf einer Mykoplasmeninfektion. Bei einem Pleuraerguss sollte auch eine Tuberkulose (Tuberkulintestung, Kultur, Pleurabiopsie) ausgeschlossen werden. Eine Pilzbesied-

Therapie

lung der Pleurahöhle mit Ergussbildung kommt bei einer Aspergillus-Infektion, Cryptococcus-Infektion und einer Mukormykose der Lungen vor.

Die **Antibiotika-Therapie** kann, da die Erreger im Eiter meist mikroskopisch und kulturell nachweisbar sind, gezielt durchgeführt werden (wie bei Pneumonie, s. S. 504). Wenn eine Mykoplasmen-Infektion nachgewiesen wird oder klinisch wahrscheinlich ist, ist Clarithromycin (oral) indiziert. Bei leichteren Formen eines Pleuraempyems mit dünnflüssigem Eiter genügt neben der allgemeinen Antibiotika-Therapie eine konservative lokale Behandlung durch Eiterentleerung und Spülung. Bei Pyopneumothorax, dickflüssigem Eiter und gekammertem Empyem ist die rechtzeitige Drainage zur Verhinderung ausgedehnter Verschwartungen und eines Restempyems unumgänglich. Meist werden Drainageflaschen bevorzugt, die am Körper des Patienten befestigt werden, mehr Bewegungsfreiheit geben und damit die Lungenbelüftung verbessern. Bei der Instillation in die Pleurahöhle (bei ausreichender systemischer Therapie selten erforderlich) gibt es Erfahrungen mit folgenden Mitteln:

Gentamicin 1 %	Amphotericin B	0,001 %
Amikacin 0,2–1 %	Flucytosin	0,005 %
Oxacillin 1 %	Streptomycin	2,5 %

Die instillierte Menge darf wegen möglicher Resorption die erlaubte Tagesdosis nicht überschreiten.

Bei dickflüssigem Eiter, gekammertem Empyem und ungünstigem Verlauf sind chirurgische Maßnahmen (Ausräumung des Empyems, rechtzeitige Dekortikation) notwendig.

Literatur

Cameron RJ. Management of complicated parapneumonic effusions and thoracic empyema. Intern Med J 2002; 32: 408–14.

Coote N. Surgical versus non-surgical management of pleural empyema. Cochrane Database Syst Rev 2002; pCD001956.

Schneiter D, Kestenholz P, Dutly A, et al. Prevention of recurrent empyema after pneumonec-

tomy for chronic infection. Eur J Cardiothorac Surg 2002; 21: 644–8.

Soysal O, Topcu S, Tastepe I, et al. Childhood chronic pleural empyema: a continuing surgical challenge in developing countries. Thorac Cardiovasc Surg 1998; 46: 357–60.

Therapie

10 Infektionen des Gastrointestinaltraktes

Helicobacter-Infektionen (Gastritis und Ulkusleiden)

Obwohl spiralförmige Mikroorganismen bereits 1893 im Magen von Menschen und Tieren mikroskopisch nachgewiesen worden waren, dauerte es 100 Jahre, bis diese Keime, die heute als Helicobacter pylori klassifiziert sind, als Erreger einer chronischen Gastritis anerkannt sind. In entwickelten Ländern sind etwa 40% der Erwachsenen infiziert, in Entwicklungsländern etwa 80% (hoher Durchseuchungsgrad). Die Infektion wird offensichtlich bevorzugt fäkal-oral übertragen, z.t. wohl auch über Erbrochenes, vielleicht sogar auch durch Tröpfcheninfektion.

Gastritis: Helicobacter pylori ist bei Erwachsenen und Kindern der Erreger einer chronischen diffusen oberflächlichen Gastritis im Antrumbereich und häufig mit Duodenalulzera assoziiert. Die pathogene Wirkung beruht vor allem auf einem Zytotoxin und einer Protease, deren Substrat das schützende Muzin der Magenschleimhaut ist. Helicobacter pylori ist im Ulkusgrund und in der Schleimschicht (der Mukosaoberfläche anhaftend) nachweisbar. Bei kulturellem und mikroskopischem Nachweis von Helicobacter pylori im Biopsat aus der Antrumschleimhaut liegt fast immer eine histologisch nachweisbare Antrumgastritis vor, während bei Personen ohne Gastritis Helicobacter pylori (früher Campylobacter pylori) nicht vorkommt. Bei Freiwilligen ließ sich experimentell eine Gastritis erzeugen. Man nimmt an, dass die chronische Helicobacter-pylori-Infektion das Risiko für ein Adenokarzinom im Antrum- und Corpusbereich des Magens signifikant erhöht und die meisten Magenlymphome (MALT = Mukosa-assoziierte lymphoide Tumoren) mit einer Helicobacter-Infektion im Zusammenhang stehen.

Die **akute Infektion** verläuft meist kurz mit Bauchschmerzen, Übelkeit, Erbrechen und Fieber oder bleibt symptomlos. Die resultierende Hypochlorhydrie kann bis zu 1 Jahr bestehenbleiben.

Eine **chronische Infektion**, die sich nach einer akuten Infektion entwickelt, dauert Jahre bis Jahrzehnte, wenn nicht lebenslang. Die immer vorhandene Gastritis ist häufig asymptomatisch, kann sich aber durch rekurrierende Bauchschmerzen und Neigung zu Erbrechen äußern. Aus einer chronischen atrophischen Gastritis (mit Bildung freier Radikale, Zellproliferation und Produktion von Mutagenen wie N-Nitrosaminen) kann sich später bei disponierten Personen ein Magenkarzinom entwickeln.

Bei der **Ulkuskrankheit** durch Helicobacter pylori (überwiegend bei Erwachsenen) bestehen neben Duodenalulzera in 90–100% endoskopisch sichtbare Ulzerationen im An-

Therapie

517

trumbereich. Die Krankheit rezidiviert ohne Therapie nach vorübergehender Besserung häufig, nach Therapie in etwa 1 % pro Jahr. Durch eine antibakterielle Therapie (s.u.) heilen die Ulzera schneller, und das Risiko, später an einem Magenkarzinom zu erkranken, ist geringer.

Diagnostisch wichtig sind die Endoskopie mit Biopsie (zur histologischen Untersuchung, zur Messung der Urease-Aktivität und evtl. auch zur Kultur) sowie der Urease-Atemtest (kommerziell erhältlich). Eine Anzüchtung der Erreger aus dem Magensaft ist nicht möglich. Der Antikörpernachweis im Serum beweist keine Erkrankung, eignet sich aber zum Screening, wenn keine Endoskopie erforderlich ist, und ist zur Kontrolle des Behandlungserfolges nützlich (bei Ansprechen Abfall der Serumtiter innerhalb von 6 Monaten).

Heute wird die sog. **Triple-Therapie** mit Omeprazol + Clarithromycin (tgl. 0,5 g) + Metronidazol (tgl. 0,8 g oral) oder Amoxicillin (tgl. 1,5 g) für 1 Woche favorisiert (Heilung in > 90 %). Eine Monotherapie versagt nahezu immer. Omeprazol und Lansoprazol (Protonenpumpeninhibitoren) hemmen direkt die Erreger und die Ureasebildung und sollten nach Beendigung der Kombinationstherapie noch 4 Wochen weiter gegeben werden. Dabei wirken offensichtlich auch andere Makrolide (Azithromycin, Roxithromycin) sowie andere Protonenpumpenhemmer und H_2-Antagonisten. Eine sekundäre Resistenzentwicklung gegen Metronidazol, Clarithromycin und Ciprofloxacin ist möglich. Bei einem Rezidiv sollte eine andere Kombination angewandt werden. Wirksam ist auch Doxycyclin; unwirksam sind Trimethoprim, Betalaktam-Antibiotika und Vancomycin. Früher wurden auch Wismutpräparate verwandt; diese hatten aber Nachteile (Toxizität). Beginnende Magenlymphome können sich unter der Behandlung zurückbilden.

Obwohl heute kein Zweifel mehr daran besteht, dass die Therapie mit Antibiotika und Säureblockern die optimale Behandlung eines Ulkusleidens ist, werden viele Patienten immer noch nicht adäquat behandelt.

Literatur

Blaser M. Where does Helicobacter pylori comes from and why it is going away. JAMA 1999; 282: 2260.

Caspary WF, Arnold R, Bayerdörffer E, et al. Diagnostik und Therapie der Helicobacter-pylori-Infektion. Z Gastroenterol 1996; 34: 392–401.

Israel DM, Hassall E. Treatment and long-term follow up of Helicobacter pylori-associated duodenal ulcer disease in children. J Pediatr 1993; 123: 53–9.

Jaup BH, Norrby A. Low dose, short-term triple therapy for cure of Helicobacter pylori infection and healing of peptic ulcers. Am J Gastroenterol 1995; 90: 943–5.

Logan RPH, Gummert PA, Hegarty BT, et al. Clarithromycin and omeprazole for helicobacter pylori. Lancet 1992; 340: 239.

Labenz J, Stolte M, Ruhl GH, et al. One-week low-dose triple therapy for the eradication of Helicobacter pylori infection. Eur J Gastroenterol Hepatol 1995; 7: 9–11.

Parsonnet J, Hansen S, Rodriguez L, et al. Helicobacter pylori infection and gastric lymphoma. N Engl J Med 1994; 330: 1267–71.

Parsonet J et al. Fecal and oral shedding of Helicobacter pylori from healthy adults. JAMA 1999; 282: 2260.

Rautelin H, Seppala K, Renkonen OV, et al. Role of metronidazole resistance in therapy of Helicobacter pylori infections. Antimicrob Ag Chemother 1992;36: 163–6.

Sung JJY, Chung SCS, Ling TKW, et al. Antibacterial treatment of gastric ulcers associated with Helicobacter pylori. New Engl J Med 1995; 332: 139.

Walsh JH, Peterson WI. The treatment of Helicobacter pylori infection in the management of peptic ulcer disease. New Engl J Med 1995; 333: 984.

Wotherspoon AC, Doglioni C, Diss TC. Regression of primary low-grade B-cell gastric lymphoma of mucosa-associated lymphoid tissue type after eradication of Helicobacter pylori. Lancet 1993; 342: 575.

Enteritis

Allgemeine Vorbemerkungen: Die Entstehung einer bakteriellen Enteritis hängt von verschiedenen Faktoren ab, z. B. der infizierenden Keimdosis, der Virulenz des Erregers und der Resistenz des Patienten. Bei Shigellen, pathogenen E. coli (EHEC), Amöben und Giardia ist die Virulenz der Erreger so groß, dass schon geringe Keimzahlen eine Erkrankung verursachen können. Eine Salmonellen-Enteritis kommt im Allgemeinen nur durch eine massive Infektion mit mehreren Millionen Keimen zustande. Dabei geht in der Regel eine Anreicherung der Bakterien im infizierten Lebensmittel (Hackfleisch, Mayonnaise oder dgl.) voraus. Auch durch kontaminiertes Wasser können Erreger übertragen werden (Giardia, Choleravibrionen, Amöben, Enteroviren, Plesiomonas). Bestimmte Faktoren können die Enteritisentstehung begünstigen (Mangel- oder Fehlernährung, Zustand nach Magenoperation, Anazidität, Einnahme von Antazida und schwere Allgemeinerkrankungen). Bei immunsupprimierten Patienten kommen bei bestimmten Erregern schwerere Verläufe häufiger vor (Tab. 10-1). Viren (Rotaviren, Adenoviren, Astroviren, Caliciviren) spielen eine erhebliche Rolle als Ursache meist leichter Enteritiden im Kindesalter, seltener auch bei Erwachsenen.

Pathogenese: Man unterscheidet nach ihrer Entstehungsweise 2 Haupttypen einer Enteritis (Tab. 10-2).

Bei der **invasiven Enteritis vom Ruhr-Typ** findet eine Invasion von Erregern in die Darmwand statt, was zu einer stärkeren Entzündung und oft auch zu einer Geschwürbildung führt, die schleimige oder blutige Stühle und längeres Fieber hervorrufen. Wenn die Entzündung (wie dabei häufig) im Dickdarm lokalisiert ist, sieht man im Stuhlpräparat viele Granulozyten (jedoch nicht, wenn die Entzündung auf den Dünndarm beschränkt ist).

Der zweite Typ ist die **nicht invasive Enteritis vom Cholera-Typ.** Hier kommt es durch von den Bakterien gebildete Enterotoxine im Dünndarm zu einer Störung der Sekretion und Reabsorption, wobei große Mengen von Flüssigkeit und Salzen verloren gehen. Der Durchfall ist wässrig, und im Stuhl werden keine oder nur wenige Granulozyten ausgeschieden. Fieber fehlt meistens.

Es gibt **Erreger**, die vorwiegend eine invasive Entzündung, und solche, die vorwiegend eine nicht invasive Enteritis auslösen. Bei ein und derselben Bakterienart (z. B. Salmonellen und Clostridium difficile) kommen Stämme vor, die stärker invasiv wirken, und andere, die stärker Enterotoxin bilden. Einige Erregerstämme (z. B. Salmonellen, Shigellen, Yersinien und Campylobacter) haben gleichzeitig ein Antigen zur Erzeugung einer invasiven Enteritis und ein Enterotoxin zur Erzeugung einer wässrigen Diarrhoe. Es hängt dann von dem Infektionsmodus ab, welche Symptome dominieren (bei fäkal-oraler Übertragung die Zeichen einer invasiven Erkrankung, bei Übertragung durch ein infiziertes, stark bakterienhaltiges Lebensmittel die wässrigen Durchfälle). Außer der Invasionseigenschaft und der Fähigkeit zur Enterotoxinbildung kennt man noch andere Auslösemechanismen einer Enteritis.

Der **Adhärenzfaktor**, d. h. die Fähigkeit der Erreger, sich an die Schleimhautzellen der Darmwand anzuheften und sie zu besiedeln, bewirkt im Dünndarm einen Verlust an resorbierender Zottenoberfläche. Die dadurch bedingte Malabsorption führt zu chronischen Durchfällen (besonders bei Darminfektionen durch Giardia lamblia und Cryptosporidium). Die krankmachende Wirkung der enteropathogenen E. coli (Dyspepsie-Coli) beruht vor al-

Therapie

Tab. 10-1   Relevante Enteritis-Erreger.

Bei Lebensmittel-vergiftungen	Bei Immun-suppression	Auf Reisen	In Kindergärten
Staphylococcus aureus	Salmonellen	E. coli (ETEC)	Rotaviren
Clostridium perfringens	Zytomegalievirus	Shigellen	Shigellen
Salmonellen	Clostridium difficile	Yersinien	Giardia lamblia
Campylobacter jejuni	Mycobacterium	Campylobacter	Cryptosporidium
Yersinia enterocolitica	avium-intracellulare	Giardia lamblia	E. coli (EHEC)
Clostridium botulinum	Cryptosporidium	Amöben	
Bacillus cereus	Isospora belli	Vibrio cholerae	
Vibrio parahaemolyticus	Mikrosporidien	Aeromonas	
Pseudomonas aeruginosa	Amöben		
E. coli (EHEC)	Strongyloides		
Cyclospora			
Listerien			

Tab. 10-2   Haupttypen der Enteritis.

	Invasive Form	Nicht invasive Form
Pathogenese	Mukosainvasion	Enterotoxine. Reduzierte Resorption
Lokalisation	Dickdarm (ausschließlich oder gleichzeitig Dünndarm)	Vorwiegend Dünndarm
Durchfall	Oft blutig, evtl. Tenesmen	Meist wässrig
Erreger	Salmonellen Shigellen Campylobacter jejuni Yersinia enterocolitica E. coli (Verotoxin-bildend=EHEC) u. a. invasive Typen Clostridium difficile Vibrio parahaemolyticus Entamoeba histolytica	Vibrio cholerae Salmonellen E. coli (Enterotoxin-bildend, ETEC) Clostridium perfringens Clostridium difficile Bacillus cereus Staphylococcus aureus Cyclospora Kryptosporidien

lem auf ihren Adhärenzeigenschaften. Andere Bakterienarten können nicht nur Enterotoxine, sondern auch Zytotoxine bilden, z. B. Clostridium difficile, das in der Dickdarmschleimhaut ausgedehnte Nekrosen hervorruft. Eine andere Keimart mit starker Zytotoxinbildung sind die sog. Verotoxin-bildenden E. coli der Serogruppe 0 157 H7 und anderer Serogruppen (EHEC), welche schwere Ulzerationen, Hämolyse und Nierenschäden erzeugen. Bei Ruhrbakterien kennt man Zytotoxin-bildende Shigella-dysenteriae-Stämme vom Typ 1, welche die lebensgefährliche klassische Dysenterie mit blutigen Stühlen bedingen, während die diarrhoeische Form mit wässrigem Durchfall durch andere Shigellen-Typen ausgelöst wird, die kein Zytotoxin, sondern reichlich Enterotoxin produzieren.

Bei bakteriellen Lebensmittelvergiftungen lässt sich aus der **Inkubationszeit** eine bestimmte Ursache vermuten. Bei Enterotoxin-bildenden Staphylokokken dauert es bis zum Auftreten von Übelkeit, Erbrechen und Durchfall in der Regel 1–6 h, bei Clostridium perfringens 6–24 h, bei Enteritis-Salmonellen 6–48 h. Wenn ein Lebensmittel durch Yersinien, Campylobacter, Shigellen oder Vibrio parahaemolyticus infiziert wird, ist das Intervall meist länger (16–72 h). Rota- und Adenoviren werden meist durch Kontakt übertragen und haben eine Inkubationszeit von wenigen Tagen. Bei der Antibiotika-assoziierten Enteritis können die Durchfälle während der Antibiotika-Therapie beginnen, aber auch noch bis zu 6 Wochen nach Beendigung der Antibiotika-Therapie einsetzen.

Epidemiologie: Zeitpunkt und Ort des Auftretens von Durchfällen, auch die betroffene Personengruppe deuten auf bestimmte Erregerarten hin (Tab. 10-1, S. 520). So ist bei anamnestisch begründetem Verdacht auf eine Lebensmittelvergiftung ein anderes Erregerspektrum zu erwarten als bei im Kindergarten übertragenen Darminfektionen oder bei Reisediarrhoe. Bei immunsupprimierten Patienten, besonders bei AIDS-Patienten, ist nach Erregern zu suchen, die eine geringe Virulenz haben und dennoch lang dauernde Durchfälle hervorrufen (z. B. Kryptosporidien, Mikrosporidien). Tierische Erregerreservoire gibt es für Salmonellen, Campylobacter, Yersinien, EHEC, Mikrosporidien und Balantidien.

Die **Stuhlbeschaffenheit** (Blutbeimengung, Wassergehalt usw.) sowie das Vorhandensein oder Fehlen von Fieber geben Hinweise darauf, ob es sich um eine invasive oder nicht invasive Enteritis mit einem entsprechenden Erregerspektrum handelt. Der Nachweis von fäkalen Granulozyten deutet auf einen Erreger mit Invasionseigenschaften oder Zytotoxinbildung hin (die Stuhlprobe muss stets frisch untersucht werden).

Ätiologische Diagnostik: Bei leichten und rasch vorübergehenden Erkrankungen einzelner Patienten ist keine Erregerdiagnostik erforderlich. Indikationen für eine Erregerdiagnostik sind:

▶ Gruppenerkrankungen,
▶ fieberhafte Diarrhoen,
▶ blutige Durchfälle,
▶ länger dauernde Durchfälle (>1 Woche),
▶ Risikogruppen (Immunsuppression, AIDS),
▶ Beschäftigte in Lebensmittelbetrieben und Gemeinschaftsküchen.

Die **mikroskopische Untersuchung** des Stuhls (Tab. 10-3) ist wichtig bei Darminfektionen durch Protozoen und Parasiten (besonders bei länger dauernden Durchfällen). Flüssigen Stuhl soll man innerhalb 1 h im Deckglaspräparat auf lebende Trophozoiten von Protozoen und Larven von Strongyloides untersuchen. In festem Stuhl lassen sich Zysten oder Wurmeier nachweisen. Dabei kann eine Konzentrierung (z. B. mit der Merthiolat-Jod-Formalin-Technik) nützlich sein. Eine Konservierung der Stuhlprobe zum Versand ist in einem Gefäß mit Polyvinylalkohol oder 10%iger Formalin-Lösung möglich. Stuhlausstriche können nach Färbung mit Trichrom oder Eisenhämatoxylin mikroskopiert werden.

Zuverlässiger als die Stuhluntersuchung ist bei Verdacht auf Protozoen- oder Parasitenbefall die Untersuchung eines Biopsates aus der Duodenalschleimhaut (Tupfpräparat für Giardia und Mikrosporidien, Gewebsschnitt für Strongyloides, Mikrosporidien und Cryptosporidium). Eine modifizierte säurefeste Färbung ist zur Darstellung von Cryptosporidium, Isospora belli und Mycobacterium avium-intracellulare notwendig.

Bei der **Stuhlkultur** sucht man nach Salmonellen, Shigellen, Campylobacter und Yersinien. Bei blutigen Durchfällen ist zusätzlich eine Untersuchung auf Verotoxin-bildende E. coli (EHEC) zu verlangen, bei klinischem Cholera-Verdacht auf Vibrionen und bei Verdacht auf Antibiotika-assoziierte Enteritis auf Clostridium difficile mit Toxinnachweis. Bei AIDS-Patienten ist bei der kulturellen Untersuchung von Stuhlproben an die Möglichkeit einer Infektion durch Mycobacterium avium-intracellulare zu denken (s. S. 717). Rota- und Ade-

Therapie

Tab. 10-3 Diagnostik bei Enteritis.

Untersuchung	Erreger		
Mikroskopisch (Stuhl, Duodenalsaft, Duodenalbiopsat)	Giardia lamblia, Entamoeba histolytica, Strongyloides stercoralis	}	Deckglaspräparat, gefärbter Ausstrich
	Cryptosporidium, Isospora belli, Mycobacterium avium- intracellulare	}	Säurefeste Färbung
Kultur (Stuhl)	Bakterielle Erreger (für EHEC Spezialverfahren)		
Antigennachweis im Stuhl	Rota-, Adenoviren G. lamblia, E. histolytica, Cryptosporidium, Strongyloides		
Toxinnachweis im Stuhl	Clostridium difficile (pseudomembranöse Enterokolitis)		
Sigmoidoskopie	Clostridium difficile, Entamoeba histolytica, Zytomegalie (Zytologie)		
Antikörpernachweis im Serum	Amöbiasis Strongyloides		
Nahrungsreste bei Lebensmittelvergiftung	Staphylokokken, Clostridien, Salmonellen, Vibrio parahaemolyticus, Bacillus cereus		

noviren lassen sich im Stuhl durch einen Schnelltest (einen käuflichen Latex-Test) nachweisen. Der Nachweis von Astroviren und Caliciviren als andere häufigere Erreger ist dagegen schwieriger. Bei schweren Erkrankungen mit hohem Fieber sollte vor Behandlungsbeginn immer eine Blutkultur angelegt werden, in der Salmonellen, Yersinien und Campylobacter anwachsen können (bakteriämische Form).

Ein **Antikörpernachweis** ist im Serum nur bei länger dauernden Durchfällen von praktischem Nutzen (z. B. bei Yersinien- und Amöben-Infektionen). Dabei sind aber Verlaufsuntersuchungen notwendig, um aus den Serumtitern auf noch bestehende oder kürzlich stattgefundene Infektionen schließen zu können.

Durch **Sigmoidoskopie** und histologische Untersuchung eines Biopsates lässt sich eine pseudomembranöse Enterokolitis (durch Clostridium difficile) von einer Amöben-Dysenterie und einer Zytomegalie im Kolon (bei AIDS-Patienten) unterscheiden. Bei chronischen Durchfällen gelingt hierdurch auch eine Abgrenzung von Colitis ulcerosa und Morbus Crohn, einer Darmtuberkulose und einer Darminfektion durch Mycobacterium avium-intracellulare.

Bei Nahrungsmittelvergiftung (Salmonellen, Clostridium botulinum, Bacillus cereus, Staphylokokken u. a.) ist ein Erreger- oder Toxinnachweis in Speiseresten oder im Erbrochenen möglich.

Grundsätze der Therapie: Die meisten Enteritiden heilen in kurzer Zeit spontan. Bei leichteren Erkrankungen ist eine Antibiotika-Therapie nicht notwendig. Schwere Enteritiden mit Fieber, Enteritiden mit blutig-eitrigen Durchfällen vom Ruhr-Typ sowie Enteritiden bei schweren Grundkrankheiten (Leukämie, AIDS, Leberzirrhose usw.) und während einer immunsuppressiven Behandlung benötigen ohne jeden Zweifel eine systemische Antibiotika-Therapie. Die Auffassung, dass Antibiotika bei Enteritis generell nicht angewandt werden sollen, ist überholt. Sie stammt aus Zeiten, als mit Tetracyclinen, Chloramphenicol und Sulfonamiden wenig wirksame Mittel zur Verfügung standen. Bei richtiger Indikationsstellung wirken Gyrase-Hemmer und Co-trimoxazol rasch und zuverlässig; sie können die Krankheitsdauer verkürzen und lebensbedrohende Komplikationen verhüten. Bei Shigellose und Cholera hört außerdem durch die Antibiotika-Therapie die Infektiosität früher auf. **Ungezielte Therapie** von bakteriellen Enteritiden: Mittel der Wahl sind Fluochinolone. Levofloxacin und Ciprofloxacin wirken nach oraler Gabe gegen alle bakteriellen Enteritis-Erreger (außer Clostridium difficile und andere Clostridien-Arten). Mittel der Reserve ist Co-trimoxazol. Ampicillin oder orale Cefalosporine sind schlecht wirksam. Nach Tropenreisen muss auch eine Amöbiasis berücksichtigt werden und großzügig Metronidazol zusätzlich zu den Antibiotika gegeben werden. Nicht resorbierbare Antibiotika (Neomycin, Polymyxine, schwer resorbierbare Sulfonamide) sind häufig nicht oder nur schwach wirksam. Die parenterale oder orale Substitution von Flüssigkeit und Elektrolyten ist bei starker Enteritis wichtiger als die Antibiotika-Therapie.

Gezielte Therapie

Shigellen-Ruhr: Akute fieberhafte Durchfallerkrankung (Bakterienruhr) mit Tenesmen und schleimigen, z. T. blutigen Stühlen. Neben der invasiven (dysenterischen) Krankheitsform gibt es eine diarrhoeische Form durch Enterotoxin-bildende Shigella dysenteriae mit wässrigen Durchfällen. Weitgehend identische Krankheitsbilder können durch bestimmte E.-coli-Typen (s. S. 525) hervorgerufen werden. Die Resistenz von Shigellen gegen Ampicillin, Co-trimoxazol und Tetracycline nimmt zu (besonders unter den Shigella-sonnei-Stämmen), sodass sich die Behandlung – vor allem während einer Epidemie – nach dem Antibiogramm zu richten hat. Wegen der hohen Infektiosität und der destruierenden Kolitis sollten alle Erwachsenen je nach Empfindlichkeit des Epidemiestammes oral mit Ciprofloxacin (2-mal tgl. 0,5 g für 1–3 Tage), Kinder mit Co-trimoxazol (2-mal tgl. 10–15 mg/kg) behandelt werden. In Entwicklungsländern müssen trotz häufiger Resistenz wegen der niedrigeren Kosten weiterhin Ampicillin (Erwachsene oral tgl. 2 g, Kinder 50 mg/kg) oder Tetracyclin (Erwachsene tgl. 1 g, Kinder 50 mg/kg per os) für 5 Tage verwandt werden.

Salmonellen-Enteritis (auch S. 644): Akute, z. T. fieberhafte Gastroenteritis wechselnder Schwere, meist 6–24 Stunden nach Verzehr einer Salmonellen-haltigen Speise, oft als Gruppenerkrankung auftretend. Eine Salmonellen-Enteritis kann – je nach Erregereigenschaften – zu einer Mukosainvasion mit Entzündung, zu einer wässrigen Diarrhoe (durch Enterotoxinbildung) und/oder zu Geschwürbildung und pseudomembranöser Enterokolitis (durch Zytotoxinbildung) mit dem Risiko septischer Absiedlungen führen. Typhus und Paratyphus sind septikämische Erkrankungen und dürfen nicht mit einer Salmonellen-Enteritis verwechselt werden.
Therapie: Bei leichten, schnell vorübergehenden Störungen findet eine Spontanheilung statt; daher sind Antibiotika nicht erforderlich. Schwere Formen mit Fieber und blutigen Stühlen oder mit positiver Blutkultur sollen auch wegen der Gefahr einer Absiedlung in an-

deren Organen (z. B. Osteomyelitis) einer intensiven Antibiotika-Therapie unterzogen werden. Auch bei immunsupprimierten Patienten, bei Patienten mit schweren Grundkrankheiten und Abwehrschwäche (z. B. Leukämie, AIDS, nach Organtransplantation) und älteren Menschen (über 65 Jahre) sowie bei Neugeborenen darf man bei Salmonellen-Erkrankungen auf eine antibakterielle Behandlung nicht verzichten, weil es dabei häufig zu einer Septikämie und zu septikämischen Absiedlungen kommt. Gefürchtet sind Gruppeninfektionen in Altersheimen und Kliniken (z. T. mit erheblicher Letalität). Früher verwendete man Co-trimoxazol (2-mal tgl. 0,96 g) oder Ampicillin (Erwachsene tgl. 3–4 g, Kinder 100 mg/kg), die heute wegen Resistenz der Erreger oft versagen. Dagegen ist Ciprofloxacin oral oder auch Ceftriaxon i.v. fast immer wirksam. Die Therapie mit Co-trimoxazol oder Ampicillin kann eine postenteritische Salmonellen-Ausscheidung nicht verhindern.

Yersiniose: Unter dem Bild einer Appendizitis, Enteritis oder Sepsis verlaufende intestinale Infektion durch Yersinia enterocolitica, selten durch Yersinia pseudotuberculosis mit Schwellung der Mesenteriallymphknoten. Die Enteritis verläuft meist akut, manchmal auch protrahiert und ist teils im Ileum, teils im Dickdarm lokalisiert. Oft entstehen Geschwüre, aus denen es blutet. Charakteristisch sind die starken Schmerzen, besonders im rechten Unterbauch (Pseudoappendizitis). Bei älteren Kindern schließt sich nicht selten eine akute Polyarthritis oder ein Erythema nodosum an. Die Erreger können aus exzidierten Mesenteriallymphknoten (Laparotomie wegen Appendizitisverdacht) oder aus dem Stuhl angezüchtet werden. Serologische Diagnose möglich (Nachweis von spezifischen Antikörpern, Titeranstieg). Verlauf meist gutartig mit Tendenz zur Spontanheilung. Eine Antibiotika-Therapie ist in jedem Fall ratsam zur Verhinderung von Komplikationen, Nachkrankheiten (reaktive Arthritis, Erythema nodosum) und protrahierten Verläufen. Co-trimoxazol und Tetracycline sind gut wirksam, auch Levofloxacin oder Ciprofloxacin (für 1 Woche). Ampicillin ist ungeeignet, da die meisten Yersinien-Stämme Betalaktamasen bilden. Bei Sepsis sollte Ciprofloxacin i.v. mit Gentamicin kombiniert werden (für 2–4 Wochen).

Campylobacter-Enteritis: Schmerzhafte, z. T. blutige Durchfälle mit Fieber, z. T. länger dauernd (besonders bei immunsupprimierten Patienten). Systemische Komplikationen sind fulminante Sepsis, Meningitis, Osteomyelitis und purulente Arthritis. Die Erreger (Campylobacter jejuni) sind weit verbreitete Krankheitserreger bei Tieren und Menschen. Die Infektion erfolgt häufig mit Nahrungsmitteln (Fleisch, Geflügel, Milchprodukte). Epidemische Ausbrüche sind möglich. Die Anzüchtung erfordert einen Selektivnährboden und mehrtägige anaerobe Bebrütung (bei erhöhter CO_2-Spannung). Clarithromycin oder Erythromycin ist im Allgemeinen gut wirksam, auch Levofloxacin oder Ciprofloxacin. Eine Anwendung ist immer notwendig bei schweren oder rezidivierenden Infektionen. Eine Resistenz gegen Makrolide kommt in 1–9 % vor. Ein Teil der Campylobacter-Isolate ist heute auch gegen Gyrase-Hemmer resistent.

Cholera: Akute Enteritis mit anhaltenden wässrigen Durchfällen, starken, durch Toxine bedingten Wasser- und Elektrolytverlusten, hypovolämischem Schock, metabolischer Azidose, Wadenkrämpfen, Aphonie. In schweren Fällen charakteristisches klinisches Bild. Erregeranzüchtung auf Spezialnährboden möglich. Cholera kommt in Mitteleuropa nicht vor; bei Durchfällen nach Mittelmeer- und Tropenreisen ist jedoch auch an Cholera zu denken. Ein choleriformes Syndrom tritt manchmal bei anderen Enteritiden (durch Salmonellen und Enterotoxin-bildende E. coli) auf.

Therapie: In erster Linie ausreichende Infusionsbehandlung mit glukosehaltigen Elektrolytlösungen und Ausgleich der Azidose. Bei Fortsetzung der Infusionsbehandlung (Erhaltungstherapie) sind laufende Überwachung der Flüssigkeitsverluste und Laborkontrollen notwendig, um ein Schockrezidiv zu verhindern. Bei Unmöglichkeit einer parenteralen Flüssigkeitszufuhr ist eine orale Substitution notwendig (Zusammensetzung: 20 g Glukose, 3,5 g NaCl, 2,5 g NaHCO$_3$, 1,5 g KCl auf 1 l Wasser). In südlichen Ländern gibt es in jeder Apotheke die »Oral Rehydration Formula« der WHO (in Beuteln verpackt). Opiate und Peristaltik-Hemmer sind kontraindiziert (weil Schock-begünstigend).

Zur **schnelleren Elimination** der Erreger wird eine antibiotische Therapie mit Co-trimoxazol oral (2-mal tgl. 0,96 g) oder mit Doxycyclin (Erwachsene und ältere Kinder oral 2-mal tgl. 0,1 g) für mindestens 3 Tage empfohlen. Auch die orale Einmalgabe von 0,3 g Doxycyclin kann ausreichen. Während einer Epidemie können Choleravibrionen gegen Doxycyclin resistent werden. Eine Resistenz gegen Co-trimoxazol kommt bei Vibrio-cholerae-O-139-Stämmen vor. Dann ist Ciprofloxacin (2-mal tgl. 0,25 g für 3 Tage) immer noch wirksam.

Prophylaxe: Personen im gleichen Haushalt können einmalig 0,2 g Doxycyclin oral erhalten.

E.-coli-Enteritis:

E.-coli-Enteritis: E. coli kann zu mindestens 4 verschiedenen Formen einer Enteritis führen.

▶ **ETEC:** Enterotoxin-bildende Stämme von E. coli rufen wässrige Durchfälle (choleraähnlich) hervor (Reisediarrhoe). Dabei besteht kein Fieber. Im Stuhl (Deckglaspräparat) sind keine Granulozyten nachweisbar. Das Enterotoxin ist durch PCR nachweisbar.

▶ **EIEC:** Die zweite Form einer Coli-Enteritis (ruhrähnlich) beruht auf einer Infektion vorwiegend des Dickdarmes durch invasive E. coli, die besonders bei älteren Kindern und Erwachsenen zu einem ruhrartigen Krankheitsbild mit blutigen Stühlen führen können. Der Stuhl enthält reichlich Granulozyten.

▶ **EHEC:** Blutende Darmgeschwüre ohne Fieber kommen häufig auch bei Darminfektionen durch Verotoxin-bildende E. coli (sog. enterohämorrhagische E. coli O 157 H7) vor. EHEC können durch Serotypisierung und Toxinnachweis identifiziert werden. Es erkranken vor allem Kinder und ältere Erwachsene nach dem Genuss von Hackfleisch, roher Milch, Mayonnaise und nach Umgang mit Kühen. Es gibt viele Serotypen (z. B. 0 157 H7 und 0 26). Sie können zu hämorrhagischer Kolitis führen und als lebensbedrohende Komplikation ein hämolytisch-urämisches Syndrom (HUS) auslösen. Die intestinale Symptomatik ist oft uncharakteristisch (Bauchschmerzen, Übelkeit, keine Durchfälle).

▶ **EPEC:** Früher waren bei Säuglingen Durchfälle durch enteropathogene E. coli der Serogruppen 0 55, 0 111 u. a. häufig (Säuglingsdiarrhoe). Sie sind heute so selten geworden, daß eine routinemäßige Suche danach nicht mehr lohnt.

Therapie (s. Tab. 10-4): Schwere Infektionen durch Enterotoxin-bildende E. coli (EHEC) sowie ruhrartige E.-coli-Infektionen können mit Co-trimoxazol behandelt werden, bei Erwachsenen auch mit Levofloxacin oder Ciprofloxacin (besonders in Gebieten mit häufiger Resistenz gegen Co-trimoxazol). Bei einer Infektion durch Verotoxin-bildende E. coli wird in der Literatur z.T. von einer antimikrobiellen Therapie abgeraten, da man eine verstärkte Toxinfreisetzung im Darm befürchtet. Diese Meinung ist aber nicht ohne Widerspruch geblieben. Es erscheint unlogisch und gefährlich, einen hochpathogenen Erreger nicht möglichst schnell zu eliminieren. Zur Prophylaxe werden hygienische Maßnahmen empfohlen: kein Genuss von Rohmilch und Rohmilchprodukten und von ungenügend erhitztem

Tab. 10-4 Gezielte Therapie von Enteritiden.

Erreger	Empfohlenes Medikament	Alternativen	
Enteritis-Salmonellen	Ciprofloxacin (2-mal tgl. 0,5 g)	Co-trimoxazol (2-mal tgl. 0,96 g)	für 7 Tage
Yersinien	Ciprofloxacin (2-mal tgl. 0,5 g)	Co-trimoxazol (2-mal tgl. 0,96g) Tetracyclin (4-mal tgl. 0,25g)	} für 7 Tage
Campylobacter jejuni	Clarithromycin (2-mal tgl. 0,25 g)	Ciprofloxacin (2-mal tgl. 0,5 g) Tetracyclin (4-mal tgl. 0,25 g)	} für 7 Tage
Shigellen	Ciprofloxacin (2-mal tgl. 0,5 g)	Co-trimoxazol (2-mal tgl. 0,96 g) Ampicillin (4-mal tgl. 0,5 g)	} für 5 Tage
E. coli (invasiv, entero-toxisch)	Co-trimoxazol (2-mal tgl. 0,96 g für 5 Tage)	Levofloxacin (2-mal tgl. 0,2 g) Ciprofloxacin (2-mal tgl. 0,5 g)	} für 1–5 Tage
EHEC (entero-hämorrhagische E. coli)	Therapie umstritten	Kein Co-trimoxazol, kein Ampicillin, evtl. Fosfomycin	
Clostridium difficile	Vancomycin (4-mal tgl. 0,125 g)	Metronidazol (4-mal tgl. 0,5 g)	für 10 Tage
Giardia lamblia	Metronidazol (3-mal tgl. 0,25–0,5 g für 7 Tage)	Tinidazol (einmalig 2 g)	
Entamoeba histolytica	Metronidazol (3-mal tgl. 0,75 g für 5–10 Tage), evtl. + Diloxanid (3-mal tgl. 0,5 g für 10 Tage)	Paromomycin (3-mal tgl. 0,5 g)	

Fleisch, kein Kontakt von Kindern mit Exkrementen von Rindern sowie Isolierpflege (Erkrankte können infektiös sein).

Reisediarrhoe: Reisende in Südeuropa und anderen warmen Ländern erkranken häufig an akuten, meist afebrilen Diarrhoen. Ihre Genese ist nicht einheitlich; in der Mehrzahl der Fälle sind Enterotoxin-bildende und enteroadhäsive E. coli die Ursache, gegen welche die einheimische Bevölkerung schon weitgehend immun geworden ist. Andere Ursachen der Reisediarrhoe können Yersinien, Campylobacter, Shigellen, Salmonellen, Giardia lamblia, enteroinvasive E. coli, Aeromonas, Plesiomonas, Vibrio parahaemolyticus und Viren sein.

Therapie: Eine Abkürzung des Krankheitsverlaufes ist möglich durch kurz dauernde Therapie mit Co-trimoxazol, tgl. 1,92 g per os, oder Ciprofloxacin, täglich 0,5–1,0 g per os. Bei Nichtansprechen ist mit anderen Erregern (Amöben, Rotaviren) zu rechnen; ggf. Therapie gegen Amöben mit Metronidazol durchführen. Bei leichten Formen ohne Fieber und Allgemeinerscheinungen kann die meist schnelle Spontanheilung abgewartet werden.

> Keine sog. Antidiarrhoika anwenden (diese sind meist wirkungslos, z.T. sogar gefährlich)!

Wichtig ist eine orale Rehydratation. Dazu eignen sich bilanzierte Zucker-Elektrolyt-Lösungen (wie bei Cholera). Handelsüblich als Beutel in jeder Apotheke in den Tropen (WHO Oral Rehydration Formula). Muss in Deutschland vom Apotheker hergestellt werden. Die hier handelsüblichen Rehydratationspräparate unterscheiden sich teilweise von dem WHO-Rezept.

Loperamid (z. B. Imodium), das die Peristaltik hemmt, kann notfalls bei schwerer Reisediarrhoe von älteren Kindern und Erwachsenen für 1–2 Tage genommen werden. Bei jüngeren Kindern und bei Ruhr ist es wegen der Gefahr eines toxischen Megakolons (Ileusgefahr) kontraindiziert. Erwachsene: initial 4 mg (als Kapseln oder Tropfen), danach 2 mg nach jedem ungeformten Stuhl, jedoch tgl. nicht mehr als 12 mg. Bei Kindern ab 12 Jahre initial 2 mg, danach 1 mg nach jedem ungeformten Stuhl, jedoch tgl. nicht mehr als 8 mg.

Eine **Prophylaxe** durch dauernde Einnahme eines schwer resorbierbaren Sulfonamids, von Neomycin, Colistin, Polymyxin B oder Paromomycin ist meistens wirkungslos. Bei kürzerem Aufenthalt von 1–2 Wochen in einem Hochrisikogebiet ist eine Prophylaxe mit 1-mal tgl. 0,96 g Co-trimoxazol oral möglich (unsicher wirksam). Besser ist eine penible Nahrungsmittelhygiene, die auch gegen andere enterale Infektionen schützt (Typhus, Cholera, Amöbiasis, Hepatitis usw.). Zu vermeiden sind Leitungswasser, Eiswürfel, Speiseeis, Salate, ungeschälte Früchte, rohes Gemüse, Mayonnaise, kalte Saucen, Creme-Desserts, ungekochte Milch, Milchprodukte wie Käse usw., ungenügend erhitztes Fleisch, roher Fisch, Muscheln, kaltes Buffet! Weitgehend ungefährlich sind gekochte Nahrung, die noch heiß ist, frisches Brot, auch gekochtes Wasser sowie Wein, Bier, Tee, Kaffee, Flaschengetränke mit Kohlensäure.

Virusenteritiden: Meist leichtere Darmerkrankungen durch Rotaviren, Astroviren, Caliciviren, Enteroviren (ECHO-, Coxsackieviren) und Adenoviren, z. T. mit Atemwegsinfektion. Antigennachweis im Stuhl bei Rota- und Adenovirus-Infektionen durch Latex-Test oder ELISA-Technik. Behandlung mit Diät, evtl. Infusionen oder orale Rehydrierung. Bislang keine Virustherapie erhältlich.

Nekrotisierende Enterokolitis des Neugeborenen: Gefährliche Erkrankung von Neugeborenen mit starker Auftreibung des Abdomens, Stühle teilweise blutig, oft Perforation von Ulzera, Peritonitis und Ileus. Rascher, meist tödlicher Verlauf. Man nimmt an, dass eine durch Ischämie oder lokale Noxen bedingte Schädigung der Darmschleimhaut das Eindringen von Bakterien ermöglicht. Bei Peritonitis liegt immer eine Mischinfektion vor. **Therapie** bei Peritonitis und Sepsis mit Cefotaxim + Piperacillin + Clindamycin (i.v.) oder mit Cefotaxim + Gentamicin + Metronidazol (i.v.). Bei Darmperforation (freie Luft in der Bauchhöhle) sofortige Operation. Außerdem Flüssigkeitstherapie, Schockbekämpfung, evtl. mechanische Beatmung, nasogastrale Sonde usw.

Therapie

Enterokolitis bei Neutropenie (Typhlitis): Vorkommen bei Tumorpatienten unter Zytostatika-Therapie und bei Leukämie. Erreger meist Clostridium septicum, Clostridium perfringens oder Clostridium sordelli (bei Gesunden in 10–60 % in der Appendix vorkommend). Erkrankung mit Fieber, Bauchschmerzen, wässrigen oder blutigen Durchfällen. Im Zäkum und benachbarten Dickdarm bestehen Nekrosen und Blutungen mit den typischen Bakterien in der Darmwand (oft auch in der Blutkultur nachweisbar). **Therapie:** Breite Interventionstherapie (z. B. mit Cefotaxim + Gentamicin + Metronidazol), bei Perforation Operation. Wenn eine Pseudomonas-Infektion nicht auszuschließen ist, gibt man besser Ceftazidim + Clindamycin.

Pseudomembranöse Enterokolitis: Während einer Antibiotika-Therapie kann es zu Veränderungen der normalen Darmflora und zum Überwuchern von Clostridium difficile im Darm kommen. Die gefährliche pseudomembranöse Enterokolitis durch Selektion von Clostridium difficile tritt relativ häufig nach Therapie mit Clindamycin, Ampicillin, Amoxicillin und Tetracyclinen auf; sie äußert sich in profusen Durchfällen, Erbrechen, Kollaps und Kreislaufversagen. Andere Mittel, die eine pseudomembranöse Enterokolitis auslösen können, sind sonstige Penicilline, Cefalosporine, Aztreonam, Imipenem, Meropenem, Cotrimoxazol, Makrolide, Chloramphenicol u. a., aber auch Zytostatika. **Diagnose:** Eine pseudomembranöse Enterokolitis verläuft oft protrahiert; schwere Formen können tödlich enden. Das Krankheitsbild ähnelt einer Colitis ulcerosa und beruht auf der Bildung von Zytotoxin und Enterotoxin durch Clostridium difficile. Es gibt auch wässrige Durchfälle ohne Blutbeimengung. Im Stuhlpräparat findet man mikroskopisch reichlich Granulozyten. Clostridium difficile ist aus den Fäzes in großer Menge anzüchtbar. Beweisend ist der Toxinnachweis in der Gewebekultur, heute einfacher und rascher mit dem Enzym-Immun-Assay. Die Verdachtsdiagnose kann auch bei einer vorsichtigen Koloskopie gestellt werden. Die **Therapie** muss auf Verdacht hin begonnen werden. Schwere Formen einer pseudomembranösen Enterokolitis, die plötzlich mit starken Durchfällen und schweren Allgemeinsymptomen beginnen, haben unbehandelt eine schlechte Prognose. Mittel der Wahl ist Vancomycin per os (0,125 g, bei Kindern 5 mg/kg alle 6 h) für 10 Tage. Für Kinder (Dosierung nach Körpergewicht) ist die orale Gabe der Infusionslösung praktikabler und billiger. Auch Metronidazol (4-mal tgl. 0,25 g, bei Kindern 7 mg/kg oral) ist gegen Clostridium difficile wirksam. Metronidazol kann versagen (infolge Resistenz der Clostridien). Andere Antibiotika (außer Teicoplanin oral) sind unwirksam. Bei Unmöglichkeit einer oralen Applikation wirkt auch i.v. infundiertes Metronidazol (nicht aber Vancomycin i.v.). Rezidive (nach Beendigung der Therapie) kommen in 10–20 % vor und sprechen erneut auf Vancomycin oder Metronidazol an. Bei schweren Formen mit profusen Durchfällen und Schocksymptomen ist eine intensive Behandlung mit Substitution der Wasser- und Elektrolytverluste wichtig. Die auslösenden Antibiotika müssen sofort abgesetzt werden. Peristaltikhemmer, z. B. Loperamid, sind kontraindiziert. Bei Darmperforation mit Peritonitis ist eine sofortige Operation notwendig. Der Nutzen prophylaktischer oraler Gaben von Vancomycin bei gefährdeten Patienten ist nicht erwiesen.

Bakterielle Lebensmittelvergiftung: Die wichtigsten Erreger sind Salmonellen (Latenzzeit 6–48 h) und Enterotoxin-bildende Staphylokokken (Latenzzeit 1–6 h). Daneben können andere Keime, wenn sie in großer Zahl in Speisen enthalten sind, leichte oder schwere Durchfälle verursachen (z. B. Pseudomonas aeruginosa, Bacillus cereus, Aeromonas hydrophila, Plesiomonas shigelloides, Yersinien u. a.). Clostridium perfringens ist ein häufiger, aber selten diagnostizierter Erreger von Lebensmittelvergiftungen. Vibrio vulnificus kommt vor allem in rohen Austern vor und kann nach Aufnahme in den Magen-Darm-Trakt in 24 Stunden zu lebensbedrohlicher Sepsis führen (s. S. 437). Der Nachweis der Erreger kann in den Speisen einfacher sein als im Stuhl. Bei Staphylokokken, die ein hitzestabiles Enterotoxin bilden, schließt der fehlende Nachweis von Bakterien in einer gekochten Speise eine Staphylokokken-Ätiologie nicht aus. Meist genügt eine symptomatische **Therapie**, da nur die im Nahrungsmittel enthaltenen Toxine krankheitsauslösend sind (z. B. durch Elektrolytinfusionen oder orale Rehydrierung).

Botulismus: Nach Genuss von kontaminierten Speisen (z. B. schlecht geräuchertem Schinken, Räucherforellen, eingemachten Bohnen) Erbrechen und Durchfälle mit symmetrischen Hirnnervenlähmungen bei klarem Bewusstsein. Gefahr von Atemstillstand. Toxinnachweis im Serum und in Speiseresten (Tierversuch) möglich. Bei Säuglingen gibt es den sog. infantilen intestinalen Botulismus, bei dem zwar die typischen neurologischen Ausfälle und Herzrhythmusstörungen bestehen, jedoch kein Durchfall (trotz Anwesenheit und Toxinbildung der Clostridien im Darm). Wundbotulismus ist sehr selten.

Therapie: Sofortige Gabe von trivalentem antitoxischen Botulismus-Serum, Kortikosteroide, Schocktherapie, Intensivpflege, notfalls mechanische Beatmung, Herzschrittmacher. Bei Wundbotulismus ist eine Therapie mit Penicillin G notwendig.

Enteritis durch Vibrio parahaemolyticus: Halophile Vibrionen haben besonders in Japan und den USA zu Nahrungsmittelinfektionen geführt. Muscheln, roher oder gekochter Fisch oder kontaminierte Speisen sind die Hauptquelle der Infektionen. In Europa sind Infektionen durch Vibrio parahaemolyticus selten diagnostiziert worden. Die Erkrankung verläuft ähnlich wie eine Salmonellen-Enteritis mit Diarrhoe (z.T. blutig), Bauchschmerzen, Erbrechen, Übelkeit. Dabei sind oft Kopfschmerzen und mittelgradiges Fieber vorhanden. Im Allgemeinen heilt die Erkrankung in 2 bis 5 Tagen. Bei schweren Verlaufsformen kann eine Therapie mit Co-trimoxazol oder Doxycyclin indiziert sein.

Amöben-Ruhr: Akute oder chronische Form, häufig nur symptomloser Darmlumenbefall. Personen mit Abwehrschwäche (z. B. nach Organtransplantation) sind besonders gefährdet. Diagnose durch mikroskopischen Nachweis von Amöben im Stuhl. Das Auftreten von Trophozoiten im frischen Stuhl beweist eine Erkrankung der Darmschleimhaut. Die Zysten von Entamoeba histolytica können mikroskopisch nicht von den Zysten von Entamoeba dispar (apathogen) unterschieden werden. Ein Leberabszess lässt sich durch Sonographie oder Tomographie feststellen. Bei Gewebeinfektionen ist im Serum ein Antikörpernachweis (ELISA-Test) möglich.

Bei der **Behandlung** ist zwischen einer asymptomatischen Darmlumeninfektion und einer Gewebeinfektion zu unterscheiden. Die schweren Folgen einer unerkannten Amöben-Infektion und die Schwierigkeiten der Diagnostik rechtfertigen eine Behandlung auf Verdacht bei entsprechender Exposition (z. B. Indienreise). Das Mittel der Wahl ist Metronidazol, von dem 3-mal tgl. 0,75 g oral (Kinder 3-mal tgl. 10–15 mg/kg) bei leichten Infektionen für 3–5 Tage, bei schweren Infektionen für 10 Tage gegeben werden. Eine Alternative ist Tinidazol (Simplotan). Die Nitroimidazole wirken bei allen Formen der Krankheit (einschließlich Leberabszess). Gefährliche Komplikationen einer Amöbenruhr sind eine Peritonitis und ein Leberabszess, selten ein Hirnabszess. Ein Amöbom (intraabdominelle tumorähnliche

Therapie

Schwellung) kommt bei invasiver Darmerkrankung in <1 % vor. Bei Leberabszess (meist solitär) sind immer Hospitalisierung, Bettruhe, Nahrungskarenz oder flüssige Diät, u. U. Behandlung von Wasser- und Elektrolytstörungen notwendig. Auf Ruptursymptome (intrapleural, intraperikardial oder intraperitoneal) ist zu achten. Bei Unverträglichkeit oder Therapieversagen oder in der Schwangerschaft kommt Chloroquin in Betracht. Große Leberabszesse sollten evtl. ein- oder mehrmalig durch geschlossene Nadelaspiration unter sonographischer Kontrolle abgesaugt werden. Weitere Komplikationen sind Sekundärinfektionen und Lebervenenthrombose. Rezidive kommen in den ersten 6 Wochen nach Therapiebeginn vor, weshalb die Patienten in dieser Zeit sorgfältig zu überwachen sind. Bei einer Darmlumeninfektion ist Metronidazol wegen der raschen Resorption weniger wirksam als Diloxanid, welches daher zusätzlich (nach einer Metronidazolbehandlung) gegeben werden sollte (auch zur Abtötung der Zysten). Die Therapie der Darmlumeninfektion kann auch mit Chinolin-Derivaten (Diiodoquin) oder Diloxanid (Entamide, in der Schweiz als Furamid im Handel) erfolgen.

Giardiasis: Früher als Lambliasis bezeichnet. Übertragung durch Trinkwasser, Nahrungsmittel, Kontakt (Mensch, Haustiere). Häufiger bei Kindern und immunsupprimierten Patienten, auch bei Hypogammaglobulinämie, IgA-Mangel, Magenulkus, Gallengangserkrankungen und Pankreatitis. Asymptomatische Träger sind häufig. Die wässrigen Durchfälle können akut oder chronisch verlaufen und zu Malabsorption führen. Mikroskopischer Erregernachweis von Trophozoiten im Duodenalsaft häufiger möglich als im Stuhl (intermittierende Ausscheidung).
Therapie: Metronidazol, von dem Erwachsene tgl. 0,75 g (in 3 oralen Einzelgaben), Kinder von 4–8 Jahren tgl. 0,25 g und Kinder unter 4 Jahren tgl. 0,125 g erhalten (für 7 Tage). Oder Einmaltherapie mit Tinidazol (Erwachsene einmalig 2 g, Kinder von 6–12 Jahren 1 g). Asymptomatische Träger mitbehandeln!

Balantidien-Ruhr: Akute oder protrahiert verlaufende Dickdarmenteritis mit wässrigen, schleimigen oder blutigen Stühlen. Vorkommen selten. Die großen, beweglichen Trophozoiten sind in flüssigem Stuhl mikroskopisch leicht zu identifizieren, während man in geformtem Stuhl nur die Zysten findet. Erregerreservoir sind Schweine und andere Tiere.
Therapie: Metronidazol, tgl. 0,75–1,0 g per os für 5 Tage, evtl. auch Tetracyclin, tgl. 2 g per os.

Kokzidien-Infektionen: Kryptosporidien, Mikrosporidien, Isospora belli und Cyclospora sind zu den Kokzidien gehörende Protozoen. Erkrankungen in jedem Lebensalter möglich, besonders bei Abwehrschwäche (z. B. AIDS). Choleraähnliche Durchfälle, z. T. mit niedrigem Fieber und krampfartigen Leibschmerzen, bei immunsupprimierten Patienten oft protrahiert verlaufend, z. T. mit Malabsorptionssyndrom (subtotale Dünndarmzottenatrophie), bei immunkompetenten Personen von kürzerer Dauer und selbstheilend. Mikroskopischer Nachweis im Dünndarmbiopsat (alkoholfixiertes Tupfpräparat nach Giemsa färben) oder Nachweis der Oozysten im Stuhl (modifizierte säurefeste Färbung, evtl. nach Anreicherung der Erreger). Die Kryptosporidien heften sich an die Zottenmembran der Dünndarmepithelien an. Auch wenn im Stuhl keine Oozysten nachweisbar sind, können im Dünndarmbiopsat die verschiedenen Entwicklungsformen der Erreger gefunden werden (besonders bei Mikrosporidien-Infektionen).

Bei schweren **Cryptosporidium-Infektionen** ist ein Behandlungsversuch mit Azithromycin (tgl. 0,5 g für 3 Tage) gerechtfertigt (s. S. 185). Oft sind eine i.v. Flüssigkeitstherapie und parenterale Ernährung erforderlich.

Mikrosporidien (Enterocytozoon bieneusi und E. intestinalis) können zu ähnlichen lang anhaltenden Diarrhoen führen. Häufig bestehen auch Zeichen einer Cholestase (durch Befall der Gallenwege). Die sehr kleinen Mikrosporidien sind im Stuhl nur schwer nachweisbar; sie finden sich aber in großer Zahl als Parasitenzysten in den Darmzellen (Duodenalbiopsie). Eine sicher wirksame Therapie ist bisher nicht bekannt. Gegen E. bieneusi wirkt evtl. Atovaquon, gegen E. intestinalis Albendazol günstig (trotzdem häufig Rezidive).

Bei **Isospora- und Cyclospora-Infektionen** wirkt Co-trimoxazol oral (2-mal tgl. 0,96 g, bei HIV-Patienten evtl. 4-mal tgl. 0,96 g für 7–10 Tage). Um einen Rückfall zu verhüten, ist bei Isospora-Infektionen eine längere Suppressionsbehandlung mit 1-mal tgl. 0,48 g Co-trimoxazol oral oder mit Fansidar (1-mal wöchentlich 0,525 g oral) möglich.

Strongyloides-Infektionen: Vorkommen dieses Zwerg-Hakenwurmes vor allem in (sub-)tropischem Klima, seltener in gemäßigtem Klima. Die Infektion erfolgt durch die im Boden enthaltenen filariformen Larven, welche die Haut durchdringen, durch den Kreislauf in die Lungen gelangen und von dort in den Dünndarm kommen. Die 2 mm langen weiblichen Würmer saugen sich an der Mukosa fest und setzen etwa 4 Wochen nach stattgefundener Infektion die Eier ab, aus denen noch im Darm infektionstüchtige Larven entstehen, welche mit dem Stuhl ausgeschieden werden. Die Larven können aber auch durch Darmwand oder Afterhaut eindringen und so zu einer zunehmenden Parasiteninfektion führen. Außer Haut- und Lungensymptomen können Darmsymptome auftreten, wie schleimige Durchfälle, Erbrechen, Bauchschmerzen. Bei chronischem Strongyloides-Befall kann sich ein Malabsorptionssyndrom mit Eiweißverlust (durch den Darm) und Gewichtsverlust entwickeln. Bei immunsupprimierten Patienten mit sog. Hyperinfektionssyndrom sind die Stühle meist blutig, die Infektion oft disseminiert (Larveninvasion in innere Organe), Erkrankungen nicht selten tödlich. Eine Eosinophilie im Blut fehlt bei disseminierten Erkrankungen meistens. Die Larven können dann oft im Sputum, in der Bronchialspülflüssigkeit oder im Liquor nachgewiesen werden.

Therapie: Ein relativ gut wirksames Mittel ist Thiabendazol (MSD, im Ausland noch im Handel), das 2 Tage gegeben wird, bei disseminierter Infektion für 2 Wochen. Alternativen sind Albendazol (2-mal 400 mg tgl. über 3–7 Tage) oder Ivermectin (200 µg/kg als Einmaldosis). Eine Behandlung ist wegen der Gefahr einer fortschreitenden Autoinfektion auch bei asymptomatischen Patienten indiziert.

Literatur

Addiss DG, Mathews HM, Stewart JM, et al. Evaluation of a commercially available enzyme-linked immunosorbent assay for Giardia lamblia antigen in stool. J Clin Microbiol 1991; 29: 1137.

Anwar-Bruni DM, Hogan SE, Schwartz DA, et al. Atovaquone is effective treatment for the symptoms of gastrointestinal microsporidiosis in HIV-1-infected patients. AIDS 1996; 10: 19.

Ashkenazi S, May-Zahav M, Sulkes J, et al. Increas. antimicrob. resist. of Shigella isolates in Israel during the period 1984 to 1992. Antimicrob Ag Chemother 1995; 39: 819.

Bennish ML, Salam MA, Khan WA, et al. Treatment of shigellosis: III. Comparison of one- and two-dose ciprofloxacin with standard 5-day treatment. A randomized, blinded trial. Ann Intern Med 1992; 117: 727–34.

Blanshard C, Ellis DS, Tovey DG, et al. Treatment of intestinal microsporidiosis with albendazole in patients with AIDS. AIDS 1992; 6: 311–3.

Charvalos E, Tselentis Y, Hamzehpour MM, et al. Evidence for an efflux pump in multidrug-resistant Campylobacter jejuni. Antimicrob Agents Chemother 1995; 39: 2019.

Therapie

531

De Bruyn G, Hahn S, Borwick A. Antibiotic treatment for travellers' diarrhoea (Cochrane Review). In: The Cochrane Library, Issue 1, 2003. Oxford: Update Software.

De Groote MA, Visvesvara G, Wilson ML, et al. Polymerase chain reaction and culture confirmation of disseminated Encephalitozoon cuniculi in a patient with AIDS: Successful therapy with albendazole. J Infect Dis 1995; 171: 1375.

de Lalla F, Nicolin R, Rinaldi E, et al. Prospective study of oral teicoplanin versus oral vancomycin for therapy of pseudomembranous colitis and Clostridium difficile-associated diarrhea. Antimicrob Ag Chemother 1992; 36: 2192–6.

DuPont HL, Ericsson CD. Prevention and treatment of travellers' diarrhea. N Engl J Med 1993; 328: 1821–6.

Echeverria J, Seas C, Carillo C, Mosterino R, et al. Efficacy and tolerability of ciprofloxacin prophylaxis in adult household contacts of patients with cholera. Clinical Infectious Diseases 1995; 20: 1480–4.

Gotuzzo E, Seas C, Echeverria J, et al. Ciprofloxacin for the treatment of cholera: a randomized, double-blind, controlled clinical trial of a single daily dose in Peruvian adults. Clinical Infectious Diseases 1995; 20: 1485–90.

Hill DR. Giardiasis. Issues in diagnosis and management. Infect Dis Clin North Am 1993; 7: 503.

Hoge CW, Shlim DR, Ghimire M, et al. Placebo-controlled trial of co-trimoxazole for cyclospora infections among travellers and foreign residents in Nepal. Lancet 1995; 345: 691.

Lee LA, Puhr ND, Maloney EK, et al. Increase in antimicrobial-resistant Salmonella infections in the United States, 1989–1990. J Infect Dis 1994; 170: 128.

Madico G, Gilman RH, Miranda E, et al. Treatment of cyclospora infections with co-trimoxazole. Lancet 1993; 342: 122.

McAuley JB, Herwaldt BL, Stokes SL, et al. Diloxanide furoate for treating asymptomatic Entamoeba histolytica cyst passers: 14 year's experience in the United States. Clin Infect Dis 1992; 15: 464–8.

Merz CS, Kramer C, Forman M, et al. Comparison of four commercially available rapid enzyme immunoassays with cytotoxin assay for detection of Clostridium difficile toxins(s) from stool specimens. J Clin Microbiol 1994; 32: 1142.

Molina J-M, Oksenhendler E, Beauvais B, et al. Disseminated microsporidiosis due to Septata intestinalis in patients with AIDS: clinical features and response to albendazole therapy. Journal of Infectious Diseases 1995; 171: 245–9.

Murphy GS, Bodhidatta L, Echeverria P, et al. Ciprofloxacin and loperamide in treatm. of bacill. dysentery. Ann Intern Med 1993; 118: 582–6.

O'Brian S, Adak G. Escherichia coli O 157: H7-piecing together the jigsaw puzzle. N Engl J Med 2002; 347: 608.

Pape JW, Verdier RI, Johnson WJ. Treatment and prophylaxis of Isospora belli infection in patients with the acquired immunodeficiency syndrome. New Engl J Med 1989; 320: 1044.

Pape JW, Verdier RI, Boncy M, et al. Cyclospora infection in adults infected with HIV: Clinical manifestations, treatment, prophylaxis. Ann Intern Med 1994; 121: 654.

Pasic M, Jost R, Carell T, et al. Intracolonic vancomycin for pseudomembranous colitis. N Engl J Med 1993; 329: 583.

Reina J, Borrell N, Serra A. Emergence of resistance to erythromycin and fluoroquinolones in thermotolerant Campylobacter strains isolated from feces, 1987–1991. Eur J Clin Microbiol Infect Dis 1992; 11: 1163.

Safdar N, Said A, Gangnon R, Maki D. Risk of hemolytic uremia syndrome after antibiotic treatment of E. coli O 157 :H7 enteritis : a meta–analysis. JAMA 2002; 288: 996.

Salam I, Katelaris P, Leigh-Smith S, Farthing MJ. Randomised trial of single-dose ciprofloxacin for travellers diarrhoea. Lancet 1994; 344: 1537.

Schreiner MS, Field E, Ruddy R. Infant botulism: a review of 12 years' experience at the children's hospital of Philadelphia. Pediatrics 1991; 87 (2): 159–65.

Segreti J, Gootz TD, Goodman LJ, et al. High-level quinolone resistance in clinical isolates of Campylobacter jejuni. J Infect Dis 1992; 165: 667–70.

Sirinavin S, Garner P. Antibiotics for treating salmonella gut infections (Cochrane Review). In: The Cochrane Library, Issue 1, 2003. Oxford: Update Software.

Stock I, Wiedemann B. Natürliche Antibiotika Empfindlichkeit von Yersina pseudotuberculosis Stämmen. Chemother J 1999; 8: 219.

Vargas SL, Shenep JL, Flynn PM, Pui C-H, Santana VM, Hughes WT. Azithromycin for treatment of severe Cryptosporidium diarrhoea in two children with cancer. Journal of Pediatrics 1993; 123: 154–6.

Varsano I, Eidlitz-Marcus T, Nussinovitch M, Elian I. Comparative efficacy of ceftriaxone and ampicillin for treatment of severe shigellosis in children. J Pediatr 1991; 118: 627.

White AC Jr, Goodgame RW, Chappell CL. Paromomycin treatment against cryptosporidiosis in patients with AIDS. J Infect Dis 1995; 171: 1071.

World Health Organization: WHO guidelines for cholera control. Geneva: World Health Organization 1993.

Whipple-Krankheit

Seltene systemische persistierende Infektion durch intrazellulär gelegene grampositive Aktinobakterien (Tropheryma whippelii), die bis vor kurzem nicht kultiviert werden konnten, aber durch DNS-Analyse identifiziert wurden. In Gewebekulturen wurden die extrem langsam wachsenden Erreger mittlerweile angezüchtet. In der Regel sind von Anfang an mehrere Organsysteme betroffen und fast immer der Dünndarm beteiligt, wo man auch die charakteristische Makrophagenreaktion darstellen kann. Die inadäquate Immunantwort auf den Erreger hängt offenbar auch mit einem zellulären Immundefekt (Mangel an einer Komplementrezeptor-3-Kette) zusammen, der anscheinend genetisch determiniert ist. Vorkommen besonders in Europa und in den USA. Betroffen sind vor allem Männer zwischen 40 und 50 Jahren und Frauen zwischen 60 und 70 Jahren. Der Erreger führt zu einem Antikörperanstieg bei den Erkrankten; es gibt aber oft auch Antikörper bei klinisch Gesunden. Es ist daher davon auszugehen, dass von vielen latent Infizierten nur wenige Personen erkranken. Die klinischen **Symptome** sind in der lang dauernden Frühphase Arthralgien, Arthritis, Pleuritis, Perikarditis, Endokarditis und Lymphadenopathie. Später stehen Malabsorption, Diarrhoe, Gewichtsverlust und Bauchschmerzen (teilweise mit Fieber) im Vordergrund. Hautpigmentierungen, Anämie, valvuläre Endokarditis, ZNS-Beteiligung und Augenbeteiligung sind häufig. Die Krankheit schreitet immer langsam fort und führt ohne Antibiotika-Therapie zum Tode. Charakteristisch ist das rasche Ansprechen auf die adäquate Therapie mit bakterizid wirkenden, liquorgängigen Mitteln.

Die **Diagnose** wird meist durch Dünndarmbiopsie gestellt (mikroskopischer Nachweis von PAS-positiven Stäbchen unter der Basalepithelschicht und von bakterienhaltigen Makrophagen in der Lamina propria). Die empfindlichste und zuverlässigste Methode ist der DNS-Nachweis der Erreger im Gewebe (auch in weißen Blutzellen). Eine serologische Routine-Diagnose ist in Entwicklung.

Die **Therapie** besteht in der 2-mal täglichen oralen Gabe von 0,96 g Co-trimoxazol für 1 Jahr. Einige Autoren empfehlen, die Behandlung mit der Kombination von Penicillin G (hochdosiert) plus Streptomycin (tgl. 1 g i.m.) für 10–14 Tage zu beginnen und sie mit Co-trimoxazol oral (2-mal tgl. 0,96 g) für 1 Jahr fortzusetzen. Unter der Therapie erholt sich die Dünndarmschleimhaut innerhalb von 1 Woche, und bis zur 9. Woche verschwinden die Bakterien aus der Lamina propria, während die PAS-positiven Makrophagen noch 6–12 Monate lang nachweisbar sein können. Die lange Therapiedauer wird mit dem langsamen Wachstum der Erreger und der großen Rezidivgefahr begründet. Ein ZNS-Rezidiv äußert sich meist durch Auftreten einer Demenz, Ataxie, Hypothalamusstörung oder Ophthalmoplegie. Bei Unverträglichkeit oder Resistenz von Co-trimoxazol gibt man Penicillin V, tgl. 2 Mill. E für 1 Jahr. Zusätzlich appliziert man 2-mal wöchentlich 3 mg Folinsäure (Lederfolat) oral. Bei einem Rezidiv nach vorangegangener Co-trimoxazol-Therapie ist oft noch Penicillin V (3-mal tgl. 1 Mill. E) oder Doxycyclin (tgl. 0,2 g) wirksam. Bei einem lebensgefährlichen ZNS-Rezidiv kommt Ceftriaxon (tgl. 4 g) oder notfalls auch Chloramphenicol (tgl. 1 g) in Frage.

Literatur

Adler CH, Galetta SL. Oculo-facial-skeletal myorhythmia in Whipple's disease: Treatment with ceftriaxone. Ann Intern Med 1990; 112: 467.

Anderson M. Neurology of Whipple's disease. J Neurol Neurosurg Psychiatry 2000; 68: 2–5.

Cooper GS, Blades EW, Remler BF, et al. Central nervous system Whipple's disease: Relapse during therapy with trimethoprim-sulfamethoxazole and remission with cefixime. Gastroenterology 1994; 106: 782–6.

Feurle GE, Marth T. An evaluation of antimicrobial treatment for Whipple's disease. Tetracycline versus trimethoprim-sulfamethoxazole. Digestive Diseases and Sciences 1994; 39: 1642–8.

von Herbay A, Ditton HJ, Maiwald M. Diagnostic application of a polymerase chain reaction assay for the Whipple's disease bacterium to intestinal biopsies. Gastroenterology 1996; 110: 1735–43.

Levy M, Poyart C, Lamarque D, et al. Whipple's disease: acquired resistance to trimethoprim-sulfamethoxazole. Am J Gastroenterol 2000; 95: 2390–1.

Lowsky R, Archer GL, Fyles G, et al. Diagnosis of Whipple's disease by molecular analysis of peripheral blood. N Engl J Med 1994; 331: 1343–6.

Maiwald M, Relman D. Whipple's disease and Tropheryma whippelii: secrets slowly revealed. Clin Infect Dis 2001; 32: 457–63.

Raoult D, Birg ML, La Scola B, et al. Cultivation of the bacillus of Whipple´s disease. N Engl J Med 2000; 342: 620–5.

Scharnke W, Dancygier H. Aktueller Stand der Diagnostik und Therapie des Morbus Whipple. Dtsch Med Wochenschr 2002; 127: 466.

Schnider PJ, Reisinger EC, Berger T, et al. Treatment guidelines in central nervous system Whipple's disease. Ann Neurol 1997; 41: 561–2

Swartz MN. Whipple's disease—past, present, and future. N Engl J Med 2000; 342: 648–50.

Appendizitis

Eine Appendizitis stellt immer noch einen wichtigen medizinischen Notfall dar, selbst wenn die Inzidenz in den letzten Jahrzehnten zurückgegangen ist. Die Diagnose hat sich durch Sonographie und Computertomographie wesentlich verbessert. Das Risiko einer schnell einsetzenden Perforation mit anschließender Peritonitis existiert weiter. Es gibt immer noch Todesfälle durch eine im Prinzip gut behandelbare Appendizitis.

Eine unkomplizierte Appendizitis benötigt nach üblicher Auffassung keine Antibiotika-Therapie; die Behandlung der Wahl ist die frühzeitige Operation. Es gibt freilich gute Gründe für eine perioperative Antibiotika-Prophylaxe, die sekundäre Wundheilungen und intraabdominale Abszesse verhindern kann. Die mikrochirurgische Appendektomie ist eine neue therapeutische Alternative, kann aber eher zu vermehrten Sekundärinfektionen (lokale Abszesse) führen.

Eine **Antibiotika-Therapie** ist stets indiziert, wenn es zu Komplikationen (Perforation, Peritonitis, Pylephlebitis, intraabdomineller Abszess) gekommen ist. Auch bei Unmöglichkeit einer Operation (z. B. auf hoher See) muss eine Antibiotika-Therapie durchgeführt werden. Eine Antibiotika-Therapie (unter obligatorischem Einschluss von Metronidazol) sollte auch bei Verdacht auf Appendizitis stattfinden, wenn in Zusammenhang mit einem Tropenaufenthalt ein Amöbom nicht ausgeschlossen werden kann. Bei schweren Allgemeinsymptomen einer Appendizitis, die auf Komplikationen hindeuten, ist es ratsam, bereits präoperativ eine Antibiotika-Therapie einzuleiten. Das Krankheitsbild einer Appendizitis kann durch eine Reihe anderer Erkrankungen imitiert werden (Lymphadenitis mesenterialis, Divertikulitis, Amöbiasis, neurogene Appendikopathie u. a.), die eine andere Behandlung erfordern.

Die Antibiotika-Therapie einer **perforierten Appendizitis mit Peritonitis** sollte die häufigsten Erreger einer stets vorhandenen Mischinfektion erfassen (Bacteroides fragilis, anaerobe Streptokokken, Enterobakterien). Hierfür eignen sich Kombinationen, wie Cefotaxim + Metronidazol, oder Imipenem. Neue therapeutische Alternativen können Moxifloxacin bzw. Ertapenem sein. Eine Perforation wird wie eine Peritonitis (s. S. 535) behandelt. Eine perioperative Prophylaxe sollte mit einem Anaerobier-Cefalosporin (Cefoxitin) oder Acylaminopenicillin (z. B. Mezlocillin) durchgeführt werden.

Literatur

Andersen BR, Kallehave FL, Andersen HK. Antibiotics versus placebo for prevention of postoperative infection after appendectomy. Cochrane Database Syst Rev 2001; CD001439.

Bennion RS, Thompson JE, Baron EJ, Finegold SM. Gangrenous and perforated appendicitis with peritonitis: treatment and bacteriology. Clin Ther 1990; 12 (Suppl C): 31–44.

Gorbach SL. Antimicrobial prophylaxis for appendectomy and colorectal surgery. Rev Infect Dis 1991; 13 (Suppl 10): 815.

Guller U, Oertli D, Terracciano L, Harder F. Neurogene Appendicopathie: Ein haufiges, fast unbekanntes Krankheitsbild. Auswertung von 816 Appendices und Literaturubersicht. Chirurg 2001; 72: 684–9.

Kizilcan F, Tanyel FC, Buyukpamukcu N, et al. The necessity of prophylactic antibiotics in uncomplicated appendicitis during childhood. J Pediatr Surg 1992; 27: 586–8.

Klempa I. Zeitgemässe Therapie der komplizierten Appendizitis. Chirurg 2002; 73: 799–804.

Kraemer M, Franke C, Ohmann C, et al. Acute appendicitis in late adulthood: incidence, presentation, and outcome. Results of a prospective multicenter acute abdominal pain study and a review of the literature. Langenbecks Arch Surg 2000; 385: 470–81.

Ruff M, Friedland I, Hickey S. Escherichia coli septicemia in nonperforated appendicitis. Arch Pediatr Adolesc Med 1994; 148: 853.

Peritonitis

Entstehung: Man unterscheidet primäre und sekundäre Peritonitiden.

Die **primäre Peritonitis** entsteht häufig hämatogen bei einer systemischen Infektion. Disponiert sind Patienten mit einer Leberzirrhose und einem Aszites; hierbei kommt es vergleichsweise oft zu einer meist relativ blanden Überwanderung von Keimen aus dem Darm. Es gibt auch eine primäre Peritonitis bei sonst gesunden Personen mit einer Bakteriämie.

Die **sekundäre bakterielle Peritonitis** ist meist eine vom Magen-Darm-Trakt ausgehende Perforations- oder Durchwanderungsperitonitis und häufig die Folge eines penetrierenden Traumas, eines Malignoms, einer Appendizitis, Divertikulitis, Enteritis, Cholezystitis oder eines Ulcus duodeni. Dabei können sich eine umschriebene oder diffuse Peritonitis, ein intraabdomineller Abszess oder eine Bakteriämie entwickeln. Eine umschriebene oder diffuse Peritonitis kann auch bei Vorliegen eines Pankreas- oder Milzabszesses entstehen. Sonderformen sind die Beckenperitonitis (s. S. 583) und die Peritonitis bei kontinuierlicher ambulanter Peritonealdialyse (CAPD, s. S. 536).

Erregerspektrum: Bei primärer Peritonitis liegt in der Regel eine Monoinfektion vor. Am häufigsten ist E. coli (40–60 %). Andere Erreger sind Pneumokokken (15 %), Enterokokken (Enterococcus faecalis), A-Streptokokken (Streptococcus pyogenes), Staphylokokken, Go-

Therapie

nokokken, aerobe gramnegative Stäbchen, Chlamydia trachomatis, Anaerobier und Pseudomonas. Das mikroskopische Präparat des Peritonealexsudates bzw. -eiters zeigt dann meist nur eine Keimart und mehr als 300 Granulozyten pro µl. In jedem Fall sollte eine Kultur für aerobe und anaerobe Keime angelegt werden, außerdem eine Blutkultur. Bei sekundärer Peritonitis besteht immer eine Mischinfektion (meist von aeroben und anaeroben Keimen aus dem Magen-Darm-Kanal). Dabei ist mit E. coli, anderen Enterobakterien, Enterokokken, Bacteroides fragilis und anderen Anaerobiern zu rechnen.

Therapie: Bei **primärer Peritonitis** kann auf eine Laparotomie verzichtet werden. Bei gramnegativen Stäbchen im mikroskopischen Präparat gibt man initial Cefotaxim (tgl. 6 g) + Gentamicin (tgl. 5 mg/kg) + Metronidazol (tgl. 1,2 g). Bei Pneumokokken- und A-Streptokokken-Peritonitis genügt Penicillin G i.v. (tgl. 5–10 Mill. E). Gonokokken sind immer gegen Cefotaxim empfindlich (tgl. 6 g). Gegen Staphylokokken verwendet man Cefazolin oder Vancomycin (entsprechend dem Antibiogramm). Gegen Enterokokken wirken am besten Ampicillin oder Mezlocillin i.v. Behandlungsdauer bei primärer Peritonitis mindestens 2 Wochen.

Bei **sekundärer Peritonitis** ist immer eine Operation notwendig zur Drainage und Beseitigung der auslösenden Ursache. Dabei wird auch das Bauchhöhlenexsudat mikrobiologisch untersucht. Danach sind oft wiederholte Revisionen der Bauchhöhle erforderlich. Die unverzichtbare optimale Antibiotika-Therapie (nach den Regeln einer Interventionstherapie, s. S. 396) sollte stets vor der Operation beginnen. Sie trägt entscheidend dazu bei, die schlechte Prognose schwerer diffuser Peritonitiden zu bessern. Da bei Darmperforation immer Mischinfektionen vorliegen, darf ein nachgewiesener Keim nie für den alleinigen Erreger gehalten werden (Anaerobier sterben beim Transport leicht ab). Stets muss die Antibiotika-Therapie das gesamte mögliche Erregerspektrum abdecken. Geeignete Kombinationen enthalten Metronidazol (gegen Anaerobier) und Cefotaxim oder Ceftriaxon oder Piperacillin. Die Antibiotika Imipenem, Meropenem und Piperacillin + Tazobactam wirken auch ohne Metronidazol ausreichend. Behandlungsdauer mindestens 2 Wochen. Die Antibiotika dienen auch zur Verhinderung einer Sepsis und einer Abszessbildung. Eine oft gleichzeitig bestehende Niereninsuffizienz muss bei der Dosierung berücksichtigt werden. Die meisten Antibiotika dringen gut in das entzündete Peritoneum ein und erzeugen bei systemischer Gabe dort therapeutische Konzentrationen.

Die **intraperitoneale Instillation von Antibiotika** reicht zur Therapie nicht aus und hat zahlreiche Nebenwirkungen. Aminoglykoside oder Polymyxine können dabei eine gefährliche neuromuskuläre Blockade mit Atemstillstand auslösen (Gegenmittel: Prostigmin und Kalziumglukonat i.v.). Die meisten Antibiotika, vor allem Penicilline und Cefalosporine, werden bei intraperitonealer Instillation so schnell resorbiert, dass eine Lokalbehandlung keine Vorteile bringt. Peritonealspülungen mit Taurolin, Povidon-Jod und anderen Desinfektionsmitteln sind problematisch (geringe Aktivität, zytotoxische Wirkung, Resorption von Jod und Povidon, fehlende internationale Akzeptanz).

Bei **kontinuierlicher ambulanter Peritonealdialyse (CAPD)** entsteht nicht selten eine Peritonitis mit oder ohne Bakteriämie. Häufig sind sog. Tunnelinfektionen oder Infektionen an der Eintrittsstelle des Katheters. Meist liegt eine Monoinfektion vor. Die häufigsten Erreger sind Staphylococcus epidermidis (40 %), Staphylococcus aureus, Enterokokken, E. coli, Klebsiella, Enterobacter, Proteus, Pseudomonas, Candida und Anaerobier, selten Mykobakterien und andere Pilze. Mit einer Vielzahl von raren Erregern muss gerechnet werden. In 5–10 % bleiben die Kulturen steril.

Zur **ungezielten Initialtherapie** wird eine einmalige i.v. Gabe von Vancomycin (1 g) und Gentamicin (1,5 mg/kg) empfohlen. Danach setzt man bei einer nachgewiesenen Staphylokokken-Infektion jeden Tag dem Dialysat pro Liter 25 mg Vancomycin zu, bei einer nachgewiesenen Infektion durch gramnegative Stäbchen 4 mg Gentamicin (für etwa 2 Wochen). Eine Besserung ist in der Regel nach 2–3 Tagen erkennbar. Bei den Dosierungen muss eine evtl. noch vorhandene Restdiurese berücksichtigt werden. In den USA wird eine ungezielte intraperitoneale Therapie der CAPD-Peritonitis mit Cefazolin plus Ceftazidim je 1 g pro Dialyse-Beutel empfohlen. Bei Nichtansprechen muss die Therapie entsprechend den mikrobiologischen Ergebnissen geändert werden. Wenn nach 7 Tagen immer noch Bakterien nachweisbar sind, sollte der infizierte Peritonealkatheter entfernt werden. Bei einer Candida-Infektion kann man dem Dialysat Amphotericin B (1–3 mg/l) hinzufügen, das aber nicht immer ausreichend wirkt und lokal schlecht vertragen wird. Dann kommt eine i.v. Anwendung in Frage. Alternativen sind Fluconazol bzw. Itraconazol. Meist ist die Katheterentfernung nicht zu umgehen. Bei häufig rezidivierender Peritonitis (>3 Episoden in 6 Monaten) ist eine Fortsetzung der CAPD meistens nicht mehr möglich.

Literatur

Bohnen JMA, Solomkin JS, Dellinger EP, et al. Guidelines for clinical care: anti-infective agents for intraabdominal infection. Arch Surg 1992; 127: 83.

Bruch HP, Woltmann A, Eckmann C. Chirurgisches Management bei Peritonitis und Sepsis. Zentralbl Chir 1999; 124: 176–80.

Buijk SE, Bruining HA. Future directions in the management of tertiary peritonitis. Intensive Care Med 2002; 28: 1024–9.

Chalfine A, Carlet J. Traitement antibiotique des peritonites. J Chir (Paris) 1999; 136: 15–20.

Horton MW, Deeter RG, Sherman RA. Treatment of peritonitis in patients undergoing continuous ambulatory peritoneal dialysis. Clin Pharm 1990; 9: 102–18.

Keane WF, Everett ED, Golper TA, et al. Peritoneal dialysis-related peritonitis treatment recommendations – 1993 update. Peritoneal Dialysis Int 1993; 13: 14–28.

Lynn WA, Clutterbuck E, Want S, et al. Treatment of CAPD peritonitis due to glycopeptide-resistant Enterococcus faecium with quinupristin/dalfopristin. Lancet 1994; 344: 1025–6.

Mosdell DM, Morris DM, Voltura A, et al. Antibiotic treatment for surgical peritonitis. Ann Surg 1991; 214: 543–9.

Rohde H, Horstkotte MA, Sobottka I, et al. Spontaneous bacterial peritonitis due to Listeria monocytogenes in a patient with primary pulmonary hypertension. Eur J Clin Microbiol Infect Dis 2002; 21: 323–5.

Runyon BA, McHutchison JG, Antillon MR, et al. Short-course versus long-course antibiotic treatment of spontaneous bacterial peritonitis: A randomized controlled study of 108 patients. Gastroenterology 1991; 100: 1737–42.

Rusthoven E, Monnens LA, Schroder CH. Effective treatment of peritoneal dialysis-associated peritonitis with cefazolin and ceftazidime in children. Perit Dial Int 2001; 21: 386–9.

Soares-Weiser K, Paul M, Brezis M, et al. Evidence based case report. Antibiotic treatment for spontaneous bacterial peritonitis. BMJ 2002; 324: 100–2.

Soares-Weiser K, Brezis M, Leibovici L. Antibiotics for spontaneous bacterial peritonitis in cirrhotics (Cochrane Review). In: The Cochrane Library, Issue 1, 2003. Oxford: Update Software Verdana

Solomkin JS, Dellinger EP, Christou NV, et al. Results of a multicenter trial comparing imipenem/cilastatin to tobramycin/clindamycin for intra-abdominal infections. Ann Surg 1990; 212: 581–91.

Szeto CC, Chow KM, Leung CB, et al. Clinical course of peritonitis due to Pseudomonas species complicating peritoneal dialysis: a review of 104 cases.Kidney Int 2001; 59: 2309–15.

Vas S, Oreopoulos DG. Infections in patients undergoing peritoneal dialysis. Infect Dis Clin North Am 2001; 15: 743–74.

Zundler J, Bode JC. Die spontane bakterielle Peritonitis. Med Klin 1998; 93: 612–8.

Therapie

Pankreatitis

Eine akute Pankreatitis entsteht in der Regel durch Autodigestion und ist primär ein steriler Prozess (meist bei Alkoholismus, seltener als Sekundärprozess bei Gallenwegserkrankungen). Dennoch spielen bakterielle Infektionen in der Spätphase der Erkrankung eine sekundäre Rolle (häufig Mischinfektionen mit den gleichen Erregern wie bei Gallenwegsinfektionen). Durch Sonographie und Tomographie können ein Pankreasabszess oder eine infizierte Pseudozyste nachgewiesen werden. Die wichtige Unterscheidung zwischen einer sterilen und einer infizierten Pankreatitis ist durch Feinnadelpunktion möglich. Infizierte Nekrosen und Abszesse haben auch mit Operation bzw. endoskopischer Entlastung eine relativ schlechte Prognose.

Im Vordergrund der Behandlung stehen die Schockbehandlung, Analgetika, Absaugen des Mageninhaltes, Nahrungskarenz, parenterale Ernährung, Kalziumglukonat i.v. (bei Hypokalziämie), die Ausschaltung auslösender Ursachen, evtl. Operation. Wenn ein Pankreasabszess diagnostiziert worden ist oder ein starker Verdacht besteht, muss in jedem Fall eine antibiotische Behandlung stattfinden. Neuere Studien belegen den Wert von ungezielten Antibiotika bei schwerer Pankreatitis. Die Initialtherapie sollte gegen E. coli, andere Enterobakterien und gramnegative Anaerobier wirksam sein. Sie entspricht der Therapie der sekundären Peritonitis. Empfohlen wird traditionell Mezlocillin i.v. (Erwachsene tgl. 6–15 g, Kinder 150 mg/kg, verteilt auf 3–4 Einzelgaben) oder Cefoxitin in Kombination mit Metronidazol i.v. (tgl. 1,2 g). Bessere Alternativen sind Cefotaxim, Ceftriaxon oder Piperacillin/ Tazobactam (in Kombination mit Metronidazol bzw. Ciprofloxacin) oder einem Carbapenem. Häufig muss ein Pankreasabszess operiert werden.

Literatur

Buchler MW, Gloor B, Muller CA, et al. Acute necrotizing pancreatitis: treatment strategy according to the status of infection. Ann Surg 2000; 232: 619–26.

Gloor B, Schmidtmann AB, Worni M, et al. Pancreatic sepsis: prevention and therapy. Best Pract Res Clin Gastroenterol 2002; 16: 379–90.

Gumaste V. Prophylactic antibiotic therapy in the management of acute pancreatitis. J Clin Gastroenterol 2000; 31: 6–10.

Lubasch A, Lode H. Antibiotische Therapie bei Cholezystitis, Cholangitis und Pankreatitis. Internist 2000; 41: 168–74.

Lumsden A, Bradley EL, III. Secondary pancreatic infections. Surgery 1990; 170: 459.

McClelland P, Van Saene HKF, Murray A, et al. Prevention of bacterial infection and sepsis in acute severe pancreatitis. Ann R Coll Surg Engl 1992; 74: 329.

Pederzoli P, Bassi C, Vesentini S, Campedelli A. A randomized multicenter clinical trial of antibiotic prophylaxis of septic complications in acute necrotizing pancreatitis with imipenem. Surg Gynecol Obstet 1993; 176: 480.

Perez A, Whang EE, Brooks DC, et al. Is severity of necrotizing pancreatitis increased in extended necrosis and infected necrosis? Pancreas 2002; 25: 229–33.

Seifert H, Wehrmann T, Schmitt T, et al. Retroperitoneal endoscopic debridement for infected peripancreatic necrosis. Lancet 2000; 356: 653–5.

Traverso LW. Infections complicating severe pancreatitis. Infect Dis Clin North Am 1992; 7: 601.

Therapie

Leberabszess

Vorkommen bei Entzündungen im Bereich der Gallenwege und der Pfortader (Pylephlebitis), bei Sepsis und bei Amöben-Hepatitis.

Bakterielle **Erreger** sind Keime der Bacteroides-Gruppe, anaerobe und mikroaerophile Streptokokken, auch Enterobakterien und Staphylokokken. Bei Leukämiepatienten können multiple Abszesse auch durch Candida oder Aspergillus bedingt sein. Die wichtigste Differenzialdiagnose ist ein Amöbenabszess, der gelegentlich auch einmal in Mitteleuropa vorkommt; meist ist aber im letzten halben Jahr eine Reise in die Tropen bzw. Subtropen vorausgegangen.

Die **Diagnose** von Leberabszessen ist schwierig (Leberklopfschmerz, Lebersonographie, Leberszintigraphie, Magnetresonanztomographie, Computertomographie, außerdem Amöbenantikörper im Serum, evtl. Amöbennachweis im Stuhl). Bei bakteriellen Abszessen, die meist hämatogen entstanden sind, kann die Blutkultur positiv sein. Bei großen Abszessen Punktion unter Antibiotika-Schutz. Im Punktat eines Amöbenabszesses können lebende Amöben mikroskopisch nachweisbar sein. Für Amöbenätiologie spricht auch vermehrte Galliumaufnahme in die Abszesswand, während im Zentrum des Abszesses die Aufnahme vermindert ist. Bei manchen Amöbenabszessen besteht gleichzeitig eine bakterielle Infektion.

Die **Therapie** muss die wichtigsten Erreger einschließlich Amöben erfassen; es kommen daher nur Kombinationen in Frage, wie Mezlocillin + Metronidazol oder Cefotaxim + Metronidazol. Ebenfalls geeignet sind Kombinationen mit Metronidazol unter Einschluss von Moxifloxacin, Ceftriaxon, Imipenem, Meropenem, Ertapenem oder Piperacillin. Wenn Amöben im Punktat nachgewiesen sind, reicht meist eine Monotherapie mit Metronidazol (s. S. 529). Bei Pilzen als Ursache wirkt am besten Amphotericin B (evtl. kombiniert mit Flucytosin). In einem Teil der Fälle genügt eine perkutane Punktion oder Drainage unter Ultraschallkontrolle. Bei Abszessruptur, bei größeren Abszessen oder bei gleichzeitiger Divertikulitis oder Appendizitis ist ein chirurgisches Eingreifen notwendig.

Literatur

Abd-Alla MD, Jackson TFGH, Gatherim V, et al. Differentiation of pathogenic from nonpathogenic Entamoeba histolytica infection by detection of galactose-inhibitable adherence protein antigen in sera and feces. J Clin Microbiol 1993; 31: 2845–50.

Herbert DA, Fogel DA, Rothman J, et al. Pyogenic liver abscess. Succesfull nonsurgical therapy. Lancet 1992; 1: 134–6.

Irusen EM, Jackson TF, Simjee AE. Asymptomatic intestinal colonization by pathogenic Entamoeba histolytica in amebic liver abscess: Prevalence, response to therapy and pathogenic potential. Clin Infect Dis 1992; 14: 889–93.

Moore SW, Millar AJ, Cywes S. Conservative initial treatment for liver abscesses in children. British Journal of Surgery 1994; 81: 872–4.

Petri A, Hohn J, Hodi Z, et al. Pyogenic liver abscess — 20 years' experience. Comparison of results of treatment in two periods. Langenbecks Arch Surg 2002; 387: 27–31.

Robert JH, Mirescu D, Ambrosetti P, et al. Critical review of the treatment of pyogenic hepatic abscess. Surg Gynecol Obstet 1992; 174: 97.

Wang JH, Liu YC, Lee SS, et al. Primary liver abscess due to Klebsiella pneumoniae in Taiwan. Clin Infect Dis 1998; 26: 1434–8.

Therapie

Gallenwegsinfektionen

Entstehung: Es besteht fast nie eine Korrelation zwischen bestimmten Erregern und klinischem Bild. Fast immer handelt es sich um sekundäre Gallenwegsinfektionen, die durch einen mechanischen Verschluss (Konkrement, Tumor, Papillenstenose u. a.) bedingt sind. In Südostasien gibt es als Sonderform eine primäre bakterielle Cholangitis ohne mechanische Ursache. Auch bei Cholezystitis oder Gallenblasenempyem besteht in der Regel eine Abflussbehinderung. Das klinische Bild einer akuten Cholecystitis kann vieldeutig sein. Das Murphy-Zeichen (Druckschmerz der Gallenregion und Atemstillstand bei tiefer Inspiration) ist das zuverlässlichste klinische Zeichen. Fieber, Ikterus, Sonographie, Leukozytose, Erhöhung der alkalischen Phosphatase und des CRP sind weitere wichtige Befunde. Es gibt aber keinen Einzelbefund, der eine akute Cholezystitis beweist. Eine Therapie muss daher auch oft bei begründetem klinischen Verdacht erfolgen; die in Frage kommenden differenzialdiagnostisch wichtigen Erkrankungen (Leberabszess, lokale Oberbauchperitonitis, basale Pneumonie) sprechen auf die gleiche Therapie ebenfalls an.

Erreger: E. coli, aerobe und anaerobe Streptokokken, Bacteroides-Arten, seltener andere Enterobakterien, Salmonellen, Aeromonas hydrophila, Clostridium perfringens u. a. (oft Mischinfektionen). Der Erregernachweis ist schwierig. Nur bei relativ wenigen Patienten können die Keime aus der Blutkultur im Fieberanstieg nachgewiesen werden. Durch Untersuchung von Duodenalsaft ist eine sichere Erregerdiagnose nicht möglich. Bei einer Operation und bei einer ERCP sollte jedoch immer Galle zur kulturellen Untersuchung gewonnen werden.

Therapie: Ein Antibiotikum, das zur Behandlung von Gallenwegsinfektionen verwendet wird, sollte bestimmte Voraussetzungen erfüllen:

▶ Wirkung auf das bei Gallenwegsinfektionen vorkommende Erregerspektrum
▶ Hohe Blut- und Gewebespiegel
▶ Wirksame Spiegel in der Lebergalle (nicht nur unwirksame Metaboliten)
▶ Hohe aktive Gallenspiegel auch bei Cholestase
▶ Keine antagonistische Wirkung von Galle auf die Wirksamkeit des Antibiotikums

Die Antibiotika-Therapie der **Cholezystitis** und **Cholangitis** ist weitgehend gleich und dient auch der Verhütung septischer Komplikationen. Günstige Parameter für die Behandlung von Gallenwegsinfektionen haben Mezlocillin, Piperacillin, gallengängige Cefalosporine (z. B. Ceftriaxon) und Ciprofloxacin. Sie sind alle wirksam, ohne dass eine Überlegenheit einzelner Substanzen festgestellt werden könnte. Die orale Therapie der Wahl stellt Ciprofloxacin dar. Herkömmliche Betalaktam-Antibiotika, wie Ampicillin, Cefazolin, Cefuroxim und Cefoxitin, die sich in der Galle nicht anreichern, sollten bei Gallenwegsinfektionen nur ausnahmsweise angewandt werden, wenn keine Cholestase vorliegt.

Bis 1980 galten Tetracycline als Mittel der Wahl. Sie werden in hoher Konzentration in der Galle ausgeschieden; ihr Erregerspektrum erfasste die wichtigen Erreger von Gallenwegsinfektionen. Die Therapieergebnisse mit Tetracyclinen waren jedoch enttäuschend. Als eine Erklärung für die häufigen Versager kann ein Antagonismus von Galle auf die Wirksamkeit der Tetracycline angesehen werden; in der normalerweise schwach alkalischen Galle sind Tetracycline inaktiv. Die Inaktivierung von Tetracyclinen durch Galle äußert sich auch in der schlechten Keimelimination unter einer Tetracyclin-Therapie. Im Gegensatz dazu füh-

Therapie

ren Betalaktam-Antibiotika bzw. Ciprofloxacin zu einem schnellen Verschwinden der Bakterien aus der Galle.

Bei **schweren Gallenwegsinfektionen** kann die Kombination von Ceftriaxon mit einem Aminoglykosid, evtl. ergänzt durch Metronidazol, notwendig sein. Für unkomplizierte Gallenwegsinfektionen eignen sich besonders Ceftriaxon (tgl. 2 g) oder Mezlocillin (tgl. 6–15 g). Die Tagesdosis von Ciprofloxacin i.v. ist 0,4–0,8 g.

Zur **ambulanten Therapie** leichterer Gallenwegsinfektionen kann Ciprofloxacin (tgl. 1 g) oral gegeben werden. Reservesubstanzen sind Ceftriaxon, Imipenem, Meropenem, Ertapenem, Moxifloxacin.

Die baldige Beseitigung eines Abflusshindernisses durch Operation oder Papillotomie ist die wichtigste Voraussetzung für die dauerhafte Heilung einer Cholangitis. Ohne Beseitigung der Obstruktion kommt es immer wieder zu neuen Fieberschüben.

Bei einem **Gallenblasenempyem** sollte eine Cholezystektomie unter Antibiotika-Schutz durchgeführt werden (entweder als Frühoperation oder im Intervall nach Abklingen der akuten Symptome unter Antibiotika-Therapie). Gut geeignet zur perioperativen Prophylaxe bei Gallenwegserkrankungen sind Mezlocillin oder Ceftriaxon.

Eine **Perforation** der Gallenblase mit Peritonitis erfordert ebenfalls eine sofortige Operation unter Antibiotika-Therapie. Darüber darf auch nicht eine vorübergehende Besserung unter der Antibiotika-Therapie hinwegtäuschen.

Da bei **endoskopischen Eingriffen** an den Gallenwegen (z.B. ERCP) häufig bakterielle Komplikationen (Fieber, Sepsis, Cholangitis, Pankreatitis) eintreten, erscheint eine Infektionsprophylaxe bei allen Eingriffen sinnvoll. Geeignete Mittel sind Mezlocillin, Ciprofloxacin und Ceftriaxon. Die Prophylaxe soll kurz vor dem Eingriff beginnen und nur für kurze Zeit durchgeführt werden. Antibiotika mit längerer Halbwertszeit haben einen besseren Effekt als Substanzen mit kurzer Halbwertszeit.

Durch eine perioperative Antibiotika-Verabreichung bei Gallenwegsoperationen wird die Frequenz von Sekundärinfektionen verringert. In Frage kommen kurzzeitige parenterale Gaben von Mezlocillin, Ceftriaxon oder Ciprofloxacin.

Literatur

Cainzos M, Sayek I, Wacha H, et al. Septic complications after biliary tract stone surgery: a review and report of the European prospective study. Hepatogastroenterology 1997; 44: 959–67.

Chan FK, Ching JY, Ling TK, et al. Aeromonas infection in acute suppurative cholangitis: review of 30 cases. J Infect 2000; 40: 69–73.

Chang WT, Lee KT, Wang SR, et al. Bacteriology and antimicrobial susceptibility in biliary tract disease: an audit of 10-year's experience. Kaohsiung J Med Sci 2002; 18: 221–8.

Eckel F, Lersch C, Huber W, et al. Multimicrobial sepsis including Clostridium perfringens after chemoembolization of a single liver metastasis from common bile duct cancer. Digestion 2000; 62: 208–12.

Heubi JE, Lewis LG. Diseases of the gallbladder in infancy, childhood and adolescence. In: Liver Disease in Children, 1st ed. Suchy FJ (ed). St. Louis: Mosby-Year Book, 1994; 605–21.

Lee W, Chang KJ, Lee CS, Chen KM. Surgery in cholangitis: bacteriology and choice of antibiotic. Hepatogastroenterology 1992; 39: 347.

Lillemoe KD. Surgical treatment of biliary tract infections. Am Surg 2000; 66: 138–44.

Lorenz R, Herrmann M, Kassem AM, et al. Microbiological examinations and in-vitro testing of different antibiotics in therapeutic endoscopy of the biliary system. Endoscopy 1998; 30: 708–12.

Scher KS. Studies on the duration of antibiotic administration for surgical prophylaxis. Am

Therapie

Surg 1997; 63: 59–62. Mykoplasmen, Chlamydien, Coxiellen

Trowbridge N et al. Does this patient have acute cholecystitis. JAMA 2003; 289: 86.

Van den Hazel SJ, Speelman P, Tytgat GNJ, et al. Role of antibiotics in the treatment and prevention of acute and recurrent cholangitis. Clin Infect Dis 1994; 19: 279.

Westphal JF, Brogard JM. Biliary tract infections: a guide to drug treatment. Drugs 1999; 57: 81–91.

Virushepatitis s. S. 688 (Therapie der Virusinfektionen).

Therapie

11 Infektionen des Urogenitaltraktes

Harnwegsinfektionen

Vorbemerkungen: Die Differenzierung von Harnwegsinfektionen in Pyelonephritis und Zystitis stößt oft auf Schwierigkeiten. Neben klinisch eindeutigen Krankheitsbildern gibt es viele Harnwegsinfektionen, bei denen eine Unterscheidung nicht möglich ist. Obstruktive Faktoren, wie Abflusshindernisse, Konkremente, Ureterabknickung, Ureterozele, Prostatahypertrophie, spielen bei der Genese von Harnwegsinfektionen eine wichtige Rolle. Eine Unterteilung in obstruktive und nicht obstruktive Harnwegsinfektionen ist sinnvoll. Angeborene Fehlbildungen (Hydronephrose, Megaureter, Harnröhrenklappen und andere Anomalien) sind bei Kindern (vor allem Jungen) in 10–20 % Ursache von rezidivierenden Harnwegsinfektionen. Durch die Sonographie lassen sich derartige Ursachen erkennen, welche für die notwendige Behandlungsdauer entscheidend sind. Bei rezidivierenden Harnwegsinfektionen sollten ggf. weitere Untersuchungen (z. B. Uroflow, Urographie, Miktionszystographie) stattfinden.

Nierensteine können das Resultat einer Harnwegsinfektion, meist mit Proteus-Arten, sein. Es wurde auch eine primäre Genese von Calciumphosphat-Nierensteinen durch extrem kleine steinbildende Nanobakterien diskutiert.

Urindiagnostik: Zuverlässige Untersuchungsmethoden und eine richtige Beurteilung der erhaltenen Ergebnisse sind wesentliche Voraussetzungen für die Therapie. Häufig erfolgt eine unnötige Behandlung, weil Urinkulturen fehlerhaft durchgeführt worden sind.

Zur mikroskopischen und bakteriologischen Urindiagnostik wird in der Regel Mittelstrahlurin verwendet, der nach Reinigung der Urethraöffnung bzw. Vulva mit physiologischer NaCl-Lösung oder schwachen Desinfizienzien, z. B. 2%iger H_2O_2-Lösung, gewonnen wird. Bei Säuglingen Verwendung eines sterilen Urinkollektors, der kurzfristig vor den Genitalien befestigt wird. Bei Erwachsenen Auffangen des Urins in einem sterilen Gefäß; schnelle Verarbeitung des Urins innerhalb von 30 min oder sofortige Abkühlung auf 4 °C und rascher Transport zum Untersuchungslabor. Bei dringendem Krankheitsverdacht kann es zweckmäßig sein, Katheterurin zu untersuchen. Eine sichere Methode zur Uringewinnung ist die suprapubische Blasenpunktion bei gefüllter Blase (auch bei Säuglingen möglich). Bei liegendem Blasendauerkatheter kann das Ergebnis von Urinkulturen vieldeutig sein; ggf. ist auch hier die Durchführung einer Blasenpunktion (nach Zustöpseln des Katheters) notwendig. Bei Fehlen eines nahegelegenen bakteriologischen Untersuchungslabors sollte das Objektträgerkulturverfahren benutzt werden (s.u.).

Untersuchung auf Zellen: Der frische, unzentrifugierte Mittelstrahlurin wird in der Zählkammer mikroskopisch auf Granulozyten (pathologisch >20/µl) und Erythrozyten untersucht. Die Leukozytenzahl im Urinsediment ist irreführend, da hierbei große, technisch bedingte Schwankungen auftreten. Ein Schnellnachweis von Granulozyten im Urin ist heute mit Teststreifen möglich (Cytur, Multistix). Er beruht auf dem Chloracetatesterase-Gehalt der Granulozyten und erfasst auch bereits lysierte Zellen. Verglichen mit der Kammerzählung, hat der Teststreifen eine Zuverlässigkeit von 90–95 %. Es gibt dabei aber auch damit falsch-positive und falsch-negative Resultate. Richtige Uringewinnung vorausgesetzt, sind Teststreifen in der Praxis und bei Hausbesuchen, aber auch zur regelmäßigen Selbstkontrolle des Patienten sehr sinnvoll.

Mikroskopischer Erregernachweis im frischen, unzentrifugierten Mittelstrahlurin: Normalerweise sind auf dem mit Methylenblau gefärbten Objektträgerausstrich des Urins keine Bakterien sichtbar. Werden Keime mikroskopisch nachgewiesen, so liegt eine eindeutig pathologische Bakteriurie vor (>100 000 Bakterien/ml Urin).

Keimzahlbestimmung: Keimzahlen über 100 000/ml Mittelstrahlurin werden (in falscher englischer Übersetzung) als »**signifikante Bakteriurie**« bezeichnet (besser wäre »relevante Bakteriurie«) (Abb. 11-1). Verunreinigungen oder Keime der Urethraflora kommen in kleinerer Zahl vor (meist unter 10 000/ml, Grenzbereich 10 000–100 000 Keime/ml). Bei der unbehandelten akuten Pyelonephritis gehen Keimzahl und Zellgehalt parallel. Eine hohe Keimzahl im Urin bei normalem Leukozytengehalt erweckt den Verdacht auf unsachgemäße Uringewinnung; es kann aber auch eine sog. asymptomatische Bakteriurie bestehen, welche als Vorstufe einer Pyelonephritis aufgefasst werden muss. Generell ist es besser, zweifelhafte Befunde (ohne klinische Beschwerden) zu kontrollieren, als sofort eine antibiotische Behandlung zu beginnen. Objektträgerkulturen können heute in jeder Praxis und jedem Kliniklaboratorium durchgeführt werden. Die Interpretation der 12–18 Stunden bebrüteten Kulturen ist relativ einfach und kann von erfahrenem Hilfspersonal durchgeführt werden. Das Fehlen einer Bakteriurie schließt ohne Vorbehandlung eine bakterielle Harnwegsinfektion weitgehend aus.

Bei **unkomplizierten Harnwegsinfektionen** wird unter Praxisbedingungen weitgehend ohne Antibiogramm behandelt. Moderne Fluochinolone wirken so breit, dass das Risiko re-

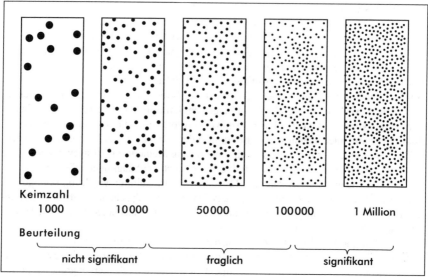

Abb. 11-1 Keimzahlbestimmung im Mittelstrahlurin mit dem Objektträgerkulturverfahren.

Tab. 11-1 Dosierung zur Antibiotika-Therapie von Harnwegsinfektionen.

Mittel	Mittlere Tagesdodis bei kontinuierlicher Therapie		Dosierungs-intervall	In der Gravidität anwendbar	Dosis bei Einmal-therapie
	Kinder (mg/kg)	Erwachsene (g)	(h)		(g)
Amoxicillin	50	1,5	8	ja	2,0–3,0
Amoxicillin/ Clavulansäure	45	1,875	8	nein	1,875 (=3 Tabl.)
Cefaclor	50	1,5	8	ja	?
Cefadroxil	25	1	12	ja	?
Cefixim, Cefpodoxim	8	0,4	12–24	ja	0,4
Ceftibuten	9	0,4	12	ja	?
Cefuroxim-Axetil	10	0,5	12	ja	?
Co-trimoxazol	48	1,92	12	nein	1,92
Trimethoprim	4	0,2	12	nein	0,4
Norfloxacin	Kontra-indiziert*	0,8	12	nein	0,4
Levofloxacin	Kontra-indiziert*	0,25	24	nein	0,25
Ciprofloxacin	Kontra-indiziert*	0,5–1,0	12	nein	0,25
Cefuroxim	60	3,0–4,5	8	ja	3,0
Cefotaxim	60	3,0–4,0	8–12	ja	1,0
Ceftriaxon	30	1,0	24	ja	1,0
Ceftazidim	60	3,0–4,0	8–12	ja	?
Mezlocillin, Piperacillin	100	6,0	8–12	ja	2–5
Imipenem	30	1,5	8–12	?	0,5
Meropenem	30	1,5–3,0	8–12	nein	?
Gentamicin, Tobramycin	2–3	0,16–0,24	12	nein	0,16
Amikacin	15	0,5–1,0	12	nein	0,5

*   Die Kontraindikation von Chinolonen bei Kindern wurde in letzter Zeit relativiert. Im Laufe der letzten Jahre wurden viele Kinder behandelt, ohne dass es zu den nach Tierexperimenten zu befürchtenden Knorpelschäden kam.

Therapie

sistenter Erreger hierbei relativ klein ist. Die Identifizierung der Keime und die Erstellung des Antibiogramms sind teuer und benötigen im Gegensatz zur Anzüchtung ein gut ausgerüstetes bakteriologisches Laboratorium. Bei komplizierten Harnwegsinfektionen sollte nicht der Urin, sondern die bewachsene Objektträgerkultur an ein weiter entferntes bakteriologisches Labor geschickt werden. Der Nitrittest ist problematisch. Nur positive Resultate mit frisch gelassenem Urin sind verwertbar.

Antibiogramm: Die Korrelation zwischen Antibiogramm und klinischem Erfolg ist bei Harnwegsinfektionen relativ schlecht. Hohe Urinkonzentrationen können auch bei resistent erscheinenden Keimen noch zu klinischen Erfolgen führen. Herkömmliche Antibiogramme sind jedoch auf Konzentrationen ausgerichtet, die im Gewebe erreicht werden. Kontrollen während und nach der Behandlung sind häufig informativer als Antibiogramme. Der Wert bakteriologischer Befunde ist am größten bei chronischen Infektionen durch mehrfach resistente Keime. Moderne Antibiotika wie Ciprofloxacin führen infolge der hohen Harnkonzentrationen zu einem schnellen Verschwinden der Bakterien aus dem Urin. Generell bietet das Antibiogramm die Möglichkeit, das optimale Mittel zur Behandlung auszuwählen. Da bei chronischen Harnwegsinfektionen oft hochresistente Bakterienstämme vorliegen, kann freilich auf Antibiogramme nicht generell verzichtet werden.

Häufigkeit bakterieller Erreger bei Harnwegsinfektionen: E. coli 60–80 %, Enterokokken, Proteus (vorwiegend Proteus mirabilis), Klebsiella, Enterobacter und Pseudomonas aeruginosa je 5 %. Seltener sind Staphylococcus saprophyticus, B-Streptokokken und Anaerobier, bei Urethritis auch Gonokokken, Chlamydia trachomatis, Ureaplasma urealyticum und Mycoplasma hominis. Infektionswechsel, Mischinfektionen und Infektionen durch hochresistente Erreger sind bei chronischer Pyelonephritis und nach urologischen Eingriffen relativ häufig. Häufig wechselnde Kulturbefunde, auch Mischinfektionen mit wechselnden Erregern deuten auf eine Verunreinigung des Urins durch die Genitalflora hin. Katheter- oder Punktionsurin ist normalerweise steril.

Wahl des Antibiotikums: Bei akuten Symptomen einer Harnwegsinfektion muss eine Therapie eingeleitet werden, ehe das Ergebnis der bakteriologischen Untersuchung vorliegt. Hierbei ist die Vorgeschichte des Patienten wichtig. Beim erstmaligen Auftreten einer Harnwegsinfektion ohne vorausgegangene urologische Operation kommen mehrfach resistente Erreger (Pseudomonas, Enterobacter) kaum vor.

Die **Initialtherapie** sollte heute bevorzugt mit Ciprofloxacin oder Levofloxacin erfolgen (Dosierung: s. Tab. 11-1). Co-trimoxazol ist die traditionelle, aber weniger effektivere Alternative. Bei Eintreffen des bakteriologischen Befundes wird die Behandlung unter Berücksichtigung des Antibiogramms fortgesetzt und ggf. modifiziert.

Behandlungsdauer: Nach früherer Auffassung bestand die Therapie von Harnwegsinfektionen generell aus einer 10–14 Tage dauernden Behandlung mit Antibiotika. Es hat sich jedoch gezeigt, dass unkomplizierte Infektionen der unteren Harnwege bei jüngeren Frauen durch eine Einmaltherapie (eine einzige Dosis) oder Kurzzeittherapie (maximal 3 Tage) erfolgreich behandelt werden können (Abb. 11-2, S. 547). Die häufigen Harnwegsinfektionen älterer Frauen mit Descensus oder anderen obstruktiven Faktoren erfordern eine etwas längere Therapie (z. B. für 3–5 Tage).

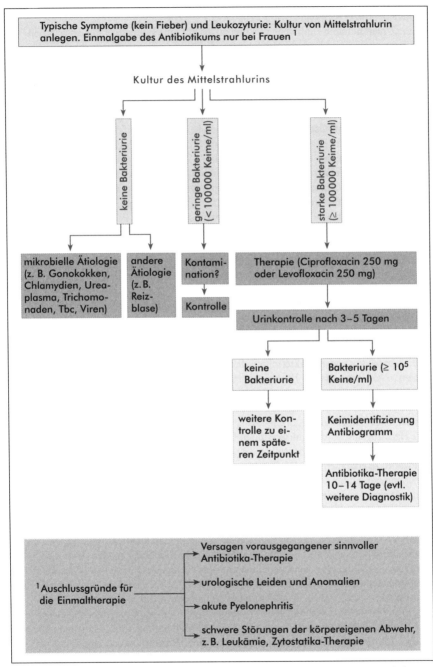

Abb. 11-2 Schema der Einmaltherapie von unkomplizierten Harnwegsinfektionen bei Frauen.

Therapie

Therapieprinzip Responder–Non-Responder:
Eine Unterteilung in Harnwegsinfektionen, die auf eine Einmaltherapie ansprechen (»Responder«), und Harnwegsinfektionen, die auf eine Einmaltherapie nicht ansprechen (»Non-Responder«), ist sinnvoll.

Das Vorliegen obstruktiver Faktoren, Konkremente, vorausgegangene urologische Eingriffe sowie die klinischen Zeichen einer akuten Pyelonephritis sprechen gegen eine Einmaltherapie. Bei chronischer Pyelonephritis und bei Harnwegsinfektionen von Männern ist die früher empfohlene Behandlungsdauer von 10–14 Tagen jedoch zu kurz. Die Therapie sollte hierbei über einen längeren Zeitraum (1–2 Monate) erfolgen.

Bei **jüngeren Frauen mit einer akuten unkomplizierten Harnwegsinfektion** genügt meist eine Einmaltherapie (Tab. 11–1). Neben Levofloxacin oder Ciprofloxacin und Oralcefalosporinen mit erweitertem Spektrum (z. B. Cefixim) sind zur Einmaltherapie auch injizierbare Antibiotika, wie Ceftriaxon oder Gentamicin, geeignet. Es gibt aber auch Untersuchungen über geringfügig bessere Resultate mit einer verlängerten Therapie über drei Tage. Symptome einer akuten Pyelonephritis sowie Hinweise auf obstruktive Faktoren verbieten eine Einmaltherapie. Wenn bei regelmäßigen Nachuntersuchungen ein Rezidiv festgestellt wird, ist eine erneute Behandlung notwendig. Bei Einmaltherapie sind Urinkontrollen nach 48 h, 5 Tagen sowie 10 Tagen ratsam.

Bei **Männern mit einer akuten Harnwegsinfektion** und bei allen komplizierten Harnwegsinfektionen (mit Abflusshindernis) behandelt man konsequent über mindestens 20 Tage (oder länger, wenn es sich um ein Rezidiv handelt). Dabei sind bei Erwachsenen Gyrase-Hemmer Erfolg versprechender als Co-trimoxazol, Amoxicillin oder Oralcefalosporine. Unabhängig von der bakteriologischen Erstuntersuchung des Harns sind bei jedem Patienten 2–3 Tage nach Therapiebeginn erneut Urinkulturen anzulegen, um eine Sterilisierung des Harns unter der Therapie festzustellen. Eine persistierende Bakteriurie ist ein Zeichen für eine ungenügende Therapie (durch Erregerwechsel, Resistenz, fehlende Einnahme des Medikaments u. a.).

Alle Harnwegsinfektionen müssen durch **Urinkulturen** über längere Zeit kontrolliert werden, um ein Rezidiv (durch denselben Erreger) oder eine Reinfektion (durch andere Erreger) rechtzeitig zu erkennen. Das Rezidiv oder die Reinfektion wird erneut behandelt. Eine Dauertherapie kommt bei nicht zu beseitigender Harnwegsobstruktion (z. B. infizierter Nierenstein mit rezidivierenden Fieberschüben) in Frage.

Eine andere Form der Dauerbehandlung ist die **Reaszensionsprophylaxe** bei rezidivierenden Harnwegsinfektionen jüngerer Frauen. Die Ursache hierfür liegt offenbar in einem Versagen der Mechanismen, die eine Aszension von Bakterien durch die Urethra verhindern. Sexualaktivitäten, aber auch unterlassene Miktion bei Harndrang spielen dabei eine Rolle. Bei Frauen kann die lang dauernde Einnahme von Therapeutika in kleiner Dosis das Risiko einer erneuten Harnwegsinfektion vermindern. Geeignet für eine Reaszensionsprophylaxe sind Co-trimoxazol (tgl. 0,24–0,48 g) oder Trimethoprim (tgl. 0,2 g) oder Cefalexin (tgl. 250 mg). Cave Nitrofurantoin! Eine kostengünstige Alternative zur Reaszensionsprophylaxe ist die sofort einsetzende, einmalige Selbstbehandlung mit 1,92 g Co-trimoxazol oder 0,25 g Ciprofloxacin bei den ersten Anzeichen eines Rezidivs. Auch eine Einnahme von 0,48 g Co-trimoxazol nach jedem Geschlechtsverkehr ist offenbar wirksam.

Die **intravesikuläre Instillation** eines Antibiotikums reicht zur Therapie von Harnwegsinfektionen nicht aus. Wenn überhaupt intravesikuläre Instillationen vorgenommen werden,

Tab. 11-2 Konzentration von Lösungen zur intravesikulären Instillation und Spülung.

Mittel	Konzentration
Chlorhexidin	0,02 %
Gentamicin	0,5–1,0 %
Neomycin	0,5 % und 1,0 %
Polymyxin B-Sulfat	0,1 %
Amphotericin B	100 µg/ml

sollten Desinfektionsmittel bevorzugt werden. Dabei müssen zur Vermeidung von Irritationen die Dosierungsvorschriften (Tab. 11–2) beachtet werden.

Bei der Notwendigkeit einer **Dauerkatheterisierung** muss eine Urinableitung im geschlossenen System erfolgen. Eine Harnwegsinfektion lässt sich auch hiermit weder durch Spülungen noch durch Antibiotika-Prophylaxe auf Dauer vermeiden. Bei länger liegendem Katheter ist zu überlegen, inwieweit eine intermittierende Katheterisierung durchführbar ist. Eine suprapubische Blasendrainage führt seltener zu Infektionen als ein Dauerkatheter in der Harnröhre; sie ist zumindest bei Männern günstiger, da sie die Komplikation einer sekundären Epididymitis vermeidet. Die wichtigste Maßnahme bei einer Katheter-bedingten Harnwegsinfektion ist die Entfernung oder das Auswechseln des infizierten Katheters.

Kriterien des Behandlungserfolges: Sterilisierung des Urins nach 24- bis 48-stündiger Therapie, Rückgang der Leukozyturie, Entfieberung, Rückgang der Dysurie. Regelmäßige Kontrollen der Zellzahl im Urin und der Urinkultur während und nach Beendigung der Therapie sind ratsam. Die Fortdauer einer Bakteriurie spricht für ein Versagen der Therapie oder einen Infektionswechsel. Wenn keine Bakterienkultur angelegt worden ist, reicht bei Frauen mit einer unkomplizierten Harnwegsinfektion der Rückgang der Symptome und der Leukozyturie (Teststäbchen) zur Beurteilung aus.

Infektionswechsel: Relativ häufig werden bei Mischinfektionen durch die antibakterielle Therapie Bakterienstämme selektiert, die gegen das angewandte Antibiotikum resistent sind. So kommt es unter der Therapie mit Amoxicillin nicht selten zu einer Selektion von Ampicillin-resistenten Klebsiellen. Das ist ein Grund, bei der Therapie von Harnwegsinfektionen möglichst breite Antibiotika zu bevorzugen.

Ein **Versagen der Antibiotika-Therapie** kann verschiedene Gründe haben: Mischinfektion, Infektionswechsel, sekundäre Resistenzentwicklung, mechanische Faktoren (Abflusshindernisse, Konkremente, Fehlbildungen), Prostatitis, Fehldiagnose (Nierentuberkulose, Trichomoniasis), unzureichende Therapie (Unterdosierung, zu kurze Therapiedauer, Wahl des falschen Mittels).

Pyelonephritis

Eine **akute Pyelonephritis** mit Fieber, Nierenklopfschmerz, Leukozytose, hoher BSG, hohem CRP bedeutet ein erhebliches Risiko für den Patienten. Hieraus entwickelt sich leicht eine Urosepsis oder eine nekrotisierende Pyelonephritis mit bleibender Nierenschädigung; evtl. entstehen dabei auch Nierensteine oder Stenosen. Häufig sind mechanische Faktoren (Konkremente, Abflusshindernisse, Fehlbildungen) Ursachen einer akuten Pyelo-

Therapie

nephritis. Das Erregerspektrum ist ähnlich wie bei den akuten Harnwegsinfektionen (s. S. 546).

Therapie: Eine Pyelonephritis sollte mit Co-trimoxazol, Cefalosporinen (Cefixim, Cefpodoxim) oder bei Erwachsenen mit Ciprofloxacin behandelt werden. Gegen das früher oft verwandte Amoxicillin sind heute etwa ein Drittel aller Stämme von E. coli resistent. Auch der Prozentsatz von E. coli mit Resistenz gegen Co-trimoxazol hat erheblich zugenommen. Komplizierte Formen, wie Pyelonephritis nach urologischem Eingriff, erfordern eine parenterale Therapie mit einem Cefalosporin, Piperacillin/Tazobactam oder einem Chinolon (Ciprofloxacin, Levofloxacin). Die Carbapeneme sind gut wirksame Reservepräparate. Nach klinischer Besserung der akuten Pyelonephritis findet dann eine mehrwöchige orale Therapie je nach Antibiogramm statt. Eine Kurzzeittherapie einer akuten Pyelonephritis ist nicht ausreichend! Bei einem oder mehreren Rezidiven wird die Behandlung länger (über 6–12 Wochen) durchgeführt als bei der ersten Reinfektion.

Chronische Pyelonephritiden wurden früher nicht genügend differenziert. Dahinter verbergen sich rezidivierende Pyelonephritiden, chronisch-obstruktive Harnwegsinfektionen (z. B. infizierte Nierensteine, Nephrokalzinose), aber auch sekundär infizierte interstitielle Nephritiden anderer Genese (z. B. Phenacetin-Niere). Die Exazerbation einer chronischen Pyelonephritis sollte wie eine akute Erkrankung therapiert werden; dabei müssen frühere Urinbefunde berücksichtigt werden. Häufig liegen Infektionen durch resistente Keime (Proteus vulgaris, Pseudomonas u. a.) vor. Bei der chronischen Pyelonephritis sind regelmäßige Urinkontrollen wichtig, da Rezidive, Reinfektionen, Infektionswechsel, sekundäre Resistenz sowie Erregerpersistenz häufig vorkommen. Jedes Rezidiv und jede Reinfektion sollten erneut gezielt behandelt werden.

Bei chronischer Pyelonephritis können Bakterien über lange Zeit im Nierenmark persistieren. Daher ist eine **Langzeittherapie** über mehrere Monate sinnvoll. Bei ausgeprägten anatomischen oder funktionellen Veränderungen ist eine lang dauernde Suppressionsbehandlung mit einem Gyrase-Hemmer, evtl. auch mit Co-trimoxazol, anzuraten.

Schwangerschafts-Pyelonephritis: Eine Pyelonephritis ist in der Schwangerschaft relativ häufig. Nicht selten löst die Gravidität den akuten Schub einer schon länger bestehenden, bisher unbemerkten chronischen Harnwegsinfektion aus. Eine akute Pyelonephritis kann aber auch die Schwangerschaft gefährden.

Die **Behandlung** in der Schwangerschaft ist im Prinzip dieselbe wie bei jeder akuten Pyelonephritis. Sie wird aber dadurch erschwert, dass einige Mittel aus Verträglichkeitsgründen (wegen einer möglichen Schädigung des Feten) in der Schwangerschaft nicht gegeben werden sollen (Aminoglykoside, Doxycyclin, Co-trimoxazol, Nitrofurantoin, Gyrase-Hemmer, wie Ciprofloxacin u. a.). Sulfonamide sind in den ersten 4 Schwangerschaftsmonaten nicht erlaubt, da sie im Tierversuch teratogen wirken. Auch in den letzten Tagen vor dem Geburtstermin sind Co-trimoxazol und andere Sulfonamide kontraindiziert, weil sie beim Neugeborenen zu verstärktem Ikterus führen können. Praktisch stützt sich daher die orale Therapie der Harnwegsinfektionen in der Schwangerschaft in erster Linie auf Amoxicillin (ohne Clavulansäure!) und Oralcefalosporine. Parenteral können gut verträgliche Betalaktam-Antibiotika, wie Cefuroxim, Ceftriaxon und Mezlocillin, angewandt werden.

Asymptomatische Bakteriurie: Da einer Schwangerschafts-Pyelonephritis oft eine asymptomatische Bakteriurie vorausgeht, werden für alle Schwangeren Vorsorgeuntersuchungen empfohlen. Bei Feststellung einer Bakteriurie sollte eine Therapie mit Amoxicillin oder Cefixim durchgeführt werden. In der Schwangerschaft ist eine Einmaltherapie weniger wirksam, da hier oft Obstruktionen vorliegen.

Zystitis

Eine sichere Trennung der Zystitis von einer Pyelonephritis ist nach den klinischen Symptomen nicht immer möglich. Dysurische Harnbeschwerden beruhen nur in einem Teil der Fälle auf einer Zystitis und können auch durch eine Urethritis (z.B. bei einer Gonorrhoe, Chlamydien- oder Trichomonaden-Infektion) bedingt sein. Bei einer Zystitis fehlen Fieber, Leukozytose, Senkungsbeschleunigung, CRP-Anstieg und Klopfschmerz der Nierenlager. Starke Schmerzen, evtl. mit blutigem Urin, kommen auch bei prognostisch günstiger Zystitis vor. Oft ist aber eine Zystitis nur Teilerscheinung einer Pyelonephritis, selten einer Nierentuberkulose.

Als **Erreger** kommen vor allem E. coli, seltener andere Enterobakterien sowie Staphylococcus saprophyticus in Betracht. Eine **akute hämorrhagische Zystitis** kann auch durch Adenoviren oder (bei onkologischen Patienten) toxisch durch Cyclophosphamid hervorgerufen werden.

Die **Therapie** (wichtig zur Verhinderung einer aufsteigenden Infektion und Pyelonephritis) muss das typische Erregerspektrum berücksichtigen. Bei Frauen ist eine Einmaltherapie (Abb. 11-1, S. 545) mit einem Ciprofloxacin, Levofloxacin oder Co-trimoxazol empfehlenswert. Oralcefalosporine, Amoxicillin oder orales Fosfomycin sind Reservemittel, evtl. auch Ceftriaxon i.v. oder ein Aminoglykosid. Ein Versagen der Einmaltherapie bei Sensibilität der Erreger kann auf einer bisher nicht erkannten Nierenbeteiligung beruhen. Eine wirksame Therapie der Zystitis führt in der Regel zur prompten Besserung der subjektiven Beschwerden. Wenn im Urin bei dysurischen Beschwerden keine Erreger nachweisbar sind, ist eine Antibiotika-Therapie nur dann indiziert, wenn eine Gonorrhoe, Trichomonaden- oder eine Chlamydien-Infektion vorliegt.

Literatur

Auckenthaler R. Modern concept of antibiotic therapy of urinary tract infections. Adv Exp Med Biol 2000; 485: 279–87.

Bailey RR. Management of lower urinary tract infections. Drugs 1993; 45: 18–23.

Ciftioglu N, Bjorklund M, Kuoriskoski K, Bergstrom K, Kajander E. Nanobacteria: an infectious cause for kidney stone formation. Kidney Int 1999; 56: 1893.

Cox CE, Holloway WJ, Geckler RW. A multicenter comparative study of meropenem and imipenem/cilastatin in the treatment of complicated urinary tract infections in hospitalized patients. Clin Infect Dis 1995; 21: 86–92.

Dwyer PL, O'Reilly M. Recurrent urinary tract infection in the female. Curr Opin Obstet Gynecol 2002; 14: 537–43.

Fang G, Brennen C, Wagener M, et al. Use of ciprofloxacin versus use of aminoglycosides for therapy of complicated urinary tract infection: Prospective, randomized clinical and pharmacokinetic study. Antimicrob Ag Chemother 1991; 35: 1849–55.

Gilstrap LC, Ramin SM. Urinary tract infections during pregnancy. Obstet Gynecol Clin North Am 2001; 28: 0581–91.

Iravani A, Tice AD, McCarty J, et al. Short-course ciprofox treatment of acute uncomplicated urinary tract infection in women. The minimum effective dose. The Urinary Tract Infection Study Group. Arch Intern Med 1995; 155: 485.

Lutters M, Vogt N. Antibiotic duration for treating uncomplicated, symptomatic lower urinary tract infections in elderly women (Cochrane Review). In: The Cochrane Library, Issue 1, 2003. Oxford: Update Software.

Manges AR, Johnson JR, Foxman B, et al. Widespread distribution of urinary tract infections caused by a multidrug-resistant Escherichia coli clonal group. N Engl J Med 2001; 345: 1007.

Meyrier A. Diagnosis and drug treatment of acute pyelonephritis. Drugs 1992; 44: 356–67.

Michael M, Hodson EM, Craig JC, Martin S, Moyer VA. Short versus standard duration oral antibiotic therapy for acute urinary tract infection in children (Cochrane Review). In: The Cochrane Library, Issue 1, 2003. Oxford: Update Software.

Naber KG. Uncomplicated urinary tract infections – is single-dose therapy effective? Int J Antimicrob Ag 1994; 4: 39–45.

Pfau A, Sacks TG. Single dose quinolone treatment in acute uncomplicated urinary tract infection in women. J Urol 1993; 149: 532–4.

Saginur R, Nicolle LE. Single-dose compared with 3-day norfloxacin treatment of uncompli-cated urinary tract infection in women. Arch Intern Med 1992; 152: 1233–7.

Stamm WE, Hooton TM. Management of urinary tract infections in adults. N Engl J Med 1993; 329: 1328–34.

Stamm WE. An epidemic of urinary tract infections? N Engl J Med 2001; 345: 1055.

Stapleton A, Latham RH, Johnson C, et al. Postcoital antimicrobial prophylaxis for recurrent urinary tract infection. A randomized, double-blind, placebo-controlled trial. JAMA 1990; 264: 703–6.

Vercaigne LM, Zhanel GG. Recommended treatment for urinary tract infection in pregnancy. Ann Pharmacother 1994; 28: 248.

Wagenlehner FM, Naber KG . Hospital-acquired urinary tract infections. J Hosp Infect 2000; 46: 171–81.

Wong-Beringer A, Jacobs RA, Guglielmo BJ. Treatment of funguria. JAMA 1992; 267: 2780.

Urethritis

Ätiologie: Als Erreger kommen Gonokokken, Chlamydia trachomatis, E. coli, Proteus, Ureaplasma urealyticum, Mycoplasma genitalium u. a. vor. Ein Nachweis ist im Harnröhrensekret möglich. Bei Frauen können Chlamydien auch durch Untersuchung von Zervixsekret festgestellt werden. In der ersten Harnportion ist der Leukozytengehalt höher als in den folgenden Portionen. Auslösende Ursachen können Meatusstenosen, Fremdkörper, Tumoren, periurethrale Abszesse oder Divertikel sein. Eine kindliche Urethritis kann auch durch Oxyuren bedingt sein oder bei einer Vulvovaginitis auftreten. Bei einer Herpes-simplex-Virus- oder Chlamydieninfektion besteht nicht selten gleichzeitig eine Erkrankung des Sexualpartners.

Therapie: Bei bakteriell bedingter Urethritis ist oft eine länger dauernde Antibiotika-Therapie erforderlich, da sich sonst periurethrale Abszesse, Harnröhrenstrikturen, aszendierende Infektionen oder eine Epididymitis entwickeln können. Eine Instillation von Desinfizienzien in die Urethra war vor der Antibiotika-Ära das Mittel der Wahl; es gibt keine vernünftigen Gründe, diese schmerzhafte Uralt-Therapie wieder aufzunehmen.

Bei einer **Mykoplasmen-Infektion** (durch Ureaplasma urealyticum bzw. Mycoplasma genitalium) wirken Doxycyclin und Makrolide sowie Ciprofloxacin/Levofloxacin.

Bei **Herpes-simplex-Urethritis** gibt man systemisch Aciclovir (s. S. 320).

Bei **Gonorrhoe** (im Urethraexsudat gramnegative intrazellulär gelegene Diplokokken): Einmaltherapie mit Ceftriaxon oder einem Gyrase-Hemmer. Wegen einer oft gleichzeitigen

Chlamydien-Infektion ist eine anschließende Doxycyclin-Behandlung ratsam (s. S. 553).

Chlamydien-Urethritis: Erreger: Chlamydia trachomatis. Weit verbreitete Geschlechtskrankheit, häufig auch Ursache der postgonorrhoischen Urethritis. In den befallenen Epithelzellen der Urethra treten Einschlusskörperchen auf, die im Giemsa-Präparat eines Urethraabstriches als rötliche Granula im Zellzytoplasma nachweisbar sind (meist in Halbmondform um den Nukleolus angeordnet). Sicherer ist der fluoreszenzserologische Nachweis im mikroskopischen Präparat (mit MikroTrak-Testkit). Eine Anzüchtung in der Zellkultur sowei eine PCR ist in Speziallabors möglich.

Zur **Therapie** verwendet man Doxycyclin, Makrolide, Levofloxacin oder Ciprofloxacin (mindestens 2 Wochen lang). Die Einmaltherapie mit 1 g Azithromycin ist die bequemste Therapieform. Eine evtl. vorhandene bakterielle Sekundärinfektion ist zu berücksichtigen. Doxycyclin wirkt auch bei einer gleichzeitigen Infektion durch Ureaplasmen. Wenn möglich, Sexualpartner mitbehandeln.

Candida-Urethritis: Bei einer Infektion durch Candida albicans gibt man am besten Fluconazol oral, das mit dem Harn in hohen Konzentrationen ausgeschieden wird; gleichzeitig Genital-Soor durch geeignete Creme (z. B. Clotrimazol, Miconazol) behandeln (Gefahr einer endogenen Reinfektion).

Trichomonas-Urethritis: Häufige Ursache einer Urethritis bei Frauen und Männern. Übertragung auch bei latenten Infektionen möglich, besonders bei Männern (wichtig bei der Partnersanierung). Milchige, schleimig-eitrige oder rein eitrige Sekretion aus der Urethra, evtl. mit Prostatabeteiligung. Mikroskopischer Nachweis der charakteristischen, beweglichen Erreger im Nativpräparat oder im nach Gram oder Pappenheim gefärbten Ausstrich des Urinsedimentes oder eines Harnröhrenabstriches. **Mittel der Wahl** ist Metronidazol wie bei der Trichomonas-Kolpitis (s. S. 581). Eine Einmaltherapie ist mit Tinidazol (einmalig 2 g) möglich. Immer Sexualpartner mitbehandeln!

Literatur

Arav-Boger R, Leibovici L, Danon YL. Urinary tract infections with low and high colony counts in young women. Spontaneous remission and single-dose vs. multiple-day treatment. Arch Intern Med 1994; 154: 300.

Augenbraun MH, Cummings M, McCormack WM. Management of chronic urethral symptoms in men. Clin Infect Dis 1992; 15: 714–5.

Bowie W. Effective treatment of urethritis, a practical guide. Drugs 1992; 44: 207–15.

Deguchi T, Maeda S. Mycoplasma genitalium: another important pathogen of nongonococcal urethritis. J Urol 2002; 167: 1210–7.

Horner P, Thomas B, Gilroy CB, et al. Role of Mycoplasma genitalium and Ureaplasma urealyti-cum in acute and chronic nongonococcal urethritis. Clin Infect Dis 2001; 32: 995–1003.

Lauharanta J, Saarinen K, Mustonen MT, Happonen HP. Single-dose oral azithromycin versus seven-day doxycycline in the treatment of non-gonococcal urethritis in males. J Antimicrob Chemother 1993; 31 (Suppl E): 177–83.

Martin DH, Mroczkowski TF, Dalu ZA. A controlled trial of a single dose of azithromycin for the treatment of chlamydial urethritis and cervicitis. N Engl J Med 1992; 327: 921–5.

Stamm WE, Hicks CB, Martin DH, et al. Azithromycin for empirical treatment of the nongonococcal urethritis-syndrome in men. A randomized double-blind study. JAMA 1995; 274: 545.

Prostatitis

Es gibt eine akute und eine chronische bakterielle Prostatitis, außerdem diverse Formen der nichtbakteriellen Prostatitis.

Bei **akuter bakterieller Prostatitis** bestehen meist hohes Fieber, Damm- und Rückenschmerzen sowie Dysurie, manchmal auch Harnsperre. Der Mittelstrahlurin enthält oft mehr als 10^5 Bakterien/ml. Die Erreger waren früher meist Gonokokken; heute dominieren Enterobakterien. Auch Staphylokokken, Streptokokken, Anaerobier und Chlamydia trachomatis kommen vor. Eine Untersuchung von Prostatasekret (gewonnen durch Prostatamassage) ist anzustreben.
Eine gezielte **Therapie** ist oft nicht möglich. Gut geeignet ist Co-trimoxazol, da es besser als andere Mittel in das Prostatagewebe eindringt. Levofloxacin und Ciprofloxacin wirken auch auf Chlamydien. Bei Gonorrhoe ist Ceftriaxon (tgl. 2 g) zuverlässig wirksam. Selten ist eine operative Behandlung (bei Abszedierung) notwendig. In schwierigen Fällen kann eine lang dauernde Suppressionsbehandlung, z. B. mit niedrig dosiertem Co-trimoxazol, nützlich sein.

Bei **chronischer bakterieller Prostatitis** können Damm- und tiefe Rückenschmerzen sowie Dysurie fehlen. Periodisch treten Symptome einer akuten Harnwegsinfektion ohne höheres Fieber auf. Die chronische bakterielle Prostatitis ist bei älteren Männern die häufigste Ursache von rezidivierenden Harnwegsinfektionen. Mögliche Erreger sind Enterobakterien, Pseudomonas, Enterokokken, auch Tuberkelbakterien, Chlamydien und Gonokokken. **Behandlungsversuch** in erster Linie mit Co-trimoxazol für 1–3 Monate. Alternativen sind Levofloxacin oder Ciprofloxacin (hohe Wirksamkeit, gute Gewebepenetration). Auch Doxycyclin kann versucht werden.

Bei der häufigen **nichtbakteriellen Prostatitis** ist die Ursache der Entzündung unbekannt. Die Symptome sind ähnlich wie bei der chronischen bakteriellen Prostatitis. Eine begleitende Harnwegsinfektion fehlt. Das Prostatasekret enthält reichlich Leukozyten, aber keine Bakterien.
Die **Therapie** ist schwierig. Wenn man bakterielle Erreger nicht sicher ausschließen kann, ist ein Behandlungsversuch mit Clarithromycin oder Doxycyclin gerechtfertigt. Es gibt aber auch ein offensichtlich nicht infektiöses, ätiologisch unklares, chronisches Prostata-Schmerzsyndrom mit Beschwerden wie bei einer Prostatitis, aber negativem Erregernachweis und fehlenden Zellen im Prostataexprimat.

Literatur

Andriole VT. Use of quinolones in treatment of prostatitis and lower urinary tract infections. Eur J Clin Microbiol Infect Dis 1991; 10: 342.

Collins MM, Meigs JB, Barry MJ, et al. Prevalence and correlates of prostatitis in the health professionals follow-up study cohort. J Urol 2002; 167: 1363–6.

Krieger JN, Riley DE, Vesella RL, et al. Bacterial dna sequences in prostate tissue from patients with prostate cancer and chronic prostatitis. J Urol 2000; 164: 1221–8.

Krieger JN, Ross SO, Deutsch L, et al. The NIH Consensus concept of chronic prostatitis/chronic pelvic pain syndrome compared with traditional concepts of nonbacterial prostatitis and prostatodynia. Curr Urol Rep 2002; 3: 301–6.

McNaughton Collins M, Mac Donald R, Wilt T. Interventions for chronic abacterial prostatitis

Therapie

(Cochrane Review). In: The Cochrane Library, Issue 1, 2003. Oxford: Update Software.
Naber KG. The role of quinolones in the treatment of chronic bacterial prostatitis. Infection 1991; 19 (Suppl 3): 170–7.

Pfau A. The treatment of chronic bacterial prostatitis. Infection 1991; 19 (Suppl 3): 160–4.

Epididymitis

Entstehung: Eine Epididymitis entsteht meist durch aszendierende Infektion und ist bei jüngeren Erwachsenen meist eine durch Geschlechtsverkehr übertragene Infektion mit Chlamydien und/oder Gonokokken. Bei älteren Erwachsenen ist sie oft mit einer Prostatitis kombiniert und z.T. nach Katheterismus entstanden. Bei einer Sonderform der Epididymitis bei homosexuellen Männern sind die häufigsten Erreger Enterobakterien oder Pseudomonas. Aus einer Epididymitis entwickelt sich oft eine eitrige Orchitis. Auch eine tuberkulöse Epididymitis sowie eine Epididymitis bei Brucellose kommen vor, spielen in Europa freilich keine große Rolle mehr.

Therapie: Bei jüngeren Erwachsenen ist eine Therapie mit Doxycyclin (täglich 0,2 g für 3 Wochen) ratsam. Gegen Gonokokken ist Ceftriaxon (s. S. 631) zuverlässig wirksam (Behandlungsdauer 10 Tage). Bei der Epididymitis homosexueller Männer sind Chinolone indiziert.

Bei älteren Erwachsenen gibt man Co-trimoxazol oral (2-mal täglich 0,96 g für 4 Wochen), das auch bei Prostatitis wirkt. Eine Alternative ist Ciprofloxacin oral für 4 Wochen.

Orchitis

Neben der viralen Orchitis (vor allem bei Mumps, selten auch bei Mononukleose) gibt es eine **eitrige Orchitis**, die von einer bakteriellen Entzündung des gleichseitigen Nebenhodens ausgeht oder hämatogen entsteht (bei einer Sepsis). Häufigste Erreger sind Enterobakterien oder Pseudomonas (manchmal gleichzeitig mit Staphylokokken oder Streptokokken). Bei einer akuten Orchitis bestehen meist Fieber, starke Schmerzen und Hodenschwellung (DD Hodentorsion!).

Eine gezielte **Therapie** ist meist nicht möglich (evtl. Punktion). Eine Therapie mit Imipenem, Meropenem, Piperacillin + Tazobactam, Ciprofloxacin oder Ceftriaxon hat die besten Erfolgschancen. Bei Abszedierung oder Infarzierung des Hodens kann eine Orchidektomie erforderlich sein.

Eine **granulomatöse Orchitis mit chronischen Verlauf** kommt bei Tuberkulose, Lepra, Aktinomykose, Brucellose, Lues oder einer Pilz-Infektion vor und erfordert eine entsprechende Therapie. Es gibt aber auch eine ungeklärte granulomatöse Orchitis ohne bekannte Erreger.

Therapie

555

Fournier-Gangrän des Skrotums

Erreger: Typische Anaerobier-Infektion (besonders anaerobe Streptokokken). Oft Mischinfektion mit aeroben Keimen (Enterobakterien, Pseudomonas, Staphylococcus aureus, Streptococcus pyogenes).
Klinik: Nekrotisierende Fasziitis des männlichen Genitale. Langsamer Beginn bei älteren Personen, rascher Beginn bei jüngeren Erwachsenen mit Skrotumschwellung und Schmerzen, später ausgedehnten Nekrosen. Übergreifen auf Perineum und Penis möglich.
Therapie: Sofortiger Beginn mit einer breit wirksamen Therapie, z.b. mit Cefotaxim + Clindamycin oder Ceftriaxon + Metronidazol oder mit Imipenem bzw. Meropenem. Bei fortgeschrittener Erkrankung sind chirurgische Maßnahmen (Inzision, Drainage, plastische Deckung) unerlässlich. Es gibt auch eine klinisch und pathogenetisch ähnliche nekrotisierende Vulvanekrose bei der Frau.

Literatur

Bonner C, Prohm P, Storkel S. Fournier-Gangran als seltene Komplikation nach Staplerhamorrhoidektomie. Kasuistik und Literaturubersicht. Chirurg 2001; 72: 1464–6.

Horner PJ. European guideline for the management of epididymo-orchitis and syndromic management of acute scrotal swelling. Int J STD AIDS 2001; 12 (Suppl 3): 88–93.

Luzzi GA, O'Brien TS. Acute epididymitis. BJU Int 2001; 87: 747–55.

Memish ZA, Venkatesh S. Brucellar epididymoorchitis in Saudi Arabia: a retrospective study of 26 cases and review of the literature. BJU Int 2001; 88: 72–6.

Morpurgo E, Galandiuk S. Fournier's gangrene . Surg Clin North Am 2002; 82: 1213–24.

Norton KS, Johnson LW, Perry T, et al. Management of Fournier's gangrene: an eleven year retrospective analysis of early recognition, diagnosis, and treatment. Am Surg 2002; 68: 709–13.

Schiefer HG. Microbiology of male urethroadnexitis: diagnostic procedures and criteria for aetiologic classification. Andrologia 1998; 30 (Suppl 1): 7–13.

Skoutelis A, Marangos M, Petsas T, et al. Serious complications of tuberculous epididymitis. Infection 2000; 28: 193–5.

Therapie

12 Chirurgische Infektionen

Wundinfektionen

Wundinfektionen kommen auch heute noch in großer Zahl als postoperative Hospitalinfektionen und als Infektionen bei Verletzungen vor. Ein besonderes Problem sind Infektionen chronischer, schlecht heilender Wunden (z. B. Dekubitus, Ulcus cruris, diabetischer Fuß).

Erreger: Überwiegend Staphylokokken, meist Staphylococcus aureus (manchmal auch in Zwergenkolonien wachsend). Koagulase-negative Staphylokokken sind Keime der normalen Hautflora, die auch auf jeder abheilenden Wunde zu finden sind; sie können jedoch auch Ursache von eher harmlosen Wundinfektionen sein. Zunehmend kommen auch resistente gramnegative Bakterien vor (Pseudomonas aeruginosa, Proteus vulgaris, Enterobacter cloacae, Acinetobacter u. a.) sowie Anaerobier der Bacteroides-Gruppe. Auch Pneumokokken können gelegentlich zu Wundinfektionen führen.

Immer ein Alarmzeichen sind seltene, aber hochgefährliche Erreger wie Streptococcus pyogenes, Clostridien, Pasteurella multocida, Mycobacterium ulcerans, Diphtherieerreger und Vibrio vulnificus. Mischinfektionen der unterschiedlichen Erreger sind häufig. Bei chronischen Wunden können auch Pilze beteiligt sein.

Diagnose: Orientierend durch den gramgefärbten Wundausstrich. Außerdem kulturelle Anzüchtung und Sensibilitätsbestimmung der Erreger. Prinzipiell sollte jede eiternde Wunde bakteriologisch untersucht werden. Wiederholte bakteriologische Kontrollen unter der Therapie sind wegen der Möglichkeit von Sekundärinfektionen durch resistente Keime für die Fortführung der Behandlung sinnvoll. Wunden in Nähe der Oral- oder Analregion sind immer auch durch die Keime der körpereigenen Flora kontaminiert. Bei Patienten mit komplizierten Grundkrankheiten und antibiotischer Vorbehandlung ist in erheblichem Umfang mit reisistenten Erregern zu rechnen, die bei Patienten ohne Grundkrankheit und ohne Vorbehandlung selten sind.

Therapie: Bei der Behandlung ist zu berücksichtigen, dass Lokalantibiotika nur bei oberflächlichen Wunden an den Sitz der Infektion gelangen. Tiefe und oberflächliche Wunden erfordern eine systemische antibiotische Therapie, wenn Entzündungszeichen vorliegen oder eine beginnende Generalisierung (Lymphangitis) zu erkennen ist.

Wundinfektionen, insbesondere Wundabszesse haben eine starke Selbstheilungstendenz, solange keine Grundkrankheit vorliegt. Ziele der Antibiotika-Therapie sind die Beschleunigung der Abheilung in Ergänzung chirurgischer Maßnahmen und die Verhinderung von Komplikationen (Lymphangitis, Sepsis, chronische Lokalinfektion).

Prophylaxe von Wundinfektionen in der Traumatologie: Auch bei banalen Verletzungen kann die Antibiotika-Therapie eine korrekte Wundversorgung nicht ersetzen. Bei erhöhtem Infektionsrisiko sollten Antibiotika gegeben werden (Tab. 12-1). Bei den meisten Indikationen in der Traumatologie handelt es sich um die Frühtherapie bereits eingetretener Infektionen (und nicht um eine Prophylaxe im eigentlichen Sinne).

Tab. 12-1   Indikationen zur Antibiotika-Prophylaxe in der Traumatologie.

Indikationen	Antibiotika	Begründung
Stark verschmutzte Wunden und verspätete Wundversorgung	Penicillin G oder Penicillin V	Prophylaxe von Tetanus, Gasbrand, Streptokokken-Infektionen
Offene Frakturen, traumatische Eröffnung von Gelenken oder Körperhöhlen	Imipenem, evtl. + Aminoglykosid	Häufig Mischinfektionen (auch Anaerobier), Gasbrandgefahr
Schuss- oder Stichverletzungen	Klassisch Penicillin G, bei Brust- oder Bauchverletzungen besser »Omnispektrumkombination« oder Peneme	Infektionen unvermeidlich, Gasbrandgefahr, oft auch andere anaerobe Mischinfektion
Tierbisse	Penicillin G oder V, Imipenem, Amoxicillin/Clavulansäure, Doxycyclin	Pasteurella multocida, Capnocytophaga, Streptokokken, Anaerobier, Staphylokokken

Postoperative Wundinfektionen: Hierbei muss bei der ungezielten Therapie in erster Linie eine Staphylokokken-Infektion berücksichtigt werden. Die Behandlung banaler Wundinfektionen sollte oral mit Cefadroxil (Erwachsene tgl. 2–3 g) bzw. Clindamycin oder parenteral mit Cefazolin (tgl. 3–6 g), Cefuroxim (tgl. 3,0–4,5 g), bei Resistenz mit Vancomycin (tgl. 2 g) oder Linezolid erfolgen. Penicillinasefeste Penicilline wie Cloxacillin ergeben wesentlich schlechtere Ergebnisse als Clindamycin.

Posttraumatische Wundinfektionen: Bei Infektionen, die außerhalb des Krankenhauses entstanden sind, ist die Therapie mit einem Oralcefalosporin (Cefalexin, Cefadroxil) meist ausreichend. Bei schweren posttraumatischen Wundinfektionen (häufig Mischinfektionen) kommen zur ungezielten Therapie Kombinationen in Betracht, z.B. Cefotaxim + Clindamycin. Auch Imipenem, Meropenem oder Ertapenem allein wirken zuverlässig. Hiermit werden nahezu alle wichtigen Erreger von Wundinfektionen erfasst.
Eine **Monotherapie** mit Ceftriaxon oder einem Gyrase-Hemmer ist bei schweren Wundinfektionen wegen schwacher Wirksamkeit auf Bacteroides und Staphylokokken weniger geeignet. Moxifloxacin ist eine neue Therapieoption und hierbei herkömmlichen Chinolonen überlegen. Tetracycline, Ampicillin und Co-trimoxazol wirken nur auf einen kleinen Teil der möglichen Erreger von Wundinfektionen. Eine Monotherapie mit Aminoglykosiden ist wegen geringer klinischer Effektivität abzulehnen. Aminoglykoside können jedoch allenfalls zur Ergänzung einer Therapie mit Betalaktam-Antibiotika benutzt werden.
Gezielte Therapie: Je nach Erreger und Antibiogramm (Tab. 12-2).

Tier- und Menschenbisse: Hierbei sind bakterielle Infektionen so häufig, dass stets eine sofortige Antibiotika-Therapie indiziert ist. Bei Tierbissen kommen als Erreger vor allem Pasteurella multocida und Capnocytophaga canimorsus, seltener Eikenella corrodens, Staphylokokken, diverse Streptokokken, Bacteroides-Arten und Prevotella vor. Schwere Ver-

Tab. 12-2 Gezielte Antibiotika-Therapie bei Wundinfektionen.

Erreger	Antibiotika der Wahl	Antibiotika der Reserve
Staphylokokken (Methicillin-empfindlich)	Cefazolin, Cefadroxil	Clindamycin, Vancomycin
MRSA (Methicillin-resistenter Staphylococcus aureus)	Vancomycin, Teicoplanin	Rifampicin, Fusidinsäure, Linezolid
Streptokokken	Penicillin G, Penicillin V	Cefalosporine, Makrolide
Enterokokken	Ampicillin, Amoxicillin	Mezlocillin, Vancomycin
Pseudomonas aeruginosa	Piperacillin + Tobramycin, Ciprofloxacin	Gentamicin, Amikacin, Ceftazidim, Meropenem
Proteus vulgaris	Ceftriaxon, Ceftazidim	Imipenem, Gyrase-Hemmer
Klebsiella	Ceftriaxon, Cefixim	Imipenem, Gyrase-Hemmer
E. coli	Ceftriaxon	Mezlocillin, Cefixim, Gyrase-Hemmer
Pasteurella multocida	Penicillin G	Doxycyclin
Bacteroides fragilis	Clindamycin, Metronidazol	Cefoxitin, Imipenem, Ertapenem
Clostridien (Gasbrand)	Penicillin G	Cefotaxim, Clindamycin

läufe sind besonders bei Capnocytophaga-Infektionen beobachtet worden. Nach Katzenbissen kommt es besonders häufig zu einer rasch fortschreitenden, schmerzhaften Phlegmone durch Pasteurella multocida. Bei Menschenbissen sind aerobe und anaerobe Keime der Mundflora (Streptokokken, Prevotella) sowie Eikenella corrodens und Klebsiella pneumoniae häufig. Unbehandelt kann es zu Fieber, Eiterungen, Phlegmone, Lymphangitis, Lymphadenitis und Sepsis kommen.

Therapie: Gegen die meisten in Frage kommenden Erreger wirken Imipenem, Ertapenem, Ceftriaxon, Cefuroxim, Cefoxitin und Amoxicillin/Clavulansäure. Dagegen versagt Penicillin G oder V häufig bei Staphylokokken, ist aber gegen Pasteurella multocida und Capnocytophaga gut wirksam. Andere orale Mittel (Makrolide, Oralcefalosporine, Doxycyclin, Clindamycin, Co-trimoxazol, Gyrase-Hemmer) haben Wirkungslücken und sind daher weniger geeignet.

Perioperative Prophylaxe

Eine generelle Verabreichung von Antibiotika bei aseptischen Operationen wird wegen der möglichen Selektion resistenter Keime weitgehend abgelehnt. Die beste Prophylaxe von Wundinfektionen stellt nach wie vor die strenge Asepsis bei der Operation und postoperati-

559

ven Wundversorgung dar. Die Antibiotika-Prophylaxe ergänzt die Asepsis, ersetzt sie aber nicht. Immerhin hat eine großzügig durchgeführte perioperative Antibiotika-Prophylaxe zu einer erheblichen Verminderung der Hospitalsterblichkeit durch postoperative Wundinfektionen geführt.

Chirurgische Eingriffe werden nach Cruse in 4 Klassen eingeteilt:
1. sauber
2. sauber-kontaminiert
3. kontaminiert
4. schmutzig

Bei **Operationen mit erhöhtem Infektionsrisiko** (Tab. 12-3) ist eine perioperative Prophylaxe notwendig und allgemein anerkannt. Sie wird definiert als kurzzeitige, meist einmalige Gabe eines Antibiotikums kurz vor, bei Beginn oder spätestens während der Operation. Eindeutige Indikationen für eine Prophylaxe sind die Eingriffe der Klassen 3 und 4. Bei sauberen oder sauber-kontaminierten Eingriffen kann eine Prophylaxe bei individuellen Risikofaktoren erwogen werden. Es wird aber z.t. auch eine generelle Eindosisprophylaxe diskutiert, von der man nur bei begründeten Einzelfällen Ausnahmen machen kann (z.B. Implantation von Fremdkörpern). Ziel einer Antibiotika-Prophylaxe ist die Reduktion von Wundinfektionen; Nebenziele sind die Vermeidung postoperativer Pneumonien bzw. Sepsen:

▸ Verhinderung häufiger, relativ banaler Sekundärinfektionen (Wundinfektionen)
▸ Verhinderung seltener, aber umso dramatischer Infektionen (Gasbrand, Infektion implantierter Fremdkörper)
▸ Verhinderung von Infektionen außerhalb des Operationsgebiets (Pneumonie, Harnwegsinfektionen, Sepsis)
▸ Ökonomische und soziale Vorteile

Der **Prophylaxe-Katalog** sollte für eine medizinische Disziplin, aber auch innerhalb einer Abteilung weitgehend festgelegt sein. Bei der Auswahl der Substanzen zur Prophylaxe kann ein Wechsel sinnvoll sein. Ein routinemäßiges Rotieren des Prophylaxe-Regimes ist jedoch nicht sinnvoll. Traditionell werden keine Breitspektrum-Antibiotika zur perioperativen Prophylaxe verwendet; Hauptbegründung ist hierbei, dass man noch wirksame Reservesubstanzen für den Fall einer infektiösen Komplikation behalten will. Für das Hauptziel, die Verhinderung von Staphylokokken- und Streptokokken-Infektionen, reichen häufig Antibiotika gegen grampositive Keime aus. Meist werden zur perioperativen Prophylaxe Substanzen wie Cefazolin, Cefuroxim oder Mezlocillin verwandt. Eine starke Inzidenz von Methicillin-resistenten Staphylokokken in einer Klinik kann eine Modifikation veranlassen. Bei Operationen, bei denen mit einer Anaerobierkomponente zu rechnen ist, ist eine Kombination mit Metronidazol erforderlich. Es gibt gute Hinweise, dass sich die Ergebnisse der Prophylaxe durch die Verwendung breit wirksamer Substanzen bzw. von Betalaktam-Antibiotika mit längerer Halbwertszeit verbessern lassen. Bislang fehlen jedoch noch große Studien z.B. mit Ceftriaxon bzw. Ertapenem. Eine Prophylaxe mit Gyrase-Hemmern ist (außer bei urologischen Indikationen) unüblich.

Tab. 12-3 Wichtige Indikationen zur perioperativen Prophylaxe.

Indikationen	Antibiotika	Begründung
Implantation von Kunststoffen und Metallen	Cefazolin, Cefuroxim	Fremdkörper begünstigen Infektionen (vorwiegend Staphylokokken)
Herzoperationen	Cefazolin, Cefuroxim	Prophylaxe der postoperativen Endokarditis (meist durch Staphylokokken)
Transplantationen	Cefazolin, Cefuroxim	Prophylaxe von Staphylokokken- und Streptokokken-Infektionen
Neurochirurgische Operationen	Ceftriaxon, Cefotaxim	Infektionen selten, aber gefährlich
Operationen in stark kontaminiertem Gebiet (Mundhöhle, Ösophagus, Rektum, Kolon)	Cefotaxim + Metronidazol, Imipenem	Mischinfektionen unvermeidlich (durch aerobe und anaerobe Keime)
Hysterektomie, andere gynäkologische Eingriffe	Cefoxitin, Ertapenem	Reduktion von sekundären Wundheilungen
Gallenwegsoperationen	Ceftriaxon, Mezlocillin	Reduktion von sekundären Wundheilungen
Operationen bei Patienten mit Abwehrschwäche (myeloische Insuffizienz usw.)	Cefotaxim + Piperacillin, Ceftazidim + Gentamicin, Imipenem	Erhöhtes Risiko von Komplikationen
Amputation wegen Gangrän	Penicillin G	Gasbrandprophylaxe
Klinik mit hoher MRSA-Rate	Vancomycin, allein oder in Kombination	Alle Betalaktame sind unwirksam
Urologische Operationen	Levofloxacin oral, i.v. Ciprofloxacin i.v.	Häufig postoperative Infektionen
Knochenoperationen	Cefazolin, Cefuroxim	Häufig Staphylokokken-Infektionen
Appendektomie	Cefoxitin, Moxifloxacin	Reduktion von Sekundärheilungen

Therapie

Ungeeignete Antibiotika für eine Prophylaxe sind:
▶ Ampicillin, Amoxicillin
▶ Flucloxacillin
▶ Aminoglykoside
▶ Tetracycline, Doxycyclin
▶ Clindamycin, Makrolide
▶ Co-trimoxazol

Für den **Erfolg** ist ein korrekter Behandlungsbeginn entscheidend. Üblicherweise hat eine Antibiotika-Prophylaxe mit Beginn der Narkose einzusetzen. Eine zu frühe Antibiotika-Prophylaxe, z. B. am Vorabend der Operation, ist nicht wirksam und eher sogar schädlich. Wenn während der Operation eine Situation eintritt, die eine Antibiotika-Prophylaxe verlangt (z. B. Eröffnung eines Hohlorgans), ist umgehend intraoperativ ein geeignetes Antibiotikum zu applizieren. Die chirurgische Antibiotika-Prophylaxe ist daher weitgehend die Aufgabe des Anästhesisten. Sie sollte nur kurz durchgeführt werden; die Meinungen über die optimale Dauer sind geteilt, schwanken aber zwischen Einmalgabe und maximal 3-tägiger Anwendung. Eine z.T. noch praktizierte, 10–14 Tage dauernde Prophylaxe von chirurgischen Infektionen ist generell ungünstig; sie ist jedoch die Therapieform der Wahl bei der septischen Chirurgie nachgewiesener Infektionen. Das zum Teil apodiktisch herausgestellte Prinzip der Eindosisprophylaxe hat jedoch seine Grenzen. In der Thoraxchirurgie ergab eine Antibiotika-Prophylaxe, solange die Thoraxdrainagen im Thorax liegen, bessere Resultate als eine kürzer dauernde Prophylaxe.

Eine perioperative Prophylaxe darf nicht mit der Antibiotika-Therapie in der septischer Chirurgie verwechselt werden. Die Antibiotikagabe bei Ausräumung eines intraabdominalen Abszesses oder einer Osteomyelitis fällt nicht unter die Definition einer Prophylaxe; sie ist allenfalls eine Prophylaxe gegen eine perioperative septische Streuung. Die Antibiotika-Therapie z. B. bei einer perforierten Appendizitis gehört zur septischen Chirurgie.

Faustregel:
Lieber eine Antibiotika-Prophylaxe zu viel als eine unterlassene indizierte Prophylaxe!

Die **Gefährdung durch eine Kurzzeitprophylaxe** wird oft überschätzt; sie steht in keinem Verhältnis zum Schaden der Unterlassung einer indizierten Prophylaxe. Perioperative Kurzzeitprophylaxe ist keinesfalls die Ursache der steigenden Resistenzen in einer Klinik. Sie darf so nicht mit relativ gefährlichen Formen einer Prophylaxe, wie Darmdekontamination bei Abwehrschwäche, verwechselt werden. Die Zurückhaltung bei der prophylaktischen Anwendung von Antibiotika in der Chirurgie darf auf keinen Fall zur Unterlassung einer notwendigen Gasbrandprophylaxe (s. S. 637) führen.

Es ist nicht unüblich, aber nicht statthaft, Beziehungen zwischen der Qualität des Operateurs und der Rate von Sekundärinfektionen heranzuziehen (»Ein erstklassiger Chirurg braucht keine Prophylaxe.«).

Cave: Verknüpfung einer Prophylaxe mit der Qualität des Chirurgen!
Sekundärinfektionen sind nicht nur eine Frage des operativen Geschicks.
Auch »große Meister« haben schwache Tage.
Zur optimalen Operation gehört auch eine optimale perioperative Prophylaxe.

Die perioperative Antibiotika-Prophylaxe muss von einer notwendigen, lang dauernden perioperativen Antibiotika-Therapie in der septischen Chirurgie abgegrenzt werden. Die Ausräumung eines Infektionsherdes (z. B. bei Osteomyelitis) erfordert stets eine intensive präoperative, intraoperative und postoperative Antibiotika-Therapie über mehrere Wochen, wenn nicht sogar Monate.

Prophylaxe versus Therapie.

Die Diskussionen über Einzeit- und Kurzzeittherapie dürfen nicht zu einer Verkürzung der notwendigen Therapiedauer bei akuten und chronischen Wundinfektionen führen. In den letzten Jahren wurden zusätzlich die ökonomischen Aspekte der Prophylaxe herausgestellt. Bei Operationen, die nach Fallpauschalen abgerechnet werden, ist es für das Krankenhaus besonders wichtig, dass wenige Sekundärinfektionen entstehen. Die Kosten einer üblichen Prophylaxe (ca. 15 €) müssen in Bezug zu den Kosten einer Sekundärinfektion gesetzt werden (ca. 1 500–3 000 €). Hinzu kommen neben dem Imagegewinn für den Operateur und das Krankenhaus vor allem der Nutzen für den Patienten, denn auch harmlose Sekundärinfektionen (z. B. nach Mammaamputation) sind zumindest lästig und kosmetisch störend, manchmal auch gefährlich.

Infizierte Verbrennungen

Der Verlauf von großflächigen Verbrennungen dritten Grades hängt entscheidend von den häufig hinzutretenden Infektionen und von der Antibiotika-Therapie ab.

Erreger: In erster Linie Pseudomonas aeruginosa und resistente Staphylokokken, seltener Proteus, Klebsiella, Enterobacter und Enterokokken, auch Pilze (Aspergillus, Mucor, Candida). Besonders gefährlich sind in der Frühphase, wenn auch nicht sehr häufig, Infektionen mit A-Streptokokken (Streptococcus pyogenes), die Epithelreste vernichten und das Anheilen von Transplantaten verhindern. Eine Sepsis wird häufig durch Pseudomonas aeruginosa, Staphylococcus aureus, Enterobacter und Proteus verursacht (hohe Letalität).

Diagnose: Anfangs sind tägliche oder zweitägliche Wundabstriche notwendig, da sich die Wundflora schnell ändern kann. Eine vollkommene Keimelimination lässt sich meist nicht erreichen. Bei septischem Fieber sind Blutkulturen anzulegen. Auf andere infektiöse Komplikationen, wie Pneumonie, Thrombophlebitis und Endokarditis, ist zu achten.

Therapie: Die sofortige routinemäßige Antibiotikagabe bei jeder Verbrennung zur Prophylaxe von A-Streptokokken-Infektionen ist weit verbreitet, aber nicht unumstritten. Bei Infektionszeichen (Veränderung der Wundbeschaffenheit, Fieber usw.) erfolgt sofort eine systemische Behandlung mit Cefuroxim, bei schweren Symptomen besser mit einem Carbapenem. Eine bei schweren Verbrennungen häufig auftretende Niereninsuffizienz ist bei der Dosierung der Antibiotika zu berücksichtigen (s. S. 786 ff). Die Initialbehandlung wird entsprechend den bakteriologischen Resultaten modifiziert. Bei einer Staphylokokken-Infektion kann Vancomycin oder Linezolid indiziert sein, bei einer Streptokokken-Infektion Penicillin G, bei einer Pseudomonas-Infektion Ceftazidim + Tobramycin bzw. + Ciprofloxacin (je nach Antibiogramm). Schwere Pilz-Infektionen erfordern die i.v. Gabe von Amphotericin B oder neuen Antimykotika.

Eine **antibakterielle Lokalbehandlung** kann bei schweren Verbrennungen von großem Nutzen sein, wird jedoch oft durch die bestehenden Gewebsnekrosen beeinträchtigt. In der ersten Phase der Erkrankung werden in den USA feuchte Kompressen mit 0,5%iger Silbernitrat-Lösung empfohlen, durch welche eine bakterizide Wirkung, auch auf Pseudomonas aeruginosa, und eine günstige Wirkung auf die Wundfläche erreicht wird. Auch Silber-Sulfadiazin (Flammazine) und Povidon-Jod kommen zur Lokalbehandlung von Verbrennungen in Frage. Bei ausgedehnten Verbrennungen besteht die Möglichkeit einer perkutanen

Therapie

Resorption dieser Mittel, weshalb auf Nebenwirkungen geachtet werden muss. Penicilline und Cefalosporine sowie Neomycin sind zur örtlichen Behandlung wegen der Sensibilisierungsgefahr ungeeignet. Aminoglykoside, Polymyxin B und Bacitracin lokal können bei großflächigen Verbrennungen resorbiert werden und toxisch wirken. Bei Candida- und Aspergillus-Infektionen ist eine Lokalbehandlung mit verschiedenen Antimykotika (Pimaricin, Nystatin, Amphotericin-B-Lösung u. a.) möglich. Bei Schimmelpilzinfektionen versagt meist die topische Behandlung. Eine Herpes-simplex-Virusinfektion der Verbrennungswunde wird mit Aciclovir-Creme behandelt, eine systemische HSV-Infektion mit Aciclovir i. v.

Die **zusätzliche Therapie** ist für den Verlauf der Verbrennungskrankheit von entscheidender Bedeutung. Dazu gehören Schockbekämpfung, insbesondere Infusionsbehandlung (Ausgleich von Elektrolyt-, Wasser- und Eiweißverlusten), Azidosebehandlung, Analgesie, Sauerstoff, Tetanusimpfung, Behandlung einer Niereninsuffizienz, Schutz vor Hospitalinfektionen usw., bei Rauchvergiftung auch Pneumoniebehandlung (oft bakterielle Sekundärinfektion mit gramnegativen Stäbchen). Die Wunden müssen gesäubert werden (Débridement) und so weit wie möglich gedeckt werden (Transplantation). Wichtig sind sterile Pflege und laufende bakteriologische Kontrollen. Schwere Verbrennungen sollten möglichst nur in entsprechend spezialisierten Krankenhäusern behandelt werden.

Handinfektionen

Erreger: Vorwiegend Staphylokokken, seltener Streptokokken, gramnegative Bakterien (Pseudomonas u. a.) oder Bacteroides (Mischinfektion), bei chronischen Nagelinfektionen auch Candida albicans. Nach Verletzungen duch Holz oft polymikrobielle Mischinfektionen, selten auch Sporotrichose oder Tetanus. Bei Kontakt mit Fischen, Aquarien, Fischzucht, Salzwasser auch Mycobacterium marinum (schwer behandelbar!) oder Vibrio vulnificus (schnell fortschreitend). Nach Kontakt mit Fischen auch Erysipeloid möglich.

Panaritium cutaneum: Inzision, Drainage, ggf. Entfernung von Fremdkörpern, Ruhigstellung. Bei leichteren Staphylokokken-Infektionen sind Antibiotika nicht unbedingt erforderlich, wegen der (wenn auch seltenen) Möglichkeit septischer Komplikationen jedoch ratsam. Dagegen sollten alle Streptokokken-Infektionen, auch oberflächliche Panaritien, wegen der Gefahr einer Tendovaginitis, Sepsis oder Nachkrankheiten grundsätzlich behandelt werden. Eine großzügige Indikation zur systemischen Antibiotika-Therapie ist ebenfalls indiziert bei Fremdkörpern, bei drohenden Komplikationen oder Abwehrschwäche (Leukämie, Diabetes usw.).

Panaritium subcutaneum, ossale oder articulare, Tendovaginitis purulenta: Hierbei ist die chirurgische Behandlung ebenso wichtig wie die Antibiotika-Therapie. Im Anfangsstadium führt eine Behandlung mit Antibiotika zur Verhinderung einer stärkeren, eitrigen Einschmelzung. Antibiotika können jedoch auch später Komplikationen verhüten (Lymphangitis, Sepsis, chronische Osteomyelitis, Hohlhandphlegmone). Bei der Wahl des Antibiotikums richtet man sich nach dem mikroskopischen Präparat und der Art der angezüchteten Erreger, die bei schnellen Verlaufsformen fast immer Staphylokokken sind. Bei protrahiertem Verlauf sind oft auch Anaerobier, Enterobakterien und Candida die Ursache.

Therapie: Beim Nachweis von Haufenkokken im Eiterausstrich oder bei fehlendem Erregernachweis (meist doch Staphylokokken) eignet sich ein Oralcefalosporin, z. B. Cefadroxil (Erwachsene und Schulkinder tgl. 2–3 g, Kleinkinder 50 mg/kg per os), als Alternative auch Clindamycin (tgl. 0,9 g per os). Therapie wegen der Rezidivgefahr nicht zu früh abbrechen! Beim mikroskopischen Nachweis von Kettenkokken (Streptokokken) verwendet man Penicillin V, tgl. 1,5–3 Mill. E in 3 Einzelgaben.

Gramnegative Erreger werden nach Antibiogramm behandelt (ohne Kenntnis der Empfindlichkeit zunächst mit Ciprofloxacin oder Moxifloxacin).

Eine **Candida-Paronychie** erfordert eine systemische Therapie mit Fluconazol, Itraconazol oder Voriconazol, jedoch keine Inzision oder Ausräumung.

Postoperative Sepsis

Das **Erregerspektrum** bei postoperativer Sepsis hängt ab von der Art der Operation, einer durchgeführten Vorbehandlung oder perioperativen Prophylaxe und dem Ausgangsherd. Eine postoperative Sepsis, die von infizierten Wunden ausgeht, wird meist durch Staphylokokken ausgelöst. Eine zunehmende Bedeutung haben Venenkatheterinfektionen, die ebenfalls meist durch Staphylokokken verursacht werden (s. S. 430, 433). Nicht selten liegt eine Mischinfektion mit gramnegativen Keimen vor. Nach Möglichkeit sollten vor der Therapie Blutkulturen und Wundabstriche, evtl. auch Urinkulturen abgenommen werden; ggf muss die sofort eingeleitete Interventionstherapie dann sekundär verändert werden.

Die **ungezielte Therapie** orientiert sich nach dem Erregerspektrum (je nach Ausgangsherd, aber auch je nach Klinik, verschieden) sowie dem klinischen Bild. Eine Sepsis mit Schocksymptomen muss anders behandelt werden als eine Sepsis mit starker Lokalinfektion im Operationsbereich. Die Therapie erfolgt nach den Regeln einer Interventionstherapie. Bei bedrohlichem Krankheitsbild sind Imipenem oder Betalaktam-Antibiotika-Kombinationen indiziert. Bei vorausgegangener Operation mit hohem Anaerobier-Risiko kann zusätzlich Metronidazol oder Clindamycin indiziert sein. Bei Nichtansprechen binnen drei Tagen ist die Therapie gegen nicht erfasste Erreger bzw. nach den inzwischen vorliegenden Kulturbefunden zu ergänzen. Bei starker Lokalinfektion im Operationsbereich wird die Wunde an einigen Stellen geöffnet und ggf. eine Drainage durchgeführt. Gründe für ein verzögertes Ansprechen auf die Therapie sind oft resistente Staphylokokken oder Pseudomonaden, manchmal auch ein Empyem oder ein infizierter Fremdkörper. Postoperatives Fieber kann auch andere Ursachen haben (Hämatom, Thrombophlebitis, Drug-Fieber).

Die **gezielte Therapie** bzw. die ggf. notwendige Schocktherapie erfolgen nach den im Abschnitt »Septische Infektionen« gegebenen Empfehlungen (s. S. 422).

Therapie

Postoperative Pneumonie

Pneumonien nach operativen Eingriffen stellen einen Sonderfall der nosokomialen Pneumonie dar. Die **Entstehung** postoperativer Pneumonien wird u. a. durch Hypoventilation, Atelektasen, Aspiration, lang dauernde und schwere Operationen bzw. das Vorliegen eines chronischen Lungenleidens begünstigt. Auch nach dem Gebrauch bakteriell kontaminierter Narkose- oder Inhalationsgeräte kann es bei Frischoperierten zu schweren Lungeninfektionen kommen.

Als **Erreger** werden in erster Linie resistente Staphylokokken, aber auch Klebsiella-, Enterobacter- oder Pseudomonas-Keime gefunden. Auch endogene Infektionen durch Pneumokokken, Haemophilus influenzae und Anaerobier sind möglich. Da bei der postoperativen Pneumonie eine Erregerdiagnose besonders wichtig ist, sind alle diagnostischen Möglichkeiten (einschließlich der Untersuchung von Trachealsekret) auszunutzen (s. S. 499).

Die **ungezielte Therapie** einer postoperativen Pneumonie richtet sich in erster Linie nach der klinischen Konstellation. Es müssen hierbei besonders Staphylokokken erfasst werden. Bei Patienten ohne Vorbehandlung und ohne Hinweis auf Aspiration ist eine Therapie mit Cefazolin, Cefuroxim oder Cefotiam meist ausreichend. Bei einer Pneumonie, die trotz perioperativer Prophylaxe auftritt, sollten Antibiotika verwendet werden, die ein breites Wirkungsspektrum haben, z. B. Imipenem. Bei endemischem Vorkommen von Methicillin-resistenten Staphylokokken in der Klinik kommen Kombinationen unter Einschluss von Vancomycin, Teicoplanin oder Linezolid in Frage. Bei Hinweisen auf Aspiration ist die Wirksamkeit auf Anaerobier, Staphylokokken und Enterobakterien wichtig. Am günstigsten ist hierbei die Gabe von Carbapenemen, wie Imipenem bzw. Ertapenem. Bei der Kombinationstherapie einer Aspirationspneumonie mit anderen Antibiotika ist Clindamycin einzuschließen. Wegen der starken Tendenz zur Abszedierung ist eine längere Behandlung (ca. 3 Wochen) erforderlich. Unterstützende Maßnahmen sind Förderung des Abhustens, Mukolytika, Schmerztherapie und physikalische Therapie.

Eine **perioperative Antibiotika-Prophylaxe** verringert nicht nur das Risiko von Wundinfektionen, sondern auch das Risiko einer postoperativen Pneumonie; dieser Aspekt ist ein Argument für eine Prophylaxe mit Antibiotika, die auch gängige Pneumonie-Erreger erfassen. Bei Prophylaxe-Empfehlungen sollte immer auch der Effekt auf andere Infektionen berücksichtigt werden.

Infizierte Gangrän

Eine infizierte Gangrän der unteren Extremität muss von banalen Infektionen bei nur geringfügig eingeschränkter Durchblutung, vom Erysipel und vom »diabetischen Fuß« unterschieden werden. Es gibt dabei sehr unterschiedliche Verläufe, bei denen im Anfang eine genaue Diagnose oft noch nicht möglich ist. In den meisten Fällen ist es notwendig, zuerst die Antibiotika-Therapie durchzuführen und die notwendige angiologische Diagnostik nach klinischer Besserung anzuschließen.

Erreger von Sekundärinfektionen sind Staphylokokken, aerobe und anaerobe Streptokokken, Gasbrand-Clostridien sowie gramnegative Bakterien (Pseudomonas aeruginosa, Proteus, Bacteroides u. a.). Fast immer liegt eine Mischinfektion vor.

Therapie: Notwendig ist eine längere hochdosierte Kombinationstherapie mit parenteralen Antibiotika, die ausreichend in schlecht durchblutetes Gewebe penetrieren. Geeignet sind gegen die Sekundärinfektion (feuchte Gangrän):

▶ Penicillin G i.v., tgl. 20 Mill. E, gegen Streptokokken und Anaerobier.
▶ Cefazolin i.v., tgl. 6 g, evtl. in Kombination mit Gentamicin i.v., tgl. 240 mg, besonders gegen Staphylokokken.
▶ Piperacillin i.v., tgl. 15–20 g (wirksam auf Pseudomonas aeruginosa und andere gramnegative Bakterien).
▶ Gegen Anaerobier sind Clindamycin i.v. und Metronidazol i.v. wirksam.
▶ Levofloxacin, Ciprofloxacin, Moxifloxacin penetrieren gut in schlecht durchblutetes Gewebe.

Therapieprinzipien bei arteriosklerotischer Gangrän

Eine Amputation wegen arteriosklerotischer Gangrän erfordert aufgrund des Risikos einer katastrophalen postoperativen Gasbrandinfektion stets eine entsprechende perioperative Antibiotika-Prophylaxe. Die riskante intraarterielle Injektion von Antibiotika ist pharmakokinetisch wenig sinnvoll, klinisch ungenügend wirksam und gefährlich.

Literatur

Abele-Horn M, Schupfner B, Emmerling P, et al. Persistent wound infection after herniotomy associated with small-colony variants of Staphylococcus aureus. Infection 2000; 28: 53–4.

British Society for Antimicrobial Chemotherapy. Infection in Neurosurgery Working Party. Antimicrobial prophylaxis in neurosurgery and after head injury. Lancet 1994; 334: 1547–51.

Cant PJ, Smyth S, Smart DO. Antibiotic prophylaxis is indicated for chest stab wounds requiring closed tube thoracostomy. Br J Surg 1993; 80: 464.

Classen DC, Evans RS, Pestotnik SL, et al. The timing of prophylactic administration of antibiotics and the risk of surgical-wound infection. N Engl J Med 1992; 326: 281.

Cruse P, Foord R. The epidemiology of wound infection. Surg Clin North Am 1980; 60: 27–40.

D'Amico DF, Parimbelli P, Ruffolo C. Antibiotic prophylaxis in clean surgery: breast surgery and hernia repair. J Chemother 2001; 13: 108–11.

Dellinger EP. Antibiotic prophylaxis in trauma: penetrating abdominal injuries and open fractures. Rev Infect Dis 1991; 13 (Suppl 10): 847.

Dreiplatz G, Biro B, Kroger K. Local treatment of dry gangrene. Vasa 2002; 31: 280.

Dormann AJ, Wigginghaus B, Risius H, et al. Antibiotic prophylaxis in percutaneous endoscopic gastrostomy (PEG)—results from a prospective randomized multicenter trial. Z Gastroenterol 2000; 38: 229–34.

Fabian TC, Croce MA, Payne LW, et al. Duration of antibiotic therapy for penetrating abdominal trauma: a prospective trial. Surgery 1992; 112: 788.

Fallon WF Jr, Wears RL. Prophylactic antibiotics for the prevention of infectious complications including empyema following tube thoracostomy for trauma: results of meta-analysis. J Trauma 1992; 33: 110.

Farr BM. Mupirocin to prevent S. aureus infections. N Engl J Med 2002; 346: 1905–6.

Hall JC, Christiansen K, Carter MJ, et al. Antibiotic prophylaxis in cardiac operations. Ann Thorac Surg 1993; 56: 916.

Hoffman RD, Adams BD. The role of antibiotics in the management of elective and post-traumatic hand surgery. Hand Clin 1998; 14: 657–66.

Howard RJ, Simmons RL. Surgical Infectious Diseases. 3rd ed. Norwalk: Appleton & Lange, 1995.

de Lalla F, Novelli A, Pellizzer G, et al. Regional and systemic prophylaxis with teicoplanin in monolateral and bilateral total knee replacement procedures: study of pharmacokinetics and tissue penetration. Antimicrob Ag Chemother 1993; 37: 2693.

Langley JM, LeBlanc JC, Drake J, Milner R. Efficacy of antimicrobial prophylaxis in placement of cerebrospinal fluid shunts: meta-analysis. Clin Infect Dis 1993; 17: 98.

Leaper DJ, Melling AG. Antibiotic prophylaxis in clean surgery: clean non-implant wounds. J Chemother 2001; 13: 96–101.

Maher KO, Van Der Elzen K, Bove EL, et al. A retrospective review of three antibiotic prophylaxis regimens for pediatric cardiac surgical patients. Ann Thorac Surg 2002; 74: 1195–200.

Maki DG, Bohn MJ, Stolz SM et al. Comparative study of cefazolin, cefamandole, and vancomycin for surgical prophylaxis in cardiac and vascular operations. J Thorac Cardiovasc Surg 1992; 104: 1423–34.

Mittelkötter U. Antimicrobial prophylaxis for abdominal surgery: is there a need for metronidazole? J Chemother 2001; 13: 27–34.

Nichols RL, Smith JW, Muzik AC, et al. Preventive antibiotic usage in traumatic thoracic injuries requiring closed tube thoracostomy. Chest 1994; 106: 1493.

Nichols RL, Smith JW, Gentry LO, et al. Multicenter, randomized study comparing levofloxacin and ciprofloxacin for uncomplicated skin and skin structure infections. South Med J 1997; 90: 1193–200.

Page CP, Bohnen JMA, Fletcher JR, et al. Antimicrobial prophylaxis for surgical wounds: guidelines for clinical care. Arch Surg 1993; 128: 79.

Schmidt-Matthiesen A, Roding H, Windolf J, et al. A prospective, randomised comparison of single- vs. multiple-dose antibiotic prophylaxis in penetrating trauma. Chemotherapy 1999; 45: 380–91.

Sheridan RL, Weber JM, Pasternack MS, et al. Antibiotic prophylaxis for group A streptococcal burn wound infection is not necessary. J Trauma 2001; 51: 352–5.

Thomas R, Alvino P, Cortino GR, et al. Long-acting versus short-acting cephalosporins for preoperative prophylaxis in breast surgery: A randomized double-blind trial involving 1,766 patients. Chemotherapy 1999; 45: 217–23.

Tetteroo GWM, Wagenvoort JHT, Bruining HA. Role of selective decontamination in surgery. Br J Surg 1992; 79: 300–4.

Vasenius J, Tulikoura I, Vainionpaa S, et al. Clindamycin versus cloxacillin in the treatment of 240 open fractures. A randomized prospective study. Ann Chir Gynaecol 1998; 87: 224–8.

Weber DJ, Hansen AR. Infections resulting from animal bites. Infect Dis Clin North Am 1991; 5: 663.

Wenzel RP. Preoperative antibiotic prophylaxis. N Engl J Med 1992; 326: 337–9.

Zimmerli W. Antibiotikatherapie in der Chirurgie5. Chirurg 1998; 69: 1392–8.

Antiinfektiva

568

13 Infektionen der Knochen und Muskeln

Osteomyelitis

Die Osteomyelitis kann in **4 Hauptformen** auftreten, die eine verschiedene Behandlung erfordern:

> ▶ als akute hämatogene Osteomyelitis (vorwiegend bei Kindern),
> ▶ als akute postoperative oder posttraumatische Osteomyelitis,
> ▶ als Kieferosteomyelitis,
> ▶ als chronische Osteomyelitis.

Erreger: Bei der akuten hämatogenen Osteomyelitis sind die Erreger meistens Staphylokokken, seltener B-Streptokokken, Bacteroides, Klebsiellen, Salmonellen, Brucellen u. a., bei Kleinkindern und älteren Personen Haemophilus influenzae. Bei Heroinsüchtigen wird häufig Pseudomonas als Erreger einer Wirbel- oder Schambein-Osteomyelitis nachgewiesen. Bei immunsupprimierten Patienten kommen auch Pilze, wie Candida und Aspergillus, vor, bei AIDS-Patienten nicht selten Mykobakterien-Arten (z. B. M. avium-intracellulare). Die posttraumatische Osteomyelitis wird außer durch Staphylokokken auch durch Proteus, Pseudomonas aeruginosa, E. coli u. a. hervorgerufen (häufig Mischinfektionen). Die fortgeleitete Osteomyelitis (z. B. von den Zähnen oder, bei Diabetikern mit peripheren Durchblutungsstörungen, von trophischen Hautulzera im Bereich der kleinen Fußknochen) ist ebenfalls häufig mischinfiziert (mit anaeroben und aeroben Keimen). Eine Sonderform der chronischen Osteomyelitis ist der Brodie-Abszess, der meist Staphylokokken-bedingt ist.

Diagnose: Erregeranzüchtung und Antibiogramm sind wichtige Voraussetzungen für eine erfolgreiche Behandlung. Es kommt darauf an, die Erreger möglichst vor Therapiebeginn in der Blutkultur oder aus dem Sepsisausgangsherd (häufig Pyodermien oder Abszesse) anzuzüchten. Wenn sich bereits ein subperiostaler Abszess gebildet hat, kann durch Punktion von Eiter Material zur bakteriologischen Untersuchung gewonnen werden. Wenn die Blutkultur steril geblieben oder unterlassen worden ist, kann eine Knochenbiopsie durchgeführt werden, um eine histologische und kulturelle Untersuchung auf aerobe und anaerobe Keime, Mykobakterien und Pilze durchführen zu können. Bei Wirbelosteomyelitis ist zur Erregerdiagnostik eine Nadelbiopsie unter CT-Führung möglich. Intraoperativ gewonnenes Material (bei chronischer Osteomyelitis) muss sorgfältig untersucht werden (Zerkleinern der Probe, verschiedene Nährböden, lange Bebrütung).

Therapie

Bei der **Staphylokokken-Osteomyelitis** steigt der Antistaphylolysintiter im Verlauf der Erkrankung an (nicht bei Infektionen durch Staphylococcus epidermidis). Eine A- und B-Streptokokken-, Salmonellen-, Brucellen- und Haemophilus-Typ-b-Osteomyelitis lassen sich ebenfalls serologisch diagnostizieren. Radiologisch sichtbare Veränderungen treten meist erst ab der 3. Krankheitswoche, bei Säuglingen ab der 2. Krankheitswoche auf. Durch Knochenszintigraphie (in der 1. Woche oft noch negativ), besser durch MRT kann eine Frühdiagnose gestellt werden.

Bei der **akuten hämatogenen Osteomyelitis** gelten bei der Therapie grundsätzlich dieselben Regeln wie bei den septischen Infektionen. Die Behandlung erfolgt in der Regel mit bakteriziden Antibiotika in hoher Dosierung. Durch die schlechte Diffusion der Antibiotika in den z.T. nekrotischen Knochen erklärt sich die Rezidivgefahr, weshalb eine lang dauernde Nachbehandlung notwendig ist.

Gezielte Therapie: Die ersten Erfolge bei der früher weitgehend nicht behandelbaren Osteomyelitis wurden mit Penicillin G bei primärer Osteomyelitis durch die heute seltenen Penicillin-G-empfindlichen Staphylokokken erzielt. Heute kann kaum mehr mit Penicillin-sensiblen Staphylokokken gerechnet werden. In internationalen Empfehlungen werden weiterhin die klinisch und mikrobiologisch enttäuschenden und relativ toxischen Oxacillin-Derivate empfohlen. Generell ist die Effektivität von Betalaktam-Antibiotika bei der Staphylokokken-Osteomyelitis nicht besonders hoch. Statt Oxacillin-Derivaten sollten unseres Erachtens Cefalosporine mit guter Staphylokokken-Aktivität (Cefazolin, Cefuroxim), Clindamycin oder Kombinationen bevorzugt werden. Bei Infektionen durch Staphylokokken ist generell die Kombination eines Betalaktam-Antibiotikums mit Clindamycin, Fusidinsäure oder Rifampicin zu empfehlen.

Die heute nur noch schwer erhältliche Fusidinsäure (günstige Pharmakokinetik, jedoch Gefahr einer schnellen Resistenzentwicklung) ist bei Osteomyelitis gut wirksam; Dosierung bei Erwachsenen tgl. 1,5–2 g oral, bei Kindern 30 mg/kg in 3–4 Einzelgaben nach dem Essen. Fusidinsäure bzw. Rifampicin sollten stets mit einem zweiten wirksamen Mittel kombiniert werden.

Cefazolin i.v. gibt man bei Erwachsenen tgl. 6 g, bei Kindern 100–200 mg/kg. Die Cefalosporine entsprechen in ihrer antibakteriellen Aktivität gegen Staphylokokken den penicillinasefesten Penicillinen (Kreuzresistenz mit Flucloxacillin und Dicloxacillin). Cefalosporine haben jedoch eine viel bessere Pharmakokinetik und bessere Verträglichkeit.

Eine Alternative ist Clindamycin; Erwachsene erhalten 3-mal tgl. je 0,3–0,6 g i.v., Kinder tgl. 20–40 mg/kg. Zur Nachbehandlung verwendet man Clindamycin oral, Erwachsene tgl. 0,9–1,2 g, Kinder 15–20 mg/kg in 4 Einzelgaben.

Vancomycin, Teicoplanin (obwohl relativ schlecht knochengängig) oder Fosfomycin (gut knochengängig) sind bei Osteomyelitis durch Staphylococcus epidermidis indiziert, z.B. bei Infektionen von Gelenkprothesen. Wegen der besseren Wirksamkeit ist auch hierbei immer eine Kombination mit Fusidinsäure oder Rifampicin empfehlenswert. Eine neue Alternative ist Linezolid.

Andere Osteomyelitiden (andere Erreger, postoperative und posttraumatische Formen) werden je nach Antibiogramm behandelt. Bei einer Infektion durch Streptokokken ist Penicillin G in hoher Dosierung das Mittel der Wahl, bei einer Haemophilus-influenzae-Infektion Ceftriaxon oder Cefotaxim. Bei Pseudomonas-Infektionen (häufig nach perforierender

Verletzung durch die Tennisschuhsohle!) gibt man entweder Piperacillin + Tobramycin oder Piperacillin + Ciprofloxacin. Alternativen sind Ceftazidim, Aztreonam und Meropenem. Bei Salmonellen-Osteomyelitis ist Cefotaxim in hoher Dosierung oder Ciprofloxacin indiziert.

Ungezielte Therapie: Sobald die klinische Verdachtsdiagnose gestellt ist, wird – nach Entnahme von Blutkulturen und Abstrichen vom Ausgangsherd und, soweit möglich, auch von der Osteomyelitis – unverzüglich eine hochdosierte Antibiotika-Therapie eingeleitet. Mit Cefazolin i.v. (Erwachsene tgl. 6 g, Kinder 200 mg/kg) erfasst man Staphylokokken und Streptokokken als die wichtigsten Erreger. Bei Kleinkindern (von 1–6 Jahren) kommen neben Staphylokokken Keime der Haemophilus-Gruppe häufiger vor, weshalb zur Initialtherapie die Kombination von Clindamycin + Cefotaxim vorteilhaft ist. Bei Neugeborenen oder Patienten mit schwerem Grundleiden und Abwehrschwäche ist auch mit Pseudomonas und anderen gramnegativen Stäbchen (Salmonellen) zu rechnen. Dann sind breit wirksame Kombinationen, wie Ceftazidim + Fluochinolon oder Piperacillin + Fluochinolon, günstig. Nach Bekanntwerden des Antibiogramms wird die Therapie mit dem wirksamsten Mittel fortgesetzt. Wenn die Erkrankung auf diese Therapie nicht anspricht, sollten erneut bakteriologische Untersuchungen stattfinden. Bei der Osteomyelitis von Heroinsüchtigen ist mangels venösem Zugang oft nur eine orale Therapie mit Clindamycin, evtl. auch mit Chinolonen möglich.

Bei **fortgeleiteter Osteomyelitis** im Rahmen einer Gefäßinsuffizienz muss mit einer polymikrobiellen Ätiologie gerechnet werden (inklusive Anaerobiern und gramnegativen Stäbchen). Bei leichteren Infektionen kann ein Chinolon (z. B. Moxifloxacin) versucht werden. Schwere Infektionen erfordern eine breite intravenöse Therapie, z. B. mit Imipenem, Meropenem, Piperacillin/Tazobactam. Die Prognose hängt entscheidend von der Revaskularisation ab.

Therapiedauer: Nach klinischer Besserung einer akuten Osteomyelitis, die nach hochdosierter intravenöser Initialtherapie im Allgemeinen rasch eintritt, kann oral weiterbehandelt werden. Bei einer Staphylokokken-Osteomyelitis folgt auf die intravenöse Therapie mit Cefazolin eine längere orale Nachbehandlung mit Clindamycin (Erwachsene tgl. 0,9 g, Kinder 15 mg/kg) bis zur völligen Heilung.

Kieferosteomyelitis: Meist fortgeleitet von einer Zahnwurzelentzündung oder Sinusitis maxillaris; unterschiedliches Erregerspektrum. Meist liegt eine Staphylokokken-Infektion oder eine Mischinfektion mit Anaerobiern (Streptokokken, Bacteroides, Fusobakterien, Actinomyces u. a.) vor.
Therapie: Neben der operativen Versorgung ist eine hochdosierte Antibiotika-Behandlung (s. o.) angezeigt. Ist eine Staphylokokken-Infektion ausgeschlossen, kann initial eine Therapie mit Penicillin G in hoher Dosis versucht werden (evtl. in Kombination mit Metronidazol). Beim Versagen der Penicillin-Therapie ist eine Behandlung mit Clindamycin indiziert.

Chronische Osteomyelitis: Diese Form ist heute selten geworden. Durch die Antibiotika-Therapie ist die Osteomyelitis heute kein Lebensschicksal mehr. Eine chronische Osteomyelitis entsteht nach Operationen und Traumen, selten bei fortgeleiteten Infektionen, nach ungenügend behandelter akuter Osteomyelitis sowie bei infizierten Fremdkörpern. Die Di-

Therapie

agnostik kann schwierig sein. Oft gelingt es nicht, den ursächlichen Erreger nachzuweisen. Bei unklarer Ätiologie sind eine Tuberkulose, Aktinomykose und Brucellose auszuschließen.

Die **Therapie** erfordert in erster Linie chirurgische Maßnahmen (Entfernung von Sequestern, Fremdkörpern, ggf. Knochenplastik). Der Erfolg einer zunächst ungezielten Antibiotika-Therapie lässt sich nur an klinischen Parametern (Entfieberung, CRP, Rückgang von Schmerzen) beurteilen. Die gezielte Therapie richtet sich nach dem Antibiogramm.

Als **lokale Behandlung** ist die intra- oder perossäre Instillation von Antibiotika oder eine Spüldrainage der Osteomyelitishöhle möglich; heute erfolgt in Deutschland meist auch ein Einlegen von Gentamicin-PMMA-Kugeln (s. S. 151).

Die **systemische Antibiotika-Therapie** wird über lange Zeit (3–12 Monate) durchgeführt; manchmal ist sogar eine Dauersuppressionsbehandlung erforderlich. Chronische Staphylokokken-Infektionen werden üblicherweise mit Clindamycin behandelt. Betalaktam-Antibiotika wirken bei chronischer Osteomyelitis unsicher, können aber in Kombination mit Rifampicin oder Fusidinsäure angewandt werden. Bei Infektionen durch Enterobakterien kommen Ceftriaxon oder Ciprofloxacin, evtl. auch Piperacillin in Kombination mit Gentamicin in Betracht. Eine Pseudomonas-Osteomyelitis wird mit Ceftazidim + Tobramycin oder Ceftazidim + Ciprofloxacin behandelt. Levofloxacin und Ciprofloxacin penetrieren gut in den Knochen; ihr Wert ist auch bei der Brucellen-Osteomyelitis erwiesen. Bei Anaerobier-Infektionen (häufig Mischinfektionen) wirken am besten Clindamycin, Metronidazol und Imipenem bzw. Meropenem, bei empfindlichen Keimen auch Penicillin G.

Prophylaxe: Knochen- und Gelenkoperationen erfordern eine sorgfältige perioperative Prophylaxe, die die Haupterreger (Staphylokokken) erfasst. Meist werden Cefuroxim, Cefotiam oder Cefazolin als Einzeldosis verwendet.

Literatur

Cunha BA. Osteomyelitis in elderly patients. Clin Infect Dis 2002; 35: 287–93.

Dagan R. Management of acute hematogenous osteomyelitis and septic arthritis in the pediatric patient. Pediatr Infect Dis J 1993; 12: 88.

Dan M, Siegman-Igra Y, Pitlik S, Raz R. Oral ciprofloxacin treatment of Pseudomonas aeruginosa osteomyelitis. Antimicrob Ag Chemother 1990; 34: 849–50.

LeFrock JL, Ristuccia AM, Ristuccia PA, et al. Teicoplanin in the treatment of bone and joint infections. Eur J Surg 1992; 567: 9–13.

Lew DP, Waldvogel FA. Use of quinolones for treatment of osteomyelitis and septic arthritis. In:

Quinolone Antimicrobial Agents. Hooper DC, Wolfson JS (eds). Washington, DC: American Society for Microbiology 1993; 371–9.

Mader JT, et al. Oral ciprofloxacin compared with standard parenteral antibiotics therapy for chronic osteomyelitis in adults. J Bone Joint Surg (Am) 1990; 73: 104.

Till M, Wixson RL, Pertel PE. Linezolid treatment for osteomyelitis due to vancomycin-resistant Enterococcus faecium. Clin Infect Dis 2002; 34: 1412–4.

Therapie

Eitrige Arthritis und infizierte Gelenkprothesen

Entstehung: Hämatogen, traumatisch oder fortgeleitet (bei Osteomyelitis oder Weichteilinfektionen), gelegentlich auch iatrogen nach intraartikulärer Injektion von Kortikosteroiden.

Erreger: Am häufigsten sind Staphylokokken, seltener Streptokokken, Pneumokokken, Gonokokken, Meningokokken, Salmonellen, Enterobakterien, Anaerobier (oft Mischinfektion), Mykobakterien, Pilze u. a., bei jüngeren Kindern auch Haemophilus influenzae und E. coli. Bei älteren Menschen und Heroinsüchtigen kommen neben Staphylokokken häufiger gramnegative Stäbchen vor, bei jüngeren Erwachsenen Gonokokken. Bei infizierten Gelenkprothesen sind besonders häufig Staphylococcus epidermidis, nicht so häufig Staphylococcus aureus, Enterobakterien, Anaerobier und Pseudomonas. Die Sonographie ist zur Feststellung von Gelenkergüssen wertvoll, auch zur kontrollierten Aspiration von Eiter. Bei septischer Arthritis ist oft die Blutkultur positiv. Ein Nachweis der Erreger ist im Gelenkpunktat, häufiger durch Arthrozentese möglich.

Therapie: Nach Eiterentleerung durch Punktion und Anlegen einer Blutkultur gezielte Therapie je nach möglicher Entstehungsursache und dem Resultat der bakteriologischen Eiteruntersuchung. Die Dosierung und Therapiedauer entsprechen dem Vorgehen bei akuter Osteomyelitis und Sepsis. In der Regel werden Antibiotika-Kombinationen in höherer Dosierung parenteral für 2–4 Wochen gegeben. Bei gonorrhoischer Arthritis, die auf Ceftriaxon i.v. rasch anspricht, genügt oft eine 1- bis 2-wöchige Behandlung. Für Eiterentleerung ist zu sorgen. Gelenkspülungen mit Antibiotika sind im Allgemeinen unnötig und können eine chemische Synovitis hervorrufen.

Bei infizierten Gelenkprothesen hat sich die frühere Auffassung, dass infizierte Fremdkörper unbedingt entfernt werden müssen, als nicht haltbar erwiesen. Etwa 60 % der Patienten lassen sich durch eine längere Behandlung (über 6–12 Monate) mit Levofloxacin + Rifampicin sanieren. Akute Infektionen durch Staphylococcus aureus haben eine schlechtere Prognose. Bei einem Teil der infizierten Gelenkprothesen ist ein Wechsel des Implantates unter hochdosierter und lang dauernder prä- und postoperativer Antibiotika-Therapie erforderlich. Die Neuimplantation einer Prothese (sofort oder nach Intervall) sollte mit Hilfe eines Gentamicin-haltigen Knochenzementes erfolgen. Bei manchen Patienten reicht auch ein chirurgisches Débridement mit Belassen der Prothese und intensiver Antibiotika-Therapie aus. Bei fehlender Operabilität muss eine Dauersuppression durch permanente Einnahme von Antibiotika erfolgen.

Zur **Infektionsverhütung von Gelenkprothesen** sollten bakterielle Infektionen (gleich welcher Art) frühzeitig antibiotisch behandelt werden. Bei operativen Eingriffen, auch Zahnextraktionen und Endoskopien mit der Gefahr einer Bakteriämie, sind kurzfristige Antibiotika-Gaben zur Verhinderung einer sekundären Besiedelung des Implantates wie bei der Endokarditis-Prophylaxe (s. S. 445) sinnvoll.

Therapie

573

Literatur

Armstrong RW, Bolding F, Joseph R. Septic arthritis following arthroscopy: Clinical syndrome and analysis of risk factors. J Arthrosc 1992; 8: 213–23.

Ivey FM, Hicks CA, Calhoun JH, et al. Treatment options for infected knee arthroplasties. Rev Infect Dis 1990; 12: 468.

Schnoring M, Brock M. Antibiotikaprophylaxe bei lumbalen Bandscheibenoperationen: Eine Analyse von 1,030 Operationen. Zentralbl Neurochir 2003; 64: 24–9.

Syrogiannopoulos GA, Nelson JD. Duration of antimicrobial therapy for acute suppurative osteoarticular infections. Lancet 1988; 1: 37–40.

Tattevin P, Cremieux A, Pottier P, et al. Prosthetic joint infection: when can prosthesis salvage be considered. Clin Infect Dis 1999; 29: 292–5.

Widmer AF, Gaechter A, Ochsner PE, Zimmerli W. Antimicrobial treatment of orthopedic implant-related infections with rifampicin combinations. Clin Infect Dis 1992; 14: 1251.

Wise CM, Morris CR, Wasilauskas BL, Salzer WL. Gonococcal arthritis in an era of increasing penicillin resistance. Arch Intern Med 1994; 154: 2690.

Pyomyositis

Vorkommen: Die Erkrankung ist in Europa und in den USA selten, in Afrika dagegen häufig. Hämatogen kommt es zur Absiedlung von Staphylokokken, seltener von Streptokokken und Salmonellen in der Skelettmuskulatur (meist des Oberschenkels). Betroffen sind besonders ältere Kinder und jüngere Erwachsene meist ohne Grundkrankheit. In 25 % ist ein Trauma oder eine besondere Belastung vorangegangen. Vorkommen relativ oft auch bei HIV-Infizierten.

Klinik: Zuerst treten Muskelschmerzen, dann Fieber und Schwellung auf. Die entzündete Muskulatur ist induriert, später fluktuierend. Meist handelt es sich um einen Solitärabszess, seltener um multiple Abszesse. Ohne Behandlung kann sich eine Sepsis entwickeln. Es besteht eine ausgeprägte Leukozytose und CRP-Erhöhung, jedoch ist die Creatinphosphokinase (CK) im Serum häufig normal.

Die **Diagnose** wird in der vieldeutigen Initialphase oft noch nicht gestellt. Durch Sonographie, CT oder MRT lassen sich Abszesse im Muskel lokalisieren. Die technisch einfache diagnostische Punktion ermöglicht den Erregernachweis. Blutkulturen sind meist negativ.

Behandlung: Wenn möglich mit einem Staphylokokken-wirksamen Antibiotikum (Cefazolin, Cefuroxim oder Clindamycin) über längere Zeit. Bei einer Salmonellen-Infektion kommen Ceftriaxon oder Ciprofloxacin in Frage. Eine Inzision und Drainage ist bei stärkerer Eiteransammlung notwendig. Bei rechtzeitigem Therapiebeginn ist die Prognose gut.

Nekrotisierende Fasziitis

Akute nekrotisierende tiefe Phlegmone (Synonyme: Meleneys synergistische Gangrän, im Bereich des Skrotums Fournier-Gangrän) mit Beteiligung von oberflächlichen Faszien und subkutanem Fettgewebe bei starker Ausbreitungstendenz (entlang dem Faszienverlauf). Entweder handelt es sich um eine Infektion durch Streptococcus pyogenes (Toxin-bildende A-Streptokokken), die sich spontan oder im Anschluss an ein leichteres Trauma entwickelt hat (allein oder in Kombination mit Staphylococcus aureus), oder es liegt eine aerobe/anaerobe Mischinfektion vor, die nach einer Bauchoperation oder einer Operation im Urogenitalbereich entstanden ist. Immer bestehen nach plötzlichem Beginn heftige Schmerzen, starke Rötung und Zeichen der Hautgangrän, bei aerober/anaerober Mischinfektion teilweise auch Gasbildung und fauliger Geruch des Exsudates. Im Beginn kann die Unterscheidung von einer oberflächlichen Phlegmone, einem Gasbrand oder einem Erysipel schwierig sein. Bei einer Fasziitis durch A-Streptokokken kann ein Streptokokken-Toxin-Schock-Syndrom auftreten (mit Hypotension und Multiorganversagen); hierbei ist eine Kombination mit Clindamycin notwendig.

Die **Diagnose** wird klinisch und bei der sofortigen Operation gestellt (longitudinale Eröffnung, Entfernung nekrotischen Gewebes und Drainage = Débridement). Die Blutkultur ist häufig positiv. Im serös-eitrigen Exsudat und nekrotischen Gewebe lassen sich die Keime nachweisen.

Entscheidend ist ein **früher Therapiebeginn**. Auf alleinige Antibiotika-Therapie spricht eine nekrotisierende Fasziitis ungenügend an. Geeignete Antibiotika sind Imipenem i.v. (tgl. 3 g) bzw. Meropenem oder die Kombination von Cefotaxim (tgl. 6 g) + Metronidazol i.v. (tgl. 2 g). Die Sterblichkeit ist dennoch hoch.

Therapie

Literatur

Ciampi Marc A, Sadigh Majid, Sherwood JA, et al. Temperate Pyomyositis at Two Community Hospitals. Infect Dis Clin Pract 1998; 7: 265–73.

File TM Jr, Tan JS. Treatment of skin and soft-tissue infections. Am J Surg 1995; 169: 27–33.

Hossain A, Reis ED, Soundararajan K, et al. Nontropical pyomyositis: analysis of eight patients in an urban center. Am Surg 2000; 66: 1064–6.

Johnson L, Berggren L, Björsell-Östling E, et al. Streptococcal myositis. Scand J Infect Dis 1992; 24: 661.

Lalwani AK, Kaplan MJ. Mediastinal and thoracic complications of necrotizing fasciitis of the head and neck. Head Neck 1991; 13: 531.

Norton KS, Johnson LW, Perry T, et al. Management of Fournier's gangrene: an eleven year retrospective analysis of early recognition, diagnosis, and treatment. Am Surg 2002; 68: 709–13.

Rodgers WB, Yodlowski ML, Mintzer CM. Pyomyositis in patients who have the human immuno-deficiency virus. Case report and review of the literature. J Bone Joint Surg (A) 1993; 75: 588.

Sissolak D, Weir WR. Tropical pyomyositis. J Infect 1994; 29: 121–7.

Yusufu LM, Sabo SY, Nmadu PT. Pyomyositis in adults: a 12 year review. Trop Doct 2001; 31: 154–5.

14 Gynäkologische Infektionen

Bei den gynäkologischen und geburtshilflichen Infektionen gelten die allgemeinen Regeln der Antibiotika-Therapie. Während der Gravidität sind jedoch aus Verträglichkeitsgründen viele Antibiotika nicht oder nur eingeschränkt anwendbar (s. S. 773). Die gefährlichen und schwer erreichbaren Infektionen des inneren Genitales erfordern eine hochdosierte parenterale Antibiotika-Therapie. Die Forderung nach einer gezielten Therapie ist meist nicht zu erfüllen, da die Erreger bei tief sitzenden Prozessen nur unter besonderen Umständen nachweisbar sind (z. B. wenn Abradate, bei der Operation gewonnener Eiter, exzidiertes Gewebe oder Blutkulturen untersucht werden können). Bei den leichter zugänglichen Infektionen des äußeren Genitales besteht häufig eine Mischinfektion durch fakultativ pathogene Keime; es lässt sich bei dem hier gewonnenen Untersuchungsmaterial nur selten zwischen primärem Krankheitserreger und Keimen der Oberflächenflora unterscheiden. Infolgedessen ist man meist gezwungen, zunächst ungezielt zu behandeln, und richtet sich bei der Wahl des Antibiotikums in erster Linie nach der Häufigkeit der in Frage kommenden Erreger. Der Nachweis von A-Streptokokken in einer Klinik ist immer ein Alarmsignal und erfordert für den Fall eines gynäkologischen Eingriffs stets eine großzügige Antibiotika-Prophylaxe.

Ovulationshemmer und Antibiotika: Es ist über einige Jahrzehnte die Auffassung vertreten worden, dass der Effekt oraler Kontrazeptiva durch eine Antibiotika-Therapie jeglicher Art generell gestört werden könne. In den Standardinformationen vieler Antibiotika finden sich daher auch heute noch entsprechende Warnhinweise. Neuere Analysen haben freilich keinen Hinweis für einen derartigen Effekt ergeben, mit Ausnahme von Rifampicin. Wissenschaftliche und pharmakokinetische Daten unterstützen also nicht die These, dass übliche Antibiotika den Effekt von Antikonzeptiva in relevanter Weise beeinträchtigen. Es handelt sich hierbei wohl eher um eine juristische Nebenwirkung.

Literatur

Archer J, Archer D. Oral contraceptive efficiacy
and antibiotic intervention: a myth debunked. J
Am Acad Dermatol 2002; 46: 917–23.

Therapie

14.1 Infektionen des äußeren Genitales

Bartholinitis

Erreger: Meist Streptokokken, Enterobakterien, Anaerobier und Staphylokokken, früher oft Gonokokken. Häufig aerobe/anaerobe Mischinfektion.

Therapie: Wenn möglich gezielt (je nach dem Grampräparat des Abszesspunktates). Bei fehlendem Erregernachweis Behandlung mit Ceftriaxon, tgl. 1–2 g, bis zum Rückgang der lokalen Erscheinungen. Alternativen sind Levofloxacin + Clindamycin und Ciprofloxacin + Metronidazol. Gegebenenfalls Inzision oder Exzision.

Vulvitis

Behandlung je nach klinischem Befund (Bläschen, Ulzera, Beläge) und bei bakterieller Ursache meist mit Antibiotika-haltigen Lokalpräparaten (s. S. 242). Nur bei tiefen Infektionen (Abszessbildung, Phlegmone, Gangrän) ist eine Allgemeintherapie mit Antibiotika notwendig.

Die häufigen Candida-Infektionen erfordern die Anwendung von lokalen Antimykotika. Azole (Clotrimazol, Miconazol, Econazol, Bifonazol, Oxiconazol), Nystatin oder Ciclopirox sind geeignet. Grundkrankheiten wie Diabetes mellitus und andere auslösende Faktoren (Ovulationshemmer, Antibiotika-Therapie), Hauterkrankungen, senile Kolpitis, Allergien und Geschlechtskrankheiten müssen bei der Therapie berücksichtigt werden.
→ **Herpetische Vulvovaginitis** s. S. 581.

Vulvovaginitis bei Kindern

Erreger: Heute nur noch selten Gonokokken, häufiger Gardnerella, Trichomonaden und Candida albicans sowie Streptokokken, Pneumokokken und Staphylokokken. Die kulturelle Untersuchung ergibt oft Darmbakterien (Verunreinigung?). Verlässlicher ist die mikroskopische Beurteilung des Ausstriches oder Deckglaspräparates. Es gibt auch eine herpetische Vulvovaginitis bei Kindern mit sichtbaren Bläschen oder Ulzerationen an den kleinen Schamlippen, z.T. mit schmerzhafter Lymphadenitis inguinalis (Therapie s. S. 581).

Behandlung: Je nach Keimart. Bei Nachweis von Gardnerella, Bacteroides oder anaeroben Kokken gibt man oral Metronidazol (2-mal tgl. 7 mg/kg für 1 Woche) oder Clindamycin (2-mal tgl. 10 mg/kg für 1 Woche), bei kulturell nachgewiesener Gonokokken-Infektion Ceftriaxon (tgl. 30 mg/kg). Bei Oxyuren-Befall (als Ursache der Vulvovaginitis) Wurmkur mit Pyrantel und hygienische Maßnahmen (Wäschewechsel, Kurzschneiden der Fingernägel

Therapie

577

usw.). Durch Trichomonaden hervorgerufene Entzündungen werden oral mit Metronidazol (Dosierung: s. S. 240) behandelt. Eine angeborene oder erworbene rektovaginale Fistel ist auszuschließen, ebenso Fremdkörper in der Vagina.

Vaginitis bei Erwachsenen

Entstehung: Eine Vaginitis (Kolpitis) ist oft mit einer Vulvitis, Zervizitis oder Urethritis kombiniert und äußert sich vor allem durch Fluor. Bei Vaginitis sind oft bestimmte Grundleiden vorhanden (Karzinom, Diabetes, hormonelle Störungen, HIV-Infektion). Daher ist auch bei Feststellung einer Infektion stets nach einer auslösenden Ursache zu suchen. Bei Fluor unklarer Genese sollten in jedem Fall eine Lues, Gonorrhoe und Tuberkulose ausgeschlossen werden. Nach der Menopause begünstigt der physiologische Östrogenmangel die Entstehung einer Vaginitis (atrophische Vaginitis). Ursachen können auch Allergien durch Vaginalpräparate sowie Fremdkörper (Pessare, Tampons) sein (sog. Kontaktvaginitis). Bei einer Störung der normalen Vaginalflora (Döderlein-Stäbchen = säurebildende Lactobacillus-Arten) kommt es zur Invasion von fakultativ pathogenen Keimen.

Eine Vulvovaginitis, die sich meist durch vermehrten Ausfluss, Brennen oder Juckreiz, Schmerzen beim Koitus und oft auch durch Dysurie äußert, hat **drei Hauptformen** (Tab. 14.1-1):
▶ bakterielle Vaginose,
▶ Candida-Vaginitis und
▶ Trichomonaden-Vaginitis.

Tab. 14.1-1 Ursachen und Formen der Vulvovaginitis bei Erwachsenen.

	Bakterielle Vaginose	Candida-Vaginitis	Trichomonaden-Vaginitis
Hauptsymptome	Stark riechender Ausfluss (»Aminkolpitis«)	Starker Juckreiz (Vulva), wenig krümeliger Ausfluss (kaum riechend)	Reichlich dünnflüssiger Ausfluss (oft faulig riechend)
Vulvitis	Selten	Häufig	Teilweise
Vaginalschleimhaut	Wenig entzündet	Erythem mit dicken weißen Belägen	Erythem, z. T. mit Petechien (Zervix)
pH (Vagina)	$\geq 4{,}5$	$\leq 4{,}5$	$\geq 5{,}0$
Amingeruch	Stark	Fehlt	Oft vorhanden
Mikroskopie	Wenige Granulozyten, wenige Laktobazillen, reichlich gramnegative kokkoide Stäbchen, »clue cells«	Mäßig viele Granulozyten und Epithelzellen, in 70 % Sprosszellen und Pseudomyzelien	Mäßig viele Granulozyten, in 80–90 % bewegliche Trichomonaden

Therapie

Diagnose: Da Rückfälle bei unsachgemäßer Behandlung häufig sind, sollte vor Behandlungsbeginn möglichst die Ursache festgestellt werden (durch klinische und mikroskopische Untersuchung). Vaginalsekret wird mit einem sterilen Watteträger entnommen und auf einen Objektträger gebracht. Nach Hinzufügen von 2 Tropfen 10%iger KOH-Lösung mikroskopiert man das Deckglaspräparat auf Zellen, Bakterien, Pilze und Trichomonaden. Im Grampräparat erkennt man, in welchem Maße die normalerweise vorhandenen langen grampositiven Stäbchen (Laktobazillen) durch gramnegative Kurzstäbchen (Gardnerella) ersetzt sind. Nicht selten ist die bakterielle Vaginose mit einer Trichomonaden-Infektion verbunden. Auch der Leukozyten-Gehalt sowie der Nachweis von typischen Hefezellen sind wichtige Parameter.

Bakterielle Vaginose (Aminkolpitis): Wird auch als unspezifische Vaginitis oder Gardnerella-Vaginitis bezeichnet. Dabei enthält das übel riechende Vaginalsekret keine oder nur wenige Laktobazillen und Granulozyten, jedoch reichlich Gardnerella vaginalis (im Deckglaspräparat als kokkoide Stäbchen erkennbar), außerdem sporenlose Anaerobier (Bacteroides, anaerobe Kokken) und gebogene bewegliche Stäbchen (Mobiluncus spp.). Eine Anzüchtung in der Kultur ist möglich, aber im Regelfall nicht sinnvoll. Die abgeschilferten Epithelzellen sind an der Oberfläche von Bakterien überzogen und wirken granuliert (»clue cells«). Durch Hinzufügen von Kalilauge auf den Objektträger entwickelt sich ein durchdringender Fischgeruch, der durch Amine bedingt ist. Der pH des Vaginalsekretes, der sich mit einem Indikatorpapierstreifen leicht prüfen lässt, liegt über 4,5 (normal 3,8–4,5). Bei der Aminkolpitis sind die Scheidenwände gleichmäßig von einem grauweißen, nicht viskösen Sekret überzogen und nur wenig entzündet. Eine Vulvitis (mit Brennen und Juckreiz) fehlt meistens, die Frauen sind aber durch den vermehrten Ausfluss irritiert. Eine unspezifische Kolpitis erhöht das Risiko einer vorzeitigen Geburt, eines vorzeitigen Blasensprungs, einer Endometritis nach Kaiserschnitt und Abort. Eine Kolpitis ist offenbar auch ein Risikofaktor für eine Übertragung einer HIV-Infektion.

Die **Therapie** (Tab. 14.1-2) mit Metronidazol oral (2-mal tgl. 0,5 g für 7 Tage) beseitigt Gardnerella vaginalis und Anaerobier und fördert die Wiederbesiedlung der Scheide durch Laktobakterien. Auch Clindamycin oral ist wirksam (2-mal tgl. 0,3 g für 7 Tage). In der Schwangerschaft ist eine Behandlung mit Amoxicillin oral (3-mal tgl. 0,5 g für 7 Tage) möglich. Die alleinige Lokalbehandlung mit Clindamycin-Creme (2 %) oder Metronidazol-Vaginalkapseln wirkt im Vergleich zur oralen Gabe weniger zuverlässig. Erythromycin und Doxycyclin sind unwirksam, auch eine lokale Behandlung mit Povidon-Jod, Sulfonamiden oder Neomycin. Unspezifische Behandlungen mit Milchsäure-Präparaten oder topischem Vitamin C sind einer antibakteriellen Therapie unterlegen. Selbst wenn es Hinweise auf eine venerische Übertragung gibt, gilt eine Mitbehandlung des Sexualpartners als nicht erforderlich. Ein Rezidiv spricht in der Regel auf die erneute Gabe von Metronidazol an, wenn durch wiederholte Untersuchung eine andere Ursache für den Fluor ausgeschlossen worden ist.

Candida-Vaginitis: Weißer, z.T. krümeliger, wenig riechender Ausfluss, oft begleitet von starkem Pruritus vulvae, schmerzhaftem Soor der Vulva und Dysurie. Der Scheiden-pH ist niedrig ($< 4,5$). Auf der geröteten Scheidenschleimhaut befinden sich meist dicke weißliche Beläge. Mikroskopischer Nachweis der Pilze im Gram- bzw. Methylenblaupräparat (Sprosszellen und Pseudomyzelien sprechen für das Vorliegen von C. albicans; bei den anderen Candida-Arten fehlen die Pseudomyzelien), außerdem Anzüchtung in der Kultur möglich, z. B. unter Verwendung einer Objektträgerkultur. Haupterreger ist Candida albi-

Therapie

Tab. 14.1-2   Therapie von gynäkologischen Infektionen.

Krankheit	Therapie der Wahl	Therapie in der Schwangerschaft
Vulvovaginitis		
Bakterielle Vaginose	Metronidazol (oral 2-mal tgl. 0,5 g für 7 Tage)	Amoxicillin (oral 3-mal tgl. 0,5 g für 7 Tage)
Candidiasis	Clotrimazol (lokal für 3–6 Tage)	Nystatin (lokal)
Trichomoniasis	Metronidazol oder Tinidazol (oral einmalig 2 g)	Natamycin (lokal)
Zervizitis		
Chlamydien	Doxycyclin (oral 2-mal tgl. 0,1 g für 14 Tage)	Erythromycin (oral 3-mal tgl. 0,5 g für 14 Tage)
Gonokokken (meist auch Chlamydien)	Ceftriaxon (i.v. einmalig 2 g bzw. 1 g) + Doxycyclin (oral 2-mal tgl. 0,1 g für 14 Tage)	gleich + Erythromycin (oral 3-mal tgl. 0,5 g für 14 Tage)
Herpes simplex primär	Aciclovir (oral 5-mal tgl. 0,2 g oder i.v. 3-mal tgl. 5 mg/kg für 5 Tage)	Möglichst nur topisch
rekurrierend	(zuerst 0,4 g oral 2-mal tgl., dann 0,2 g 2-mal tgl., u.U. für längere Zeit, nicht > 6 Monate)	Möglichst nur topisch
Salpingitis in der Klinik	Ertapenem (i.v. 1-mal tgl. 1 g) oder Ceftriaxon (i.v. 1-mal tgl. 2 g) für 10 Tage + Doxycyclin (i.v. 2-mal tgl. 0,1 g für 14 Tage)	gleich + Erythromycin (oral 3-mal tgl. 0,5 g für 14 Tage)
außerhalb der Klinik	Clindamycin (oral tgl. 1,8 g für 10–14 Tage) + Ciprofloxacin (oral 2-mal tgl. 0,5 g für 10–14 Tage)	Ceftriaxon (i.v. 1-mal tgl. 2 g) für 10 Tage + Erythromycin (oral 3-mal tgl. 0,5 g für 14 Tage)

cans; seltener sind Candida tropicalis, C. krusei und Candida (Torulopsis) glabrata, welche weniger pathogen, aber schwerer zu behandeln sind.

Therapie: Lokalbehandlung mit topischen Azolen, z. B. Clotrimazol als Ovula oder Creme, entweder als Einmaltherapie oder für 3–6 Tage, gleichzeitig Vulvabehandlung mit antimykotischer Hautcreme. Alternativen sind Miconazol-Vaginalcreme (Gyno-Daktar), Econazol (Gyno-Pevaryl), Ciclopiroxolamin (Batrafen), notfalls auch die alten Therapieformen mit Borsäure oder Povidon-Jod. Im ersten Schwangerschaftsdrittel sollten Azole nicht lokal verwendet werden. Bei lokaler Behandlung mit Nystatin ist meist eine 2-mal tägliche Anwendung für 2 Wochen notwendig. Bei immunsupprimierten Patienten, aber auch bei rekurrierender Candida-Vaginitis kann Fluconazol oral gegeben werden. Außerdem ist die Lokalbehandlung auf 3 Wochen zu verlängern. Eine Einmal- oder Kurzzeittherapie mit Fluconazol ist möglich, jedoch sind Rezidive häufiger als bei Lokaltherapie. Fördernde Faktoren einer Candida-Infektion (Diabetes, Gravidität, Ovulationshemmer, AIDS, Tetracyclinbehandlung) sind zu berücksichtigen.

Trichomonaden-Vaginitis: Akut oder chronisch. Infektion symptomatisch oder asymptomatisch. Typisch sind reichlich dünnflüssiger Ausfluss (meist faulig riechend), pH > 5 und ein positiver KOH-Test (Amingeruch), z.T. mit Dysurie. Vagina entzündlich gerötet, oft Petechien an der Zervix, Exsudat schaumig. Mikroskopischer Nachweis der lebhaft beweglichen Trichomonaden im Deckglaspräparat auf vorgewärmtem Objektträger (Material stets frisch untersuchen), im gefärbten Präparat (mit Methylenblaulösung) oder im Immuno-Assay. Kultur in Spezialnährböden möglich. Nicht selten Mischinfektion mit Gardnerella.

Therapie: Metronidazol oral, bei Erwachsenen 3-mal tgl. 1 Tabl. à 250 mg, bei Mädchen zwischen 6 und 10 Jahren 2-mal tgl. ½ Tabl. und bei Mädchen zwischen 2 und 5 Jahren 2-mal tgl. ¼ Tabl. (bzw. 10 mg/kg/Tag). Therapiedauer 6 Tage, Wiederholung nicht vor 4–6 Wochen. Auch Einmalbehandlung mit Metronidazol (2 g) oder Tinidazol (2 g) möglich. Immer den infizierten Partner mitbehandeln (beim Mann nur Trichomonaden-Urethritis, oft keine Erscheinungen). Es gibt auch eine relative Metronidazol-Resistenz. Dann ist eine 3- bis 5-tägige Behandlung mit tgl. 2 g Metronidazol oft noch erfolgreich; sie kann durch eine Lokalbehandlung mit Clotrimazol ergänzt werden.

In den ersten Schwangerschaftsmonaten sollte auf Nitroimidazole zur oralen Therapie verzichtet werden; stattdessen kann eine lokale Behandlung mit Natamycin (Pimaricin) durchgeführt werden (2-mal tgl. für 10 Tage).

Herpes-simplex-Vulvovaginitis: Es gibt eine relativ seltene primäre, akute Form mit Schwellung der regionalen Leistenlymphknoten und eine viel häufigere, chronisch-rezidivierende Herpesinfektion. Erreger meist Herpes-Virus Typ 2, seltener auch Typ 1. Zahlreiche Bläschen, die ulzerieren können, in der Vulva, Vagina, an der Zervix und am Damm. Sehr schmerzhaft (besonders bei Miktion, manchmal Harnverhaltung). Während Gravidität Gefahr von Abort, Frühgeburt, Tod des Neugeborenen an generalisiertem Herpes. Färbung des Vaginalabstriches nach Papanicolaou (intranukleäre Einschlusskörperchen in vielkernigen Riesenzellen) oder immunfluoreszenzserologischer Nachweis im Zervixsekret. Oft Sekundärinfektion durch Bakterien oder Pilze.

Lokale Behandlung mit Povidon-Jod wirkt unsicher (Waschung der Vulva, Vaginal-Gel oder -Suppositorien). Besser sind Sitzbäder, Kompressen und Behandlungsversuch mit Aciclovir-Creme (0,5 %), 1- bis 2-mal tgl. für 2 bis 3 Wochen. In schweren Fällen (bei primärem Herpes simplex, schwerer Symtomatik und bei Abwehrschwäche) gibt man Aciclovir (Zovirax) oral, 5-mal tgl. 0,2 g oder i.v. 3-mal tgl. 5 mg/kg für 5 Tage. Rekurrierende Erkrankungen sind meist leichter und kürzer. Ein chronisch rezidivierender Herpes genitalis kann jedoch ein erhebliches therapeutisches Problem darstellen.

Therapie

Infektionen durch Papilloma-Viren

Papilloma-Viren führen zu weit verbreiteten und häufigen Infektionen, die aber oft klinisch inapparent verlaufen. Sie werden weitgehend durch sexuelle Kontakte verbreitet und führen zu flachen, aber auch prominenten Papillomen (Kondylomen) an der Zervix und am äußeren Genitale. Ein sehr ausgeprägter Papillom-Befall ist stark verdächtig für eine HIV-Infektion. Bestimmte Typen einer HPV-Infektion (besonders HPV 16 und 18) können zu einem Portiokarzinom führen. Es ist heute davon auszugehen, dass fast alle Fälle von Portiokarzinomen durch diese Infektion bedingt sind. Eine systemische oder lokale antivirale Therapie ist noch nicht etabliert; es sind aber erste erfolgreiche Studien mit topischem Cidofovir bei anogenitalen Warzen gelaufen. Ein Impfstoff ist in Vorbereitung. Die Therapie der Wahl ist derzeit noch eine mechanische Abtragung (z. B. Konisation) mit unterschiedlichen Techniken oder bei Kondylomen auch eine unspezifische lokale Therapie mit Podophyllin, Fluorouracil, Trichloressigsäure, Imiquimod.

Literatur

Fischbach F, Petersen EE, Weissenbacher ER. Efficacy of clindamycin vaginal cream versus oral metronidazole in the treatment of bacterial vaginosis. Obstet Gynecol 1993; 82: 405–10.

Haddad J, Langer B, Astruc D, Messer J, Lokiec F. Oral acyclovir and recurrent genital herpes during pregnancy. Obstetrics and Gynecology 1993; 82: 102–4.

Hellberg D, Nilsson S, Mardh PA. The diagnosis of bacterial vaginosis and vaginal flora changes. Arch Gynecol Obstet 2001; 265: 11–5.

Hillier S, Lipinski C, Briseldon AM, Eschenbach DA. Efficacy of intravaginal 0.75 % metronidazole gel for treatment of bacterial vaginosis. Obstet Gynecol 1993; 81: 963–7.

Lamont R. Antibiotics for the prevention of preterm birth. N Engl J Med 2000; 342: 581–2.

Lossick JG, Kent HL. Trichomoniasis: Trends in diagnosis and management. Am J Obstet Gynecol 1991; 165: 1217–22.

Koumantakis EE, Hassan EA, Deligeoroglou EK, et al. Vulvovaginitis during childhood and adolescence. J Pediatr Adolesc Gynecol 1997; 10: 39–43.

Petersen E (Hrsg). Infektionen in Gynäkologie und Geburtshilfe. 3 Aufl. Stuttgart: Thieme 1997.

Priestley CJ, Jones BM, Dhar J, et al. What is normal vaginal flora? Genitourin Med 1997; 73: 23–8.

Quan M. Vaginitis: meeting the clinical challenge. Clin Cornerstone 2000; 3: 36–47.

Singh S, Sobel JD, Bhargava P, et al. Vaginitis due to Candida krusei: epidemiology, clinical aspects, and therapy. Clin Infect Dis 2002; 35: 1066–70.

Snoeck R et al. Phase II double blind placebo controlled study of the safety and efficacy of cidofovir in the treatment of patients with human papillomavirus infection. Clin Infect Dis 2001; 33: 597.

Sobel JD, Brooker D, Stein E, et al. Single oral dose fluconazole compared with conventional clotrimazole topical therapy of Candida vaginitis. Am J Obstet Gynecol 1995; 172: 1263.

Sobel JD. Nontrichomonal purulent vaginitis: clinical approach. Current Inf Dis Rep 2000; 2: 501–5.

Therapie

14.2 Infektionen des inneren Genitales

Infektionen des inneren Genitales sind oft schwer zu diagnostizieren. Eine erfolgreiche Therapie setzt eine gründliche Anamnese und eingehende gynäkologische Untersuchung einschließlich Sonographie und mikrobiologischen Untersuchungen voraus. Häufig ist die Therapie ungezielt (ohne Kenntnis des Erregers). Dabei sollte man das Erregerspektrum der Krankheit berücksichtigen und eine entsprechende Interventionstherapie durchführen.

Infektionen der Zervix durch Chlamydien, Gonokokken, A-Streptokokken und Herpessimplex-Viren können schwere Komplikationen haben. Durch Endometritis und Salpingitis kann es zu ektopischer Schwangerschaft, Infertilität, vorzeitigem Blasensprung, Frühgeburt, Chorioamnionitis und Puerperalsepsis kommen. Daher ist die ätiologische Diagnostik für den Behandlungserfolg wichtig. Bei der Gewinnung von Zervixsekret ist es wichtig, mit einem langen Watteträger anhaftendes Vaginalmaterial von der Oberfläche der Zervix abzuwischen. Bei mukopurulenter Zervizitis sieht man unter dem Mikroskop in größerer Zahl neutrophile Granulozyten. Dann liegt meist eine Chlamydien-Infektion vor. Bei Gonorrhoe enthält das Zervixsekret gramnegative Diplokokken. Chlamydien und Gonokokken lassen sich mit PCR-Tests und anderen aufwändigen Verfahren nachweisen. Bei der Herpes-simplex-Zervizitis sieht man in dem nach Papanicolaou gefärbten Ausstrich vielkernige Riesenzellen und Epithelzellen mit intranukleären Einschlusskörperchen. Bei mikroskopisch negativen Befunden kann dennoch die Kultur auf Gonokokken oder Herpes-simplex-Viren positiv sein. Doppelinfektionen (Chlamydien und Gonokokken) und Mischinfektionen (von aeroben und anaeroben Keimen) sind häufig. Der Nachweis von Staphylokokken, Enterokokken oder Enterobakterien im Zervixabstrich hat meist keine Bedeutung für die Erkrankung. Die chronische Zervix-Infektion durch bestimmte Typen von Papilloma-Viren ist die Ursache für das Portiokarzinom.

Bei **Adnexitis, Endometritis, Parametritis oder Pelveoperitonitis** sind die häufigsten Erreger Chlamydia trachomatis, Gonokokken und anaerobe Bakterien (anaerobe Streptokokken, Bacteroides, Clostridien). Die moderne Sonographie hat die Diagnostik entscheidend verbessert. Die Erregerdiagnose ist meist schwierig und gelingt allenfalls durch Untersuchung von Eiter oder von Material, das bei einer Operation oder Pelviskopie gewonnen ist. Relativ selten, aber hochgefährlich sind Infektionen des inneren Genitales durch A-Streptokokken.

Eine Anzüchtung von Chlamydien ist in der Zellkultur aus Operationsmaterial oder Punktaten möglich (zur Einsendung Transportmedium benutzen). Als Schnelltest dient ein Immuno-Assay oder die PCR. Der mikroskopische Nachweis ist im Direktausstrich mit der Immunfluoreszenz (MikroTrak) möglich.

Der Gonokokken-Nachweis erfolgt durch Immunfluoreszenz, das Methylenblau- und Grampräparat von Zervixsekret, Urethra- und Rektumabstrich sowie durch die Kultur (sofortige Beimpfung des Selektivnährbodens nach Martin und Thayer, evtl. Einsendung unter Verwendung des Transportmediums nach Stuart).

Ein Anaerobier-Nachweis gelingt nur bei Transport des Untersuchungsmaterials unter streng anaeroben Bedingungen in einem geeigneten Transportmedium oder bei sofortiger Beimpfung eines evakuierten Kulturgefäßes (anaerobe Blutkulturflasche).

Bei Tuberkuloseverdacht soll Menstruationsblut mit PCR und mittels Kultur untersucht werden. Bei zervikalem Fluor unklarer Genese ist u. a. ein Karzinom auszuschließen.

Therapie: Die stets ungezielte Initialbehandlung einer Endometritis und/oder Salpingitis muss kombiniert erfolgen, damit die häufigsten Erreger (Chlamydien, Gonokokken und Anaerobier) sicher erfasst werden. Eine traditionelle und sinnvolle Kombination ist Cefoxitin + Doxycyclin. Dosierung: s. Tab. 14.1-2, S. 580. Anstelle von Cefoxitin kann Ceftriaxon (2 g) verwendet werden (für 10 Tage). Bei Schwangeren kann Erythromycin anstelle von Doxycyclin gegeben werden. Eine neue Altenative ist Ertapenem, das die relevanten fakultativ pathogenen Keime und auch Anaerobier, nicht aber Chlamydien sicher erfasst. Auch Moxifloxacin (nicht aber Ciprofloxacin oder Levofloxacin) eignet sich vom Wirkungsspektrum her gut für Infektionen des Inneren Genitales. Der Verlauf sollte durch Sonographie kontrolliert werden. Wenn die Therapie ambulant erfolgt, sollte in der Regel nicht auf die initiale parenterale Gabe eines Gonokokken-wirksamen Cefalosporins (z. B. Ceftriaxon) verzichtet werden. Außerhalb der Klinik ist auch die Gabe von Clindamycin (oral tgl. 1,8 g) + Ciprofloxacin (oral 2-mal tgl. 0,5 g) oder Levofloxacin (oral 2-mal tgl. 0,5 g) für 2 Wochen möglich. Bei Penicillin- und Cefalosporin-Allergie kann meist noch Imipenem i.v. (3-mal tgl. 0,5 g) gegeben werden, das eine starke Wirksamkeit gegen Gonokokken und Anaerobier hat, und ebenfalls mit Doxycyclin (gegen Chlamydien) kombiniert werden sollte. Wenn andere Erreger als Chlamydien, Gonokokken oder Anaerobier nachgewiesen werden, ist die Initialbehandlung u. U. zu korrigieren.

Tuben- oder Ovarialabszess: Hierbei ist nach der initialen i.v. Behandlung eine orale Nachbehandlung über mehrere Wochen ratsam (Rezidivgefahr). Eine Therapie mit Ciprofloxacin erfasst immer Gonokokken und gramnegative Enterobakterien, aber nicht alle Anaerobier (daher immer mit Clindamycin kombinieren). Eine Antibiotika-Therapie mit Imipenem oder Meropenem hat bei schweren Erkrankungen die besten Erfolgsaussichten. Chlamydien spielen bei Tuben- und Ovarialabszessen anscheinend keine große Rolle.

Adnexitis post abortum: Sie hat meist eine polymikrobielle Genese; es muss aber auch an eine Infektion durch A-Streptokokken sowie resistente Staphylokokken gedacht werden, wobei Clindamycin i.v. günstig wirkt (Wirkung auch auf Bacteroides, jedoch nicht auf Gonokokken).

Chronische Adnexitis: Haupterreger sind Chlamydien. Die chronische Adnexitis kann nur mit einer lang dauernden Therapie mit Doxycyclin, Makroliden oder Chinolonen geheilt werden. Als Symptom einer chronischen Gonorrhoe ist sie heute eine Rarität. Es kann mittlerweile sehr selten auch eine nicht einfach zu diagnostizierende Adnextuberkulose vorliegen; Therapie der Wahl bei tuberkulöser Adnexitis ist eine Dreierkombination von Tuberkulostatika unter Einschluss von Rifampicin oder Chinolonen für mehrere Monate. Eine chronische Adnexitis/Metritis durch Aktinomyzeten, aber auch durch eine polymikrobielle Mischflora ist eine typische Komplikation nach lang liegender Intrauterin-Spirale.

Literatur

Andrews W, Shah S, Goldenberg R, et al. Post-cesarean endometritis: role of asymptomatic antenatal colonization of the chorioamnion with Ureaplasma urealyticum. Am J Obstet Gynecol 1994; 170: 416.

Centers for Disease Control and Prevention. Pelvic inflammatory disease: Guidelines for prevention and management. MMWR 1991; 40: 1–25.

Cohen CR, Manhart LE, Bukusi EA, et al. Association between Mycoplasma genitalium and acute endometritis. Lancet 2002; 359: 765–6.

Eckert LO, Hawes SE, Wolner-Hanssen PK, et al. Endometritis: the clinical-pathologic syndrome. Am J Obstet Gynecol 2002; 186: 690–5.

Hammerschlag MR, Golden NH, Ob MK, et al. Single dose of azithromycin for the treatment of genital chlamydial infections in adolescents. J Pediatr 1993; 122: 961–5.

Hooton TM, Batteiger BE, Judson FN, et al. Ofloxacin versus doxycycline for treatment of cervical infection with Chlamydia trachomatis. Antimicrob Ag Chemother 1992; 36: 1144–6.

Landers DV, Wolner-Hanssen P, Paavonen J, et al. Combination antimicrobial therapy in the treatment of acute pelvic inflammatory disease. Am J Obstet Gynecol 1991; 164: 849–58.

Martin DH, Mroczkowski TF, Dalu ZA, et al. A controlled trial for a single dose of azithromycin for the treatment of chlamydia urethritis and cervicitis. N Engl J Med 1992; 327: 921–5.

Petersen E (Hrsg). Infektionen in Gynäkologie und Geburtshilfe. 3. Aufl. Stuttgart: Thieme 1997.

Pastorek JG II, Sanders CV Jr. Antibiotic therapy for post cesarean endomyometritis. Rev Infect Dis 1991; 13: 752–7.

Paukku M, Puolakkainen M, Paavonen T, et al. Plasma cell endometritis is associated with Chlamydia trachomatis infection. Am J Clin Pathol 1999; 112: 211–5.

Wendel GD, Cox SM, Bawdon RE, et al. A randomized trial of ofloxacin versus cefoxitin and doxycycline in the outpatient treatment of acute salpingitis. Am J Obstet Gynecol 1991; 164: 1390–6.

Witkin SS, Jeremias J, Toth M, Ledger WJ. Detection of Chlamydia trachomatis by the polymerase chain reaction in the cervices of women with acute salpingitis. Am J Obstet Gynecol 1993; 168: 1438.

Infizierter Abort

Meist aerob-anaerobe **Mischinfektion** aus Bacteroides fragilis, diversen Enterobakterien, Streptokokken und Enterokokken; seltener sind Gasbranderreger, Staphylokokken oder andere Keime. Die kulturelle Untersuchung von Blut, Zervixabstrich und Plazentagewebe ist wichtig; die Ergebnisse sind vorsichtig zu interpretieren. Auch wenn nur ein Erreger nachgewiesen wird, handelt es sich meist um eine Mischinfektion.

Die **Antibiotika-Therapie** sollte möglichst früh einsetzen. Als traditionelle Initialtherapie gibt man bei leichteren Fällen Penicillin G (tgl. 10–30 Mill. E) oder Cefoxitin (tgl. 6 g); hiermit werden vor allem die besonders gefährlichen Streptokokken und Clostridien erreicht. Bei schweren Verläufen, bei Uterusperforation und bei Anzeichen einer Peritonitis müssen neben Streptokokken und Clostridien auch Anaerobier der Bacteroides-Gruppe und Enterobakterien erfasst werden. Geeignete Therapieformen sind Imipenem bzw. Ertapenem als Monotherapie bzw. Ceftriaxon + Metronidazol. Wenn Chlamydien nachweisbar sind oder wenn eine vorangegangene Geschlechtskrankheit vermutet wird, ist zusätzlich Doxycyclin für 2 Wochen anzuwenden.

Die Antibiotika-Therapie ist mindestens bis zu 6–8 Tage nach Entfieberung, auf jeden Fall bis zum völligen Rückgang der lokalen entzündlichen Veränderungen fortzusetzen. Daneben sind oft operative Maßnahmen (Kürettage usw.) notwendig. Vordringlich sind die Schockbekämpfung und die Prophylaxe oder Therapie einer Anurie oder Gerinnungsstörung. Bei unsterilem artifiziellem Abort durch Laien können als seltene Komplikationen auch Tetanus, Gasbrand oder eine A-Streptokokken-Sepsis auftreten.

Septische Thrombophlebitis der Beckenvenen: Kann bei infiziertem Abort und post partum vorkommen; sie wird in erster Linie durch Bacteroides fragilis und anaerobe Kokken (als Mischinfektion) hervorgerufen. Die Sicherung der Diagnose gelingt durch Doppler-Sonographie, CT oder MRT. Zur Therapie dieser lebensbedrohlichen Infektion eignet sich am besten Imipenem. Auch Kombinationen, wie Cefotaxim + Clindamycin und Piperacillin + Tazobactam, sind sinnvoll. Zusätzlich ist eine Antikoagulation indiziert.

Schwangerschaftsabbruch: Vorher sind möglichst eine Gonorrhoe und Chlamydien-Infektion auszuschließen; anderenfalls muss der Eingriff nach einer entsprechenden Behandlung erfolgen (s. S. 580 u. S. 584). Generell gilt ein blander, unkomplizierter Schwangerschaftsabbruch bei einer gesunden Frau nicht als Indikation für eine Antibiotika-Prophylaxe.

Bei Frauen mit Herzfehlern muss bei allen invasiven Eingriffen am inneren Genitale (inklusive Abort) die vorgeschriebene **Endokarditis-Prophylaxe** mit Ampicillin und Gentamicin erfolgen.

Puerperalfieber

Erreger der Endometritis post partum sind dieselben Keime wie beim infizierten Abort (s. S. 585). Besonders gefährlich sind Infektionen durch A-, aber auch B-Streptokokken und Clostridien (Gasbrand). Auch Gardnerella vaginalis, Ureaplasma urealyticum und Mycoplasma hominis kommen vor, bei der Spätform (bis zu 6 Wochen nach Entbindung) auch Chlamydia trachomatis. Das von Semmelweis beschriebene klassische Kindbettfieber durch A-Streptokokken (Streptococcus pyogenes) ist in Mitteleuropa sehr selten geworden, bleibt aber ein hochdramatisches, akut lebensbedrohliches Krankheitsbild mit ernsten Konsequenzen für die Patientin bzw. den behandelnden Arzt. Mischinfektionen sind häufig. Eintrittspforte für die Erreger sind entweder der puerperale Uterus, Wunden am Damm oder der eröffnete Uterus (Kaiserschnitt). Risikofaktoren für eine Puerperalsepsis sind vorzeitiger Blasensprung und verlängerte Geburt.

Die **Antibiotika-Therapie** entspricht im Wesentlichen der Behandlung des septischen Aborts, jedoch sollten die parenteralen Antibiotika wegen der Gefahr einer tödlichen Puerperalsepsis hoch dosiert werden. Entscheidend ist der sofortige Therapiebeginn.
Beim Auftreten von Fieber im Wochenbett, das den Verdacht auf eine puerperale Infektion erwecken muss, ist nach Anlegen einer Blutkultur sofort mit einer hochdosierten Antibiotika-Therapie zu beginnen. Früher erfolgte die Behandlung mit Penicillin G in hoher Dosierung (20–30 Mill. E i.v. in 2–3 Einzelgaben). Heute ist wegen des häufigeren Vorkommens von Anaerobiern und resistenten Staphylokokken eine breitere Therapie notwendig, z.B. mit Imipenem, Ertapenem oder mit Clindamycin + Cefotaxim. Gegen Chlamydien und Ureaplasma wirkt Doxycyclin (2-mal tgl. 0,1 g) oder Clarithromycin (2-mal tgl. 0,5 g) für 2 Wochen. Überwachung von Kreislauf und Diurese sind wichtig. In alten Empfehlungen, die zum Teil noch aus der Vorantibiotika-Ära stammen, werden auch operative Maßnahmen genannt (Drainage von Abszessen, Kürettage usw., notfalls Uterusexstirpation).

Bei Verdacht auf septische Beckenthrombophlebitis ist eine lückenlose Breitspektrum-Therapie, z. B. mit Cefotaxim + Piperacillin + Metronidazol oder mit Imipenem bzw. Meropenem indiziert.

Infektionen von Bauchwunden nach Kaiserschnitt oder Infektionen von Dammriss-/Dammschnittwunden können durch aerobe und anaerobe Keime verursacht werden. Sie werden chirurgisch versorgt, erfordern aber stets auch eine systemische Antibiotika-Therapie, die auch Anaerobier erfasst (z. B. mit Cefoxitin oder Ertapenem). Bemerkenswert ist die Tatsache, dass auch große Dammrisse und Episiotomien fast immer ohne Antibiotika-Therapie primär verheilen, während gleich große Pfählungsverletzungen eine intensive breite Antibiotika-Therapie erfordern. In der Schwangerschaft sind Frauen offenbar gut vor Infektionen geschützt.

Nekrotisierende Fasziitis: Gefährliche oberflächliche Fasziennekrose, die vom Damm ausgeht und sich rasch in die Umgebung ausbreiten kann. Häufige Erreger sind A-Streptokokken und Anaerobier (Mischinfektion). Weibliches Gegenstück einer Fournier-Gangrän! Vorrangig ist die sofortige chirurgische Versorgung, die immer von einer sofort einsetzenden Antibiotika-Therapie und Sepsistherapie begleitet wird (z. B. mit Imipenem).

Prophylaxe unter der Geburt: Bei Schnittentbindung nach vorzeitigem Blasensprung ist stets eine Endometritis-Prophylaxe mit einem parenteralen Betalaktam-Antibiotikum (z. B. Mezlocillin oder Cefotaxim) notwendig. Eine Antibiotika-Prophylaxe ist auch bei unkompliziertem Kaiserschnitt sinnvoll. Da das Antibiotikum auch für das noch Ungeborene verträglich sein muss, kommen fast nur bewährte Betalaktam-Antibiotika in Frage. Eine Episiotomie heilt erstaunlicherweise fast immer primär. Eine Antibiotika-Prophylaxe ist bei Episiotomie oder einfachem Dammriss offenbar nicht nötig. Eine Antibiotika-Therapie bei einer seltenen Sekundärinfektion nach Episiotomie bzw. Dammriss ist freilich indiziert.

Therapie

Fieber unter der Geburt

Bei vorzeitigem Blasensprung mit den Anzeichen einer Infektion des Fruchtwassers (Chorioamnionitis) sowie bei unklarem Fieber unter der Geburt ist eine antibiotische Behandlung angezeigt.

Das **Erregerspektrum** entspricht weitgehend dem beim infizierten Abort (s. S. 585). Am häufigsten sind B-Streptokokken, Enterokokken, E. coli und andere Enterobakterien, nicht selten auch Listerien und Mycoplasma hominis. Die Rolle von Chlamydia trachomatis bzw. Gardnerella sp. ist nicht ganz klar.

Therapie: Das Ziel der Behandlung ist die Verhinderung einer kindlichen Pneumonie und Sepsis sowie die Verhütung von gefährlichen Komplikationen bei der Mutter. Die Therapie muss sofort nach Diagnosestellung beginnen. Es sollten Antibiotika bevorzugt werden, die in ausreichendem Maße in den fetalen Kreislauf und durch den fetalen Urin in das Fruchtwasser übertreten. Hierzu gehören die Penicilline und Cefalosporine, da sie im Fruchtwasser in vielfach höheren Konzentrationen als im Blut vorkommen. Die Therapie sollte aber auch Listerien erfassen. Eine gut verträgliche und gut wirksame Kombination mit breitem Spektrum besteht z. B. aus Cefotaxim + Piperacillin, die der Mutter in hoher Dosierung gegeben werden. Gegen Mycoplasma hominis wirkt allein Clindamycin. Die früher oft empfohlene Kombination von Ampicillin und Gentamicin hat Wirkungslücken (z. B. bei Anaerobiern) und ist wegen zunehmender Resistenz der möglichen Erreger problematisch. Cefalosporine allein sind wegen der fehlenden Wirkung auf Listerien nicht ausreichend. Wegen der Möglichkeit einer Bakterienresistenz sollten sofort nach der Entbindung auch beim Neugeborenen Blutkulturen angelegt und das Blutbild kontrolliert werden; ggf. muss die kombinierte Behandlung des Kindes mit Cefotaxim + Piperacillin ohne Zeitverlust fortgeführt werden. Bei mütterlicher Sepsis (oft mit Schock und Verbrauchskoagulopathie) sind eine breite Therapie und die erforderlichen intensivmedizinischen Maßnahmen unerlässlich.

Literatur

Bagratee JS, Moodley J, Kleinschmidt I, et al. A randomised controlled trial of antibiotic prophylaxis in elective caesarean delivery. BJOG 2001; 108: 143–8.

Hemsell DL, Martens MG, Faro S, et al. A multicenter study comparing intravenous meropenem with clindamycin plus gentamicin for the treatment of acute gynecologic and obstetric pelvic infections in hospitalized women. Clin Infect Dis 1997; 24 (Suppl 2): S222–30.

Johnston MM, Sanchez-Ramos L, Vaughn AJ. Antibiotic therapy in preterm premature rupture of membranes: a randomized, prospective, double-blind trial. Am J Obstet Gynecol 1990; 163: 743.

Larsen JW, Hager WD, Livengood CH, et al. Guidelines for the diagnosis, treatment and prevention of postoperative infections. Infect Dis Obstet Gynecol 2003; 11: 65–70.

Mercer BM, Arheart KL. Antimicrobial therapy in expectant management of preterm premature rupture of membranes. Lancet 1995; 46: 1271–9.

Pylipow M, Gaddis M, Kinney JS. Selective intrapartum prophylaxis for group B Streptococcus colonization: Management and outcome of newborns. Pediatrics 1994; 93: 631–5.

Romero R, Sibai B, Caritis S, et al. Antibiotic treatment of preterm labor with intact membranes: A multicenter, randomized, double-blinded, placebo-controlled trial. Am J Obstet Gyn 1993; 169: 764–74.

Shah S, Mazher Y, John IS. Single or triple dose piperacillin prophylaxis in elective cesarean section. Int J Gynaecol Obstet 1998; 62: 23–9.

Simon C, Schröder D, Weisner D, Brück M, Krieg U. Bacteriological findings after premature rupture of the membranes. Arch Gynecol Obstet 1989; 244: 69–74.

Soltesz S, Biedler A, Ohlmann P, Molter G. Puerperalsepsis durch infizierte Episiotomienaht. Zentralbl Gynakol 1999; 121: 441–3.

Mastitis

Puerperale Mastitis: Erreger sind fast immer Staphylokokken, selten Streptokokken und andere Eitererreger. Die Keime können initial in der Milch, später auch im Abszesseiter nachgewiesen werden. Die Eintrittspforte stellen meist Rhagaden der Mamille dar.

Die **Therapie** sollte frühzeitig mit einem Staphylokokken-Antibiotikum eingeleitet werden. In erster Linie kommt Cefazolin (tgl. 6 g) in Betracht. Leichtere Formen können mit Cefadroxil oral behandelt werden. Bei Methicillin-Resistenz ist Vancomycin indiziert. Bei Penicillin-Allergie kann man Clindamycin (tgl. 0,9–1,2 g), notfalls auch Fusidinsäure (tgl. 1,5 g) anwenden. Rasche Besserungen sind nur bei frühzeitigem Behandlungsbeginn und konsequenter Weiterbehandlung in voller Dosierung zu erwarten. Daher empfiehlt sich initial eine parenterale Gabe des Antibiotikums und eine Fortsetzung der Therapie mit oralen Gaben (z. B. Cefadroxil) bis zum völligen Rückgang der lokalen entzündlichen Veränderungen. Bei schon stattgefundener Abszedierung dienen die Antibiotika dazu, eine weitere Ausbreitung und septische Metastasen zu verhindern. Symptomatische Maßnahmen sind Hochbinden der Brust, kühle Umschläge usw. sowie Inzision oder Punktion eines Abszesses.

> Bei Mastitis darf der Säugling an der entzündeten Brust nicht angelegt werden, da die bakterienhaltige Milch zur Erkrankung des Kindes führen kann.

Der prophylaktische Wert von lokalen antibakteriellen Hautpräparaten zur Pflege der Mamillen ist umstritten. Strikte hygienische Maßnahmen im Kreißsaal und auf der Wochenstation sind zur Vorbeugung wichtig.

Mastitis der nicht laktierenden Mamma: Erreger im häufig stinkenden Eiter sind in erster Linie anaerobe Mischinfektionen (Bacteroides, Peptostreptokokken), seltener auch Staphylokokken. Der Erregernachweis ist hierbei besonders wichtig. Clindamycin oder Cefoxitin sind für eine ungezielte Therapie am günstigsten. Abszedierungen und Rezidive sind häufig. Manchmal liegt auch ein Tumor des Milchganges zu Grunde, der eine Infektion imitieren kann.

Eine Sonderform ist die **Hydradenitis purulenta der Areola**, die durch Pseudomonas, Proteus, Staphylokokken und Streptokokken verursacht wird und auf der Gangobstruktion einer apokrinen Drüse beruht. Therapie wie bei Mastitis der nicht laktierenden Brust.

Literatur

Cakir B, Tuncbilek N, Karakas HM, et al. Granulomatous mastitis mimicking breast carcinoma. Breast J 2002; 8: 251.

Flores M, Filteau S. Effect of lactation counselling on subclinical mastitis among Bangladeshi women. Ann Trop Paediatr 2002; 22: 85–8.

Foxman B, D'Arcy H, Gillespie B, et al. Lactation mastitis: occurrence and medical management among 946 breastfeeding women in the United States. Am J Epidemiol 2002; 155: 103–14.

Lawrence RA. Mastitis while breastfeeding: old theories and new evidence. Am J Epidemiol 2002; 155: 115–6.

Toxic-shock-Syndrom

Ätiologie und Entstehung: Man unterscheidet den häufigeren Staphylokokken-Toxin-Schock vom seltenen Streptokokken-Toxin-Schock. Auslösend sind pyrogene Superantigene, die von bestimmten Staphylococcus-aureus- bzw. Streptococcus-pyogenes-Stämmen gebildet werden. Selten können auch andere Erreger (Clostridium sordelli, andere Streptokokken) das Krankheitsbild hervorrufen. Das von den Staphylokokken gebildete Toxin ist entweder TSST-1 oder Enterotoxin B. Die Erkrankung setzt einen Mangel an spezifischem

Antitoxin voraus. Bei der Entdeckung in den 70er-Jahren in den USA erkrankten überwiegend junge Mädchen und Frauen, die während der Menstruation bestimmte, in Deutschland nie verwendete Tamponsorten mit besonders starker Saugfähigkeit benutzt hatten (»Tamponkrankheit« durch Superadsorbants). Seitdem diese Tampons aus dem Handel genommen worden sind, erkranken fast nur noch nicht menstruierende Frauen sowie Kinder und Männer, die eine Infektion durch bestimmte toxinbildende Staphylokokken der Haut oder Schleimhäute (z. B. postoperativ) haben. Gefährdet sind auch Frauen post partum und Pessarträgerinnen. Die TSST-1-bildenden Staphylokokken sind meist gegen Penicillin G und Ampicillin resistent, die Enterotoxin-B-bildenden Staphylokokken auch gegen Methicillin und Cefalosporine. Die Erkrankung hinterlässt keine bleibende Immunität, sodass relativ häufig Rezidive auftreten können.

Die **Pathogenese** des Staphylokokken-Toxin-Schocks ist kompliziert. Dabei spielen eine Freisetzung von Monokinen, Toxinstimulation von $CD4^+$-Zellen, Unterdrückung der B-Zell-Funktion und gesteigerte Kapillardurchlässigkeit eine Rolle. Irreversibler Schock und Multiorganversagen können zum Tode führen.

Die **Diagnose** wird zunächst klinisch gestellt. Das initial vieldeutige Krankheitsbild ist charakterisiert durch plötzlichen Beginn mit hohem Fieber, Bauchschmerzen, Erbrechen und Durchfall, Auftreten eines generalisierten Scharlach-ähnlichen Exanthems und eines Enanthems, verbunden mit Hypotension und hypovolämischem Schock, sowie einer Funktionsstörung mehrerer Organe (mit Kreatinin-, Bilirubin- und Transaminasenanstieg im Serum, Bewusstseinsstörung, Thrombozytopenie, Muskelschwäche und CK-Erhöhung). Häufig bestehen eine Hypokalziämie, Hypophosphatämie, Hypokaliämie und eine disseminierte intravaskuläre Gerinnung. Die typischen groblamellösen Hautschuppungen (besonders an Händen und Füßen) treten erst 1 bis 2 Wochen nach Krankheitsbeginn auf. Während das Vollbild typisch ist, sind leichtere Formen vieldeutig und werden oft übersehen. Die toxinbildenden Staphylokokken lassen sich aus der Vagina, dem Tampon, manchmal auch aus anderen Haut- oder Schleimhautläsionen anzüchten. Die genaue Identifizierung als toxinbildende Stämme ist nur in Speziallabors möglich. Eine Bakteriämie ist dabei sehr selten.

Differenzialdiagnostisch müssen ausgeschlossen werden: septischer Schock, Scharlach, ähnliche toxische Streptokokken-Infektionen (Toxic-shock-Syndrom durch Streptokokken), Kawasaki-Syndrom, exfoliative Dermatitis (Lyell-Syndrom), Arzneimittelexantheme, Masern, Endometritis, Salpingitis, septischer Abort, hämorrhagisches Fieber, Vergiftungen u. a.

Therapie: Vordringlich ist die Flüssigkeits- und Elektrolytsubstitution sowie die Behandlung von Schocklunge, Nierenversagen, Myokardinsuffizienz und Verbrauchskoagulopathie. Ein Tampon muss sofort entfernt werden. Die Antibiotika-Therapie mit Cefazolin i.v. (tgl. 4–6 g) für eine Woche, dann mit Cefadroxil oral (tgl. 3 g) oder anderen Staphylokokken-Antibiotika für eine weitere Woche reduziert die Rezidivrate von 65 % auf <1 %. Frauen, die schon einmal ein Toxic-shock-Syndrom hatten, sollen keine Tampons mehr benutzen. Ein häufiger Wechsel der Tampons reduziert die Frequenz, genügt aber allein nicht. Bei einer Infektion durch Staphylokokken, die Enterotoxin B bilden, ist nur Vancomycin oder Teicoplanin wirksam. Als unspezifische Therapie wird Gammaglobulin i.v. in hoher

Dosis empfohlen. Die Therapie eines seltenen Streptokokken-Schocks ist besonders schwierig, Therapieversagen häufig, Clindamycin-Gabe notwendig.

Literatur

Davis HD, McGeer A, Schwartz B, et al. Invasive group A streptococcal infections in Ontario, Canada. N Engl J Med 1996; 335: 547.

Forni AL, Kaplan EL, Schlievert PM, Roberts RB. Clinical and microbiological characteristics of severe group A streptococcus infections and streptococcal toxic shock syndrome. Clin Infect Dis 1995; 21: 333.

Hajjeh RA, Reingold A, Weil A, et al. Toxic shock syndrome in the United States: surveillance update, 1979 1996. Emerg Infect Dis 1999; 5: 807–10.

Kain KC, Schulzer M, Chow AW. Clinical spectrum of nonmenstrual toxic shock syndrome (TSS): Comparison with menstrual TSS by multivariate discriminant analyses. Clin Infect Dis 1993; 16:100.

Parsonnet J. Nonmenstrual toxic-shock syndrome: New insights into diagnosis, pathogenesis, and treatment. Curr Clin Top Infect Dis 1996; 16: 1.

Schuchat A, Broome CV. Toxic-shock syndrome and tampons. Epidemiol Rev 1991; 13: 99.

Sinave C, Le Templier G, Blouin D, et al. Toxic shock syndrome due to Clostridium sordellii: a dramatic postpartum and postabortion disease. Clin Infect Dis 2002; 35: 1441–3.

Todd JK. Therapy of toxic-shock syndrome. Drugs 1990; 39: 856.

Withey SJ, Carver N, Frame JD, et al. Toxic shock syndrome in adult burns. Burns 1999; 25: 659–62.

Therapie

15 Augeninfektionen

Die Antibiotika-Therapie der Augeninfektionen setzt umfassende Kenntnisse über die zu behandelnden Krankheiten voraus. Neben einer genauen augenärztlichen Untersuchung (nicht jedes gerötete Auge ist eine Konjunktivitis!) kommt es auf eine exakte Erregerdiagnose (Bakterien, Viren, Pilze oder Protozoen) an, um einen raschen Erfolg zu erzielen.

Diagnostik: Eine kulturelle und zytologische Untersuchung ist bei jeder Neugeborenenkonjunktivitis, pseudomembranösen Konjunktivitis, chronischen Konjunktivitis, Hornhautentzündung, Orbitalphlegmone und Endophthalmitis erforderlich. Ein Konjunktivalabstrich wird am besten mit einem sterilen Dacron- oder Alginat-Tupfer durchgeführt, den man vorher mit einem flüssigen Transportmedium befeuchtet hat. Um eine Kontamination durch Lidränder und Wimpern zu vermeiden, wischt man mit dem Tupfer den unteren Konjunktivalsack aus und streicht den Tupfer sofort auf mehreren Spezialnährböden aus, die dann an das mikrobiologische Labor gesandt werden. Wichtig ist auch ein Objektträgerausstrich für die Gram- und die Giemsa-Färbung. Für die Chlamydien-Anzüchtung ist ein spezielles Chlamydien-Transportmedium nötig, für die Virus-Anzüchtung die sog. Virus-Culturette (Dacrontupfer mit Transportmedium). Die mikroskopische Zellbeurteilung im Giemsa-Präparat gibt Hinweise auf den Erreger. Bei bakteriellen und Pilzinfektionen findet man überwiegend neutrophile Granulozyten, bei viralen Infektionen Lymphozyten, bei einer Chlamydien-Infektion oft eine Mischung von neutrophilen Granulozyten und Lymphozyten. Bei allergischer Konjunktivitis dominieren eosinophile Granulozyten. Zum immunfluoreszenzserologischen Chlamydien-Nachweis in den Konjunktivalepithelien muss der Abstrich sofort in das Labor durch Boten gebracht werden. Bei Hornhautgeschwüren, die mit Bakterien und Pilzen infiziert sind, sollte der Augenarzt Geschwürsmaterial mit einem speziellen Schaber gewinnen und sofort auf Nährböden ausstreichen sowie Objektträgerpräparate anfertigen.

Therapie: Eine **systemische Behandlung** mit Antibiotika ist bei allen schweren bakteriellen Infektionen des äußeren Auges (z. B. Gonoblennorrhoe, Hornhautulzerationen usw.) erforderlich, auch bei den intraokulären und orbitalen Infektionen, die einer Lokalbehandlung nicht zugänglich sind. Dabei ist zu berücksichtigen, dass Antibiotika in unterschiedlichem Maße aus dem Blut in die einzelnen Augenabschnitte penetrieren (am geringsten in die bradytrophen Gewebe der Kornea, der Linse und des Glaskörpers). Bei den intraokulären Infektionen muss die Blut-Kammerwasser- und Blut-Glaskörper-Schranke durchbrochen werden. Von Tetracyclin gehen etwa 15–20 %, von Penicillin G, Ampicillin und Gentamicin etwa 10 % in das Kammerwasser über. Daher sind höhere Dosen von Penicillin G (10–20 Mill. E) und Ampicillin (10 g) notwendig, um ausreichende intraokuläre Antibiotika-Konzentrationen zu erzielen. Relativ gut penetrieren Cefotaxim, Ceftriaxon, Ceftazidim, Rifampicin und Metronidazol. Im entzündeten Auge kann die Blut-Kammerwasser-Schranke durchlässiger sein und eine höhere Konzentration des Antibiotikums erreicht werden, als es normalerweise der Fall ist.

Eine **Lokalbehandlung** ist nicht nur durch äußerliche Anwendung eines Antibiotikums möglich, sondern auch durch subkonjunktivale und intravitreale Injektion oder intraokuläre Implantation eines Depots.

Durch **äußerliche Anwendung** lassen sich bakterielle Infektionen der Konjunktiva und der Kornea erfolgreich behandeln. Die Fähigkeit eines Antibiotikums, in die vorderen Augenabschnitte einzudringen, hängt nicht nur von der Wasser-, sondern auch von der Lipidlöslichkeit des Mittels ab; das Hornhautepithel enthält reichlich Lipide, welche für fettunlösliche Medikamente eine unüberwindliche Barriere darstellen. Die meisten Sulfonamide und Antibiotika penetrieren nicht oder nur geringgradig durch die intakte Kornea, während z. B. Kortikosteroide und Isoniazid besser penetrieren. Bei Epithelläsionen können manche Medikamente tiefer eindringen, nie aber über den Ziliarkörper hinaus. Bei der äußerlichen Anwendung von Antibiotika werden in den Bindehautsack entweder Lösungen (isoton) eingetropft oder Salben (mit geeigneter Salbengrundlage) eingebracht. Augensalben haben im Vergleich zu Augentropfen den Vorteil, dass sie länger mit dem Auge in Kontakt bleiben und stabiler sind; sie führen aber zu einer Sehbehinderung, rufen häufiger eine Kontaktdermatitis hervor und können die Mitose der Hornhautepithelien hemmen, welche durch Augentropfen im Allgemeinen nicht beeinflusst wird.

Es ist praktisch, tagsüber eine Tropfenbehandlung durchzuführen und nachts eine Augensalbe anzuwenden. Der Zusatz von Hemizellulose in Augentropfen erhöht die Viskosität und verlängert die Verweildauer im Bindehautsack. Da ein Behandlungserfolg nur von einer längeren Einwirkung des Antibiotikums zu erwarten ist, kommt es entscheidend auf eine regelmäßige, wiederholte Anwendung des Präparates an, z. B. bei Augentropfen anfangs viertelstündlich, dann regelmäßig alle 2 h, bei Augensalbe zuerst alle 1–2 h, dann alle 4 h. Bei entzündeter oder ödematöser Hornhaut ist ein Eindringen des Antibiotikums in das Kammerwasser möglich.

Die **subkonjunktivale Injektion,** welche der Augenarzt bei bestimmten Infektionen der Kornea und der Vorderkammer vornehmen kann, ermöglicht ein Eindringen durch die Sklera in den vorderen Teil des Auges, wodurch für mehrere Stunden hohe Antibiotika-Konzentrationen im Kammerwasser erzeugt werden. Sie kommt besonders bei intraokulären Infektionen, bei Keratitis, Ulcus serpens und Blennorrhoe in Frage. Man injiziert 1- (bis 2-)mal tgl. 0,3–0,5 ml der Antibiotika-Lösung, z. B. 50 mg Ampicillin oder 20 mg Gentamicin, im Allgemeinen nicht länger als 3 Tage. Die 1-mal tgl. vorgenommene subkonjunktivale Injektion von Penicillin G wird relativ gut vertragen, ist jedoch schmerzhaft und ruft manchmal Entzündungsreaktionen hervor, weshalb die Zahl der durchzuführenden Injektionen begrenzt ist. Durch subkonjunktivale Injektion von 2%iger Lidocain-Lösung (0, 1 – 0 , 2 ml) 5 min vor der Injektion der Antibiotika-Lösung können Schmerzen gelindert werden. Bei bestimmten Erregern kann auch eine subkonjunktivale Injektion von Ampicillin (50 mg), Piperacillin (50 mg), Cefazolin (50 mg), Amikacin (25 mg), Genta- und Tobramycin (10–20 mg) oder Isoniazid (10–20 mg) indiziert sein. Die subkonjunktivale Injektion von Amphotericin B ist aus Toxizitätsgründen problematisch.

Eine **Injektion in den Glaskörper** kann bei Endophthalmitis indiziert sein, hat aber erhebliche Risiken.

Wahl des Antibiotikums zur Lokalbehandlung: Bei Augeninfektionen mit Selbstheilungstendenz, z. B. den meisten Konjunktividen, kann auf eine Bakterienkultur und Erregertestung verzichtet werden. Wenn die ungezielte Behandlung einer Konjunktivitis erfolglos geblieben ist, müssen verbliebene Erreger angezüchtet werden. Eine bakteriologische

Therapie

Diagnostik ist bei schweren Augeninfektionen, wie Hornhautulzerationen oder Endophthalmitis, von Anfang an erstrebenswert. Wenn eine Erregerdiagnose unmöglich ist, können aufgrund des klinischen Bildes häufig vorkommende Erreger vermutet und entsprechend behandelt werden, z. B. bei zentralen Hornhautgeschwüren Pneumokokken, andere Streptokokken oder Pseudomonas. Bei Erfolglosigkeit einer ungezielten Therapie sollte man nach 2–3 Tagen auf ein anderes Antibiotikum übergehen.

Es gibt eine Vielzahl von empirisch zusammengesetzten Lokalpräparaten, die den Kriterien einer optimalen Therapie nicht immer entsprechen. Grundsätzlich sollten nur Einzelsubstanzen in genau angegebenen Grundlagen und mit gut verträglichen, genau deklarierten Konservierungsmitteln angewendet werden. Wichtig sind Abfüllungen zum einmaligen Gebrauch, da in Augentropfflaschen häufig auch sekundär Keime (Pseudomonas!) auswachsen können.

Zur Lokalbehandlung eignen sich Aminoglykoside, wie Gentamicin, Tobramycin, Neomycin und Kanamycin, welche meist Staphylokokken, Proteus und andere Enterobakterien erfassen. **Gentamicin** und **Tobramycin** sind gut verträglich und haben ein breites Wirkungsspektrum, wirken aber nicht auf Chlamydien und kaum auf Pneumokokken (Refobacin- bzw. Tobramycin-Augentropfen, -Augensalbe). **Neomycin** führt nicht selten zu allergischen Reaktionen. Lokalpräparate mit **Chloramphenicol,** dem wasserlöslichen Chloramphenicol-Derivat Azidamphenicol oder mit einem **Tetracyclin** wirken nur bakteriostatisch, führen selten zur Sensibilisierung und haben sich bei Haemophilus-Infektionen bewährt. Augenpräparate mit **Ciprofloxacin, Levofloxacin, Ofloxacin und Norfloxacin** haben ein breites Spektrum und penetrieren gut (Ciprofloxacin und Ofloxacin sind auch gegen Chlamydien wirksam).

Polymyxin B wirkt nur auf Pseudomonas aeruginosa und andere gramnegative Stäbchen und ruft selten eine Allergie hervor. In Polyspectran-Augensalbe sind die Antibiotika Polymyxin B, Neomycin und Bacitracin kombiniert, in Terramycin-Augensalbe Polymyxin B und Oxytetracyclin.

Bacitracin (wirkt nur auf grampositive Keime) kommt mit Neomycin in der Nebacetin-Augensalbe vor. **Fusidinsäure** (Fucithalmic-Augentropfen) ist gegen Staphylokokken wirksam (während der Behandlung keine Kontaktlinsen tragen). **Erythromycin-Augensalbe** (1%) kann zur Therapie von Chlamydien-Infektionen bei Neugeborenen verwendet werden. Es gibt diverse hochkonzentrierte **Sulfonamid-Augentropfen,** die zur Therapie des Trachoms manchmal noch in den Tropen verwendet werden.

Pimaricin (in Pima-Biciron-Augensalbe) ist bei lokalen Candida- und Schimmelpilzinfektionen anwendbar. Auch aus Fluconazol lassen sich topische Präparate herstellen.

Gegen Herpes-simplex-Viren wirken Lokalpräparate von Idoxuridin (s. S. 340), **Trifluridin** (s. S. 341) und Vidarabin.

Mögliche Nebenwirkungen der antimikrobiellen Lokalbehandlung:

▶ Augenreizungen können durch eine zu hohe Konzentration in der verwendeten Lösung, durch pH-Änderung, durch zu große Kristalle in der Salbe oder Verunreinigung der Augentropfen bzw. -salbe durch Pseudomonas, Proteus, Pilze, Viren hervorgerufen werden.

▶ Als allergische Reaktionen (besonders durch Penicillin, Streptomycin, Sulfonamide) kommen Lidekzem, Lidödem, Konjunktivitis oder Allgemeinreaktionen (bei einer späteren allgemeinen Behandlung) vor. Häufig sind jedoch die zugesetzten Konservierungsmittel die Ursache.

Therapie

▸ Eine postantibiotische Keratokonjunktivitis wird manchmal nach einer antibiotischen Lokalbehandlung durch Pseudomonas aeruginosa, Staphylokokken oder Pilze (z. B. Candida albicans) ausgelöst. Durch Glukokortikoide in antibiotischen Augensalben oder -tropfen kann eine Pilzinfektion (z. B. Keratitis mycotica) begünstigt oder eine Herpes-simplex-Infektion aktiviert werden, welche sich im Frühstadium nur mit Hilfe der Spaltlampe erkennen lässt. Da Kortikosteroide bei einer oberflächlichen Herpes-simplex-Keratitis und bei Hornhautdefekten kontraindiziert sind, sollten Augenpräparate, die Antibiotika und ein Kortikosteroid enthalten, nur vom Ophthalmologen nach eingehender Untersuchung verordnet werden.

▸ Chinolonhaltige Augentropfen können bei langem Gebrauch Hornhauttrübungen verursachen.

Lidinfektionen

Blepharitis: Akuter oder chronischer Verlauf. Blepharitis ulcerosa meist durch Staphylokokken oder Streptokokken hervorgerufen. Bei angulärer Blepharitis liegt häufig eine Infektion durch Moraxellen vor. Bei ekzematoider Dermatitis der Lider und bei der chronischen seborrhoischen Blepharitis kommen oft bakterielle Sekundärinfektionen vor. Krätzemilben und Läuse sind als Ursache auszuschließen. Es gibt auch Virusinfektionen der Lider (Herpes simplex, Herpes zoster, Molluscum contagiosum, Papova-Viren) oder eine Blepharitis im Rahmen einer Rosacea, die eine spezielle Therapie erfordern.
Lokal: Zuerst Krusten entfernen (durch feucht-warme Umschläge mit physiologischer NaCl-Lösung oder durch geeignetes Öl), bei Ulzeration Nebacetin- oder Gentamicin-Augensalbe. Auch Ciprofloxacin-/Levofloxacin-haltige Augensalbe kommen in Frage.
Allgemeine Behandlung: Bei schweren Infektionen Cefadroxil oder parenterale Cefalosporine. Eine Moraxellen-Infektion spicht am besten auf Doxycyclin an.

Hordeolum externum (Drüsen am Lidrand) und **Hordeolum internum** (Meibom-Drüsen in der Tarsalplatte): Erreger Staphylococcus aureus. Orbitalphlegmone möglich. Gefahr der Thrombophlebitis der Vena angularis.
Lokal: Warme Kompressen oder trockene Wärme. Wenn keine Spontanperforation eintritt, ggf. Inzision. Lokalpräparate sind meist erfolglos.
Allgemeine Behandlung (bei Hordeolum internum): Cefadroxil oder Makrolid.

Chalazion (Hagelkorn): Chronische granulomatöse Entzündung der Meibom-Drüsen, manchmal Sekundärinfektion.
Lokal: Nach Abklingen der Entzündung operative Entfernung.

Lidabszess und Lidphlegmone: Meist Staphylokokken-bedingt, seltener durch Streptokokken, Haemophilus oder Anaerobier. Entstehung posttraumatisch oder fortgeleitet (Nasennebenhöhleneiterung, Osteomyelitis), selten septisch-metastatisch. Gefahr einer Orbitalphlegmone oder septischen Thrombose der Orbitalvenen.
Lokal: Ggf. Inzision (Augenarzt).

Therapie

Allgemeine Behandlung: Cefazolin oder Cefuroxim i.v. (je nach Erreger und Antibiogramm), bei leichteren Erkrankungen Cefadroxil oral. Bei Sepsis wegen der Gefahr einer Orbitalphlegmone breite Therapie, z. B. mit Imipenem (s. S. 102).

Lidfurunkel: Erreger Staphylokokken. Gefahr einer Thrombophlebitis der Orbitalvenen und einer Meningitis.
Allgemeine Therapie wie bei Nasen- und Lippenfurunkel (s. S. 608), z. B. mit Cefadroxil oral oder Cefazolin i.v.

Liderysipel: Durch Streptococcus pyogenes verursacht.
Allgemeine Behandlung mit tgl. 10 Mill. E Penicillin G (s. Erysipel, S. 618) und Nachbehandlung mit Penicillin V.

Tab. 15-1 Konzentration von antimikrobiellen Substanzen zur Lokaltherapie am Auge.

Mittel	Augensalbe, Augentropfen	Subkonjunktivale Injektion (Dosis)
Amikacin	0,5 %	25 mg
Ampicillin	–	50–100 mg
Bacitracin	300 E/g (bzw. ml)	–
Chlor-, Azidamphenicol	0,4–1 %	100 mg
Cefazolin	–	50–100 mg
Clindamycin	–	15 mg
Erythromycin	0,5–1 %	–
Fusidinsäure	1 %	
Gentamicin	0,3 %	10–20 mg
Gramicidin	0,02 %	
Neomycin	0,5 %	
Ciprofloxacin	0,3 %	
Neomycin	0,5 %	–
Norfloxacin	0,3 %	–
Levofloxacin	0,3 %	
Oxacillin	–	100 mg
Piperacillin	–	50–100 mg
Polymyxin B	0,1–0,2 %	5 mg
Sulfacetamid	10 %	–
Tetracyclin	0,5–1 %	–
Tobramycin	0,3 %	10–20 mg
Vancomycin	0,5–1 %	1 mg
Natamycin	1 %	–
Aciclovir	3 % (Salbe)	–
Idoxuridin	0,1 %	–
Trifluridin	2 % (Salbe)	–
	1 % (Tropfen)	–
Vidarabin	3 % (Salbe)	–

Mykosen der Lidhaut: Therapie je nach Erreger mit Lokalpräparaten (Pimaricin = Natamycin), die vom Auge gut vertragen werden (s. Tab. 15-1), systemisch mit Fluconazol. Eine Candida-Infektion führt manchmal zu einem Geschwür am Lidrand, das an den Geschwürsrändern kleine Granulome hat.

Herpes-simplex-Virusinfektion der Lider: Kleine Bläschen mit Erythemhof, oft gleichzeitig an den Lippen, in jedem Fall augenärztliche Untersuchung zwecks genauer Lokalisation der Erkrankung (Hornhautbeteiligung?).
Lokal: Zum Schutz der Binde- und Hornhaut in den Konjunktivalsack Trifluridin-Augensalbe bringen, Anwendung alle 4 h, bei bakterieller Sekundärinfektion Polyspectran-Augensalbe, **keine Kortikosteroide!**
Allgemeine Therapie: In schweren Fällen Aciclovir (3-mal tgl. 5 mg/kg) als i.v. Kurzinfusion für 5 Tage.

Dakryoadenitis: Akut bei Infektionskrankheiten (z. B. Mumps) oder fortgeleitet bei Entzündungen in der Nachbarschaft (durch Staphylokokken, Streptokokken, Klebsiella pneumoniae u. a.). Chronisch bei Leukämie, Lymphogranulomatose, Tbc, Lues, Trachom.
Therapie: Feuchte oder trockene Wärme. Bei bakterieller Infektion antibiotische Allgemeinbehandlung (bei Staphylokokken Cefadroxil, bei anderen Erregern je nach Antibiogramm). Bei chronischer Entzündung Therapie je nach Ursache. Bei zu geringer Tränenbildung evtl. Tränenersatzpräparat.

Dakryozystitis (Entzündung des Tränensackes): Akut oder chronisch. Ursache: Tränenabflussbehinderung, sekundäre Erreger Pneumokokken, Streptokokken, Staphylokokken, Haemophilus, Pseudomonas aeruginosa, Aktinomyzeten, Candida albicans u. a. Bei Neugeborenen häufig durch Stenose des Ductus nasolacrimalis bedingt, Gefahr der Abszedierung oder Entstehung einer Dakryozystophlegmone (evtl. Durchbruch nach außen und Fistelbildung). Bei chronischer Entzündung Tbc, Lues und Trachom ausschließen. Bei Tränen-Nasengang-Entzündung (Canaliculitis) sind manchmal Actinomyces israelii, Arachnia oder Nocardien die Erreger; bei Aktinomykose lassen sich im Eiter, der aus dem Punctum lacrimale am inneren unteren Lidrand hervorquillt, typische Drusen nachweisen.
Lokal: Nach Abklingen der akuten Entzündung Beseitigung einer Abflussstörung durch den Augenarzt, Spülung mit antibiotischen Lösungen, bei Abszessbildung u. U. Inzision (Gefahr der Fistelbildung), bei chronischer Dakryozystitis evtl. Dakryozystorhinostomie.
Allgemeine Therapie: Bei der akuten Form Penicillin G, Cefazolin, Ceftriaxon oder Cefotaxim (je nach Erreger). Orale Nachbehandlung mit Cefadroxil oder Clindamycin.

Orbitalphlegmone: Fortgeleitete Entzündung des periorbitalen oder orbitalen Gewebes von eitriger Blepharitis, Dakryozystitis, Sinusitis, Kieferosteomyelitis oder Zahnwurzelentzündung. Auch hämatogene Entstehung möglich (Septikämie). Typische Symptome einer Orbitalphlegmone sind Protrusio bulbi, eingeschränkte Augenbeweglichkeit, verminderte Hornhautsensibilität und verschwommenes Sehen. CT und MRT sind von großem diagnostischen Wert. Breites Erregerspektrum (auch Anaerobier bei odontogener Entstehung sowie Aspergillus und Zygomyzeten = Mucor bei Diabetikern und immunsupprimierten Patienten). Häufig kommen Pneumokokken und Haemophilus influenzae (Typ b) vor; dann sind oft die Blutkultur sowie der Latex-Agglutinationstest mit Serum und Urin positiv. Andere Erreger sind Streptococcus pyogenes, Pseudomonas, E. coli bzw. Anaerobier.

Therapie

597

Therapie: Evtl. Operation. Drainage eines subperiostalen Abszesses, Orbitalabszesses, Zahnwurzelabszesses oder einer vereiterten Nasennebenhöhle. Behandlung ungezielt z. B. mit Ceftriaxon oder Cefotaxim + Clindamycin oder mit Imipenem. Ggf Modifikaton der Therapie nach späteren bakteriologischen Befunden.

Bindehautinfektionen

Es gibt zahlreiche infektiöse und nichtinfektiöse Ursachen einer Konjunktivitis. In schweren Fällen Untersuchung mit der Spaltlampe auf Hornhautveränderungen (Fremdkörper, Verletzungen, Ulzerationen). Eine Rötung des Auges kann auch auf einer Iridozyklitis, einem akuten Glaukom oder einer allergischen bzw. chemischen Reizung bzw. einer generalisierten Infektion beruhen. Keinesfalls dürfen kortisonhaltige Antibiotika-Salben oder -Tropfen angewendet werden, bevor durch Spaltlampenuntersuchung eine Herpesvirus-Infektion ausgeschlossen ist.

Die **häufigsten Erreger** einer Konjunktivitis sind Pneumokokken, Staphylokokken, Haemophilus und Adenoviren. Physiologische Konjunktivalflora sind: Staphylococcus epidermidis, Sarzinen, saprophytäre Korynebakterien, vergrünende Streptokokken u. a.

Akute eitrige Konjunktivitis: Meist mit Exsudat (serös, schleimig-eitrig oder stark eitrig). **Erreger:** Pneumokokken, Staphylokokken, Streptococcus pyogenes, Haemophilus-Arten, selten Proteus, E. coli, Pseudomonas aeruginosa, Gonokokken, Meningokokken, Moraxella lacunata u. a. Eine gefährliche Sonderform in den Tropen sind Augeninfektionen durch halophile Vibrionen, z. B. V. vulnificus. Bei wenig pathogenen Keimen oft Selbstheilung, Abkürzung der Erkrankung durch Antibiotika (je nach Erreger), Übergang in chronische Konjunktivitis möglich.

Follikuläre Konjunktivitis: Diese akute nicht eitrige Form ist entweder durch Chlamydien (s. Einschlussblennorrhoe und Trachom) oder durch Adenoviren (u. a. Viren) verursacht. Eine follikuläre Konjunktivitis kommt auch bei Herpes-simplex-Virusinfektionen des Lidrandes vor (zur Therapie s. S. 597).

Lokal: Aminoglykosid- oder Chinolon-haltige Augensalbe oder -tropfen, bei Haemophilus-Infektion auch Chloramphenicol-Augentropfen oder Oxytetracyclin-Augensalbe.
Allgemeine Behandlung: Bei schweren eitrigen Infektionen oder bei Infektionen nach Trauma zur Komplikationsverhütung immer systemische Gabe, und zwar bei Pneumokokken-, Streptokokken- und Meningokokken-Infektion Penicillin G, bei Staphylokokken Cefazolin, bei Haemophilus Cefixim oder Cefpodoxim, bei Pseudomonas Piperacillin + Tobramycin, bei Enterobakterien oder Gonokokken Cefotaxim oder Ceftriaxon.

Gonoblennorrhoe bei Neugeborenen (Beginn am 2.–4. Lebenstag) oder Erwachsenen: Gefahr der Hornhautbeteiligung und Erblindung. Diagnose durch Gonokokken-Nachweis im Methylenblau- und Grampräparat und durch Kultur. Versagen der Credé-Prophylaxe in 0,1–0,2%. Die Prophylaxe mit Argentum nitricum (1%ig, 1 Tropfen in jeden Bindehautsack) ist gegen Chlamydien unwirksam. Gesunde Neugeborene von Müttern mit nachgewiesener Gonorrhoe sollten zusätzlich eine einzige i.v. oder i.m. Injektion von Cefotaxim (200 mg) erhalten. Therapiebeginn schon bei klinischem Verdacht (Restitutio ad integrum nur bei frühzeitigem Behandlungsbeginn). Eine gleichzeitige Infektion durch Chlamydia trachomatis ist mitzubehandeln.

Lokal: Spülungen, Umschläge, Chloramphenicol-Augentropfen oder -Augensalbe oder Gentamicin-Augentropfen. Gesundes Auge schützen.

Allgemeine Behandlung: Unverzüglicher Therapiebeginn mit Cefuroxim oder Cefotaxim i.v., bei Neugeborenen tgl. 60 mg/kg, bei Erwachsenen tgl. 2–6 g für 7 Tage.

Neugeborenenkonjunktivitis (Ophthalmia neonatorum): Katarrhalisch oder eitrig, Infektion ante partum (bei vorzeitigem Blasensprung), intra partum oder post partum entstanden. Erreger: Staphylokokken, Gonokokken, Haemophilus, Pneumokokken, E. coli, Streptokokken, Pseudomonas aeruginosa, Chlamydia trachomatis (s. Einschlusskonjunktivitis) u. a. Beim sog. »Silberkatarrh« (chemische Reizung durch Argentum nitricum), der am 1. Lebenstag beginnt, ist der Eiter steril. Auch Herpes-simplex-Virusinfektionen kommen vor (bei Neugeborenen selten).

Lokal: Bei bakterieller Ursache (außer Chlamydia trachomatis und Haemophilus) Augensalbe mit einem Aminoglykosid (z. B. Gentamicin).

Allgemeine Behandlung: Bei bakterieller Ursache in schweren Fällen antibiotische Allgemeinbehandlung je nach Antibiogramm, ungezielt mit Cefotaxim i.v. (auch Gonokokkenwirksam), evtl. + Azlocillin (auch Pseudomonas-wirksam).

Einschlusskonjunktivitis bei Neugeborenen, älteren Kindern und Erwachsenen: Ausgelöst durch Chlamydia trachomatis, Schmierinfektion vom Genitale oder Übertragung bei der Geburt, bei Neugeborenen schleimig-eitriges Exsudat (fehlt bei Erwachsenen). Follikel findet man typischerweise an der palpebralen Konjunktiva (noch nicht bei Neugeborenen). Chronischer Verlauf (ohne Therapie). Bei Neugeborenen Beginn meist am 5.–7. Tag nach der Geburt, z.T. auch später (bis zur 4. Woche). Mikroskopischer Nachweis der typischen zytoplasmatischen Einschlusskörperchen in Epithelzellen durch Immunfluoreszenz, Anzüchtung in der Zellkultur (Wachstum in 2–3 Tagen). Meist Spontanheilung nach Wochen oder Monaten, jedoch Spätschäden oder Übergang in chronische Keratokonjunktivitis möglich. Abkürzung durch Antibiotika-Therapie. Ohne systemische Behandlung mit Erythromycin kann im Alter von 1–6 Monaten eine Chlamydien-Pneumonie auftreten.

Lokal: Erythromycin-, Ciprofloxacin-/Levofloxacin- oder Oxytetracyclin-Augensalbe, 6-mal tgl. für mindestens 2 Wochen.

Allgemeine Behandlung: Bei Erwachsenen und älteren Kindern immer zusätzlich Doxycyclin (2-mal täglich 0,1 g oral), bei Schwangeren Erythromycin (3-mal täglich 0,5 g oral) für 2–3 Wochen. Auch Azithromycin ist wirksam. Neugeborene erhalten Erythromycin (täglich 30 mg/kg oral). Sexualpartner bzw. Eltern eines erkrankten Neugeborenen mitbehandeln.

Trachom: Infektion durch Chlamydia trachomatis (andere Serotypen als bei der einheimischen Chlamydien-Konjunktivitis). Verschiedene Stadien mit akutem Katarrh, körnigen Follikeln auf der Bindehaut der Lider und am Limbus, Hornhautläsionen, Pannusbildung, Erblindung, Deformierung der Augenlider, oft Sekundärinfektion durch Staphylokokken und andere Bakterien. In den Epithelzellen Einschlusskörperchen (Giemsa-Präparat oder immunfluoreszenzserologischer Nachweis).

Therapie

Mittel der Wahl ist Doxycyclin (einmal täglich 0,2 g oral) für 2–4 Wochen, in der Schwangerschaft Erythromycin (3-mal täglich 0,5 g oral). Kinder unter 8 Jahren erhalten Clarithromycin (tgl. 12 mg/kg oral) oder Azithromycin. Eine neue Möglichkeit, besonders für die Tropen, ist die Einmaltherapie mit Azithromycin. (In Miteleuropa ist bei einem Trachom eine längere Therapie ratsam!) Gleichzeitig wird mit einer Tetracyclin-, Chinolon- oder Erythromycin-haltigen Augensalbe lokal behandelt (2- bis 3-mal täglich). Wegen der Rezidivgefahr ist die Lokalbehandlung über längere Zeit durchzuführen (z. B. 2-mal tgl. für 2 Monate oder unter erschwerten Umständen jeden Monat 2-mal tgl. 5 Tage über insgesamt 6 Monate). Trachomkomplikationen, wie Entropium, Trichiasis und Hornhautleukome, müssen entsprechend behandelt werden. Es besteht ein WHO-Programm zur Eradikation des Trachoms bis 2020.

Konjunktivaldiphtherie: Extrem selten. Diphtherie-Antitoxin und Penicillin G (Therapie wie bei anderen Diphtherieformen s. S. 483). Eine pseudomembranöse Konjunktivitis gibt es auch bei bestimmten Adenovirus-Infektionen und bei Infektionen durch Streptococcus pyogenes.
Lokal: Gentamicin-Augensalbe oder -tropfen.

Adenovirus-Konjunktivitis (epidemische Keratokonjunktivitis): Hochinfektiös, typischerweise einseitig (»pink eye«). Isoliert oder beim Pharyngo-Konjunktival-Fieber von Kindern auftretend, folliküläre Konjunktivitis mit Schwellung der präaurikulären Lymphknoten, bei Infektionen durch bestimmte Adenovirus-Serotypen auch Pseudomembranbildung auf der Tunica palpebrarum und subepitheliale Hornhautinfiltrationen möglich. Bei der Adenovirus-Konjunktivitis finden sich im Ausstrich kleine intranukleäre Einschlusskörperchen und viele mononukleäre Zellen. Spontanheilung nach 3–4 Wochen; manchmal längerer Verlauf.
Keine Beeinflussung durch Antibiotika oder (bislang vorhandene) Virustatika. Symptomatische Behandlung durch kalte Kompressen, Kunsttränen und schleimhautabschwellende Augentropfen möglich. Bei Hornhautinfiltrationen evtl. lokal Kortison (Entscheidung durch den Augenarzt).

Chronische bakterielle Konjunktivitis: Häufig durch Staphylokokken oder Moraxellen verursacht; sie manifestiert sich oft als Blepharokonjunktivitis. Sie kann auch durch infizierte Augentropfen oder infizierte Kosmetika ausgelöst werden und sekundär bei Rosacea oder Tränen-Nasengang-Stenose auftreten.
Lokale Behandlung mit Ciprofloxacin-/Levofloxacin- oder Aminoglykosid-Augensalbe, bei Rosacea außerdem orale Gabe von Doxycyclin (tgl. 0,1 g). Gegen Moraxellen wirkt Tetracyclin-Augensalbe.

Chronische okuloglanduläre Konjunktivitis Parinaud: Das seltene, meist einseitige Krankheitsbild ist von einer stärkeren präaurikulären Lymphknotenschwellung begleitet. Die Konjunktivitis Parinaud kommt gelegentlich im Verlauf einer Katzenkratzkrankheit, Tularämie, Syphilis, Tuberkulose, Sarkoidose oder eines Lymphogranuloma venereum (s. S. 633) vor. Die Therapie richtet sich nach der Ätiologie. Bei Katzenkratzkrankheit (häufigste Ursache) wirkt Ciprofloxacin (2-mal tgl. 0,5 g oral für 10 Tage), bei Kindern Co-trimoxazol (2-mal tgl. 10 mg/kg oral für 10 Tage).

Hornhautinfektionen

Im Allgemeinen ernst und oft das Sehvermögen bedrohend. Jede Hornhautinfektion muss kompetent ophthalmologisch untersucht werden. In Mitteleuropa meist Herpes, in unterentwickelten Ländern oft bakterielle und Pilz- bzw. posttraumatische Infektionen.

Hornhautgeschwüre: Erreger sind Pneumokokken, Pseudomonas, Staphylokokken, Streptokokken, Bacillus cereus und Enterobakterien. Mischinfektionen sind häufig. Auch Pilze (z. B. Candida albicans, Aspergillus, Fusarium und andere seltene Pilze) sowie Acanthamöben können ein zentrales Geschwür erzeugen. Nicht selten entsteht eine bakterielle Keratitis (z. B. durch Pseudomonas aeruginosa) infolge kontaminierter Kontaktlinsen. Erregeranzüchtung aus Ulkussekret und Antibiogramm für die Therapie wichtig. Behandlung wegen häufiger schwerer Komplikationen (z. B. sekundäres Glaukom, Hypopyon) nur durch den Augenarzt, der auch die zusätzliche Therapie bestimmt. Eine systemische Antibiotika-Gabe ist immer notwendig. Sie muss ungezielt sofort beginnen (bevor die bakteriologischen Ergebnisse vorliegen) und alle häufigen Erreger erfassen.
Lokal: Polymyxin B + Bacitracin + Neomycin (Polyspectran), Gentamicin (nicht bei Pneumokokken- und Streptokokken-Infektion), evtl. auch Ciprofloxacin-Augentropfen. Wichtig, aber auch lästig ist die häufige Anwendung der Augentropfen (anfangs alle 15 min). Bei tiefen Geschwüren mit Hypopyon ggf. subkonjunktivale Injektion von Penicillin G oder einem anderen Antibiotikum durch den Ophthalmologen (s. S. 593). Bei Pilzinfektion ist eine lokale Behandlung mit Natamycin (Pimaricin) möglich (s. Tab. 15-1, S. 596).
Systemisch: Initialtherapie mit Ceftriaxon oder Imipenem. Bei Nachweis von empfindlichen Pneumokokken, Streptokokken und Staphylokokken gibt man Penicillin G in hoher Dosierung. Bei Infektionen durch Penicillin-G-resistente Staphylokokken ist meist Cefazolin oder Clindamycin wirksam. Bei Pseudomonas-Infektionen ist immer eine kombinierte Behandlung erforderlich, z. B. mit Ceftazidim + Tobramycin. Auch Ciprofloxacin + Gentamicin kommen in Frage. Bei einer Pilzinfektion kann zusätzlich zur besonders wichtigen Lokalbehandlung Fluconazol oder Itraconazol oral bzw. i.v. gegeben werden.

Randgeschwüre der Hornhaut: Meist fortgeleitet von Konjunktivitis, selten primäre Hornhautinfektion (Staphylokokken, Haemophilus, Moraxella), auch allergische, medikamentös-toxische, traumatische oder trophische Ursachen möglich. Antibiotika-Therapie wie bei Konjunktivitis (je nach Ursache).

Ringabszess: Häufig nach Verletzungen oder operativen Eingriffen oder septisch-metastatisch entstanden, ungünstige Prognose, Gefahr der Panophthalmie, meist durch Pneumokokken oder Pseudomonas aeruginosa u. a. hervorgerufen.
Lokal: Je nach Erreger Polyspectran-Augensalbe oder Chinolon-haltiges Augenpräparat.
Systemisch: Sofortiger Therapiebeginn mit Penicillin G (bei Pneumokokken-Infektion), mit Azlocillin + Tobramycin (bei Pseudomonas-Infektion), wenn möglich nach kulturellem Befund und Antibiogramm.

Borrelien-Keratitis: Diagnose und Therapie s. S. 648. Es gibt noch weitere Manifestationen der Borreliose am Auge: Episkleritis, Iridozyklitis, Retinitis, Optikusneuritis, Parese des 6. und 7. Hirnnerven.

Therapie

Herpetische Keratitis/Keratokonjunktivitis: Erreger sind Herpes-simplex-Viren. Vorkommen in jedem Alter, auch bei Neugeborenen, die sich während der Geburt mit Herpes genitalis der Mutter infiziert haben. Oft mit Beteiligung der Konjunktiva. In den Epithelzellen sieht man mikroskopisch eosinophile intranukleäre Einschlusskörperchen (Giemsa-Präparat, besser Immunfluoreszenztechnik). Diagnose und Therapie nur durch den Ophthalmologen.

Therapie: Bei der häufigeren oberflächlichen Form **(dendritische Keratitis)** ist eine topische Behandlung mit Trifluridin-Augentropfen (1 %) oder -Augensalbe (2 %) am wirksamsten. Alternativen sind Aciclovir- und Vidarabin-Augensalbe (3 %). Idoxuridin wird schlechter vertragen. Anwendung der Tropfen alle 1–2 h oder der Salbe 4-mal tgl. (bei Tropfenbehandlung nachts Salbe), gegen bakterielle Sekundärinfektion Gentamicin-Augentropfen, **keine Kortikosteroide** (diese können Ulzerationen hervorrufen oder verstärken), evtl. Abrasio.

Bei der tiefer gelegenen **Keratitis disciformis** und bei anderen Formen einer herpetischen Keratitis ist die Behandlung schwieriger. Bei Neugeborenen mit Augenbeteiligung ist eine i.v. Therapie mit Aciclovir erforderlich. Die Entscheidung für eine topische Kortisonbehandlung bei tiefer Keratitis ist schwierig und muss im Einzelfall vom Augenarzt getroffen werden.

Varicella-Zoster-Keratitis: Oft kombiniert mit Iridozyklitis und Bläschen auf der Lidhaut. Gefahr von Skleritis, Sekundärglaukom, Optikusneuritis und Augenmuskellähmung. **Therapie:** Sofortiger Beginn mit Aciclovir (entweder als i.v. Kurzinfusion 3-mal täglich 10 mg/kg für 5 Tage oder oral 5-mal täglich 0,8 g für 10 Tage). Alternativen sind Valaciclovir und Famciclovir oral. Bei Abwehrschwäche immer parenteral behandeln. Lokale Behandlung nur durch den Augenarzt. Bei bakterieller Sekundärinfektion ist ein breites Antibiotikum indiziert.

Keratitis parenchymatosa: Interstitielle Keratitis meist im Rahmen einer Uveitis. Vorkommen bei Lues (Therapie s. S. 629), bei Tuberkulose (s. S. 667) und bei Lyme-Borreliose (s. S. 648). Es gibt noch andere Ursachen für interstitielle Keratitis, z. B. Infektionen durch Chlamydia trachomatis, Herpes-simplex- und Varicella-Zoster-Viren, die entsprechend zu behandeln sind.

Keratoconjunctivitis allergica (z. B. phlyctaenularis): Außer der sonstigen Therapie evtl. Behandlung einer bakteriellen Sekundärinfektion.
Lokal: Aminoglykosid- oder Chinolon-haltige Augentropfen oder -salbe.

Keratomykose: Erreger Candida albicans, Aspergillus, Fusarium u. a. Eine Keratomykose wird oft zu spät erkannt und zunächst für eine herpetische Keratitis gehalten. Auftreten meist nach Verletzungen oder nach primären bakteriellen oder viralen Hornhauterkrankungen, öfters nach vorausgegangener lokaler Kortikosteroidbehandlung. Hornhautulzeration sowie Beteiligung der Lider und Konjunktiven möglich. Meist chronischer Verlauf. Erregernachweis mikroskopisch (nach Spezialfärbung) und kulturell.
Lokal: Pimaricin-Augensalbe (Pima-Biciron) für 3–6 Wochen, evtl auch mit Fluconazol-Lösung (stark verdünnt).

Systemisch: In schweren Fällen Amphotericin B (Dosierung s. S. 350), wirksam auf Candida, Aspergillus u. a., evtl. + Flucytosin. Heute ist eine systemische Behandlung auch mit Fluconazol oder Itraconazol bzw. mit Voriconazol oder Caspofungin möglich (s. S. 365 u. S. 374). Kortikosteroide weglassen!

Acanthamoeba-Keratitis: Infektion durch im Boden und Wasser vorkommende Acanthamoeba-Arten, die besonders nach Aufbewahrung von Kontaktlinsen in kontaminierten Lösungen auf die Hornhaut gelangen können. Auch beim Schwimmen in natürlichen Gewässern besteht eine Infektionsgefahr. Mikroskopischer Nachweis der Erreger im Hornhautgewebe (Geschabsel oder Biopsat). Je früher die topische Behandlung beginnt, um so besser sind die Heilungschancen. Am günstigsten scheint die kombinierte topische Behandlung mit Propamidin-Isethionat-Augentropfen (0,1 %) und Neomycin-haltigen Augentropfen (enthalten in Polyspectran) zu wirken. Anwendung anfangs alle 15–60 min für 5–7 Tage, dann 3- bis 4-mal tgl. für 5–9 Monate. Auch Azole (Ketoconazol, Fluconazol) sind wirksam.

Endophthalmitis

Die Endophthalmitis ist eine infektiöse Entzündung des Augeninneren (einschließlich des Glaskörpers). Vorkommen meist postoperativ (z. B. nach Kataraktoperation) oder nach perforierenden Verletzungen, gelegentlich auch bei Ulcus corneae oder metastatisch im Rahmen einer Sepsis (bei Immunsuppression, Organtransplantation, Heroinsucht oder Endokarditis).

Erreger in erster Linie Staphylokokken, außerdem Streptokokken, Enterobakterien, Haemophilus, Pseudomonas, Bacillus cereus, Anaerobier u. a., gelegentlich auch Pilze (Candida, Aspergillus u. a.). Mischinfektionen kommen vor. Die Frühform durch Staphylococcus aureus oder Pseudomonas aeruginosa ist besonders gefährlich. Eine Erregerdiagnose ist durch Aspiration von Glaskörperflüssigkeit und Kammerwasser, manchmal auch durch die Blutkultur möglich; sie ist wichtig wegen der Vielzahl der möglichen Erreger und der differenzialdiagnostischen Abtrennung gegen nichtbakterielle Formen einer Endophthalmitis und gegen Tumoren. Eine metastatische Candida-Endophthalmitis beruht nicht selten auf einer Venenkatheterinfektion (meist im Rahmen einer Intensivtherapie). Dabei lassen sich die Erreger häufig auch im Urin nachweisen.

Die **Prognose** ist abhängig vom frühzeitigen Beginn der hochdosierten Antibiotika-Therapie und von der Erregerart. Infektionen mit Staphylokokken haben eine wesentlich bessere Prognose als solche mit Enterobakterien. Der Grund für die ungünstigen Therapieergebnisse (Erblindung) ist vor allem die schlechte Penetration von Antibiotika in den Glaskörper. Eine penetrierende Augenverletzung ist stets Indikation für eine Antibiotika-Therapie.

Die **intravitreale Injektion** eines Antibiotikums kann mit folgenden Einzeldosen durchgeführt werden: Ampicillin 0,5 mg, Oxacillin 0,5 mg, Cefazolin und Ceftazidim 1–2 mg, Penicillin G 600 E, Vancomycin und Clindamycin 1 mg. Aminoglykoside sind bei intravitrealer Injektion für die Retina toxisch. Einige Autoren empfehlen die Verwendung von Amikacin (0,4 mg), da es im Tierexperiment für die Retina weniger toxisch ist als Gentamicin und Tobramycin.

Therapie

Die Lokaltherapie muss immer durch eine hochdosierte **systemische Therapie** ergänzt werden. Zur Initialtherapie verwendet man Kombinationen, die sowohl gegen Staphylokokken als auch gegen Pseudomonas und Anaerobier wirken und die möglichst gut in die Augen penetrieren. Diese Voraussetzungen erfüllen Kombinationen, wie Vancomycin + Amikacin + Metronidazol oder Ciprofloxacin + Rifampicin oder Imipenem. Bei schweren Erkrankungen (vor allem durch gramnegative Stäbchen und Pilze) kann eine frühzeitige Vitrektomie die Heilung begünstigen. Bei Vorliegen der typischen weißen chorioretinitischen Herde sollte unbedingt sofort eine Pilztherapie (z. B. mit Fluconazol initial 0,4 g, später 0,2 g) für längere Zeit durchgeführt werden. Das Ansprechen auf die Therapie erfolgt relativ langsam. Zur intravitrealen Injektion bei einer Pilzinfektion kommt Amphotericin B (0,005 mg) in Frage, ist aber nicht ungefährlich.

Perioperative Prophylaxe: Bei der Glaskörper- und Netzhautchirurgie sowie bei allen Augenoperationen von gefährdeten Patienten und bei Patienten unter Kortikosteroid-Therapie wird eine kurzfristige systemische Antibiotika-Gabe befürwortet (z. B. mit Ceftriaxon in hoher Dosierung für 1–2 Tage, beginnend 2 h vor der Operation). Diese kann durch lokale Antibiotika-Anwendung ergänzt werden.

Retinitis

Bei vielen Infektionen kann es hämatogen zum Auftreten einer Retinitis kommen. Relativ häufig ist eine Candida-Retinitis als Folge der Infektion eines lange liegenden Venenkatheters (i.v. Therapie mit Fluconazol, evtl. zusammen mit Flucytosin). Bei Endocarditis lenta gibt es manchmal Absiedlungen in der Retina (Roth-Flecken), die nach sachgemäßer Behandlung der Endokarditis verschwinden. Eine häufige, wenn nicht sogar die häufigste Ursachen einer Retinitis oder Uveitis ist die Toxoplasmose. Wenn ein typischer Befund vorliegt, sollte daher auch auf Verdacht eine systemische Therapie mit Pyrimethamin plus Sulfonamid durchgeführt werden. Besonders bei Kindern wurde Borrelia burgdorferi häufiger als Erreger einer Uveitis nachgewiesen (Therapie mit Penicillin G oder Ceftriaxon, s. S. 649). Eine granulomatöse Retinitis kommt auch bei Miliartuberkulose vor (Therapie: s. S. 670). Larven des Hundespulwurms (Toxocara canis) können eine Retinitis hervorrufen, die schwer zu behandeln ist. Bei AIDS-Patienten führt die Retinitis durch Exazerbation einer Zytomegalie (s. S. 686) häufig zur Erblindung (Therapie mit Ganciclovir oder Foscarnet).

Literatur

Barron BA, Gee L, Hauck WW, et al. Herpetic eye disease study – a controlled study of oral acyclovir for Herpes simplex stromal keratitis. Ophthalmology 1994; 101: 1871–82.

Bosch-Driessen LE, Berendschot TT, Ongkosuwito JV, et al. Ocular toxoplasmosis: clinical features and prognosis of 154 patients. Ophthalmology 2002; 109: 869–78.

Chen J-Y. Prophylaxis of ophthalmia neonatorum: comparison of silver nitrate, tetracycline, ery-

thromycin and no prophylaxis. Pediatr Infect Dis J 1992; 11: 1026–30.

Diamond JP, White L, Leeming JP, et al. Topical 03 % ciprofloxacin, norfloxacin, and ofloxacin in treatment of bacterial keratitis: a new method for comparative evaluation of ocular drug penetration. Brit J Ophthalmol 1995; 79: 606.

El Baba FZ, Trousdale MD, Gauderman WJ, et al. Intravitreal penetration of oral ciprofloxacin in humans. Ophthalmology 1992; 99: 483–6.

Ficker L, Seal DV, Wright P. Staphylococcal blepharitis. In: Ocular Infection and Immunity. Wilhelmus K, Pepose G, Holland G (eds). Chicago: Mosby 1996; ch 61.

Fraunfelder FT, Fraunfelder FW (eds). Drug induced ocular side effects. 4. ed. Boston: Butterworth 2001.

Karma A, Seppala I, Mikkila H, Kaakkola S, Viljanen M, Tarkkanen A. Diagnosis and clinical characteristics of ocular Lyme borreliosis. Am J Ophthal 1995; 119: 127–35.

Leeming JP, Diamond JP, Trigg R, et al. Ocular penetration of topical ciprofloxacin and norfloxacin drops and their effect upon eyelid flora. Brit J Ophthalmol 1994; 78: 546.

Lesk MR, Ammann H, Marcil G, et al. The penetration of oral ciprofloxacin into the aqueous humor, vitreous, and subretinal fluid of humans. Am J Ophthalmol 1993; 115: 623–8.

Mather R, Karenchak LM, Romanowski EG, et al. Fourth generation fluoroquinolones: new weapons in the arsenal of ophthalmic antibiotics. Am J Ophthalmol 2002; 133: 463–6.

Moorthy RS, Weinberg DV, Teich SA, et al. Management of varicella zoster virus retinitis in AIDS. Br J Ophthalmol 1997; 81: 189–94.

Outman WR, Levitz RE, Hill DA, et al. Intraocular penetration of rifampin in humans. Antimicrob Ag Chemother 1992; 36: 1575–6.

Penland RL, Boniuk M, Wilhelmus KR. Vibrio ocular infections on the U.S. Gulf Coast. Cornea 2000; 19: 26–9.

Pleyer U. Therapeutic indications for local anti-infectives. Viral ocular infections: topical treatment and prevention. Dev Ophthalmol 2002; 33: 281–96.

Schwab IR, Friedlaender M, McCulley J, et al. A phase III clinical trial of 0.5 % levofloxacin ophthalmic solution versus 0.3 % ofloxacin ophthalmic solution for the treatment of bacterial conjunctivitis. Ophthalmology 2003; 110: 457–65.#

Weinberg DV, Murphy R, Naughton K. Combined daily therapy with intravenous ganciclovir and foscarnet for patients with recurrent cytomegalovirus retinitis. Amer J Ophthal 1994; 117: 776–82.

Therapie

605

16 Hals-Nasen-Ohren-Infektionen

Bei den ernsten Folgen, die eine Sinusitis, Laryngitis oder Otitis media nach sich ziehen kann, ist bei schweren Verlaufsformen eine rasch einsetzende Therapie notwendig. Durch den rechtzeitigen Einsatz von Antibiotika kann die Häufigkeit gefährlicher Komplikationen (otogene Meningitis, Mastoiditis, Jugularvenenthrombose, Sepsis, chronischer Verlauf) drastisch gesenkt werden.

Die Kenntnis der Normalflora ist eine wichtige Voraussetzung für die Therapie. Während in der Nase vergrünende und anhämolysierende Streptokokken, apathogene Neisserien und Corynebakterien, Staphylococcus epidermidis, Sarzinen und vereinzelt auch Staphylococcus aureus normalerweise vorhanden sind, können in der Nase gefundene Keime, wie Pneumokokken, Streptococcus pyogenes, Staphylococcus aureus, Moraxellen und Pseudomonaden, Erreger eines Krankheitsprozesses sein, kommen aber auch ohne Symptome vor. In der Mundhöhle gibt es normalerweise viele anaerobe Keimarten (z. B. Peptostreptokokken, Fusobakterien, Prevotella melaninogenica), die oft bei Sekundärinfektionen beteiligt sind. Im Gehörgang findet man bei Gesunden harmlose Hautkeime (Koagulase-negative Staphylokokken, Sarzinen, grampositive Stäbchen), aber keine Pneumokokken, hämolysierende Streptokokken, Koagulase-positive Staphylokokken, Moraxellen, Pseudomonaden, E. coli und Klebsiellen.

Rhinitis

Der häufige Schnupfen ist weit überwiegend durch Rhino- oder Adenoviren hervorgerufen, für die es bislang keine kausale Therapie gibt. Eine primär bakterielle Rhinitis kann durch Mycoplasma pneumoniae (oft mit Bronchitis und/oder Pneumonie) hervorgerufen werden. Eine bakterielle Rhinitis gibt es bei angeborener Syphilis. Sie kann nach der Geburt manchmal gleichzeitig mit einer Gonoblennorrhoe auftreten. Bei Kindern im ersten Lebensjahr kann eitriger Schnupfen bei einer Nasopharyngitis durch Streptococcus pyogenes oder Pneumokokken entstehen. Über Nasendiphtherie s. S. 483. Bei Keuchhusten besteht im katarrhalischen Anfangsstadium häufig eine Rhinitis mit schleimiger Sekretion (im Blutbild starke Lymphozytose). Es gibt aber nicht selten auch bakterielle Sekundärinfektionen nach primärer Virusinfektion (meist durch Haemophilus oder Pneumokokken).

Therapie: Bei bakterieller Rhinitis (primär oder sekundär) kommen Penicillin V und Makrolide sowie Oralcefalosporine (z. B. Cefpodoxim, Cefadroxil) in Frage.

Sinusitis

Entstehung meist rhinogen, bei Sinusitis maxillaris auch dentogen (von einer Zahnwurzelperiostitis, dann oft chronischer Verlauf, fötider Eiter). Typische Erkrankung von Erwachsenen, denn die Nebenhöhlen entwickeln sich erst in der späteren Kindheit.

Häufige Erreger einer eitrigen Sinusitis sind Pneumokokken und Haemophilus influenzae; selten sind Staphylokokken, Streptococcus pyogenes, Moraxella catarrhalis, Klebsiella pneumoniae, Anaerobier, Chlamydien u. a. Bei Mukoviszidose ist Pseudomonas häufigster Erreger einer Sinusitis. Bei chronischer Sinusitis dominieren Anaerobier, die oft gemeinsam mit Haemophilus und aeroben Streptokokken vorkommen. Pilze (Aspergillus, Mucor, Candida, Pseudallescheria boydii) können die Nasennebenhöhlen besiedeln und bei Abwehrschwäche eine invasive Entzündung der Nasennebenhöhlen (im Extremfall bis zur Gesichtsnekrose) hervorrufen.

Diagnose: Eine katarrhalische Sinusitis tritt oft bei akuter Rhinitis auf (Erreger: Rhinoviren, Adenoviren u.v.a.); sie benötigt keine antibakterielle Theapie. Eine virale Rhinitis hat aber oft eine Schrittmacherfunktion für eine spätere bakterielle Infektion. Eitrige Entzündungen sind häufig einseitig, selten doppelseitig oder Teilerscheinung einer Pansinusitis. Nekrotisierende Sinusitiden kommen bei Scharlach und Virusgrippe vor. Eine Flüssigkeitsansammlung in der Kieferhöhle lässt sich sonographisch, stets aber im CT oder MRT erkennen.

Während eine akute eitrige Sinusitis meist starke Beschwerden hervorruft, fehlen bei der chronischen Sinusitis Fieber, Kopfschmerzen und eine eitrige Sekretion aus der Nase. Die chronische Sinusitis erkennt man oft erst an den Folgeerscheinungen (Pharyngolaryngitis, Bronchitis, Otitis media, Anosmie). Eine Abgrenzung gegen allergische oder chronisch-polypöse Formen ist wichtig.

Akute eitrige Sinusitis: Zur Verkürzung der Krankheit und zur Verhinderung gefährlicher Komplikationen ist eine hochdosierte Antibiotika-Therapie indiziert. Die Wahl des Antibiotikums richtet sich in erster Linie nach dem Schweregrad, nur selten nach einem Erregerbefund. Eine parenterale Anwendung ist bei einer akuten eitrigen Sinusitis frontalis, ethmoidalis und sphenoidalis zur Erzielung höherer Spiegel zu bevorzugen. Dabei gibt es mehrere Alternativen: Cefuroxim, Cefotiam oder Ceftriaxon (wirksam gegen Pneumokokken, andere Streptokokken, Haemophilus, Moraxella und Staphylokokken), bei Erwachsenen u. U. auch Moxifloxacin oder Levofloxacin. Erythromycin allein reicht zur Behandlung einer eitrigen Sinusitis meist nicht. Bei dentogener Entstehung beseitigt man den Ausgangsherd und verabreicht Penicillin G (tgl. 5–10 Mill. E i.v.) oder Penicillin V gegen Peptostreptokokken und Prevotella melaninogenica. Die Antibiotika-Therapie muss für mindestens 2–3 Wochen fortgesetzt werden (zuletzt oral). Leichtere Erkrankungen können mit einem Oralcefalosporin (z. B. Cefpodoxim), Doxycyclin oder Amoxicillin/Clavulansäure behandelt werden. Wichtig ist die Gabe von abschwellenden Nasentropfen im akuten Stadium, um das Ablaufen von Sekret zu erleichtern. Bei stärkerer Eiteransammlung oder Versagen der Therapie kommt eine Sinusaspiration in Frage.

Therapie

607

Bei **Sinusitis ethmoidalis** kann als Komplikation eine Orbitalphlegmone, bei Sinusitis frontalis eine Osteomyelitis auftreten, die eine entsprechende Behandlung erfordern (s. S. 597 bzw. S. 570). Meningitis, Epi- oder Subduralempyem, Hirnabszess oder Sinusthrombose können die Folge einer Sinusitis ethmoidalis, sphenoidalis oder frontalis sein.

Subakute und chronische Sinusitis maxillaris: Hierbei sind Antibiotika wenig erfolgreich und werden nur bei akuten Exazerbationen eingesetzt (wie bei akuter Sinusitis). Wenn eine Spülbehandlung indiziert ist, können Antibiotika instilliert werden (z. B. Gentamicin). Wichtig sind die Beseitigung von Abflusshindernissen durch endoskopische Eingriffe und die Erkennung und Behandlung auslösender Ursachen (z. B. Nasendeformitäten, Mukoviszidose, adenoide Wucherungen, Sinuspolyp oder -mukozele, Allergie). Es gibt auch eine chronische Sinusitis durch Chlamydia pneumoniae, die mit Doxycyclin oder einem Makrolid behandelt werden sollte.

Bei einer chronischen Sinusitis durch Pilze (Aspergillus oder Mucor) ist eine Instillation von Amphotericin B (in ausreichender Verdünnung) möglich. Bei lebensbedrohenden Erkrankungen von immunsupprimierten Patienten ist eine systemische Therapie z. B. mit Amphotericin B erforderlich; zur oralen Nachbehandlung kommen Itraconazol oder Voriconazol in Frage.

Nasen- und Lippenfurunkel

Erreger ist Staphylococcus aureus. Über eine Thrombophlebitis der V. angularis und V. ophthalmica können sich eine lebensgefährliche Orbitalphlegmone, Sinus-cavernosus-Thrombose und Meningitis entwickeln. Daher ist bei jedem Nasenfurunkel rechtzeitig eine Allgemeinbehandlung mit Cefadroxil oder Flucloxacillin einzuleiten, Erwachsene tgl. 2 g, Kinder 50 mg/kg, bei schwerem Krankheitsbild parenteral mit Cefazolin, Cefuroxim, Ceftriaxon. Bei Penicillin-Allergie gibt man ein Makrolid (z. B. Roxithromycin) oder Clindamycin per os. Breite Inzision nach Möglichkeit vermeiden, da diese eine Infektion der Venen- und Lymphbahnen begünstigen kann. Bei ausgeprägtem Furunkel mit perifokalem Ödem sind parenterale Antibiotika (z. B. Cefazolin), Bettruhe, Sprechverbot und flüssige Kost notwendig.

→ **Odontogene Infektionen** s. S. 485.

Parotitis purulenta

Erreger meist Staphylokokken, seltener Streptokokken. Vorkommen bei schweren Grundkrankheiten und postoperativ bei Dehydratation. Entstehung vorwiegend durch aszendierende Infektion, auch als Sekundärinfektion bei Sekretstauung durch Speichelsteine. Abgrenzung der Parotitis purulenta gegen Mumps, chronisch-rezidivierende Parotitis (Nachweis von Gangektasien durch Sialographie), Tumoren, Aktinomykose, Lues, Sarkoidose und Sjögren-Syndrom. Bei Druck auf die Parotis quillt aus dem Ausführungsgang Eiter, der bakteriologisch untersucht werden kann.

Therapie

Therapie: Die Behandlung der eitrigen Parotitis sollte mit Flucloxacillin oder Cefadroxil, evtl. auch mit Roxithromycin per os erfolgen, bei schweren Formen mit Cefazolin i.v. oder Ceftriaxon i.v. Bei Einschmelzung müssen u. U. Punktionen oder Stichinzisionen parallel zum Fazialisverlauf durchgeführt werden.

Stomatitis

Stomatitis ulcerosa/gangraenosa: Vorkommen bei Grundkrankheiten und Abwehrschwäche verschiedener Genese (Leukämie, AIDS). Erreger meist Anaerobier, seltener Streptokokken oder Staphylokokken.

Differenzialdiagnose: Nekrosen durch Zytostatika, die sich oft auch sekundär infizieren.

Therapie mit Penicillin G (hochdosiert), bei Versagen oder schweren Erkrankungen Cefoxitin, Imipenem oder Kombinationen mit Clindamycin i.v.

Candida-Stomatitis: Abwischbare weiße Beläge (Soor), mikroskopischer Nachweis der Pilze im Methylenblaupräparat und in der Kultur. Vorkommen besonders bei Abwehrschwäche und Immundefekten.

Therapie: Nystatin- oder Amphotericin-B-Suspension per os, tgl. 3- bis 4-mal 1–2 ml, Pimaricin-Lutschpastillen (Pimafucin) oder Amphotericin-B-Lutschtabletten (Ampho-Moronal). Bei Therapieversagen oder bei Abwehrschwäche systemische Behandlung mit Fluconazol, Itraconazol oder Voriconazol (s. S. 362).

Stomatitis aphthosa: Herpes-Primär-Infektion, seltener Coxsackie-Viren. **Keine Antibiotika!** Aciclovir (oral) ist wegen des relativ kurzen und fast immer gutartigen Verlaufes im Allgemeinen nicht erforderlich; es gibt aber erfolgreiche Studien hierzu bei Kindern.

Solitäraphthen: Ursachen und Pathogenese simpler Aphthen sind weitgehend unklar. Offenbar liegt eine überschießende Reaktion von Schleimhaut-Makrophagen bei Gesunden vor. Sie sind eine der häufigsten intraoralen Läsionen. Etwa 20 % aller Erwachsenen leiden an rezidivierenden Aphthen. Die unterschiedlichen und z.T. kontroversen Therapieempfehlungen sind Ausdruck der mangelnden Kenntnis über diese weit verbreitete Störung. Topische Behandlungen mit Tetracyclin-Präparaten oder einem Glukokortikoid haben sich in kontrollierten Studien als wirksam erwiesen. Auch ohne Therapie erfolgt eine spontane Heilung der stark schmerzhaften Herde binnen 6–10 Tagen. Das häufig durchgeführte Ätzen mit Argentum nitricum (Höllenstein) ist abzulehnen (die Wirkung besteht offenbar in der Zerstörung von Schmerzrezeptoren). Bei häufigen Rezidiven ist eine Prophylaxe mit einem topischen Glukokortikosteroid (z. B. Beclometason-Spray 1-mal tgl. intraoral) möglich.

Perlèche (Angulus infectiosus): Meist Sekundärinfektion durch Candida albicans, seltener Staphylokokken, Streptokokken.

Behandlung primär mit Nystatin-Salbe (gegen Candida albicans), bei Versagen oder Erregernachweis mit Clindamycin-haltiger Creme (gegen Kokken).

Therapie

Ohrmuschelinfektionen

Perichondritis der Ohrmuschel: Entstehung durch Verletzungen mit nachfolgender Infektion (Pseudomonas aeruginosa, Staphylokokken u. a.).
Allgemeine und lokale Behandlung mit Antibiotika (wenn möglich gezielt nach dem Antibiogramm), bei Abszedierung Inzision und Entfernung von Knorpelnekrosen. Bei Diabetikern entwickelt sich gelegentlich aus einer nekrotisierenden Chondritis (Erreger: Pseudomonas aeruginosa) eine schwere, lebensbedrohliche tiefe Chondritis mit Osteomyelitis (Otitis externa maligna, s. u.) – daher stets frühzeitige adäquate Antibiotika-Behandlung von oberflächlichen Pseudomonas-Infektionen!

Erysipel der Ohrmuschel: Ausgehend von Läsionen am Gehörgangseingang oder von der Kopfhaut. Streptokokken-Infektion. DD: Zoster der Ohrmuschel.
Allgemeine Behandlung mit Penicillin G oder V wie bei einem Gesichtserysipel (s. S. 618).

Otitis externa und Ohrfurunkel

Suche nach einem Grundleiden, z. B. Diabetes. Eine harmlose, aber häufige Form der Otitis externa durch gramnegative Erreger entsteht nicht selten nach Baden (»swimmer's ear«). Erreger sind Pseudomonas, Enterobakterien und Proteus, selten Staphylokokken. Auch Virusinfektionen (Herpes) oder Pilzinfektionen (Candida, Aspergillus) kommen vor. Ein infiziertes Gehörgangsekzem kann auch Folge einer chronischen Cholesteatomeiterung sein. Bei Zoster finden sich Bläschen an der hinteren Gehörgangswand. Ohrfurunkel sind stets durch Staphylokokken bedingt.
Therapie je nach Erreger (Pseudomonas aeruginosa, Staphylokokken, E. coli, Proteus u. a.) und Antibiogramm. Lokale Behandlung mit Antibiotika-haltiger Salbe oder Lösung auf Wattetampon (s. S. 616), bei Nachweis von Pseudomonas mit Ciprofloxacin-Augentropfen (es gibt keine speziellen Ohrentropfen), bei Candida-Otitis lokal mit einem Clotrimazol-Präparat (z. B. Canesten-Lösung). Aminoglykosid-haltige Ohrentropfen sind gefährlich und können zur Ertaubung führen. Bei Aspergillus-Otitis ist eine Lokalbehandlung mit 2%iger alkoholischer Salizylsäure oder mit Pimaricin (Natamycin) wirksam. Bei Herpes-simplex-Otitis wirkt die 3%ige Vidarabin-Salbe oder die systemische Gabe von Aciclovir. Bei Ohrfurunkel mit starker perifokaler Schwellung und Lymphadenitis führt man eine antibiotische Allgemeinbehandlung z. B. mit Cefadroxil durch; eine Stichinzision ist selten erforderlich.

Otitis externa maligna: Bei schwerem Diabetes und anderen Grundkrankheiten kann sich aus einer zunächst leichten Gehörgangsentzündung eine Otitis externa maligna entwickeln. Die Erreger sind fast immer Pseudomonas aeruginosa. Dabei kommt es zu einer fortschreitenden Entzündung des Gehörgangknorpels mit anschließender Osteomyelitis der Schädelbasis. Eine möglichst frühe Diagnose und Therapie der unbehandelt tödlichen Infektion ist wichtig.

Therapie: Man gibt initial Piperacillin (tgl. 12–20 g) + Tobramycin (tgl. 0,24 g) und setzt nach 4 Wochen die Behandlung mit Ciprofloxacin oral (tgl. 1–1,5 g) für viele Monate fort. Eine Alternative ist Ceftazidim i.v. Zusätzlich können Ciprofloxacin-Augentropfen (keine Ohrentropfen erhältlich) in den Gehörgang eingeträufelt werden. Evtl. Débridement erforderlich.

Otitis media

Bakterielle Erreger der akuten Otitis media sind Pneumokokken, Haemophilus influenzae, seltener Streptococcus pyogenes, Moraxella catarrhalis, Anaerobier und Staphylococcus aureus, bei Säuglingen auch E. coli. Bei Kindern lassen sich häufig keine Erreger nachweisen. Die genaue Rolle von Chlamydien, Mykoplasmen und anderen schwer anzüchtbaren Erregern ist unklar. Otitis media **bei Kindern** ist eine der häufigsten Indikationen für eine Antibiotika-Therapie. Offensichtlich werden dabei viele Kinder behandelt, die keine Antibiotika benötigen. Daher besteht derzeit ein offener Streit über den Zeitpunkt einer Antibiotika-Therapie. Die holländische Linie tendiert zum häufigen Abwarten nach genauer Untersuchung und engmaschiger Beobachtung sowie Gabe des (bedenklich toxischen!) Paracetamols. Mikrobiologen befürchten Bakterienresistenzen einer unnötig ausgeweiteten Antibiotika-Therapie. Die Verfechter einer großzügigen Antibiotika-Gabe verweisen auf die häufig ernsten Komplikationen einer Otitis, aber auch das erhebliche Leiden der Betroffenen durch eine floride Otitis. Man behandelt daher, wie so oft, nicht die aktuelle Infektion, sondern die möglichen Komplikationen.

Bei **akuter seröser Otitis media** im Rahmen einer Virusinfektion sind im Allgemeinen keine Antibiotika erforderlich. Mittelohrergüsse nach einer Otitis sind keine Indikationen für eine Antibiotika-Therapie. Bei **akuter eitriger Otitis media** sowie **Otitis media necroticans** sollte jedoch wegen der Gefahr einer Mastoidbeteiligung immer eine Allgemeinbehandlung mit Antibiotika durchgeführt werden. Die lokale Anwendung von antibiotischen Ohrentropfen beeinflusst den Krankheitsverlauf einer Otitia media nicht. Bei noch nicht erfolgter Perforation sind regelmäßige Kontrollen des Trommelfellbefundes wichtig, um den richtigen Zeitpunkt für eine evtl. Parazentese nicht zu versäumen. Bei längerem Verlauf einer Otitis media kann auch eine Mastoiditis vorliegen.

Therapie: Jede eindeutig nachgewiesene akute Otitis media sollte wegen der Möglichkeit von Komplikationen (Mastoiditis, Meningitis usw.) sofort antibiotisch behandelt werden. Abwartendes Verhalten kann gefährlich sein (besonders die Pneumokokken-Otitis hat eine geringe Tendenz zur Spontanheilung). Eine ungezielte Interventionstherapie ist die Regel. Es gibt daher gute Gründe dafür, breit wirkende Antibiotika frühzeitig anzuwenden, die das Erregerspektrum weitgehend erfassen. Die oralen Betalaktam-Antibiotika Cefixim, Cefpodoxim, Cefuroxim-Axetil und Amoxicillin/Clavulansäure sind auch gegen Penicillinase-bildende Haemophilus- und Moraxella-Keime wirksam. Behandlungsdauer 7–10 Tage. Erythromycin, Clarithromycin, Roxithromycin und Azithromycin wirken zwar meist gegen Pneumokokken und Moraxella catarrhalis, jedoch kommen heute resistente Bakterienstämme häufiger vor. Die parenterale Einmaltherapie mit Ceftriaxon (60 mg/kg i.v. oder i.m.) hat sich bei Kindern als zuverlässig wirksam erwiesen. Bei Komplikationen sind Antibiotika in hoher Dosierung parenteral zu verabreichen (z. B. Ceftriaxon, Cefotaxim, Imipenem, bei Erwachsenen auch Ciprofloxacin + Clindamycin oder Moxifloxacin). Die Thera-

Therapie

pie einer Otitis durch resistente Pneumokokken ist schwierig (Vancomycin, Telithromycin, Moxifloxacin). Eine präventive Gabe von Antibiotika bei grippalen Infekten ist nicht sinnvoll; zumindest mit Penicillin V war sie nicht effektiv.

Bei **Versagen der ungezielten Therapie** sowie bei gleichzeitiger Mastoiditis sollte eine diagnostische Punktion des Trommelfelles mit feiner Kanüle durch den Ohrenarzt stattfinden, um Exsudat oder Eiter aus dem Mittelohr kulturell untersuchen zu können. Bei der häufig protrahiert verlaufenden **Pneumococcus-mucosus-Otitis** (durch schleimbildende Pneumokokken) mit meistens blasser Infiltration des Trommelfelles, die fast unbemerkt zur Mastoiditis führen kann, ist eine hochdosierte Penicillin-G-Behandlung (tgl. 10–15 Mill. E) notwendig. Die Mukosus-Otitis kommt in jedem Alter vor, in größerer Häufigkeit aber bei Säuglingen und älteren Menschen sowie beim männlichen Geschlecht; sie verläuft oft mit einer plötzlich auftretenden Schallleitungsschwerhörigkeit.

Die meist doppelseitige **Masern-Otitis** beginnt oft erst 1–2 Wochen nach Beginn des Exanthems und kann durch bakterielle Sekundärinfektionen lang dauernde Eiterungen zur Folge haben. Blutblasen auf dem Trommelfell treten bei der durch Mycoplasma pneumoniae hervorgerufenen Otitis oder Myringitis auf. Sie kommen auch bei **Grippe-Otitis** vor, die mit blutig-seröser oder blutig-eitriger Sekretion einhergehen kann. Die Grippe-Otitis erfordert keine Antibiotika, während die Mykoplasmen-Otitis am besten mit Doxycyclin oder Makroliden behandelt wird.

Die **Otitis media nach längerer nasotrachealer Intubation** (> 48 h) wird meist durch gramnegative Stäbchen (Pseudomonas, Klebsiella u. a.) hervorgerufen. Die Therapie erfolgt mit Ceftazidim, Imipenem oder Ciprofloxacin.

Bei der sog. **sekretorischen Otitis media** (mit sterilem Paukenhöhlenerguss) und bei häufig rezidivierender Otitis media ist nach disponierenden Faktoren (z. B. adenoiden Wucherungen) zu suchen. Oft hilft eine Myringotomie mit Einlegen eines kleinen Paukenröhrchens zur Belüftung des Mittelohres.

Therapie der chronischen Otitis: Hier liegt meist eine hartnäckige Schleimhauteiterung, teilweise mit Knochenzerstörung (sekundäre Cholesteatombildung), vor. In ungünstigen Fällen können sich hieraus intrakranielle Komplikationen (Hirnabszess, Meningitis, Sinusthrombose usw.) oder eine eitrige Labyrinthitis entwickeln. Aus dem bei Schleimhauteiterung zentral, bei Knocheneiterung randständig perforierten Trommelfell entleert sich stinkender Eiter, in dem meist gramnegative Bakterien (am häufigsten Pseudomonas aeruginosa, manchmal auch Proteus, Klebsiella, E. coli, Serratia) oder Staphylokokken enthalten sind. Häufig sind Mischinfektionen von aeroben und anaeroben Bakterien (Bacteroides und Prevotella-Arten, Peptococcus, Peptostreptococcus).

Wegen der schwierigen Behandlung sollte dabei der Eiter bakteriologisch untersucht werden. Es besteht die Gefahr einer zunehmenden Schwerhörigkeit.

Bei einer **Knocheneiterung** sind operative Eingriffe (Radikaloperation, Tympanoplastik) notwendig. Eine unterstützende Lokalbehandlung kann mit Desinfizienzien oder Antibiotika-Spülungen bzw. -Instillationen (z. B. Polymyxin B) durchgeführt werden. Dabei ist das Antibiogramm der angezüchteten Erreger zu berücksichtigen. Die längere örtliche Anwendung von Neomycin oder Gentamicin kann zu Innenohrschäden führen; daher heute Lokaltherapie mit Chinolonen (Ciprofloxacin-Augentropfen!) bevorzugen. Eine systemische Antibiotika-Therapie allein führt bei Vorliegen eines Cholesteatoms nie zur Heilung, schafft aber bessere Voraussetzungen zur Operation.

Therapie

Mastoiditis

Entstehung häufig bei unbehandelter protrahierter Otitis media purulenta. Auffallende Verschlechterung des Hörvermögens, Mastoiddruckschmerz, evtl. Eiterdurchbruch nach außen oder in den Gehörgang nach Schwellung der Hinterwand des äußeren Gehörganges. Periphere Fazialislähmung möglich. Antibiotika dienen vor allem der Verhinderung oder Behandlung intrakranieller Komplikationen (z. B. Hirnabszess, Epi-, Subduralempyem, Sinusthrombophlebitis).

Zu Beginn einer **akuten Mastoiditis** können geeignete Antibiotika, z. B. Cefuroxim oder Ceftriaxon, die Entzündung rasch bessern, sodass eine Operation unterbleiben kann. Bei protrahiertem Verlauf führt erst die Operation (Mastoidektomie oder Antrotomie) zur Heilung. Als septische Chirurgie ist ein antibiotischer Schutz (z. B. ein Cefalosporin für 2–3–6 Wochen) notwendig. Bei einer Pneumococcus-mucosus-Infektion ist Penicillin G (in hoher Dosierung) zu bevorzugen. Bei Pneumokokken-Resistenz gegen Penicillin G ist die Kombination Ceftriaxon + Vancomycin wirksam.

Bei **chronischer Mastoiditis** (als Folge einer chronischen Otitis media) kommen außer Staphylokokken häufig auch gramnegative Stäbchen (vor allem Pseudomonas) und sporenlose Anaerobier (Bacteroides, Peptostreptokokken usw.) vor.

Dann ist die Behandlung mit Imipenem i.v. oder einer Kombination von Cefotaxim + Clindamycin zu beginnen. Eine Operation mit langer Nachbehandlung ist meist unvermeidlich.

Halslymphknotenentzündung

Bei der akuten Form sind die betroffenen Lymphknoten schmerzhaft und neigen zur Abszedierung, bei der chronischen Form sind sie indolent und derb. Ihre Lokalisation weist auf den Ausgangsherd hin: Die submentalen und submandibulären Lymphknoten gehören zu dem unteren Bereich der Mundhöhle und der Zähne, die zervikalen Lymphknoten zu Tonsillen, Nasen-Rachen-Raum, Kehlkopf, Kopfhaut. Bei Allgemeininfektionen kann eine Beteiligung der Halslymphknoten auch hämatogen zustande kommen. Unspezifische Entzündungen der Halslymphknoten sind meist durch Staphylokokken oder Streptokokken bedingt, während spezifische Entzündungen bei Tbc, Infektionen durch nichttuberkulöse Mykobakterien (z. B. Mycobacterium scrofulaceum), Aktinomykose, Lues, Toxoplasmose, HIV-Infektion, Katzenkratzkrankheit, infektiöser Mononukleose entstehen. Auch nichtinfektiöse Erkrankungen, wie Leukämie, Lymphogranulomatose, Kikuchi-Krankheit (nekrotisierende Lymphadenitis) oder Tumoren kommen in Betracht.

Therapie der unspezifischen Lymphadenitis: Bei Streptokokken-Infektion Penicillin V, bei Staphylokokken-Infektion Cefadroxil per os (auch auf Streptokokken wirksam), außerdem Sanierung des Ausgangsherdes (Tonsillen, Adenoide, Zahnfleisch usw.). Bei Versagen dieser Therapie andere Krankheitsursachen ausschließen (evtl. Probeexzision oder Punktion). Bei Katzenkratzkrankheit sind Co-trimoxazol, Rifampicin oder Ciprofloxacin wirksam. Bei einer Infektion durch nichttuberkulöse Mykobakterien (z. B. M. scrofulaceum und M. kansasii) ist eine antimikrobielle Therapie wenig aussichtsreich; die operative Entfernung führt jedoch meist rasch zur Heilung (s. S. 669).

Therapie

613

Literatur

Barnett ED, Teele DW, Klein JO, et al. Comparison of ceftriaxone and trimethoprim-sulfamethoxazole for acute otitis media. Greater Boston Otitis Media Study Group. Pediatrics 1997; 99: 23–8.

Berman S. Otitis media in children. N Engl J Med 1995; 332: 1560.

Clement PA, de Gandt JB. A comparison of the efficacy, tolerability and safety of azithromycin and co-amoxiclav in the treatment of sinusitis in adults. J Int Med Res 1998; 26: 66–75.

Dagan R, McCracken G. Flaws in design and conduct of clinical trials in acute otits media. Pediatr Infect Dis J 2002; 21: 894.

Fiscella RG, Chow JM. Cefixime for treatment of maxillary sinusitis. Am J Rhinol 1991; 5: 193–7.

Fogle-Hansson M, White P, Hermansson A, et al. Short-term penicillin-V prophylaxis did not prevent acute otitis media in infants. Int J Pediatr Otorhinolaryngol 2001; 59: 119–23.

Gehanno P, Lenoir G, Berche P. In vivo correlates for Streptococcus pneumoniae penicillin resistance in acute otitis media. Antimicrob Ag Chemother 1995; 39: 271.

Giebink GS. Childhood sinusitis: Pathophysiology, diagnosis and treatment. Pediatr Infect Dis J 1994; 13: 55–8.

Green SM, Rothrock SG. Single-dose intramuscular ceftriaxone for acute otitis media in children. Pediatrics 1993; 91: 23–30.

Hendley O. Otits media. N Engl J Med 2002; 347: 1169.

Kangsanarak J, Fooanant S, Ruckphaopunt K, et al. Extracranial and intracranial complications of suppurative otitis media. Report of 102 cases. J Laryngol Otol 1993; 107: 999.

Klein JO. Review of consensus reports on management of acute otitis media. Pediatr Infect Dis J 1999; 18: 1152–5.

Johnson MP, Ramphal R. Malignant external otitis: Report on therapy with ceftazidime and review of therapy and prognosis. Rev Infect Dis 1990; 13: 173.

Lang R, Goshen S, Kitzes-Cohen R, Sade J. Successful treatment of malignant external otitis with oral ciprofloxacin: report of experience with 23 patients. J Infect Dis 1991; 161: 537.

Marchant C. Acute otitis media, antibiotics, children and clinical trial design. Pediatr Inf Dis J 2002; 21: 891.

McCracken GH. Prescribing antimicrobial agents for treatment of acute otitis media. Pediatr Infect Dis J 1999; 18: 1141–6.

McLinn SE, Moskal M, Goldfarb J, et al. Comparison of cefuroxime axetil and amoxicillin-clavulanate suspensions in treatment of acute otitis media with effusion in children. Antimicrob Ag Chemother 1994; 38: 315.

McLinn S. Double blind and open label studies of azithromycin in the management of acute otitis media in children: A review. Pediatr Infect Dis 1995; 14: 62.

NN. Antimicrobial treatment guidelines for acute bacterial rhinosinusitis. Otolaryngol Head Neck Surg 2000; 123:1–32.

Nelson CT, Mason EO Jr, Kaplan SL. Activity of oral antibiotics in middle ear and sinus infections caused by penicillin-resistant Streptococcus pneumoniae: implications for treatment. Pediatr Infect Dis J 1994; 13: 585.

Scholz H, Noack R. Multicenter, randomized, double-blind comparison of erythromycin estolate versus amoxicillin for the treatment of acute otitis media in children. AOM Study Group. Eur J Clin Microbiol Infect Dis 1998; 17: 470–8.

Schwartz LE, Brown RB. Purulent otitis media in adults. Arch Intern Med 1992; 152: 2301–4.

Wald ER. Sinusitis in children. N Engl J Med 1992; 326: 319–23.

17 Hautinfektionen

Die Biologie von Hautinfektionen ist kompliziert. Neben mechanischen Faktoren spielen körpereigene antimikrobielle Peptide (Defensine) eine wichtige Rolle in der Abwehr von mikrobiellen Infektionen. Bei Behandlungsbeginn stellt sich die Frage, ob der Schweregrad der Hauterkrankung eine allgemeine Antibiotika-Therapie erfordert. Bei leichten Störungen genügt eine lokale Behandlung, während bei ausgedehnten Prozessen – sei es auf der Oberfläche oder in der Tiefe der Haut – eine systemische Behandlung erforderlich ist.

Eine antibiotische Lokalbehandlung ist nur bei oberflächlichen Hautinfektionen berechtigt, weil das Antibiotikum hier unmittelbar auf die Erreger einwirken kann. Antibiotika penetrieren nicht durch die intakte Haut, sodass eine örtliche Anwendung bei tiefen Hautinfektionen erfolglos bleiben muss. Zu den für eine Lokalbehandlung zugänglichen Hautprozessen gehören oberflächliche Pyodermien, Impetigo contagiosa, eiternde flache Wunden, Verbrennungen 2. und 3. Grades, sekundär infizierte Ulzera und Ekzeme. Wirkungslos ist die Anwendung eines Lokalantibiotikums bei geschlossenen tiefen Infektionen wie Erysipel, Phlegmone, Furunkel, Abszesse usw.

Zur Lokalbehandlung von Hautinfektionen sollten Antibiotika bevorzugt werden, die:
▶ das Spektrum der Erreger erfassen,
▶ nicht zu rascher Resistenzentwicklung der Bakterien unter der Therapie führen,
▶ keine oder nur geringe Sensibilisierungsgefahr für den Patienten haben,
▶ keine Zytotoxizität bei den vorliegenden lokalen Konzentrationen auch bei Eintrocknung besitzen.

Tab. 17-1   Zur Lokalbehandlung der Haut gebräuchliche Antibiotika.

Mittel	Handelsname	Darreichungsform
Gentamicin	Refobacin, Sulmycin	Salbe, Creme
Chloramphenicol	Ichthoseptal	Salbe (1 %)
Tetracycline	Achromycin, Aureomycin	Salbe
Erythromycin	Aknemycin	Lösung, Salbe, Gel
Fusidinsäure	Fucidine	Salbe, Creme, Gel, Puder, Gaze, Lösung
Clindamycin	Sobelin	Lösung
Mupirocin	Turixin	Salbe
Nitrofurazon[1]	Furacin	Sol
Tyrothricin[1]	Tyrosur	Gel, Puder

[1] Nur lokal (nicht systemisch) anwendbar

Therapie

615

In Tab. 17-1 und 17-2 sind die bei Hautinfektionen lokal gebrauchten Antibiotika zusammengestellt, von denen Gentamicin, Chloramphenicol und Tetracyclin ein breites Wirkungsspektrum besitzen. Bacitracin, Mupirocin, Erythromycin, Fusidinsäure und Tyrothricin wirken nur gegen grampositive Bakterien. Clotrimazol, Ketoconazol, Miconazol, Ciclopirox, Nystatin, Pimaricin u. a. sind gegen Pilze wirksam. Die Virustatika Aciclovir, Foscarnet, Idoxuridin, Penciclovir, Tromantadin und Vidarabin sind bei Zoster und Herpes simplex lokal anwendbar. Da bei oberflächlichen Hauterkrankungen die Diagnose oft unklar ist, sind in vielen Handelspräparaten potenziell nicht unproblematische Kombinationen von Lokalantibiotika, Antimykotika plus Glukokortikoiden enthalten. Der Vorteil der Lokalantibiotika für die Therapie oberflächlicher Hautinfektionen besteht vor allem darin, dass

Tab. 17-2   Wichtige Lokalpräparate bei Pilzinfektionen der Haut.

	Mittel	Handelsname	Darreichungsform
Polyene	Nystatin	Candio-Hermal, Moronal u. a.	Salbe, Creme, Paste
	Amphotericin B	Ampho-Moronal	Salbe, Creme
	Natamycin (Pimaricin)	Pimafucin	Creme, Paste
Azole	Clotrimazol	Canesten u. a.	Lösung, Salbe, Creme, Puder, Spray
	Miconazol	Daktar	Lösung, Creme, Puder
	Econazol	Epi-Pevaryl	Creme, Puder, Spray, Lotio
	Bifonazol	Mycospor	Creme, Puder, Lösung, Spray
	Ketoconazol	Nizoral, Terzolin	Creme, Lösung
	Isoconazol	Travogen	Creme, Spray
	Fenticonazol	Lomexin	Creme, Lösung, Spray
	Oxiconazol	Myfungar, Oceral	Creme, Lösung, Spray, Puder
	Tioconazol	Fungibacid	Creme, Lotio, Spray, Puder
Sonstige	Naftifin	Exoderil	Creme, Gel, Lösung
	Terbinafin	Lamisil	Creme
	Tolnaftat	Tonoftal	Salbe, Creme, Lösung, Spray, Puder
	Ciclopirox	Batrafen	Lösung, Creme, Puder, Nagellack
	Amorolfin	Loceryl	Nagellack, Creme

hohe, meist bakterizid wirkende Konzentrationen des Antibiotikums zur Wirkung gelangen, die bei allgemeiner Behandlung nicht erreicht werden. Daher haben Antibiogramme für die Lokalbehandlung nur begrenzte Gültigkeit. Für seltene Sonderfälle können auch antibakterielle Augensalben (z. B. Ciprofloxacin) bei Hautinfektionen verwendet werden. Wegen Zytotoxizität, aber auch wegen Resistenzproblemen, gibt es jedoch erhebliche Vorbehalte gegen eine lokale Anwendung von Chinolonen. Gelegentlich kann es auch notwendig sein, antibakterielle Lokalpräparate durch den Apotheker herstellen zu lassen; dabei sollten jedoch möglichst keine Betalaktam-Antibiotika verwendet werden.

Die relativ schwach wirksamen **Desinfektionsmittel** Chinolin, Chlorhexidin, Povidon-Jod u. a. werden bei der Lokalbehandlung unkomplizierter oberflächlicher Hautinfektionen von Hautärzten viel verwandt; sie sind aber alle aus toxikologischen Gründen problematisch.

> Desinfektionsmittel ersetzen keine systemische bzw. lokale Antibiotika-Therapie!

Bei der antibiotischen Lokalbehandlung von Hautinfektionen ist die richtige Applikationsform zu wählen (Salbe, Creme, Spray, Puder oder Lösung). Im Allgemeinen ist ein Spray, ein Hydrogel oder eine Lösung wirksamer als eine Creme oder Salbe, und eine Creme (als Öl-in-Wasser-Emulsion) meistens günstiger als eine wasserfreie Salbe. Bei trockener Haut jedoch ist eine Salbe einer Creme vorzuziehen (besonders bei längerer Behandlung). Salben und Öle haben den Vorteil, dass sie meist keine Konservierungstoffe enthalten. Durch die Entfernung von Belägen, Krusten oder Hornhautauflagerungen mittels keratolytischer Salben können günstigere Bedingungen für die antibiotische Lokalbehandlung geschaffen werden.

Wegen **Sensibilisierungsgefahr** werden Penicillin-, Cefalosporin- und Sulfonamid-haltige Lokalpräparate generell abgelehnt. Wegen potenzieller Zytotoxizität und Resistenzentwicklung sind auch Chinolon-haltige Externa abzulehnen (Ausnahme: Augentropfen). Bei Neomycin kommt es häufig zu allergischen Reaktionen (Kontaktekzem usw.), während diese bei den übrigen Lokalantibiotika selten sind. Sensibilisierungen entstehen oft auch durch die in vielen Handelspräparaten vorkommenden allergenen Konservierungsmittel (z. B. Parabene). Andere Nebenwirkungen sind eine Störung der normalen Bakterienflora mit Überwuchern von Pilzen (Candida albicans u. a.), selten auch toxische Allgemeinerscheinungen durch eine perkutane Resorption des Mittels.

Häufige Erreger von Hautinfektionen sind Staphylokokken, Streptokokken, Pseudomonas aeruginosa, E. coli, Proteus, Klebsiella, Candida albicans u. a. – Normalerweise findet man auf der Haut Staphylococcus epidermidis, andere Mikrokokken, Sarzinen, Propionibakterien, apathogene Corynebakterien, Sporenbazillen, Candida albicans (in geringer Zahl). Oft ist der Nachweis des primären Erregers einer Hauterkrankung durch nachfolgende Sekundärinfektionen erschwert.

Akute bakterielle Infektionen

Pyodermien (Impetigo contagiosa und follicularis, bullöse Impetigo, Folliculitis simplex barbae, Pemphigus neonatorum, Ecthyma simplex): Erreger meist Staphylokokken, bei Impetigo häufig Streptococcus pyogenes (zusammen mit Staphylokokken), bei Ekthyma Pseudomonas, seltener andere Keime. Kulturelle Untersuchungen sind sinnvoll, da sich die The-

Therapie

rapie von Streptokokken- und Staphylokokken-Infektionen deutlich unterscheidet. Die Erreger lassen sich bei unbehandelten Erkrankungen meist leicht im Abstrich nachweisen. Wenn ein Erregernachweis nicht mehr gelingt, sollte die Infektion wie eine Staphylokokken-Infektion behandelt werden. Es gibt eine Vielzahl seltener Erreger von Pyodermien (Pasteurella, Vibrio, Aeromonas, Chromobacterium, Corynebakterien, Mykobakterien u.v.a.), die jeweils eine andere Behandlung erfordern.

Lokal: Neomycin + Bacitracin oder Tyrothricin. Desinfektionsmittel sind nicht ausreichend.

Allgemeine Behandlung: Bei größeren Prozessen und bei Abwehrschwäche (z. B. bei Neugeborenen) kommt es relativ häufig zu einer Generalisierung oder zu Nachkrankheiten (Nephritis, rheumatisches Fieber, Absiedlungen), weshalb hier Cefadroxil oder Penicillin G (bei Nachweis von Penicillin-G-empfindlichen Staphylokokken oder Streptokokken) für 1 Woche gegeben werden sollte, bei Penicillin-Allergie Makrolide oder Clindamycin. Bei Streptokokken-Ätiologie ist die systemische Anwendung von Penicillin G oder Penicillin V der Lokalbehandlung mit einem Antibiotikum überlegen, da sie die Heilung beschleunigt und Rezidive verhindert.

Erysipel: Ein Erysipel ist eine flache, intrakutane Phlegmone durch A-Streptokokken (Streptococcus pyogenes), selten durch B-, C- und G-Streptokokken. Ein Erysipel kommt bei Kindern und älteren Erwachsenen häufiger vor. Besonders betroffen sind Gesicht und Beine. Die Entstehung wird durch venösen Stau, Lymphödem, Diabetes, Alkoholismus oder Lähmungen begünstigt. Eintrittspforten sind kleine Ulzera, Verletzungen, Mazerierungen der Haut durch Fußpilze oder andere Prozesse. Ein Erysipel manifestiert sich anfangs als schmerzhafte, rote, indurierte Hautläsion mit schnell fortschreitender, deutlich demarkierter Randzone. Initial kann ein beginnendes Erysipel einer Thrombophlebitis ähneln. Meistens bestehen Fieber und CRP-Anstieg. Im weiteren Verlauf ist die Entwicklung von Blasen oder der Übergang in eine tiefe Phlegmone bzw. Sepsis möglich. Ein unbehandeltes Erysipel hat eine hohe Letalität. Besonders bei Formen mit Lymphödem kommt es in etwa 30% zu Rezidiven.

Der **Erregernachweis** gelingt nur ausnahmsweise aus Eintrittspforten oder Hautblasen. In etwa 5% lassen sich die Erreger in der Blutkultur nachweisen. Die Differenzialdiagnose ist relativ einfach: Ein Erythema migrans verläuft weniger akut. Ein Erysipeloid verursacht im Allgemeinen kein Fieber. Insektenstiche zeigen eine andere Anamnese und keine Progression. Eine Thrombophlebitis nimmt einen anderen Verlauf. Sehr selten werden ähnliche Hautläsionen auch durch Staphylokokken verursacht. Kutane Lymphome können ähnlich wie ein chronisches Erysipel aussehen.

Therapie der Wahl ist eine möglichst schnell einsetzende Behandlung mit Penicillin G i.v. (tgl. 10–20 Mill. E), bei leichteren Fällen mit Penicillin V oral (tgl. 3 Mill. E) für 2 Wochen. Bei Penicillin-Allergie kommen Makrolide, wie Clarithromycin oder Roxithromycin, und Cefalosporine in Frage.

Ein **chronisch rezidivierendes Erysipel** kann ein großes therapeutisches Problem werden. Die Behandlung sollte hier mit hohen Dosen von Penicillin G i.v. (tgl. 10 bis 20 Mill. E) begonnen werden. Daran schließt sich eine Langzeitbehandlung mit Benzathin-Penicillin G i.m. (Tardocillin 1200) an, von dem man einmal im Monat 1,2 Mill. E über mehrere (3–12–24) Monate gibt. Bei zuverlässigen Patienten kann ein Oralpenicillin verordnet werden. Es gibt immer wieder Fälle von therapieresistentem Erysipel (meist mit ausgeprägtem Lymphödem). Dabei ist eine Dauersuppressivbehandlung mit einem Oralpenicillin oder

Therapie

Oralcefalosporin, evtl. auch mit einem anderen Antibiotikum (Doxycyclin, Makrolid, Clindamycin) notwendig. Ein derartiges ultrachronisches Erysipel mit chronischem Lymphödem lässt sich – trotz Sensibilität der ursächlichen Streptokokken – therapeutisch kaum mehr beeinflussen.

Furunkel: Stets durch Staphylokokken hervorgerufen, verschiedene Formen vom kleinen Solitärfurunkel, der wie ein Pickel imponiert, bis zum handgroßen Karbunkel mit Fieber. Typisch ist die zentrale Nekrose, die zur Abheilung mit Narben führt. Der Erregernachweis gelingt leicht in der schnell auftretenden zentralen Eiterung. Hochresistente Staphylokokkenstämme sind selten. Die Differenzialdiagnose ist einfach: Hautmilzbrand, Fremdkörpereiterungen, hämatogene Abszesse.

Eine systemische Antibiotika-Therapie ist bei **kleinen Solitärfurunkeln** nicht unbedingt erforderlich; zur Verhinderung seltener Komplikationen (metastatische Abszesse, Narben) jedoch unbedingt ratsam. Man behandelt so nicht die lokale Infektion, sondern die relevante Komplikationsmöglichkeit (Ausnahmen sind Lippen-, Nasen- und Augenlidfurunkel, die stets eine obligatorische Antibiotika-Therapie erfordern, s. S. 608).

Großer Furunkel oder Karbunkel: Ggf. Inzision, außerdem Cefazolin i.v. 3-mal 2 g, Cefuroxim i.v. 3-mal 1,5 g, Cefadroxil per os für 7–10 Tage (zur Verhinderung einer weiteren Ausbreitung), bei Betalaktam-Allergie Clindamycin oder Fusidinsäure.

Furunkulose (multipel, rezidivierend), oft bei resistenzmindernden Grundkrankheiten (Diabetes usw.): Cefadroxil per os für 1–2 Wochen. Neomycin-Bacitracin-Salbe in der Umgebung eines Furunkels kann die umgebende Haut schützen. Bei Furunkeln durch MRSA ist eine Therapie mit Vancomycin oder Linezolid erforderlich.

Dermatitis exfoliativa: Toxische Dermatitis im 1. Lebensjahr (durch Toxin-bildende Staphylokokken), zu unterscheiden vom medikamentös bedingten Lyell-Syndrom. Fieber, CRP-Anstieg, Hautrötung und Blasenbildung sind typisch. In den Blasen sind keine Staphylokokken nachweisbar (nur im Ausgangsherd).

Therapie: Zuerst i.v. Cefazolin, dann oral Cefadroxil. Auch Clindamycin ist wirksam.

Ecthyma gangraenosum: Chronisch progressiv verlaufende Ulzera mit blutig serösem Sekret, meist bei Abwehrschwäche, hervorgerufen durch Pseudomonas aeruginosa.

Lokal: Polymyxin B, Gentamicin oder Povidon-Jod.

Allgemeine Behandlung: Bei ausgedehnten Prozessen Piperacillin plus Tobramycin i.v. in hoher Dosierung. Orale Nachbehandlung bzw. Kombination mit Ciprofloxacin. Hämatogen entstandene Prozesse bei Neutropenie erfordern eine lange Therapiedauer.

Abszess, Phlegmone, Panaritium: Erreger sind Staphylokokken, Streptokokken oder andere Keime (s. a. »Chirurgische Infektionen«, S. 564). Wegen der Vielzahl möglicher Erreger kulturelle Untersuchung ratsam.

Lokal: Ggf. Inzision. Keine Lokalantibiotika.

Allgemeine Behandlung (je nach Erreger): Cefazolin i.v., Cefuroxim i.v. oder Cefadroxil oral (Staphylokokken), Penicillin G (Streptokokken) oder Ceftazidim (Pseudomonas). Bei jüngeren Kindern kann eine Phlegmone auch durch Haemophilus influenzae hervorgerufen werden (Therapie mit Cefotaxim i.v., tgl. 100 mg/kg).

Therapie

Ulcus cruris: Die Genese, aber auch die Therapie eines Ulcus cruris ist stark von sozialen Faktoren abhängig; eine Therapie kann unter schlechten sozialen Verhältnissen (z. B. bei extremer Armut oder Obdachlosigkeit) schwierig bis unmöglich sein. Meist infolge örtlicher venöser Zirkulationsstörung entstanden. Vorkommen besonders nach Venenthrombose und Thrombophlebitis, bei Vena-perforans-Insuffizienz und bei ausgeprägter Stammvarikosis. Im fortgeschrittenen Stadium der chronisch-venösen Insuffizienz Ulkusbildung spontan oder nach Bagatellverletzungen der atrophischen Haut.

Die Ulzera haben scharfe oder abfallende Ränder, sind tief oder oberflächlich; unter einer Kruste befindet sich feuchtes Granulationsgewebe. Geschwürsbasis und die umgebende ödematöse Haut sind oft mischinfiziert. Meist Mischinfektionen; der Nachweis von Monoinfektionen durch Streptococcus pyogenes oder Staphylococcus aureus ist ungewöhnlich. Langsame Heilungstendenz (Wochen, Monate) und starke Rezidivneigung. Rekurrierende Ulzeration und Fettnekrosen führen zu Verlust von subkutanem Gewebe und Abnahme des Unterschenkelumfanges (Lipodermatosklerose). Von einem infizierten Ulcus cruris kann ein Erysipel ausgehen.

Therapie: Nach Möglichkeit Normalisierung des venösen Rückflusses. Krustenentfernung mit proteolytischen Salben. Feuchte Umschläge und Kompressen (z. B. mit phys. NaCl-Lösung, 0,5%iger Essigsäure oder 0,5%iger Silbernitratlösung). Bei Salbenverbänden **cave** Allergisierung durch Zusatzstoffe wie Neomycin, Parabene, Lanolin u. a. Granulationsanregung z. B. mit hypertoner NaCl-Lösung oder Dextranomer (Debrisorb). Topische oder systemische Antibiotika können bei starker bakterieller Kontamination die Wundheilung beschleunigen (keine Dauertherapie). Bei phlegmonöser Entzündung in der Geschwürsumgebung ist eine systemische Antibiotika-Therapie erforderlich, z. B. mit Moxifloxacin i.v. oder oral (1-mal tgl. 0,4 g) oder Ceftriaxon i.v. (1-mal tgl. 2 g) oder Clindamycin oral (2- bis 3-mal tgl. 0,6 g). In schweren Fällen evtl. Hauttransplantation. Rezidivprophylaxe u. U. durch Tragen von medizinischen Kompressionsstrümpfen.

Diabetischer Fuß: Beim »diabetischen Fuß« steht nicht die Makroangiopathie, sondern eine Mikroangiopathie mit peripherer Neuritis im Vordergrund. Hinzu kommt eine allgemeine Abwehrschwäche von Diabetikern gegen Infektionen. Durch Ketoazidose werden u. a. zelluläre Abwehrmechanismen gestört. Es entstehen mehr oder weniger ausgedehnte Hautulzerationen, die Eintrittspforte für Bakterien sind und zu Komplikationen, wie Phlegmone, Osteomyelitis und Sepsis, führen können. Typisch ist eine anaerobe/aerobe Mischinfektion durch Peptokokken, Peptostreptokokken, Bacteroides, Clostridien sowie durch aerobe Staphylokokken, Streptokokken, Pseudomonas, Proteus und andere gramnegative Stäbchen.

Zur **Therapie** sind wegen der Mischinfektion und zur Verhütung einer Sepsis Kombinationen, wie Cefazolin + Clindamycin, Ciprofloxacin + Clindaymycin oder Gentamicin + Clindamycin, sinnvoll. In leichteren Fällen kann eine Monotherapie mit Ertapenem oder Moxifloxacin ausreichen.

Infizierte Dekubitalulzera: Ein Dekubitus entsteht primär durch Druck ohne bakterielle Komponente; größere Dekubitalulzera sind jedoch häufig mit aeroben und anaeroben Bakterien mischinfiziert. Hiervon können schwere Phlegmone, eine Sepsis, aber auch ein Erysipel ausgehen. Meist liegen jedoch chronische, wenig aktive Sekundärinfektionen mit schlechter Selbstheilungstendenz vor. Bei leichteren Infektionen dominieren Staphylokokken und Streptokokken, gegen welche Cefadroxil oder Clindamycin wirksam sind. Bei tiefen Infektionen kommen als Erreger auch Enterobakterien, Pseudomonas und Anaerobier (Peptostreptokokken, Bacteroides u. a.) vor. Eine Antibiotika-Therapie ist stets bei ausgedehnten Entzündungsreaktionen, bei Lymphangitis und bei septischen Symptomen erforderlich, z. B. mit Imipenem oder mit Clindamycin + Ceftriaxon. Zusätzlich sind chirurgische Maßnahmen (Débridement, Drainage usw.) sowie eine sinnvolle Lokaltherapie notwendig. Die Rolle der Antibiotika sollte nicht überschätzt werden. Die Abheilung eines Dekubitus hängt in erster Linie von sorgfältigen pflegerischen Maßnahmen und Druckentlastung ab. Bei Wegnahme des Drucks heilt auch das Ulcus. Die wichtigste Präventionsmaßnahme sind moderne Pflegemethoden, bei denen Ulzera gar nicht erst entstehen.

Infizierte Gangrän: S. S. 566.

Whirlpool-Follikulitis: Erreger Pseudomonas aeruginosa. Gutartiger, selbstheilender Prozess mit vielen kleinen Hautpusteln nach Besuch von engen, heißen Bädern (Jacuzzi), z. T. auch korreliert mit der Anwendung von Lufa-Schwämmen. Antibiotika (Ciprofloxacin) meist nicht erforderlich.
Prophylaxe durch gründliche Desinfektion des Warmbades und der Badegeräte.

Hämorrhagische Blasen mit Fieber und Schock: Entstehung nach Salzwasserexposition (z. B. in Florida oder Taiwan, selten in Europa) oder nach Essen von rohen Muscheln. Haupterreger: **Vibrio vulnificus** oder verwandte halophile Vibrionen. Seltene, schwere, lebensbedrohliche Erkrankung, meist bei Personen mit Leberzirrhose, die rohe Austern gegessen haben.
Therapie: Ceftazidim + Doxycyclin. **Alternative:** Ciprofloxacin.
Ohne Salzwasserexposition Vorkommen auch bei Toxic-shock-Syndrom durch Staphylokokken oder Streptokokken (s. S. 589). Ein weitgehend ähnliches tropisches Krankheitsbild mit Lokalinfektionen, Diarrhoen, aber auch schwerster Septikämie kann auch durch **Chromobacterium violaceum,** aber auch durch Aeromonas hydrophila verursacht werden (**Therapie:** Ciprofloxacin, Imipenem).

Erysipeloid (Rotlauf), hervorgerufen durch Erysipelothrix rhusiopathiae (Rotlaufbakterien). Charakteristische Hautläsionen an den Händen (günstige Prognose), nicht selten bei Verletzungen von Personen in Fisch- oder Fleischbetrieben, selten als Arthritis oder Sepsis mit Endokarditis verlaufend.
Allgemeine Behandlung: Penicillin V oral, tgl. 3 Mill. E für 10 Tage, bei Penicillin-Allergie Doxycyclin (tgl. 0,2 g für 14 Tage).

Erythrasma: Erreger ist Corynebacterium minutissimum. Nachweis im Grampräparat (grampositive Stäbchen) und durch rotes Fluoreszieren der Effloreszenzen unter der Wood-Lampe. Erregeranzüchtung auf Spezialnährboden möglich.
Lokal: Tetracyclin-Salbe (2-mal tgl. für 3 Wochen).
Allgemeine Behandlung: Erythromycin oder Clarithromycin per os, tgl. 0,5 g, 2 Wochen lang. Alternative: Doxycyclin.

Borreliose: Akut als Erythema migrans, chronisch als Lymphozytom und Acrodermatitis atrophicans. Als Komplikationen können Arthritis, Tendinitis, Meningitis, Herz-, Augen- und ZNS-Beteiligung auftreten (s. S. 648).

Therapie

621

Erreger: Borrelia burgdorferi.

Die Möglichkeit gefährlicher chronischer Formen (s. a. S. 649) erfordert die Therapie jedes Erythema migrans und jedes entzündeten Zeckenbisses mit Doxycyclin (tgl. 0,2 g), Penicillin V oder Erythromycin für 10 Tage. Bei schweren und protrahierten Formen kann auch Ceftriaxon (tgl. 2 g) verwendet werden.

Bazilläre Angiomatose s. S. 656.

→ **Nekrotisierende Fasziitis** s. S. 575.

Chronische bakterielle Infektionen

Hauttuberkulose (Lupus vulgaris, Tuberculosis cutis verrucosa, Scrophuloderm): Heute sehr selten, gutes Ansprechen auf die Therapie, besonders mit Isoniazid (Erwachsene tgl. 3 0 0 mg per os, Kinder 8–10 mg/kg). Eine Kombination mit 2 anderen Tuberkulostatika (Ethambutol, Rifampicin o.a.) ist zur Verhinderung einer Resistenzentwicklung der Bakterien unbedingt notwendig (s. S. 671).

Schwimmbad-Granulome: Ulzerierende Knoten am Kinn, an den Ellenbogen, Unterschenkeln und Füßen, hervorgerufen durch Mycobacterium marinum (sive balnei). **Therapie:** Lokal Exzision subkutaner Knoten, systemisch Rifampicin + Ethambutol. Auch Tetracycline (z. B. Minocyclin) sind wirksam.

Buruli-Ulkus: Chronische ulzerierende Entzündung, besonders an den Extremitäten, die unbehandelt zu großen Nekrosen führen kann. Erreger ist Mycobacterium ulcerans (langsam wachsend, am besten bei 33° C). Relativ häufig im tropischen Afrika und in anderen tropischen Ländern.

Die Therapie des fast immer solitären, wenig schmerzhaften Ulkus ist schwierig. Am sichersten ist die chirurgische Behandlung (Exzision, danach evtl. Hauttransplantation). In einem Teil der Fälle wirkt Streptomycin i.m. oder Ethambutol oral. Moderne Chinolone (Moxifloxacin, Sparfloxacin) haben eine gute In-vitro-Aktivität; klinische Erfahrungen liegen jedoch noch kaum vor. Nach Tierversuchen wird eine Therapie mit Rifampicin plus Amikacin oder Rifampicin plus Streptomycin empfohlen. Evtl. ist eine lokale Wärmeanwendung günstig.

Aktinomykose (zervikofaziale Form): Erreger Actinomyces israelii (s. S. 659). **Lokal:** evtl. Inzision und Drainage. **Allgemein:** Penicillin G, zuerst 2-mal tgl. 10 Mill. E als i.v. Kurzinfusion für 4 bis 6 Wochen, dann Penicillin V oral, tgl. 2–5 Mill. E für 2–6 Monate, evtl. länger. Bei Mischinfektion mit Staphylokokken, anderen Anaerobiern usw. verwendet man zusätzlich Cefadroxil oder Clindamycin i.v. Bei Penicillin-Allergie kann zur Behandlung der Aktinomykose Doxycyclin gegeben werden. Sulfonamide sind dem Penicillin unterlegen und werden heute auch nicht mehr in Kombination benutzt.

Sekundär bakteriell infizierte Virusinfektionen

Bakterielle Sekundärinfektionen (häufig Mischinfektionen) kommen bei Herpes simplex, Zoster, Varizellen und beim Eczema herpeticatum vor. Bei schweren Erkrankungen ist eine systemische Behandlung mit einem Cefalosporin oder Clindamycin sinnvoll. In leichteren Fällen ist eine Lokalbehandlung, z. B. mit Fusidinsäure oder Tyrothricin, ausreichend.

Sekundär infizierte Dermatosen

Ekzem, Neurodermitis im Exsudationsstadium, blasenbildende Dermatosen, Kontaktdermatitis und andere Dermatosen können durch Staphylokokken oder Streptokokken, nicht selten auch durch Proteus, E. coli, Pseudomonas aeruginosa, Candida albicans sekundär infiziert werden. Chronische Unterschenkelgeschwüre sind ebenfalls oft mit Bakterien infiziert und sollten bei Entzündungszeichen antibiotisch behandelt werden.

Therapie: Meist genügt eine lokale Behandlung bei Mischinfektion mit Gentamicin, bei gramnegativen Bakterien mit Polymyxin B, bei grampositiven Kokken mit Fusidinsäure oder Tyrothricin, bei Candida albicans mit Nystatin, Miconazol oder Clotrimazol. In schweren Fällen oder bei Infektion mit gefährlichen Keimen (z. B. Streptococcus pyogenes) ist eine systemische Antibiotika-Therapie erforderlich.

Akne und Rosazea

Die genaue Ursache dieser zwei sehr häufigen Hauterkrankungen ist nicht eindeutig bekannt. Es gibt gute Argumente dafür, dass bei beiden offenbar nicht identischen Erkrankungen persistierende Infektionen eine zentrale Rolle spielen. Trotz unklarer Pathogenese ist die Antibiotika-Therapie von schweren Formen beider Erkrankungen nicht umstritten. Die notwendige Langzeitbehandlung ist jedoch nicht unproblematisch, da sich hierdurch häufig resistente Stämme von Propionibakterien und anderen Hautkeimen selektieren.

Akne: Bei der Pathogenese spielen erhöhte Hauttalgproduktion und Hyperkeratinisierung eine wichtige primäre Rolle. Sekundär kommt es zur Kolonisierung der Talgdrüsen mit Propionibacterium acnes und zur Freisetzung inflammatorischer Mediatoren in die Haut. Eine Allgemeintherapie mit einem niedrigdosierten Tetracyclin, z. B. mit dem besonders lipophilen Minocyclin per os (tgl. 0,1–0,05 g) oder mit Doxycyclin per os (tgl. 0,1 g), begünstigt die Heilung, was mit einer Unterdrückung der Freisetzung von inflammatorischen freien Fettsäuren in den Komedonen durch Propionibacterium acnes erklärt wird. Die Langzeitanwendung von Minocyclin ist aber wegen Nebenwirkungen nicht unproblematisch. Makrolide wirken ebenfalls günstig; insbesonders Azithromycin ist gut geeignet. Eine systemische Behandlung ist aber nur bei schweren Erkrankungen sinnvoll. Leichtere Formen sprechen auf eine Lokalbehandlung mit Clindamycin, Tetracyclin oder Erythromycin an. Oft ist eine zusätzliche Behandlung mit UV-Licht, Ausdrücken der Komedonen, Benzoylperoxid, Isotretinoin nützlich.

Therapie

Bei **Rosazea** wirken Doxycyclin (tgl. 0,2 g oral für 4–6 Monate), Metronidazol (tgl. 0,4 g oral) oder Amoxicillin günstig, obwohl Erreger dieser Erkrankung mit eindeutiger infektiöser Komponente noch nicht zweifelsfrei nachgewiesen werden konnten; eine Rolle der Haarbalgmilbe Demodex, aber auch Helicobacter- bzw. Chlamydien- Infektionen werden diskutiert. Ein Augenbefall ist gefährlich und kann auch zur Erblindung führen. Extreme, aber seltene Formen mit Rhinophym sind kosmetisch sehr entstellend. Die lokale Anwendung von Metronidazol-Gel (2-mal täglich) hat sich vor allem bei der pustulären Form der Krankheit bewährt. Auch Dapson kommt bei therapieresistenten Formen in Betracht. Die Wirksamkeit wird als unspezifischer Effekt gedeutet.

Literatur

Akpek EK, Merchant A, Pinar V, et al. Ocular rosacea: patient characteristics and follow-up. Ophthalmology 1997; 104: 1863–7.

Bentoucha A, Robert J, Dega H, et al. Activities of new macrolides and fluoroquinolones against Mycobacterium ulcerans infection in mice. Antimicrob Ag Chemother 2001; 45: 3109–12.

Brooke CJ, Riley TV. Erysipelothrix rhusiopathiae: bacteriology, epidemiology and clinical manifestations of an occupational pathogen. J Med Microbiol 1999; 48: 789–99.

Garner SE, Eady EA, Popescu C, Newton J, Li Wan Po A. Minocycline for acne vulgaris: efficacy and safety (Cochrane Review). In: The Cochrane Library, Issue 1, 2003. Oxford: Update Software.

Grayson ML, Gibbons GW, Habershaw GM, et al. Use of ampicillin/sulbactam versus imipenem/cilastatin in the treatment of limb-threatening foot infections in diabetic patients. Clin Infect Dis 1994; 18: 683–93.

Gruber F, Grubisic-Greblo H, Kastelan M, et al. Azithromycin compared with minocycline in the treatment of acne comedonica and papulopustulosa. J Chemother 1998; 10: 469–73.

Holdiness MR. Management of cutaneous erythrasma.Drugs 2002; 62: 1131–41.

Krause MH, Torricelli R, Kundig T, et al. Dapsone in granulomatous rosacea. Hautarzt 1997; 48: 246–8.

Kunynetz R. Systemic antibiotic therapy for acne: a review. Skin Therapy Lett 2002; 7: 3–7.

Landgraf R, Hierl FX. Allgemeine Therapie der Menschen mit diabetischem Fusssyndrom (DFS). Internist 1999; 40: 1018–23.

Lee J, Kim JS, Nahm CH, et al. Two cases of Chromobacterium violaceum infection after injury in a subtropical region. J Clin Microbiol 1999; 37: 2068–70.

Ong P et al. Endogenous antimicrobial peptides and skin infections in atopic dermatitis. N Engl J Med 2002; 347: 1151.

Pierard-Franchimont C, Goffin V, Arrese JE, et al. Lymecycline and minocycline in inflammatory acne: a randomized, double-blind intent-to-treat study on clinical and in vivo antibacterial efficacy. Skin Pharmacol Appl Skin Physiol 2002; 15: 112–9.

Smego RA. Actinomycosis. Clin Infect Dis 1998; 26: 1255–61.

Tan JK, Girard C, Krol A, et al. Randomized placebo-controlled trial of metronidazole 1 % cream with sunscreen SPF 15 in treatment of rosacea [In Process Citation] J Cutan Med Surg 2002; 6: 529–34.

Torresani C, Pavesi A, Manara GC. Clarithromycin versus doxycycline in the treatment of rosacea. Int J Dermatol 1997; 36: 942–6.

Weir E. Buruli ulcer: the third most common mycobacterial infection. CMAJ 2002; 166: 1691.

Zaslow M. Antimicrobial peptides in health and disease. N Engl J Med 2002; 347: 1199.

Zichichi L, Asta G, Noto G. Pseudomonas aeruginosa folliculitis after shower/bath exposure. Int J Dermatol 2000; 39: 270–3.

Pilzinfektionen der Haut

(S. auch S. 727 ff.)

Man unterscheidet oberflächliche Pilzinfektionen der Haut, die einer externen Therapie zugänglich sind, von tiefen Pilzinfektionen, die mit einem systemisch wirksamen Antimykotikum behandelt werden müssen. Erreger der oberflächlichen Hautpilzerkrankungen sind in erster Linie verschiedene, meist aus dem Tierreich stammende Trichophyton-Arten, die alle das Keratin der Haut als Wachstumsmedium benutzen. Recht ähnliche Erkrankungen an Tinea können aber auch durch Microsporum-Arten, Hendersonula toruloidea, Malassezia furfur (Pityrosporum orbiculare), Candida-Arten u. a. bedingt sein.

Diagnose: Vor einer Behandlung ist eine Sicherung der Diagnose durch mikroskopische Untersuchung (Deckglaspräparat mit 10%iger Kalilauge) und die Kultur wichtig, da es andere Dermatosen gibt, welche Pilzerkrankungen ähneln, und ein Teil der in Frage kommenden Mittel nur auf bestimmte Pilze wirkt.

Therapie: Oberflächliche Epidermophytien werden meist topisch behandelt (z. B. mit Azolen, Tolnaftat oder Naftifin). Tiefe Epidermophytien erfordern eine systemische Behandlung (z. B. mit Itraconazol oder Terbinafin).

> Die weit verbreitete Therapie von Hautinfektionen mit Kombinationen von Antimykotika und Kortikoiden ist abzulehnen, da therapeutische Rückschlüsse auf ein Ansprechen kaum mehr möglich sind.

Zur Therapie der **Candida-Infektionen der Haut**: s. S. 733.

Bei Hautpilzinfektionen gebrauchte Antimykotika:

Fluconazol ist ein Triazol zur Therapie lokaler und generalisierter Candida- und Cryptococcus-Infektionen. Bei akuter und rekurrierender Candidiasis gibt man einmalig 150 mg Fluconazol oral, bei oropharyngealer Candidiasis täglich 100–200 mg oral für 1 Woche, bei Ösophagitis und Candidurie für 2 Wochen. Eine i.v. Applikation ist indiziert bei systemischen Pilzinfektionen einschließlich Cryptococcus-Meningitis (besonders bei immunsupprimierten Patienten und bei AIDS-Patienten). Fluconazol wirkt auch bei Tinea.

Itraconazol ist ein Triazol mit breitem Wirkungsspektrum und wird wie folgt dosiert: 2-mal täglich 0,2 g für einen Tag bei vulvovaginaler Candidiasis, 1-mal täglich 0,2 g für 1 Woche bei Pityriasis versicolor, 1-mal täglich 0,1 g für 2 Wochen bei Tinea corporis und Tinea cruris, für 4 Wochen bei Tinea pedis und manuum. Eine längere Anwendung ist nicht ratsam.

Ketoconazol soll wegen seiner Hepatotoxizität und seiner metabolischen Interaktionen nur noch ausnahmsweise systemisch verwendet werden (unter ständiger Kontrolle der Leberfunktion). Die orale Tagesdosis ist 0,2 g (bei Kindern 3 mg/kg) für höchstens 2 Wochen (am besten nur bis zum Verschwinden der Symptome und Negativwerden der Kulturen). Die Tagesdosis soll einmal am Tag mit der Nahrung verabreicht werden. Ketoconazol-Creme wirkt besonders gut bei seborrhoischer Dermatitis, die durch Pityrosporon orbiculare (s. S. 730) verursacht ist, Ketoconazol-Lösung (als Haarwaschmittel) bei seborrhoischer Dermatitis der Kopfhaut durch den gleichen Erreger.

Miconazol, das als Lösung, Creme und Puder topisch anwendbar ist, wird zur systemischen Behandlung schwerer Pilzinfektionen heute nicht mehr verwandt, weil es im Ver-

Therapie

625

gleich zu Fluconazol und Itraconazol wesentlich schlechter verträglich und weniger wirksam ist.

Die **topischen Azole** Clotrimazol (Canesten) und Bifonazol (Mycospor) haben die Therapie von Pilzinfektionen der Haut wesentlich verbessert (s. Tab. 17-2, S. 616). Sie wirken als Breitspektrumantimykotika sowohl auf Dermatophyten als auch auf Sprosspilze. Indikationen für eine topische Anwendung sind gesicherte oder klinisch wahrscheinliche Dermatophytien, Candida-Mykosen, Erythrasma und Pityriasis versicolor. Es gibt daneben noch eine Vielzahl von weitgehend identischen topischen Azol-Derivaten, z. B. Econazol, Tioconazol, Sertaconazol, Croconazol, Isoconazol, Fenticonazol, Oxiconazol, mit denen aber geringere Erfahrungen als mit den klassischen Substanzen vorliegen.

Nystatin und Pimaricin (Natamycin) sind Alternativen für die topische Therapie von oberflächlichen Hautinfektionen durch Candida albicans, wie Perlèche, Erosio interdigitalis, Intertrigo, Paronychie.

Ciclopirox (Batrafen) ist bei topischer Anwendung gegen Candida und Schimmelpilze wirksam (gute Penetration in erkrankte Nägel).

Amorolfin (Loceryl) ist bei Nagelmykosen als Nagellack wirksam (sowohl gegen Dermatophyten als auch gegen Hefepilze).

Naftifin (Exoderil) und Terbinafin (Lamisil) sind mit anderen Antimykotika chemisch nicht verwandt und gut verträglich. Sie wirken in der Creme und im Gel gegen Dermatophyten, Hefen und Schimmelpilze. Bei Onychomykose verwendet man die Lösung. Terbinafin ist auch systemisch anwendbar (gegen Epidermophytien) und wird besser vertragen als Griseofulvin, das es heute weitgehend ersetzt.

Griseofulvin: Die relativ toxische und nur verzögert wirksame Substanz wurde früher bei Tinea (Epidermophytie, Trichophytie, nicht bei Tinea versicolor), Mikrosporie und Favus verwandt. Eine Resistenz gegen Griseofulvin ist teilweise bei Trichophyton rubrum, Microsporum canis und Epidermophyton floccosum festgestellt worden. Griseofulvin kommt heute nur noch in Ausnahmefällen zur Anwendung.

Amphotericin B wird parenteral bei invasiven Schimmelpilzerkrankungen der Haut (z. B. nach Verbrennungen) angewandt, lokal bei gleichen Indikationen wie Nystatin und Pimaricin. Die neuen systemischen Antimykotika **Caspofungin** und **Voriconazol** haben keinen Platz bei den relativ leichten Hautinfektionen durch Pilze.

Literatur

Bell-Syer SE, Hart R, Crawford F, et al. Oral treatments for fungal infections of the skin of the foot. Cochrane Database Syst Rev 2002; CD003584.

Bergstresser PR, Elewski B, Hanifin J, et al. Topical terbinafine and clotrimazole in interdigital tinea pedis: A multicenter comparison of cure and relapse rates with 1- and 4-week treatment regimens. J Am Acad Dermatol 1993; 28: 648.

Decroix J. Tinea pedis (moccasin-type) treated with itraconazole. Int J Dermatol 1995; 34: 122.

Garber G. An overview of fungal infections. Drugs 2001; 61 (Suppl 1): 1–12.

Gupta AK, Bluhm R, Summerbell R. Pityriasis versicolor. J Eur Acad Dermatol Venereol 2002; 16: 19–33.

Hainer BL. Dermatophyte infections. Am Fam Physician 2003; 67: 101–8.

Iredell J, Whitby M, Blacklock Z. Mycobacterium marinum infection: epidemiology and presentation in Queensland 1971–1990. Med J Aust 1992; 157: 596.

Ostrosky-Zeichner L, Rex JH, Bennett J, et al. Deeply invasive candidiasis. Infect Dis Clin North Am 2002; 16: 821–35.

Smith EB. Topical antifungal drugs in the treatment of tinea pedis, tinea cruris, and tinea corporis. J Am Acad Dermatol 1993; 28: 24.

Wilkin JK, DeWitt S. Treatment of rosacea: topical clindamycin versus oral tetracycline. Int J Dermatol 1993; 32: 65–7.

18 Geschlechtskrankheiten

Die Therapie venerischer Infektionen hat sich in den letzten Jahren nur wenig verändert. Es gibt eine zunehmende Tendenz zu Einzeittherapieformen, die den Vorteil einer 100%igen Compliance haben.

Syphilis

Für die Behandlung der Syphilis (Lues) gilt nach wie vor Penicillin G in jedem Stadium der Erkrankung als Mittel der Wahl. Es wird bei Penicillin-Allergie durch Ceftriaxon oder Doxycyclin ersetzt. Bei der Penicillin-Behandlung der Lues kommt es darauf an, dass die Therapiedauer von 2 Wochen nicht unterschritten wird. Bei Lues III und Neurosyphilis ist eine höhere Dosierung als bei Lues I und II erforderlich. Selbst wenn eine Resistenz bei Lues noch unbekannt ist, sind Therapieversager bei der verwandten Frambösie in Neuguinea beschrieben worden, die als Resistenz gedeutet werden. Die Frage einer Resistenz bleibt jedoch angesichts der Tatsache, dass Treponema pallidum nicht in Kulturen züchtbar ist, derzeit noch offen. Mangelndes Ansprechen oder Spätrezidive haben offenbar eher etwas mit der Persistenz in entlegenen Kompartimenten (Liquor, Kammerwasser, Innenohr) oder mit Abwehrschwäche (AIDS) als mit Resistenz zu tun. Die Syphilis hat in den letzten Jahren eine wieder ansteigende Frequenz, bevorzugt bei homosexuellen Männern.

Diagnostik: Vor der Therapie sollte die Diagnose gesichert werden. Bei der Lues-Serologie sind mit jeder Methode falsch positive Resultate (z. B. in der Schwangerschaft und bei Kollagenosen) und falsch negative Resultate (z. B. im Frühstadium) möglich. Als Suchreaktion dient der Treponema-pallidum-Hämagglutinations-Test (TPHA-Test). Die unspezifische Cardiolipin-Reaktion (als VDRL, RPR oder ART) wird erst in der zweiten Phase der Primärsyphilis positiv. Sie ist im Spätstadium meistens negativ. Bei positivem Ergebnis ist die Serodiagnostik zu erweitern (zur Bestätigung). Mit der indirekten Immunfluoreszenztechnik (FTA-ABS-Test) lassen sich Treponemen-spezifisches IgG und IgM nachweisen; eine Bestätigung spezifischer Antikörper ist auch mittels Westernblot möglich. Treponemenspezifische IgM-Antikörper sind 3–24 Monate nach Behandlungsende nicht mehr nachweisbar, während spezifische IgG-Antikörper meist lebenslang bestehenbleiben (»Seronarbe«). Eine Anzucht der Spirochäten ist nicht möglich; T. pallidum kann in Haut- und Schleimhautexsudaten und anderen Materialien mittels Dunkelfeld- oder Fluoreszenzmikroskopie nachgewiesen werden. Auch PCR-Verfahren stehen zur Verfügung.

Da Patienten mit **HIV-Infektion** schlechter auf die Lues-Therapie ansprechen, sollte bei jedem positiven Befund auf Syphilis grundsätzlich auch die HIV-Serologie durchgeführt werden. HIV-positive Patienten müssen länger und intensiver behandelt werden.

Bei **Neugeborenen syphilitischer Mütter** ist eine Unterscheidung der sog. Leihtiter (durch die diaplazentar übertragenen Antikörper) von den bei einer Erkrankung selbst gebildeten

Antikörpern schwierig. Wenn die Mutter vorher ausreichend behandelt worden ist, werden die von der Mutter auf das Kind übertragenen Antikörper (IgG) im 1. Lebensjahr abgebaut, und die Titer fallen stetig ab. Auf der anderen Seite bedeuten Titeranstieg und das Vorkommen von Treponema-pallidum-spezifischen IgM im kindlichen Blut eine Erkrankung des Kindes. Wenn das Kind erst am Ende der Schwangerschaft angesteckt worden ist, kann die Syphilis-Serologie des Kindes nach der Geburt noch negativ sein. Serologische Suchreaktionen auf Syphilis sollten immer bereits im Beginn der Schwangerschaft durchgeführt werden, bei Unterlassung oder bei besonderem Verdacht auch im 3. Drittel der Schwangerschaft und bei der Entbindung.

Behandlungsrichtlinien: Über die Höhe der Penicillin-Dosierung und die notwendige Behandlungsdauer gibt es verschiedene Auffassungen. Übereinstimmung besteht aber darin, dass bei Lues III und Neurosyphilis, bei angeborener Lues sowie bei Abwehrschwäche eine höhere Dosierung von Penicillin G erforderlich ist und eine bestimmte Mindestdauer der Behandlung nicht unterschritten werden darf. Benzathin-Penicillin G, das bei Frühsyphilis besonders in den USA verwandt wird, erreicht kaum Liquorspiegel und wird – da häufig bereits im Sekundärstadium während der Spirochotämie eine ZNS-Infektion erfolgt – nur mit Bedenken empfohlen.

Eine **Kontrolle** der Serumbefunde zur rechtzeitigen Erkennung eines Rezidivs wird 3, 6 und 12 Monate nach Abschluss der Penicillin-Behandlung empfohlen; eine 4. Kontrolle sollte bei Erkrankungen, die länger als 1 Jahr bestanden haben, nach einem weiteren Jahr stattfinden. Bei Patienten mit Neurosyphilis sollte eine Kontrolle für mindestens 3 Jahre erfolgen (ggf. mit Liquoruntersuchung). Abfallende Titer können bis zu 1–2 Jahren nach der Penicillin-Therapie nachgewiesen werden. Reinfektionen nach erfolgreicher Erstbehandlung sind möglich. Die Mitbehandlung von Sexualpartnern ist anzustreben. Bei klinischem Verdacht sollte auch die Liquor-Serologie kontrolliert werden, um eine asymptomatische Neurosyphilis auszuschließen, bei der im Liquor auch Eiweiß und Zellen vermehrt sind. Die früher generelle Empfehlung nach einer Lumbalpunktion wird in den USA zur Zeit revidiert. US-Indikationen für eine **Lumbalpunktion** sind: Neurologische Symptome, Therapieversagen, Hinweise auf das Tertiärstadium, Therapie mit Doxycyclin, positiver HIV-Test. Bei Patienten mit einer HIV-Infektion ist mit einem abweichenden Verlauf der Lues-Serologie und einem geringeren Ansprechen auf die Therapie sowie mit häufigen Rückfällen zu rechnen, sodass erheblich höhere und längere Therapieformen notwendig sind.

Die **Therapie** einer Lues in Deutschland ist ab 2003 erschwert, da die lange bewährten Depotpenicilline Procain-Penicillin bzw. Clemizol-Penicillin aus unverständlichen formalistischen Gründen nicht mehr im Handel sind. Procain-Penicillin, das auch in der Liste der essenziellen Präparate der WHO steht, lässt sich freilich durch einen Importeur besorgen. Durch das Fehlen der Depotpenicilline hat das deutlich teurere und weniger erprobte Ceftriaxon eine größere Bedeutung für die Therapie der Lues bekommen.

Trotz vieler offener Fragen bei der Therapie der Syphilis sind Therapieversager offenbar relativ selten. Offensichtlich erfolgt häufig auch eine unerkannte Therapie der Lues als Nebeneffekt einer Antibiotika-Therapie aus anderer Indikation. Die klassischen Spätfolgen der Lues (Neurolues, Aortenaneurysma, Gumma) sind zu ausgesprochenen Raritäten geworden, wenn nicht sogar total verschwunden.

Therapie

Therapie

Erworbene Lues

Bei **Lues I und II** sowie bei nicht länger als ein Jahr bestehender Lues latens gab man in Deutschland traditionell ein Depotpenicillin (Procain- oder Clemizol-Penicillin G), tgl. 2,4 Mill. E i.m. für 14 Tage. Bei Patienten mit einer gleichzeitigen HIV-Infektion sollte Penicillin stets höher dosiert werden (2-mal tgl. 10 Mill. E wässriges Penicillin-G-Natrium i.v. für 14 Tage). Dabei sind Rezidive und beschleunigtes Auftreten einer Neurolues möglich. Alternativen sind 200 mg Doxycyclin für 14 Tage oder 1–2 g Ceftriaxon i.v. für 4 Tage. In den USA wird Benzathin-Penicillin 2,4 Mill. E i.m. einmalig favorisiert (in jede Gesäßbacke je eine schmerzhafte Ampulle à 1,2 Mill. E. zusammen mit Lokalanästhetikum). Bei Verweigerung einer parenteralen Therapie ist Doxycyclin 200 mg/Tag für 14 Tage eine offenbar weniger sichere Alternative.

Bei **Lues III und Neurosyphilis** wird nach deutscher Linie in der Klinik wässriges Penicillin-G-Natrium i.v. (tgl. 10–20 Mill. E in 2 Einzelgaben für 14 Tage) appliziert. Die kaum praktikable amerikanische Linie der Therapie besteht aus 3–4 Mill. E. Penicillin alle 4 Stunden.

Am 1. Behandlungstag kann eine **Jarisch-Herxheimer-Reaktion** (Fieber, Schüttelfrost, Zunahme von syphilitischen Läsionen, ausgelöst durch Freisetzung von Endotoxinen der Treponemen) auftreten. Diese klassische Bakteriolyse-Reaktion darf nicht mit einer Penicillin-Allergie verwechselt werden. Sie wird mit Bettruhe und einem Antipyretikum behandelt, bei schweren Manifestationen auch mit Prednison. Eine Therapieunterbrechung ist nicht notwendig.

Bei **Lues III** gibt man bei Penicillin-Allergie Ceftriaxon (1-mal tgl. 2 g i.v. für 2 Wochen), bei gleichzeitiger Cefalosporin-Allergie Doxycyclin, tgl. 0,2 g i.v., oder Minocyclin, 2-mal tgl. 100 mg für 3 Wochen, bei Neurosyphilis und bei länger als ein Jahr bestehender Lues latens für 30 Tage. Bei diesen Behandlungen einer fortgeschrittenen Lues sind zur Erkennung eines möglichen Therapieversagens lang dauernde Kontrollen besonders wichtig. Alle Gyrase-Hemmer sind bei Lues unwirksam, Makrolide, insbesondere Azithromycin, kommen bei Betalaktam-Antibiotika-Allergie, ggf auch in der Schwangerschaft, in Frage. Bei HIV-Patienten sollte bei Penicillin-Allergie Doxycyclin wegen der geringeren Wirksamkeit generell nicht angewendet werden.

Lues connata

Bei allen Kindern mit vermuteter bzw. nachgewiesener Lues connata sollte eine Liquordiagnostik durchgeführt werden, um eine ZNS-Beteiligung abzuklären. Die Therapie der Lues connata besteht in der Gabe von wässrigem Penicillin G i.v., 150 000–200 000 IE/kg KG/Tag, verteilt auf 2 (1. Lebenswoche) bzw. 3 Einzelgaben (ab 2. Lebenswoche), für 14 Tage. HIV-infizierte Neugeborene benötigen ggf. eine längere Therapie. Wegen der erhöhten Gefahr einer Jarisch-Herxheimer-Reaktion beim Neugeborenen wird von manchen Experten am 1. Behandlungstag die gleichzeitige Gabe von Prednison (2 mg/kg) empfohlen. Unter der Therapie kommt es zu einer raschen Besserung der Haut- und Schleimhautveränderungen und zu einem langsamen Rückgang der Hepatosplenomegalie und der Knochenveränderungen. Bei Neugeborenen mit Lues connata besteht Ansteckungsgefahr, insbesondere bei Kontakt mit Blut und Wund- bzw. Nasensekret; 24 Stunden nach Beginn der Penicillin-Therapie gelten die Kinder als nicht mehr kontagiös.

Therapie

629

Die Seroreaktionen werden meist erst nach 6(–12) Monaten negativ. Serologische und klinische Nachuntersuchungen erfolgen zuerst alle 3 Monate, dann in halbjährlichen, später in einjährlichen Abständen, einschließlich Liquoruntersuchung bei initial pathologischem Befund. Bei Kindern, die älter als 1 Jahr sind, injizierte man Procain-Penicillin G i.m. (1-mal tgl. 100 000 E/kg, maximal 2,4 Mill. E) für 2 Wochen. Moderne Alternativen sind unklar.

Syphilis in der Gravidität: Sie wurde traditionell mit 2,4 Mill. E Procain-Penicillin G i.m./Tag behandelt (für 14 Tage). Sicherheitshalber kann man eine Behandlung 1–2 Monate vor dem Geburtstermin wiederholen (auf jeden Fall bei Titeranstieg der Serumreaktionen). Bei fehlendem Zugang zu Procain-Penicillin müssen die Patientinnen ggf. stationär aufgenommen und mit Penicillin i.v. behandelt werden. Bei Penicillin-Allergie verwendet man (nach Ausschluss einer Kreuzallergie) Ceftriaxon (tgl. 2 g für 2 Wochen), bei gleichzeitiger Cefalosporin-Allergie Erythromycin oral (tgl. 2 g) für 3 Wochen.

Postnatale Präventivbehandlung des Neugeborenen: Sie ist notwendig, wenn die seropositive Mutter noch nie, nicht ausreichend oder erst am Ende der Schwangerschaft mit Penicillin G (wegen Lues) behandelt worden ist. Eine Behandlung des Neugeborenen ist auch ratsam, wenn die Mutter in der Schwangerschaft wegen Penicillin-Allergie mit Erythromycin behandelt worden ist. Da das Neugeborene anfangs symptomfrei sein kann und bei Ansteckung am Ende der Gravidität oft erst nach einer Latenzzeit seropositiv wird, sollte mit der Behandlung des Kindes sicherheitshalber sofort nach der Geburt begonnen werden (wie bei manifester Lues connata), vor allem wenn regelmäßige Nachuntersuchungen des Kindes nicht gewährleistet sind. Danach werden die Seroreaktionen regelmäßig kontrolliert.

Literatur

Ali L, Roos KL. Antibacterial therapy of neurosyphilis: lack of impact of new therapies. CNS Drugs 2002; 16: 799–802.

Azimi PH, Janner D, Berne P, et al. Concentrations of procaine and aqueous penicillin in the cerebrospinal fluid of infants treated for congenital syphilis. J Pediatr 1994; 124: 649.

Augenbraun MH. Treatment of syphilis 2001: nonpregnant adults. Clin Infect Dis 2002; 35 (Suppl 2): 187–90.

Backhouse JL, Hudson BJ, Hamilton PA, et al. Failure of penicillin treatment of yaws on Karkar Island, Papua New Guinea. Am J Trop Med Hyg 1998; 59: 388–92.

Berry CD, Hooton TM, Collier AC, Lukehart SA. Neurologic relapse after benzathine penicillin therapy for secondary syphilis in a patient with HIV infection. N Engl J Med 1987; 316: 1587.

CDC. Primary and secondary syphilis – United States 2000–2001. MMWR 2002; 51: 971.

Dowell ME, Ross PG, Musler DM, et al. Response of latent syphilis or neuro-syphilis to ceftriaxone therapy in persons infected with HIV. Am J Med 1992; 481: 481–8.

Fowler VG, Maxwell GL, Myers SA, et al. Failure of benzathine penicillin in a case of seronegative secondary syphilis in a patient with acquired immunodeficiency syndrome: case report and review of the literature. Arch Dermatol 2001; 137: 1374–6.

Goh B, van Voorst Vadder P. European guidelines for the treatment of syphilis. Int. J STD AIDS 2001; 12 (Suppl 3): 14–26.

Gordon SM, Eaton ME, George R, et al. The response of symptomatic neurosyphilis to high-dose intravenous penicillin G in patients with human immunodeficiency virus infection. New Engl J Med 1994; 331: 1469–73.

Gourevitch MN, Selwyn PA, Davenny K, et al. Effects of HIV infection on the serologic manifestation and response to treatment of syphilis in intravenous drug users. Ann Intern Med 1993; 118: 350–5.

Hook EW, Stephens J, Ennis DM. Azithromycin compared with penicillin G benzathine for treatment of incubating syphilis. Ann Intern Med 1999; 131: 434–7.

Jorgensen J, Tikjob G, Weisman K. Neurosyphilis after treatment of latent syphilis with benzathine penicillin. Genitourin Med 1986; 62: 129.

Kingston M, Carlin E. Treatment of sexually transmitted infections with single-dose therapy: a double-edged sword. Drugs 2002; 62: 871–8.

Musher DM, Hamill RJ, Baughm RE. Effect of human immunodeficiency virus (HIV) infection on the course of syphilis and on the response to treatment. Ann Intern Med 1992; 113: 872–81.

Pao D, Goh BT, Bingham JS. Management issues in syphilis. Drugs 2002; 62: 447–61.

Rolfs RT, Joesoef MR, Hendershot EF, et al. A randomized trial of enhanced therapy for early syphilis in patients with and without human immunodeficiency virus infection. The Syphilis and HIV Study Group. N Engl J Med 1997; 337: 307–14.

Schoefer H. Ceftriaxone for the treatment of primary and secondary syphilis. Chemotherapy 1989; 35: 140–5.

Stoll BJ. Congenital syphilis: evaluation and management of neonates born to mothers with reactive serologic tests for syphilis. Pediat Inf Dis 1994; 13: 845–53.

Tattevin P, Renault P, Joly V, et al. Treatment of latent syphilis in HIV-infected patients with 10 d of benzylpenicillin G benethamine: a prospective study in Maputo, Mozambique. Scand J Infect Dis 2002; 34: 257–61.

Zenilman JM, Rand S, Barditch P, Rompalo AM. Asymptomatic neurosyphilis after doxycycline therapy for early latent syphilis. Sex Transm Dis 1993; 20: 346.

Gonorrhoe

Diagnose: Immer noch weit verbreitete Geschlechtskrankheit, oft unerkannt, daher bei Verdacht und zur Bestätigung der Diagnose immer bakteriologische Untersuchungen durchführen: mikroskopisches Präparat sowie Kultur auf Selektivnährboden (z. B. nach Martin und Thayer), evtl. Transportmedium benutzen. Heute auch mit PCR rasch und zuverlässig nachweisbar. Bei Frauen gelingt der Nachweis am häufigsten aus dem Zervixsekret. Außerdem Untersuchung von Urethrasekret, ggf. auch von Analabstrichen, Mundschleimhaut- und Pharynxabstrichen (bei Gonokokken-Pharyngitis). Asymptomatische Gonokokkenträger kommen häufig vor.

Eine Doppelinfektion durch Gonokokken und Treponema pallidum ist möglich; eine Syphilis kann sich auch erst nach Heilung der Gonorrhoe manifestieren. Häufig ist die Gonorrhoe mit einer Chlamydien-Infektion der Zervix oder Urethra assoziiert.

Wegen der häufigen Reinfektionen infolge Nichtbehandlung des Sexualpartners sollte 1–2 Monate nach der Behandlung eine mikroskopische und kulturelle Nachuntersuchung stattfinden (bei Männern von Urethraabstrichen, bei Frauen von Zervix- und Rektalabstrichen).

Therapie: Therapieziel ist die sofortige Heilung. Weniger zuverlässige Therapieformen (mit Tetracyclinen, Ampicillin, Amoxicillin, Makroliden, Co-trimoxazol) können heute nicht mehr empfohlen werden. Penicillin G war früher das Mittel der Wahl. In den letzten 20 Jahren ist aber überall ein hoher Prozentsatz von Penicillin-resistenten Gonokokkenstämmen gefunden worden, die meist auch gegen Tetracycline und Erythromycin unempfindlich sind. In Südostasien sind 10–50 % der Gonokokken-Stämme gegen Gyrase-Hemmer resistent. Daher sollte man heute zur Einmalbehandlung der Gonorrhoe von vornherein ein Betalaktamase-stabiles Cefalosporin verwenden, das immer wirkt. Große Erfahrungen liegen mit Ceftriaxon und Cefotaxim sowie mit Cefixim vor. Ein Versagen der Cefalosporin-Behandlung beruht entweder auf einer Fehldiagnose (andere Erreger) oder auf einer Reinfektion, sehr selten auf einer Bakterienresistenz. Andere Erreger können u. a. Chlamydien, Ureaplasma, Candida und Trichomonas sein.

Unkomplizierte Gonorrhoe: Hierbei ist die einmalige i.m. oder i.v. Injektion von Ceftriaxon (0,25–0,5 g) oder Cefotaxim (2 g) zuverlässig wirksam. Wegen der häufig gleichzeitig bestehenden Chlamydien-Infektion behandelt man (ohne das Ergebnis der mikrobiologischen Untersuchung abzuwarten) immer zusätzlich mit Doxycyclin oral, 1-mal tgl. 0,2 g für 2 Wochen (offizielle Empfehlung der WHO). Falls möglich, sollten Sexualpartner in gleicher Weise behandelt werden.

Zur **Einmaltherapie** wurde früher oft auch Spectinomycin verwendet; Dosis bei unkomplizierter Gonorrhoe einmalig 2 g i.m. (schmerzhaft, Versagerquote bis zu 10%). Vorteilhafter sind modernere orale Formen einer Einzeittherapie wie Ciprofloxacin 0,5 g, Levofloxacin 0,5 g und Azithromycin 1,0 g. Auch Cefixim und Cefpodoxim eignen sich zur Einmaltherapie der Gonorrhoe, nicht aber Cefalexin, Cefadroxil und Cefazolin.

Komplizierte Gonorrhoe (mit Salpingitis, Pyosalpinx, Ovarialabszess, Endometritis, Prostatitis, Epididymitis, Proktitis usw.): Hierbei sind 3-mal täglich 2 g Cefotaxim i.v. oder 1-mal täglich 2 g Ceftriaxon für 10 Tage erforderlich. Auch bei komplizierter Gonorrhoe ist die anschließende Gabe von Doxycyclin zur Behandlung einer gleichzeitigen Chlamydien-Infektion notwendig.

Gonokokken-Sepsis, -Arthritis, -Meningitis: Mittel der Wahl ist Ceftriaxon (tgl. 2 g) für 2 bis 3 Wochen (bei Endokarditis für 4 Wochen). Nach klinischer Besserung ist auch eine orale Nachbehandlung mit Cefixim möglich. Bei generalisierten Erkrankungen von Neugeborenen (nach Fruchtwasserinfektion bei vorzeitigem Blasensprung und Gonorrhoe der Mutter) ist Cefotaxim i.v., tgl. 100 mg/kg, geeignet.

Gonoblennorrhoe: Die Tagesdosis Cefotaxim ist für Neugeborene 100 mg/kg (für 7 Tage). Zusätzlich behandelt man lokal mit Gentamicin- oder Ofloxacin-Augentropfen. Wenn bei der Mutter bei der Entbindung eine Gonorrhoe nachgewiesen worden ist, sollte das Neugeborene sofort nach der Geburt eine einmalige i.m. oder i.v. Injektion von Cefotaxim (100 mg/kg) erhalten.

Vulvovaginitis von Kindern: Einmalbehandlung mit Ceftriaxon i.v. (30 mg/kg), alternativ mit Cefixim oral.

Literatur

Balachandran T, Roberts AP, Evans BA, Azadian BS. Single dose therapy of anogenital and pharyngeal gonorrhoea with ciprofloxacin. International Journal of STD and AIDS 1992; 3: 49–51.

Bignell C. European guideline for the management of gonorrhoea. Int J STD AIDS 2001; 12 (Suppl 3): 27–9.

Handsfield HH, McCormack WM, Hook EW, et al. A comparison of single-dose cefixime with ceftriaxone as treatment of uncomplicated gonorrhea. N Engl J Med 1991; 325: 1337–41.

Handsfield HH, Dalu ZA, Martin DH. Multicenter trial of single-dose azithromycin vs. ceftriaxone in the treatment of uncomplicated gonorrhea.

Sexually Transmitted Diseases 1994; 20: 107–11.

Hook EW, Jones RB, Martin DH, et al. Comparison of ciprofloxacin and ceftriaxone as a single-dose therapy for uncomplicated gonorrhoea in women. Antimicrobial Agents and Chemotherapy 1993; 37: 1670–3.

Judson FN, Eron LJ, Lutz FB, et al. Multicenter study of a single 500 mg dose of cefotaxime for treatment of uncomplicated gonorrhea. Sex Transm Dis 1991; 18: 41.

Moran JS, Levine WC. Drugs of choice for the treatment of uncomplicated gonococcal infections. Clin Infect Dis 1995; 1 (Suppl 1): 47.

Therapie

Ramus RM, Sheffield JS, Mayfield JA, et al. A randomized trial that compared oral cefixime and intramuscular ceftriaxone for the treatment of gonorrhea in pregnancy. Am J Obstet Gynecol 2001; 185: 629–32.

Smith KR, Ching S, Lee H, et al. Evaluation of ligase chain reaction for use with urine for identification of Neisseria gonorrhoeae in females attending a sexually transmitted disease clinic. J Clin Microbiol 1995; 33: 455.

Lymphogranuloma venereum

Synonym: Lymphogranuloma inguinale (nicht zu verwechseln mit Granuloma inguinale = Donovanosis).

Erreger: Chlamydia trachomatis (Serotyp 1, 2 oder 3). Im Primärstadium zuerst einzelne Papel, dann indolentes scharfrandiges oberflächliches Geschwür am Genitale, Schwellung der Leistenlymphknoten mit Abszedierung, im chronischen Stadium Proktitis und genitale Elephantiasis. Bei Primärinfektionen der Vagina oder des Darmes starke Vergrößerung der Lymphknoten im Becken und perirektal, bei oropharyngealer Infektion im Halsbereich. KBR mit Patientenblut in >80 % positiv, z.t. auch bei Chlamydien-Urethritis; Kreuzreaktionen kommen bei Psittakose-Ornithose und Trachom vor.

Therapie: Doxycyclin, tgl. 0,2 g oral für 3 Wochen, bei chronischem Verlauf länger; Rezidive sind möglich. Evtl. Entleerung der Bubonen durch Punktion. Auch Clarithromycin (täglich 1 g) und Co-trimoxazol (tgl. 1,92 g) für 3 Wochen sind wirksam (Versager sind möglich). Im akuten Stadium wirkt auch Azithromycin (einmalig 1 g oral).

Literatur

Baldwin HE. STD update: screening and therapeutic options. Int J Fertil Womens Med 2001; 46: 79–88.

Lal S, Gary BG. Further evidence of the efficacy of co-trimoxazole in granuloma venereum. Br J Vener Dis 1980; 56: 412–3.

Mabey D, Peeling RW. Lymphogranuloma venereum. Sex Transm Infect 2002; 78: 90–2.

Papagrigoriadis S, Rennie JA. Lymphogranuloma venereum as a cause of rectal strictures. Postgrad Med J 1998; 74: 168–9.

Sevinsky LD, Lambierto A, Casco R. Lymphogranuloma venereum: tertiary stage. Int J Dermatol 1997; 36: 47–9.

Ulcus molle

Erreger: Haemophilus (Streptobacillus) ducreyi. Meist multiple druckschmerzhafte Genitalgeschwüre mit schmalem Randerythem, außerdem Lymphangitis und Lymphadenitis inguinalis (Bubo). Mikroskopischer und kultureller Erregernachweis aus Ulkussekret oder Eiter, außerdem Dunkelfeldmikroskopie auf Treponemen. Doppelinfektionen (Ulcus molle und Lues, Ulcus molle und Lymphogranuloma venereum) kommen vor. Verwechslung mit ulzerierten Herpes-simplex-Bläschen möglich.

633

Therapie: Früher verwendete man Erythromycin oral (tgl. 2 g für 7 Tage). Auch Co-trimoxazol oral (tgl. 1,92 g für 7 Tage) war wirksam; es gibt aber immer häufiger resistente Stämme. Eine Einmalbehandlung (nicht bei AIDS-Patienten) mit Ceftriaxon (einmal 0,25–0,5 g i.m.) oder Ciprofloxacin (einmal 1 g oral) ist besser. Bei AIDS-Patienten ist eine längere Behandlung mit Ceftriaxon oder Ciprofloxacin notwendig. Die Kombination von Amoxicillin und Clavulansäure (3-mal täglich 0,75 g oral für 7 Tage) wirkt ebenfalls zuverlässig. Evtl. Punktion der Bubonen zur Eiterentleerung. Sexualpartner mitbehandeln (auch bei Fehlen von Symptomen).

Literatur

Al-Tawfiq JA, Spinola SM. Haemophilus ducreyi: clinical disease and pathogenesis. Curr Opin Infect Dis 2002; 15: 43–7.

D'Souza P, Pandhi RK, Khanna N, et al. A comparative study of therapeutic response of patients with clinical chancroid to ciprofloxacin, erythromycin, and cotrimoxazole. Sex Transm Dis 1998; 25: 293–5.

Martin DH, Sargent SJ, Wendel GD Jr, et al. Comparison of azithromycin and ceftriaxone for the treatment of chancroid. Clin Infect Dis 1995; 21: 409.

Schmid GP. Treatment of chancroid, 1997. Clin Infect Dis 1999; 28 (Suppl 1): S14–20.

Schulte JM, Schmid GP. Recommendations for treatment of chancroid. Clin Infect Dis 1995; 20 (Suppl I): 39.

Taylor DN, Pitarangsi C, Echeverria P, Panikabutra K, Suvongse C. Comparative study of ceftriaxone and trimethoprim-sulfamethoxazole for the treatment of chancroid in Thailand. J Infect Dis 1985; 152: 1002–6.

Tyndall MW, Agoki E, Plummer FA, et al. Single dose azithromycin for the treatment of chancroid: A randomized comparison with erythromycin. Sex Transm Dis 1994; 21: 231.

Granuloma inguinale (Donovanosis)

Erreger: Calymmatobacterium (Donovania) granulomatis. Gramnegative, bipolar gefärbte Stäbchen, die sich auf unbelebten Nährböden nicht vermehren. Vorkommen in Ulkussekret oder Biopsiematerial (extra- und intrazellulär). Charakteristisch sind Bakterienhaufen in intrazytoplasmatischen Vakuolen von großen mononukleären Zellen oder neutrophilen Granulozyten im Ulkussekret. Meist durch Geschlechtsverkehr übertragen. In Europa sehr selten. An der Eintrittsstelle (äußere Genitalien) entstehen eine oder mehrere indurierte Papeln, die in unregelmäßig begrenzte, nicht schmerzende Geschwüre übergehen. Am Geschwürsgrund pflastersteinähnliches rötliches Granulationsgewebe. Geschwürsränder verdickt und glänzend. Keine inguinale Lymphknotenschwellung, manchmal jedoch Bildung von subkutanen Granulomen in der Inguinalgegend.

Diagnose: Klinisch und zytologisch oder histologisch (maligne Entartung möglich). Eine evtl. gleichzeitig bestehende Gonorrhoe oder Syphilis ist auszuschließen.

Therapie: Doxycyclin (1-mal tgl. 0,2 g oral) für 3 Wochen, bei Schwangeren Erythromycin (4-mal tgl. 0,5 g oral) für 3 Wochen. Auch Co-trimoxazol (2-mal tgl. 0,96 g oral) für 2–3 Wochen oder Gyrase-Hemmer (z. B. Ciprofloxacin, 2-mal tgl. 0,5 g oral) für 2 Wochen sind wirksam. Langsamer Rückgang der klinischen Läsionen. Rezidivrate 10–20 %. Die Erfahrungen mit Ceftriaxon (tgl. 1 g für 10 Tage) sind ebenfalls günstig.

Literatur

Arevalo-Morles C, Hernandez I, Ferreiro MC. Donovanosis: treatment with azithromycin. Int J Std AIDS 1997; 8: 54–6.

Birthistle K, Greig J, Hay P. Failure of trimethoprim in the treatment of donovanosis. Genitourin Med 1997; 73: 224–5.

Bowden FJ, Savage J. Donovanosis: treatment with azithromycin. Int J Std AIDS 1998; 9: 61–2.

Bowden FJ, Savage J. Azithromycin for the treatment of donovanosis. Sex Transm Infect 1998; 74: 78–9.

Bowden FJ, Bright A, Rode JW, et al. Donovanosis causing cervical lymphadenopathy in a five-month-old boy. Pediatr Infect Dis J 2000; 19: 167–9.

Hart G. Donovanosis. Clin Infect Dis 1997; 25: 24–30.

Merianos A, Gilles M, Chuah J. Ceftriaxone in the treatment of chronic donovanosis in central Australia. Genitourin Med 1994; 70: 84–9.

O'Farrell N. Donovanosis: an update. Int J STD AIDS 2001; 12: 423–7.

Therapie

19 Klassische Infektionskrankheiten

Tetanus

Erreger: Clostridium tetani. Die Krankheit ist in den letzten Jahrzehnten in Mitteleuropa sehr selten geworden. Die Prognose ist trotz optimaler Behandlung weiterhin sehr ernst; etwa die Hälfte der Erkrankten sterben. Das klinische Bild mit vorwiegend tonischen Muskelkrämpfen bei klarem Bewusstsein wird durch das Tetanus-Toxin hervorgerufen. Bei Neugeborenen beginnt die Erkrankung 3–10 Tage nach der Geburt und äußert sich durch Schwierigkeiten beim Saugen und Schlucken, durch anhaltendes Schreien sowie durch tonische Starre und Spasmen der Muskulatur. Der neonatale Tetanus stellt nach wie vor ein großes Problem in den Entwicklungsländern dar.

Therapie: Am wichtigsten ist eine aufwändige Intensiv-Behandlung in einer optimal ausgerüsteten Intensivstation. Eine Antibiotika-Therapie kann durch eine Abtötung der Keime eine weitere Toxinbildung verhindern, wozu Penicillin G geeignet ist. Es wird aber auch die hochdosierte Gabe von Metronidazol befürwortet, das in Studien bessere klinische Resultate erbrachte. Da die Erreger in der Tiefe häufig in unmittelbarer Nachbarschaft eines Fremdkörpers liegen, werden sie nur von hohen Dosen des Antibiotikums erreicht. Außerdem dient die Antibiotika-Therapie der Bekämpfung einer oft gleichzeitig bestehenden Aspirationspneumonie oder einer Wundinfektion durch andere Bakterien. Optimal sind 10–20 Mill. E Penicillin G, verteilt auf 2–3 i.v. Kurzinfusionen, bei Tetanus neonatorum tgl. 1 Mill. E/kg, bei Penicillin-Allergie entweder Cefazolin i.v. (tgl. 6 g, vorher Kreuzallergie ausschließen) oder Doxycyclin i.v. (tgl. 0,2 g) für mindestens 10 Tage. Intensivpflege und symptomatische Therapie entscheiden über den weiteren Krankheitsverlauf. Hierzu gehören vor allem eine ausreichende Sedierung und Krampfbehandlung durch Diazepam als GABA-Antagonist, ggf. auch Barbiturate, Muskelrelaxanzien, evtl. Betarezeptorenblocker, frühzeitige Tracheotomie und mechanische Beatmung, ggf. chirurgische Maßnahmen (Wundexzision usw.). Menschliches Tetanus-Hyperimmunglobulin sollte wenn möglich gegeben werden, auch wenn hierdurch nur geringe Mengen an freiem zirkulierenden Toxin neutralisiert werden; Dosierung: sofort einmalig 6000 E i.m. (nie intravenös). Wegen der Gefahr eines Rezidivs soll sofort und 3 Wochen später eine aktive Impfung mit 0,5 ml Tetanus-Toxoid (Tetanol) vorgenommen werden, die je nach Impfstatus später wiederholt wird.

Tetanus-Prophylaxe bei Verletzungen

Bei **vollständig vorimmunisierten Personen**, deren letzte Impfung länger als ein Jahr zurückliegt, erfolgt eine Auffrischimpfung mit Tetanus-Toxoid (0,5 ml i.m.); bei verschmutzten Wunden gibt man zusätzlich Penicillin V oral für 10 Tage (bei Penicillin-Allergie Doxycyclin). Bei erhöhter Tetanusgefahr (zerfetzte Gewebe, Erdverschmutzung, verspätete Versorgung usw.) kann zusätzlich menschliches Hyperimmunglobulin i.m. (250 E) verabreicht werden.

Bei **ungeimpften (oder unvollständig vorimmunisierten) Personen** wird stets eine Simultanimpfung mit Tetanus-Hyperimmunglobulin 250 E i.m. und mit 0,5 ml Tetanus-Toxoid (Tetanol) i.m. an kontralateralen Körperstellen durchgeführt. Bei erhöhter Tetanusgefahr sollen 500 E (statt 250 E) Tetanus-Hyperimmunglobulin i.m. injiziert werden. Nach 2–3 Wochen und nach 1 Jahr ist die aktive Impfung mit Tetanus-Toxoid zu wiederholen. Die alleinige Gabe von Tetanus-Hyperimmunglobulin kann eine Erkrankung nicht mit Sicherheit verhindern.

Literatur

Abrahamian Fredrick M. Tetanus: An Update on an Ancient Disease. Infect Dis Clin Pract 2000; 9: 228–35.

Bartlett JG. Clostridium tetani. In: Infectious Diseases. Gorbach SL, Bartlett JG, Blacklow NR (eds). Philadelphia: Saunders, 1998; 1915.

Bleck T. Clostridium tetani (Tetanus). In: Principles and practice of Infectious Disease. 5. ed. Mandell G L Jr, Bennett JE, Dole R (eds). New York: Churchill Livingstone 2000.

Centers for Disease Control and Prevention: Tetanus surveillance – United States 1989–1990. Morb Mortal Wkly Rep 1992; 41(SS-8): 1.

Craig AS, Reed GW, Mohon RT, et al. Neonatal tetanus in the United States: a sentinel event in the foreign-born. Pediatr Infect Dis J 1997; 16: 955–9.

Forrat R, Dumas R, Seiberling M, et al. Evaluation of the safety and pharmacokinetic profile of a new, pasteurized, human tetanus immunoglobulin. Antimicrob Ag Chemother 1998; 42: 298–305.

Ruttimann S. Kiefersperre. Schweiz Med Wochenschr 1999; 129: 1302.

Therapie

Gasbrand

Wichtigster **Erreger** ist Clostridium perfringens (welchii), jedoch kommen auch andere anaerobe Clostridien-Arten als Gasbranderreger vor (Cl. novyi, Cl. septicum, Cl. histolyticum, Cl. bifermentans, Cl. sordelli, Cl. fallax). Häufig liegen Mischinfektionen mit anderen Anaerobiern (Peptostreptokokken, Bacteroides) sowie Enterobakterien vor. Die weit verbreiteten Bakterien gelangen durch Schmutz oder Erde bei Verkehrsunfällen (Motorrad!), bei Verletzungen in der Landwirtschaft oder durch Schussverletzungen in tiefe Wunden, wo sie unter anaeroben Bedingungen Toxin bilden. Pathogene Clostridien gehören zur normalen Darmflora von Mensch und Tier und können auch Nahrungsmittelvergiftungen sowie Enteritiden verursachen.

Es gibt verschiedene klinische Formen. Bei der langsam entstehenden **Gasbrandphlegmone** von Haut und Unterhautfettgewebe mit starker Krepitation ist das Muskelgewebe nicht beteiligt; die Prognose ist relativ günstig. Eine lebensbedrohende **Gasbrandmyositis** dagegen tritt plötzlich auf und führt sehr schnell zu einer schweren allgemeinen Intoxikation, zu intravaskulärer Hämolyse, septischen Absiedlungen und Multiorganversagen. Eine Gasbildung ist dabei gering oder kann sogar fehlen. Gynäkologische Gasbrandinfektionen können sehr vieldeutig verlaufen.

Gasbrand-Sepsis: Im Jahr 2000 kam es in Großbritannien zu einer klinisch vieldeutigen Epidemie von Gasbrand-Septikämie bei Süchtigen durch kontaminierte Drogen; hierbei waren besonders toxigene Stämme von Clostridium novyi beteiligt. Die Letalität war sehr hoch, und es dauerte eine geraume Zeit, bis die pathogenetischen Zusammenhänge erkannt waren. Es gibt auch eine vom Darm ausgehende Clostridien-Septikämie (z. B. bei Leukämie oder bei Kolonkarzinom).

Eine besondere Form ist der **postoperative Gasbrand** nach Amputation wegen arteriosklerotischer Gangrän; die Erreger gelangen hier offenbar durch eine Lymphangitis in das Wundgebiet. Weitere typische klinische Formen sind der schwere Gasbrand des Uterus bei artefiziellem Abort und der postoperative Gasbrand nach Gallenblasenoperation.

Die **Diagnose** eines Gasbrandes wird in typischen Fällen klinisch gestellt; sie kann durch den mikroskopischen Nachweis der typischen grampositiven Stäbchen im Wundsekret schnell bestätigt werden. Die Anzüchtung ist nicht schwierig, erfordert aber Spezialmedien. Es gibt auch klinisch ähnliche, prognostisch wesentlich günstigere Phlegmonen mit starker subkutaner Gasbildung und Myonekrosen, die durch gramnegative Stäbchen und Streptokokken sowie durch Bacteroides-Arten hervorgerufen werden.

> Nicht alle gasbildenden Phlegmonen sind Gasbrand!
> Nicht alle Clostridien-Infektionen verlaufen mit Gasentwicklung!

Therapie: Bereits bei Verdacht sollte unverzüglich eine hochdosierte Therapie mit Penicillin G (20–40 Mill. E/Tag in 3–4 i.v. Kurzinfusionen) begonnen werden. Ziel der Penicillin-Therapie ist es, ein weiteres Fortschreiten der Infektion zu verhindern. Gasbrand-Clostridien sind Penicillin-sensibel. Die hohe Dosierung ist nötig, um die Erreger im nekrotischen Gewebe zu erreichen. Eine Kombination mit Clindamycin verbessert die Wirkung (wegen der häufigen Mischinfektion mit anderen Anaerobiern). Bei Penicillin-Allergie kann Metronidazol, evtl. auch Ceftriaxon oder Imipenem gegeben werden. Resistenz gegen Metronidazol ist möglich. Chirurgische Maßnahmen (Exzision von Nekrosen, Drainage von Eiter, Spaltung von Faszien zur Verhinderung eines Kompartment-Syndroms, offene Wundversorgung) sind zumindest bei der Gasbrandmyositis stets notwendig. Bei septischem Abort ist eine Kürettage erforderlich (ggf. Uterusamputation). Der Wert einer Behandlung in einer Sauerstoffüberdruckkammer wird unterschiedlich beurteilt und z.T. sogar bezweifelt. Voraussetzungen sind frühzeitiger Beginn und schonender Transport in eine nahe gelegene Kammer; am wichtigsten bleibt jedoch die sofort einsetzende Antibiotika-Therapie.

Relativ häufig lassen sich, ohne dass klinische Zeichen für Gasbrand bestehen, Gasbrand-Clostridien in Wunden nachweisen (auch im Uterus, in intraoperativ gewonnener Galle, in Wunden nach Abdominaloperationen). Auch bei einem isolierten Erregernachweis sollte immer eine Therapie mit Penicillin G oder – falls nicht greifbar – einem anderen Betalaktam-Antibiotikum erfolgen. Anaerobe gasbildende Mischinfektionen sprechen auf Penicillin nicht an und erfordern eine Therapie mit Cefotaxim + Metronidazol, sodass generell eine Kombinationstherapie günstiger erscheint.

Intensivbehandlung mit Schocktherapie, ggf. Blut- und Plasmatransfusionen, Flüssigkeitszufuhr, Ausgleich von Elektrolytstörungen sowie Hämodialyse bei Nierenversagen sind von großer Bedeutung. Die Gabe von Gasbrandserum ist unnötig und gefährlich; auch Kortikosteroide und Gammaglobuline haben bei Gasbrandinfektionen keinen Wert.

638

Prophylaxe: Penicillin G in hoher Dosierung (10–20 Mill. E/Tag) kann bei verschmutzten Wunden mit starker Gewebsschädigung einem Gasbrand vorbeugen. Bei kontaminierten Wunden (z. B. offene Fraktur) ist eine Gasbrandprophylaxe mit mittleren Penicillin-Dosen unerlässlich, ihre Unterlassung ein Kunstfehler. Die prophylaktische Gabe von Gasbrandantitoxin wird heute abgelehnt.

Literatur

Faris B, Faris C, Clark J, et al. Metronidazole-resistant strain of Clostridium perfringens isolated from a clinical specimen. J Infect 1999; 39: 164–5.

Halpin TF, Molinari JA Diagnosis and management of clostridium perfringens sepsis and uterine gas gangrene. Obstet Gynecol Surv 2002; 57: 53–7.

Hirn M. Hyperbaric oxygen in the treatment of gas gangrene and perineal necrotizing fasciitis: A clinical and experimental study. Eur J Surg Suppl 1993; 570: 1.

Lorimer JW, Eidus LB. Invasive Clostridium septicum infection in association with colorectal carcinoma. Can J Surg 1994; 37: 245.

Mittermair RP, Schobersberger W, Hasibeder W, et al. Necrotizing fasciitis with Clostridium perfringens after laparoscopic cholecystectomy. Surg Endosc 2002; 16: 716.

NN. Clostridium novyi and unexplained illness amon drug user – Scotland, Ireland and England. MMWR 2000; 49: 543.

Stevens DL, Bryant AE, Adams K, et al. Evaluation of therapy with hyperbaric oxygen in clostridial myonecrosis. Clin Infect Dis 1993; 17: 231.

Stevens DL, Maier KA, Mitten JE. Effect of antibiotics on toxin production and viability of Clostridium perfringens. Antimicrob Ag Chemother 1987; 31: 213.

Milzbrand (Anthrax)

Erreger: Bacillus anthracis. Autochthone Erkrankungen in Deutschland heute extrem selten, allenfalls bei Personen, die beruflich mit Tieren, Rohwolle oder Fellen umgehen. Es gibt aber noch einzelne kontaminierte Weiden bzw. Abdeckerplätze. Ebenso sind Importinfektionen durch tropische Produkte in Europa immer wieder vorgekommen. Milzbrand hat als einfaches und billiges Agens einer bakteriologischen Kriegsführung in den letzten Jahren eine enorme Beachtung gefunden. An der Haut entwickelt sich meist der typische Milzbrandkarbunkel (häufigste Form, meist gutartig, Selbstheilung möglich). Prognostisch ungünstig sind der **Lungen- und Darmmilzbrand**, die **Milzbrand-Sepsis** und die **hämorrhagische Meningitis** (trotz Behandlung meist tödlich). Erregernachweis im Eiter oder Sputum möglich (mikroskopisch und kulturell), bei generalisierten Erkrankungen in der Blutkultur, bei Meningitis im Liquor. Die Abtrennung von apathogenen aeroben Sporenbazillen kann schwierig sein. Wegen der unterschiedlichen Penicillin-Empfindlichkeit der Erreger ist aus Sicherheitsgründen stets eine hohe Dosierung von Penicillin G erforderlich. Als biologische Waffen sind Penicillin- und Tetracyclin-resistente Stämme entwickelt worden. Breitspektrum-Cefalosporine (z. B. Cefotaxim, Ceftriaxon, Cefuroxim und Ceftazidim) sind bei Milzbrand nicht wirksam. Unwirksam sind auch Aztreonam und Co-trimoxazol.

Therapie: Penicillin G i.v., bei Erwachsenen tgl. 20 Mill. E, bei Kindern 0,5 Mill. E/kg. Bei Penicillin-Allergie Doxycyclin (tgl. 0,2 g). Therapiedauer bei Hautmilzbrand 2 Wochen, bei den anderen Formen mindestens 4 Wochen (je nach Schwere der Erkrankung). Da vereinzelt geringer sensible Milzbrandstämme vorkommen, wird heute generell die Gabe von Ciprofloxacin empfohlen, das hierfür auch zugelassen ist.

Eine **Prophylaxe** erfolgte bei Exposition nach traditioneller Empfehlung mit 0,2 g Doxycyclin. Bei dem US-Ausbruch 2001, der vermutlich auf ein Attentat eines frustrierten militärischen Milzbrandforschers zurückging, wurde Ciprofloxacin in großem Umfang zur Prävention eingesetzt. Eine aktive Impfung ist möglich (der sehr schlecht verträgliche Impfstoff ist jedoch nur im militärischen Bereich erhältlich).

Der sog. **Inhalations-Milzbrand** (bei Einsatz von Milzbrandsporen als biologische Waffe) ist 1979 durch das Sverdlovsk-Unglück bekannt geworden, bei dem ein defekter Filter einer Biowaffen-Fabrik zu vielen Infektionen geführt hat. Inhalativer Milzbrand hat dann 2001 in den USA eine starke Publizität bekommen. Bei fast allen Betroffenen entwickelt sich nach 2–43 Tagen ein schweres Krankheitsbild. Im ersten Stadium entstehen oft innerhalb von Stunden Fieber, Brustschmerzen, Husten, Atemnot, Erbrechen und Schwächegefühl. Im zweiten Stadium nehmen Atemnot und Zyanose beträchtlich zu, und in etwa 90 % tritt im schweren Schock der Tod ein. In etwa 50 % besteht gleichzeitig eine hämorrhagische Meningitis. Das Röntgenbild zeigt als Folge der hämorrhagischen Mediastinitis vorwiegend eine Mediastinalverbreiterung mit Vergrößerung der Mediastinallymphknoten. Im Blutausstrich sieht man reichlich grampositive Bazillen. Die Blutkultur ist positiv.

Therapie des inhalativen Milzbrandes nach B-Waffeneinsatz: Ein Erfolg ist nur bei frühem Therapiebeginn und unmittelbar nach Exposition zu erwarten. Da hierbei Penicilline und Tetracycline unwirksam sein können, wird von einer Arbeitsgruppe in den USA (Inglesby et al.) bei Erkrankten die i.v. Gabe von Ciprofloxacin (400 mg alle 12 h) empfohlen (bei Kindern 10–15 mg/kg alle 12 h, maximal 0,5 g alle 12 h). Hierbei wird dann – abgeleitet von experimentellem Lungenmilzbrand im Tierversuch – die ungewöhnlich lange Therapiedauer von 60 Tagen angegeben.
Wenn sich der Epidemiestamm als empfindlich gegen Penicillin und Doxycyclin erwiesen hat, kann mit Penicillin G, evtl. auch Doxycyclin (Dosierung s.o.) weiterbehandelt werden. Längere Behandlungsdauer. Zur Postexpositionsprophylaxe erscheint Ciprofloxacin oral (0,5 g alle 12 h) geeignet. Bei Kindern gibt man zur Vorbeugung dieser lebensgefährlichen Krankheit ebenfalls Ciprofloxacin oral (10 bis 15 mg/kg alle 12 h). Es besteht aber kein Zweifel daran, dass andere Fluochinolone (Moxifloxacin, Levofloxacin) ebenfalls wirksam und durch ihre längere Halbwertszeit sogar potenziell besser sind. Diese Empfehlungen beruhen zum größten Teil auf tierexperimentellen Studien.

Literatur

Albayrak F et al. A case of anthrax meningitis. Scand J Infect Dis 2002; 34: 627–8.
CDC. Recommendations for antimicrobial prophylaxis for children and breastfeeding mothers and treatment of children with anthrax. JAMA 2001; 286: 2663–4.
Ingelsby et al. Anthrax as a biological weapon. JAMA 1999; 281: 1735.
Pfisterer R. Eine Anthrax Epidemie in der Schweiz. Schweizer Med Wschr 1991; 121: 813.

Swarz M. Recognition and management of anthrax. N Engl J Med 2001; 345: 1621.
Winter H, Pfisterer R. Inhalationsanthrax bei einem Textilarbeiter. Schweiz Med Wschr 1991; 121: 832.
→ Milzbrand in den USA: s.a. MMWR 2001; 50 (42) 910; 2001, 50, (43)960 ; 2001, 50, (45)1015.

Listerien-Infektionen

Erreger: Listerien sind relativ leicht anzüchtbare grampositive aerobe Stäbchen, die als fakultativ pathogene Keime im Tierreich und in der unbelebten Natur weit verbreitet sind. Verwechslungen mit Enterokokken sind möglich. Die Isolierung aus einer Mischflora kann schwierig sein. Kleinere Epidemien durch kontaminierte Nahrungsmittel (z. B. Käse und andere Milchprodukte) sind beschrieben. Listerien sind gegen viele Antibiotika resistent. Ampicillin und Amoxicillin sowie Penicillin G (in höherer Konzentration) sind gut wirksam, auch Piperacillin und Mezlocillin. Imipenem ist in vitro schwächer wirksam als Ampicillin. Es besteht ein starker Synergismus zwischen Ampicillin und Gentamicin. Alle Cefalosporine sind unwirksam. Ciprofloxacin und Levofloxacin sind nicht wirksam; Moxifloxacin und Gatifloxacin haben eine mittlere Aktivität (MHK 0,5 mg/l); klinische Erfahrungen fehlen. Auch Rifampicin ist in vitro aktiv, ohne dass relevante klinische Untersuchungen vorliegen. Eine Listeriose ist der Prototyp einer intrazellulären Infektion. In-vitro-Aktivität und klinische Wirksamkeit von Antibiotika sind daher schlecht korreliert.

Früh- und Neugeborenenlisteriose: Diaplazentare Übertragung des Erregers, häufig Totgeburt oder Frühgeburt, entzündliche Veränderungen in der Plazenta. Auf eine Neugeborenenlisteriose können folgende Symptome hinweisen: mekoniumhaltiges Fruchtwasser, septischer Neugeborenenikterus, Granulome an der Rachenhinterwand, eitrige Konjunktivitis, Pneumonie, Meningitis oder Enzephalitis. Eine Infektion des Neugeborenen während der Geburt (durch Kontakt mit Listerien-haltigem Vaginalsekret) kann zu Meningitis oder isolierter Darmerkrankung führen (sog. Spätform).

Eine **Frühdiagnose** kann durch die bakteriologische Untersuchung des Mekoniums, eines Augen- oder Nasenabstriches sowie von Urin, Liquor, Blut, Trachealsekret oder Plazentagewebe gestellt werden. Schon das Vorkommen grampositiver Stäbchen im normalerweise sterilen Mekonium rechtfertigt die Durchführung einer Blutkultur und den sofortigen Beginn einer antibiotischen Behandlung. Eine Mekoniumuntersuchung sollte bei allen Frühgeborenen routinemäßig am 1. Lebenstag stattfinden (schon vor dem Auftreten septischer Symptome), da eine vorzeitige Entbindung häufig das erste Symptom einer angeborenen Listeriose ist. Serologische Untersuchungen bei Mutter und Kind sind unzuverlässig.

Therapie: Die Behandlung mit Ampicillin oder Amoxicillin, alternativ mit Piperacillin oder Mezlocillin, hat sich gegenüber der früher empfohlenen Therapie mit Tetracyclinen oder Chloramphenicol als überlegen erwiesen. Ampicillin wird i.v. in der maximalen Tagesdosis von 200–400 mg/kg in 4 Einzelgaben gegeben. Therapiedauer mindestens 3 Wochen, bei Vorliegen einer Meningitis länger. Eine Kombination mit Gentamicin verbessert die Wirkung. Um einem Rezidiv vorzubeugen, kann nach 2–3 Wochen die Ampicillin-Therapie für 14 Tage wiederholt werden. Eine gleichzeitige Behandlung der Mutter ist im Allgemeinen nicht erforderlich, sofern keine Krankheitserscheinungen bestehen. Cefalosporine sind unwirksam.

Meningoenzephalitis (erworbene Form): Eine Übertragung von Listerien ist auf verschiedene Weise, auch durch kontaminierten Käse und durch infizierte Milch, möglich. Als vorwiegend granulomatöse Meningitis nimmt die Listerien-Meningitis eine Sonderstellung unter den Meningitiden ein. Sie befällt sowohl vorher gesunde Personen als auch Patienten mit resistenzschwächenden Grundkrankheiten (bei Immunsuppression, Lymphom, Leber-

Therapie

641

erkrankung) und führt in der Mehrzahl der Fälle zu einer nur mäßigen Liquorpleozytose (300–1000 Zellen/µl, z.T. als mononukleäre Zellen). Niedrigere Zellzahlen (< 300/µl), aber auch höhere Zellzahlen wie bei Meningitis purulenta kommen vor.

Es gibt auch eine Enzephalitis ohne Begleitmeningitis (meist als Rhombenzephalitis mit progressiven Hirnnervenlähmungen und zerebellaren Symptomen, evtl. Hemiparese). Das MRT zeigt Läsionen im Hirnstamm, im Kleinhirn und in der Hirnrinde. Der Liquor ist dabei steril, die Blutkultur oft positiv.

Die **Diagnose** kann bei Meningitis durch die Erregeranzüchtung aus dem Liquor gestellt werden (oft längere Bebrütung der Kulturen erforderlich). Die mikroskopische Erkennung im Direktpräparat gelingt nicht immer wegen des spärlichen, meist intrazellulären Vorkommens der Bakterien. Die Serodiagnostik ist unzuverlässig. Da die Listerien-Meningoenzephalitis immer hämatogen entsteht, erübrigt sich die Suche nach einem rhinogenen oder otogenen Ausgangsherd.

Therapie (s. auch S. 466): Die Listerien-Meningitis sollte mit Ampicillin, Piperacillin oder Mezlocillin behandelt werden (Erwachsene tgl. 6–12 g i.v. in 3–4 Einzeldosen, Kinder tgl. 200–400 mg/kg). Auch hohe Dosen von Penicillin G (tgl. 20 Mill. E) sind wirksam. Eine Kombination von Penicillinen mit Gentamicin (tgl. 5 mg/kg) wirkt synergistisch. Bei Penicillin-Allergie kommt Minocyclin (wegen seiner relativ guten Liquorgängigkeit) in Kombination mit Gentamicin in Frage. Wegen der schlechten Diffusion der Antibiotika in das granulomatöse Gewebe muss die Therapie über mindestens 4 Wochen fortgeführt werden.

Sepsis (erworbene Form, nicht seltene Komplikation bei Leberzirrhose, malignen Lymphomen, nach Nierentransplantation): Da der Listerien-Sepsis häufig eine Meningitis folgt, sollte die Behandlung wie bei Meningitis mit Ampicillin + Gentamicin erfolgen. Cefalosporine sind unwirksam.

Schwangerenlisteriose: Meistens fehlen Krankheitserscheinungen. Manchmal bestehen unklares Fieber, eine Pyelonephritis, eine Metritis und selten eine Meningitis. Die Blutkultur kann positiv sein. Die Ursache wird oft nicht erkannt.

Therapie: Ampicillin i.v., tgl. 6 g, für mindestens 3 Wochen.

Okuloglanduläre oder kutane Form: Therapie mit Amoxicillin, tgl. 3 g bzw. 100 mg/kg, bis zur klinischen Heilung. Bei Penicillin-Allergie Doxycyclin oder Minocyclin.

Literatur

Armstrong RW, Fung PC. Brainstem encephalitis (rhombencephalitis) due to Listeria monocytogenes. Case report and review. Clin Infect Dis 1993; 16: 689–702.

Charpentier E, Gerbaud G, Jacquet C, Rocourt J, Courvalin P. Incidence of antibiotic resistance in Listeria species. J Infect Dis 1995; 172: 277.

Crum NF. Update on Listeria monocytogenes infection. Curr Gastroenterol Rep 2002; 4: 287–96.

Hof H, Nichterlein T, Kretschmar M. Management of listeriosis. Clin Microbiol Rev 1997; 10: 345–57.

Hof H. Listeriosis: therapeutic options. FEMS Immunol Med Microbiol 2003; 35: 203–5.

Michelet C, Avril JL, Cartier F, et al. Inhibition of intracellular growth of Listeria monocytogenes by antibiotics. Antimicrob Ag Chemother 1994; 38: 438.

Temple ME, Nahata MC. Treatment of listeriosis. Ann Pharmacother 2000; 34: 656–61.

Uldry PA, Kuntzer T, Bogousslavsky J, et al. Early symptoms and outcome of listeria rhromboencephalitis: 14 adult cases. J Neurol 1993; 24: 235–42.

Salmonellen-Infektionen

Typhus und Paratyphus (Erreger: Salmonella typhi, S. paratyphi A, B oder C) unterscheiden sich als septikämische Krankheiten in pathogenetischer, diagnostischer und therapeutischer Hinsicht von den meist gutartigen Salmonellen-Enteritiden (viele Serotypen), bei denen die Erkrankung im Allgemeinen auf den Darm beschränkt ist, bei Abwehrschwäche allerdings auch zu Septikämien führen kann. Diese Trennung hat auch für die Behandlung der Salmonellen-Ausscheidung praktische Bedeutung, da Typhus- und Paratyphus-Bakterienausscheider in epidemiologischer Hinsicht eine größere Gefahr darstellen als die Enteritis-Salmonellen-Ausscheider, bei denen die Ausscheidung fast immer spontan aufhört.

Typhus und Paratyphus

Erreger: Salmonella typhi; Salmonella paratyphi A, B (S. schottmuelleri) und C (S. hirschfeldii).

Klinik: Septikämische Erkrankungen mit Vorkommen der Bakterien im Blut. Meist Importinfektion, z. B. nach Indienreise. Typhus und Paratyphus sind relativ selten geworden; je ca. 80 gemeldete Fälle/Jahr in Deutschland. Dies hat aber auch die Konsequenz, dass die meisten Ärzte noch nie eine Erkrankung an Typhus gesehen haben! Unklares, langsam ansteigendes Fieber mit Kopfschmerzen, ohne Lokalbefund (keine Diarrhoe!), aber mit sonographisch feststellbarer Milzvergrößerung nach Indienreise ist die typische Konstellation. Die **typischen Laborbefunde** sind:
▸ fehlende Leukozytose, jedoch Linksverschiebung mit Fehlen der Eosinophilen,
▸ CRP-Erhöhung,
▸ geringe Erhöhung der Transaminasen.

Erregernachweis: In der 1. Krankheitswoche im Blut, ab 2. Woche im Stuhl und Urin. Nachweis von Serumagglutininen (Gruber-Widal), bei Titeranstieg der 0-Antikörper verwertbar. Antibiogramm wichtig, da im Ausland häufig mehrfachresistente S.-typhi-Stämme isoliert worden sind, die gegen Chloramphenicol, Co-trimoxazol, Ampicillin u. a. unempfindlich waren. Gyrase-Hemmer und Ceftriaxon sind fast immer wirksam (vereinzelt kommen resistente Stämme vor).

Therapie: Die frühere Behandlung mit Chloramphenicol ist heute durch Ciprofloxacin (bei Erwachsenen) und Ceftriaxon abgelöst worden (niedrigere Resistenzrate, bessere Wirksamkeit, geringeres Risiko von Nebenwirkungen). Die orale Tagesdosis von Ciprofloxacin ist 1 g (Therapiedauer: 2 Wochen). Auch Levofloxacin und Moxifloxacin sind wirksam. Eine noch relativ neue Alternative, besonders für Kinder, ist Azithromycin.

Mit Ceftriaxon (tgl. 2 g) für 1–2 Wochen erreicht man ebenfalls gute klinische Resultate. Es gibt auch Einzeittherapiestudien mit Ceftriaxon und Ciprofloxacin mit positiven Ergebnissen; unter europäischen Bedingungen ist jedoch eine etwas längere Therapie ratsam. Bei allen Therapieformen tritt eine Entfieberung erst nach 4 bis 5 Tagen ein. Die Versagerquote liegt bei 10 %, die Rezidivrate bei 5–10 %. Ampicillin sowie Co-trimoxazol, die zu einer

Therapie

langsameren Entfieberung und einem verzögerten Rückgang der klinischen Erscheinungen führen, sind den anderen Mitteln unterlegen und sollten zur Therapie des Typhus nicht mehr verwendet werden.

Bei **Schocksymptomen** (meist bei Behandlungsbeginn) oder bei besonders schwerem Krankheitsverlauf kann für 2 Tage Dexamethason i.v. (initial 3 mg/kg, dann 1 mg/kg alle 6 h) verabreicht werden, jedoch ist es ab 3. Krankheitswoche oder bei Auftreten einer intestinalen Komplikation (Darmblutung, Peritonitis) wegen der Gefahr einer Darmperforation kontraindiziert. Bei Darmperforation (Mischinfektion von aeroben und anaeroben Bakterien) ist eine Kombination mit Clindamycin und Gentamicin erforderlich. Keine Verwendung von Salizylaten oder anderen Antipyretika wegen der Gefahr einer Hypothermie.

Ein **Rezidiv** sollte mit einem bisher noch nicht verwandten Mittel behandelt werden (z. B. Ceftriaxon, wenn vorher Ciprofloxacin gegeben worden ist). Bei Absiedlungen in anderen Organen (Osteomyelitis, Spondylitis, Cholezystitis, Gallenblasenempyem, Meningitis, Orchitis) benutzt man Ceftriaxon oder Ciprofloxacin in höherer Dosierung.

Salmonellen-Enteritis

Die **Erreger** sind Enteritis-Salmonellen (viele Serotypen, am häufigsten S. typhimurium und S. enteritidis), die in der Regel weder im Blut noch im Urin nachweisbar sind, sich aber schon im Beginn der Erkrankung aus dem Stuhl züchten lassen. Die Erkrankung kommt fast immer durch infizierte Nahrungsmittel zustande (s. S. 523) und verläuft gewöhnlich unter dem klinischen Bild einer fieberhaften Enteritis, die bei geschwächten Personen oder bei starkem Wasserverlust bedrohlich sein kann. Die Häufigkeit einer Resistenz von Enteritis-Salmonellen gegen Ampicillin, Tetracyclin, Chloramphenicol und Co-trimoxazol hat erheblich zugenommen. Eine Resistenz gegen Cefotaxim, Ceftriaxon und Ciprofloxacin ist selten. Bei Abwehrschwäche führen Infektionen mit Enteritis-Salmonellen nicht selten zu einer schwer verlaufenden Septikämie, oft mit septischem Schock. Die in Europa sehr seltene, aber in den USA häufige Subspezies Salmonella choleraesuis führt oft zu Septikämien.

Therapie: Bei leichten Erkrankungen, die oft erst nach Abklingen der klinischen Erscheinungen als Salmonellose erkannt werden, kann auf ein Antibiotikum verzichtet werden. Wenn eine Antibiotika-Therapie notwendig erscheint, kommen Co-trimoxazol oder Ciprofloxacin in Frage. Die Therapie hat in erster Linie das Ziel, septische Absiedlungen zu verhindern. Eine Salmonellen-Enteritis sollte bei Abwehrschwäche (Lymphom, AIDS, Nierentransplantation etc.) sowie bei geschwächten älteren Menschen und bei Patienten mit Herzklappen- und Gelenkprothesen stets antibiotisch behandelt werden (mit Ciprofloxacin oder Ceftriaxon), um Komplikationen wie Septikämie oder Abszesse zu verhüten. Dabei sind trotz Ansprechen auf die Therapie Rezidive häufig.

Bei nachgewiesenem bakteriämischen Verlauf (mit hohem Fieber und septischen Erscheinungen) sind Ciprofloxacin oder Ceftriaxon am günstigsten. Eine Salmonellen-Meningitis behandelt man mit Ceftriaxon in höherer Dosierung (nur notfalls mit Chloramphenicol). Die Therapiedauer mit modernen Antibiotika kann relativ kurz sein (5–7 Tage).

Salmonellen-Ausscheider

Es ist zu unterscheiden zwischen

▶ Typhus- und Paratyphus-Ausscheidern (Sitz der Keime meist in der Gallenblase, manchmal auch nur im Darm oder in den Harnwegen, spontane Sanierung kaum zu erwarten, potenziell gefährlich, aber heute bei Mitteleuropäern sehr selten geworden),

▶ Enteritis-Salmonellen-Ausscheidern (temporäre, postenteritische Ausscheidung aus dem Darm, fast immer spontane Sanierung nach Wochen oder Monaten, weitgehend harmlos).

Typhus- und Paratyphus-Dauerausscheider: Personen, die noch 1 Jahr nach der Erkrankung Salmonella typhi, Salmonella paratyphi A, B oder C im Stuhl oder Urin ausscheiden, gelten als Dauerausscheider. Bei ihnen besteht meist eine chronische Cholezystitis oder ein Gallensteinleiden. Vor jedem Sanierungsversuch eines Typhus- oder Paratyphus-Ausscheiders sollten eine bakteriologische Untersuchung des Duodenalsaftes und eine Sonographie der Gallenblase durchgeführt werden. Bei Feststellung von Gallensteinen ist nur eine operative Entfernung unter gleichzeitiger Antibiotika-Therapie (s.u.) Erfolg versprechend. Inwieweit dabei das Operationsrisiko in Kauf genommen werden darf, muss individuell entschieden werden. Bei normalem Gallenblasenbefund und fehlenden Konkrementen ist trotz Salmonellen-Ausscheidung eine Cholezystektomie nicht indiziert; in diesem Falle sollte zunächst eine Antibiotika-Therapie versucht werden.

Behandlungsschema für Dauerausscheider von Typhus- und Paratyphus-Salmonellen: Am besten wirkt offenbar Ciprofloxacin (2-mal täglich 0,5 g oral für 4 Wochen). Auch Ceftriaxon (tgl. 2 g für 2 Wochen) kann zum Verschwinden der Erreger führen. Relativ gute Ergebnisse wurden früher mit einer oralen Co-trimoxazol-Langzeittherapie erzielt (tgl. 1,92 g für 4–6 Wochen). Die Anwendung von Chloramphenicol bei Typhus- und Paratyphus-Dauerausscheidern ist bedenklich und bleibt stets erfolglos.

Enteritis-Salmonellen-Ausscheider: Bei Dauerausscheidern von Enteritis-Salmonellen befinden sich die Erreger im Darm, nur selten in der Gallenblase; es kommt fast regelmäßig nach einigen Wochen oder Monaten ohne weitere Behandlung zum Aufhören der Ausscheidung. Therapieversuche mit Ampicillin oder Co-trimoxazol unterdrücken die Salmonellen-Ausscheidung nur vorübergehend und können diese insgesamt sogar verlängern. Wenn man sich bei Beschäftigten in Lebensmittelbetrieben zu einem Behandlungsversuch entschließt, kommt am ehesten Ciprofloxacin oral (2-mal tgl. 0,5 g für 10 Tage) in Frage. Kontaktinfektionen von Mensch zu Mensch sind selten, kommen aber in Krankenhäusern, Kindergärten und psychiatrischen Anstalten gelegentlich vor. Der Schutz vor Ansteckungen wird am besten durch strenge Nahrungsmittelhygiene erreicht (nicht durch Vermeidung von Kontaktinfektionen).

Literatur

Dawood ST, Uwaydah AK. Treatment of multiresistant Salmonella typhi with intravenous ciprofloxacin. Pediatr Infect Dis 1991; 10: 343.

Dutta P, Rasaily R, Saha MR, et al. Ciprofloxacin for treatment of severe typhoid fever in children. Antimicrob Ag Chemother 1993; 37: 1197–9.

Frenck RW, Nakhla I, Sultan Y, et al. Azithromycin versus ceftriaxone for the treatment of uncomplicated typhoid fever in children. Clin Infect Dis 2000; 31: 1134–8.

Gasem MH, Keuter M, Dolmans WM, et al. Persistence of Salmonellae in blood and bone marrow: randomized controlled trial comparing ciprofloxacin and chloramphenicol treat-

Therapie

ments against enteric fever. Antimicrob Ag Chemother 2003; 47: 1727–31.

Halder KK, Dalal BS, Ghose E, Samyal S. Chloramphenicol resistant Salmonella typhi: The cause of recent outbreak of enteric fever in Calcutta. Indian J Pathol Microbiol 1992; 35: 11–7.

Piddock LJU, Whale K, Wise R. Quinolone resistance in Salmonella: Clinical experience. Lancet 1990; 1: 1459.

Reed RP, Klugmann KP. Neonatal typhoid fever. Pediatr Infect Dis J 1994; 13: 774.

St. Geme JW, et al. Consensus: Management of Salmonella infection in the first year of life. Pediatr Infect Dis J 1988; 7: 615.

Wallace MR, Yousif AA, Mahroos GA. Ciprofloxacin versus ceftriaxone in the treatment of multiresistant typhoid fever. Eur J Clin Microbiol Infect Dis 1993; 12: 907–10.

Brucellosen

Erreger: Vier Brucellen-Arten kommen beim Menschen in unterschiedlicher Häufigkeit vor. Übertragung der Erreger auf den Menschen ist möglich von Rindern (B. abortus), Schafen und Ziegen (B. melitensis), Schweinen (B. suis) und Hunden (B. canis). Die Erkrankung ist zzt. in Mitteleuropa selten; 2001 wurden 27 Fälle von Brucellose in Deutschland gemeldet, meist als Importinfektion aus dem Mittelmeerraum.

Klinik: Es gibt septikämische Erkrankungen mit akutem, subakutem oder chronischem Verlauf. Komplikationen sind Osteomyelitis, Arthritis, Spondylitis, Endokarditis, Meningoenzephalitis, granulomatöse Hepatitis, Pneumonie, Abort, Epididymitis, Orchitis u. a. Histologisch findet man epitheloidzelliges Granulationsgewebe.

Diagnose: Leukozytenzahl normal oder vermindert. Kultureller Erregernachweis im Blut und Knochenmarkpunktat bei Verwendung von Spezialnährböden und längerer Bebrütung in normaler und CO_2-angereicherter Atmosphäre möglich. Vorkommen von agglutinierenden Antikörpern im Patientenserum (Titer ab 1:160 positiv). Der Antikörpernachweis kann durch blockierende Antikörper erschwert sein.

Therapie: Schwierig, besonders bei subakutem und chronischem Verlauf. Trotz wirksamer Antibiotika-Therapie kommt es häufig zu Rezidiven. Mittel der Wahl ist Doxycyclin per os, tgl. 0,2 g (bei Kindern tgl. 4 mg/kg) für 6 Wochen in Kombination mit Streptomycin, 500 mg 12-stdl., für 2 Wochen. Eine neuere Empfehlung ist die Kombination von Doxycyclin mit Rifampicin (tgl. 0,6–0,9 g) für 6 Wochen. Kinder unter 8 Jahren erhalten statt Doxycyclin Co-trimoxazol (in Kombination mit Rifampicin).

Bei **Brucellen-Endokarditis und -Meningoenzephalitis** sollte die Therapie mit Doxycyclin plus Streptomycin stets durch Rifampicin ergänzt werden. Über Gyrase-Hemmer bei akuter und chronischer Brucellose liegen noch relativ wenig Erfahrungen vor; sie sind aber ebenfalls wirksam.

Bei **Rezidiven** wirkt Doxycyclin weiterhin günstig (keine Resistenzentwicklung beobachtet). Immer sollte zusätzlich Rifampicin oral verwendet werden.

Wenn es sich um eine **chronische Verlaufsform** oder um eine **Brucellen-Osteomyelitis** handelt, gibt man Doxycyclin in maximaler Dosierung in Kombination mit Streptomycin + Rifampicin oral für 6 Wochen und führt über 3–4 Monate eine orale Nachbehandlung mit

Therapie

Doxycyclin durch. Alternativen sind Ciprofloxacin oder Co-trimoxazol in Kombination mit Rifampicin.

Literatur

Alsoub H. Brucella infective endocarditis: a report of four successfully treated patients. Clin Microbiol Infect 2001; 7: 382–5.

Akova M, Uzun O, Akalin HE et al. Quinolones in treatment of human brucellosis: Comparative trial of ofloxacin-rifampin versus doxycycline-rifampin. Antimicrob Ag Chemother 1993; 37: 1831–4.

Al-Eissa YA. Clinical and therapeutic features of childhood neurobrucellosis. Scand J Infect Dis 1995; 27: 339.

Ariza J, Gudiol F, Pallares R. Treatment of human brucellosis with doxycycline plus rifampin or doxycycline plus streptomycin. Ann Intern Med 1992; 117: 25–30.

Colmenero JD, Fernández-Gallardo IC, Agundez JAG, et al. Possible implication of doxycycline-rifampicin interaction for treatment of brucellosis. Antimicrob Agents Chemother 1994; 38: 2798.

Khuri-Bulos NA, Daoud AH, Azab SM. Treatment of childhood brucellosis: Results of a prospective trial on 113 children. Pediatr Infect Dis 1993; 12: 377.

Lang R, Dagan R, Potasman I, et al. Failure of ceftriaxone in the treatment of acute brucellosis. Clin Infect Dis 1992; 14: 506–9.

Lang R, Rubinstein E. Quinolones for the treatment of brucellosis. J Antimicrob Chemother 1992; 29: 357–63.

Malik GM. A clinical study of brucellosis in adults in the Asir region of southern Saudi Arabia. Am J Trop Med Hyg 1997; 56: 375–7.

Memish ZA, Venkatesh S. Brucellar epididymoorchitis in Saudi Arabia: a retrospective study of 26 cases and review of the literature. BJU Int 2001; 88: 72–6.

Montejo JM, Alberola I, Glez-Zarate P, et al. Open, randomized therapeutic trial of six antimicrobial regimens in the treatment of human brucellosis. Clin Infect Dis 1993; 16: 671.

Navarro-Martinez A, Solera J, Corredoira J, et al. Epididymoorchitis due to Brucella mellitensis: a retrospective study of 59 patients. Clin Infect Dis 2001; 33: 2017–22.

al Sibai MB, Halim MA, el Shaker MM, Khan BA, Qadri SM. Efficacy of ciprofloxacin for treatment of Brucella melitensis infections. Antimicrob Ag Chemother 1992; 36: 150–2.

Solera J, Lozano E, Martinez-Alfaro E, et al. Brucellar spondylitis: review of 35 cases and literature survey. Clin Infect Dis 1999; 29: 1440–9.

Solera J, Beato JL, Martinez-Alfaro E, et al. Azithromycin and gentamicin therapy for the treatment of humans with brucellosis. Clin Infect Dis 2001; 32: 506–9.

Tularämie

Erreger: Francisella tularensis. In Mitteleuropa zzt. sehr selten (3 Fälle in Deutschland 2001). Häufigeres Vorkommen noch in Schweden, Finnland und Ungarn. Ansteckung durch Nagetiere (Kaninchen, Hasen), Haustiere, infiziertes Fleisch (besonders Wild, Hasen), Zeckenbisse, Moskitos. Primärherd in der Haut (scharf begrenztes Geschwür) mit starker Schwellung der regionären Lymphknoten (Vereiterung möglich). Auch Pneumonie, Konjunktivitis und septische Erkrankungen kommen vor. Nachweis von Agglutininen im Serum (Titer ab 1:160 positiv). Anzüchtung der Erreger auf Spezialnährböden möglich. Tularämie ist ein potenzielles Agens zur bakteriologischen Kriegsführung; die Erreger müssen dafür aber kompliziert per Aerosol verbreitet werden.

Therapie: Streptomycin ist nach früheren Erfahrungen wegen seiner guten Wirksamkeit zur Therapie am besten geeignet, jedoch kommt es rasch zur Resistenzentwicklung. Günstige Behandlungsresultate sind bei rechtzeitigem Therapiebeginn auch mit Tetracyclinen erzielt worden, sodass eine Kombination von Streptomycin und Doxycyclin sinnvoll erscheint. Auch Gentamicin (täglich 5 mg/kg) oder Azithromycin sind offenbar wirksam. Fluochinolone sind offenbar ebenfalls aktiv; Ciprofloxacin wird zumindest in Empfehlungen zur Prophylaxe von B-Waffen empfohlen. Ceftriaxon scheint klinisch zu versagen. Zur Rezidivprophylaxe verwendet man Doxycyclin per os.

Dosierung: Nach klassischer Empfehlung aus der Frühzeit der Antibiotika-Ära Streptomycin i.m., tgl. 1 g, bei Pneumonie oder septischem Verlauf 2 g, in Kombination mit Doxycyclin tgl. 0,2 g oral für 10–14 Tage (bis mindestens 5 Tage nach Entfieberung).

Literatur

Enderlin G, Morales L, Jacobs RF, Cross JT. Streptomycin and alternative agents for the treatment of tularemia: Review of the literature. Clin Infect Dis 1994; 19: 42.

Hansson C, Ingvarson T. Two cases of tularemia after an orienteering contest on the non endemic island of Bornholm. Scand J Infect Dis 2002; 34: 76.

Johansson A, Berglund L, Gothefors L, et al. Ciprofloxacin for treatment of tularemia in children. Pediatr Infect Dis J 2000; 19: 449–53.

Lee H-C, Horowitz E, Linder W. Treatment of tularemia with imipenem/cilastatin sodium. South Med J 1991; 84: 1277–8.

Mason WL, Eigelsbach T, Little F, Bates JH. Treatment of tularemia, including pulmonary tularemia with gentamicin. Am Rev Respir Dis 1980; 121: 39.

NN. Consensus statement: Tularemia as a biological weapon. JAMA 2001; 285: 21.

Perez-Castrillon J et al. Tularemia epidemic in north western Spain. Clin infect Dis 2001; 33: 573.

Risi GF, Pombo DJ. Relapse of tularemia after aminoglycoside therapy: case report and discussion of therapeutic options. Clin Infect Dis 1995; 20: 174.

Scheel O, Reiersen R, Hoel T. Treatment of tularemia with ciprofloxacin. Eur J Clin Microbiol Infect Dis 1992; 11: 447–8.

Borreliose

Einzelmanifestationen der Krankheit sind in Europa schon lange bekannt (Erythema migrans, Acrodermatitis atrophicans, Meningoradikulitis Bannwarth). Wegen des Ansprechens auf Penicillin und andere Antibiotika wurde schon lange ein bakterieller Erreger vermutet. Bei einer Epidemie in Lyme (USA) wurden die Erkrankungen als Krankheitseinheit definiert und als »Lyme disease« bezeichnet. 1981 wurde Borrelia burgdorferi als Erreger nachgewiesen. Es gibt mehrere Untertypen desselben Erregers, welche z.T. für die unterschiedlichen Verläufe der Krankheit verantwortlich sein könnten. Die in den USA nicht vorhandenen Stämme Borrelia garinii und B. afzelii können weitgehend das gleiche Krankheitsbild bewirken. Die Erkrankung wird durch Zeckenbisse übertragen. Erregerreservoir sind infizierte Wildtiere (Rehe, Mäuse, Vögel) und Haustiere (Hunde, Kühe), die z.T. auch selbst erkranken. Die Krankheit ist offenbar sehr weit verbreitet und kommt überall dort vor, wo es geeignete Zecken gibt.

Klinik: Die Krankheit kann akut und chronisch verlaufen. Im akuten Stadium kommt es 2–20 Tage nach dem Zeckenbiss an der Bissstelle zu einer Rötung, die sich zentrifugal ausbreitet (Erythema migrans). Das Erythem ist wenig schmerzhaft. Oft bestehen nach einigen Wochen eine leichte Meningitis sowie diverse Allgemeinerscheinungen (Fieber, Muskelschmerzen, Lymphknotenschwellung). In unbehandelten Fällen können sich 3–6 Wochen nach dem Erythema migrans verschiedenartige Symptome entwickeln. Am häufigsten ist eine wechselnde Arthritis oder eine Meningoradikulitis (z.T. mit Fazialis- und Augenmuskellähmungen). Nicht selten treten eine Tendinitis und unterschiedliche Exantheme auf. Bei Kindern sieht man häufig am Ohrläppchen, bei Erwachsenen auch in der Umgebung der Brustwarze ein Lymphozytom, das sich als solitärer blauroter Knoten manifestiert. Relativ selten kommt es in diesem Stadium zu einer meist gutartigen Karditis mit Herzrhythmusstörungen (AV-Block).

Im **chronischen Stadium** der Krankheit (Jahre nach der Infektion) können sich eine **Acrodermatitis atrophicans**, ein **chronisches Lymphozytom**, eine **chronische Arthritis** und **Tendinitis** oder eine **chronische Enzephalomyelitis** (mit ähnlicher Symptomatik wie bei multipler Sklerose) entwickeln. Seltene Manifestationen sind Demenz-ähnliche Zustände, Epilepsie, Augenmanifestationen sowie Beteiligung von Leber, Milz und Hoden. Sehr selten ist in der Schwangerschaft eine Übertragung auf den Feten mit Abort oder Fruchtschädigung.

Diagnose: Es gibt keine typischen Laborbefunde. Die Neuromanifestationen sind meist von einer Liquor-Pleozytose begleitet, und im Liquor lässt sich mittels PCR Borrelien-DNS nachweisen. Die Anzüchtung von Borrelien aus Biopsiematerial und Liquor gelingt nur selten und erfordert Spezialmedien. Die Serologie ist problematisch. Viele Patienten mit eindeutigem Krankheitsbild haben eine ungenügende Antikörperantwort. Ein isolierter negativer serologischer Befund schließt eine Borreliose nicht aus (vor allem im Frühstadium der Krankheit). Es vergehen meist 2–3 Wochen nach Krankheitsbeginn, bis Antikörper nachweisbar sind. Am besten ist die Durchführung mehrerer unterschiedlicher Antikörpernachweise. Wenn Antikörper gebildet worden sind, können diese jahrelang persistieren (trotz adäquater Behandlung und klinischer Heilung). Bei der starken Durchseuchung der Bevölkerung beweisen Antikörper daher keineswegs eine Erkrankung. **Differenzialdiagnostisch** sind Erysipel, Erysipeloid, Pilzinfektionen, Allergien und andere Krankheiten mit ähnlicher Symptomatik auszuschließen. Eine Neuroborreliose kann eine beginnende multiple Sklerose imitieren!

Therapie: Offensichtlich hat die Infektion eine starke Selbstheilungstendenz. Wegen der Gefahr gefährlicher Spätkomplikationen sollte aber jeder entzündete Zeckenbiss und jedes Erythema migrans antibiotisch behandelt werden. Penicilline, Cefalosporine, Doxycyclin und Makrolide sind wirksam. Am besten praktikabel ist eine 21 Tage dauernde Behandlung mit Doxycyclin oral (tgl. 0,2 g). Bei Kindern unter 8 Jahren sind Oralpenicilline oder Oralcefalosporine (Cefixim) oder Clarithromycin indiziert. Bei zu kurzer Behandlung oder Unterdosierung ist ein Übergang in das Spätstadium möglich. Sorgfältige Nachuntersuchungen erkrankter Patienten erbrachten keinen Hinweis auf eine Häufung chronischer Formen bei korrekter Therapie. Doxycyclin oral ist bei unkomplizierter Infektion gleich gut wirksam wie Ceftriaxon i.v. Eine präventive Behandlung mit Doxycyclin nach jedem Zeckenbiss ist zwar effektiv, wird aber als übertriebene Maßnahme abgelehnt.

Therapie

Die **chronische Form** einer Borreliose ist schwierig zu behandeln. Bei **Neuroborreliose** hat sich wegen der besseren Liquorgängigkeit eine 2–4 Wochen dauernde Behandlung mit Ceftriaxon i.v. (Erwachsene tgl. 2–4 g, jüngere Kinder 80 mg/kg) etabliert. Eine Alternative ist die Behandlung mit täglich 20 Mill. E Penicillin G. Echte Rezidive (beruhend auf einer Persistenz der Erreger) kommen in 10–20 % vor und erfordern eine erneute Therapie mit Ceftriaxon oder Penicillin G. Bei Nichtansprechen ist die Diagnose noch einmal zu überprüfen. Die **chronische Arthritis** kann auch mit tgl. 0,2 g Doxycyclin oral behandelt werden (über 4 Wochen). Gyrase-Hemmer sind bei der Zecken-Borreliose unwirksam. Leiden Patienten nach einer akuten Borreliose weiter unter eher unspezifischen Beschwerden ohne klar fassbare Symptome, ist eine erneute Antibiotika-Therapie wirkungslos.

Da die Krankheit häufig schwer zu diagnostizieren ist und chronisch verlaufen kann, sollte man zumindest in der Anfangsphase die Indikation zur Antibiotika-Therapie großzügig stellen (schon bei Verdacht). Bei Therapiebeginn kann es durch Bakteriolyse zu einer Verstärkung der Symptome kommen (Jarisch-Herxheimer-Reaktion). In der Schwangerschaft ist immer Ceftriaxon i.v. anzuwenden (in allen Stadien).

Die klassische Borreliose ist das **Rückfallfieber** (durch B. recurrentis), welches durch andere Zecken oder Kleiderläuse übertragen wird. Die hochakute septikämische Infektion, die zzt. in Mitteleuropa nicht vorkommt (wohl aber in den USA und Afrika), spricht auf viele Antibiotika (z. B. Penicilline, Cefalosporine, Tetracycline) an. Mit Doxycyclin ist eine Einmaltherapie (0,2 g oral oder i.v.) möglich. Es gibt auch noch weitere Erkrankungsformen durch andere Borrelia-Arten, die aber alle gleich behandelt werden können.

Literatur

American College of Obstetricians and Gynecologists (ACOG). Lyme disease during pregnancy. ACOG Committee Opinion: Committee on Obstetrics: Maternal and Fetal Medicine. Int J Gynecol Obstet 1992; 39: 59.

American College of Rheumatology and the Council of the Infectious Diseases Society of America: Appropriateness of parenteral antibiotic treatment for patients with presumed Lyme disease. Ann Intern Med 1993; 119: 518.

Dattwyler RJ, Halperin JJ, Volkman DJ, Luft BJ. Treatment of late Lyme borreliosis – Randomised comparison of ceftriaxone and penicillin. Lancet 1988; 2: 1191–4.

Dattwyler RJ et al. Ceftriaxone compred with doxycycline for the treatment of acute disseminated Lyme disease. N Engl J Med 1997; 337: 289–94.

Diringer MN, Halperin JJ, Dattwyler RJ. Lyme meningoencephalitis: Report of a severe, penicillin-resistant case. Arthritis Rheum 1987; 30: 705–8.

Donta ST. Late and chronic Lyme disease. Med Clin North Am 2002; 86: 341–9i.

Hassler D, Zoller L, Haude M, et al. Cefotaxime versus penicillin in the late stage of Lyme disease – prospective, randomized therapeutic study. Infection 1990; 18: 16.

Karlsson M, Hammers-Berggren S, Lindquist L. Comparison of intravenous penicillin G and oral doxycycline for treatment of Lyme neuroborreliosis. Neurology 1994; 44: 1203–7.

Lebech AM, Hansen K. Detection of Borrelia burgdorferi DNA in urine samples and cerebrospinal fluid samples from patients with early and late Lyme neuroborreliosis by polymerase chain reaction. J Clin Microbiol 1992; 30: 1646–53.

Leenders AC. Single-dose doxycycline for the prevention of Lyme disease. N Engl J Med 2001; 345: 1349.

Loewen PS, Marra CA, Marra F. Systematic review of the treatment of early Lyme disease. Drugs 1999; 57: 157–73.

Mullegger RR, Millner MM, Stanek G, Spork KD. Penicillin G sodium and ceftriaxone in the treatment of neuroborreliosis in children – a prospective study. Infection 1991; 19: 279.

Nadelman RB, Nowakowski J, Fish D, et al. Prophylaxis with single-dose doxycycline for the prevention of Lyme disease after an Ixodes scapularis tick bite. N Engl J Med 2001; 345: 79–84.

Pfister H-W, Preac-Mursic V, Wilske B, et al. Randomized comparison of ceftriaxone and cefotaxime in Lyme neuroborreliosis. J Infect Dis 1991; 163: 311.

Pinto DS. Cardiac manifestations of Lyme disease. Med Clin North Am 2002; 86: 285–96.

Plotkin SA, Peter G, Easton JG. Treatment of Lyme borreliosis. Pediatrics 1991; 88: 176.

Salazaar JC, Gerber MA, Goff CW. Long-term outcome of Lyme disease in children given early treatment. J Pediatr 1993; 122: 591.

Schmutzhard E. Multiple sclerosis and Lyme borreliosis. Wien Klin Wochenschr 2002; 114: 539–43.

Seltzer E et al. Long term outcome of persons with Lyme disease. JAMA 2000; 283: 609.

Steere AC. Lyme disease. N Engl J Med 2001; 345: 115–25.

Weber K, Preac-Mursic V, Wilske B, Thurmayr R, Neubert U, Scherwitz C. A randomized trial of ceftriaxone versus oral penicillin for the treatment of early European Lyme borreliosis. Infection 1990; 18: 91–6.

Wormser G et al. Practice Guidelines for the treatment of Lyme disease. Clin Infect Dis 2000; 31: 1–14.

Leptospirosen

Erreger: Verschiedene Subspezies (Serovars) von Leptospira interrogans kommen vor. Nach der alten Nomenklatur waren in Europa am häufigsten Leptospira icterohaemorrhagiae **(Weil-Krankheit)**, L. grippotyphosa **(Feldfieber)**, L. canicola und L. pomona **(lymphozytäre Meningitis)**. Die Übertragung auf den Menschen erfolgt durch Kontakt mit infizierten Tieren (z. B. Ratten, Hunden, Schweinen) oder durch kontaminiertes Süßwasser (Wassersport, Angeln, Kanalarbeiter). In den Jahren 1998–2001 wurden ca 50 Fälle/Jahr in Deutschland gemeldet (vermutlich erhebliche Dunkelziffer). Massenausbrüche, z. B. bei Schwimmern in einem Triathlon, sind möglich.

Klinik: Die Erkrankung beginnt mit einer uncharakteristischen Initialphase, die oft für eine Grippe gehalten wird. Typisch können starke Wadenschmerzen, vieldeutige Exantheme und Konjunktivitis sein. Die Patienten haben in dieser Phase meist keine Leukozytose und nur eine geringfügige Transaminasenerhöhung, aber erhöhtes CRP und beschleunigte BSG. Nach 5 Tagen schließt sich eine mehr oder weniger ausgeprägte Phase der Organmanifestationen an. Eine Weil-Krankheit mit Ikterus, Nierenversagen und Symptomen eines Multiorganversagens erfordert die Behandlung auf einer Intensivstation. Das Vollbild kann ähnlich wie ein hämorrhagisches Fieber verlaufen.

Diagnose: Da die Symptome am Anfang vieldeutig sind, wird die Diagnose meist erst spät gestellt. Der Nachweis von Agglutininen und spezifischen IgM im Serum gelingt meist erst ab der 2. Woche. Kultureller Nachweis aus Blut und Liquor in der 1. Woche, aus Urin ab der 2. Woche möglich. Eine Frühdiagnose ist durch PCR (DNS-Nachweis) möglich.

Therapie: Schwere der Erkrankung und Prognose hängen entscheidend von der Virulenz der Erreger, dem frühen Behandlungsbeginn in den ersten 7 Tagen der Erkrankung und dem Alter des Patienten ab (bei älteren Personen ungünstiger). Die schlechte Prognose bei der Weil-Krankheit rechtfertigt eine früh einsetzende Therapie schon bei relativ vagem klinischen Verdacht (hohes CRP, hohe CK!). Positive Erfahrungen liegen mit Doxycyclin i. v. (1-mal täglich 0,2 g) vor, das auch bei Niereninsuffizienz anwendbar ist; nach Eintritt einer Besserung kann die Therapie mit oralen Gaben fortgesetzt werden. Besser scheint Penicillin

G zu wirken (tgl. 10 bis 20 Mill. E für 7 Tage). Auch Ampicillin i.v. (tgl. 4 g) war erfolgreich. Andere Betalaktam-Antibiotika sind ebenfalls wirksam, nicht aber Gyrase-Hemmer und Chloramphenicol. Bei Behandlungsbeginn kann eine Jarisch-Herxheimer-Reaktion auftreten.

Literatur

Friedland JS, Warrell DA. The Jarisch-Herxheimer reaction in leptospirosis: possible pathogenesis and review. Rev Infect Dis 1991; 13: 207–10.

Guidugli F, Castro AA, Atallah AN. Antibiotics for leptospirosis (Cochrane Review). In: The Cochrane Library, Issue 1 2003. Oxford: Update Software.

Guidugli F, Castro AA, Atallah AN. Antibiotics for preventing leptospirosis (Cochrane Review). In: The Cochrane Library, Issue 1, 2003. Oxford: Update Software.

Katz AR, Ansdell VE, Effler PV, et al. Assessment of the clinical presentation and treatment of 353 cases of laboratory-confirmed leptospirosis in Hawaii, 1974–1998. Clin Infect Dis 2001; 33: 1834–41.

Locher S, Buchel B, Kohler HP, Nohl F. Unklares Fieber, Kopf- und Muskelschmerzen, Hamoptoe, Hepatosplenomegalie und Ikterus. Zwei Fallbeispiele. Internist 2002; 43: 105–9.

McClain JBL, Ballou WR, Harrison SM, Steinweg DL. Doxycycline therapy for leptospirosis. Ann Intern Med 1984; 100: 696.

Merien F, Amouriaux P, Perolat P, et al. Polymerase chain reaction for detection of Leptospira spp. in clinical samples. J Clin Microbiol 1992; 30: 2219.

Morgan J, Bornstein SL, Karpati AM, et al. Outbreak of leptospirosis among triathlon participants and community residents in Springfield, Illinois, 1998. Clin Infect Dis 2002; 34: 1593–9.

Sertour N, Menouard M, Poveda JD, et al. Cluster of leptospirosis cases among children in France. Eur J Clin Microbiol Infect Dis 2002; 21: 560–2.

Takafuji ET, Kirkpatrick JW, Miller RN. An efficacy trial of doxycycline chemoprophylaxis against leptospirosis. N Engl J Med 1984; 310: 497–500.

Watt G, Tuazon ML, Santiago E, et al. Placebo-controlled trial of intravenous penicillin for severe and late leptospirosis. Lancet 1988; 1: 433–5.

Rickettsiosen

Formen: Klassisches Fleckfieber (Erreger Rickettsia prowazeki) und andere Rickettsiosen sind in Mitteleuropa im letzten Jahrzehnt kaum noch aufgetreten. Mit der gelegentlichen Einschleppung von unterschiedlichen exotischen Fleckfieberformen, jedoch auch mit Einzelfällen bei einheimischen Obdachlosen ist aber weiterhin zu rechnen. So werden nach Reisen in den Mittelmeerraum und nach Afrika immer wieder Fälle von **Zeckenbiss-Fleckfieber** (Fièvre boutonneuse) durch Rickettsia conori bzw. R. africae beobachtet. So wurde ein neues Krankheitsbild durch Rickettsia slovacae mit lokaler Eintrittspforte, aber ohne Exanthem, in Ungarn und Frankreich beobachtet. Häufig sind derartige, oft gutartige Infektionen nach Besuch von Nationalparks in Südafrika (»feld fever«). Endemische Erkrankungen durch Rickettsia conori kommen selten auch in Mitteleuropa vor, wobei Hunde eine Rolle als Vektoren spielen können. In den USA ist das **Rocky-Mountains-Spotted-Fieber** (durch Rickettsia rickettsii) relativ häufig.

Reisende in Südostasien können an dem ebenfalls sehr gefährlichen **Tsutsugamushi-Fieber** erkranken. Das klinische Bild ist typisch (Exanthem, Primärherd, schweres Krankheitsgefühl). Die Verdachtsdiagnose kann frühzeitig durch den immunfluoreszenzserologischen mikroskopischen Rickettsiennachweis im Hautbiopsat (aus einer typischen Läsion) und ab dem 10. Krankheitstag durch den Antikörpernachweis im Patientenblut (z. B. durch den Latex-Agglutinationstest, die ELISA-Technik oder Immunfluoreszenzreaktion) bestätigt werden. Eine Erregerisolierung ist in Gewebekulturen und im Tierversuch möglich (Speziallabor erforderlich; das beste Labor ist in Marseille!). Es sind offenbar noch nicht alle humanpathogenen Rickettsien entdeckt; es gibt eine Anzahl weiterer Rickettsien, die in Einzelfällen humane Erkrankungen bedingt haben. Mit weiteren Überraschungen ist auch in Europa zu rechnen: ein weiterer Grund für einen Therapieversuch mit Doxycyclin bei unklaren vieldeutigen Erkrankungen.

Therapie der Rickettsiosen: Doxycyclin, anfangs i.v., später oral (1-mal tgl. 0,2 g) bis 6 Tage nach Entfieberung. Besonders bei schweren Formen ist ein früher Behandlungsbeginn wichtig. Die Eindosistherapie des durch Läuse übertragenen Fleckfiebers (Erreger R. prowazeki) mit 0,2 g Doxycyclin hat sich in Afrika bewährt. Früher wurde auch Chloramphenicol, initial tgl. 3 g per os, nach Entfieberung tgl. 2 g, verwendet; die Therapie sollte heute jedoch möglichst vermieden werden. Alle Betalaktam-Antibiotika sind unwirksam gegen Rickettsien. Bei schweren Erkrankungen kann für einige Tage zusätzlich Prednison, tgl. 50 mg, gegeben werden. Eine **Prophylaxe** des Tsutsugamushi-Fiebers (Scrub-Typhus) ist durch die einmal wöchentliche Gabe von 0,2 g Doxycyclin oral für 6 Wochen nach Exposition möglich. Fleckfieber-Verdacht ist ein Grund, auch Kindern Doxycyclin zu geben (das nur minimale Risiko von Zahnverfärbungen ist hierbei irrelevant!). Bei Tsutsugamushi-Fieber gibt es Doxycyclin-resistente Stämme in Südostasien; Fluochinolone wie Levofloxacin und die Makrolide Azithromycin und Telithromycin sind ebenfalls gegen Rickettsien wirksam.

Q-Fieber

Q-Fieber (durch Coxiella burnetii) verläuft meist als interstitielle Pneumonie, z.T. mit stärkerer Leberbeteiligung. Q-Fieber ist in Deutschland seit 1990 wieder erheblich häufiger geworden. Q-Fieber ist eine zurzeit durchaus Besorgnis erregende Zoonose. Regelmäßig wurde über Massenausbrüche im süd- und westdeutschen Bereich berichtet (380 berichtete Fälle 2003, bevorzugt im Winter und Frühjahr, anscheinend mit sehr hoher Dunkelziffer). Offenbar sind viele Schafherden latent infiziert. Besonders die Plazenten von Schafen können hochinfektiös sein. Gelegentlich kommt es zu Q-Fieber-Erkrankungen auf Reisen infolge Kontakt mit infizierten Rindern oder Schafen. Q-Fieber ist auch ein potenzielles Agens zur biologischen Kriegsführung; das setzt allerdings eine komplizierte Aerosoltechnik voraus.

Q-Fieber verläuft meist als schwere grippeartige Erkrankung. Die Manifestation variiert von schweren Symptomen mit Gelenkbeschwerden bis zu subklinischen Erkrankungen. Bei einem Drittel der Patienten entwickeln sich unterschiedliche Lungeninfiltrationen, die meist wie eine atypische Pneumonie verlaufen. Seltener kommt es zu einer schnell fortschreitenden Lungenentzündung. Häufig wird eine Pneumonie ohne pulmonale Beschwerden bei der Untersuchung des Patienten als Überraschungsbefund festgestellt. Viele Betroffene haben starke Kopfschmerzen. Der Liquorbefund ist jedoch in der Regel normal. Schwere Verlaufsformen (Endokarditis, Infektionen von Gefäßprothesen oder Aneurysmen, Osteomyelitis, Hepatitis) kommen, wenn auch relativ selten, vor. Dabei ist die Endokarditis die häufigste Manifestation des chronischen Q-Fiebers. Die Letalität von Q-Fieber betrug in einer Serie 2,4 %.

Therapie des Q-Fiebers: Doxycyclin i.v. oder oral, einmal tgl. 0,2 g (Kinder tgl. 4 mg/kg). Erythromycin wirkt unsicher. In der Schwangerschaft, die durch eine Q-Fieber-Infektion stark gefährdet ist, wird eine Therapie mit Co-trimoxazol empfohlen. Auch Rifampicin und Fluochinolone sind wirksam. Bei Endokarditis wird eine Kombination mit Chloroquin empfohlen.

Therapiedauer: 2 Wochen oder bis 3 Tage nach Entfieberung. Über **Q-Fieber-Endokarditis**: s. S. 444. Alle Betalaktam-Antibiotika sind unwirksam.

Prophylaxe: Veterinärhygienische Maßnahmen wie Desinfektion von Schafmist, Beseitigung von Schafplazenten. Vermeidung unnötigen Kontakts mit Schafherden. Eine Impfung von Tieren und Menschen ist theoretisch möglich.

Literatur

Bella F, Espejo E, Uriz S, et al. Randomized trial of 5-day rifampicin versus 1-day doxycycline therapy for Mediterranean spotted fever. J Infect Dis 1991; 164: 433–4.

Gudiol F, Pallares R, Carratala J, et al. Randomized double-blind evaluation of ciprofloxacin and doxycycline for Mediterranean spotted fever. Antimicrob Agents Chemother 1989; 33: 987.

Jensenius M et al. Seroepidemiology of Rickettsia africae infection in Norvegian travellers to rural Africa. Scand J Infect Dis 2002; 34: 93.

Maurin M, Raoult D. Bacteriostatic and bactericidal activity of levofloxacin against Rickettsia rickettsii, Rickettsia conorii, 'Israeli spotted fever group rickettsia' and Coxiella burnetii. J Antimicrob Chemother 1997; 39: 725–30.

Raoult D, Drancourt M. Antimicrobial therapy of rickettsial diseases. Antimicrob Ag Chemother 1991; 35: 2457–62.

Raoult D, Marrie T. Q fever. Clin Infect Dis 1995; 20: 489.

Raoult D, Fenollar F, Stein A. Q fever during pregnancy: diagnosis, treatment, and follow-up. Arch Intern Med 2002; 162: 701–4.

Raoult D, Lakos A, Fenollar F, et al. Spotless rickettsiosis caused by Rickettsia slovaca and associated with Dermacentor ticks. Clin Infect Dis 2002; 34: 1331–6.

Richter J, Fournier PE, Petridou J, et al. Rickettsia felis infection acquired in Europe and documented by polymerase chain reaction. Emerg Infect Dis 2002; 8: 207–8.

Rolain JM, Maurin M, Bryskier A, et al. In vitro activities of telithromycin (HMR 3647) against Rickettsia rickettsii, Rickettsia conorii, Rickettsia africae, Rickettsia typhi, Rickettsia prowazekii, Coxiella burnetii, Bartonella henselae, Bartonella quintana, Bartonella bacilliformis, and Ehrlichia chaffeensis. Antimicrob Ag Chemother 2000; 44: 1391–3.

Ruiz BR, Herrero JI. Evaluation of ciprofloxacin and doxycycline in the treatment of Mediterranean spotted fever. European Journal of Clinical Microbiology and Infectious Diseases 1992; 11: 427–31.

Strickman D, Sheer T, Salata K, et al. In vitro effectiveness of azithromycin against doxycycline-resistant and -susceptible strains of Rickettsia tsutsugamushi, etiologic agent of scrub typhus. Antimicrob Ag Chemother 1995; 39: 2406.

Twartz JC, Shirai A, Selvaraju G, et al. Doxycycline prophylaxis for human scrub typhus. J Infect Dis 1982; 146: 811.

Vaiopoulos G, Sideris P, Anargyrou K, et al. Transient monoclonal hypergammaglobulinemia during the course of a rickettsia infection. Infection 2002; 30: 249–50.

Ehrlichiose

Erreger und Vorkommen: Die Ehrlichiose ist eine meist durch bestimmte Zeckenarten übertragene, akut verlaufende bakterielle Infektionskrankheit. Der mit Rickettsien verwandte, obligat intrazelluläre Erreger der monozytären Form ist Ehrlichia chaffeensis (Vorkommen besonders in den USA). Die vor allem in Europa vorkommende granulozytäre Form wird durch Ehrlichia phagozytophila und verwandte Ehrlichia-Arten hervorgerufen. Auch die weit verbreiteten Tiererreger Anaplasma und Cowdria gehören zu den Ehrlichien. In Südostasien gibt es eine ähnliche Ehrlichiose durch E. sennetsu. Die europäischen Formen werden meist durch die Zeckenart Ixodes ricinus (Holzbock) übertragen (am häufigsten in den Monaten Mai bis September). Allerdings wird der Zeckenbiss nicht immer bemerkt. Das Reservoir der menschenpathogenen Ehrlichia-Arten bei Tieren ist nicht genau bekannt. Charakteristisch ist die Bildung von so genannten Morulae (Bakterienhaufen) in einer von einer Membran umgebenen Vakuole im Zytoplasma von Monozyten und Makrophagen (bei der monozytären Form) oder im Zytoplasma von neutrophilen Granulozyten (bei der granulozytären Form). Das Auffinden der Morulae in Blutzellen setzt viel Geduld und Erfahrung voraus. Die Dunkelziffer der Erkrankung dürfte erheblich sein.

Klinik: Die Inkubationszeit beträgt 1–2(–3) Wochen. Bei Krankheitsbeginn treten zunächst Fieber, Schüttelfrost, Anorexie, Kopfschmerzen und Myalgien auf, oft auch Übelkeit und Erbrechen. Kinder haben häufig einen generalisierten makulösen oder makulopapulösen Hautausschlag. Möglich sind auch Leber- und Milzvergrößerung, Lymphknotenschwellungen, Ödeme der Hände und Füße, Arthritis oder Arthralgien sowie eine lymphozytäre oder granulozytäre Meningitis, bei schweren Erkrankungen außerdem Lungeninfiltrationen, Atem- und Niereninsuffizienz sowie gastrointestinale Blutungen. Es gibt leichte und schwere Verläufe mit tödlichem Ausgang. Letalität ca 3 %; Patienten mit HIV-Infektion haben eine schwereres Krankheitsbild mit toxischem Verlauf. Die Krankheit dauert im Durchschnitt 1–2 Wochen mit verzögerter Rekonvaleszenz.

Die **Diagnose** muss anfangs klinisch gestellt werden (bei entsprechenden Symptomen nach Zeckenbiss in einem Endemiegebiet). Häufig bestehen dabei eine Leukopenie, Thrombozytopenie und Transaminasenvermehrung im Serum. Im gefärbten Blutausstrich sieht man bei genauer Betrachtung typische Morulae in Monozyten und/oder Granulozyten. Morulae findet man bei der monozytären Form nur in einem Teil der Fälle, bei der granulozytären Form häufiger (bis zu 80 %). Die Morulae finden sich auch im Liquor oder Knochenmarkpunktat, das zum Ausschluss einer Leukämie untersucht wird, in größerer Zahl. Das Knochenmarkpunktat zeigt außerdem gesteigerte Hämatopoese und häufig auch Granulome und granulomatöse Entzündung. Eine Anzüchtung der Erreger in der Zellkultur gelingt selten und erfordert längere Zeit (> 4 Wochen) und ein Speziallabor.

Die **Polymerase-Kettenreaktion (PCR)** ist eine sehr empfindliche Nachweismethode, wird aber nur in Speziallabors durchgeführt.

Der **Antikörpernachweis im Serum** mit der indirekten Immunfluoreszenzreaktion mit Ehrlichia-infizierten Zellen ist durch Verlaufsuntersuchungen diagnostisch verwertbar, und zwar bei Serokonversion oder bei mindestens 4fachem Titeranstieg. Der Titerabfall beginnt nach 6–12 Wochen. Der mittlere geometrische Titer nach 17–30 Wochen ist 80 oder weniger. Der Test wird in den USA zentral im CDC (Atlanta) durchgeführt, in Deutschland im Pettenkofer-Institut München.

Therapie: Die Therapie erfolgt mit Doxycyclin oral oder i.v. für 1 Woche und bewirkt rasche Besserung. Bei Kindern unter 8 Jahren kann auch Rifampicin wirksam sein.

Prophylaxe: Zur Prophylaxe wichtig ist die sofortige Zeckenentfernung und in Endemiegebieten die Vermeidung einer Zeckenexposition im Sommerhalbjahr.

Literatur

Bjoersdorff A et al. Human granulozytic Ehrlichiosis as a common cause of tick associated fever in southeast Sweden. Scand J Infect Dis 2002; 34: 187.

Chen SM, Dumler JS, Bakken JS, et al. Identification of a granulocytotropic Ehrlichia species as the etiologic agent of human disease. J Clin Microbiol 1994; 32: 589–95.

Comer JA, et al. Diagnosis of human ehrlichiosis by PCR assay of acute-phase serum. J Clin Microbiol 1999; 37: 31–4.

van Dobbenburgh A, et al. Human granulocytic ehrlichiosis in western Europe. N Engl J Med 1999; 340: 1214–6.

Dumler JS, Brouqui P, Aronson J, et al. Identification of Ehrlichia in human tissue. N Engl J Med 1991; 325: 1109–10.

Dunn BE, Monson TP, Dumler JS, et al. Identification of Ehrlichia chaffeensis morulae in cerebrospinal fluid mononuclear cells. J Clin Microbiol 1992; 30: 2207–10.

Fishbein DB, Dawson JE, Robinson LE. Human ehrlichiosis in the United States 1985–1990. Ann Intern Med 1994; 120: 736–43.

Guy E, et al. Detection of the agent of human granulocytic ehrlichiosis (HGE) in UK ticks using polymerase chain reaction. Epidemiol Infect 1998; 121: 681–3.

Lotric-Furlan S, et al. Human ehrlichiosis in central Europe. Wien Klin Wochenschr 1998; 110: 894–7.

Pusterla N, et al. Evidenco of the human granulocytic ehrlichiosis agent in ixodes ricinus ticks in Switzerland. J Clin Microbiol 1999: 37: 1332–4.

Standaert SM, Dawson JE, Schaffner W, et al. Ehrlichiosis in a golf-oriented retirement community. New Engl J Med 1995; 333: 420.

Katzenkratzkrankheit

Der **Haupterreger** der seit langer Zeit bekannten Krankheit wurde in den 80er-Jahren entdeckt. Es handelt sich um ein kleines, gebogenes, gramnegatives, langsam wachsendes Stäbchen (Bartonella henselae = Rochalimaea henselae). Offenbar gibt es noch andere, seltenere Erreger dieses Syndroms (Afipia felis). Die Erreger lassen sich histologisch besonders im Endothel kleiner Gefäße nachweisen. Ein kleiner Primärherd in der Haut und eine stärkere Schwellung regionärer Lymphknoten einige Wochen nach dem Kratzen oder dem Biss einer gesund erscheinenden, meist jüngeren Katze sind typisch. Die in 10 % abszedierende Lymphadenitis wird häufig von Fieber und Allgemeinsymptomen begleitet. Disseminierte Exantheme und generalisierte Erkrankungen (z. B. mit granulomatöser Hepatitis) kommen vor. Eine Sonderform ist die **Parinaud-Konjunktivitis** (s. S. 600). Gelegentlich ist das Zentralnervensystem beteiligt (Enzephalitis, Radikulitis, Neuroretinitis). Die Infektion verläuft bei AIDS-Patienten dramatischer. Die Patienten entwickeln große blaurote, manchmal gestielte Hautläsionen, die für ein Kaposi-Sarkom gehalten werden können. Die Erkrankung bei AIDS-Patienten wird als **bazilläre Angiomatose** bezeichnet (s. S. 718). Sie hat im Gegensatz zur gutartigen Form bei normaler Abwehr eine schlechte Prognose.

Die **Diagnose** wird in typischen Fällen durch die Vorgeschichte, den Ausschluss anderer Ursachen und die typische Histologie bestätigt. Die Kultur erfordert Spezialverfahren. Im

Serum lassen sich spezifische Antikörper nachweisen (z. B. mit dem Enzym-Immun-Assay = EIA). Ein Hauttest ist möglich. Bei Erkrankung innerer Organe ist die Differenzialdiagnose schwierig. Die Infektionen bei AIDS werden in erster Linie histologisch diagnostiziert.

Therapie: Leichte Erkrankungen heilen spontan, schwere Erkrankungen sprechen gut auf eine Reihe von Antibiotika an. Es gibt Berichte über eindeutige Besserungen durch Ciprofloxacin, Rifampicin, Aminoglykoside, Co-trimoxazol, ein Makrolid und Doxycyclin. Die Dosierung von Ciprofloxacin ist 2-mal tgl. 0,5 g oral, von Co-trimoxazol 2-mal tgl. 0,96 g (Kinder 2-mal tgl. 10 mg/kg) für 10 Tage. Rifampicin gibt man tgl. 0,6 g (Kinder 15 mg/kg), Erythromycin tgl. 2 g (Kinder 40 mg/kg) für 10 Tage. Bei Erwachsenen und älteren Kindern wirkt auch Doxycyclin oral (tgl. 0,2 g) für 10 Tage. Penicillin G und Oralcefalosporine sind unwirksam. Die Therapiedauer sollte bei Abwehrschwäche wesentlich länger sein.

Literatur

Adal KA, Cockerell CJ, Petri WA. Cat scratch disease, bacillary angiomatosis, and other infections due to Rochalimaea. N Engl J Med 1994; 330: 1509.

Anderson B, Sims K, Regnery R, et al. Detection of Rochalimaea henselae DNA in specimens from cat-scratch disease patients by PCR. J Clin Microbiol 1994; 32: 942.

Chia JKS, Nakata MM, Lami JL. Azithromycin for the treatment of cat-scratch disease. Clin Infect Dis 1998; 26: 193–4.

Collipp PJ. Cat-scratch disease: therapy with trimethoprim-sulfamethoxazole. Am J Dis Child 1992; 146: 397.

Conrad DA. Treatment of cat-scratch disease. Curr Opin Pediatr 2001; 13: 56–9.

Cotell S, Noskin GA. Bacillary angiomatosis. Clinical and histologic features, diagnosis, and treatment. Arch Intern Med 1994; 154: 524–8.

Fretzayas A, Tapratzi P, Kavazarakis E, et al. Multiorgan involvement in systemic cat scratch disease. Scand J Infect Dis 1993; 25: 145.

Holley HP. Successful treatment of cat-scratch disease with ciprofloxacin. JAMA 1991; 265: 1563–5.

Lucey D, Dolan MJ, Moss CW. Relapsing illness due to Rochalimaea henselae in normal hosts: Implication for therapy and new epidemiologic associations. Clin Infect Dis 1992; 14: 683–8.

Malatack JJ, Jaffe R. Granulomatous hepatitis in three children due to cat-scratch disease without peripheral adenopathy. Am J Dis Child 1993; 147: 949.

Margileth AM. Antibiotic therapy for catscratch disease: Clinical study of therapeutic outcome in 268 patients and review of literature. Pediatr Infect Dis J 1992; 11: 474.

Windsor JJ. Cat-scratch disease: epidemiology, aetiology and treatment. Br J Biomed Sci 2001; 58: 101–10.

Pest

Erreger: Yersinia pestis. Vorkommen auch heute noch weltweit, besonders in Asien, Sibirien, Afrika, Madagaskar, den südwestlichen Staaten der USA, und Südamerika. Endemisch oder epidemisch auftretende Zoonose (besonders bei Ratten, Murmeltieren, Präriehunden und Erdhörnchen), die durch Flohstiche auf den Menschen übertragen wird. Eine Übertragung ist auch durch direkten Kontakt mit erkrankten Tieren oder durch Tröpfcheninfektion bei an Pneumonie erkrankten Menschen oder Tieren möglich. Eine Ansteckung von Mensch zu Mensch ist unter heutigen Bedingungen sehr selten.

Therapie

Pest ist eine potenziell sehr gefährliche Infektionskrankheit, die seit Jahrhunderten vielen Menschen das Leben gekostet hat. Die Gefahr sollte auch nicht überschätzt werden. In den USA sind von 1980 bis 1994 229 autochthone Einzelfälle gemeldet worden, ohne dass es zu epidemischer Ausbreitung kam. Pest (engl. »plague«; engl. »pest« bedeutet Ungeziefer!) ist ein potenzielles Agens als B-Waffe.

Es gibt verschiedene Krankheitsformen:

Am häufigsten ist die **Bubonenpest**, die sich nach einem Flohstich durch massive, sehr schmerzhafte Lymphknotenschwellungen in der Axilla, Leistengegend oder am Hals äußert (begleitet von hohem Fieber und Schock mit starkem Blutdruckabfall). Unbehandelt kann in 2–4 Tagen der Tod eintreten (Letalität 20–30 %). Dabei besteht fast immer eine intermittierende Bakteriämie.

Eine **Sepsis** kann sich auch ohne Lymphknotenschwellungen rasch entwickeln und geht stets mit einer massiven Bakteriämie einher.

Eine **Pneumonie** entsteht bei Pest entweder durch hämatogene Ausbreitung der Erreger oder durch Tröpfcheninfektion und manifestiert sich durch Husten, starke Brustschmerzen und Hämoptoe. Sie führt, wenn die Antibiotika-Therapie nicht sofort einsetzt, mit den Zeichen einer Verbrauchskoagulopathie immer rasch zum Tode.

Eine **Meningitis**, die immer hämatogen entsteht, beginnt bei inadäquat behandelten Erkrankungen meist erst in der 2. Krankheitswoche. Im Liquor sind vorwiegend Granulozyten und Bakterien enthalten.

Es gibt auch eine vorwiegend mit Erbrechen, Durchfall und Bauchschmerzen einhergehende **gastrointestinale Form**, die dem Auftreten der Bubonen vorausgeht oder bei einer Sepsis ohne Bildung von Bubonen auftritt.

Die **Diagnose** kann bei raschem Auftreten der charakteristischen Bubonen mit hohem Fieber nach einem Flohstich in einem Endemiegebiet bereits klinisch gestellt werden. Die Erreger sind mikroskopisch als bipolar gefärbte Stäbchen im Lymphknotenpunktat oder Blutausstrich leicht zu erkennen (Spezialfärbung). Sie lassen sich aus Liquor und Blut ohne Schwierigkeiten anzüchten.

Therapie: Entscheidend ist der sofortige Behandlungsbeginn mit Streptomycin i.m. (2-mal tgl. 15 mg/kg), das seit langem als Mittel der Wahl gilt. Dauer 10 Tage. Bei Kontraindikationen für Streptomycin (z.B. bereits bestehende Schwerhörigkeit) ist Doxycyclin i.v. (tgl. 0,2 g) wirksam.
Bei **Meningitis** ist Chloramphenicol i.v. indiziert (initiale Loadingdosis bei Kindern 25 mg/kg, gefolgt von 4-mal tgl. 15 mg/kg) für 10 Tage. Erwachsene erhalten tgl. 4 g (in 4 Einzelgaben). Bei **Pestpneumonie** ist eine strikte Isolierung der Erkrankten (zumindest in den ersten 2 Behandlungstagen) und Tragen von Handschuhen und Atemschutz durch das Personal erforderlich.

Eine **Antibiotika-Prophylaxe** ist bei Familienangehörigen und anderen Kontaktpersonen durch orale Gabe von tgl. 0,1–0,2 g Doxycyclin oder 2-mal tgl. 0,48 g Co-trimoxazol möglich (für 1 Woche).

Literatur

CDC (Centers for Disease Control). Human plague – India 1994. MMWR 1994; 43: 689 und 722–3.

Crook LD, Tempest B. Plague. A clinical review of 27 cases. Arch Intern Med 1992; 152: 1253–6.

Defoe D. The plague returns. Brit Med J 1999; 318: 456.

Frean JA, Arntzen L, Capper T, et al. In vitro activities of 14 antibiotics against 100 human isolates of Yersinia pestis from a Southern African plague focus. Antimicrob Ag Chemother 1996; 40: 2646–7.

Inglesby T, Dennis D, Donald D. Plague as a biological weapon. JAMA 2000; 283: 2281–90.

Smith MD, Vinh DX, Hoa NTT, et al. In vitro antimicrobial susceptibilities of strains of Yersinia pestis. Antimicrob Ag Chemother 1995; 39: 2153.

Aktinomykose

Erreger: Actinomyces israelii (fadenförmige, anaerob wachsende Bakterien), seltener andere Actinomyces-Arten (A naeslundi, A. odontolyticus, A. viscosus, A. meyeri) und Propionibacterium (Arachnia) propionicum. In den letzten Jahren sind viele Actinomyceten neu klassifiziert und mit wohltönenden Namen versehen worden. Klinisch verläuft die Aktinomykose als chronisch indurierende Entzündung mit Tendenz zur Abszess- und Fistelbildung. Am häufigsten tritt die **zervikofaziale Form** auf; seltener sind die **thorakale Form** (z.T. mit Pleuraempyem), die **abdominelle bzw. hepatische Form** und die **genitale Form** (bei Trägerinnen von Intrauterinpessaren). Auf metastatischem Wege kann eine Aktinomykose der Haut, Knochen, Leber, Nieren, Hoden, Herzklappen, von implantierten Fremdkörpern oder ein Hirnabszess entstehen. Die grampositiven Erreger sind im Eiter mikroskopisch nachweisbar (z.T. als Drusen). Die Anzüchtung gelingt auf Spezialmedien unter anaeroben Bedingungen. Häufig liegen Mischinfektionen vor. Auch eine histologische Diagnose ist möglich, immer wieder entpuppen sich klinisch hochgradig tumorverdächtige Prozesse als Aktinomykose. Die Diagnose einer Aktinomykose ist schwierig; Fehldiagnosen sind häufig.

Therapie: A. israelii ist gegen Penicillin G im Allgemeinen gut empfindlich. Penicillin-G-resistente Stämme sind selten. Die Penicillin-Therapie muss wie bei anderen chronischen Entzündungen über lange Zeit und wegen der schlechten Penetration in das Granulationsgewebe in hoher Dosierung durchgeführt werden.

Dosierungsschema: Bei der **thorakalen und abdominellen Form** gibt man Penicillin G 2-mal tgl. 10 Mill. E als i.v. Kurzinfusion für 4–6 Wochen. Anschließend lange Nachbehandlung mit Penicillin V (tgl. 2–5 Mill. E) oder Amoxicillin (tgl. 1,5 g) für 2–6(–12) Monate. Bei Penicillin-Allergie oder Versagen der Penicillin-Therapie ist eine Behandlung mit Doxycyclin i.v. (tgl. 0,2 g) und anderen Antibiotika (z. B. Imipenem oder Ceftriaxon) möglich. Clindamycin i.v. ist ebenfalls wirksam, Metronidazol unwirksam. Bei der **zervikalen**

Therapie

Form können niedrigere Penicillindosen (tgl. 3 Mill. E für 6 Wochen) ausreichend sein. Die früher empfohlenen Sulfonamide verbessern die Therapieresultate auch bei Kombination mit Penicillin nicht.

Wegen der nahezu stets vorliegenden Mischinfektion mit anderen Anaerobiern (Actinobacillus actinomycetem comitans, Eikenella corrodens, Bacteroides, Streptokokken) kann die zusätzliche Gabe von Doxycyclin oder Metronidazol sinnvoll sein. In manchen Fällen ist zur Beschleunigung der Heilung außerdem eine chirurgische Behandlung notwendig (Resektion, Inzision, Drainage). Eine weitgehend ähnliche Erkrankung wie eine zervikofaziale Aktinomykose kann durch Staphylokokken verursacht werden (**Botryomykose**); sie verlangt eine andere Therapie (Clindamycin).

Bei Versagen der Antibiotika-Therapie muss die seltene, klinisch und mikroskopisch ähnliche **Nocardiose** in Erwägung gezogen werden, die auf eine Sulfonamid- oder Co-trimoxazol-Therapie anspricht, manchmal erst auf eine Behandlung mit Imipenem oder Ceftriaxon (da Sulfonamid-resistente Stämme vorkommen). Imipenem kann bei schweren Erkrankungen mit Amikacin kombiniert werden. Es gibt auch gute klinische Erfahrungen bei Nocardiose mit Minocyclin (s. S. 474).

Literatur

Atad J, Hallak M, Sharon A, et al. Pelvic actinomycosis. Is long-term antibiotic therapy necessary? J Reprod Med 1999; 44: 939–44.

Chouabe S, Perdu D, Deslee G, et al. Endobronchial actinomycosis associated with foreign body: four cases and a review of the literature. Chest 2002; 121: 2069–72.

Edelmann M, Cullmann W, Nowak KH, Kozuschek W. Treatment of abdominothoracic actinomycosis with imipenem. Eur J Clin Microbiol 1987; 6: 194.

Forbes GM, Harvey FA, Philpott-Howard JN, et al. Nocardiosis in liver transplantation: variation in presentation, diagnosis and therapy. J Infect 1990; 20: 11.

Kinnear W, MacFarlane J. A survey of thoracic actinomycosis. Respir Med 1990; 84: 57–9.

McNeil MM, Brown JM, Georghiou PR, et al. Infections due to Nocardia transvalensis: Clinical spectrum and antimicrobial therapy. Clin Infect Dis 1992; 15: 453.

Muller-Holzner E, Ruth NR, Abfalter E, et al. IUD-associated pelvic actinomycosis: A report of five cases. Int J Gynecol Pathol 1995; 14: 70.

Pavicic MJAMP, van Winkelhoff AJ, de Graaff J. In vitro susceptibilities of Actinobacillus actinomycetem comitans to a number of antimicrobial combinations. Antimicrob Ag Chemother 1992; 36: 2634.

Sabbe LJ, Van De Merwe D, Schouls L, et al. Clinical spectrum of infections due to the newly described Actinomyces species A. turicensis, A. radingae, and A. europaeus. J Clin Microbiol 1999; 37: 8–13.

Sharma M, Briski LE, Khatib R. Hepatic actinomycosis: an overview of salient features and outcome of therapy. Scand J Infect Dis 2002; 34: 386–91.

Skoutelis A, Petrochilow J, Bassaris H. Successful treatment of thoracic actinomycosis with ceftriaxone. Clin Infect Dis 1994; 19: 161–2.

Yew WW, Wong PC, Lee J, et al. Report of eight cases of pulmonary actinomycosis and their treatment with imipenem-cilastatin. Monaldi Arch Chest Dis 1999; 54: 126–9.

Therapie

20 Tuberkulose

Durch die Einführung der Tuberkulostatika ist die Sterblichkeit an Tuberkulose auf ein Minimum gesenkt und die Prognose bedeutend verbessert worden. Mit Neuerkrankungen ist aber weiterhin zu rechnen. Reaktivierungen kommen besonders bei älteren Personen, Ausländern und Patienten mit AIDS, chronischen Leukämien und anderen Grundleiden vor. Tuberkulose ist oft auch die klinische Erstmanifestation von AIDS. Da die Therapie konsequent über lange Zeit fortgeführt werden muss und wegen möglicher Nebenwirkungen nicht ohne Risiko ist, muss die Diagnose in jedem Fall durch bakteriologische und andere Untersuchungsbefunde gesichert werden.

Folgende **diagnostische Maßnahmen** sind – vor Einleitung der Behandlung – durchzuführen:

▶ Die **mikroskopische Untersuchung** von Sputum, Magensaft u. a. reicht allein nicht aus, um eine Tuberkulose zu beweisen. Säurefeste Stäbchen im Untersuchungsmaterial können auch harmlose saprophytäre Mykobakterien oder sog. »atypische« (nichttuberkulöse) Mykobakterien sein. Nur bei starker Keimausscheidung ist das mikroskopische Präparat positiv.

▶ Eine **kulturelle Untersuchung** ist zur Bestätigung der Diagnose und zur Durchführung einer Resistenzbestimmung unbedingt notwendig. Sputum, Bronchialsekret (bei Bronchoskopie gewonnen), Nüchternmagensaft, ggf. Eiter, Urin, Liquor oder Punktate, sollen vor Beginn der Therapie zur Untersuchung eingeschickt werden. Exzidiertes Gewebe soll nicht nur histologisch, sondern auch kulturell untersucht werden. Heute sind mit Spezialverfahren eine schnellere Anzüchtung und Sensibilitätstestung sowie ein Tuberkelbakterien-DNS-Nachweis im Sputum mit einem käuflichen PCR-Testkit möglich.

▶ Die **Tuberkulindiagnostik** hat in der gegenwärtigen epidemiologischen Situation nicht nur bei Kindern, sondern auch bei Erwachsenen eine große praktische Bedeutung, da gesunde jugendliche Erwachsene heute zu >80 % noch Tuberkulin-negativ sind. Erkrankte reagieren mit Ausnahme der Miliartuberkulose bereits auf schwache Tuberkulinkonzentrationen ($1/10$ oder 1 E) bei intrakutaner Testung positiv. Negative Reaktionen (auf 1 und 10 TE intrakutan) sprechen in der Regel gegen eine tuberkulöse Erkrankung; falsch negative Resultate kommen unter Tuberkulosepatienten in < 1 % vor (präallergische Phase, negative Anergie, Kortikosteroid-, Zytostatika-Therapie, Masern, AIDS, Testfehler). Eine positive Hautreaktion beweist noch nicht eine Infektion durch humane oder bovine Tuberkelbakterien, sondern lediglich eine Infektion durch Mykobakterien, da auch bei Erkrankungen durch Mycobacterium kansasii, M. avium-intracellulare, M. fortuitum u. a. die Hautprobe mit dem Tuberkulin aus humanen Tuberkelbakterien positiv ausfallen kann. Nach einer früheren BCG-Impfung ist für mindestens 5–10 Jahre mit einer positiven Hautreaktion zu rechnen.

▶ Eine **Resistenzbestimmung** mit den angezüchteten Mykobakterien sollte gegen alle relevanten Mittel durchgeführt werden, und zwar nicht nur bei Diagnosestellung, sondern ggf. auch später, um eine sekundäre Resistenz zu erkennen. Völlige oder teilweise Resis-

Therapie

661

tenz gegen mehrere Mittel erweckt bei frischen Erkrankungen den Verdacht auf atypische Mykobakterien (genaue bakteriologische Differenzierung erforderlich).

▶ **Histopathologie:** Granulomatöse Gewebsveränderungen mit Epitheloid- und Riesenzellen in operativ entfernten Organen oder in Probeexzisionsmaterial sind zwar typisch, aber nicht spezifisch für eine Tuberkulose; sie kommen auch bei anderen Mykobakteriosen, bei Pilzinfektionen, Brucellose, Sarkoidose vor. Eine Verkäsung dagegen ist weitgehend typisch.

▶ Alle an Tuberkulose Neuerkrankten sollten serologisch auf eine **HIV-Infektion** untersucht werden, weil bei AIDS modifizierte Behandlungsregeln gelten (s. S. 669).

Allgemeine Richtlinien

Immer ist eine **langfristige kombinierte Behandlung** mit mehreren vollwertigen Tuberkulostatika erforderlich. Mittel der ersten Wahl sind Isoniazid (INH), Rifampicin, Pyrazinamid, Ethambutol und Streptomycin, Mittel der zweiten Wahl Prothionamid und Capreomycin. Weitere Alternativsubstanzen, die nur sehr speziellen Therapiebedingungen vorbehalten bleiben sollten (Multiresistenz oder 3. Welt), sind: Gyrase-Hemmer, Thioacetazon, Tetracycline, D-Cycloserin/Terizidon, Para-aminosalizylsäure, Rifabutin, Rifapentin und Linezolid.

Am besten wirken Isoniazid, Rifampicin und Pyrazinamid. Streptomycin wirkt schwächer als Isoniazid und Rifampicin, aber stärker als Ethambutol. Ethambutol und Prothionamid sind nur bakteriostatisch wirksam. Gyrase-Hemmer (vor allem Levofloxacin und Moxifloxacin) haben eine gute Aktivität gegen M. tuberculosis. Ihre Anwendung kommt bislang nur bei multiresistenter Tuberkulose in Betracht. Die Therapie bei Abwehrschwäche und bei HIV-Infektion entspricht weitgehend der Behandlung von Problemfällen (s. S. 669 u. S. 671). Bei ansteckungsfähiger Tuberkulose ist in der ersten Zeit der Behandlung eine Isolierung der Patienten in Einzelzimmern notwendig.

In der **Schwangerschaft** kann eine aktive Tuberkulose ohne größere Gefährdung des Feten mit INH, Rifampicin und Ethambutol behandelt werden. Rifampicin sollte aber in den letzten Schwangerschaftswochen wegen der Blutungsgefahr nicht mehr genommen werden. Bisherige Behandlungen mit Pyrazinamid in der Schwangerschaft weisen zwar daraufhin, dass auch diese Substanz keine Gefahr für den Feten darstellt, wegen fehlender ausreichender Erfahrung sollte dies jedoch nur zwingenden Gründen (z. B. hohe Resistenz) vorbehalten bleiben Zu vermeiden sind Streptomycin und Amikacin (fetale Schädigung möglich), außerdem Prothionamid/Ethionamid und Chinolone.

Bei **vorgeschädigter Leber** sind Streptomycin und Ethambutol unbedenklich. INH kann, wenn es während der Tuberkulose nicht zu einer Verschlechterung der Leberfunktion kommt, weiter gegeben werden. Bei frischer Hepatitis sind INH und Rifampicin zu vermeiden. Die Gefahr einer Leberschädigung durch INH ist bei Patienten über 50 Jahren größer als bei jüngeren Erwachsenen und bei Kindern.

Bei **eingeschränkter Nierenfunktion** werden INH und Rifampicin in normaler Dosierung angewandt, da sie in der Leber in starkem Maße metabolisiert werden. In reduzierter Dosierung gibt man Ethambutol (s. S. 259) und Pyrazinamid. Auf Prothionamid, Ethionamid und Streptomycin ist möglichst zu verzichten. Bei Dialysepatienten gelten andere Dosierungsregeln (s. S. 791).

Bei **Kindern** erfolgt die Tuberkulosebehandlung nach den gleichen Grundsätzen wie bei Erwachsenen. Sollte bei der sehr seltenen angeborenen Tuberkulose eine Therapie bereits im 1. Lebensmonat notwendig sein, so darf wegen der noch nicht voll ausgereiften Nierenfunktion und der Gefahr einer Kumulation Streptomycin nur in reduzierter Dosierung angewandt werden. Zur Dosierung von Rifampicin s. S. 251.

Glukokortikosteroide können im Beginn der Behandlung bei Patienten mit Hypoxämie, anhaltendem Fieber und Kachexie nützlich sein (tgl. 50–100 mg Prednison für 2–4 Wochen). Sekundärinfektionen sind bei kurzer Dauer kaum zu befürchten. Bei tuberkulöser Pericarditis constrictiva wird die Frequenz von notwendigen Perikardektomien vermindert; bei tuberkulöser Meningitis werden ein Hirnödem und Hirnnervenausfälle gebessert. Bei ausgeprägter Pleuritis wird die Schwartenbildung verringert. Die Therapie einer Tuberkulose mit einem Kortikosteroid sollte immer erst dann eingeleitet werden, wenn die volle Dosis mehrerer sicher wirksamer Tuberkulostatika gegeben worden ist.

Eine **Bakterienresistenz** gegen INH, die in Europa bei einer Ersterkrankung selten vorkommt (in 1–5%), ist bei Zweiterkrankungen häufiger und zwingt zu therapeutischen Konsequenzen. Eine primäre Resistenz gegen Rifampicin und Pyrazinamid ist in Deutschland selten. Dagegen hat in einigen Großstädten der USA, aber auch in Osteuropa, die multiresistente Tuberkulose erheblich zugenommen. Die Therapie einer komplett resistenten Tuberkulose kann ein großes Problem – auch für das Pflegepersonal – sein. Von Mehrfachresistenz spricht man bereits bei Unwirksamkeit von INH und Rifampicin. Man beginnt bei einem Rezidiv (oder Therapieversagen) die Behandlung mit einer Dreierkombination, bei der mindestens zwei Mittel früher noch nicht angewandt worden sind (z. B. Ethambutol + Prothionamid +Levofloxacin). Über die weitere Verwendung entscheidet das Ergebnis der Resistenzprüfung, die alle Alternativpräparate, wenn möglich mit MHK-Bestimmungen, einschließen sollte. Wenn im Verlauf einer Behandlung die Unwirksamkeit eines Tuberkulostatikums nachgewiesen wird, so kommt eine Reihe anderer Mittel in Betracht, von denen sich Prothionamid bei kombinierter Anwendung als gut wirksam erwiesen hat. Capreomycin ist nur bei Streptomycin-Resistenz und nachgewiesener Empfindlichkeit einzusetzen (Kreuzresistenz möglich), nicht aber bei schon eingetretener Innenohrschädigung durch Streptomycin (additive Toxizität). Levofloxacin, Sparfloxacin, Ciprofloxacin, Linezolid, evtl. auch Rifabutin, Clarithromycin, Tetracycline in hoher Dosierung, PAS und D-Cycloserin/Terizidon sind weitere Reservemittel.

Die z.T. erheblichen **Nebenwirkungen** der Kombinationstherapie erfordern regelmäßige Kontrollen durch einen Arzt mit Erfahrungen in der Tuberkulose-Therapie, meist einen Lungenfacharzt oder Infektionsspezialisten (Tab. 20-1).

Therapie

Tab. 20-1 Wichtige Nebenwirkungen von Tuberkulostatika (bei üblicher Dosierung).

Neben-wirkungen	Isoniazid	Rifampicin	Ethambutol
Magen und Darm	+		
Leber	+	+	
Nieren		(+)	
Nervensystem (zentral)	+	(+)	+
Nervensystem (peripher)	+		Optikusschädigung
Blutbildende Organe	+	(+)	
Haut	Pellagroid	Verfärbung	
Andere	Blutungsbereitschaft (Gefäßwand-schädigung)	Grippe-ähnliches Syndrom	
Vorsichtige Anwendung oder Kontraindikationen	Leberschaden, Alkoholgenuss, Epilepsie, psychische Störungen	Leberschaden, Frühgravidität, Vorsicht bei intermittierender Gabe	Augenleiden (mit Optikusatrophie)

Isoniazid (INH) kann zu einer Störung des Pyridoxin-Stoffwechsels führen; deshalb verabreicht man während einer INH-Behandlung gefährdeten Personen (s. S. 248) tgl. 20 mg Pyridoxin (zur Vorbeugung einer peripheren Neuritis). INH kann selten auch zu Leberschädigungen führen. Bei Kombinationen mit **Rifampicin** ist eine verstärkte Lebertoxizität möglich (regelmäßige Kontrollen von Transaminasen und Bilirubin sind notwendig). Wenn eine Leberfunktionsstörung auftritt, sind INH und Rifampicin sofort wegzulassen. Nach Normalisierung der Leberwerte kann INH in langsam steigenden Dosen erneut gegeben werden (unter häufiger Kontrolle der Leberfunktion), und Rifampicin wird durch ein anderes wirksames Mittel ersetzt.

Streptomycin (SM) erfordert wegen seiner Ototoxizität regelmäßige Innenohrkontrollen (Audiogramm, Vestibularisprüfung) und muss bei den ersten Anzeichen für eine Innenohrschädigung, die schon bei einer Gesamtdosis von 20 g auftreten kann, durch ein anderes Tuberkulostatikum (jedoch nicht durch Capreomycin) ersetzt werden.

Niemals dürfen Aminoglykoside (Streptomycin, Capreomycin, Kanamycin, Gentamicin, Tobramycin, Amikacin u. a.) miteinander kombiniert werden.

Tab. 20-1 (Fortsetzung)

Neben-wirkungen	Strepto-mycin	Prothion-amid	Pyrazin-amid	Levofloxacin
Magen und Darm		+	(+)	–
Leber		+	+	–
Nieren	(+)		(+)	–
Nervensystem (zentral)	(+)	(+)		(+)
Nervensystem (peripher)	Vestibularis-Schädigung			–
Blutbildende Organe		(+)		–
Haut	Allergie	Pellagroid	Photo-dermatose	Photo-dermatose
Andere			Gicht	Achilles-sehnenriss
Vorsichtige Anwendung oder Kontraindikationen	Nieren-insuffizienz, Hörstörung, Gravidität	Leberschaden, Psychosen, Epilepsie, Alkoholabusus, Frühgravidität, Diabetes	Nieren-insuffizienz, Leberschaden, Gicht	Gravidität, Krampfleiden, Kinder

Wenn ein Aminoglykosid bereits längere Zeit gegeben worden ist, ist die Fortsetzung der Therapie mit einem anderen Aminoglykosid nur bei normalem Audiogramm und unter fortlaufender Prüfung der Innenohrfunktion möglich.

Pyrazinamid (PZA) löst oft Hyperurikämien, z.T. mit Gichtanfällen, aus, die allerdings gut mit Urikosurika (ohne Absetzen der Therapie) zu behandeln sind. Metabolische Interaktionen mit anderen Pharmaka sind möglich (s. S. 260). Die Kombination von Pyrazinamid und Levofloxacin ist schlecht verträglich. Durch Ethambutol können Sehschäden auftreten, durch Prothionamid vielfältige, meist harmlose Nebenwirkungen.

Wenn unter einer Kombinationstherapie **allergische Symptome** auftreten, so ist zunächst das Medikament mit der größten Allergiehäufigkeit (Streptomycin oder Rifampicin) wegzulassen und durch ein anderes zu ersetzen.

Bei jüngeren Frauen unter tuberkulostatischer Therapie sind ggf. konzeptionsverhütende Maßnahmen indiziert, um einer Schwangerschaft und evtl. teratogenen Schädigungen (s. S. 773) vorzubeugen. Ovulationshemmer wirken allerdings bei Therapie mit Rifampicin unsicher; sinnvoll ist daher die Einlegung einer Intrauterinspirale.

Kriterien für den Behandlungserfolg sind:
▶ Entfieberung des Patienten,
▶ Sputumkonversion (Verschwinden der Tuberkelbakterien),
▶ Rückbildung einer Kaverne oder eines Infiltrates,
▶ Besserung der BSG,
▶ Besserung des Allgemeinzustands, Zunahme des Appetits, Gewichtszunahme.

Versagen der Therapie kann bedingt sein durch:
▶ Ungenügende Initialbehandlung (Unterdosierung) oder Monotherapie
▶ Unregelmäßige Medikamenteneinnahme (Non-Compliance)
▶ Primäre Bakterienresistenz oder sekundäre Resistenzentwicklung
▶ Grundleiden (Silikose, Leukämie, M. Hodgkin, AIDS etc.)
▶ Erkrankung durch atypische Mykobakterien
▶ Fehldiagnose (z. B. Sarkoidose, Tumor)

Eine **klinische Besserung** sollte nach 1–2 Wochen eintreten, gefolgt von einem allmählichen Rückgang der Röntgenveränderungen bei Lungentuberkulose. Initiale Verschlechterungen können auch Zeichen einer Bakteriolyse sein. Eine Sputumkonversion findet meist nach 4–8 Wochen statt. Wenn nach 4-monatiger Kombinationsbehandlung noch Bakterien nachgewiesen werden, sind die Bakterien fast immer gegen eines oder mehrere der angewandten Mittel resistent, oder eine sehr große Kaverne hat Bronchusanschluss (vorausgesetzt, der Patient hat seine Medikamente auch genommen).

Eine **Prophylaxe** kann nach Exposition eines Kindes oder älteren Familienangehörigen (trotz noch fehlender Krankheitserscheinungen und Tuberkulin-Negativität) durch eine mindestens 3 Monate dauernde Gabe von INH (bei jüngeren Kindern 10 mg/kg/Tag, maxi-

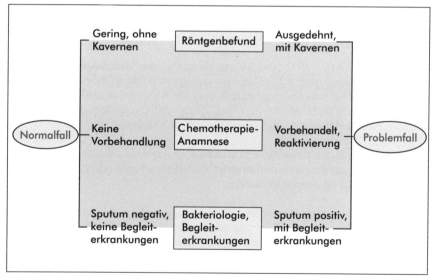

Abb. 20-1   Differenzierung der Lungentuberkulose in Normal- und Problemfall.

mal 300 mg, bei Erwachsenen 300 mg/Tag) erfolgen. Wenn ein Kind nach dieser Zeit noch Tuberkulin-negativ ist, kann die Behandlung abgebrochen werden, sofern der erkrankte Familienangehörige durch eine voll wirksame Behandlung nicht mehr infektiös ist (sonst weiterbehandeln). Wenn trotz INH-Gabe eine Tuberkulinkonversion (= erstmaliges Auftreten eines positiven Tuberkulintests) eingetreten ist und Krankheitszeichen fehlen, behandelt man mit INH weiter.

Das **Neugeborene** einer Mutter, die in der Gravidität oder früher ausreichend behandelt worden ist und keine aktive Tuberkulose mehr hat, braucht nach der Geburt nicht von der Mutter getrennt zu werden; das Neugeborene benötigt kein INH und kann BCG-geimpft werden.

Eine **präventive Therapie** mit INH wird empfohlen:
▸ bei kürzlich stattgefundener Tuberkulinkonversion im Kindesalter. Dosierung: 10 mg INH/kg/Tag (nicht mehr als 300 mg) für 6 Monate. Eine Monotherapie ist möglich, weil die zu behandelnde Bakterienpopulation noch so klein ist, dass mit INH-resistenten Varianten nicht zu rechnen ist. Bei auftretenden Röntgenveränderungen wird eine Kombinationsbehandlung wie üblich durchgeführt.
▸ bei Gefahr der Reaktivierung eines älteren tuberkulösen Prozesses bei Leukämie, AIDS, Organtransplantation, Glukokortikosteroid- oder immunsuppressiver Behandlung. Dosierung von INH bei Erwachsenen tgl. 300 mg, bei Kindern tgl. 10 mg/kg (für die Dauer der Gefährdung). Vorsicht ist wegen der Hepatotoxizität von INH bei älteren Menschen und Patienten mit einer Lebererkrankung geboten. Sollten sich dennoch Röntgenveränderungen entwickeln, so ist eine kombinierte Therapie erforderlich.
▸ In den USA gibt es eine zunehmende Tendenz zur präventiven Therapie bei Tuberkulinpositiven Personen in Risikosituationen (z. B. im Gefängnis).

Klinische Formen und Therapie
Unkomplizierte Tuberkulose

Lungentuberkulose: Beim Normalfall (unkomplizierte Lungentuberkulose, Abb. 20-1) schließt sich an eine 2–3 Monate dauernde intensive Initialbehandlung eine 4–7 Monate dauernde Konsolidierungstherapie an. Als Erfolg versprechendes Behandlungsschema mit einer Rezidivrate unter 1 % bei einer Gesamtbehandlungsdauer von nur 6 Monaten hat sich folgende Kombination erwiesen:

Tab. 20-2 Dosierung von Tuberkulostatika.

Medikament	Tagesdosis (g/Tag)	Tagesdosis (mg/kg)	Dosierungs-intervall (h)	Intermittierende Einnahme*
Rifampicin	0,45–0,6 (maximal 0,75)	10	24	10 mg/kg (maximal 0,75 g)
Isoniazid	0,3	5	24	15 mg/kg
Ethambutol	1	15	8–12	40 mg/kg
Pyrazinamid	1,5–2,0	25–30	24	60 mg/kg (3–4 g)
Streptomycin	0,75–1,0	15	24	0,75–1 g
Prothionamid	0,5–1,0	8–10	12	0,5–1 g

* Einzeldosis bei 2-mal wöchentlicher Gabe

Initialtherapie 2 Monate	Konsolidierungstherapie 4 Monate
Rifampicin + Isoniazid + Pyrazinamid + Ethambutol	Rifampicin + Isoniazid

Die **Vierfachkombination** berücksichtigt die Möglichkeit einer primären Resistenz gegen 1 oder 2 Mittel, sodass wenigstens 2 Mittel ausreichend wirksam sind. Statt Pyrazinamid oder Ethambutol kann auch Streptomycin als 4. Komponente gegeben werden.

Die **Behandlung in der 2. Phase** kann ggf. auch intermittierend als 2-mal wöchentliche Verabreichung einer Zweier- oder Mehrfachkombination erfolgen (s. Tab. 20-2), besonders wenn die Zuverlässigkeit der Gabe zu Hause nicht gewährleistet ist und die Einnahme überwacht werden soll (Directly Observed Therapy = DOT). Diese Behandlung ist auch bei Non-Compliance sinnvoll, verursacht jedoch oft erhebliche organisatorische Schwierigkeiten (z. B. bei Obdachlosen, Psychotikern, Alkoholikern und dementen Patienten). Dabei kann Rifapentin (mit langer Halbwertszeit) anstelle von Rifampicin verwendet werden (s. S. 257).

Eine **modifizierte Vierfachkombination** besteht aus der Basiskombination INH + Rifampicin + Pyrazinamid sowie der täglich wechselnden Gabe von Ethambutol bzw. Streptomycin. Der Vorteil hierbei ist die Gabe des bakteriziden Streptomycins über 2–3 Monate.

Bei Unmöglichkeit einer oralen Einnahme gibt es für die Initialtherapie parenterale Präparate von Isoniazid, Rifampicin, Ethambutol und Streptomycin.

Therapie

Komplizierte Tuberkulose

Bei **Problemfällen** (komplizierte Lungentuberkulose) ist oft eine wesentlich längere Behandlung (12–18 Monate) notwendig. Als Komplikation gelten ausgedehnte Lungenveränderungen, Kavernenbildung, Nachweis von massenhaft Bakterien im Sputum, Reaktivierung einer alten Tuberkulose, Anzüchtung von resistenten Tuberkelbakterien und Bestehen einer resistenzmindernden Grundkrankheit (Diabetes, Alkoholismus, Neoplasien, HIV/AIDS, Leukämie, Glukokortikosteroid-Dauertherapie).

Die Therapie mit einer optimal wirksamen Viererkombination wird auf jeden Fall bis zur Sputumkonversion (Negativwerden der Sputumpräparate) durchgeführt. Daran schließt sich eine längere Behandlung mit einer voll wirksamen Zweierkombination an (bevorzugt unter Einschluss von Rifampicin).

Organtuberkulose

Pleuritis exsudativa: Mehrmonatige Behandlung mit INH + Rifampicin + Ethambutol wie bei Lungen-Tbc. Anfangs gibt man zusätzlich ein Kortikosteroid zwecks rascher Resorption des Ergusses und zur Vermeidung von Adhäsionen. **Dosierung:** Beginn mit 30–50 mg Prednison, dann Rückgang auf 10–20 mg (für etwa vier Wochen). Die intrapleurale Instillation von INH oder Streptomycin ist unnötig.

Pleuraempyem: Therapie wie bei Lungentuberkulose. Instillation von INH oder Streptomycin in die Pleurahöhle möglich (Resorption bei gleichzeitig systemischer Gabe berücksichtigen). Evtl. chirurgische Behandlung. Nicht selten Sekundärinfektionen durch Staphylokokken oder andere Keime, die gezielt antibiotisch behandelt werden müssen.

Halslymphknotentuberkulose: Bei Infektionen durch humane oder bovine Tuberkelbakterien sollte sich das Therapieregime nicht von einer unkomplizierten Lungentuberkulose unterscheiden. Eine teilweise oder komplette Exstirpation leicht erreichbarer Lymphknoten anstelle einer Biopsie allein zur Erregergewinnung kann die Erkrankung abkürzen. Verstümmelnde Eingriffe sind bei dieser relativ gutartigen Erkrankungsform zu vermeiden. Mit Beginn, aber auch noch zum Ende der Therapie kann es immer wieder zum Anschwellen der LK kommen, ohne dass dies als Zeichen des Therapieversagens gewertet werden kann. Abszesse sollten punktiert werden, da wie bei inkompletter chirurgischer Behandlung stets die Gefahr der Ausbildung einer chronischen Fistel besteht.

Mesenteriallymphknoten-, Darm- und Peritonealtuberkulose: Heute meist Folge einer hämatogenen Streuung oder durch Verschlucken von bakterienhaltigem Sputum. Vorkommen auch als AIDS-Komplikation. Kombinierte Behandlung wie bei Lungentuberkulose.

Miliartuberkulose: Heute selten geworden. Die ersten Symptome sind vieldeutig. Gefährdet sind Kinder aus Risikokollektiven, Personen aus Endemieländern (Indien!) sowie HIV-Patienten. Eine Sonderform ist die **Landouzy-Sepsis** bei Abwehrschwäche.

Therapie

669

Therapie: Soweit möglich, parenterale Dreier- oder Viererkombination von INH, Rifampicin und Pyrazinamid und/oder Streptomycin, zusätzlich kurzfristig Prednison (bei starker Dyspnoe oder toxischem Verlauf). Zum Ausschluss einer gleichzeitigen Meningitis Liquor untersuchen! Lang dauernde Therapie trotz rascher Besserung immer notwendig. Nach klinischer Besserung gleiche Behandlung wie bei Lungentuberkulose. Nach Überstehen des kritischen Initialzustandes besteht eine gute Prognose.

Meningitis tuberculosa: Entsteht fast immer im Rahmen einer Miliartuberkulose. Entscheidend ist die frühzeitige Diagnosestellung. Heute ist mit der PCR aus Liquor eine Schnelldiagnose möglich. Mit jeder Verzögerung der Diagnostik steigt das Risiko von Dauerschäden (daher sofortige Therapie schon bei begründetem Verdacht). Behandlungsbeginn nach Entnahme von Liquor mit 4 Mitteln in maximaler Dosierung:

▶ INH, bei Erwachsenen initial 10 mg/kg, nach 3–4 Wochen 5–7 mg/kg; bei Kindern initial 15–20 mg/kg, nach 3–4 Wochen 10 mg/kg. Tageshöchstdosis bei Erwachsenen 1 g, bei Kindern 0,5 g;
▶ Rifampicin, tgl. 10 mg/kg, Tageshöchstdosis bei Erwachsenen 0,75 g;
▶ Pyrazinamid, täglich 30 mg/kg (maximal täglich 2 g);
▶ Streptomycin, 20 mg/kg i.m., Tageshöchstdosis 1 g (bei Erwachsenen bis 1,5 g), Dauer 1 Monat, ab dem 2. Monat nur 2-mal wöchentlich.

Die **intralumbale Gabe** von Tuberkulostatika ist heute verlassen worden. Wenn sich die angezüchteten Tuberkelbakterien gegen eines dieser Tuberkulostatika als resistent erweisen, kann stattdessen das liquorgängige Prothionamid angewandt werden (täglich 10 mg/kg, maximal 1 g). Abhängig vom klinischen Verlauf und dem Liquorbefund kann nach 2–3 Monaten auf die Kombination von INH (tgl. 5 mg/kg) und Rifampicin übergegangen werden (für weitere 10 Monate). In schweren Fällen (bei erhöhtem Hirndruck) ist die Gabe von Dexamethason indiziert.

Tuberkulome des Gehirns: Selten in Europa, relativ häufig in Ostafrika (Äthiopien). Sie können supra- oder infratentoriell lokalisiert sein und singulär oder multipel vorkommen. Sie führen wie ein Hirntumor oft zu Krämpfen und neurologischen Ausfällen und sind im CT oder MRT nachweisbar. Bei Hineinwachsen in den Subarachnoidalraum rufen sie eine Meningitis hervor. Die Therapie entspricht der bei tuberkulöser Meningitis, die in den meisten Fällen zur Rückbildung führt (auch ohne Operation). Lange Behandlung notwendig!

Urogenitaltuberkulose: Kombinierte Behandlung wie bei anderen schweren Organtuberkulosen, vorzugsweise mit INH, Rifampicin, Pyrazinamid und Ethambutol. Ciprofloxacin oder Levofloxacin sind potenzielle Kombinationspartner (gut nierengängig), die auch gegen bakterielle Sekundärinfektionen wirken. Von den oben genannten Mitteln müssen bei eingeschränkter Nierenfunktion nur Ethambutol und Levofloxacin niedriger dosiert werden. Wegen der großen Rezidivgefahr ist eine lange tuberkulostatische Behandlung (für 9–12 Monate) notwendig. Chirurgisches Eingreifen ist heute kaum noch erforderlich. Sekundärinfektionen verschlechtern die Prognose; daher sollten endourethrale Eingriffe (Katheterisierung, Zystoskopie etc.) möglichst vermieden werden.

Knochen- und Gelenktuberkulose: Heute selten geworden. Zur Diagnosesicherung ist nahezu immer eine Biopsie indiziert. Langzeittherapie über mindestens ein Jahr mit voll wirksamen Kombinationen, evtl. chirurgische Behandlung, orthopädische Maßnahmen.

Hauttuberkulose: Heute sehr selten geworden. Behandlung mit typischer Dreierkombination, z. B. INH + Rifampicin + Ethambutol. Chirurgische Maßnahmen sind heute nicht mehr erforderlich.

Multiresistente Tuberkulose: Früher war das Resistenzproblem in erster Linie ein Problem chronisch Kranker, die über Jahre insuffizient behandelt worden waren, sodass es zum Auftreten einer sekundären Resistenz gekommen war. In den letzten Jahren ist es zunehmend zu einem Auftreten von primären Tuberkulose-Erkrankungen mit resistenten Stämmen gekommen. In Mitteleuropa sind etwa 5 % aller neu aufgetretenen Infektionen durch Stämme bedingt, die zumindest gegen **ein** übliches Tuberkulostatikum resistent sind. Dieser Prozentsatz ist in Osteuropa höher (10–15 %) und kann an einzelnen Orten noch viel höher sein (Gefängnis-Insassen).

Therapie: Die Therapie einer erstmals diagnostizierten Tuberkulose mit resistenten Erregern unterscheidet sich vom üblichen Vorgehen. Die Patienten müssen viel länger mit einer Vierfachkombination behandelt werden (mindestens 9 Monate) sowie mit einer anschließenden Kombination von INH + Rifampicin für weitere 12–24 Monate. Die Therapie richtet sich nach der Resistenz der Erreger und dem klinischen Ansprechen. Besondere Probleme entstehen beim Vorliegen einer Tuberkulose mit mehrfach resistenten Stämmen. Hierbei muss ggf. auch auf unübliche Tuberkulostatika zurückgegriffen werden (je nach Resistenz). Die Festlegung der Linien der meist sehr teuren Therapie einer multiresistenten Tuberkulose sollte Spezialisten vorbehalten sein. Die Therapie erfordert genaue Laborkontrollen. Patienten mit multiresistenter Tuberkulose sollten streng isoliert werden.

BCG-Tuberkulose: Die intravesikale Installation von Bacillus Calmette-Guérin (BCG), einem lebend-attenuierten Stamm von Mycobacterium bovis, gehört heute zum Standard einer adjunktiven Immuntherapie bestimmter Blasenkarzinome. In Einzelfällen kann es zu lokalisierten und disseminierten Erkrankungen kommen, die nicht allein mit Kortikosteroiden, sondern auch mindestens 3-monatig tuberkulostatisch behandelt werden müssen. Wie bei der seltenen, importierten M.-bovis-Infektion erfolgt dies mit einem klassischen tuberkulostatischen Regime, allerdings ohne das stets unwirksame Pyrazinamid.

Tuberkulose bei Immunsuppression

Vor allem AIDS-Patienten aus TB-Endemiegebieten und ältere langzeittransplantierte Patienten erkranken häufig an Tuberkulose mit atypischen Lungen- und extrapulmonalen Manifestationen (Darm, Meningitis, Landouzy-Septikämie).

Diagnose: Das Leitsymptom ist zunächst Antibiotika-resistentes Fieber. An zweiter Stelle stehen Lymphknotenschwellungen und Gewichtsabnahme. Eine Lungentuberkulose verläuft hierbei oft akzeleriert, nicht selten wie eine Lobärpneumonie. Auf eine Darmtuberkulose (meist am Ileozökalpol lokalisiert) können unstillbare Durchfälle und Bauchschmerzen hinweisen. Die Erreger sollten kulturell aus Körperflüssigkeiten und Stuhl angezüchtet werden. Auch bildgebende Verfahren wie Sonographie, Röntgen, CT und ggf. Endoskopie sind dringend geboten. Da bei schwer immunsupprimierten Patienten die typischen röntgenologischen Veränderungen einer Tuberkulose fehlen können, sollte bei Fieber, unklaren Lun-

Therapie

671

geninfiltrationen ohne Erregernachweis und produktivem Husten stets eine Bronchoskopie mit Lavage durchgeführt werden. Es gibt aber auch eine isolierte Bronchial-Tuberkulose mit vielen säurefesten Stäbchen im Sputum bei unauffälligem Röntgenbild. Bei Lymphknotentuberkulose steht die Gewebeuntersuchung im Vordergrund, wobei jedoch das typische Granulationsgewebe fehlen kann, sodass hier die Diagnose durch den mikroskopischen oder kulturellen Erregernachweis gesichert werden muss.

Ein **Tuberkulintest** ist bei immunsupprimierten Patienten (CD4-Zellen < 200/µl) diagnostisch kaum verwertbar. Ein positiver Tuberkulintest bei noch normalen Helferzellen bedeutet jedoch ein erhebliches Risiko für eine spätere Reaktivierung. Wegen des oft schnellen Verlaufes sollte schon bei vagem, aber begründetem Verdacht eine tuberkulostatische Therapie stattfinden. Das fehlende Ansprechen auf eine 10-tägige Kombinationstherapie mit INH, Ethambutol, Rifampicin schließt eine Tuberkulose weitgehend aus.

Prognose: Bei frühzeitiger Diagnose einer Tuberkulose ist die Prognose selbst bei starker Immundefizienz relativ gut. Die oft ausgedehnten Organbefunde bilden sich offenbar in kürzerer Zeit zurück als bei Immunkompetenten, was durch das fehlende Granulationsgewebe erklärt wird. Als Faustregel lässt sich zumindest für AIDS-Patienten formulieren:

> Die Tuberkulose bei HIV kommt rasch und verschwindet schnell, wenn rechtzeitig mit der Therapie begonnen wird. Der schnelle Rückgang der klinischen Symptomatik sollte jedoch nicht zu einer Verkürzung der üblichen Therapiedauer führen.

Therapie: Bei mikroskopischem Nachweis von säurefesten Stäbchen sollte zunächst mit einer Viererkombination (INH, Rifampicin, Ethambutol und Pyrazinamid) begonnen werden, um die vielfach foudroyanten Infektionen durch z.T. resistente Tuberkelbakterien zu erfassen. Nach 2–3 Monaten kann die Therapie mit einer Zweierkombination mit getesteten und wirksamen Mitteln fortgesetzt werden.

Maskierung einer Tuberkulose

Einige moderne Antibiotika haben eine gute antimykobakterielle Aktivität. Durch eine Therapie mit Levofloxacin, Moxifloxacin oder Minocyclin (evtl. auch mit modernen Makroliden oder Fusidinsäure) kann eine Tuberkulose unbemerkt unterdrückt werden. Die Chance, dass eine Tuberkulose durch eine derartige zufällige Mitbehandlung ausheilt, ist allerdings zu gering. Eher entstehen vieldeutige, schwer interpretierbare Krankheitsbilder, evtl auch mit sekundär resistent gewordenen Erregern. Demnach gibt es gute Gründe, eine Tuberkulose **auch bei vagem klinischen Verdacht** diagnostisch zu berücksichtigen.

Literatur

American Academy of Pediatrics, Committee on Infectious Diseases. Chemotherapy for tuberculosis in infants and children. Pediatrics 1992; 89: 161.

American Thoracic Society. Treatment of tuberculosis and tuberculous infection in adults and children. Am J Respir Crit Care Med 1994; 149: 1359.

Broekmans JF, Migliori GB, Rieder HL, et al. European framework for tuberculosis control and elimination in countries with a low incidence. Recommendations of the World Health Organization (WHO), International

Union Against Tuberculosis and Lung Disease (IUATLD) and Royal Netherlands Tuberculosis Association (KNCV) Working Group. Eur Respir J 2002; 19: 765–75.

Centers for Disease Control and Prevention. Initial therapy for tuberculosis in the era of multidrug resistance: Recommendations of the Advisory Council for the Elimination of Tuberculosis. JAMA 1993; 270: 694–8.

Cohn DL, Catlin BJ, Peterson KL, Judson FN, Sbarbaro JA. A 62-dose, 6-month therapy for pulmonary and extrapulmonary tuberculosis. A twice-weekly directly observed, and cost-effective regimen. Ann Intern Med 1990; 112: 407.

Davidson PT. Managing tuberculosis during pregnancy. Lancet 1995; 346: 199–200.

Girgis NI, Farid Z, Kilpatrick ME, et al. Dexamethasone adjunctive treatment for tuberculous meningitis. Pediatr Infect Dis J 1991; 10: 179–83.

Goble M, Iseman MD, Madsen LA. Treatment of 171 patients with pulmonary tuberculosis resistant to isoniazid and rifampin. N Engl J Med 1993; 328: 527–32.

Hong Kong Chest Service/British Medical Research Council. A controlled study of rifabutin and an uncontrolled study of ofloxacin in the retreatment of patients with pulmonary tuberculosis resistant to isoniazid, streptomycin and rifampicin. Tubercle Lung Dis 1992; 73: 59–67.

Houston S et al. Current and potential treatment of tuberculosis. Drugs 1994; 48: 689–708.

Iseman MD. Treatment of multidrug-resistant tuberculosis. N Engl J Med 1993; 329: 784–91.

Iseman MD, Cohn DL, Sbarbaro JA. Directly observed treatment of tuberculosis. N Engl J Med 1993; 328: 576–8.

Israel HL, Gottlieb JE, Maddrey WC. Perspective: Preventive isoniazid therapy and the liver. Chest 1992; 101: 1298–1301.

Jacobs MR. Activity of quinolones against mycobacteria. Drugs 1995; 49 (Suppl 2): 67.

Jawahar MS, Sivasubramanian S, Vijayan VK, et al. Short-course chemotherapy for tuberculous lymphadenitis in children. BMJ 1990; 301: 359.

Joint Tuberculosis Committee of the British Thoracic Association. Control and prevention of tuberculosis in the UK. Thorax 1994; 49: 1193–200.

Pape JW, Jean Simone S, Ho JL, et al. Effect of isoniazid prophylaxis on incidence of active tuberculosis and progression in HIV infection. Lancet 1993; 342: 268–72.

Pretet S, Lebeaut A, Parrot R, et al. Combined chemotherapy including rifabutin for rifampicin and isoniazid resistant pulmonary tuberculosis. Eur Respir J 1992; 5: 680–4.

Pun WK, Chow SP, Luk KD, et al. Tuberculosis of the lumbosacral junction. Long-term follow-up of 26 cases. J Bone Joint Surg Br 1990; 72: 675–8.

Schaaf HS, Gie RP, Beyers N, et al. Tuberculosis in infants less than 3 months of age. Arch Dis Child 1993; 69: 371.

Shankar P, Manjunath N, Mohan K, et al. Rapid diagnosis of tuberculous meningitis by polymerase chain reaction. Lancet 1991; 339: 5–7.

Small PM, Schecter GF, Goodman PC, et al. Treatment of tuberculosis in patients with advanced human immunodeficiency virus infection. N Engl J Med 1991; 324: 289–94.

Snider DE Jr, Caras GJ. Isoniazid-associated hepatitis deaths: A review of available information. Am Rev Respir Dis 1992; 145: 494–7.

Sullivan EA, Kreiswirth BN, Palumbol L, et al. Emergence of fluoroquinolone-resistant tuberculosis in New York City. Lancet 1995; 345: 1148–50.

Telzak EE, Sepkowitz K, Alpert P, et al. Multidrug-resistant tuberculosis in patients without HIV infection. N Engl J Med 1995; 833: 907–11.

Vallejo JG, Starke JR. Tuberculosis and pregnancy. Clin Chest Med 1992; 13: 693–707.

Vallejo JG, Ong LT, Starke JR. Clinical features, diagnosis and treatment of tuberculosis in infants. Pediatrics 1994; 94: 1.

Van Caekenbeghe D. Comparative in-vitro activities of ten fluoroquinolones and fusidic acid against Mycobacterium spp. J Antimicrob Chemother 1990; 26: 381–6.

Wallace RJ, O'Brian K, Glassroth J, et al. Diagnosis and treatment of disease caused by nontuberculous mycobacteria (official statement of the American Thoracic Society). Am Rev Respir Dis 1990; 142: 940–53.

Weiss SE, Slocum PC, Blaise FX, et al. The effect of directly observed therapy on the rates of drug resistance and relapse in tuberculosis. N Engl J Med 1994; 330: 1179–84.

Wolinsky E. Mycobacterial lymphadenitis in children: A prospective study of 105 nontuberculous cases with long-term follow-up. Clin Infect Dis 1995; 10: 954–63.

Therapie

21 Lepra

Erreger: Mycobacterium leprae. Chronische Infektionskrankheit (engl. »leprosy«), die an der Haut, den Schleimhäuten, den peripheren Nerven und in inneren Organen lokalisiert sein kann. In manchen Entwicklungsländern, aber auch in Ostasien (Japan, China) immer noch weit verbreitet. Möglicherweise ist Lepra eine Zoonose, da Gürteltiere (Armadillos) und einige Affen ebenfalls infiziert sein können. Beim Menschen sind latente Infektionen offenbar viel verbreiteter als klinisch manifeste Erkrankungen, was sich z. B. durch PCR-Untersuchungen von Nasenschleim nachweisen lässt.

Klinik: Es gibt verschiedene Krankheitsformen (abhängig von der Immunitätslage und Krankheitsdauer):

▶ **Tuberkuloide Lepra** mit makulo-anästhetischen Herden. Lepromin-Hauttest stark positiv. Nur wenige Bakterien im Gewebe. Häufig Beteiligung peripherer Nerven mit Lähmungen. Führt oft zu Verkrüppelung, aber nicht zum Tode.

▶ **Lepromatöse Lepra** (Anergie gegen M.-leprae-Antigen). Lepromin-Hauttest immer negativ. Massenhaft Bakterien im Gewebe. Keine Nervenbeteiligung (außer im Spätstadium). Kann nach längerem Verlauf zum Tod führen.

▶ **Borderline-Lepra** (dimorphe oder intermediäre Form), bei der gleichzeitig Merkmale der tuberkuloiden und der lepromatösen Form vorhanden sind. Lepromin-Hauttest schwach positiv oder negativ. Mäßig viele Bakterien im Gewebe. Beteiligung peripherer Nerven häufig. Es gibt auch Übergangsformen der Borderline-Lepra, die mehr der tuberkuloiden Lepra oder mehr der lepromatösen Lepra ähneln.

▶ **Unbestimmte (undeterminierte) Form** bei Krankheitsbeginn, die in eine tuberkuloide oder lepromatöse Form übergehen kann. Dabei sind keine oder nur sehr wenige Bakterien im Gewebsschnitt nachweisbar. Lepromin-Hauttest schwach positiv oder negativ. Keine Nervenbeteiligung.

Klinisch findet man bei der häufigeren **tuberkuloiden Lepra** meist pigmentarme oder erythematöse Hautflecken, die gegen Berührung oder Hitze unempfindlich sind; später treten oft palpable Nervenstränge, Nervenschmerzen und an Händen und Füßen trophische Störungen auf, die zu Lähmungen, Ulzera und Verstümmelungen führen.

Bei der **lepromatösen Lepra** sieht man knotige Hautveränderungen (besonders an den Streckseiten der Arme und Beine, an Stirn, Wange und Ohrmuschel), später durch Schleimhautbefall ständige Nasensekretion, Schluckbeschwerden, Heiserkeit und Atemnot.

Leprareaktionen: Die **Leprareaktion vom Typ 1** (sog. **Reversal Reaction**) kommt bei der Borderline-Lepra vor und äußert sich durch entzündliche Veränderungen in alten Lepraherden und Auftreten neuer makulopapulöser Satellitenherde, begleitet von akuter Neuritis (mit der Gefahr bleibender Nervenschädigung).

Als **Leprareaktion vom Typ 2** bezeichnet man das **Erythema nodosum leprosum**. Es entwickelt sich bei der lepromatösen Lepra einige Monate nach Beginn der Therapie und beruht offenbar auf verschiedenen Immunreaktionen. Es kann von Exanthemen, einem Erythema nodosum, von Fieber, einer Synovitis oder Iridozyklitis begleitet sein.

Diagnostik: Eine Lepra wird zunächst klinisch diagnostiziert. Mit der Ziehl-Neelsen- oder einer anderen Spezialfärbung lassen sich mikroskopisch bei der lepromatösen Form in Hautläsionen (Scratch Test) oder im Nasenschleim säurefeste Stäbchen nachweisen. Die histologische Untersuchung eines Biopsates gestattet eine Klassifikation der Krankheit bzw. der Bakteriendichte und somit auch Aussagen über die Prognose. Leprabakterien lassen sich praktisch nicht anzüchten, selbst wenn experimentell wohl eine Anzucht gelungen ist. Durch Injektion von Gewebsmaterial, das während einer Therapie entnommen worden ist, lässt sich für wissenschaftliche Zwecke am Fußballen der Maus oder im Armadillo feststellen, ob die Leprabakterien noch vital sind. Eine Resistenzentwicklung ist bei Monotherapie nicht selten.

Therapie: Die Lepra ist heute keine unbehandelbare Krankheit mehr. Jede Erkrankung muss über längere Zeit einer kombinierten Therapie (multi drug therapy = MDT) unterzogen werden, weil nur hierdurch eine Heilung möglich ist und die bei Monotherapie drohende Resistenzentwicklung der Bakterien verhindert werden kann. Der Anteil Dapsonresistenter Bakterienstämme hat in vielen Ländern wegen der früher üblichen alleinigen Anwendung von Dapson erheblich zugenommen. Eine primäre Resistenz gegen Clofazimin und gegen Rifampicin ist sehr selten. Bei nachgewiesener Resistenz kommen als Mittel der Reserve Ethionamid oder Prothionamid (s. S. 264) in Frage. Gyrase-Hemmer (Levofloxacin und sein Vorgänger Ofloxacin, Ciprofloxacin) sind gut wirksam, dagegen klassische Tuberkulostatika, wie INH, Ethambutol und Streptomycin, unwirksam. Minocyclin und neue Makrolide (z. B. Clarithro- und Azithromycin) wirken offenbar ebenfalls gut.

Nach einer Empfehlung der WHO für Entwicklungsländer sollen die verschiedenen Krankheitsformen wie folgt behandelt werden:

▸ Bei der **bakterienarmen Lepra** (d. h. der tuberkuloiden Form, der undeterminierten Form und der Übergangsform zwischen tuberkuloider und Borderline-Lepra) gibt man 6–12 Monate lang Dapson (tgl. 0,1 g ohne Kontrolle) + Rifampicin (einmal im Monat 0,6 g mit kontrollierter Einnahme). Man kann Rifampicin auch tgl. in gleicher Dosierung geben, was in einigen Ländern bevorzugt wird. Eine Nachbehandlung mit Dapson allein (zur Rezidivprophylaxe) für 1–2–3 Jahre wird allgemein empfohlen. Eine neue Therapieform ist die Kurzzeittherapie mit Rifampicin, Minocyclin plus Levofloxacin (bzw. Ofloxacin).

▸ Bei der **bakterienreichen Lepra** (d. h. der lepromatösen Form, Borderline-Form und Übergangsformen zwischen lepromatöser und Borderline-Lepra) hat sich eine Kombination von Dapson (tgl. 0,1 g) + Rifampicin (einmal im Monat 0,6 g, besser tgl. 0,6 g) + Clofazimin (tgl. 0,05 g und zusätzlich einmal im Monat 0,3 g) für mindestens 2 Jahre oder bis zum Negativwerden des mikroskopischen Präparates (im Allgemeinen 5 Jahre) bewährt. Eine Alternative für das schlecht verträgliche Clofazimin (Rotfärbung der Haut) ist Prothionamid (tgl. 0,375 g). Zur Rezidivprophylaxe kann eine jahrelange Nachbehandlung mit Dapson allein notwendig sein. Da es dennoch zu Rückfällen kommen kann, sind regelmäßige Nachuntersuchungen erforderlich (bei Rezidivverdacht einschließlich mikroskopischer Untersuchung). Auf Nebenwirkungen von Dapson (s. S. 266), Rifampicin (s. S. 251) und Clofazimin (s. S. 268) ist sorgfältig zu achten.

Bei Auftreten eines **Erythema nodosum leprosum** (Leprareaktion vom Typ 2) wirkt am besten Thalidomid (abends 0,1–0,3 g), das jedoch in Deutschland kaum erhältlich ist. Bei der Leprareaktion vom Typ 1 **(Reversal Reaction)** gibt man stattdessen Prednison, anfangs tgl. 50–100 mg, nach Eintritt der Besserung in reduzierter Dosierung für 2–3 Monate (Rezidivgefahr). Die antilepröse Behandlung sollte dabei nicht unterbrochen werden. Eine Iridozyklitis behandelt man lokal mit einem Kortikosteroid und einem Mydriatikum.

Diese kostengünstigen und vereinfachten Therapie-Schemata sind auf die Belange von armen tropischen Entwicklungsländern zugeschnitten. In Europa sollte man eine lepromatöse Lepra in Kombination mit stärker wirksamen (aber teureren) Substanzen behandeln (z. B. Levofloxacin, Clarithromycin, Minocyclin oder hohen Dosen von Rifampicin). Wegen der Seltenheit der Erkrankung in Industrieländern lassen sich keine Aussagen über die optimale Therapieform machen.

Zusätzliche wichtige Maßnahmen sind Prednisontherapie bei Neuritis, Patientenerziehung, Kontrollen der Medikamenteneinnahme, orthopädische Behandlung, Physiotherapie, berufliche Rehabilitation und Kampagnen gegen Diskriminierung. Eine Isolierung in abgelegenen Spezialkliniken (Leprosorien) ist heute keineswegs mehr notwendig, sondern ein Verstoß gegen die Menschenrechte der Erkrankten.

Literatur

Chan GP, Garcia-Ignacio BY, Chavez VE, et al. Clinical trial of clarithromycin for lepromatous leprosy. Antimicrob Ag Chemother 1994; 38: 515–7.

Croft RP, Richardus JH, Smith WC. Field treatment of acute nerve function impairment in leprosy using a standardized corticosteroid regimen—first year's experience with 100 patients. Lepr Rev 1997; 68: 316–25.

Dietrich M, Gaus W, Kern P, Meyers WM. An international randomized study with long term follow-up of single versus combination chemotherapy of multibacillary leprosy. Antimicrob Ag Chemother 1994; 38: 2249–57.

Freerksen E, Rosenfeld M, Depasquale G, et al. The Malta Project—a country freed itself of leprosy. A 27-year progress study (1972–1999) of the first successful eradication of leprosy. Chemotherapy 2001; 47: 309–31.

Gelber RH. Chemotherapy for lepromatous leprosy: recent developments und prospects for the future. Eur J Clin Microbiol Infect Dis 1994; 13: 942.

Goto M, Ishida Y, Gidoh M, et al. Guideline for the treatment of Hansen's disease in Japan. Nihon Hansenbyo Gakkai Zasshi (Japan) 2000; 69: 157–77.

Gupte MD. Field trials of a single dose of the combination rifampicin-ofloxacin-minocycline (ROM) for the treatment of paucibacillary leprosy. Lepr Rev 2000; 71: S77–80.

Honore N, Cole ST. Molecular basis of rifampin resistance in Mycobacterium leprae. Antimicrob Ag Chemother 1993; 37: 414–8.

Jakeman P, Smith WCS. Thalidomide in leprosy reaction. Lancet 1994; 343: 432.

Jamil S, Keer JT, Lucas SB, Dockrett HM, Chiang TJ, Hussain R, Stoker NG. Use of polymerase chain reaction to assess efficacy of leprosy chemotherapy. Lancet 1993; 342: 264–8.

Ji B, Jamet P, Perani EG, et al. Powerful bactericidal activities of clarithromycin and minocycline against Mycobacterium leprae in lepromatous leprosy. J Infect Dis 1993; 168: 188–90.

Ji B, Perani EG, Petinom C, et al. Clinical trial of ofloxacin alone and in combination with dapsone plus clofazimine for treatment of lepromatous leprosy. Antimicrob Ag Chemother 1994; 38: 662.

Ozawa H, Maruyama Y. A 50-year history of new drugs in Japan: the developments of antileprosy drugs and their epidemiological aspects. Yakushigaku Zasshi (Japan) 2002; 37: 76–83.

Pattyn S, Grillone S. A 6 week quadruple drug regimen for the treatment of multibacillary leprosy. Lepr Rev 2000; 71: 43–6.

Ramos-e-Silva M, Rebello PF. Leprosy. Recognition and treatment. Am J Clin Dermatol 2001; 2: 203–11.

Saunderson P, Gebre S, Desta K, et al. The ALERT MDT Field Evaluation Study (AMFES): a descriptive study of leprosy in Ethiopia. Patients, methods and baseline characteristics. Lepr Rev 2000; 71: 273–84.

Sticht-Groh V, Bretzel G. Aktuelle Aspekte der Lepra. Hautarzt 1997; 48: 297–302.

World Health Organization Study Group. Chemotherapy of Leprosy. Technical Report Series 1994; 847.

Therapie

22 Virusinfektionen

Virusinfektionen waren bis vor kurzem weitgehend unbehandelbar. Mit der Bekämpfung von AIDS entwickelte sich die Virustherapie im letzten Jahrzehnt des 20. Jahrhunderts zu einer neuen Disziplin der Infektiologie. Die Hoffnung, Breitspektrum-Virustherapeutika zu finden, hat sich bislang nicht erfüllt. Die Virustherapie setzt neben den klinischen Kenntnissen stets eine genaue Kenntnis des Erregers voraus. Einzelne Viren müssen jeweils spezifisch behandelt werden. Da Viren sich intrazellulär vermehren, weisen die meisten Virustatika eine höhere Toxizität als eigentliche Antibiotika auf, die nur den Stoffwechsel von Bakterien hemmen. Eine Überraschung der Virustherapie war, dass offenbar Resistenzphänomene eine noch größere Rolle als bei bakteriellen Infektionen spielen. Die Virustherapie ist somit zu einer neuen hochinteressanten, aber auch hochkomplizierten Spezialdisziplin geworden. Genau genommen handelt es sich sogar um unterschiedliche Disziplinen, denn Patienten, die eine

▶ Hepatitis-Therapie,
▶ Grippe-Therapie,
▶ Herpes-Therapie oder
▶ antiretrovirale Therapie

erhalten, werden nur selten von den gleichen Spezialisten betreut. Die Virustherapie steht bislang noch relativ am Anfang. Mit erheblichen weiteren Innovationen ist in der nächsten Zeit zu rechnen. (Tab. 22-1).

22.1 Infektionen durch Viren der Herpesgruppe

Herpes-simplex-Virus-(HSV-)Infektionen

Klinik: Leichte Formen eines rezidivierenden Herpes benötigen keine Therapie. Die Therapie einer Herpes-Primärinfektion ist umstritten. Eine Herpes-Enzephalitis sowie nekrotisierende Herpesinfektionen bei Abwehrschwäche sind eindeutige Indikationen für eine Behandlung.

Tab. 22-1 Wichtige Möglichkeiten der Virustherapie.

Virus-gruppe	Virus	Erkrankung	Substanz	Substanz der 2. Wahl
Herpes-viren	Herpes-simplex-Typ-I	Ulzerationen (oral)	Aciclovir Valaciclovir	Famciclovir, Brivudin
		Enzephalitis	Aciclovir	Foscarnet
	Herpes-simplex-Typ-II	Ulzerationen (genital)	Aciclovir	Famciclovir
	Varicella-Zoster-Virus	Zoster	Aciclovir	Brivudin
		Perinatale Varizellen	Aciclovir	
		Progressive Varizellen	Aciclovir	
		Varizellen-Pneumonie	Aciclovir	
		Postinfektiöse Enzephalitis	Aciclovir	Foscarnet
	Zytomegalievirus	Pränatale Infektion	Ganciclovir	
		Retinitis/Enzephalitis	Ganciclovir Valganciclovir	Foscarnet, Cidofovir
		Ösophagitis/Kolitis	Ganciclovir Valganciclovir	Foscarnet, Cidofovir
Hepatitis-viren	Hepatitis-A-Virus	Akute Hepatitis	keine	
	Hepatitis-B-Virus	Chronisch persistierende Hepatitis	Lamivudin	Tenofovir
	Hepatitis-C-Virus	Chronisch persistierende Hepatitis	Ribavirin + Peg-Interferon	
Retroviren	HIV	HIV-Infektion/AIDS	Antiretrovirale Kombinationen: NRTI + NNRTI + PI	Enfuvirtide
Influenza-Viren	Influenza-Virus	Grippe	Oseltamivir	Amantadin, Zanamivir
Papova-viren	Papillomavirus	Papillome/Kondylome	Interferon-alfa 2b	
Picorna-viren	Echo-, Polio-, Coxsackie-Virus	Virusmeningitis	Pleconaril	

Therapie

Therapie: Mittel der ersten Wahl bei Herpes-simplex-Infektionen ist zunächst stets Aciclovir. Unverträglichkeitsreaktionen sind sehr selten, und nur bei häufigen Rezidiverkrankungen und bei immunsupprimierten Patienten ist mit einer zunehmenden Resistenzentwicklung zu rechnen. Diese betrifft nicht das latente Virus, weshalb eine reaktivierte Infektion durchaus wieder eine Aciclovir-Empfindlichkeit zeigen kann. Zwar sollte eine Sensibilitätstestung ggf. angestrebt werden, jedoch ist der Einsatz von Alternativpräparaten wie Foscavir oder Cidofovir vorwiegend von der klinischen Wirksamkeit abhängig zu machen (Tab. 22.1-1).

Bei der **HSV-Enzephalitis** ist ein früher Therapiebeginn entscheidend, um einen tödlichen Ausgang und Spätschäden zu verhindern. Es sollte schon bei vagem klinischem Verdacht sofort mit der Behandlung begonnen werden, vor allem wenn Hirnnervenlähmungen, Sprachstörungen oder Herdanfälle auf eine Lokalisation im Stirn- und Schläfenlappen hindeuten. Eine Schnelldiagnose aus dem Liquor ist durch PCR möglich, dagegen ist die Viruskultur fast immer negativ. Durch MRT und EEG gelingt die Lokalisation bereits im Frühstadium.

Tab. 22.1-1 Substanzen zur Behandlung von Infektionen durch Herpesviren. ED = Einzeldosis.

Substanz	Tagesdosis (mg/kg)	Kommentare
Aciclovir	15 in 3 ED i.v.	Therapie von Herpes-simplex-Infektionen
	30–45 in 3 ED i.v.	Therapie von Windpocken/Herpes zoster
Ganciclovir	10 in 2 ED i.v.	Induktionstherapie bei CMV-Reaktivierung (Tag 1–14)
	5 in 1 ED i.v.	Erhaltungstherapie bei CMV-Reaktivierung (ab Tag 15)
Foscarnet	180 in 3 ED i.v.	Alternative der Induktionstherapie bei CMV-Reaktivierung (Tag 1–14)
	90–120 in 1 ED i.v.	Alternative der Erhaltungstherapie bei CMV-Reaktivierung (ab Tag 15)
	120 in 2–3 ED i.v.	Therapie Aciclovir-resistenter Herpes-simplex-Infektionen
		Therapie des Aciclovir-resistenten Herpes zoster
Cidofovir	5 in 1 ED i.v.	Therapie der CMV-Retinitis: Option der Therapie
	jeden 7. bzw. 14. Tag[1]	Ganciclovir- und Foscarnet-refraktärer CMV-Reaktivierungen bzw. HSV- und VZV-Infektionen im Rahmen eines individuellen Heilversuches
Brivudin	15 in 2–3 ED p.o. (max. 500)	Option der oralen Therapie mukokutaner HSV-1-Infektionen und des Herpes zoster
Valaciclovir	1000 mg in 2 ED p.o.[1]	Option der oralen Terapie von Herpes-simplex-Infektionen
	3000 mg in 3 ED p.o.[1]	Option der oralen Therapie des Herpes zoster
Famciclovir	1000 mg in 2 ED p.o.[1]	Option der oralen Terapie von Herpes-simplex-Infektionen
	1500 mg in 3 ED p.o.[1]	Option der oralen Therapie des Herpes zoster

[1] Erwachsenendosierung

Das **Mittel der Wahl** ist Aciclovir i.v., von dem dreimal tgl. 10 mg/kg durch i.v. Kurzinfusion (nicht Injektion) gegeben werden. Therapiedauer 2–3 Wochen. Für ausreichende Flüssigkeitszufuhr ist zu sorgen. Die Verträglichkeit ist gut, auf mögliche Nierenfunktionsstörungen ist zu achten (Kreatinin- und Harnstoffkontrolle). Die Gefahr von Interaktionen bei gleichzeitiger Gabe anderer Medikamente ist gering. Eine Aciclovir-Resistenz der Erreger kommt bei immunsupprimierten Patienten nach früherer längerer Anwendung von Aciclovir (z. B. zur Prophylaxe) vor. Wenn die Resistenz auf einem Fehlen der zur Aktivierung von Aciclovir benötigten Thymidin-Kinase von HSV beruht, ist Foscarnet (s. S. 333) und vermutlich auch Cidofovir eine vollwertige Alternative, weil es von den Viren nicht phosphoryliert werden muss, um wirksam zu werden. Wenn ein anderer Resistenzmechanismus vorliegt (eine veränderte Substratspezifität der Thymidin-Kinase oder eine DNS-Polymerase mit veränderter Substratspezifität), versagt auch Foscarnet und vermutlich auch Cidofovir.

Neugeboreneninfektionen können an der Haut oder Schleimhaut lokalisiert sein und disseminiert in inneren Organen auftreten (oft mit Enzephalitis). Die meisten Neugeborenenerkrankungen entstehen vor der Geburt durch eine aufsteigende Infektion von den mütterlichen Genitalien oder während der Geburt bei Passage durch den Geburtskanal einer erkrankten Mutter. Primärinfektionen in der Schwangerschaft können zu Abort, Frühgeburt, typischen Hautläsionen und Chorioretinitis des Kindes sowie zu Mikrozephalie führen.

Kongenitale Infektionen erkennt man nach der Geburt an Ikterus, Hepatosplenomegalie, Blutungsneigung, Mikrophthalmie und Krämpfen. Oft treten die Symptome einer disseminierten Infektion erst nach mehreren Tagen oder Wochen auf. Dabei kann eine Neugeborenensepsis vorgetäuscht werden. Im Liquor findet man eine Pleozytose und einen vermehrten Eiweißgehalt (bei normalem Glukosegehalt). Nicht selten entwickelt sich eine schwere Verbrauchskoagulopathie. Die Sterblichkeit beträgt bei unbehandelten disseminierten HSV-Infektionen des Neugeborenen etwa 85 %.

Eine Schnelldiagnose ist durch den Nachweis von vielkernigen Riesenzellen im gefärbten Ausstrich von Haut- und Schleimhautläsionen möglich. Abstriche von der mütterlichen Zervix können mit einer Spezialfärbung auf intranukleäre Einschlusskörperchen untersucht werden. IgM-HSV-Antikörper im kindlichen Blut nach der Geburt sprechen für eine kongenitale Infektion, können aber auch erst im Laufe des 1. Lebensmonats gebildet werden.

Die **Behandlung** mit Aciclovir i.v. muss so rasch wie möglich begonnen werden (auch bei zunächst lokalisiert erscheinenden Infektionen, da diese meist bald generalisieren). Aciclovir wird von Neugeborenen gut vertragen; es muss für mindestens 2–3 Wochen gegeben werden.

Zur **Prophylaxe** einer Neugeboreneninfektion wird bei manifestem Herpes genitalis der Mutter vor dem Blasensprung eine Schnittentbindung empfohlen. Nach dem Blasensprung soll bei mütterlichen Erkrankungen die Geburt so rasch wie möglich beendet werden (durch Sectio oder vaginale Entbindung).

Herpes genitalis: Erstmalige Herpes-simplex-Typ-II-Erkrankungen verlaufen in der Regel so schwer, dass eine i.v. Therapie mit Aciclovir notwendig ist. Bei Frauen können Vulva, Damm, Gesäß, Vagina und Zervix beteiligt sein. Die Bläschen ulzerieren rasch und sind dann von einem grauweißen Exsudat bedeckt. Die Läsionen sind sehr schmerzhaft. Harnröhrenbeteiligung führt oft zu Dysurie und Harnretention. Bei Männern sind die

Therapie

Herpesbläschen und -ulzera auf der Glans, dem Präputium, am Penisschaft oder auch anal lokalisiert. Allgemeinerscheinungen (Fieber, schweres Krankheitsgefühl) und Leistenlymphknotenschwellungen sind bei Ersterkrankungen häufig, bei rekurrierenden Infektionen selten.

Therapie: Bei primärem Herpes genitalis wirkt Aciclovir zuverlässig, jedoch nicht bei rekurrierendem Herpes genitalis. Bei primären Erkrankungen gibt man Aciclovir oral (5-mal tgl. 0,2 g) oder i.v. (3-mal tgl. 5 mg/kg) für 5 Tage (Tab. 22.1-1). Bei rekurrierendem Herpes genitalis wird eine Suppressionsbehandlung mit Aciclovir oral durchgeführt (zuerst 2-mal tgl. 0,4 g, dann 2-mal tgl. 0,2 g) für mindestens 6 Monate. Eine alleinige topische Anwendung von Aciclovir-Hautcreme wirkt bei Herpes genitalis unsicher. Valaciclovir und Famciclovir sind zur oralen Therapie von Herpes genitalis zugelassen (s. S. 320 und S. 324). Brivudin wirkt nicht bei den häufigen Genitalerkrankungen durch HSV Typ 2.

Herpes simiae (Herpes B): Sehr seltene, unbehandelt tödlich verlaufende Infektionen durch Affen-Herpesviren; initial als Bläschen nach Affenbiss, später als Enzephalitis. Typisches Berufsrisiko bei Personen, die mit Affen arbeiten. Die Infektion spricht auf die üblichen Herpesmittel Aciclovir, Valaciclovir und Ganciclovir in der Frühphase an, nicht mehr jedoch im Spätstadium der Enzephalitis.

Bei **immunsupprimierten Patienten** (z.B. bei Leukämie, Lymphom, AIDS oder nach Organtransplantation) wird jede HSV-Erkrankung mit Aciclovir (am besten i.v.) behandelt, da sonst mit einer Progression, d.h. mit schweren nekrotisierenden Ulzerationen gerechnet werden muss. Die **Dosierung** ist 3-mal tgl. 5 mg/kg, bei generalisiertem Herpes 3-mal tgl. 10 mg/kg. Bei Aciclovir-Resistenz kommt Foscarnet (s. S. 333) in Frage. Zur Prophylaxe von Rezidiven können über längere Zeit orale Aciclovir-Dosen von 2- bis 5-mal tgl. 200–500 mg nützlich sein.

HSV-Infektionen des Auges werden meist durch den Typ 1 (HSV 1) hervorgerufen und verlaufen als **follikuläre Konjunktivitis** (meist einseitig), **Blepharitis** (mit Bläschen am Lidrand) oder als **Keratitis** (s. S. 602), z.T. mit gefährlichen Folgen. Sie werden in der Regel topisch behandelt. Nur bei Neugeborenen mit Augenbeteiligung und bei Immunsupprimierten ist die i.v. Anwendung von Aciclovir unverzichtbar.

Herpes simplex der Haut (z.B. **Herpes labialis**) oder Mundschleimhaut (**Stomatitis aphthosa**). Hierbei ist meist eine symptomatische Behandlung ausreichend. Nur bei generalisiertem Herpes der Haut, z.B. bei atopischer Dermatitis (**Eczema herpeticatum**), ist eine i.v. oder orale Gabe von Aciclovir erforderlich.

Literatur

Barton SE, Ebel CE, Kirchner JT, et al. The clinical management of recurrent genital herpes: current issues and future prospects. Herpes 2002; 9: 15–20.

Kaplan CP, Bain KP. Cognitive outcome after emergent treatment of acute herpes simplex encephalitis with acyclovir. Brain Inj (England) 1999; 13: 935–41.

McGrath N, Anderson NE, Croxson MC, et al. Herpes simplex encephalitis treated with acyclovir: diagnosis and long term outcome. J Neurol Neurosurg Psychiatry 1997; 63: 321–6.

Therapie

Scott LL, Hollier LM, McIntire D, et al. Acyclovir suppression to prevent recurrent genital herpes at delivery. Infect Dis Obstet Gynecol 2002; 10: 71–7.

Tyring SK, Douglas JM, Corey L, et al. A randomized, placebo-controlled comparison of oral valacyclovir and acyclovir in immunocompetent patients with recurrent genital herpes infections. The Valaciclovir International Study Group. Arch Dermatol 1998; 134: 185–91.

Varizellen und Zoster

Das Varicella-Zoster-Virus (VZV) gehört zur Familie der Herpesviren und ist gegen Aciclovir schwächer empfindlich als das Herpes-simplex-Virus (HSV). Bei Erstinfektion führt es bei seronegativen Personen zu Varizellen, bei Reaktivierung nach einer Latenzzeit bei seropositiven Personen zu Herpes zoster. Eine antivirale Therapie ist nur bei bestimmten klinischen Formen indiziert.

Varizellen

Bei Kindern verlaufen Varizellen im Allgemeinen gutartig und benötigen keine antivirale Behandlung. Diese kann jedoch bei schweren Verläufen lebensrettend sein. Dazu gehören:

Perinatale Varizellen (bei intrauteriner Übertragung in den letzten 5 Tagen vor der Geburt oder bei Virusübertragung in den ersten 2 Tagen nach der Geburt). Die Gefährlichkeit einer Erkrankung ist deshalb so groß, weil das Neugeborene von der Mutter keine protektiven Antikörper bekommen hat und sein Immunsystem noch unreif ist. Die rasch fortschreitende Erkrankung des Neugeborenen führt durch Beteiligung innerer Organe, besonders der Lungen, in etwa 30 % zum Tode.

Therapie: Man verabreicht dem Neugeborenen Varicella-Immunglobulin, wenn bei der Mutter in den letzten 5 Tagen vor der Entbindung oder in den ersten 2 Tagen nach der Entbindung eine Varizellen-Erkrankung begonnen hat. Zusätzlich gibt man Aciclovir i.v. (3-mal tgl. 10 mg/kg als Kurzinfusion). Nach der 2. Lebenswoche auftretende Varizellen, die postnatal erworben sind, haben eine bessere Prognose, sollten aber auch mit Aciclovir i.v. behandelt werden, da tödliche Erkrankungen beobachtet sind.

Prophylaxe: Bei sicherer Exposition einer seronegativen Schwangeren erhält diese sofort Varicella-Immunglobulin.

Progressive Varizellen bei immunsupprimierten Personen (z. B. Tumorleiden, AIDS, Organtransplantation) verlaufen häufig tödlich und müssen mit Aciclovir i.v. (3-mal tgl. 10 mg/kg als Kurzinfusion), bei Aciclovir-Resistenz mit Foscarnet (s. S. 333) behandelt werden. Wegen der schlechten Prognose sollte jeder stark immunsupprimierte Patient schon bei Varizellen-Beginn Aciclovir i.v. erhalten, um ein Fortschreiten der Erkrankung (mit Hirn-, Leber- und Lungenbeteiligung) zu verhindern. Nach einer früheren Erkrankung an Varizellen können bei Leukämikern Zweiterkrankungen auftreten.

Die **Varizellen-Pneumonie** ist eine bei Erwachsenen und bei immunsupprimierten Patienten nicht selten tödliche Komplikation. Sie beginnt meist zwischen dem 3. und 5. Krank-

Therapie

683

heitstag und äußert sich durch Tachypnoe, Husten und anhaltendes Fieber. Röntgenologisch sieht man Zeichen einer interstitiellen Pneumonie. Sie kann 6–12 Wochen andauern. Auch leichtere Verläufe sind möglich. Aciclovir i.v. verkürzt den Krankheitsverlauf.

Die **postinfektiöse Meningoenzephalitis** und die **akute zerebellare Ataxie** sind sehr seltene Komplikationen. Ob Aciclovir dabei den Verlauf beeinflussen kann, der oft im Tod oder mit Defektheilung endet, ist nicht genau bekannt. Bei schweren Erkrankungen ist ein Behandlungsversuch mit Aciclovir i.v. gerechtfertigt.

Zoster

Vorkommen vorwiegend bei älteren Erwachsenen und immunsuppressiv behandelten Patienten mit Teilimmunität nach früher durchgemachten Varizellen (30 % aller AIDS-Patienten!). Eine Zoster-Infektion ist eine typische Manifestation der HIV-Infektion schon bei gering ausgeprägtem Immundefekt. Dabei kommt es zu teilweise starken und persistierenden Nekrosen, Schmerzen und gefährlichen Verläufen (Myelitis, Lähmungen).

Entstehung durch Viruspersistenz in Spinalganglien oder Hirnnervenganglien, später Virusaktivierung (bei Herabsetzung der Immunität) und Ausbreitung entlang der sensiblen Nerven. Es erkranken auch Kinder mit Geschwulstleiden oder unter immunsuppressiver Therapie sowie Säuglinge nach Varizellenexposition in utero. Segmentale, meist einseitige Anordnung der Bläschen entlang dem Nervenverlauf, begleitet von Neuralgien und Fieber. Die Bläschen sind größer als bei Varizellen, ulzerieren leichter und bilden ausgedehnte Krusten. Sie sind häufig am Thorax, im Trigeminusbereich (Gesicht, Auge) und am Ohr (als **Ramsay-Hunt-Syndrom** mit Fazialisparese) lokalisiert. Selten sind generalisierter Herpes zoster und ein **Zoster sine herpete** (keine Hauterscheinungen, dagegen lokalisierte Schmerzen, Parästhesien, regionäre schmerzhafte Lymphknotenschwellungen). Herpes Zoster ist vorwiegend eine klinische Diagnose, eine Bestätigung kann mittels PCR oder Virusanzüchtung aus Bläscheninhalt und Liquor erfolgen. Ein stärkerer Titeranstieg komplementbindender Antikörper nach 2–4 Wochen ist diagnostisch verwertbar.

Therapie: Mit Aciclovir i.v. (3-mal tgl. 10 mg/kg als Kurzinfusion) behandelt man alle Zoster-Erkrankungen von **immunsupprimierten Personen**. Diese Therapie soll ernste Komplikationen, wie generalisierten Zoster, progressive Enzephalitis, Myelitis, Retinitis und granulomatöse zerebrale Angiitis (nach Zoster ophthalmicus) verhüten.
Mit Aciclovir oral, besser mit Valaciclovir (ein Absorptionsester von Aciclovir) oder Famciclovir (bessere Resorption) oder Brivudin oral werden Zoster-Erkrankungen von **immunkompetenten Personen** behandelt. Diese Mittel können bei rechtzeitiger Gabe (bester Effekt bis 2 Tage nach Exanthem!) die Heilung der Hautläsionen beschleunigen und eine akute Neuritis bessern, verhindern aber nicht Rezidive und postherpetische Neuralgien, die monatelang anhalten können. Die Tagesdosis ist je nach Mittel verschieden (s. Tab. 22.1-1, S. 679), die Behandlungsdauer 5 Tage.

Literatur

Birthistle K, Carrington D. Fetal varicella syndrome – a reappraisal of the literature. J Infect 1998; 36 (Suppl 1): 25–9.

Burke DG, Kalayjian RC, Vann VR. Polymerase chain reaction detection and clinical significance of varicella-zoster virus in cerebrospinal fluid from human immunodeficiency virus-infected patients. J Infect Dis 1997; 176: 1080–4.

El Daher N, Magnussen R, Betts RF. Varicella pneumonitis: clinical presentation and experience with acyclovir treatment in immunocompetent adults. Int J Infect Dis 1998; 2: 147–51.

Fielder CP, Raza SA. Steroids in facial palsy due to herpes zoster. Steroids are indicated if paralysis is complete and no contraindications exist. BMJ 1998; 316: 233–4.

Horiuchi Y. Recurrent herpes zoster. J Dermatol 1998; 25: 347–8.

Johnson RW, Dworkin RH. Treatment of herpes zoster and postherpetic neuralgia. BMJ 2003, 326, 748–50

Kakinuma H, Itoh E. A continuous infusion of acyclovir for severe hemorrhagic varicella. N Engl J Med 1997; 336: 732–3.

Keane J, Gochuico B, Kasznica JM. Usual interstitial pneumonitis respons. to corticost. follow. varicella pneumonia. Chest 1998; 113: 249–51.

Ko JY, Sheen TS, Hsu MM. Herpes zoster oticus treated with acyclovir and prednisolone: clinical manifestations and analysis of prognostic factors. Clin Otolaryngol 2000, 25, 139–42.

Lin TY, Huang YC, Ning HC. Oral acyclovir prophylaxis of varicella after intimate contact. Pediatr Infect Dis J 1997; 16: 1162–5.

Margolis TP, Milner MS, Shama A, et al. Herpes zoster ophthalmicus in patients with human immunodeficiency virus infection. Am J Ophthalmol 1998; 125: 285–91.

Mutalik S, Gupte A, Gupte S. Oral acyclovir therapy for varicella in pregnancy. Int J Dermatol 1997; 36: 49–51.

Nathwani D, Maclean A, Conway S. Varicella infections in pregnancy and the newborn. J Infect 1998; 36 (Suppl 1): 59–71.

Ozaki T, Nishimura N, Kajita Y, et al. Suscept. to aciclovir in viral isolates from children with varicella. Arch Dis Child 1998; 78: 95.

Rolston KV, Manzullo E, Elting L. Ambulatory management of varicella-zoster virus infection in immunocompromised cancer patients. Support Care Cancer 1998; 6: 57–62.

Torrens J, Nathwani D, MacDonald T, et al. Acute Herpes zoster in Tayside: demogr. and treatm. details in immunocomp. patients 1989–1992. J Infect 1998; 36: 209–14.

Wenkel H, Rummelt V, Fleckenstein B, et al. Detect. varicella zoster virus DNA viral antigen human eyes after herpes zoster ophthalmicus. Ophthalmol. 1998; 105: 1323–30.

Zytomegalie (CMV)

Zytomegalieviren gehören zur Familie der Herpesviren und sind bei Mensch und Tier weit verbreitet. Die meisten CMV-Infektionen sind inapparent. Es gibt jedoch eine breite Palette von humanen Erkrankungen, die in unterschiedlicher Schwere verlaufen können.

Zytomegalie ist eine relativ häufige pränatale Infektion; sie kann zu Enzephalitis, Chorioretinitis, Hepatitis, thrombozytopenischer Purpura und Mikrozephalie oder Hydrozephalus führen.

Man unterscheidet die Erstinfektionen bei vorher seronegativen Personen von den rekurrierenden Infektionen bei seropositiven Personen, welche entweder durch Reaktivierung einer latenten Infektion oder durch eine Reinfektion entstehen. Meist verlaufen Erstinfektionen schwerer als rekurrierende Infektionen.

Bei **immunkompetenten Erwachsenen und Kindern** gibt es die meist gutartige CMV-Mononukleose, welche jedoch zahlreiche Komplikationen haben kann (z. B. Hepatitis, Myokarditis, Pneumonie und Polyradikulitis).

Bei **immunsupprimierten Kindern und Erwachsenen** sind zahlreiche Organmanifestationen möglich, von denen die **CMV-Pneumonie**, **CMV-Retinitis** und **CMV-Gastroenterokolitis** gefürchtet sind. Eine Zytomegalievirus-(CMV-)Infektion bietet nur beim Vorliegen einer Retinitis ein typisches klinisches Bild. Die Symptome anderer CMV-bedingter Erkrankungen sind uncharakteristisch, die Diagnose lässt sich oft nur histologisch bestäti-

Therapie

gen. Auffällig ist der Unterschied der Organmanifestationen bei immunsupprimierten Patienten: So ist bei AIDS die Retinitis die mit Abstand häufigste und erste klinische Manifestation, während Pneumonien bei jeglichen Organtransplantierten führend sind. Bei über 50 % aller an AIDS verstorbenen Patienten wurde eine floride CMV-Infektion in verschiedenen Organen festgestellt. Dabei sind die Lungen, die Nebennieren und der Gastrointestinaltrakt besonders betroffen. Auch Hirnsymptome können durch CMV bedingt sein.

Diagnose: Ein positiver histologischer Befund beweist keineswegs eine behandlungsbedürftige Infektion. Auch serologische Methoden sind wenig geeignet, da nahezu alle Patienten Antikörper gegen CMV haben und Titeranstiege bei immundefizienten Patienten nicht zu erwarten sind. Durch PCR lässt sich virale DNS in mononukleären Blutzellen und im Urin, Liquor oder Bronchialsekret nachweisen. Die Entscheidung für die mit erheblichen Nebenwirkungen belastete Therapie der CMV-Infektion muss klinisch getroffen werden.

Therapie: Die Schwierigkeiten bei der Therapie beruhen vor allem darauf, dass es mit den wesentlichen zur Verfügung stehenden Substanzen Gancivlovir, Foscarnet und Cidofovir nicht gelingt, alle Viren abzutöten, und es nach Beenden der Behandlung häufig zu einem **Rezidiv** kommt. Außerdem sind Ganciclovir, Foscarnet und Cidofovir schlecht verträglich und dürfen nur mit großer Vorsicht über längere Zeit gegeben werden (Tab. 22.1-2). Ganciclovir, Valganciclovir (ein Prodrug von Ganciclovir), Foscarnet und Cidofovir sind zur Therapie von CMV-Infektionen zugelassen und wurden vor allem bei der CMV-Retinitis von AIDS-Patienten untersucht, die ohne Behandlung immer zur Erblindung führen würde. Die Therapie schwerer lokaler oder systemischer Infektionen ist mit oralem Ganciclovir aufgrund der schlechten Resorption der Substanz unsicher, hingegen zeigen vergleichende Untersuchungen von Valganciclovir mit Ganciclovir i.v. vergleichbar gute Ergebnisse. Über die Dosierung bei der Initial- und Erhaltungstherapie sowie die möglichen Nebenwirkungen s. S. 328 und S. 332. Foscarnet und Cidofovir sollten nur bei schwerer Myelotoxizität von Ganciclovir oder einer Ganciclovir- bzw. Valganciclovir-Resistenz von CMV verwendet werden. Über die Wirksamkeit von Cidofovir im Vergleich zu den beiden anderen Substanzen liegen keine Studienergebnisse vor, wenn auch die klinische Erfahrung hinsichtlich der Wirksamkeit bisher keine Unterschiede erkennen lässt. Sowohl Foscarnet als auch Cidofovir können sehr schnell zu irreversiblen Nierenschädigungen führen, weshalb ihr Einsatz nur unter strengem Infusionregiment und nephrologischer Kontrolle erfolgen sollte. Dies ist besonders bei Cidofovir wegen seiner extrem langen Halbwertszeit zu beachten, andererseits ist diese für eine ambulante (14-tägige) Therapie besonders attraktiv.

Tab. 22.1-2   I. v. Mittel gegen Zytomegalievirus (CMV).

Parameter	Ganciclovir	Cidofovir	Foscarnet
Aktivität	+	++	(+)
Verteilung im Gewebe	gut (auch Liquor)	nicht liquorgängig	gut (auch Liquor)
Verträglichkeit	schlecht	schlecht	schlecht
Tagesdosis	10 mg/kg (initial)*	Alle 2 Wochen einmal 5 mg/kg KG	200 mg/kg (initial)
Bei Ganciclovir-Resistenz	unwirksam	meist unwirksam	wirksam

* Zur Erhaltungstherapie niedrigere Dosis. (+) = gering; + = stark; ++ = sehr stark wirksam.

Therapie

Prophylaxe: Nach Organtransplantation kann Ganciclovir zur Verhinderung einer CMV-Erkrankung gegeben werden. Initial gibt man Patienten mit normaler Nierenfunktion Ganciclovir i. v. 5 mg/kg alle 24 h (an 7 Tagen in der Woche) oder 6 mg/kg alle 24 h (an 5 Tagen in der Woche). Die Dauer der Prophylaxe hängt von Dauer und Grad der Immunsuppression ab (bis maximal 120 Tage nach Transplantation). Seit einigen Jahren ist auch eine Prophylaxe mit Ganciclovir-Tabletten möglich (tgl. 3 g, verteilt auf 3–4 Einzelgaben), die allerdings zunehmend ersetzt wird durch Valganciclovir mit einer besseren Bioverfügbarkeit und deutlich geringeren Tablettenzahl (2-mal 1 Tabl. a 450 mg/d). Die Tabletten sind stets mit der Mahlzeit einzunehmen. Bei seronegativen Transplantatempfängern kann zusätzlich wiederholt CMV-Immunglobulin (Cytoglobin, Cytotect) gegeben werden.

Eine andere **Primärprophylaxe** (z. B. bei AIDS-Patienten) konnte sich bisher nicht durchsetzen, hingegen sollte bei Hochrisikopatienten (niedrige CD4-Zellzahl, schwere Immunsuppression) und vorangegangener bzw. akut behandelter CMV-Infektion in der Regel eine **Rezidiv- oder Sekundärprophylaxe** durchgeführt werden, sofern sich die immunologische Situation der Patienten nicht verbessern lässt. Bei AIDS-Patienten heißt dies, dass eine weitere Suppressionstherapie für mindestens weitere 6 Monate durchgeführt werden sollte und ein Absetzen erst bei mehr als 100–150 CD4-Zellen/µl zu empfehlen ist.

Literatur

Balfour HH Jr, Fletcher CV, Erice A, et al. Effect of foscarnet on quantities of cytomegalovirus and human immunodeficiency virus in blood of persons with AIDS. Antimicrob Agents Chemother 1996; 40: 2721–6.

Beaugerie L, Cywiner-Golenzer C, Monfort L, et al. Definition and diagnosis of cytomegalovirus colitis in patients infected by human immunodeficiency virus. J Acquir Immune Defic Syndr Hum Retrovirol 1997; 14: 423–9.

Boivin G, Quirk MR, Kringstad BA, Germain M, Jordan MC. Early effects of ganciclovir therapy on the quantity of cytomegalovirus DNA in leukocytes of immunocompromised patients. Antimicrob Agents Chemother 1997; 41: 860–2.

Bowen EF, Wilson P, Cope A, et al. Cytomegalovirus retinitis in AIDS patients: influence of cytomegaloviral load on response to ganciclovir, time to recurrence and survival. AIDS 1996; 10: 1515–20.

Bowen EF, Sabin CA, Wilson P, et al. Cytomegalovirus (CMV) viraemia detected by polymerase chain reaction identifies a group of HIV-positive patients as high risk of CMV disease. AIDS 1997; 11: 889–93.

Danner SA, Matheron S. Cytomegalovirus retinitis in AIDS patients: a comparative study of intravenous and oral ganciclovir as maintenance therapy. AIDS 1996; 10 (Suppl 4): 7–11.

Hansen KK, Vestbo J, Benfield T, Lundgren JD, Mathiesen LR. Rapid detection of cytomegalovirus in bronchoalveolar lavage fluid and serum samples by polymerase chain reaction: correlation of virus isolation and clinical outcome for patients with human immunodeficiency virus infection. Clin Infect Dis 1997; 24: 878–83.

Jacobson MA. Treatment of cytomegalovirus retinitis in patients with the acquired immunodeficiency syndrome. N Engl J Med 1997; 337: 105–14.

Ljungman P, Engelhard D, Link H, et al. Treatment of interstitial pneumonitis due to cytomegalovirus with ganciclovir and intravenous immune globulin: experience of European Bone Marrow Transplant Group. Clin Inf Dis 1992; 14: 831–5.

Martin DF, Sierra-Madero J, Walmsley S, et al. A controlled trial of valganciclovir as induction therapy for cytomegalovirus retinitis. N Engl J Med 2002; 346: 1119–26.

Musch DC, Martin DF, Gordon JF, Davis MD, Kuppermann BD. Treatment of cytomegalovirus retinitis with a sustained-release ganciclovir implant. N Engl J Med 1997; 337: 83–90.

Pulido F, Carnevali D, Rubio R. Oral ganciclovir as prophylaxis against cytomegalovirus. N Engl J Med 1996; 335: 1396.

Studies of Ocular Complications of AIDS Research Group in Collaboration with the AIDS Clinical Trials Group. Combination foscarnet and ganciclovir therapy vs monotherapy for the treatment of relapsed cytomegalovirus retinitis in patients with AIDS. Arch Ophthalmol 1996; 114: 23–33.

Therapie

22.2 Hepatitis

Die chronischen Hepatitiden durch Hepatitis-B- und -C-Viren sind in den letzten Jahren zu behandelbaren Erkrankungen geworden. Die fast immer leicht und nie chronisch verlaufende Hepatitis A ist zwar nicht behandelbar, aber wohl auch nicht behandlungsbedürftig. Die Hepatitis-Therapie ist ein schwieriges Spezialgebiet geworden, das derzeit möglichst nur in kontrollierten Therapieprogrammen mit Hilfe von spezialisierten Ambulanzen vorgenommen werden sollte, wo auch die klinischen Ergebnisse ausgewertet werden sollten.

Akute Hepatitis: Die Therapie beschränkt sich auf rein symptomatische Maßnahmen und Vermeidung von hepatotoxischen Medikamenten (Paracetamol!) und Alkohol. Die Abheilung einer akuten Hepatitis setzt keineswegs Bettruhe voraus; allenfalls schwere körperliche Arbeit ist negativ zu beurteilen. Es gibt bislang keine etablierte antivirale Therapie der akuten Hepatitis A, B und C sowie weiterer Formen. Die antivirale Therapie erfolgt nur beim Vorliegen einer chronischen Verlaufsform.

Chronische Hepatitis: Der Verdacht entsteht, wenn die Serumtransaminasen länger als 6 Monate erhöht sind und bei Hepatitis B HBs-Ag persistiert. Für eine chronisch aktive Hepatitis B sprechen auch ein hoher Anti-HBc-IgG-Titer und HBc-Antigen-Titer, während Anti-HBs fehlt. Bei chronischer Hepatitis C findet man im Serum oft noch längere Zeit HCV-Antikörper, außerdem Antikörper gegen einen Cytochrom-P-450-Bestandteil in den Mikrosomen.

Bestätigt wird die **Diagnose** einer chronischen Hepatitis durch die Leberbiopsie. Bei der chronisch-aggressiven Form finden sich die typischen histologischen Veränderungen, die bei der chronisch-persistierenden Form fehlen. Der Übergang von einer chronisch-persistierenden in eine chronisch-aggressive Form ist möglich, aber selten. Die Kunst bei der Therapie einer chronischen Hepatitis besteht darin, die Patienten herauszufinden, die von einer Therapie am meisten profitieren. Die Virustherapie bei einer ausgebrannten Leberzirrhose ist nicht mehr sinnvoll und sogar schädlich. Ebenso ist es nicht sinnvoll, rein asymptomatische Virusträger ohne Zeichen einer Hepatitis zu behandeln. Bei persistierender aktiver HBV- oder HCV-Infektion kann sich später eine Zirrhose oder ein Leberzellkarzinom entwickeln.

Andere Ursachen einer chronischen Hepatitis sind auszuschließen: Autoimmunhepatitis, toxische (medikamentenbedingte) Hepatitis, Alkohol-Hepatitis, angeborene Stoffwechselerkrankungen wie Wilson-Krankheit, α_1-Antitrypsin-Mangel, zystische Fibrose u. a.

Hepatitis B: Ursache ist das sehr kleine, zu einer eigenen Spezies gehörende Hepadna-Virus mit gewisser Verwandtschaft zu Retroviren. Nur einige Affenarten können experimentell infiziert werden. Eine Kultur ist bislang nicht möglich. Eine Co-Infektion mit dem Hepatitis-D(= Delta)-Virus kann den Verlauf ungünstig beeinflussen.

Die Hepatitis B geht in ca. 5–10 % in eine **chronische Verlaufsform** über. Von einer chronischen Hepatitis spricht man, wenn die Virusreplikation über 6 Monate bestehen bleibt. Der natürliche Verlauf kann in 3 Phasen eingeteilt werden: Eine anfängliche Phase der Immuntoleranz, eine Phase der ausgeprägten Hepatitis-Symptomatik und eine chronische Phase mit normalen Transaminasen, in der nur noch leere Virushüllen (Hbs-Antigen) produziert werden. Diese letzte Phase ist charakterisiert durch den Verlust der HBV-DNA und des

HBe-Ag sowie durch das Auftreten von Anti-HBe. Der Verlauf kann durch erneute Hepatitisschübe kompliziert werden.

Die **Therapie** hat sich in den letzten Jahren erheblich verbessert. Die früher übliche Monotherapie mit Interferon-alpha erbrachte nur ungenügende Ergebnisse. Durch eine Kombination mit Lamivudin wird in höherem Ausmaß eine Serokonversion und Ausheilung der Hepatitis B erreicht. Die Therapie mit Lamivudin war bislang durch eine rasche Resistenzentwicklung problematisch. Bei bis zu 50 % der Patienten tritt innerhalb von zwei Jahren eine Resistenz gegen Lamivudin auf. Neuere Studien zur Therapie der chronischen Hepatitis B mit den Substanzen Adefovir und Tenofovir zeigen auch eine Wirksamkeit bei Lamivudin-resistenter Hepatitis B. Ein neues, viel versprechendes Mittel ist Entecavir. Adefovirdipivoxil ist seit 2003 zur Behandlung der chronischen Hepatitis B zugelassen. Indikationen sind kompensierte Lebererkrankungen mit aktiver Virusreplikation, erhöhten Transaminasen und histologischen Anzeichen einer aktiven Lebererkrankung. Die Nukleosidanaloga hemmen die HBV-DNA-Polymerase. Studien mit pegyliertem Interferon bei Hepatitis B laufen. Es ist damit zu rechnen, dass sich die Ergebnisse der Hepatitis-B-Therapie in den nächsten Jahren erheblich verbessern werden.

Die **Dosierung** des gentechnisch hergestellten Interferon-alpha bei chronischer Hepatitis B ist 2,5–5 Mill. E/m^2 Körperoberfläche subkutan 3-mal wöchentlich für 4–6 Monate. Die übliche Dosierung von Lamivudin (Zeffix) ist 100 mg einmal täglich, die von Adefovir (Hepsera) 10 mg einmal täglich.

Hepatitis C: Ursache ist ein Flavivirus, von dem 6 Untertypen existieren; besonders relevant sind die Typen 1, 2 und 3. Es gibt kein Tiermodell und keine Anzucht der Erreger. Die akute Form verläuft meist leichter als eine Hepatitis B. Die chronische Hepatitis durch das Hepatitis-C-Virus ist die häufigste Form einer chronischen Hepatitis. Eine chonische Hepatitis C entsteht bei 50–80 % der akut erkrankten Patienten. Nur ca. 20 % entwickeln später eine Zirrhose, sodass es schwierig ist, diejenigen Patienten herauszufinden, die eine Therapie benötigen.

In der Vergangenheit bestand die **Therapie** aus einer Kombination aus 3-mal wöchentlichen Interferon-Injektionen, kombiniert mit oralem Ribavirin. Diese Therapie war teuer, schlecht verträglich und wenig effektiv. Nur ca. 40 % der behandelten Patienten wurden geheilt. Lang wirkende pegylierte Interferone haben seit 2001 die Therapie der chronischen Hepatitis C entscheidend verbessert. Zwei pegylierte Interferone sind erhältlich: PEG-IFN-alpha(2a) (Pegasys) und kDa-PEG-IFN-alpha(2b) (Peg-Intron). Sie haben unterschiedliche physikochemische, pharmakokinetische und pharmakodynamische Eigenschaften. PEG-IFN-alpha(2a) liegt als Lösung vor und wird in einer festen Dosierung gegeben, während PEG-IFN-alpha(2b) ein Pulver ist, das aufgelöst werden muss; die Dosierung hängt vom Körpergewicht ab. Beide PEG-Interferone werden als eine Injektion pro Woche gegeben; in Monotherapie sind sie effektiver als die alten Formen. PEG-Interferon-alpha(2a) erwies sich sich in Monotherapie als etwas effektiver als PEG-Interferon-alpha(2b), was mit der unterschiedlichen Dosierung zusammenhängen kann. In Kombination mit Ribavirin haben beide Interferone ein akzeptables Nebenwirkungsprofil. Gut 50 % der Patienten werden mit beiden Formen geheilt. Die Behandlungsresultate hängen entscheidend vom Subtyp des Virus ab. Nach 12-wöchiger Therapie lässt sich das Ansprechen meist gut voraussagen. Subtyp 1 benötigt eine höhere Dosierung und längere Therapiedauer als die Subtypen 2 und 3.

Die übliche **Dosierung** von Ribavirin (Copegus) bei chronischer Hepatitis C ist 1000 mg (< 75 kg KG) bzw. 1200 mg (>75 kg KG). Die Hauptnebenwirkung von Ribavirin ist eine durch Hämolyse bedingte Anämie. Die Kombinationstherapie hat auch noch eine Vielzahl anderer Nebenwirkungen. Die beiden PEG-Interferone stellen einen wesentlichen Fortschritt der Therapie der chronischen Hepatitis dar. Die verbesserte Applikation und Verträglichkeit sowie die höhere Effektivität dürfte die Zahl der Patienten, die wegen chronischer Hepatitis behandelt werden, in Zukunft ansteigen lassen. Es gibt bislang noch nicht viele andere Mittel gegen Hepatitis C. Möglicherweise hat aber auch Amantadin einen Effekt bei Hepatitis C.

Begleittherapie: Die sonstige Therapie einer Hepatitis ist rein symptomatisch mit Vermeidung von hepatotoxischen Medikamenten und Alkohol. Es gibt keinen Hinweis auf die Wirksamkeit unspezifischer Medikamente. Kortikosteroide werden heute bei der akuten und chronischen Hepatitis B und C nicht mehr empfohlen, können jedoch bei der seltenen chronischen Autoimmunhepatitis den Verlauf günstig beeinflussen.

Co-Infektionen: Eine Hepatitis-Therapie bei gleichzeitiger HIV-Infektion ist schwierig. Einige Mittel gegen Hepatitis B besitzen auch Aktivität bei HIV-Infektionen (Lamivudin, Tenofovir, Adefovir). Interferon-alpha hat kaum Aktivität bei HIV. Ribavirin ist unwirksam. Es gibt mittlerweile aber eine Reihe von erfolgreichen Therapiestudien bei HIV- und Hepatitis-Doppelinfektionen.

Prävention: Die Hepatitis A lässt sich durch Nahrungsmittelhygiene und eine gut verträgliche Impfung verhindern. Hepatitis B und C werden durch Bluttransfusionen übertragen; dieser Übertragungsweg kann durch Kontrollen im Blutspendewesen weitgehend verhindert werden. Hepatitis B wird relativ oft auch genital übertragen, in geringem Umfang auch Hepatitis C. Gegen Hepatitis B gibt es gut verträgliche und effektive Impfstoffe, nicht aber gegen Hepatitis C.

Literatur

Bell H et al. Treatment with interferon-alpha2a alone or interferon-alpha2a plus ribavirin in patients with chronic hepatitis C previously treated with interferon-alpha2a. Scand J Gastroenterol, 1999; 34: 194–8.

Bellobuono A, Mondazzi L, Tempini S, et al. Efficacy of different regimens of alpha interferon in chronic hepatitis C and relationship between response and HCV genotype. J Hepatol 1994; 21 (suppl): 35.

Benhamou Y, Bochet M, Thibault V, et al. Safety and efficacy of adefovir dipivoxil in patients co-infected with HIV-1 and lamivudine- resistant hepatitis B virus: an open-label pilot study. Lancet 2001; 358: 718–23.

Benhamou Y, Tubiana R, Thibault V. Tenofovir disoproxil fumarate in patients with HIV and lamivudine-resistant hepatitis B virus. N Engl J Med 2003; 348: 177–8.

Berg T, Kronenberger B, Hinrichsen H, et al. Triple therapy with amantadine in treatment-naive patients with chronic hepatitis C: a placebo-controlled trial. Hepatology 2003; 37: 1359–67.

Brunetto MR, Oliveri F, Demartini A, et al. Treatment with interferon of chronic hepatitis B associated with antibody to hepatitis B antigen. J Hepatol 1991; 13 (suppl 1): 8–S11.

Bruno R, Sacchi P, Zocchetti C, et al. Rapid hepatitis B virus-DNA decay in co-infected HIV-hepatitis B virus 'e-minus' patients with YMDD mutations after 4 weeks of tenofovir therapy. AIDS 2003; 17: 783–4.

Chemello L, Cavalletto L, Bernardinello E, et al. The effect of interferon alfa and ribavirin combination therapy in naive patients with chronic hepatitis C. J Hepatol 1995; 23 (suppl 2): 8–12.

Davis GL. Prediction of response to interferon treatment of chronic hepatitis C. J Hepatol 1994; 21: 1–3.

Di Bisceglie AM, Martin P, Kassianides C, et al. Recombinant interferon alfa therapy for chronic hepatitis C: a randomized double blind placebo-controlled trial. N Engl J Med 1989; 321: 1506–10.

Di Bisceglie AM, Hoofnagle JH. Optimal therapy of hepatitis C. Hepatology 2002; 36 (suppl 1): 121–7.

Fischer L et al. Treatment of severe recurrent hepatitis C after liver transplantation with ribavirin plus interferon alpha. Transplant Proc 1999; 31: 294–5.

Foster GR. Pegylated interferon with ribavirin therapy for chronic infection with the hepatitis C virus. Expert Opin Pharmacother 2003; 4: 685–91.

Hadziyannis SJ, Tassopoulos NC, Heathcote EJ, et al. Adefovir dipivoxil for the treatment of hepatitis Be antigen-negative chronic hepatitis B. N Engl J Med 2003; 348: 800–7.

Kanai K, Kato M, Okamato H, et al. HCV genotypes in chronic hepatitis C and response to interferon. Lancet 1992; 339: 1543.

Korenman J, Baker B, Waggoner J, et al. Long term remissions of chronic hepatitis B after alpha interferon. Ann Intern Med 1991; 114: 629–34.

Lai CL, Rosmawati M, Lao J, et al. Entecavir is superior to lamivudine in reducing hepatitis B virus DNA in patients with chronic hepatitis B infection. Gastroenterology 2002; 123: 1831–8.

Lewin S, Walters T, Locarnini S. Hepatitis B treatment: rational combination chemotherapy based on viral kinetic and animal model studies. Antiviral Res 2002; 55: 381–96.

Marcellin P, Chang TT, Lim SG, et al. Adefovir dipivoxil for the treatment of hepatitis Be antigen-positive chronic hepatitis B. N Engl J Med 2003; 348: 808–16.

McHutchison JG. Hepatitis C advances in antiviral therapy: what is accepted treatment now? J Gastroenterol Hepatol 2002; 17: 431–41.

Thomas HC, Lok ASF, Carreno V, et al. Comparative study of three doses of interferon a_{2a} in chronic active hepatitis B. J Viral Hepatol 1994; 1: 139–48.

Wedemeyer H, Cornberg M, Manns MP. PEG-Interferone: Bedeutung für die Therapie der Virushepatitis B und C. Dtsch Med Wochenschr 2001; 126 (Suppl 1): S68–75.

Zeuzem S. Kombinationstherapie der chronischen Virushepatitis C. Dtsch Med Wochenschr 2003; 128: 370–4.

22.3 HIV-Infektion und AIDS

Erreger: Das immunsuppressive Retrovirus HIV 1 (Human Immunodeficiency Virus 1) ist die Ursache von AIDS (Acquired Immune Deficiency Syndrome); es kann bei infizierten Personen aus Blut und Lymphknoten regelmäßig isoliert werden.

AIDS ist das Endstadium der HIV-Infektion.

Durch die moderne antretrovirale Therapie hat sich das klinische Bild der HIV-Infektion stark verändert. Aus einer nicht behandelbaren, fast immer zum Tode führenden Infektion ist eine behandelbare Infektion geworden, die jedoch eine komplizierte und teure Dauerbehandlung erfordert. Infektionen durch das nahe verwandte HIV-2-Virus treten vorwiegend in Westafrika auf und sind in Europa selten. Eine HIV-2-Infektion verläuft ähnlich, aber noch protrahierter. Die antiretrovirale Therapie von HIV-2-Infektionen kann unterschiedlich sein.

Therapie

Epidemiologie:

Eine Übertragung der Viren erfolgt durch
▶ Geschlechtsverkehr
▶ Gemeinsame Benutzung infizierter Injektionsbestecke
▶ Transfusion von Blut oder Blutprodukten
▶ Diaplazentar oder intrapartal von einer infizierten Mutter auf ihr Kind

Andere Übertragungsmechanismen spielen epidemiologisch kaum eine Rolle. Die seit 1980 epidemisch auftretende Krankheit, deren primäres Erregerreservoir offenbar afrikanische Affen waren, breitet sich weiterhin weltweit aus. Besonders betroffen sind männliche Homosexuelle, Heroinsüchtige, Sexualpartner von Erkrankten sowie Neugeborene infizierter Mütter. Die relative Häufigkeit von Ansteckungen durch heterosexuellen Geschlechtsverkehr nimmt in Europa seit einigen Jahren zu. Am Anfang der Epidemie wurden außerdem Empfänger von Bluttransfusionen, Hämophiliepatienten sowie Empfänger bestimmter Plasmaderivate angesteckt. In dieser Gruppe ist kaum mehr mit Neuinfektionen zu rechnen (bei regelmäßiger Kontrolle der Blutspender und korrekter Sterilisation von Plasmaprodukten). Die Infektion kann bereits in der Latenzzeit von infizierten, aber noch nicht auffällig erkrankten Personen übertragen werden. Im Gegensatz zu den meisten anderen Virusinfektionen haben HIV-Infizierte mit Antikörpern im Regelfall eine Dauervirämie (unabhängig von ihrem Gesundheitszustand); ihr Blut und ihre Genitalsekrete sind potenziell infektiös. Der Virusgehalt im Blut (die so genannte **Viruslast**) nimmt mit dem Verlauf der Erkrankung zu und ist ein wichtiger Parameter zur Überwachung der Therapie.

Pathogenese: Die Latenzphase ist die Zeit einer weitgehend inapparenten, aber heftigen Auseinandersetzung zwischen Viren und körpereigener Abwehr. Schwere klinische Erscheinungen treten erst auf, wenn die Infektion die Abwehr überwindet. 1–6 Wochen nach der Ansteckung kann das so genannte **akute HIV-Syndrom** (s. u.) auftreten, das ohne Therapie bald abklingt. Im Allgemeinen dauert es 6–8–12 Wochen, bis nach einer Exposition Antikörper gebildet werden. Bei wenigen Patienten ist der Antikörpernachweis erst später möglich. In der Latenzzeit, die meist 3–10 Jahre dauert (selten auch länger), lassen sich bei genauen Untersuchungen oft schon immunologische Abweichungen nachweisen. Das Virus befällt vor allem Zellen des Immunsystems, bevorzugt die T-Helfer-Lymphozyten (CD4-Zellen) und die Makrophagen, aber auch andere Zellsysteme. Durch die Dysfunktion und Verminderung der T-Helfer-Zellen und Makrophagen kommt es im Verlauf der Erkrankung zu unterschiedlichen opportunistischen Infektionen und zur Entstehung von Tumoren. Kachexie und Enzephalopathie sind offenbar durch das Virus selbst bedingt. Die ersten Jahre der antiretroviralen Therapie waren enttäuschend, da die Viren sehr schnell resistent wurden und nur geringe und kurz dauernde Effekte mit einer Monotherapie erzielt werden konnten. Nach Einführung der **hochaktiven antiretroviralen Kombinationstherapie (HAART)** im Jahre 1995 hat sich der Verlauf der Erkrankung dramatisch gebessert. So ist auch die Inzidenz opportunistischer Infektionen stark zurückgegangen; das gesamte Krankheitsbild hat sich verändert.

Beim Auftreten von sekundären Tumoren spielen möglicherweise onkogene Viren (z. B. Epstein-Barr-, Papova-, Herpes-Viren) als Kofaktoren eine wichtige Rolle. Häufig vorkommende Malignome bei Erwachsenen sind das Kaposi-Sarkom (meist atypisch an der Haut,

Tab. 22.3-1 CDC-Klassifikation mit den Subgruppen A1 bis C3.

Laborkategorie (CD4-Zellen/µl)	Klinische Kategorie		
	A (asymptomatisch)	B (Symptome, kein AIDS)	C (Symptome, AIDS)
1: ≥ 500	A1	B1	C1
2: 200–499	A2	B2	C2
3: < 200	A3	B3	C3

Kategorie A: Asymptomatische HIV-Infektion
Kategorie B: Erkrankungen, die nicht als AIDS-definierende Erkrankungen gelten, z.B. unkomplizierter Soor, Haarleukoplakie, unklares Fieber
Kategorie C: AIDS-definierende Erkrankungen wie Pneumocystis-Pneumonie, Toxoplasma-Enzephalitis, Kryptokokken-Infektion, Kaposi-Sarkom

z.T. auch viszeral), unterschiedliche Lymphome, Non-Hodgkin-Lymphome, ZNS-Lymphome, Morbus Hodgkin, Portiokarzinome und Seminome.

Natürlicher Verlauf: Die HIV-Infektion ist eine klinische Einheit. Eine Trennung der AIDS-Erkrankung (mit schwerem Immundefekt) und den Vorstadien der HIV-Infektion ist unscharf. Die aktuelle HIV-Klassifikation der WHO basiert hauptsächlich auf der Zahl der T-Helfer-Zellen (CD4-Lymphozyten). Unter einer Helferzell-Zahl von 250–300/µl (normal mehr als 500/µl) sind die Patienten von sekundären Infektionen und sekundären Tumoren bedroht. Im Endstadium haben die Patienten fast keine Helferzellen mehr.

Einteilung: Die CDC (Centers for Disease Control) teilt die HIV-Erkrankung in die drei klinischen Kategorien A bis C und in die drei CD4-Zellzahlbereiche 1 bis 3 ein (s. Tab. 22.3-1). In der so entstehenden Matrix werden die Patienten in die Untergruppen A1 bis C3 eingeordnet.
Kategorie A entspricht dem asymptomatischen Stadium der Infektion. Kategorie B umfasst symptomatische Patienten ohne AIDS-definierende Erkrankungen, Kategorie C Patienten mit AIDS-definierenden Erkrankungen.

Akute HIV-Infektion: Das Virus selbst kann mehrere Wochen nach der Ansteckung ein Krankheitsbild mit Fieber und Lymphadenitis hervorrufen, das einer akuten Mononukleose, selten auch einer aseptischen Meningitis ähnelt und ohne Behandlung wieder zurückgeht. Eine derartige akute HIV-Infektion wird nur bei einem kleinen Teil der Patienten diagnostiziert. Oft sind die Antikörperteste noch negativ, die Virus-PCR ist aber positiv. Ein akutes HIV-Syndrom gilt als prognostisch ungünstiges Zeichen.

Latenzphase: Nach einem asymptomatischen Stadium kommt es bei den meisten Patienten zum Auftreten eines **Lymphadenopathie-Syndroms (LAS)**, das in seiner schweren Ausprägung auch **AIDS-Related Complex (ARC)** genannt wird. In diesem Stadium haben die Patienten Fieber, Lymphknotenschwellungen und ein Schwächegefühl, aber auch be-

Therapie

reits opportunistische Infektionen (Mundsoor, seborrhoische Dermatitis, Zoster, Pneumo-kokken-Pneumonien u. a.).

AIDS: Mit dem ersten Auftreten bestimmter (= definierender) opportunistischer Infektionen bzw. Malignomen ist das Vollbild von AIDS erfüllt (s. Tab. 22.3-2). Daneben gibt es seltene Infektionen, die nicht als definierende Erkrankungen gelten, z. B. eine Amöben-, Coccidioides-, Histoplasma- oder Rhodococcus-Infektion.
Auffällig ist, dass die üblichen fakultativ-pathogenen Keime, wie Staphylokokken, E. coli, Pseudomonas, bei AIDS-Patienten nur relativ selten zu Infektionen führen.

Tab. 22.3-2 Wichtige opportunistische Erreger und typische Krankheitsbilder, deren Auftreten bei Personen mit einer HIV-Infektion auf AIDS hinweisen.

Erreger	Typische Krankheitsbilder
Pneumocystis carinii	Meist doppelseitige interstitielle Pneumonie
Toxoplasma gondii	Toxoplasmose-Enzephalitis
Kryptosporidien	Therapieresistente Diarrhoe
Mikrosporidien	Therapieresistente Diarrhoe, Cholestase
Candida albicans	Soor-Stomatitis, -Ösophagitis
Cryptococcus neoformans	Abszesse innerer Organe, Meningitis, Sepsis
Aspergillus fumigatus	Pneumonie, ZNS-Befall
Pityrosporon ovale	Seborrhoische Dermatitis
M. tuberculosis	Extrapulmonale Tuberkulose, Befall mehrerer Organe, generalisierte Lymphknoten-Tuberkulose, Lungen-Tbc
M. avium-intracellulare und andere Mykobakterien	Septikämie, extrapulmonaler Befall mehrerer Organe, generalisierter Lymphknotenbefall, Enteritis
Enteritis-Salmonellen	Septikämie (rezidivierend), Empyeme, Weichteil- und Organabszesse
Aktinomyzeten, Nocardien	Pneumonie, Eiterungen, Hirnabszess
Bartonella henselae	Bazilläre Angiomatose, granulomatöse Hepatitis, Enzephalitis, Retinitis
Herpes simplex (Typ 1 und 2)	Kutane und mukokutane Ulzera, Proktitis, perianale Ulzera, Enzephalitis
Varicella-Zoster-Virus	Progressive Varizellen, Varizellen-Pneumonie, generalisierter Zoster, Myelitis
Zytomegalievirus	Retinitis, Pneumonie, diss. Befall innerer Organe, Diarrhoe
Papova-Viren	Multifokale Leukoenzephalopathie, Papillome
Molluscum-contagiosum-Virus	Molluscum contagiosum (groß, multipel)

Tab. 22.3-3 Einfache Regel für den Beginn einer antiretroviralen Therapie bei einem noch nicht vorbehandelten Patienten.

Helferzellen/mcl	Virämie niedrig	Virämie mittel	Virämie hoch
100	HAART	HAART	HAART
< 350	evtl. HAART	HAART	HAART
350–500	keine Therapie	keine Therapie	HAART
> 500	keine Therapie	keine Therapie	keine Therapie

Die ursprüngliche Stadieneinteilung ist nach der Einführung der hochaktiven antiretroviralen Therapie (HAART) problematisch geworden, da zuvor massiv Erkrankte mit dem Vollbild AIDS sich dramatisch bessern können und wieder in das Stadium eines unauffällig Infizierten zurückkehren können. Das ursprüngliche Schema hatte derartige Besserungen nicht berücksichtigt.

Heutige Einteilung: Sie erfolgt weitgehend nach den **CD4-Zellen** und der **Viruslast,** ergänzt durch die Krankheitsdauer und die antiretrovirale Vorbehandlung (s.Tab. 22.3-3).

Neuro-AIDS: HIV hat einen ausgeprägten Neurotropismus. Bereits im Frühstadium der Krankheit kann es zu einer initial diskreten Hirnbeteiligung kommen, die im weiteren Verlauf progredient sein und zu einer schweren Demenz führen kann (**AIDS-Enzephalopathie**). Die Symptome der AIDS-Enzephalopathie sind von sekundären Infektionen des Gehirns (Toxoplasmose, Zytomegalie, multifokale Leukoenzephalopathie) schwer abzutrennen. Die Unterscheidung einer HIV-Enzephalopathie von einer Neurolues kann praktisch unmöglich sein (Therapie der Lues bei Verdacht!).

Diagnose: Die wichtigste serologische Methode ist der Antikörpernachweis (**ELISA-Technik),** zur Bestätigung dient die **Westernblot-Technik.** Sie fallen mehr als 3 Monate nach Ansteckung in fast 100 % positiv aus. Ein früherer Nachweis ist möglich durch die Bestimmung einer Virämie. Es gibt Schnelltests zum Antikörpernachweis, die eine hohe Sensitivität und Spezifität haben und bereits nach 10–20 Minuten ablesbar sind. Alle serologischen Tests müssen bei positivem Ausfall durch eine zweite Methode bestätigt werden.

Ein **direkter Virusnachweis** ist möglich durch die HIV-Antigenbestimmung, die Virusisolierung und die HIV-PCR. Die Empfindlichkeit ist abhängig von der Testmethode und dem Krankheitsstadium. Der Antigennachweis wird u. a. benutzt zur Frühdiagnose bei der akuten HIV-Infektion (vor Serokonversion). Der quantitative Antigennachweis zeigt in fortgeschrittenen Stadien von AIDS das Ausmaß einer Virämie an und ist heute einer der zentralen Parameter der HIV-Therapie. Die Viruskultur ist in fast allen Stadien einer HIV-Infektion positiv, aber teuer und arbeitsintensiv.

Die quantitative **Bestimmung der Viruslast** (des Grades der Virämie) ist wichtig zur Erkennung des Stadiums einer HIV-Infektion und der Notwendigkeit eines Therapiebeginns (s.u.), außerdem zum therapeutischen Monitoring. Es gibt dafür mehrere Methoden, von denen die Bestimmung der Plasma-RNA-Spiegel am häufigsten benutzt wird (z. B. mit Hilfe der quantitativen RNA-PCR). Die Nachweisbarkeitsgrenzen liegen zwischen 20 und 500

Therapie

Kopien/ml. Ein Behandlungserfolg lässt sich bereits an einer 3–5fachen Änderung (Abnahme um 0,5 log) erkennen, ein Misserfolg an dem Ausbleiben einer Änderung oder einer Zunahme. Nach Virusanzüchtung ist auch eine Prüfung der Empfindlichkeit gegen Virustatika möglich, welche besonders bei Versagen einer vorangegangenen Kombinationstherapie wichtige Informationen liefern kann.

Therapieziele: AIDS ist seit 1996 eine behandelbare Erkrankung geworden, bei der eine endgültige Heilung mit den derzeit vorhandenen Medikamenten jedoch nicht zu erreichen ist.

> Das primäre Therapieziel der HAART ist:
> Verlängerung des Lebens bei möglichst guter Gesundheit und Lebensqualität.

Man unterscheidet zwischen

▶ **antiretroviraler Therapie** (Behandlung der HIV-Infektion),
▶ **Behandlung sekundärer opportunistischer Erkrankungen** (sekundäre Infektionen und Tumoren) und
▶ **symptomatischer Therapie** (z. B. Schmerztherapie, Ernährungstherapie, Psychopharmaka).

Tab. 22.3-4   Möglichkeiten der primären Prophylaxe opportunistischer Infektionen bei HIV-Infizierten.

Erreger	Indikation	Bevorzugtes Mittel	Alternative
Pneumocystis	CD4 < 200/μl	Co-trimoxazol (2-tgl. 0,96 g oral)	Pentamidin-Inhalation **oder** Dapson (tgl. 0,5 g oral)
Toxoplasma	CD4 < 200/μl (wenn Toxoplasma-Antikörper im Serum vorhanden sind)	Co-trimoxazol (2-tgl. 0,96 g oral)	Pyrimethamin (1-mal wöchtl. 0,05 g) **oder** Dapson (1-mal wöchtl. 0,05 g)
Mycobacterium avium-complex	CD4 < 100/μl	Rifabutin (tgl. 0,3 g oral)	Clarithromycin (tgl. 1,0 g)
Mycobacterium tuberculosis	Positiver Tuberkulintest nach früherer Tbc-Erkrankung	Entweder INH (1-mal tgl. 0,3 g) oder Zweierkombination (evtl. + Rifampicin oder Pyrazinamid oder Levofloxacin)	–
Cryptococcus neoformans	CD4 < 100/μl	Fluconazol (tgl. 0,1 g oral)	–
CMV	CD4 < 100/μl	Ganciclovir (tgl. 0,2 g oral)	–

Bei einigen **opportunistischen Infektionen** (Pneumocystis, Toxoplasma, Mycobacterium avium, Mycobacterium tuberculosis, Cryptococcus neoformans, CMV) ist eine primäre **medikamentöse Prophylaxe** möglich (Tab. 22.3-4). Eine Immuntherapie der HIV-Infektion (präventive Impfung, therapeutische Impfung, therapeutische Immunrekonstitution) ist noch nicht klinisch aktuell. Über eine Gentherapie der HIV-Infektion wird emsig geforscht.

Antiretrovirale Therapie

Ziel der Therapie ist die Verminderung der Virämie bis unter die Nachweisbarkeitsgrenze und die Verhinderung einer sekundären Resistenzentwicklung. Die Suppression der Virusinfektion führt zur Wiederherstellung bzw. Erhaltung einer Immunkompetenz. Zur antiretroviralen Therapie stehen zurzeit 19 Substanzen aus vier Klassen (s. Tab. 22.3-5) zur Verfügung; weitere antiretrovirale Mittel – auch aus mehreren neuen Wirkstoffklassen – sind in Entwicklung. Die vier Klassen sind

▶ Nukleoside (NRTI = Nukleosid-Reverse-Transkriptase-Inhibitoren),
▶ Protease-Inhibitoren (PI),
▶ Nicht-Nukleoside (NNRTI = Non-Nukleosid-Reverse-Transkriptase-Inhibitoren) und
▶ Fusionshemmer (= Intergrationshemmer).

In der praktischen Therapie müssen oft Substanzen verwendet werden, die in Deutschland (noch) nicht zugelassen sind, die für diese Indikation noch nicht zugelassen sind, oder die sich noch in der klinischen Entwicklung befinden. Die meisten HIV-Therapeutika wurden bereits nach kritisch kurzer Erprobungsphase zugelassen. Die HIV-Therapie ist daher bemerkenswert oft eine »Off-label-Therapie«, also eine Therapie mit nicht zugelassenen Substanzen bzw. noch nicht zugelassenen Indikationen. Viele Nebenwirkungen und insbesondere Interaktionen der HIV-Therapeutika sind meist zu Beginn noch unbekannt. Interaktionen von 5–7 Medikamenten lassen sich experimentell praktisch nicht mehr prüfen.

Eine HIV-Therapie ist grundsätzlich immer eine Kombinationstherapie.

Eine Monotherapie, auch mit neuen und ganz besonders aktiven Virustherapeutika, führt grundsätzlich immer zu einer schnellen Resistenzentwicklung.

Monotherapie ist daher grundsätzlich verboten.
(Umstrittene Ausnahmen: Postexpositions-Prophylaxe, peripartale Prophylaxe.)

Klinische Parameter einer Besserung sind Gewichtszunahme, Rückgang der Frequenz von Sekundärinfektionen, Besserung des Allgemeinbefindens, Rückgang der erhöhten CRP-Werte, Anstieg des Serumcholesterins. Langzeitparameter sind die fehlende Progression der Erkrankung sowie die längere Überlebenszeit. Sie lassen sich nur in Langzeitstudien beobachten. Die Wirkung der antiretroviralen Therapie muss dabei stets von den Wirkungen einer gleichzeitig stattfindenden Therapie der Sekundärinfektionen abgetrennt werden.

Therapie

Tab. 22.3-5 Mittel zur antiretroviralen Therapie.

Mittel	Mittlere Tagesdosis*		Gruppe
	Erwachsene	Kinder	
Zidovudin (AZT, Retrovir)	i.v.: 6 mg/kg oral: 600 mg	6 mg/kg (nicht > 500 mg) 6–10 mg/kg (nicht > 500 mg)	Nukleosid-Reverse-Transkriptase-inhibitoren (NRH)
Didanosin (DDI, Videx)	oral: 400 mg (< 60 kg: 250 mg)	5 mg/kg**	
Zalcitabin (DDC, Hivid)	oral: 2,25 mg	Keine Angaben	
Stavudin (D4T, Zerit)	oral: 80 mg (< 60 kg: 60 mg)	2 mg/kg (Gewicht < 30 kg)	
Lamivudin (3TC, Epivir)	oral: 300 mg	Keine Angaben	
Abacavir (ABC, Ziagen)	oral: 600 mg	Keine Angaben	
Emtricitabin (FTC, Emtriva)	oral 200 mg/Tag	Keine Angaben	
Tenofovir (Viread)	oral 300 mg/Tag	Keine Angaben	
Saquinavir (Fortovase)	oral: 3,6 g	Keine Angaben	Protease-Inhibitoren (PI)
Ritonavir (Norvir)	oral: 1,2 g	20 mg/kg (nicht > 1,2 g)	
Indinavir (Crixivan)	oral: 2,4 g	Keine Angaben	
Nelfinavir (Viracept)	oral: 2,25 g	60 mg/kg	
Amprenavir (APV, Agenerase)	oral: 2,4 g	Keine Angaben	
Lopinavir (Kaletra, zusammen mit Ritonavir)	oral 800 mg + 200 mg Ritonavir/Tag	Keine Angaben	
Atazanavir (Reyataz)	oral 400 mg/Tag	Keine Angaben	
Nevirapin (Viramune)	oral: 200 mg (in den ersten 2 Wochen), dann 400 mg	Keine Angaben	Nicht-Nukleosid-Reverse-Transkriptase-Inhibitoren (NNRT)
Delavirdin (Rescriptor)	oral: 1,2 g	Keine Angaben	
Efafirenz (Sustiva)	oral: 600 mg	Keine Angaben	
Enfuvirtide (Fuzeon)	90 mg 2-mal/Tag s.c.	nach Dosistabelle	Fusionshemmer

* Evtl. Dosisanpassung je nach Art der Kombinationstherapie
** Bei Kombination mit Zidovudin

Die **Therapieüberwachung** erfolgt vorwiegend über eine zunächst vierwöchige Kontrolle der Viruslast mit dem Ziel einer nicht mehr nachweisbaren Virämie. In zweiter Linie sollte es zu einem Anstieg der CD4-Zellen kommen (in dritter Linie zur klinischen Besserung mit Gewichtszunahme).

Durchführung der Kombinationstherapie: Die Initialtherapie bei Patienten, die erstmals behandelt werden, ist meist eine Kombination von zwei Nukleosiden mit einem Protease-Inhibitor. Die klassische antiretrovirale Dreifachkombination war:

> Azidothymidin (AZT) + Lamivudin (3TC) + Indinavir

Hiermit wurden **1993–95** die ersten spektakulären Erfolge der HAART erzielt. Es gibt jedoch eine Reihe gleichwertiger Alternativen nach dem gleichen Muster:

> zwei Nukleoside plus ein Protease-Inhibitor

(ggf. geboostert) oder ein NNRTI (Tab. 22.3-6).
Prinzipiell sind die sog. Basis-Nukleosid-Analoga AZT und D4T – zu denen zukünftig vermutlich auch Tenofovir zu rechnen sein wird – von den anderen Nukleosid-Analoga 3TC, DDI und Abacavir zu unterscheiden, die als erste Kombinationspartner zur Verfügung stehen. Als zweite Kombinationspartner sollten in allen Fällen andere Substanzgruppen, also Protease-Inhibitoren, NNRTIs oder zukünftig auch Integrationshemmer eingesetzt werden. Zwar ist auch eine sog. **Triple-Nuc-Therapie** von drei Nukleosiden (z.B. Trizivir allein) möglich, diese sollte aber auf Grund ihrer vergleichbar kürzeren Langzeitwirkung und geringeren klinischen Effektivität nur besonderen Indikationen vorbehalten bleiben (z.B. Unverträglichkeiten von herkömmlichen Kombinationen).
Die Auswahl der möglichen Kombinationen, die nicht alle gegeneinander geprüft werden konnten, richtet sich im Wesentlichen nach:

▶ vorliegenden Studienergebnissen,
▶ antiretroviraler Vorbehandlung und/oder Resistenzprofil,
▶ Verträglichkeit und Applizierbarkeit der Substanzen,
▶ therapiebedürftigen Begleiterkrankungen (z.B. Hepatitis, Tuberkulose) und
▶ Vorbehandlung des Patienten.

Boostern: Protease-Inhibitoren können sich in ihrer Effektivität gegenseitig erheblich verstärken (boostern). So wird das in Monotherapie eher schwache Derivat Ritonavir in niedriger Dosis mit anderen Protease-Inhibitoren (Saquinavir, Amprenavir, Lopinavir u.a.) kombiniert, um die gegenseitige Wirkung erheblich zu verstärken. So wird Saquinavir, in

Tab. 22.3-6 Prinzipien der antiretroviralen Kombinationstherapie.

Azidothymidin (AZT)	Lamivudin (3TC)	Saquinavir (+ Ritonavir)
oder	oder	Indinavir (+ Ritonavir)
Stavudin (D4T)	Didanosin (DDI)	Lopinavir + Ritonavir
oder		oder
Tenofovir		Efavirenz bzw. Nevirapin
		oder
		Enfuvirtide

Therapie

Monotherapie ein eher schwächlicher Protease-Inhibitor, zusammen mit niedrig dosiertem Ritonavir zu einem erstrangigen Mittel. Lopinavir wird daher nur in einer festen Kombination mit Ritonavir vertrieben. Ein geboosterter Protease-Inhibitor wird als **ein** Medikament gewertet, sodass stets noch zu den zwei Protease-Inhibitoren zwei weitere Substanzen gegeben werden müssen!

Ungünstige Kombinationen, die nicht verwendet werden sollten, sind AZT + D4T, DDC + DDI, Efavirenz + Nevirapin und Doppel-Protease-Inhibitoren, die nicht dem Boostern dienen. Auch die gemeinsame Gabe von NNRTIs und Protease-Inhibitoren sollte einer besonderen Indikation (hohe Resistenz) und Überwachung vorbehalten bleiben.

Resistenzprüfung: Da mittlerweile zunehmend resistente Virusstämme übertragen werden, empfiehlt sich auch bereits vor der Einleitung der ersten Therapie eine Resistenztestung. Kommt es unter Therapie zu einem Wiederanstieg der Viruslast, sollte ebenfalls eine Resistenztestung durchgeführt werden, mit deren Hilfe unter Beachtung der Vortherapie ein Therapiewechsel (mindestens zwei neue Substanzen bzw. Substanzgruppen) einzuleiten ist (Tab. 22.3-5, S. 698).

Wenn Patienten Protease-Inhibitoren aus unterschiedlichen Gründen nicht erhalten können, kommen auch Kombinationen von drei Nukleosiden (unter Einschluss von Abacavir) oder die Kombination von zwei Nukleosiden mit einem Nicht-Nukleosid (Nelfinavir, Efavirenz) in Frage.

Einmal tägliche Therapie: Während anfangs die HAART komplizierte Einnahme-Rituale erforderte, und die Patienten z.T. mittels einer Weckuhr an die Tabletteneinnahme erinnert werden mussten, sind heute wesentlich patientenfreundlichere Applikationsformen mit geringerer Substanzbelastung entwickelt worden, die auf eine ein- bis zweimal tägliche Einnahme hinauslaufen. Ein Weg hierzu sind sinnvolle Kombinationstabletten.

Feste Kombinationen: Die Durchführung der Kombinationstherapie wird durch die fixe Kombination von Azidothymidin plus Lamivudin (Combivir) bzw. plus Abacavir (Trizivir) als Kombinationstablette erleichtert. Die Kombination von Ritonavir mit Protease-Inhibitoren wie Saquinavir, Lopinavir (Kaletra) oder Indinavir hat eine andere Begründung. Die beiden Substanzen verstärken (boostern) sich in der Pharmakokinetik und sollten daher bei der Kombination mit weiteren Mitteln eher wie eine Einzelsubstanz gesehen werden. Dieses »Boostern« erlaubt in der Regel eine 2-mal tägliche Gabe bei sicheren Plasmaspiegeln im therapeutischen Bereich über 24 Stunden. Ähnlich der Applikation von Immunsuppressiva wie Cyclosporin oder Tacrolimus sollte über Plasmaspiegelmessungen der Protease-Inhibitoren oder der NNRTIs eine individuelle Dosisanpassung erfolgen (Individualisierung der HIV-Therapie).

Co-Infektion mit Hepatitis B und C: Relativ viele HIV-Patienten haben eine Co-Infektion mit Hepatitisviren, die meist durch einen früheren Drogengebrauch erworben wurde. Im Einzelfall muss abgewogen werden, welche Therapie im Vordergrund steht. Auch eine gleichzeitige Therapie gegen beide Infektionen ist möglich. Patienten mit einer chronisch-aggressiven Hepatitis vertragen oft keine HIV-Medikamente, die Leberwerte müssen regelmäßig überwacht werden. Bei starkem Transaminasenanstieg muss ggf. die Therapie unterbrochen werden. Die bislang übliche Therapie der Hepatitis C hat keine gleichzeitige Wirkung auf die HIV-Infektion. Lamivudin und Tenofovir wirken gleichzeitig auch auf Hepatitis B.

Wechsel der Medikamente: Bei Unverträglichkeit oder Versagen einer initialen Standardtherapie wird unter Berücksichtigung von Medikamentenanamnese, klinischem Befund und ggf. Antivirogramm eine andere Kombination gewählt. Das Umsetzen setzt Spezialkenntnisse und eine genaue Strategie voraus. Ein simples Ausprobieren diverser Medikamente ist nicht korrekt. Bei Patienten mit sehr starker Virämie und/oder sehr niedrigen Helferzellzahlen kann es sinnvoll sein, initial mit mehr als 3 Medikamenten zu behandeln. Es gibt Hinweise darauf, dass nicht nur das Ausmaß der Viruslastsenkung, sondern auch die Kürze des Zeitraums, in der diese erreicht wird, für den Erfolg der Therapie wichtig ist.

Das Endziel einer lang dauernden, möglichst lebenslangen Suppression der Virusvermehrung ist offenbar nur mit einer permanenten, penibel genauen Einnahme der Medikamente zu erreichen. Das setzt gute Kenntnisse und eine gute Kooperation der Patienten voraus.

> Im Idealfall wird ein intelligenter Patient zum **»Facharzt für sich selbst«.**

Beginn der Therapie: Der optimale Zeitpunkt für einen Behandlungsbeginn wird kontrovers diskutiert. Von der US-Empfehlung einer möglichst frühzeitigen Therapie (»hit hard and early«) ist man wieder abgekommen. Der Start einer Therapie richtet sich weitgehend nach der Zahl der Helferzellen (CD4-Zellen) sowie dem Ausmaß der Virämie und der Dynamik beider Parameter (Veränderung innerhalb von 3 Monaten) vor allem im mittleren Bereich (CD4-Zellen zwischen 200 und 500/µl oder Viruslast zwischen 30 000–300 000/ml).
Die klinische Symptomatik sowie eventuelle antiretrovirale Vorbehandlungen sind weitere wichtige Aspekte für die Therapieentscheidung. Die Therapieentscheidung bei vorbehandelten Patienten ist ähnlich; sie muss jedoch immer die vorausgegangene Therapie berücksichtigen.

Therapiestrategie: Der lebensverlängernde Effekt einer antiretroviralen Effekt ist klar erwiesen. Es gibt derzeit keinen anderen seriösen Weg, die unheilvolle Progression der HIV-Infektion aufzuhalten. AIDS ist kein Platz für eine wie auch immer geartete Alternativ-Therapie. Die Unterlassung einer HAART bei eindeutiger Indikation ist ein Behandlungsfehler. Vor eigenmächtigen Experimenten muss gewarnt werden. Ein Arzt, der mit den Einzelheiten einer HAART nicht vertraut ist, kann sich jederzeit bei einer Spezialambulanz oder Schwerpunktpraxis beraten lassen. Es ist erstaunlich, wie weit sich Patienten mit weit fortgeschrittener HIV-Infektion wieder bessern können. Auch bei einer erstmalig aufgetretenen AIDS-Komplikation, bei der das akute Krankheitsbild im Vordergrund steht, sollte so bald wie möglich mit einer HAART begonnen werden.

Immunrekonstitutions-Syndrom: Patienten, die bei fortgeschrittener HIV-Infektion mit sehr niedrigen Helferzellen behandelt werden, können in der Phase des Wiederanstiegs der Helferzellen an einem Immunrekonstitutions-Syndrom leiden. Es können sich hierbei chronisch persistierende, latente Infektionen klinisch manifestieren, insbesondere durch Mycobacterium avium-intracellulare, aber auch Zytomegalie, Toxoplasmose, Leishmaniose,

Therapie

Cryptococcose. Eine latente Hepatitis B oder C kann exazerbieren. Daneben könen auch zuvor nicht manifeste Autimmunkrankheiten auftreten. Ein fortgeschrittenes Krankheitsbild mit hoher Viruslast und niedrigen Helferzellen scheint diese Komplikation zu begünstigen. Die **Therapie** ist schwierig. Neben der gezielten Therapie der Erreger hat auch die Gabe von Glukokortikoiden eine wichtige Position. Das Immunrekonstitutions-Syndrom ist ein warnendes Beispiel dafür, dass es schädlich ist, mit dem Beginn einer HAART zu lange zu warten.

Verträglichkeit: Während anfangs die eigentliche antiretrovirale Therapie im Vordergrund stand, hat sich der klinische Schwerpunkt in den letzten Jahren auf Fragen der chronischen Toxizität, Nebenwirkungen, Interaktionen und metabolischen Störungen (Hyperlipidämie, Diabetes) verschoben. So ist das Thema der chronischen Körperfettverschiebung (Lipodystrophie) zu einem zentralen Aspekt der HAART geworden. Bei allen Erfolgen der antiretroviralen Therapie in Europa und anderen Industrieländern sollte nicht vergessen weren, dass das kostenintensive Konzept der lebenslangen, permanenten, antiretroviralen Therapie nicht die Lösung des weltweiten AIDS-Problems darstellt.

Therapieversagen: Ein erneuter Abfall der CD4-Zellzahl und ein Wiederanstieg der Virusbeladung unter einer Kombinationstherapie sind Hinweise auf ein Therapieversagen. Mit Antivirogrammen lassen sich phänotypische und genotypische Resistenzen gegen die antiretroviralen Therapeutika nachweisen. Bei Therapieversagen wird eine »Salvage«-Therapie notwendig.

Salvage-Therapie: Problematisch wird die Therapie bei jahrelang vorbehandelten Patienten, die zuvor bereits eine Vielzahl von Medikamenten in unterschiedlichen Kombinationen erhalten haben. Hier sind unterschiedliche Strategien einer Salvage-Therapie indiziert. Das Maximum kann dabei eine so genannte **Mega-HAART-Therapie** sein, bei der die Patienten, je nach Resistenz des Virusstamms und der Medikamentenanamnese, bis zu 8 unterschiedliche Medikamente erhalten. Im Prinzip sollte eine generell neuartige Kombination aus je einem zuvor noch nicht eingesetzten Nukleosid, einem Protease-Inhibitor und einem Nicht-Nukleosid bestehen. Bei mehrfach vorbehandelten Patienten werden mit Hilfe des Antivirogramms Substanzen ausgewählt, gegen die der Virusstamm noch nicht resistent ist. Liegt eine Multiresistenz vor, kann versucht werden, durch eine Mehrfach-(Vier- bis Achtfach-)Kombination antiretrovirale Summationseffekte zu erzielen. Viel versprechend sind auch erste Ergebnisse über geboosterte Doppel-PI-Therapien sowie der Einsatz des Fusionsinhibitors Enfuvirtid in variablen Kombinationen. Eine derartige, sehr teure Mega-HAART-Therapie ist eine besonders starke Patientenbelastung, führt aber oft noch zu einer Reduktion der Viruslast und zu einer klinischen Besserung. Es gibt auch Patienten mit multiresistenten Viren, bei denen die Virusbeladung stark angestiegen ist, aber ein Abfall der Helferzellen und eine klinische Verschlechterung ausgeblieben sind. Es wird diskutiert, ob es hier unter der antiretroviralen Therapie zu einer erheblichen Abschwächung der Viruspathogenität gekommen ist.

Therapiepausen: Bei Therapieversagen werden auch strategische Therapiepausen unter genauer Kontrolle diskutiert. Nicht selten kommt es dabei zu einem Wiederauftreten des ursprünglichen sensiblen Stamms, der wieder voll behandelbar ist. In klinischen Studien haben strategische Therapiepausen jedoch ungünstige Resultate ergeben. Das Wiederauftreten des ursprünglichen sensiblen, dafür aber auch voll virulenten Stamms ist offensichtlich ungünstig. Die Therapie bei Therapieversagen stellt jedoch eine der kompliziertesten Fragen der Pharmakotherapie der HIV-Infektion dar. Die Therapie bei Therapieversagen sollte hauptamtlichen AIDS-Spezialisten vorbehalten bleiben. Generell sind willkürliche Therapiepausen strikt zu vermeiden.

Compliance: Bei der antiretroviralen Therapie ist die Compliance (Adhärenz, Zuverlässigkeit der Medikamenteneinnahme, Therapietreue) oft ein limitierender Faktor. Die Patienten müssen genauestens über die zentrale Bedeutung einer exakten Medikamenteneinnahme informiert werden. Unnötig komplizierte Behandlungsschemata sollten möglichst vermieden werden. Gut geeignet sind Medikamente wie OX-Didanosin, Nevirapin, Atazanavir und Efavirenz, die nur einmal täglich gegeben werden müssen. In AIDS-Zentren werden Compliance-Seminare sowohl für Patienten als auch für behandelnde Ärzte durchgeführt. Bei Patienten mit Complianceproblemen (z. B. bei Drogensucht) kann eine kontrollierte Einnahme erforderlich sein. Es gibt so durchaus positive Erfahrungen bei aktiv Heroinsüchtigen, die eine antiretrovirale Therapie gleichzeitig mit der Methadon-Substitution kontrolliert einnahmen.

Fehler bei der Hochaktiven antiretroviralen Therapie = HAART:

▸ **Monotherapie.** Es ist falsch, nur mit einem Medikament zu behandeln, weil es immer schnell zu einer Resistenzentwicklung kommt.

▸ **Absteigende Therapie:** Eine Reduktion der Dreifachkombination nach klinischer Besserung ist falsch.

▸ Man sollte keine Medikamente geben, gegen die bereits eine **Resistenz** vorliegt.

▸ **Teileinnahme:** Es ist schädlich, wenn Patienten unter einer Dreifachkombination Einzelkomponenten weglassen. Sind wegen Komplikationen Therapiepausen notwendig, müssen alle Medikamente abgesetzt werden.

▸ **Partialeinnahme:** Auch eine Reduktion der Dosierung auf subtherapeutische Konzentrationen ist gefährlich.

▸ **Interaktionen:** Die Einnahme anderer Medikamente mit Interaktionen gegen die Virustherapeutika ist ohne Plasmaspiegelbestimmungen problematisch.

Erhaltungstherapie: Das Konzept einer Induktionstherapie mit einer Dreifach- oder Vierfach-Kombination und einer Erhaltungstherapie mit einer einzigen Substanz hat sich mit den bisher vorhandenen Mitteln nicht bewährt. Es ist auch unwahrscheinlich, dass dieses Konzept jemals zum Tragen kommt.

Langzeittherapie: Es gibt mittlerweile viele Patienten, die konsequent über 8–10 Jahre eine antiretrovirale Dreifachtherapie bekommen haben, und die aus desolatem Zustand heraus weitgehend beschwerdefrei und zum Teil wieder arbeitsfähig geworden sind. Ziel eines 30-jährigen HIV-Infizierten ist freilich eine normale Lebenserwartung. Bei der notwendigen Langzeittherapie über 50 und mehr Jahre bleiben insgesamt noch sehr viele Fragen offen.

Die hochaktive antiretrovirale Therapie (HAART) ist heute zu einer komplizierten und teuren Disziplin geworden, die nur noch Spezialisten beherrschen. Allein die Medikamenten-

Therapie

703

kosten betragen ca. 15 000–20 000 Euro/Jahr. Die HAART nimmt somit eine ähnliche Position wie die medikamentöse Leukämietherapie ein.

Aktuelle Therapierichtlinien sind jeweils zu HAART und Prophylaxe sowie zu ihren Nebenwirkungen und Interaktionen unter der Internetadresse: http//www.aidsinfo.nih.gov/guidelines/ zu erhalten.

Postexpositions-Prophylaxe

Nach jeder relevanten HIV-Exposition sollen nach den Empfehlungen der Deutschen und Österreichischen AIDS-Gesellschaft sowie des Robert-Koch-Institutes Berlin die folgenden Sofortmaßnahmen eingeleitet werden (Abb. 22.3-1):
Empfohlen wird eine medikamentöse Postexpositions-Prophylaxe nur, wenn ein **erhöhtes Übertragungsrisiko** besteht. Folgende Faktoren erhöhen das durchschnittliche Übertragungsrisiko von 0,3 % bei perkutanen Stich- oder Schnittverletzungen:
▶ sehr tiefe Stich- oder Schnittverletzungen (etwa 16fach erhöhtes Risiko)
▶ sichtbare, frische Blutspuren auf dem verletzenden Instrument (etwa 5fach erhöhtes Risiko)
▶ verletzende Kanüle oder Nadel war zuvor in einer Vene oder Arterie platziert (etwa 5fach erhöhtes Risiko)
▶ Indexperson hat hohe Viruslast, z. B. bei akuter HIV-Infektion oder AIDS ohne antiretrovirale Therapie (etwa 6fach erhöhtes Risiko)
Für eine optimal wirksame medikamentöse Postexpositions-Prophylaxe soll die HIV-exponierte Person möglichst mit Medikamenten behandelt werden, gegen die das Virus mit großer Wahrscheinlichkeit nicht resistent ist. In der Regel bedeutet dies, dass zur Postexposi-

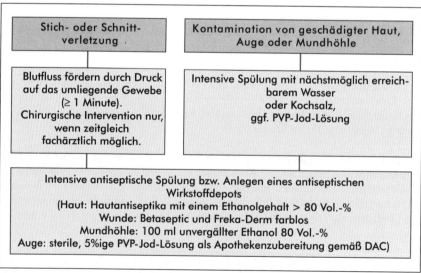

Abb. 22.3-1 Postexpositions-Prophylaxe nach HIV-Exposition.

tions-Prophylaxe andere Medikamente verwendet werden als die aktuell zur Therapie der HIV-Infektion beim Indexpatienten eingesetzten. Bei Unsicherheit bezüglich der Medikamentenkombination sollte jede HIV-Postexpositions-Prophylaxe zunächst mit einer Standardprophylaxe erfolgen (Tab. 22.3-7).

Indiziert ist eine HIV-Postexpositions-Prophylaxe bei nicht beruflicher Exposition nach:

▸ ungeschütztem vaginalen oder analen Geschlechtsverkehr (z. B. infolge eines gerissenen Kondoms) mit einer HIV-infizierten Person. Das Risiko einer heterosexuellen Übertragung pro Sexualkontakt für den Sexualpartner einer HIV-infizierten Person wird auf 0,1–0,5 % geschätzt und hängt von einer Reihe von Faktoren ab.

▸ Gebrauch von HIV-kontaminiertem Injektionsbesteck durch mehrere Drogengebrauchende gemeinsam oder nacheinander.

Nach ungeschütztem oralen Geschlechtsverkehr mit Aufnahme von Sperma des HIV-infizierten Partners in den Mund kann eine medikamentöse Postexpositions-Prophylaxe (nach Aufklärung über die geringe Höhe des Infektionsrisikos und die Risiken einer Prophylaxe) auf ausdrücklichen Wunsch des Exponierten verschrieben werden.

Eine HIV-Postexpositions-Prophylaxe ist vermutlich unwirksam, wenn sie später als 72 Stunden nach einer Schleimhautexposition begonnen wird. Nach perkutaner oder intravenöser Exposition dürfte eine medikamentöse Postexpositions-Prophylaxe bereits sinnlos werden, wenn sie später als 24 Stunden nach Exposition begonnen wird. Ein maximaler Schutz wird wahrscheinlich nur dann erzielt, wenn noch innerhalb der ersten 2 Stunden mit der Prophylaxe begonnen wird.

Normalerweise soll eine medikamentöse Postexpositions-Prophylaxe nach HIV-Exposition aus einer Kombination von drei Substanzen (zwei Nukleosid-Analoga und ein Protease-Inhibitor) bestehen. Es wird empfohlen, die Medikamente über einen Zeitraum von 4 Wochen einzunehmen. Bei Schwangeren sollte die HIV-Postexpositions-Prophylaxe bis zum Vorliegen weiterer Erkenntnisse ohne Einschluss eines Protease-Inhibitors durchgeführt werden.

Tab. 22.3-7 Standardkombination der Postexpositionsprophylaxe und Alternativen (bei Schwangerschaft nur AZT und Lamivudin verwenden).

Zidovudin = (Retrovir)	AZT 2 × 250 mg	+	Lamivudin = 3TC (Epivir) 2 × 150 mg	+	Nelfinavir (Viracept)	3 × 750 mg
			oder			
Zidovudin	2 × 300 mg (als Combivir)	+	Lamivudin 2 × 150 mg	+	Indinavir (Crixivan)	3 × 800 mg
alternativ			**alternativ**		**alternativ**	
Stavudin (Zerit)	2 × 40 mg		Didanosin 2 × 200 mg (Videx)		Saquinavir (Fortovase)	3 × 1200 mg
					Ritonavir (Norvir)	2 × 600 mg
					Nevirapin* (Viramune)	2 × 200 mg

* Nur wenn keine Protease-Inhibitoren möglich sind

Therapie

Serologische Kontrollen auf HIV, HCV und HBV sind bei beruflich inokulierten Personen nach 6 Wochen, 3 und 6 Monaten ratsam, auf HCV und HBV zusätzlich nach 12 Monaten. Nach sexueller Exposition und bei Drogengebrauchenden sollten neben dem HIV-Test ebenfalls die Hepatitis-Serologie und ggf. Untersuchungen auf sexuell übertragbare Krankheiten (Syphilis, Gonorrhoe, Chlamydien) durchgeführt werden.

Verhinderung einer HIV-Übertragung auf den Feten: Eine prä- oder perinatale Übertragung findet in 15–20 (–50)% statt und ist von verschiedenen Faktoren abhängig. Durch die antiretrovirale Therapie einer seropositiven Schwangeren kann das Risiko einer HIV-Übertragung auf den Feten stark gesenkt werden. So führte in einer größeren Studie die in der 14.–34. Schwangerschaftswoche begonnene Therapie mit 5-mal tgl. 100 mg Zidovudin (AZT) bis zum Tag der Entbindung zu einer Reduktion der Übertragung von 23 % auf 8 % (ohne schädliche Folgen für Mutter und Kind). Während der Entbindung erhielt die Mutter eine einstündige i.v. Infusion von initial 2 mg AZT/kg Körpergewicht und weiter eine Dauerinfusion von 1 mg AZT/kg pro Stunde bis zur Geburt des Kindes. Dem Neugeborenen wurde 8–12 Std. nach der Geburt eine orale Dosis von 2 mg AZT/kg verabreicht und die orale Gabe mit 4mal tgl. 2 mg/kg bis zum Ende der 6. Lebenswoche fortgesetzt. Nach bisherigen Erfahrungen ist dabei trotz Monotherapie (die sonst kontraindiziert ist) mit einer Resistenzentwicklung der Viren kaum zu rechnen (**Ausnahme:** peripartale Prophylaxe mit Nevirapin).
Wenn die Schwangere bei Auftreten von Symptomen eine vollwertige Therapie mit 3 Mitteln benötigt, ist diese ohne größeres Risiko für das Kind möglich (vorzugsweise unter Verwendung von Zidovudin und Lamivudin).

Therapie von HIV-Infektionen bei Kindern

Glücklicherweise ist die Zahl der infizierten Kinder in Mitteleuropa klein. Es gibt deutliche Unterschiede im Verlauf und der Symptomatik der HIV-Infektion bei Kindern (z. B. Entwicklungs- und Gedeihstörungen, häufige Diarrhoen). Für die Helferzellen gelten andere Normwerte. Die klinische Stadieneinteilung bei Kindern ist nicht identisch mit der Stadieneinteilung bei Erwachsenen. Die Therapie bei Kindern unterscheidet sich im Prinzip nicht von der Therapie bei Erwachsenen. Das Ausmaß der Virämie ist ein ganz besonders wichtiger Parameter. Monotherapie oder Zweierkombinationen sind bei Kindern ebenso wenig wie bei Erwachsenen gestattet. Die Kinder werden meist mit Dreifachkombinationen aus 2 NRTI plus einem Protease-Inhibitor bzw. einem NNRTI behandelt. Die meisten antiretroviralen Mittel sind mittlerweile auch für Kinder zugelassen. Das gilt jedoch nicht für neue Substanzen. Voraussetzung für eine erfolgreiche Therapie bei Kleinkindern sind kindgerechte Saftformen. Für folgende Medikamentenkombinationen liegen pharmakokinetische Daten im Neugeborenen- und Säuglingsalter vor: DDI+D4T+Nelfinavir; AZT+3TC+Nevirapin. Das Ansprechen von Kindern auf die Therapie ist häufig schlechter als bei Erwachsenen. Die Compliance-Probleme bei den fast immer ebenfalls infizierten und häufig drogensüchtigen Müttern erschweren zusätzlich die Therapie. Mit einer Eradikation der HIV-Infektion kann bei Kindern so wenig wie bei Erwachsenen gerechnet werden. Die Therapie der relativ wenigen mit HIV infizierten Kindern wird aus gutem Grund in Behandlungszentren an Universitätskliniken und Großkliniken in kooperativen Studien zusammengefasst.

Vor einer eigenmächtigen und willkürlichen Einleitung der lebenslangen Dauertherapie muss eindrücklich gewarnt werden! Eine frühe falsche Monotherapie kann die weitere Therapie erheblich erschweren. Die Therapie von infizierten Kindern ist dagegen ein erstrangiges, aber im Grunde noch nicht gelöstes Problem in Afrika.

Therapie der Sekundärinfektionen bei AIDS

Die Frequenz von Sekundärinfektionen ist seit Einführung der HAART stark zurückgegangen. Die richtige und schnell einsetzende Behandlung kann das Leben der Erkrankten beträchtlich verlängern. Hierzu gehört die genaue Kenntnis des Krankheitsverlaufes und der Komplikationen sowie der Möglichkeiten einer Frühdiagnose. Selten ist beim Auftreten einer Sekundärinfektion sofort eine Erregerdiagnose möglich. Je nach Organbeteiligung, Anamnese und klinischem Bild sind bestimmte Erreger zu vermuten. Da es sich vielfach um intrazelluläre Infektionen handelt, müssen auch intrazellulär wirksame, z.T. relativ schlecht verträgliche Mittel eingesetzt werden. Generell ist die Nebenwirkungsrate der antiinfektiösen Therapie bei AIDS hoch.

Bei den unterschiedlichen klinischen Situationen von AIDS, die meist mit Fieber einhergehen, gibt es eine empirische Interventionstherapie, die im Einzelfall modifiziert werden kann (Tab. 22.3-8). Vor einer Interventionstherapie sollten, wenn möglich, Materialien zur Erregerdiagnostik gewonnen werden (Blut, Sputum, Urin und Abstriche). Eine Bronchoskopie kann zur Sicherung der Diagnose einer Pneumocystis-Pneumonie oder Mykobakterien-Infektion indiziert sein. Die Diagnostik dieser Erreger wird durch eine Interventionstherapie kaum beeinflusst.

Pneumocystis-Pneumonie bei AIDS

Der **Erreger** Pneumocystis carinii, bei dem sich die Taxonomiker streiten, ob er nun ein Pilz oder ein Parasit sei, wurde neuerdings umbenannt in Pneumocystis jiroveci. Man sollte daher nicht mehr von PCP, sondern besser von Pneumocystis-Pneumonie sprechen, denn eine andere menschenpathogene Pneumocystis-Art gibt es nicht. Eine Pneumocystis-Pneumonie ist die häufigste lebensbedrohliche Sekundärinfektion bei AIDS in Mitteleuropa. Es erkranken fast nur HIV-Patienten mit Helferzell-Zahlen unter 200/µl. Eine Pneumocystis-Pneumonie ist oft die erste schwere Manifestation. Unbehandelt führt eine Pneumocystis-Pneumonie zum Tod. Bei verspätetem Behandlungsbeginn droht ein fibrotischer Umbau der Lunge. Rechtzeitig erkannt und behandelt, überleben nahezu alle Patienten die erste Episode der Infektion. Der Beginn einer Pneumocystis-Pneumonie ist im Gegensatz zu bakteriellen Pneumonien schleichend. Häufig werden die ersten Symptome wie Fieber und Husten ohne Auswurf falsch gedeutet; die Gefährlichkeit der Infektion wird nicht erkannt. Vor allem die Tatsache, dass bei der Auskultation Infiltrationszeichen meist fehlen, führt dazu, dass die Krankheit initial als banale Virusinfektion oder als »atypische Pneumonie« angesehen wird. Es ist unbedingt notwendig, bei Patienten mit einer HIV-Infektion, die län-

Tab. 22.3-8 Interventionstherapie von Infektionen bei AIDS.

Symptomatik	Mögliche Erreger	Therapie-Versuch 1	Therapie-Versuch 2	Therapie-Versuch 3
Unklares Fieber (keine Lokalisation)	Salmonellen, Mykobakterien, Staphylokokken, Pilze	Ciprofloxacin (tgl. 1 g)	Imipenem + Fluconazol	Evtl. Tuberkulostatika (einschließlich Rifampicin)
Pneumonie bei CD4 > 200/μl (segmental oder lobär)	Pneumokokken, Pneumocystis, Mykobakterien	Ceftriaxon (tgl. 2 g)	Co-trimoxazol (tgl. 7,68 g)	Tuberkulostatika (einschließlich Rifampicin)
Pneumonie bei CD4 < 200/μl (interstitiell oder untypisch)	Pneumocystis, CMV, Pilze	Co-trimoxazol (tgl. 7,62 g)	Amphotericin B	Evtl. Ganciclovir
Enteritis bei AIDS/ARC	Salmonellen, Isospora, Mykobakterien	Ciprofloxacin (tgl. 1 g)	Co-trimoxazol (tgl. 3,84 g)	Evtl. Tuberkulostatika
Unklare Bauchschmerzen + Fieber	Salmonellen, Mykobakterien, CMV	Ciprofloxacin (tgl. 1 g)	Rifampicin + Ciprofloxacin	Evtl. Ganciclovir (oral)
Nekrotisierende Gingivitis	Staphylokokken, Anaerobier	Penicillin	Metronidazol	Clindamycin
Bläschenausschlag	Herpes, Varicella/Zoster	Aciclovir oral	Aciclovir i.v.	Foscarnet

ger als 3 Tage an der Trias Fieber, Husten und zunehmende Dyspnoe leiden, eine Röntgenaufnahme des Thorax zu veranlassen. Auch wenn röntgenologisch nur geringe Veränderungen vorhanden sind, findet man eine verminderte Sauerstoffspannung im Blut sowie eine erhebliche Verminderung der Vitalkapazität. Eine Computertomographie kann zusätzliche Hinweise auf die Diagnose geben.

> Wenn eine atypische Pneumonie nicht binnen 3 Tagen auf Doxycyclin anspricht, besteht ein erheblicher Verdacht auf Pneumocystis-Pneumonie!

Die **Diagnose** sollte durch eine Bronchoskopie mit Lavage oder durch Gewinnung von provoziertem Sputum mit färberischem Nachweis der Pneumozysten gesichert werden. Die erhebliche Gefährdung des Patienten rechtfertigt auch eine ungezielte Therapie bei begründetem Verdacht (Tab. 22.3-9).

Therapie der Wahl bei der Pneumocystis-Pneumonie ist Co-trimoxazol in vierfacher Normaldosis (7,68 g i.v.) für 21 Tage (Tab. 22.3-10). Die hohen i.v. Dosen von Co-trimoxazol

Tab. 22.3-9 Substanzen zur Behandlung der Pneumocystis-Pneumonie.

Substanz	Tagesdosis (mg/kg)	Kommentare
Co-trimoxazol	15–20 bzw. 75–100 in 3–4 ED i.v.	Standard-Substanz der Terapie der Pneumocystis-Pneumonie1 **Cave:** Exanthem/Suppression der Hämatopoese
Pentamidin	4 in 1 ED i.v.	Alternativ-Substanz der Therapie der Pneumocystis-Pneumonie1 **Cave:** Niereninsuffizienz, Hypoglykämie
Dapson/Trimethoprim	1 in 1 ED bzw. 5 in 3 ED p.o.	Alternative bei leichten Verlaufsformen (paO$_2$ > 70 mmHg)
Primaquin/Clindamycin	0,25 in 1 ED bzw. 30 in 4 ED p.o.	Alternative bei leichten Verlaufsformen (paO$_2$ > 70 mmHg)
Atovaquone	30 in 1 ED p.o.[2]	Alternative bei leichten Verlaufsformen (paO$_2$ > 70 mmHg)

[1] Bei deutlicher Hypoxämie (paO$_2$ < 70 mmHg) plus Prednison (2 mg/kg in 2 ED; ab Tag 6: 1 mg/kg in 2 ED; ab Tag 11: 0,5 mg/kg in 2 ED).
[2] 45 mg/kg bei Kindern zwischen 4 und 24 Monaten.
ED = Einzeldosis.

Tab. 22.3-10 Klinik, Diagnostik und Befunde sowie Therapie bei Pneumocystis-Pneumonie von HIV-Infizierten.

Symptome	Diagnostische Maßnahmen und Befunde	Therapie
Schleichender Beginn, Abgeschlagenheit, Fieber, Husten ohne Auswurf, zunehmende Dyspnoe	**Auskultation:** meist kein auffälliger Befund, evtl. verschärftes Atemgeräusch, nur selten diskretes Knisterrasseln **Rö.-Thorax:** oft interstitielle Zeichnungsvermehrung **Vitalkapazität:** erniedrigt **Blutgasanalyse:** pO$_2$ erniedrigt **Bronchoskopie mit Lavage und evtl. Biopsie:** Pneumocystis in Lavage bzw. Biopsiematerial mit Spezialfärbung nachweisbar	Co-trimoxazol i.v. (tgl. 100 mg Sulfamethoxazol + 20 mg Trimethoprim pro kg KG für 21 Tage) in 2–4 Einzelgaben Bei Allergie (starke Hautrötung): Dosis reduzieren, evtl. Therapiepause, evtl. Steroide Evtl. zusätzlich Pentamidin als Inhalation Bei Versagen von Co-trimoxazol: Pentamidin i.v. Bei fortgeschrittener Erkrankung: zusätzlich tgl. 0,08 g Prednison

Therapie

werden häufig schlecht vertragen. Viele Patienten reagieren auf Co-trimoxazol in dieser Dosierung mit Hautausschlag, Neutropenie, Übelkeit oder anderen Erscheinungen, die oft ein Absetzen der Therapie erfordern. Dabei ist unklar, ob Co-trimoxazol selbst, Metaboliten des Sulfamethoxazols, Hilfsstoffe im parenteralen Präparat oder die veränderte Immunlage des Patienten die Ursache sind.

Bei fortgeschrittener Pneumocystis-Pneumonie ist die Prognose schlecht, wenn röntgenologisch eine »weiße Lunge« festgestellt wird. Dann ist die zusätzliche Gabe eines Glukokortikoids (80–100 mg Prednison pro Tag) indiziert (pO_2 < 70 mmHg bei Raumluft). Unter dieser Therapie kann jedoch eine Zoster-Infektion oder eine Aspergillus-Infektion auftreten. Die **orale Therapie** einer Pneumocystis-Pneumonie kommt nur bei leichten und beginnenden Infektionen in Frage. Die hohe Dosis von Co-trimoxazol (7,68 g/Tag = 4-mal 2 große Tabletten) wird jedoch oft nicht akzeptiert und führt zu Magenbeschwerden.

Therapie bei Co-trimoxazol-Versagen: Eine wichtigste Alternative ist Pentamidin (Pentacarinat). Es muss als langsame i.v. Infusion gegeben werden (3–4 mg/kg). Fast alle Patienten erleiden Nebenwirkungen, wie Hypo- oder Hyperglykämie, Harnstoffanstieg, Leukopenie. Dabei geht die Nephrotoxizität den offenbar auf einer Pankreasschädigung beruhenden Blutzuckerveränderungen voraus. Eine systemische Therapie mit Pentamidin sollte daher nur bei Versagen besser verträglicher Therapieformen durchgeführt werden. Diese Einschränkung gilt jedoch nicht für die Möglichkeit einer Inhalationstherapie mit Pentamidin-Isethionat, die sowohl als adjuvante Therapie als auch zur Rezidivprophylaxe geeignet ist. Eine alleinige Therapie mit Pentamidin-Inhalationen reicht nicht aus.

Es besteht ein dringender Bedarf an besseren Medikamenten für die Therapie der Pneumocystis-Pneumonie. Trimetrexat (Neutrexin, USA), ein Analogon des Methotrexats, ist ein Inhibitor der Dihydrofolatreduktase von Pneumocystis, wirkt aber schwächer als Co-trimoxazol. In Kombination mit Folinsäure ist die Toxizität relativ gering.

Eine **Alternative** bei leichteren Erkrankungen ist Atovaquon (S. 232). Es ist ein Hydroxynaphthochinon-Derivat mit Aktivität gegen Pneumocystis, Toxoplasmen und Malaria. Die Resorption nach oraler Gabe ist ausreichend, die Verträglichkeit gut (auch bei AIDS-Patienten). Es erwies sich in einer Dosis von 3-mal tgl. 0,75 g für die ersten Tage und der Erhaltungsdosis von 2-mal tgl. 0,75 g für weitere 16 Tage bei Pneumocystis-Pneumonie von AIDS-Patienten als wirksam, ist aber offenbar einer Co-trimoxazol-Therapie unterlegen.

Relativ gut vertragen wird die Kombination von Trimethoprim + Dapson, ist jedoch bei schweren Erkrankungen weniger effektiv als Co-trimoxazol. Die Kombination von Pyrimethamin + Clindamycin ist bei leichteren Erkrankungen wirksam, führt aber häufig zu Hautausschlägen und Übelkeit.

Pneumocystis-Prophylaxe: Eine Pneumocystis-Pneumonie rezidiviert in etwa 25 %. Eine Rezidivprophylaxe ist daher immer notwendig, am besten mit Co-trimoxazol in reduzierter Dosis (täglich 0,48 g oder 3-mal wöchentlich 0,96 g). Die Co-trimoxazol-Prophylaxe verhindert offenbar auch eine Toxoplasmose. Sie ist deshalb der Inhalation von Pentamidin vorzuziehen, die nur bei Unverträglichkeit von Co-trimoxazol in Frage kommt (Inhalation von 200 mg alle 2 Wochen oder 300 mg alle 3–4 Wochen). Die Pentamidin-Prophylaxe erfordert ein geeignetes Inhalationsgerät (z. B. Respigard II) und eine gute Kooperation des Patienten. Die beste Pneumocystis-Prophylaxe ist eine effektive HAART; nach Wiederanstieg der Helferzellen kommt es nicht mehr zur Pneumocystis-Infektion.

Toxoplasmose bei AIDS

Eine Toxoplasmose führt bei HIV-Infektion und anderer schwerer Immunsuppression zu Erkrankungsbildern, die bei normaler Abwehrlage nicht vorkommen.

Diagnose: Eine Hirntoxoplasmose äußert sich bei AIDS meist als große raumfordernde Prozesse im Gehirn, die durch Computertomographie oder Magnetresonanztomographie darstellbar sind. Hauptsymptome sind Krämpfe, Wesensveränderungen, neurologische Herdsymptome, Bewusstseinsstörungen und Lähmungen (Tab. 22.3-11). Die Abgrenzung gegen eine AIDS-Enzephalopathie oder ein Hirnlymphom ist schwierig. Serologische Untersuchungen auf Toxoplasmose bei AIDS-Patienten sind unzuverlässig, allerdings schließt eine negative Toxoserologie eine Enzephalitis nahezu aus. Die Diagnose kann bei einer aktiven Infektion durch den DNS-Nachweis der Erreger (PCR) in Liquor und anderen Körperflüssigkeiten, durch histologische Untersuchung (Nachweis der Tachyzoiten) in Biopsiematerial und die Augenhintergrunduntersuchung gestützt werden.

Tab. 22.3-11 Klinik, Diagnostik und Therapie bei Toxoplasmose-Enzephalitis.

Symptome	Diagnostische Maßnahmen und Befunde	Therapie
Fieber,	**Neurologische Untersuchung:**	Pyrimethamin
Kopfschmerzen,	Lokale Ausfälle,	(tgl. 50–100 mg)
Wesensveränderungen,	z.B. Hemiparese,	+ Sulfonamid (Sulfadiazin)
Gleichgewichtsstörungen,	Hemianopsie, Aphasie	+ Folinsäure
Krampfanfälle	**EEG:**	(tgl. 15 mg)
	Herdbefunde + Allgemeinveränderungen	Therapiekontrolle: Thrombozytenabfall möglich, klinische Besserung in einer Woche
	CT/MRT: Hypodense Bezirke	Rückgang der Herde im CT/ MRT in 4 Wochen
	Mit Kontrastmittel: Oft ringförmige Anreicherung	Bei Hirndrucksymptomatik Dexamethason (tgl. 16 mg)
	Liquor: Leichte entzündliche Veränderungen, Antikörper wie im Serum	Nach 4 Wochen Sulfonamid absetzen
	Serologie: Titer unzuverlässig. Negative Serologie schließt Toxoplasmose eher aus	Bei Sulfonamidunverträglichkeit Pyrimethamin mit Clindamycin, Clarithro- oder Azithromycin kombinieren
		Rezidivgefahr: daher lebenslange Prophylaxe mit Pyrimethamin (tgl. 25 mg) plus Clindamycin (tgl. 1,2 g)

Therapie

Therapie: Oft erfolgt die Diagnose ex juvantibus durch das prompte Ansprechen auf eine Therapie mit Pyrimethamin (tgl. 0,1 g) und ein Sulfonamid für mindestens 4 Wochen (s. S. 711). Wegen der zu erwartenden Thrombozytopenie durch Pyrimethamin ist eine zusätzliche Behandlung mit tgl. 15 mg Folinsäure (Lederfolat) notwendig. Auf bei AIDS-Patienten häufige Nebenwirkungen des relativ schlecht verträglichen Sulfadiazins (Kristallurie, Hämaturie, Hautausschlag) ist zu achten. Bei Unverträglichkeit von Sulfonamiden kann Pyrimethamin mit Clindamycin (tgl. 2,4 g) kombiniert werden. Pyrimethamin ist auch in Kombination mit Azithromycin, Clarithromycin oder Atovaquon (anstelle des Sulfonamids) wirksam. Auf die gleichzeitige Gabe von Azidothymidin ist bei der Therapie mit Pyrimethamin wegen möglicher Interaktionen und additiver Toxizität zu verzichten. Eine Hirntoxoplasmose hat eine starke Rezidivneigung. Eine Rezidivprophylaxe mit 25 mg Pyrimethamin/Tag plus 1,2 g Clindamycin/Tag oder mit Pyrimethamin plus Dapson (2- bis 3-mal wöchentlich) oder mit Fansidar (Sulfadoxin plus Pyrimethamin) ist unbedingt erforderlich.

Eine **Primärprophylaxe**, z. B. mit Co-trimoxazol (tgl. oder jeden 2. Tag 0,96 g) oder mit Dapson-Pyrimethamin ist bei AIDS-Patienten mit Helferzellen < 200/µl und positiver Toxoplasmose-Serologie sinnvoll und beugt gleichzeitig einer Pneumocystis-Pneumonie (s. S. 710 u. 742) vor. Ohne diese Prophylaxe ist in > 30 % mit einer Toxoplasmose-Enzephalitis zu rechnen.

Kryptosporidien- und Mikrosporidien-Infektionen bei AIDS

Im Rahmen von AIDS wurde die wichtige Rolle der zu den Kokzidien gehörenden Kryptosporidien als Enteritis-Erreger erkannt. Die genaue Zugehörigkeit der Erreger ist unklar, sie werden teils als Parasit, teils als Pilz klassifiziert (s. auch S. 530). Bei Patienten ohne Abwehrschwäche führen die im Tierreich weit verbreiteten Kryptosporidien nur zu kurz dauernden gutartigen Diarrhoen. Bei Patienten mit schwerer Immundefizienz ruft dieses Protozoon unstillbare, nicht blutige, stark wässrige Durchfälle ohne Fieber hervor. Der Nachweis der zahlreich im Stuhl enthaltenen Kryptosporidien mit Spezialfärbungen ist nicht schwierig, jedoch muss die Methode im Labor eingeführt sein.

Eine allgemein anerkannte **Therapie** der Kryptosporidien-Infektion (s. S. 530) ist nicht bekannt. Eine Behandlung mit Azithromycin und Paromomycin kann versucht werden. Das früher empfohlene Spiramycin versagt nahezu immer. Ein experimentelles Therapeutikum ist Nitazoxanide. Symptomatische Maßnahmen sind Rehydratation, Peristaltikhemmer, Opiate. Auch Somatostatin kann bei Kryptosporidien-Enteritis eine unspezifisch positive Wirkung haben. Nach Einleitung einer wirksamen antiretroviralen Therapie kann sich eine Kryptosporidien-Enteritis erstaunlich bessern. Es gibt aber auch Patienten, bei denen sich die schweren Diarrhoen durch die Therapie nicht beherrschen lassen und den Tod mitverursachen. Patienten mit Kryptosporidien-Infektionen sollten isoliert werden, da eine Übertragung zwischen Patienten möglich ist.

Die verwandten, ebenfalls von Haustieren stammenden Mikrosporidien (Enterocytozoon bieneusi und E. intestinalis) können zu ähnlichen Krankheitsbildern führen. Oft bestehen zusätzlich Zeichen einer Cholangitis. Der Erregernachweis im Stuhl ist schwierig; meist wird eine Duodenalbiopsie benötigt. Zur genauen Speziesbestimmung sind elektronenmikroskopische Untersuchungen notwendig. Gegen E. bieneusi und E. intestinalis wirkt Albendazol, evtl auch Atovaquon oder Fumagillin. Rezidive sind häufig.

Candida-Infektionen bei AIDS

Candida albicans ist der häufigste Erreger von Sekundärinfektionen bei AIDS. Im Endstadium der Erkrankung, oft auch bereits im Frühstadium haben die Patienten einen schweren Mundsoor. Ein therapieresistenter Soor bei einem jüngeren Patienten ist hochgradig verdächtig auf das Vorliegen einer HIV-Infektion. Der Lokalbefund kann dabei sehr typisch sein. Es gibt auch Verläufe, bei denen ein Enanthem der Mundschleimhaut, Geschmacksstörungen und Zungenbrennen im Vordergrund stehen. Die manchmal vieldeutige Symptomatik erfordert einen semiquantitativen Nachweis der Hefen aus dem Mundspülwasser. Wenn Schluckstörungen, ein Kloßgefühl im Hals sowie Schmerzen hinter dem Sternum hinzukommen, besteht der Verdacht auf eine Soor-Ösophagitis (Tab. 22.3-12). Die Schluckstörungen können so ausgeprägt sein, dass die Nahrungsaufnahme erschwert oder unmöglich ist. Der Befall des Ösophagus kann durch vorsichtige Endoskopie oder röntgenologisch bewiesen werden.

Therapie: Typisch für eine Candidiasis bei AIDS ist das ungenügende Ansprechen auf topische Antimykotika; auf die orale Gabe einer Amphotericin-B-Suspension oder Nystatin-Suspension gehen die Beschwerden allenfalls kurzzeitig zurück. Bei eindeutigem klinischen Befund empfiehlt sich nach Abnahme der Kultur eine Therapie mit einem systemischen Antimykotikum. Die erste systemische Therapie war Ketoconazol oral. Wegen der

Therapie

Tab. 22.3-12 Klinische Symptome, diagnostische Maßnahmen und Befunde sowie Therapie bei Mundsoor und Soor-Ösophagitis von HIV-Infizierten.

Symptome	Diagnostische Maßnahmen und Befunde	Therapie
Weißliche Beläge im Mund, manchmal nur Rötung und Brennen,	**Abstrich mikroskopisch und kulturell:** Candida albicans (u. a. Candida-Arten)	Fluconazol (2-mal tgl. 0,1–0,2 g, Dauertherapie mit 1-mal tgl. 0,05–0,1 g)
Geschmacksstörungen,		
Kloßgefühl,	**Mundspülwasser zur Keimzahlbestimmung**	**oder:**
Druckgefühl über dem Sternum,	**Ösophagoskopie:** Weißliche Beläge	Itraconazol (2-mal tgl. 0,2 g)
Schluckstörungen	**Ösophagus-Breischluck:** Perlschnurartige Aussparungen	

Gefahr von Nebenwirkungen und metabolischen Interaktionen sollte Ketoconazol heute durch Fluconazol ersetzt werden. Es hat weniger Nebenwirkungen, aber eine etwas geringere Wirksamkeit, kann aber bei Therapieversagen höher dosiert werden. Mit Fluconazol ist auch eine Prophylaxe von Candida-Infektionen möglich (tgl. 50–100 mg). Eine Alternative ist Itraconazol oral. Es gibt aber auch Azol-resistente Candida-Arten, deren Behandlung schwierig ist. Dann kommen das neue Azol Voriconazol, evtl. auch Caspofungin in Frage. Bei schweren systemischen Candida-Infektionen ist weiterhin eine intravenöse Behandlung mit Amphotericin B, ggf in Kombination mit Flucytosin, notwendig.

Cryptococcus-Meningitis bei AIDS

Die ohne Grundkrankheit sehr seltene Cryptococcus-Meningitis tritt relativ häufig bei AIDS-Patienten auf. Sie verläuft als subakute Meningitis, der häufig Kopfschmerzen oder Sinusitis-artige Beschwerden vorausgehen (Tab. 22.3-13). Bei der Mikroskopie des Liquors können die gefärbten und ungefärbten Erreger mit Lymphozyten verwechselt werden. Die Schleimkapseln der Kryptokokken lassen sich gut in einem Tuschepräparat darstellen. Das Wachstum in der Kultur oder der Nachweis von Cryptococcus-Antigen im Liquor, Serum und Urin bestätigen die Diagnose. Auf dem Röntgenbild des Thorax erkennt man selten Lungenherde.

Tab. 22.3-13 Klinische Symptome, diagnostische Maßnahmen und Befunde sowie Therapie bei Kryptokokken-Meningitis und anderen Kryptokokken-Infektionen von HIV-Infizierten.

Symptome	Diagnostische Maßnahmen und Befunde	Therapie
Langsamer Beginn,	**Lumbalpunktion**	Amphotericin B i.v.*
Kopfschmerzen,	Im Liquor Pleozytose, Zucker erniedrigt, Eiweiß vermehrt	(tgl. 0,3–0,6 mg/kg)
Fieber,		+ Flucytosin (tgl. 100 bis 150 mg/kg, auf 4 Einzeldosen verteilt)
Meningismus,	**Tuschepräparat:** Runde Hefezellen mit hellem Hof und Schleimkapsel	+ Fluconazol (tgl. 0,4–0,8 g)
Hirnnervenausfälle,		
Zunehmende Bewusstseinstrübung,	**Kulturen:** Typische Kolonien auf Spezialmedium	Rezidivprophylaxe mit Fluconazol (tgl. 0,2–0,4 g)
z. T. Hautherde	**Kryptokokken-Antigen im Blut, Liquor und Urin:** Positiv (hoher Titer)	Auch Itraconazol ist wirksam

* alternativ liposomales Amphotericin B (tgl. 3 mg) |
| | **CT (Schädel):** Basale granulomatöse Veränderungen, Raumforderungen, Liquorzirkulationsstörung | |
| | **Röntgen-Thorax:** Rundherde | |

Die **Standardtherapie** der Cryptococcus-Meningitis war bislang die Kombination von Amphotericin B + Flucytosin. Auch Fluconazol hat eine gute Wirkung auf Kryptokokken. Weder Amphotericin B + Flucytosin noch Fluconazol (als Monotherapie) führen zu optimalen klinischen Resultaten. Es gibt daher gute Argumente für eine initiale Dreifachkombination mit liposomalem Amphotericin B + Flucytosin + Fluconazol. Nur damit lassen sich akzeptable Therapieergebnisse erzielen. Nach klinischer Besserung, die nach einigen Wochen eintritt, soll eine Dauertherapie mit Fluconazol angeschlossen werden (1-mal tgl. 0,2 g für lange Zeit; Absetzen allenfalls, falls sich die Helferzellen des Patienten wieder völlig erholt haben).

Aspergillus-Infektionen bei AIDS

Während Candida-Infektionen bei AIDS-Patienten sehr häufig sind und zu typischen Erkrankungen führen, sind Aspergillus-Erkrankungen seltener und klinisch schwer diagnostizierbar. Dabei handelt es sich um Spätkomplikationen von AIDS. So wurde bei bis zu einem Viertel von verstorbenen Patienten Aspergillus in der Lunge nachgewiesen. Die meisten Patienten hatten intra vitam vieldeutige Hinweise auf eine Aspergillus-Infektion, jedoch kein typisches Krankheitsbild. Der Erregernachweis erfordert wiederholte Sputumkulturen. Die mikroskopische Untersuchung von Bronchialspülflüssigkeit und transbronchial gewonnenem Biopsat kann auf eine Gewebeinvasion hinweisen.

Therapie: Nachgewiesene Aspergillus-Infektionen sollten mit der Kombination von Amphotericin B + Flucytosin behandelt werden. Die Anwendung von liposomalem Amphotericin B ist vergleichbar wirksam, besser verträglich und erheblich teurer. Itraconazol hat trotz guter In-vitro-Aktivität eine relativ schwache klinische Wirkung auf Aspergillus-Infektionen bei AIDS. Neue Azol-Derivate mit guter Aspergillus-Wirksamkeit (Voriconazol) bzw. Caspofungiin sind neue Möglichkeiten zur Therapie einer Aspergillus-Infektion. Eine prophylaktische Inhalation von Amphotericin B kann in fortgeschrittenen AIDS-Stadien versucht werden.

Infektionen durch seltene Pilze

In Südostasien spielen Infektionen durch den fakultativ pathogenen Pilz **Penicillium marneffei** eine wichtige Rolle. Dieser ist z. B. in Thailand der häufigste Erreger schwerer Pilzinfektionen bei AIDS. Die leicht anzüchtbaren, aber weniger leicht identifizierbaren Erreger haben biologische, histologische und klinische Ähnlichkeiten mit Histoplasmen. Die Infektion führt zu einer uncharakteristischen Symptomatik mit protrahiertem Fieber, Lymphadenitis, Lungenmanifestationen und vieldeutigen Hautherden, die ähnlich wie Mollusken aussehen können. Amphotericin B und Itraconazol sind wirksam. Nach Überstehen der Infektion ist eine lang dauerne Rezidivprophylaxe sinnvoll. In den USA, aber auch in Zentralafrika spielen Infektionen durch Histoplasma capsulatum eine ähnliche Rolle als relativ häufiger Erreger bei HIV-Infektion. Mit gelegentlcher Einschleppung derartiger Infektionen ist zu rechnen.

Therapie

Mykobakterien-Infektionen bei HIV-Infektion

AIDS-Patienten erkranken häufig an Tuberkulose und extrapulmonalen Infektionen durch andere ubiquitär vorkommende (nichttuberkulöse) Mykobakterien, besonders Mycobacterium avium-intrazellulare (s. auch S. 717). Mykobakterien-Infektionen haben bei AIDS-Patienten einen anderen Verlauf als bei Immunkompetenten.

Diagnose: Das Leitsymptom einer Mykobakterien-Infektion ist Fieber (Tab. 22.3-14). An zweiter Stelle stehen Lymphknotenschwellungen und Gewichtsabnahme. Bei Lungentuberkulose ist ein produktiver Husten typisch, im Gegensatz zum trockenen, unproduktiven Husten bei der Pneumocystis-Pneumonie. Eine Lungentuberkulose verläuft bei AIDS akzeleriert (nicht selten wie eine Lobärpneumonie). Auf eine Darmtuberkulose können unstillbare Durchfälle und Bauchschmerzen hinweisen. Die Erreger sollten kulturell aus Körperflüssigkeiten und Stuhl angezüchtet werden. Auch bildgebende Verfahren, wie Sonogra-

Tab. 22.3-14 Klinische Symptome, diagnostische Maßnahmen und Befunde sowie Therapie bei Mykobakterien-Infektionen (durch M. tuberculosis und nichttuberkulöse Mykobakterien) von HIV-Infizierten.

Symptome	Diagnostische Maßnahmen und Befunde	Therapie
Fieber, zunehmende Schwäche, Nachtschweiß, Gewichtsverlust, Husten meist produktiv, Lymphknotenschwellung (generalisiert oder lokal), Durchfälle (persistierend)	Serien von **Blutkulturen** auf Spezialmedien, BACTEC-Verfahren, lange Bebrütung, evtl. PCR, dicker Blutstropfen (mikroskopischer Nachweis) **Untersuchung von Sputum, wenn negativ Bronchoskopie + Lavage, Blut, Punktat, Biopsiematerial, Stuhl, Urin:** Mikroskopisch säurefeste Stäbchen, kulturell Mykobakterien (M. genavense nur in flüssigem Medium anzüchtbar, lange Bebrütung) **Biopsie von Lymphknoten und Haut:** Mikroskopisch säurefeste Stäbchen, häufig kein typisches Granulationsgewebe (mykobakterielle Histiozytose) **Sonographie (Abdomen, Hals):** Lymphknotenschwellung	Bei dringendem klinischen Verdacht auf Tbc mit mikroskopischem Nachweis säurefester Stäbchen sofort Kombination von INH, RMP, EMB, evtl. + PZA (s. S. 668) Bei anderen Mykobakterien Therapie modifizieren (s. S. 718) M. avium: Clarithromycin + EMB + Rifabutin (evtl. auch Ciprofloxacin oder Amikacin) M. genavense: wie bei M. avium

INH = Isoniazid; RMP = Rifampicin; EMB = Ethambutol; PZA = Pyrazinamid

phie, Röntgen, CT, sind dringend geboten. Nichttuberkulöse Mykobakterien lassen sich bei disseminierten Erkrankungen mit Hilfe von Spezialverfahren auch aus Blutkulturen anzüchten. Da bei AIDS-Patienten die typischen röntgenologischen Veränderungen einer Tuberkulose fehlen können, sollte bei Fieber, unklaren Lungeninfiltrationen ohne Erregernachweis und produktivem Husten eine Bronchoskopie mit Lavage durchgeführt werden. Es gibt aber auch eine isolierte Bronchial-Tuberkulose mit vielen säurefesten Stäbchen im Sputum bei unauffälligem Röntgenbild. Bei Lymphknotentuberkulose steht die Gewebeuntersuchung im Vordergrund, wobei jedoch das typische Granulationsgewebe fehlen kann, sodass hier die Diagnose durch den mikroskopischen oder kulturellen Erregernachweis gesichert werden muss.

Ein **Tuberkulintest** ist bei AIDS-Patienten diagnostisch kaum verwertbar. Er fällt bei Patienten mit schwerer Immundefizienz auch bei nachgewiesener Tuberkulose negativ aus. Ein positiver Tuberkulintest bei noch normalen Helferzellen bedeutet jedoch ein erhebliches Risiko für eine spätere Reaktivierung. Viele Formen einer fortgeschrittenen Tuberkulose bei AIDS lassen sich nicht eindeutig diagnostizieren. Wegen des oft schnellen Verlaufes sollte schon bei vagem, aber begründetem Verdacht eine tuberkulostatische Therapie stattfinden. Das fehlende Ansprechen auf eine 10-tägige Kombinationstherapie mit INH, Ethambutol, Rifampicin schließt eine Tuberkulose weitgehend aus.

Prognose: Bei frühzeitiger Diagnose einer Tuberkulose ist die Prognose selbst bei starker Immundefizienz relativ gut. Die oft ausgedehnten Organbefunde bilden sich offenbar in kürzerer Zeit zurück als bei Immunkompetenten, was durch das fehlende Granulationsgewebe erklärt werden kann. Als Faustregel lässt sich formulieren: Die Tuberkulose bei AIDS kommt rasch und verschwindet schnell, wenn rechtzeitig mit der Therapie begonnen wird. Der schnelle Rückgang der klinischen Symptomatik sollte jedoch nicht zu einer Verkürzung der üblichen Therapiedauer führen. Die prinzipiell gute Behandelbarkeit der Tuberkulose bei HIV-Infektion wird vielfach begrenzt durch interaktionsbedingte Einschränkungen der oft notwendigen HAART.

Therapie der Tuberkulose s. S. 662.

Infektionen durch atypische Mykobakterien

Infektionen mit M. avium-intracellulare (MAI) verlaufen sehr vieldeutig; sie sind typische Komplikationen in der Spätphase von AIDS. Nach schleichendem Beginn kommt es zu Kachexie, mäßigem Fieber, Schwäche und Durchfällen. Die Erreger lassen sich relativ leicht im Blut, in Lymphknoten und im Knochenmark kulturell nachweisen. Autoptisch findet sich ein starker Befall des retikulohistiozytären Systems vieler Organe (mykobakterielle Histiozytose). In der Ära von HAART sind chronische Eiterungen im Rahmen eines Immunrekonstitutions-Syndroms, wie einschmelzende Lymphknoten, zunehmend häufiger geworden.

Eine Infektion durch Mycobacterium genavense führt zu einem ähnlichen Krankheitsbild wie bei einer Mycobacterium-avium-intracellulare-Infektion. Die Erreger lassen sich jedoch nicht oder nur extrem schwer in Kulturen anzüchten.

Therapie

Tab. 22.3-15   Therapie von Infektionen durch atypische Mykobakterien.

Akute Behandlung	Medikamente	Tagesdosierungen
Therapie der Wahl	Clarithromycin + Ethambutol + evtl. Rifabutin	1,0 g plus 1-mal 3 Tbl. à 400 mg plus 1-mal 2 Tbl. à 150 mg
Alternative	Azithromycin + Ethambutol + evtl. Rifabutin	1-mal 600 mg plus 1-mal 3 Tbl. à 400 mg plus 1-mal 2 Kps. à 150 mg
Erhaltungstherapie		Makrolid plus Ethambutol, ohne Rifabutin Absetzen ab > 100 CD4-Zellen/µl > 6 Monate
Prophylaxe		Bei CD4-Zellen unter 50 Absetzen ab > 100 CD4-Zellen/µl > 3 Monate
Mittel der Wahl	Azithromycin	1-mal 200 mg/Woche
Alternative (schlechter verträglich!)	Clarithromycin	tgl. 2-mal 500 mg

Reservesubstanzen: Ciprofloxacin, Levofloxacin, Amikacin, Clofazimin

Infektionen mit Mycobacterium avium-intracellulare (MAI) und verwandte Mykobakterien (M genavense) sind sehr schwer zu behandeln. Am ehesten wirken Kombinationen von Clarithromycin in hoher Dosis (tgl 1–2 g!) als Dreifachkombination mit Ethambutol und Rifabutin. Alternative ist Azithromycin. Reservemittel sind Ciprofloxacin, Levofloxacin oder Amikacin (Tab. 22.3-15).

Bazilläre Angiomatose

Erreger: Bartonella (= Rochalimaea) henselae (Haupterreger der Katzenkratzkrankheit). An der Haut oberflächlich oder tiefer gelegene Knoten unterschiedlicher Größe (oft in großer Zahl am ganzen Körper). Nachweis der Erreger im Hautbiopsat (Warthin-Starry-Silberfärbung). Herdförmige Leberbeteiligung (bazilläre Peliosis hepatis durch CT diagnostizierbar.

Therapie: Es gibt klinische Erfahrungen mit Erythromycin (tgl. 2 g oral) und Doxycyclin (tgl. 0,2 g oral) für 8–12 Wochen. Auch Ciprofloxacin sowie Rifampicin sind wirksam.

Salmonellen-Septikämie bei AIDS

Typischerweise führen Enteritis-Salmonellen (z. B. Salmonella typhimurium) bei Patienten mit AIDS zu einem septikämischen Krankheitsbild. So ist es charakteristisch, dass Patienten mit CD4-Zellzahlen von < 200/µl bei relativ blander Enteritis mit Fieber positive Blutkulturen haben.

Therapie: Mittel der Wahl ist Ciprofloxacin oral (Alternative: Levofloxacin). Auch Ceftriaxon kommt in Frage. Das wesentlich schwächer wirksame Co-trimoxazol sollte auch wegen der häufigen Allergien bei HIV-Patienten möglichst vermieden werden. Wegen der Rezidivgefahr ist eine längere Behandlung erforderlich, bei aufgetretenem Rezidiv ggf. eine Dauertherapie mit einem Gyrase-Hemmer.

Herpes bei AIDS

Herpes-simplex-Virusinfektionen (s. auch S. 678) sind bei AIDS häufig und verlaufen besonders lange, schwer und mit Tendenz zu tiefen Nekrosen. Die schmerzhaften Ulzerationen sind meist im Pharynx, an den Lippen, perianal oder an den Genitalien lokalisiert.

Therapie: Mittel der Wahl ist das relativ gut verträgliche Aciclovir: Dosierung 15 mg/kg/ Tag i.v. Bei chronisch-rezidivierenden Formen ist ggf. auch eine orale Applikation möglich; dabei bewirken Valaciclovir oder Famciclovir wesentlich höhere Spiegel als orales Aciclovir. Bei einer im Rahmen von AIDS sehr seltenen Herpes-Enzephalitis sind hohe intravenöse Dosen notwendig. Bei geringeren Manifestationen an der Haut kommt auch eine Behandlung mit Aciclovir-Salbe in Frage. Bei Rezidiven lässt sich oft eine lang dauernde orale Therapie nicht vermeiden (z. B. mit Aciclovir, 3- bis5-mal tgl. 0,2 g). Eine Resistenz gegen Aciclovir ist möglich. Foscarnet hat eine Wirkung auch gegen resistente Herpes-Stämme.

Zoster und Varizellen bei AIDS

Eine Zoster-Infektion (s. auch S. 683) ist eine typische Manifestation der HIV-Infektion schon bei gering ausgeprägtem Immundefekt. Dabei kommt es zu teilweise starken und persistierenden Nekrosen, Schmerzen und gefährlichen Verläufen (Myelitis, Lähmungen). Ein idiopathischer Zoster beim jungen Patienten ist verdächtig auf eine HIV-Infektion.

Therapie: Jede Zoster-Infektion bei einer HIV-Infektion sollte grundsätzlich systemisch mit Aciclovir behandelt werden Bei Hypogammaglobulinämie wird eine Kombination mit hochdosiertem Gammaglobulin empfohlen. HIV-infizierte Personen mit einer Varizellen-Infektion sind vital bedroht und müssen mit Aciclovir i.v. (3-mal tgl. 10 mg/kg) behandelt werden. Das gleiche gilt für einen generalisierten Zoster bei AIDS. Famciclovir wird als Absorptionsester von Penciclovir besser resorbiert und ermöglicht die orale Nachbehandlung eines Zoster, ebenso Valaciclovir (ein Absorptionsester von Aciclovir) sowie Brivudin (s. auch S. 326).

Therapie

Zytomegalie bei AIDS

Eine Zytomegalievirus-(CMV-)Infektion (s. auch S. 685) bietet nur beim Vorliegen einer Retinitis ein typisches klinisches Bild. Die Symptome der anderen CMV-bedingten Erkrankungen sind uncharakteristisch, und die Diagnose lässt sich oft nur histologisch bestätigen. Ein positiver histologischer Befund beweist jedoch keineswegs eine behandlungsbedürftige Infektion. Auch serologische Methoden sind wenig geeignet, da nahezu alle Patienten Antikörper gegen CMV haben und Titeranstiege bei immundefizienten Patienten nicht zu erwarten sind. Durch PCR lässt sich virale DNS in mononukleären Blutzellen und im Urin nachweisen. Bei über der Hälfte aller an AIDS verstorbenen Patienten wurde eine floride CMV-Infektion in verschiedenen Organen festgestellt. Dabei sind die Lungen, die Nebennieren und der Gastrointestinaltrakt besonders betroffen. Auch Hirnsymptome können durch CMV bedingt sein. Die Entscheidung für die mit erheblichen Nebenwirkungen belastete Therapie der CMV-Infektion muss klinisch getroffen werden.

Therapie: Die Behandlung einer CMV-Infektion ist schwierig. Die schlecht verträglichen Medikamente müssen meist zusammen mit einer HAART gegeben werden, sodass sich die Nebenwirkungen addieren können. Ein Mittel der Wahl bei einer CMV-Retinitis ist das Nukleosid-Analogon Ganciclovir in einer Dosierung von 10 mg/kg/Tag i.v. (s. S. 328). Oft ist eine Dauertherapie mit tgl. 5 mg/kg Ganciclovir i.v. notwendig, um das Sehvermögen zu erhalten. Die Dauertherapie mit Ganciclovir i.v. setzt einen permanenten Zugang (z. B. Port) voraus. Zur Erhaltungs- bzw. Suppressionstherapie ist auch die orale Gabe von Ganciclovir (3 g/Tag) geeignet. Eine noch relativ neue Form ist Valganciclovir als Absorptionsester von Ganciclovir mit einer wesentlich verbesserten Resorption. Die relativ hohe Substanzbelastung ist bei den oralen Formen nicht unproblematisch. Ganciclovir und Valaciclovir wirken erheblich myelotoxisch und die Therapie erfordert genaue Laborkontrollen. Über intraokuläre Implantation eines CMV-wirksamen Implantats: s. S. 330 u. 339.

Bei Patienten, die Ganciclovir nicht vertragen oder bei denen es zum Auftreten resistenter Stämme gekommen ist, stellt Foscarnet (s. S. 333) eine Alternative dar. Das Nebenwirkungsprofil ist jedoch anders als bei einer Behandlung mit Ganciclovir (Nephrotoxizität, Elektrolyt-Verschiebungen, Penis-Ulzera, Thrombophlebitis). Vergleichbar wirksam (und nephrotoxisch) ist Cidofovir i.v. (Vistide, s. S. 336), das aufgrund der langen HWZ besonders für eine ambulante Therapie geeignet ist.

Papova-Viren

Eine weitere opportunistische Virusinfektion bei AIDS ist die progressive multifokale Leukoenzephalopathie, die durch weit verbreitete Papova-Viren (JC-Virus) hervorgerufen wird. Die klinische Symptomatik ist vieldeutig; die Unterscheidung von einer Hirntoxoplasmose und AIDS-Enzephalopathie kann schwierig sein. Die Diagnose intra vitam erfordert typische MR-Bilder des Gehirns sowie den Nachweis der Viren aus dem Liquor.

Therapie

Eine etablierte **Therapie** dieser Infektion ist nicht vorhanden. Die Erkrankung führt in einigen Wochen oder Monaten zum Tod. Es gibt erste widersprüchliche Therapievesuche mit Cidofovir sowie mit dem Zytostatikum Camptothecin. Immer sollte ein Therapieversuch von einer optimalen HAART begleitet sein. Latente Infektionen durch Papova-Viren sind auch die Ursache der bei HIV-Patienten häufig exzessiv vorhandenen Kondylome; sie spielen außerdem bei der Pathogenese der AIDS-assoziierten Portiokarzinome eine Rolle.

Literatur zu HIV-Infektion

Autran B, Carcelain G, Li TS, et al. Positive effect of combined antiretroviral therapy on CD4+ T cell homeostasis and function in advanced HIV disease. Science 1997; 277: 112–6.

Bartlett JG, Gallant J. 2001–2002 Medical Management of HIV Infection. Baltimore 2001.

Brodt HR, Kamps BS, Gute P, et al. Changing incidence of AIDS-defining illnesses in the era of antiretroviral combination therapy. AIDS 1997; 11: 1731–8.

Brodt H-R, Helm EB, Kamps BS. AIDS 1999 Diagnostik und Therapie HIV-assoziierter Erkrankungen. Wuppertal: Steinhäuser Verlag, 1999.

Brun-Vezinet F, Boucher C, Loveday C, et al. HIV-1 viral load, phenotype, and resistance in a subset of drug-naive participants from the Delta trial. The National Virology Groups. Delta Virology Working Group and Coordinating Committee. Lancet 1997; 350: 983–90.

Bundeamt für Gesundheit (BAG/Schweiz): Vorläufige Empfehlungen zur HIV-Postexpositionsprophylaxe außerhalb des Medizinalbereichs. Bulletin 1997; 50: 4–6.

Cardo DM, Culver DH, Ciesielski CA, et al. A case-control study of HIV seroconversion in health care workers after percutaneous exposure to HIV-infected blood: clinical and public health implication. N Engl J Med 1997; 337: 1485–90.

Centers for Disease Control. Pregnancy outcomes following systemic prenatal acyclovir exposure – June 1, 1984 – June 30, 1993. MMWR Morb Mortal Wkly Rep 1993; 42: 806–9.

Centers for Disease Control. Birth outcomes following zidovudine therapy in pregnant women. MMWR 1994; 43: 415–6.

Centers for Disease Control and Prevention: Public Health Service Guide-lines for the Management of Health-Care Worker Exposures to HIV and Recommendations for Postexposure Prophylaxis. MMWR 1998; 47: 1–34.

Cohen OJ, Fauci AS. Current strategies in the treatment of HIV infection. Adv Intern Med 2001; 46: 207–46.

Connor EM. Reduction of maternal–infant transmission of human immunodeficiency virus type 1 with zidovudine treatment. N Engl J Med 1994; 331: 1173–80.

Connor EM, Motenson IM. Zidovudine for the reduction of perinatal human immunodeficiency virus transmission: Pediatric AIDS clinical trials group protocol 076: Results and treatment recommendations. Pediatr Infect Dis J 1995; 14: 536–41.

Delta Coordinating Committee. Delta: a randomised double-blind controlled trial comparing combinations of zidovudine plus didanosine or zalcitabine with zidovudine alone in HIV infected individuals. Lancet 1996; 348: 283–91.

Fätkenheuer Theisen A, Rockstroh J, et al. Virological treatment failure of protease inhibitor therapy in an unselected cohort of HIV-infected patients. AIDS 1997; 11: 113–6.

Guidelines for the Use of Antiretroviral Agents in HIV-Infected Adults and Adolescents. Ann Intern Med 1998; 128: 1079–100.

Hammer SM. Increasing Choices for HIV therapy. N Engl J Med 2002; 346: 2022.

Hirsch M, Steigbigel R, Staszewski S, et al. A randomized, controlled trial of indinavir, zidovudine, and lamivudine in adults with advanced human immunodeficiency virus type 1 infection and prior antiretroviral therapy. J Infect Dis 1999; 180: 659–65.

Hirschel B. Beware of drug holidays before salvage therapy. N Engl J Med 2003; 349: 827.

Hoffmann C, Kamps B. HIVNET 2003. Wuppertal: Steinhäuser 2003.

Husson RN, Mueller BU, Farley M, et al. Zidovudine and didanosine combination therapy in children with human immunodeficiency virus infection. Pediatrics 1994; 93: 316–22.

Jablonowski H, Arasteh K, Staszewski S, et al. A dose comparison study of didanosine in patients with very advanced HIV infection. AIDS 1995; 9: 463–9.

Kamps BS, Brodt HR, Staszewski S, Bergmann L, Helm EB. AIDS-free survival and overall survival in HIV infection: the new CDC classification system (1993) for HIVdisease and AIDS. Clin Investig 1994; 72: 283–7.

Katz MH, Gerberding JL. The care of persons with recent sexual exposure to HIV. Ann Intern Med 1998; 128: 306–12.

Kaufmann D, Pantaleo G, Sudre P, Telenti A, for the Swiss HIV Cohort Study. CD4-cell count in HIV-1-infected invidivuals remaining viraemic with highly active antiretroviral therapy (HAART). Lancet 1998; 351: 723–4.

Lafeuillade A, Poggi C, Tamalet C, Profizi N, Tourres C, Costes O. Effects of a combination of zidovudine, didanosine, and lamivudine on primary human immunodeficiency virus type 1 infection. J Infect Dis 1997; 175: 1051–5.

Li RW, Wong JB. Postexposure treatment of HIV. N Engl J Med 1997; 337: 499–500.

Luzuriaga K, Bryson Y, Krogstad P, et al. Combination treatment with zidovudine, didanosine, and nevirapine in infants with human immunodeficiency virus type 1 infection. N Engl J Med 1997; 336: 1343–9.

Matheson PB, ABrams EJ, Thomas PA, et al. Efficacy of antenatal zidovudine in reducing perinatal transmission of human immunodeficiency virus type 1. J Infect Dis 1995; 172: 353–8.

National Institute of Health. Report of the NIH panel to define principles of therapy of HIV infection. Ann of Intern Med 1998; 128: 1057–78.

NN. Antiretroviral therapy of HIV infection, German Austrian recommendations (July 2002). Eur J Med Res 2003; 8: 257–274.

Phillips AN, Staszewski S, Lampe F, et al. Human immunodeficiency virus rebound after suppression to <400 copies/mL during initial highly active antiretroviral therapy regimens, according to prior nucleoside experience and duration of suppression. J Infect Dis 2002; 186: 1086–91.

Pinkerton SD, Holtgrave DR, Bloom FR. Postexposure treatment of HIV. N Engl J Med 1997; 337: 500–1.

Robert-Koch-Institut. Deutsch-Österreichische Empfehlungen zur postexpositionellen Prophylaxe nach HIV-Exposition. Stand: Mai 1998. Epidemiologisches Bulletin 1998; 21/98.

Royce RA, Sena A, Cates W, Cohen MS. Sexual contact and transmission of HIV. N Engl J Med 1997; 336: 1072–8.

Sandstrom E, Uhnoo I, Ahlqvist-Rastad J, et al. Antiretroviral treatment of human immunodeficiency virus infection: Swedish recommendations. Scand J Infect Dis 2003; 35: 155–67.

Simpson BJ, Shapiro ED, Andiman WA. Reduction in the risk of vertical transmission of HIV-1 associated with treatment of pregnant women with orally administered zidovudine alone. J Acquir Immune Defic Syndr Hum Retrovirol 1997; 14: 145–52.

Staszewski S, Haberl A, Gute P, et al. Nevirapine/didanosine/lamivudine once daily in HIV-1-infected intravenous drug users. Antivir Ther 1998; 3 (Suppl 4): 55–6.

Staszewski S, Morales-Ramirez J, Tashima KT, et al. Efavirenz plus zidovudine and lamivudine, efavirenz plus indinavir, and indinavir plus zidovudine and lamivudine in the treatment of HIV-1 infection in adults. Study 006 Team. N Engl J Med 1999; 341: 1865–73.

Vernazza PL, Gilliam BL, Dyer J, et al. Quantification of HIV in semen: correlation with antiviral treatment and immune status. AIDS 1997; 11: 987–93.

Volberding PA. HIV therapy in 2003: consensus and controversy. AIDS (England) 2003; 17 (Suppl 1): S4–11.

Walmsley S et al. Lopinavir – Ritonavir versus Nelfinavir for the inital treatment of HIV infection. N Engl J Med 2002; 346: 2039.

Watts DH. Management of human immunodeficiency virus infection in pregnancy. N Engl J Med 2002; 346: 1879–91.

Literatur zu Pneumocystis-Pneumonie

Barber BA, Pegrams PS, High KP. Clindamycin/primaquine as prophylaxis for Pneumocytis carinii pneumonia. Clin Infect Dis 1996; 23: 718–22.

Blum RN, Miller LA, Gaggini C, et al. Comparative trial of dapsone versus trimethoprim/sulfamethoxazole for primary prophylaxis of Pneumocystis pneumonia. J AIDS 1992; 5: 341–7.

Bozzette SA, Finkelstein DM, Spector SA, et al. A randomized trial of three antipneumocystis agents in patients with advanced human immu-nodeficiency virus infection. N Engl J Med 1995; 332: 693.

Bucher HC, Griffith L, Guyatt GH, Opravil M. Meta-analysis of prophylactic treatments against Pneumocystis carinii pneumonia and toxoplasma encephalitis in HIV-infected patients. J Acquir Immune Defic Syndr Hum Retrovirol 1997; 15: 104–14.

Dohn MN, Weinberg WG, Torres RA, et al. Oral atovaguone compared with intravenous pentamidine for Pneumocystis carinii pneumonia in patients with AIDS. Ann Intern Med 1994; 121: 174.

Girard P-M, Landman R, Gaudebout C, et al. Dapsone-pyrimethamine compared with aerosolized pentamidine as primary prophylaxis against Pneumocystis carinii pneumonia and toxoplasmosis in HIV infection. N Engl J Med 1993; 328: 1514–20.

Hardy WD, Feinberg J, Finkelstein DM, et al. A controlled trial of trimethoprim-sulfamethoxazole or aerosolized pentamidine for secondary prophylaxis of Pneumocystis carinii pneumonia in patients with the acquired immunodeficiency syndrome. AIDS Clinical Trials Group Protocol 021. N Engl J Med 1992; 327: 1842–8.

Hughes W, Leoung G, Kramer F, et al. Comparison of atovaquone (566C80) with trimethoprim-sulfamethoxazole to treat Pneumocystis carinii pneumonia in patients with AIDS. N Engl J Med 1993; 328: 1521.

Klein NC, Duncanson FP, Lenox TH, et al. Trimethoprim-sulfamethoxazole versus pentamidine for Pneumocystis carinii pneumonia in AIDS patients: Results of a large prospective randomized treatment trial. AIDS 1992; 6: 301–5.

O'Brien JG, Dong BJ, Coleman RL, Gee L, Balano KB. A 5-year retrospective review of adverse drug reactions and their risk factors in human immunodeficiency virus-infected patients who were receiving intravenous pentamidine therapy for Pneumocystis carinii pneumonia. Clin Infect Dis 1997; 24: 854–9.

Opravil M, Heald A, Lazzarin A, et al. Once-weekly administration of dapsone/ pyrimethamine vs aerosolized pentamidine for Pneumocystis carinii pneumonia and toxoplasmic encephalitis in human immunodeficiency virus-infected patients. Clin Infect Dis 1995; 20: 531.

Podzamczer D, Salazar A, Jimenez J, et al. Intermittent trimethoprim-sulfamethoxazole compared with dapsone-pyrimethamine for the simultaneous primary prophylaxis of Pneumocystis pneumonia and toxoplasmosis in patients infected with HIV. Ann Intern Med 1995; 122: 755.

Santamauro JT, Stover DE. Pneumocystis carinii pneumonia. Med Clin North Am 1997; 81: 299–318.

Schliep TC, Yarrish RL. Pneumocystis carinii pneumonia. Semin Respir Infect 1999; 14: 333–43.

Schneider MM, Hoepelman IM, Eeftininck Schattenkerk JK, et al. A controlled trial of aerosolized pentamidine or trimethoprim-sulfamethoxazole as primary prophylaxis against Pneumocystis carinii pneumonia in patients with human immunodeficiency virus infection. The Dutch AIDS Treatment Group. N Engl J Med 1992; 327: 1836–41.

Wakefield AE. Pneumocystis carinii. Br Med Bull 2002; 61: 75–88.

Watson J. Pneumocystis carinii: where are we now? J HIV Ther 2002; 7: 8–12.

Wolff AJ, O'Donnell AE. HIV-related pulmonary infections: a review of the recent literature. Curr Opin Pulm Med 2003; 9: 210–4.

Literatur zu Toxoplasmose

Bucher HC, Griffith L, Guyatt GH, Opravil M. Meta-analysis of prophylactic treatments against Pneumocystis carinii pneumonia and toxoplasma encephalitis in HIV-infected patients. J Acquir Immune Defic Syndr Hum Retrovirol 1997; 15: 104–14.

Cohen BA. Neurologic manifestations of toxoplasmosis in AIDS. Semin Neurol 1999; 19: 201–11.

Girard PM, Landman R, Gaudebout C, et al. Dapsone-pyrimethamine compared with aerosolized pentamidine as primary prophylaxis against Pneumocystis carinii pneumonia and toxoplasmosis in HIV infection. The PRIO Study Group. N Engl J Med 1993; 328: 1514–20.

Katlama C, De Wit S, O'Doherty E, et al. Pyrimethamine-clindamycin vs. pyrimethamine-sulfadiazine as acute and long-term therapy for toxoplasmic encephalitis in patients with AIDS. Clin Infect Dis 1996; 22: 268.

Klepser ME, Klepser TB. Drug treatment of HIV-related opportunistic infections. Drugs 1997; 53: 40–73.

Kovcacs JA. Efficacy of atovaquone in treatment of toxoplasmosis in patients with AIDS. Lancet 1992; 340: 637–8.

Lacassin F, Schaffo D, Perronne C, et al. Clarithromycin-minocycline combination as salvage therapy for toxoplasmosis in patients infected with human immunodeficiency virus. Antimicrob Agents Chemother 1995; 39: 276.

Leport C, Chene G, Morlat P, et al. Pyrimethamine for primary prophylaxis of toxoplasmic encephalitis in patients with human immunodeficiency virus infection: A double-blind, randomized trial. J Infect Dis 1996; 173: 91.

Therapie

Parmley SF, Goebel FD, Remington JS. Detection of Toxoplasma gondii in cerebrospinal fluid from AIDS patients by polymerase chain reaction. J Clin Microbiol 1992; 30: 3000–2.

Podzamczer D, Salazar A, Jimenez J, et al. Intermittent trimethoprim-sulfamethoxazole compared with dapsone-pyrimethamine for the simultaneous primary prophylaxis of Pneumocystis pneumonia and toxoplasmosis in patients infected with HIV. Ann Intern Med 1995; 122: 755.

Reiter-Owona I, Bialek R, Rockstroh JK, et al. The probability of acquiring primary Toxoplasma infection in HIV-infected patients: results of an 8-year retrospective study. Infection 1998; 26: 20–5.

Ribera E, Fernandez-Sola A, Juste C, et al. Comparison of high and low doses of trimethoprim-

sulfamethoxazole for primary prevention of toxoplasmic encephalitis in human immunodeficiency virus-infected patients. Clin Infect Dis 1999; 29: 461.

Saba J, Morlat P, Raffi F, et al. Pyrimethamine plus azithromycin for treatment of acute toxoplasmic encephalitis in patients with AIDS. Eur J Clin Microbiol Infect Dis 1993; 12: 853.

Sacktor N. The epidemiology of human immunodeficiency virus-associated neurological disease in the era of highly active antiretroviral therapy. J Neurovirol 2002; 8 (Suppl 2): 115–21.

Torres RA, Weinberg W, Stansell J, et al. Atovaquone for salvage treatment and suppression of toxoplasmic encephalitis in patients with AIDS. Clin Infect Dis 1997; 24: 422–9.

Literatur zu Mikrosporidien-Infektionen

Conteas CN, Berlin OG, Ash LR, et al. Therapy for human gastrointestinal microsporidiosis. Am J Trop Med Hyg 2000; 63: 121–7.

Gross U. Treatment of microsporidiosis including albendazole. Parasitol Res 2003; 90 (Suppl 1): S14–8.

Molina J et al. Fumagillin treatment of intestinal microsporidiosis. N Engl J Med 2002; 346: 1963.

Weitzel T, Wolff M, Dabanch J, et al. Dual microsporidial infection with Encephalitozoon cuniculi and Enterocytozoon bieneusi in an HIV-positive patient. Infection 2001; 29: 237–9.

Literatur zu Mykobakterien-Infektionen

Benson CA. Treatment of disseminated disease due to the Mycobacterium avium complex in patients with AIDS. Clin Infect Dis 1994; 18 (Suppl 3): 237–42.

deLalla F, Maserati R, Scarpellini P, et al. Clarithromycin-ciprofloxacin-amikacin for therapy of Mycobacterium avium-intracellulare bacteremia in patients with AIDS. Antimicrob Ag Chemother 1992; 36: 1567–9.

Gordin FM, Matts JP, Miller C, et al. A controlled trial of isoniazid in persons with anergy and human immunodeficiency virus infection who are at high risk for tuberculosis. N Engl J Med 1997; 337: 315–20.

Griffith DE. Risk-benefit assessment of therapies for Mycobacterium avium complex infections. Drug Saf 1999; 21: 137–52.

Havlir DV, Dube MP, Sattler FR, et al. Prophylaxis against disseminated Mycobacterium avium complex with weekly azithromycin, daily rifabutin, or both. N Engl J Med 1996; 335: 392–8.

Havlir DV, Schrier RD, Torriani FJ, et al. Effect of potent antiretroviral therapy on immune re-

sponses to Mycobacterium avium in human immunodeficiency virus-infected subjects. J Infect Dis 2000; 182: 1658–63.

Pechère M, Opravil M, Wald A, et al. Clinical and epidemiologic features of infection with Mycobacterium genavense. Arch Intern Med 1995; 155: 400–4.

Pierce M, Crampton S, Henry D, et al. A randomized trial of clarithromycin as prophylaxis against disseminated Mycobacterium avium complex infection in patients with advanced acquired immunodeficiency syndrome. N Engl J Med 1996; 335: 384.

Rossi M, Flepp M, Telenti A, et al. Disseminated M. avium complex infection in the Swiss HIV Cohort Study: declining incidence, improved prognosis and discontinuation of maintenance therapy. Swiss Med Wkly 2001; 131: 471–7.

Shafran SD, Singer J, Zarowny DP, et al. A comparison of two regimens for the treatment of Mycobacterium avium complex bacteremia in AIDS: Rifabutin, ethambutol and clarithromycin versus rifampin, ethambutol, clofazimine, and ciprofloxacin. N Engl J Med 1996; 335: 337.

Whalen CC, Johnson JL, Okwera A, et al. A trial of three regimens to prevent tuberculosis in ugandan adults infected with the human immunodeficiency virus. Uganda-Case Western Reserve University Reserach Collaboration. N Engl J Med 1997; 337: 801–8.

Literatur zu Pilzinfektionen

Bozzette SA, Larsen R, Chiu J, et al. A controlled trial of maintenance therapy with fluconazole after treatment of cryptococcal meningitis in the acquired immunodeficiency syndrome. N Engl J Med 1991; 324: 580–4.

Maenza JR, Merz WG, Romagnoli MJ, Keruly JC, Moore RD, Callant JE. Infection due to fluconazole-resistant Candida in patients with AIDS: prevalence and microbiology. Clin Infect Dis 1997; 24: 28–34.

Marques SA, Robles AM, Tortorano AM, et al. Mycoses associated with AIDS in the Third World. Med Mycol 2000; 38 (Suppl 1): 269–79.

Powderly WG, Finkelstein DM, Feinberg J, et al. A randomized trial comparing fluconazole with clotrimazole troches for the prevention of fungal infections in patients with advanced human immunodeficiency virus. N Engl J Med 1995; 332: 700.

Samaranayake LP, Fidel PL, Naglik JR, et al. Fungal infections associated with HIV infection. Oral Dis 2002; 8 (Suppl 2): 151–60.

Sobottka I, Albrecht H, Mack D, et al. Systemic Penicillium marneffei infection in a German AIDS patient. Eur J Clin Microbiol Infect Dis 1996; 15: 256–9.

Schuman P, Capps L, Peng G, et al. Weekly fluconazole for the prevention of mucosal candidiasis in women with HIV infection. A randomized, double-blind, placebo-controlled trial. Terry Beirn Community Programs for Clinical Research on AIDS. Ann Intern Med 1997; 126: 689–96.

Singh N, Barnish MJ, Berman S, et al. Low-dose fluconazole as primary prophylaxis for cryptococcal infection in AIDS patients with CD4 cell counts of < or = 100/mm^3: demonstration of efficacy in a positive, multicenter trial. Clin Infect Dis 1996; 23: 1282–6.

Smith DE, Midgely J, Allen M et al. Itraconazole vs. ketoconazole in treatment of oral and esophageal candidiasis in patients with HIV. AIDS 1991; 5: 1367–71.

Literatur zu CMV und HSV

Berenguer J, Mallolas J, and the Spanish Cidofovir Study Groupa. Intravenous cidofovir for compassionate use in AIDS Patients with cytomegalovirus tetinitis. Clin Inf Dis 2000; 30: 182–4.

Drew WL, Stempien MJ, Andrews J, et al. Cytomegalovirus (CMV) resistance in patients with CMV retinitis and AIDS treated with oral or intravenous ganciclovir. J Infect Dis 1999; 1352–5.

Jacobson MA, et al. A dose ranging study of daily maintenance intravenous foscarnet therapy for cytomegalovirus retinitis in AIDS. J Infect Dis 1993; 168: 444.

Jacobson MA, Stanley H, Holtzer C, et al. Natural history and outcome of new AIDS-related cytomegalovirus retinitis in the era of HAART. Clin Inf Dis 2000; 30: 231–3.

Jouan M, Saves M, Tubiana R, et al. Discontinuation of maintenance therapy for cytomegalovirus retinitis in HIV-infected patients receiving HAART. AIDS 2001; 15: 23–31.

Lalezari J, Lindley J, Walmsley S, et al. A safety study of oral valganciclovir maintenance treatment of cytomegalovirus retinitis. J Acquir Immune Defic Syndr 2002; 30: 392–400.

Martin DF, Sierra-Madero J, Walmsley S, et al. A controlled trial of valganciclovir as induction therapy for cytomegalovirus retinitis. N Engl J Med 2002; 346: 1119–26.

Palestine AG, Polis MA, De Smet MD, et al. A randomized, controlled trial of foscarnet in the treatment of cytomegalovirus retinitis in patients with AIDS. Ann Intern Med 1991; 115: 665–73.

Plosker GL, Noble S. Cidofovir: a review of its use in cytomegalovirus retinitis in patients with AIDS. Drugs 1999; 58: 325–45.

Polis MA, De Smet MD, Baird BF, et al. Increased survival of a cohort of patients with acquired immunodeficiency syndrome and cytomegalovirus retinitis who received sodium phosphonoformate (foscarnet). Am J Med 1993; 94: 185–90.

Therapie

Safrin S, Assaykeen T, Fallansbee S, et al. Foscarnet therapy for acyclovir-resistant mucocutaneous herpes simplex virus infection in 26 AIDS patients: preliminary data. J Infect Dis 1990; 161: 1078.

See RF, Rao NA. Cytomegalovirus retinitis in the era of combined highly active antiretroviral therapy. Ophthalmol Clin North Am 2002; 15: 529–36.

Whitley RJ, Jacobson MA, Friedberg DN, et al. Guidelines for the treatment of cytomegalovirus diseases in patients with AIDS in the era of potent antiretroviral therapy: recommendations of an international panel. Arch Intern Med 1998; 158: 957–69.

Therapie

23 Therapie von Pilzinfektionen

Die fakultativ pathogenen Pilze sind eine große Gruppe von unterschiedlichen Erregern. Für praktische Zwecke ist folgende Unterscheidung sinnvoll:

- ▶ Dermatophyten (Trichophyton, Microsporum, Epidermophyton u. a.),
- ▶ fakultativ pathogene Hefen (Candida, Cryptococcus u. a.),
- ▶ fakultativ pathogene Schimmelpilze (Aspergillus, Mucor u. a.),
- ▶ dimorphe Pilze (Erreger von Systemmykosen, wie Histoplasma, Coccidioides u. a.).

Fadenförmige Bakterien, wie Aktinomyzeten und Nocardien, wurden früher zu den Pilzen gerechnet; sie sind ihnen aber nur morphologisch ähnlich und werden wie Bakterien durch antibakteriell wirksame Mittel gehemmt.

Der mikroskopische und kulturelle **Erregernachweis** ist bei fakultativ pathogenen Pilzen im Allgemeinen einfach. Da sie aber Teil der normalen Körperflora oder der unbelebten Umwelt des Patienten sein können, ist die Interpretation von Pilzbefunden häufig schwierig. **Dermatophyten** erkennt man mikroskopisch in einem Deckglaspräparat mit 10%iger Kalilauge, andere Pilze in gefärbten Präparaten (z. B. mit Methylenblau). Dabei wird man vor allem Material vom Rande einer Hautläsion untersuchen; bei Bläschen findet man die Hyphen am ehesten in der Bläschenwandung (nicht in der Flüssigkeit und am Grund). Haare entfernt man in voller Länge mit der Pinzette. Nagelproben sollen in voller Dicke und soweit hinten wie möglich abgeschnitten werden. **Opportunistische Hefen und Schimmelpilze** können mikroskopisch (Calcofluor- bzw. PAS- oder Grocott-Färbung) und kulturell (Sabouraud-Medium u. a.) nachgewiesen werden; eine genaue Identifizierung der Spezies ist wichtig, da primäre Resistenzen gegenüber Standard-Antimykotika vor allem bei Non-albicans-Candida-Arten (z. B. C. krusei und Fluconazol) und Non-fumigatus-Aspergillus-Arten (z. B. A. terreus und Amphotericin B) bekannt sind und für die Substanzauswahl relevant sein können.

Die **Nachweismöglichkeiten** bei Pilzsepsis und Organmykosen sind jedoch z.T. sehr schwierig. Häufig wird beim Versagen einer ungezielten Antibiotika-Therapie eine systemische Pilzinfektion vermutet, was allenfalls bei Patienten mit myeloischer Insuffizienz oder nach komplizierter Organtransplantation, seltener auch bei AIDS im finalen Stadium oder Intensivpflegepatienten mit zentralen Venenkathetern manchmal zutreffen kann. Bei Patienten ohne besondere Gefährdung finden sich jedoch nahezu stets andere Ursachen für unklares Fieber. Die Therapie von schweren Pilzinfektionen hat sich ab 2003 erheblich verbessert, da zwei neue Substanzen, Caspofungin und Voriconazol, zur Verfügung stehen. Mit weiteren neuen Pilzmitteln (Anidulafungin, Micafungin, Posaconazol, Ravuconazol) ist in

Tab. 23-1 Wirkungsspektrum systemischer Antimykotika.

Pilzkrankheit	Amphotericin B	Flucytosin	Itraconazol	Flucoazol	Voriconacol	Caspofungin
Aspergillose	●	–	●	–	●	●
Candidiasis	●	+	+	●	●	●
Coccidioidomykose	●	–	●	+	+	–
Cryptococcose	●	+	+	+	+	+
Histoplasmose	●	–	●	+	+	–
Mucormykose	●	–	–	–	–	–
Pseudallescheriasis	+	–	+	–	+	–

● = Mittel der Wahl; + = wirksam; – = nicht wirksam

naher Zukunft zu rechnen, sodass sich die bislang ungenügende Behandlung von schweren Pilzinfektionen verbessern wird.
Tab. 23-1 gibt einen Überblick über die Anwendungsmöglichkeiten systemischer Antimykotika.

Dermatophytien

Erreger sind diverse Trichophyton- und Epidermophyton-Arten. Meist werden sie durch direkten Kontakt (z.T. von Tieren) übertragen. Die Anzüchtung und Identifizierung der Erreger erfordern ein Speziallaboratorium; bei typischem klinischen Befund kann man jedoch auf einen Erregernachweis verzichten. Die Unterscheidung einer kutanen Candida- von einer Dermatophyten-Infektion durch die Kultur ist bei einer entzündlichen Intertrigo wichtig, da die typischen Hautpilzmittel Griseofulvin, Terbinafin und Tolnaftat nicht gegen Candida wirken. Eine Vielzahl von Lokalisationen (Tinea pedis, Tinea corporis, Tinea inguinalis u.a.) ist möglich, typischerweise kommt eine Invasion von tiefem Gewebe und von Schleimhäuten nicht vor. Nicht selten entwickelt sich eine Infektionsallergie (ein sog. Mykid) mit Bläschen auch an nicht infizierten, topographisch getrennten Hautstellen.

Therapie: Systemische Behandlung **schwerer Dermatophytien**: Die längsten Erfahrungen liegen mit Griseofulvin vor. Dabei setzt der Effekt verzögert ein, ein Therapieversagen ist nicht selten. Die Tagesdosis beträgt 500 mg bzw. 10 mg/kg KG. Es wurde die einmalige Einnahme der Tagesdosis mit einer fettreichen Mahlzeit empfohlen. Therapiedauer 3–6 Wochen, evtl. länger. Kontraindikationen sind vor allem Gravidität und Leberschäden (s. S. 383). Wegen seiner systemischen Toxizität und Onkogenität ist Griseofulvin heute zu einem Präparat geworden, das nur bei Versagen anderer Therapieoptionen eingesetzt werden sollte. Systemische Mittel der Wahl bei oberflächlichen Epidermophytien sind heute Itraconazol (s. S. 358), Terbinafin und andere neuere Pilzmittel. Man gibt Itraconazol 1-mal täglich 0,1–0,2 g oral für 2–4 Wochen oder Terbinafin 1-mal tgl. 0,25 g oral für 4–6 Wochen. Fluconazol und Ketoconazol sind aufgrund geringerer Aktivität bzw. höherer Toxizität systemische Reservemittel. Meist kommt man bei Dermatophyten mit einer lokalen Therapie aus.

Leichtere Infektionen sprechen auf Lokalpräparate (z. B. topische Azole, Allylamine) gut an. Kopfhaut- und Haarinfektionen erfordern jedoch in aller Regel eine zusätzliche systemische Therapie (Itraconazol 0,2 bis 0,4 g bzw. Terbinafin 0,25 g für 4 Wochen). Neben zahlreichen alten Benzoesäure-Derivaten gilt Tolnaftat (Tonoftal) als ein Standardmittel zur Lokaltherapie von Dermatophytien. Neuere Präparate wie die topischen Azole (Clotrimazol = Canesten, Miconazol = Daktar, Bifonazol = Mycospor und viele andere), aber auch Naftifin (Exoderil) oder Ciclopirox (Batrafen), haben den Vorteil einer zusätzlichen Wirkung auf Candida albicans. Eine längere topische Anwendung zweimal täglich über 2–3 Wochen ist ratsam. Historische Antimykotika auf Benzoesäure-Basis, mit Methenamin, Borsäure oder mit Undecylensäure, entsprechen nicht mehr heutigem Therapiestandard und sind weitgehend verlassen worden.

Nagelmykosen: Die häufigsten Erreger sind Dermatophyten; jedoch können auch Candida-Arten und Schimmelpilze (Scopulariopsis, Hendersonula, Aspergillus u. a.) zu klinisch nicht unterscheidbaren Nagelinfektionen führen. Mischinfektionen, z. B. von Candida und Dermatophyten, sind nicht selten. Am häufigsten sind Nagelmykosen der Zehennägel (allein oder bei einer Tinea pedis oder Tinea an anderen Stellen), während Fingernagelmykosen eher selten sind.

In schweren Fällen kann eine orale **Therapie** mit Terbinafin (bei Dermatophytien) oder Itraconazol indiziert sein, die lange genug dauern muss, da nicht abgetötete Pilze in distalen Nagelteilen mit dem Nagel herauswachsen müssen. Dermatophyten-Infektionen der Fingernägel erfordern in der Regel eine mindestens 6-wöchige (Terbinafin 0,25 g/Tag) bzw. 12-wöchige (Itraconazol 0,2 g/Tag) Behandlung (unter regelmäßiger Kontrolle der Leberwerte). Diese sollte ergänzt werden durch lokal wirkende Therapeutika (Clotrimazol, Miconazol, Ciclopirox) und durch mechanische Maßnahmen (Dünnfeilen der Nägel). Besonders schwierig ist die Behandlung von Infektionen der Großzehennägel, die empfohlene Therapiedauer bei Einsatz von Itraconazol (0,2 g/Tag) bzw. Terbinafin (0,25 g/Tag) beträgt hier 12 Wochen. Rezidive sind jedoch häufig; dabei lässt sich eine operative Entfernung der Nägel oft nicht vermeiden. Eine neuere topische Behandlungsmethode ist die Applikation von antimykotischem Nagellack (z. B. Amorolfin, s. S. 387) auf den dünn gefeilten Nagel; Langzeit-Heilungsraten sind jedoch deutlich geringer als bei systemischer Therapie. Das relativ nebenwirkungsreiche und wenig wirksame Griseofulvin sollte bei Nagelmykosen heute nicht mehr gegeben werden.

Mikrosporie: Infektionen der Kopfhaut mit anthropophilen Stämmen (Microsporum audouinii) sind hochkontagiös, besonders unter Schulkindern. Mikrosporie ist meldepflichtig. Die Kopfhaare zeigen Fluoreszenz unter der Wood-Lampe. Bei **Tinea capitis** kommt differenzialdiagnostisch auch eine Trichophytie in Frage. Die Therapie wurde früher mit Griseofulvin durchgeführt. Heute sollen weniger toxische systemische Mittel (Terbinafin, Itraconazol) zusammen mit topischem Ketoconazol verwendet werden.

Therapie

729

Pityriasis versicolor: Erreger: Pityrosporum (Malassezia) furfur. Das Auftreten ist stark abhängig von Wirts- und Umweltfaktoren (Hitze, Schwitzen, Kortikosteroide). Viele Lokaltherapeutika sind wirksam.

Therapie: Als klassisches, jedoch bedenklich toxisches Mittel der Wahl galt Selendisulfid 2,5%ig (Selsun). Es ist durch topische Azole (Clotrimazol, Miconazol, Ketoconazol) abgelöst worden, die lokal wirksam und weniger toxisch sind. Systemisch kann Itraconazol (0,4 g für 3–7 Tage) oder Fluconazol (1-mal 0,4 g) gegeben werden.

Die **seborrhoische Dermatitis** durch Pityrosporum ovale (orbiculare) spricht ebenfalls auf Azole lokal, aber auch systemisch an. Kopfschuppen sind heute keine metabolischen Verhornungsstörungen mehr, wie man früher glaubte, sondern das Resultat einer chronisch persistierenden Infektion. Die Erkrankung kommt bei AIDS-Patienten häufiger und in relativ schwerer Form vor.

Therapie: Ketoconazol-Lösung (topisch), besonders bei seborrhoischer Dermatitis der Kopfhaut, oder andere topische Azole. Bessere kosmetische Haarpflegemittel gegen Schuppen enthalten mittlerweile auch diverse Azole, was aus Resistenzgründen bedenklich ist.

Hefepilz-Infektionen

Candida-Infektionen

Häufigster **Erreger** ist Candida albicans. Andere Candida-Arten (C.glabrata, C.parapsilosis, C. tropicalis, C. pseudotropicalis, C. krusei u. a.) werden zunehmend häufig beobachtet und machen bei invasiven Isolaten zusammen etwa knapp die Hälfte aller Candida spp. aus. Atypische Candida-Stämme mit erheblicher Ähnlichkeit mit C. albicans, die sich häufig bei HIV-Patienten nachweisen ließen, werden heute als neue Spezies Candida dublinensis abgetrennt. C. albicans ist eine häufige Komponente der normalen Körperflora (Darm, Mund). Infektionen werden begünstigt durch Antibiotika, Ovulationshemmer, Gravidität, Diabetes, Eisenmangel, Abwehrschwäche, HIV-Infektion und AIDS. Bei vielen Patienten ist die auslösende Ursache für eine Candida-Infektion nicht bekannt.

Candida-Infektionen können verschieden lokalisiert sein:

Genitalsoor: Bei Frauen als Vulvitis und Kolpitis mit Rötung, Juckreiz, weißlichen Belägen und cremeartigem Ausfluss. Manchmal steht auch nur der Juckreiz bei relativ geringem Lokalbefund im Vordergrund der Beschwerden. Bei Männern oft als Balanitis. Oft Partnerinfektionen, z.T. mit venerischer Komponente. Gelegentlich sekundäre Folge einer systemischen antibakteriellen Behandlung mit Breitband-Antibiotika.

Für eine topische **Therapie** kommen Azole, wie Clotrimazol (Canesten), Miconazol, (Gyno-Daktar), Bifonazol, Econazol, aber auch Nystatin und andere Substanzen in Frage. Auch Povidon-Jod kann zur kurzfristigen topischen Therapie verwendet werden. Therapiedauer (3–)6–14 Tage. Möglichst sollte der Partner mitbehandelt werden, der auch eine symptomarme Candida-Balanitis bzw. Vulvitis haben kann. Die Rezidivneigung ist hoch, jedoch liegt dabei fast nie eine Resistenzentwicklung zugrunde. Auch eine systemische Eintagestherapie des Vaginalsoors mit Fluconazol (150 mg) oder Itraconazol (2-mal 200 mg) ist wirksam. Rezidivierender Genitalsoor kann bei manchen Patientinnen ein erhebliches Problem darstellen.

Mundsoor: Häufig bei Frühgeborenen, auch unter Antibiotika-Therapie, bei Trägern von Gebissprothesen, bei Abwehrschwäche, AIDS (s. S. 713) und bei schwerkranken älteren Patienten.

Eine bewährte **Therapie** ist die lokale Gabe von Nystatin als Suspension. 1 ml Suspension mit 100 000 E/ml soll alle 3–6 Stunden in den Mund geträufelt werden. Durch Herunterschlucken behandelt man potenziell auch im Ösophagus befindliche Läsionen. Auch Lutschtabletten mit Pimaricin, Amphotericin B oder Clotrimazol sowie Miconazol-Mundgel und Miconazol-Tabletten sind gut wirksam. Mundsoor bei AIDS spricht auf eine topische Behandlung schlecht an und muss systemisch mit Fluconazol oder Itraconazol, unter Umständen auch mit Caspofungin oder Amphotericin B behandelt werden.

Soor-Ösophagitis: Relativ häufige Komplikation bei Patienten mit myeloischer Insuffizienz oder schwerem T-Zell-Defekt bei AIDS (oft zusammen mit Mundsoor). Bei anderen Patienten ist eine Soor-Ösophagitis selten. Die Diagnose beruht auf Röntgenuntersuchung mit Breischluck oder besser Ösophagoskopie mit Erregergewinnung.

Da es bei Soor-Ösophagitis auch zu einer Pilzinvasion in die Blutbahn kommen kann, ist bei Risikopatienten und klinischem Verdacht (Schluckschmerzen, retrosternales Druckgefühl) eine ungezielte Therapie berechtigt. Mittel der Wahl ist die orale Gabe von Nystatin oder Amphotericin B als Suspension. Bei schweren Formen oder bei hochgradiger Abwehrschwäche (AIDS) soll zusätzlich eine systemische Therapie mit Fluconazol, Itraconazol, Caspofungin oder Ketoconazol erfolgen. Bei AIDS-Patienten (s. S. 713) hat sich die Gabe von Suspensionen bewährt, mit denen neben der systemischen auch sehr hohe topische Substanzkonzentrationen erzielt werden können (z. B. Itraconazol-Cyclodextrin-Suspension).

Candida-Erkrankungen des Darmes: Sehr selten. Im Stuhl von Gesunden nachweisbare Hefen haben keine klinische Bedeutung. Nur bei onkologischen Patienten mit hochgradiger Abwehrschwäche können durch Candida albicans entzündliche Schleimhautveränderungen hervorgerufen werden. Es ist ein bei Laien, Alternativmedizinern und Heilpraktikern weit verbreiteter Irrglaube, dass im Darm keine Pilze vorkommen dürfen. Es gibt in Deutschland ein Phänomen des »**Pilzwahns**«, bei dem Patienten, aber auch ihre Heiler extrem auf die Vorstellung fixiert sind, dass eine Vielzahl ihrer Beschwerden durch Pilze in ihrem Darm bedingt seien. Sog. Darmsanierungen von Candida bei Gesunden sind wissenschaftlich unbegründet und abzulehnen. Eine Ausnahme ist die rezidivierende Candida-Vulvovaginitis, bei der gegen eine Darmbesiedlung zusätzlich Nystatin oral gegeben werden kann.

Candida-Pneumonie: Selten (nur bei Abwehrschwäche). Sie entsteht meist hämatogen (bei einer Candida-Sepsis, z. B. bei infiziertem Venenkatheter), manchmal auch durch Aspiration. Die Diagnose ist schwierig. Ein Nachweis von Hefen im expektorierten Sputum rechtfertigt keineswegs die Diagnose einer Candida-Pneumonie. Candida spp. sollte zumindest durch Bronchoskopie in größerer Zahl nachgewiesen werden. Bei längerer Intubation und Beatmung findet man häufig Candida-Arten im Trachealsekret ohne Pneumonie; meist liegt nur eine durch eine breite antibakterielle Therapie bedingte harmlose Selektion von Hefepilzen vor. Eine Prophylaxe mit Fluconazol bei Intensivpflegepatienten ist umstritten.

Therapie

Sie kommt allenfalls bei schwer Kranken mit langer Liegezeit und sekundärer Abwehrschwäche und bei bestimmten chirurgischen Hochrisikopatienten, vor allem nach komplizierter Abdominalchirurgie, in Betracht.

Bei vermuteter bzw. gesicherter Candida-Pneumonie wird eine systemische Therapie mit Amphotericin B mit oder ohne Flucytosin durchgeführt; bei leichteren Formen kommt auch Fluconazol i.v. oder oral in Betracht. Neue Alternativen sind Caspofungin, evtl. auch Voriconazol.

Candida-Infektionen der Harnwege: Der Nachweis von Hefepilzen im Urin des Gesunden ist selten; meist findet man dann nur geringe Keimzahlen. Außer Candida albicans können auch Candida (Torulopsis) glabrata und Candida tropicalis nachgewiesen werden, deren klinische Bedeutung gering ist. Häufig stammen die Hefen nicht aus der Harnblase, sondern sind Kontaminationen des Urins bei einem Genitalsoor. Daher ist vor Einleitung einer Pilztherapie ggf. die exakte mikrobiologische Diagnose durch Blasenpunktion angezeigt. Eine symptomlose Fungurie auch mit hohen Keimzahlen kann nach kurzer Zeit spontan verschwinden.

Diabetes mellitus, Blasendauerkatheter, externe Ableitungen und Zustand nach Nierentransplantation sind wichtige Prädispositionsfaktoren für eine Harnwegsinfektion durch Hefepilze. Candida kann auch bei disseminierter Candidiasis mit multiplen Nierenherden in den Urin gelangen und sekundär die Blasenschleimhaut befallen.

Zur **Therapie** verwendet man am besten Fluconazol oral oder intravenös (400 mg Tagesdosis), mit dem im Urin sehr hohe Konzentrationen erreicht werden. Die i.v. Gabe von Amphotericin B bzw. von Caspofungin kommt bei Nierenparenchymbeteiligung bzw. Candida-Sepsis in Frage.

Dabei muss die Nierenfunktion genau überwacht werden.

Candidämie und invasive Candidiasis: Die häufigsten Eintrittspforten sind zentrale Venenkatheter. Selten, aber sehr gefährlich ist eine postoperative Endokarditis nach Implantation künstlicher Herzklappen. Vor allem bei myeloischer Insuffizienz und Mukositis, aber auch nach komplizierten abdominalchirurgischen Eingriffen mit Darmeröffnung und Gewebshypoxie kann es zum Übertritt von Candida spp. aus den Schleimhäuten des Orointestinaltraktes in die Blutbahn kommen. Eine invasive Candida-Infektion ist in anderen Situationen extrem selten.

Das wichtigste **Symptom** einer akuten invasiven Candidiasis ist Fieber; relativ häufig entstehen Absiedlungen in Retina, Gehirn und Nieren. Ein septischer Schock ist eher selten. Nur bei massiver Fungämie lassen sich die Erreger in Blutkulturen nachweisen; häufig findet man Candida im Urin bzw. an den Spitzen der Venenkatheter.

> Bei Candidämie und invasiver Candidiasis muss immer der Augenhintergrund kontrolliert werden!

Eine Sonderform der invasiven Candidiasis stellt die **chronisch disseminierte Candidiasis** mit multiplen Herden in Leber, Milz und anderen Organen dar. Betroffen sind vor allem Patienten mit akuten Leukämien. Typischerweise wird die Erkrankung bei Knochenmarkserholung mit Ansteigen der Granulozyten durch persistierendes Fieber, Leberdruckschmerz, erhöhte alkalische Phosphatase und sonographisch zielscheibenartige Läsionen manifest.

Therapie: Die klassische Therapie invasiver Candida-Infektionen ist die Kombination von konventionellem Amphotericin B + Flucytosin, bei refraktären Infektionen bzw. Nephrotoxizität ersetzt durch liposomales Amphotericin B. Caspofungin ist eine neue, sehr gut verträgliche und effektive Alternative zu konventionellem Amphotericin B bei invasiven Candida-Infektionen nicht-granulozytopener Patienten. Bei unkomplizierter Fungämie (Abwesenheit von Organherden, ausreichende Granulozytenzahl, keine vorherige Azol-Prophylaxe) kann Fluconazol (400 mg/Tag) gegeben werden. Bei Candida-Retinitis kommt auch die Kombination von Fluconazol (tgl. 400 mg) und Flucytosin (tgl. 100 mg/kg) in Frage. Die Therapie der chronisch disseminierten Candidiasis muss individuell festgelegt werden. Eine Stabilisierung und kontinuierliche antimykotische Therapie vorausgesetzt, ist diese Erkrankung dabei keine absolute Kontraindikation für eine weitere intensive onkologische Therapie.

Ein infizierter **Fremdkörper** sollte wenn immer möglich entfernt werden; auch nach Entfernen eines infizierten Venenkatheters sollte eine 10-tägige systemische Nachbehandlung erfolgen. Die Entfernung eines infizierten Katheters darf nicht über einen Leitdraht (»guide wire«) erfolgen, da hierdurch Pilze im Katheter massiv losgelöst und zu einer unmittelbaren Besiedlung des neuen Katheters führen können. Bei **Candida-Endokarditis** ist eine Entfernung der infizierten Herzklappe fast immer notwendig.

Candida-Infektionen der Haut: Relativ häufig, nicht gefährlich, aber lästig. Die sehr häufigen klinischen Krankheitsbilder Intertrigo, Perianalekzem, Windeldermatitis, Balanitis, chronische Paronychie, Perlèche und Otitis externa werden überwiegend (aber nicht immer) durch Candida albicans verursacht. Eine lokale Mazeration oder Irritation der Haut und bakterielle Superinfektionen können bei der Pathogenese eine Rolle spielen. Auf eine Candida-Infektion deuten Rötung, erheblicher Juckreiz, weiße Beläge, manchmal auch eine Schuppung hin.

Die **Therapie** oberflächlicher Infektionen besteht in der topischen Anwendung von Antimykotika. Meist werden Polyene (Nystatin, Amphotericin B) oder Azole (Clotrimazol, Miconazol, Bifonazol u.v.a.) als Salbe, Creme oder Lösung angewandt. Griseofulvin, Terbinafin und Tolnaftat wirken bei Candida-Infektionen nicht. Flucytosin als Monotherapie sollte wegen der Gefahr einer Resistenzentwicklung vermieden werden Die systemische Gabe von Fluconazol bzw. Itraconazol ist nur bei schweren Infektionen indiziert. Bei starkem Juckreiz kann gleichzeitig eine Infektionsallergie vorliegen. Dann ist eine zusätzliche, kurz dauernde topische Therapie mit einem Kortikosteroid indiziert. Auslösende Faktoren, wie Hautmazerationen, sind möglichst zu beseitigen. Bei Intertrigo sind Kombinationen von Pilzmitteln mit Zinksalbe sinnvoll.

Chronische mukokutane Candidiasis: Die chronische mukokutane Candidiasis (Candidiasis granulomatosa) findet sich meist bei Kindern mit primärem oder erworbenem, isoliertem oder kombiniertem T-Zell-Defekt; die klassische Form ist eine eigenständige Entität und mit progressiven Autoimmunphänomenen assoziiert.

Die **Therapie** einer chronischen mukokutanen Candidiasis ist schwierig. Eine Heilung oder Besserung ist oft nicht möglich. Eine lang dauernde topische Therapie führt zu unbefriedigenden Ergebnissen. Die orale Gabe von Fluconazol oder Itraconazol für längere Zeit hat am ehesten Aussicht auf Erfolg. Mit Rezidiven ist zu rechnen. Die Kombination von Amphotericin B mit Flucytosin oder Caspofungin kommt nur kurzfristig bei schweren therapieresistenten Formen in Betracht.

Therapie

Schimmelpilz-Infektionen

Aspergillus-Infektionen: Wichtigster Erreger ist der thermophile Schimmelpilz Aspergillus fumigatus; seltener sind andere Aspergillus-Arten (A. flavus, A. nidulans, A. niger, A. terreus/glaucus) beteiligt. A. fumigatus ist weit verbreitet in der Umwelt (Erde, Feuchtzonen, Blumentöpfe, Hausstaub, faulendes Holz, schimmelnde Pappe, Tapeten). Häufungen von Aspergillus-Infektionen in Kliniken sind meist durch Baumaßnahmen oder defekte Ventilationssysteme bedingt. Aspergillus-Sporen werden von gesunden Menschen häufig inhaliert und ohne Folgen wieder expektoriert. Einmaliger Nachweis einer einzigen Kolonie von A. fumigatus im Sputum bedeutet daher noch keine Erkrankung; ein wiederholter oder massiver Nachweis aber ist fast beweisend, da A. fumigatus nicht zur normalen Körperflora gehört. Der kulturelle Nachweis gelingt am besten auf einem Pilzmedium, das bei erhöhten Temperaturen (40–45°C) bebrütet wird. Im Serum lassen sich Aspergillus-fumigatus-Antigene wie Galactomannan bzw. Genprodukte nachweisen (in klinischer Evaluation bei granulozytopenen Patienten), auch durch spezifische Antikörper (unzuverlässig bei Abwehrschwäche). Aspergillus-Arten können zu verschiedenartigen Erkrankungen führen:

▸ **Bronchopulmonale Aspergillose:** Neben rein allergischen Formen, die sich als Asthma manifestieren und durch Inhalation von Sporen entstehen, kann es auch zu einem lokal invasiven Befall der Bronchien mit Destruktionen der Bronchialwand kommen. Eine systemische Therapie kommt bei wiederholtem Pilznachweis im Bronchialsekret in Betracht. Oft besteht gleichzeitig eine Pilzsinusitis.

▸ **Aspergillom:** Dabei handelt es sich um eine Aspergillus-Infektion präformierter Höhlen (Lungenzysten, alte Kavernen). Röntgenbild, CT und MRT sind typisch. Oft kommt es dabei zu Hämoptoe. Ein Aspergillom (= Pilzball) war bislang mit einer systemischen Therapie kaum behandelbar (eine Behandlung mit Itraconazol kann versucht werden) und muss beim Vorliegen von schwerer Hämoptoe meist operativ behandelt werden. Es gibt Spezialisten, die einen Aspergillus-Pilzball nach Einlegen eines feinen Katheters (perkutan, transbronchial) topisch mit Amphotericin B, Itraconazol oder anderen Pilzmitteln offenbar erfolgreich behandelt haben.

▸ **Invasive pulmonale Aspergillose:** Diese gibt es als extrem therapieresistente Pneumonie mit z.T. relativ typischen Röntgenbildern bei hochgradiger Abwehrschwäche (z. B. Leukämie, Knochenmarkstransplantation, Organtransplantation, AIDS). Sie tritt häufig zusammen mit anderen Komplikationen, meist im Finalstadium der Grundkrankheit, auf. Gefürchtet ist der oft therapeutisch wenig zu beeinflussende Verlauf sowie pulmonale Massenblutungen nach Arrosion großer Pulmonalarterienäste durch den Erreger.

▸ **Disseminierte Aspergillose:** Vorkommen bei hochgradiger Abwehrschwäche. Die Eintrittspforte ist zumeist die Lunge, manchmal ist diese jedoch nicht erkennbar. Häufig hämatogene Absiedlungen (Organabszesse, infizierte Infarkte), vor allem in Gehirn, Nieren, Myokard, Leber. Blutkultur meist negativ.

▸ Seltenere Formen sind Augeninfektionen, Otitis externa, Sinusitis und Besiedlung chronischer Hautulzera oder Brandwunden sowie Fremdkörperinfektionen, z. B. Venenkatheter.

Therapie: Die Therapie von Aspergillus-Infektionen ist schwierig. Bei schweren Erkrankungen verwendete man über viele Jahre bislang die Kombination von Amphotericin-B-Deoxycholat und Flucytosin in maximaler Dosierung (1 bis 1,5 mg/kg/Tag, infundiert über 2–4 Stunden; s. S. 347 u. 351). Eine besser verträgliche Alternative ist in schweren Fällen das liposomale Amphotericin B, das für refraktäre Infektionen bzw. Intoleranz von konventionellem Amphotericin B zugelassen ist und in Dosierungen von (3)–5 mg/kg eingesetzt wird, oder vergleichbare Formen (s. S. 347). Weitere Alternativen bei refraktären Infektionen bzw. Intoleranz von Amphotericin B sind intravenös verabreichtes Itraconazol und Caspofungin. Eine jüngst publizierte, randomisierte, vergleichende Studie der EORTC zur Primärtherapie invasiver Aspergillus-Infektionen konnte zeigen, dass die Gabe von Voriconazol im Vergleich zur initialen Gabe von konventionellem Amphotericin B eine verbesserte antimykotische Effektivität und einen signifikanten Vorteil für das Gesamtüberleben hatte. Aufgrund dieser Studienergebnisse ist es wahrscheinlich, dass Voriconazol konventionelles Amphotericin B als Standard in der Therapie invasiver Aspergillus-Infektionen ablösen wird. Eine neue Alternative ist die Therapie mit Caspofungin (s. S. 383). Eine Inhalation von Amphotericin B bei bronchopulmonaler Aspergillose wirkt unterstützend.

Prognose: Die Prognose invasiver Aspergillus-Infektionen bei Granulozytopenie ist auch bei optimaler Therapie relativ schlecht, mit einer Gesamtmortalität von 65–70 % drei Monate nach Diagnosestellung. Bei Therapieansprechen ist eine prolongierte Behandlung erforderlich, die sich über Monate hinziehen kann; chirurgische Maßnahmen können zur Herdsanierung erforderlich sein. Nicht selten ist die Aspergillus-Infektion die finale Komplikation einer schweren Erkankung mit Abwehrschwäche. Voraussetzung einer erfolgreichen Therapie ist nahezu immer die Überwindung der zu Grunde liegenden Abwehrstörung.

Mucormykosen = Zygomykosen werden durch verschiedene Schimmelpilzarten (Zygomyzeten) hervorgerufen. Am häufigsten sind Infektionen durch Rhizopus und Mucor (Mucormykosen). Eintrittspforten sind Haut und Schleimhäute des Respirationstraktes sowie infizierte Venenkatheter. Die Pilze können bei immunsupprimierten Patienten sowie bei ketoazidotischen Diabetikern die Gefäßwände durchdringen und Thromben und Infarkte im Gehirn und anderen Organen erzeugen. Oberflächliche Infektionen der Haut, im äußeren Gehörgang und der Ösophagus- und Magen-Darm-Schleimhaut, die zu eitrigen Nekrosen führen, sind leichter zu diagnostizieren als Lungenerkrankungen (Infarkte), zur Orbita bzw. zum Gehirn fortgeleitete Infektionen der Nasennebenhöhlen und disseminierte Erkrankungen.

Von steigender Bedeutung bei Patienten mit Neutropenie bzw. nach Organtransplantation sind Infektionen mit Fusarium-Arten. Daneben gibt es eine Vielzahl von früher seltenen Schimmelpilzen, die gelegentlich auch einmal eine Infektionen verursachen können, welche klinisch und radiologisch nicht von einer invasiven Aspergillose zu unterscheiden ist.

Therapie: Derzeitige Therapie der Wahl invasiver Zygomykosen ist liposomales Amphotericin in Maximaldosierung (5 mg/kg und höher), kombiniert mit chirurgischem Débridement; herkömmliche Azole sind unwirksam. Für andere opportunistische Schimmelpilze galt Amphotericin B in maximaler Dosierung bisher als Mittel der Wahl. Neue Triazole wie Voriconazol wirken auch auf Fusarium und einige andere seltene Hyalopyhomyzeten und Schwärzepilze (Phäohyphomyzeten). Insgesamt ist die Therapie seltener Schimmelpilzinfektionen komplex und bedarf im Einzelfall der Expertenkonsultation.

Andere Pilzinfektionen

Sporotrichose: Chronische, granulomatöse, durch Sporothrix schenckii verursachte Hautmykose, die bei ausgeprägter Abwehrschwäche und gelegentlich auch bei offenbar Gesunden durch hämatogene Streuung innere Organe, Augen und Knochen befallen kann. Die hefeähnlichen dimorphen Pilze (rund oder zigarrenförmig) sind im Gewebe oft sternförmig von PAS-positivem, eosinophilem Material umgeben. Weltweites Vorkommen bei Tieren und Menschen, vor allem in wärmerem Klima. Eindringen der Pilzsporen durch kleine Hautverletzungen mit kontaminierten Dornen, Holzsplittern oder Grashalmen. Nach 1–4 Wochen entsteht ein schmerzloser Primärherd (einige Millimeter bis zu 4 cm großer Knoten, glatt oder verrukös, oft ulzerierend und von rotem Hof umgeben). Sekundärläsionen können proximal entlang dem Lymphgefäßverlauf auftreten (**lymphokutane Sporotrichose**; meist ohne Lymphknotenbeteiligung) und ähneln morphologisch dem Primärherd. Spontanheilungen nach Monaten oder Jahren sind möglich. Bei Fortschreiten kann es zu Arthritis, Osteomyelitis oder Meningitis, selten auch zu einer multifokalen disseminierten Erkrankung (besonders bei immunsupprimierten Patienten) kommen. Bei Sporeninhalation kann sich eine **granulomatöse Pneumonie** mit einseitigen oder beidseitigen Kavernen ausbilden. Die Diagnose gelingt durch den mikroskopischen und kulturellen Nachweis der Pilze im Biopsat.

Therapie: Die Therapie der lymphokutanen Sporotrichose besteht in der Gabe von Itraconazol; Fluconazol ist ebenfalls wirksam, scheint aber weniger effektiv als Itraconazol zu sein. Standardtherapie lebensbedrohlicher invasiver Infektionen ist nach wie vor Amphotericin B; über die klinische Wirksamkeit neuerer Substanzen wie Voriconazol und Caspofungin ist bislang sehr wenig bekannt. Die herkömmliche Behandlung mit Kaliumjodid (oral) in ansteigender Dosierung muss 6–12 Wochen durchgeführt werden und hat häufig Nebenwirkungen. Besser verträglich ist Itraconazol (tgl. 100–200 mg, bei Knochen- und Gelenkbeteiligung tgl. 200–400 mg). Zuverlässiger wirkt bei extrakutanen Formen Amphotericin B (bei Meningitis in Kombination mit Flucytosin i.v.). Die **Prognose** ist bei den kutanen Formen ausgezeichnet, bei Knochen- und Gelenkbeteiligung ebenfalls günstig (jedoch ist eine längere Behandlung notwendig); bei disseminierten Formen ist sie relativ ungünstig (letaler Ausgang möglich).

Kryptokokkose s. S. 469 und 714.

Klassische endemische Mykosen: Es gibt exotische Pilzinfektionen, die klinisch ähnlich wie eine Tuberkulose verlaufen können und deren Auftreten an die endemische Verbreitung ihrer Erreger gebunden ist.
Histoplasmose: s. S. 508.

Die **Coccidioidomykose** gehört zu den in Europa nicht vorkommenden Systemmykosen. Sie wird hervorgerufen durch Coccidioides immitis (Vorkommen in trockenen Klima Nord-, Mittel- und Südamerikas). Sie tritt in 3 Formen auf: als **primäre pulmonale Form**, als **primäre extrapulmonale Form** und als **disseminierte Form**.
Die **Diagnose** wird mikroskopisch, kulturell und serologisch gestellt, evtl. auch durch einen Hauttest. Amphotericin B, Itraconazol, Ketoconazol und Fluconazol sind wirksam, wenn auch nicht sehr zuverlässig.

Mittel der Wahl bei Meningitis ist Fluconazol, bei extrameningealen, nicht lebensbedrohlichen Manifestationen Itraconazol.

Blastomykose: In den Flussebenen von Mississippi und Missouri vorkommende Systemmykose mit chronisch granulomatösen Haut-, Lungen- und extrapulmonalen Manifestationen.

Therapie der Wahl nicht lebensbedrohlicher, nicht meningealer Infektionen ist Itraconazol 200–400 mg/Tag oral für 6 Monate. Alternativen sind Fluconazol und, bei lebensbedrohlichen und meningealen Infektionen, Amphotericin B mit oder ohne Flucytosin.

Paracoccidioidomykose: In Südamerika vorkommende, relativ seltene Systemmykose. **Therapie:** Itraconazol oder Ketoconazol, bei lebensbedrohlichen bzw. meningealen Infektionen Amphotericin B.

Literatur

Ally R, Schurmann D, Kreisel W, et al. A randomized, double-blind, double-dummy, multicenter trial of voriconazole and fluconazole in the treatment of esophageal candidiasis in immunocompromised patients. Clin Infect Dis 2001; 33: 1447–54.

Arathoon EG, Gotuzzo E, Noriega LM, et al. Randomized, double-blind, multicenter study of caspofungin versus amphotericin B for treatment of oropharyngeal and esophageal candidiasis. Antimicrob Ag Chemother 2002; 46: 451–7.

Büchner T, Roos N. Antifungal treatment strategy in leukemia patients. Ann Hematol 1992; 65: 153–61.

Burke WA. Use of itraconazole in a patient with chronic mucocutaneous candidiasis. J Am Acad Dermatol 1989; 21: 1309–10.

Caillot D, Bassaris H, McGeer A, et al. Intravenous itraconazole followed by oral itraconazole in the treatment of invasive pulmonary aspergillosis in patients with hematologic malignancies, chronic granulomatous disease, or AIDS. Clin Infect Dis 2001; 33: e83–90.

Chapman SW, Bradsher RW Jr, Campbell GD Jr, Pappas PG, Kauffman CA. Practice guidelines for the management of patients with blastomycosis. Infectious Diseases Society of America. Clin Infect Dis 2000; 30: 679.

Como KA, Dismukes WE. Oral azole drugs as systemic antifungal therapy. N Engl J Med 1994; 330: 263.

Denning D et al. Efficacy and safety of voriconazole in the treatment of invasive aspergillosis. Clin Infect Dis 2002; 34: 563.

Dismukes WE. Management of cryptococcosis. Clin Infect Dis 1993; 17 (Suppl 2): 507.

Dupont B. Itraconazole therapy in aspergillosis: study in 49 patients. J Am Acad Dermatol 1990; 23: 607–14.

Edwards JE, Filler SG. Current strategies for treating invasive candidiasis: Emphasis on infections in nonneutropenic patients. Clin Infect Dis 1992: 14 (Suppl): 106.

Fasano C, O'Keeffe J, Gibbs D. Fluconazole treatment of neonates and infants with severe fungal infections not treatable with conventional agents. Eur J Clin Microbiol Infect Dis 1994; 13: 351–4.

Flannery MT, Simmons DB, Saba H, et al. Fluconazole in the treatment of hepatosplenic candidiasis. Arch Intern Med 1992; 152: 406–8.

Galgiani JN, Ampel NM, Catanzaro A, Johnson RH, Stevens DA, Williams PL. Practice guideline for the treatment of coccidioidomycosis. Infectious Diseases Society of America. Clin Infect Dis 2000; 30: 658.

Groll AH, Piscitelli SC, Walsh TJ. Clinical pharmacology of systemic antifungal agents: a comprehensive review of agents in clinical use, current investigational compounds, and putative targets for antifungal drug development. Adv Pharmacol 1998; 44: 343–500.

Groll AH, Walsh TJ. Caspofungin: Pharmacology, safety, and therapeutic potential in superficial and invasive fungal infections. Exp Opin Invest Drugs 2001; 10: 1545–58.

Groll AH, Gea-Banacloche JC, Glasmacher A, et al. Clinical pharmacology of antifungal compounds. Infect Dis Clin North Am 2003; 17: 159–91.

Gupta AK, Sauder DN, Shear NH. Antifungal agents: an overview. J Am Acad Dermatol 1994; 30: 677–98 und 911–33.

Therapie

737

Herbrecht H et al. Voriconazol versus Amphotericin B for primary treatment of invasive Aspergillosis. N Engl J Med 2002; 347: 408.

Jennings TS, Hardin TC. Treatment of aspergillosis with itraconazole. Ann Pharm 1993; 27: 1206–11.

Just-Nübling G. Die Therapie der Candidose und Cryptococcose bei AIDS. Mycosis 1994; 37 (Suppl 2): 56–63.

Kauffman CA, Bradley SF, Ross SC, et al. Hepatosplenic candidiasis: Successful treatment with fluconazole. Am J Med 1991; 91: 137–41.

Kauffman CA, Hajjeh R, Chapman SW. Practice guidelines for the management of patients with sporotrichosis. For the Mycoses Study Group. Infectious Diseases Society of America. Clin Infect Dis 2000; 30: 684.

Klob S et al. Control of proven pulmonary and suspected CNS aspergillus infection with itraconazole in a patient with chronic granulomatous disease. Eur J Pediatr 1991; 150: 483–5.

Leggiadro RJ, Barrett FF, Hughes WT. Extrapulmonary cryptococcosis in immunocompromised infants and children. Pediatr Infect Dis J 1992; 11: 43.

Lesher JL. Oral therapy of common superficial fungal infections of the skin. J Am Acad Dermatol 1999; 40: S31–4.

Maertens J, Raad I, Sable CA et al. Multicenter, noncomparative study to evaluate safety and efficacy of caspofungin in adults with invasive aspergillosis refractory or intolerant to amphotericin B, amphotericin B lipid formulations, or azoles. 40th International Conference on Antimicrobial Agents and Chemotherapy. American Society for Microbiology; 2000; Washington DC: Abstr. 1103, 371.

McClellan KJ, Wiseman LR, Markham A. Terbinafine. An update of its use in superficial mycoses. Drugs 1999; 58: 179–202.

Mohrenschlager M, Korting HC, Seidl HP, et al. Tinea capitis. Therapieoptionen im Post-Griseofulvin-Zeitalter. Hautarzt 2002; 53: 788–94.

Mora-Duarte J, Betts R, Rotstein C, et al. Comparison of caspofungin and amphotericin B for invasive candidiasis. N Engl J Med 2002; 347: 2020–9.

Perfect JR, Marr KA, Walsh TJ, et al. Voriconazole treatment for less-common, emerging, or refractory fungal infections. Clin Infect Dis 2003; 36: 1122–31.

Pomeranz AJ, Sabnis SS. Tinea capitis: epidemiology, diagnosis and management strategies. Pediatr Drugs 2002; 4: 779–83.

Rex JH, Bennett JE, Sugar AM, et al. A randomized trial comparing fluconazole with amphotericin B for the treatment of candidemia in patients without neutropenia. Candidemia Study Group and the National Institute. N Engl J Med 1994; 331: 1325–30.

Rex JH, Walsh TJ, Sobel JD, et al. Practice guidelines for the treatment of candidiasis. Infectious Diseases Society of America. Clin Infect Dis 2000; 30: 662–78.

Ringden O, Meunier F, Tollemar J, et al. Efficacy of amphotericin B encapsulated in liposome (AmBisome™) in the treatment of invasive fungal infections in immunocompromised patients. J Antimicrob Chemother 1991; 28 (Suppl B): 73–82.

Stevens DA, Kan VL, Judson MA, Morrison VA, Dummer S, Denning DW, BennettJE, Walsh TJ, Patterson TF, Pankey GA. Practice guidelines for diseases caused by Aspergillus. Infectious Diseases Society of America. Clin Infect Dis 2000; 30: 696.

Sullivan D, Coleman D. Candida dubliniensis: an emerging opportunistic pathogen. Curr Top Med Mycol 1997; 8: 15–25.

Walsh TJ, Lutsar I, Driscoll T, et al. Voriconazole in the treatment of aspergillosis, scedosporiosis and other invasive fungal infections in children. Pediatr Infect Dis J 2002; 21: 240–8.

Therapie

24 Parasitäre Erkrankungen

Die vierte Gruppe von Infektionserregern neben Bakterien, Viren und Pilzen stellen Parasiten dar. Man unterscheidet zwichen einzelligen Protozoen und vielzelligen Parasiten (Würmern). Die jeweiligen Organinfektionen (z. B. Amöbiasis, Amöben-Enzephalitis, Pneumocystis-Infektionen) werden in den entsprechenden Organkapiteln dargestellt.

Toxoplasmose

Die Infektion durch die im Tierreich weit verbreiteten Parasiten Toxoplasma gondii ist die häufigste parasitäre Erkrankung in Mitteleuropa. Nur ein kleiner Teil der Infizierten weist jedoch eine klinische Symptomatik auf.

Klinik: Die Symptomatik ist vieldeutig und beweist allein keine Toxoplasmose. Die bei angeborenen Formen vorkommenden Organmanifestationen (Enzephalitis, intrazerebrale Verkalkungen, Chorioretinitis, Hydro- oder Mikrozephalus, Hepatosplenomegalie und Ikterus) können auch bei konnataler Zytomegalie vorkommen. Das Erkennen einer erworbenen Toxoplasmose-Erkrankung (Enzephalitis, Lymphadenitis) ist ebenfalls schwierig, da andere Erreger ähnliche Krankheitserscheinungen hervorrufen. Bei onkologischen Patienten (vor allem mit einem Lymphom) und Patienten unter immunsuppressiver Behandlung sowie bei AIDS-Patienten (s. S. 711) können tödlich ausgehende Toxoplasmose-Erkrankungen (mit Enzephalitis, Pneumonie, Myokarditis usw.) auftreten. Diese entstehen üblicherweise durch Reaktivierung einer chronisch latenten Infektion, selten durch eine Primärinfektion. Toxoplasmen-Infektionen können bei einer Organtransplantation von einem infizierten Spender ausgehen, wenn der Empfänger seronegativ ist.

Diagnose:
▸ **Erregernachweis:** Bei angeborener Toxoplasmose können nur selten Toxoplasmen im gefärbten Liquorsedimentausstrich mikroskopisch nachgewiesen werden. Ein Antigennachweis ist mit verschiedenen Methoden (auch PCR) im Liquor, Blut und Fruchtwasser möglich und hat bei einer aktiven Infektion eine hohe Sensitivität und Spezifität. In der Plazenta und in Biopsaten beweist das Vorkommen von Tachyzoiten, bei Neugeborenen auch von reichlich Zysten, eine aktive Toxoplasmose.
▸ **Serologie:** Der Sabin-Feldman-Test, der indirekte Fluoreszenz-Antikörpertest (IFA) und der Hämagglutinationstest eignen sich als Suchreaktionen und weisen IgG-Antikörper nach, die lebenslang bestehen bleiben können. Das Auftreten von Toxoplasma-spezifischen IgM und ihr späteres Verschwinden sprechen bei immunkompetenten Personen für eine kürzlich stattgefundene Infektion. Allerdings können spezifische IgM, die in der frühen Schwangerschaft erstmals festgestellt werden, auch schon vor Eintritt der Gravidität gebildet worden sein. Eine kritische Interpretation der serologischen Befunde ist wichtig

(im Zweifel Bestätigung durch ein Referenzlabor), da Antikörper mit höherem Titer auch bei stummer Infektion längere Zeit persistieren können. Meist sind zur Kontrolle mehrere serologische Methoden erforderlich.

– **Neugeborene** können ohne Erkrankung im Serum von der Mutter stammende Leihtiter (IgG) haben, die in den ersten Lebensmonaten allmählich abfallen. Beweisend ist die Feststellung von spezifischen IgM mit ansteigendem Titer beim Neugeborenen. Ein rasch abfallender Titer von IgM kann auf dem seltenen Übergang mütterlicher Antikörper auf das Kind durch einen Plazentariss vor der Geburt beruhen. Viele Neugeborene mit angeborener Toxoplasmose haben in den ersten Lebenswochen noch keine Toxoplasma-spezifischen IgM gebildet, und es kommt erst nach Monaten zu einem Titeranstieg. Bei Krankheitsverdacht sollten Neugeborene mit negativem IgM-Test nach 2–4 Wochen serologisch mit der Doppel-Sandwich-IgM-ELISA-Technik und dem IgM-ISAGA kontrolliert werden, welche empfindlicher als die gewöhnliche IgM-Immunfluoreszenzreaktion sind. Mit diesen Tests können auch falsch positive Reaktionen in der IgM-ELISA erkannt werden. Der Nachweis von Toxoplasma-spezifischen IgA- und IgE-Antikörpern im Serum, auch von spezifischen IgM-Antikörpern im Liquor sichert die Diagnose.

– Bei **immunsupprimierten Patienten** mit einer aktiven Toxoplasmose (besonders bei AIDS) ist die serologische Erkennung schwierig. Um so bedeutsamer ist der direkte Nachweis der Erreger (z. B. mit Hilfe der PCR). Bei isolierter Toxoplasmose-Chorioretinitis oder Hirnabszess (im Rahmen von AIDS) sind die Serumtiter oft auffallend niedrig. Dann kann das Kammerwasser bzw. der Liquor Antikörper in höherer Konzentration enthalten.

▶ **Tomographie:** Bei immunsupprimierten Patienten (z. B. mit AIDS) und bei Verdacht auf eine angeborene Toxoplasmose kann eine CT oder MRT typische Befunde ergeben.

▶ Die **Ophthalmoskopie** kann bei angeborener und bei erworbener Toxoplasmose diagnostisch wertvoll sein.

Therapie:

Pyrimethamin (Daraprim) **und Sulfonamide** hemmen die Folsäuresynthese der Erreger mit verschiedenem Angriffspunkt. Sie wirken synergistisch auf die proliferativen Toxoplasmen (Tachyzoiten), nicht auf die Zysten (Bradyzoiten). Mit diesen Mitteln sind überzeugende Erfolge erzielt worden, vor allem in der Schwangerschaft und im ersten Lebensjahr, und der Prozentsatz neurologischer Spätschäden ist stark zurückgegangen.

Es gibt unterschiedliche Therapieschemata und Dosierungen. Bei zu niedriger Dosis kann der Behandlungserfolg ausbleiben; bei höherer Dosis ist die Gefahr von Nebenwirkungen größer. Kontrovers diskutiert werden die notwendige Behandlungsdauer, die Wahl des Sulfonamidpräparates und die Frage, welche Mittel bei Pyrimethamin-Sulfonamid-Unverträglichkeit gegeben werden können.

Die **Nebenwirkungen** des Pyrimethamins (Daraprim) äußern sich vor allem in einer Neutropenie, Thrombopenie oder Anämie. Bei Patienten mit zerebralem Anfallsleiden sind zentralnervöse Störungen (z. B. Krämpfe) möglich (einschleichende Dosierung ratsam). Unter der Therapie mit Pyrimethamin sind regelmäßige Blutbildkontrollen notwendig. Bei den ersten Anzeichen einer toxischen Knochenmarkschädigung kann zunächst eine Dosisreduzierung versucht werden. Als Antidot gibt man prophylaktisch und therapeutisch Folinsäure (Lederfolat), bei Erwachsenen tgl. 10–15 mg oral. Oft normalisiert sich das Blutbild wieder, und man kann die Pyrimethamin-Sulfonamid-Behandlung in vorsichtiger Dosierung fortsetzen. Anderenfalls muss die Behandlung abgebrochen werden; als weniger effektive Maßnahme schließt sich eine Therapie mit Clindamycin an.

Sulfonamid-Nebenwirkungen sind u. a. Neutropenie, Hämaturie, Fieber, flüchtige Exantheme. Sulfadiazin wird oft schlecht vertragen und kann u. a. zu Kristallurie und Oligurie führen. Bei Sulfonamid-Unverträglichkeit kann Pyrimethamin mit Clindamycin, Atovaquon oder Azithromycin kombiniert werden. Das offiziell zur Therapie der Toxoplasmose nicht zugelassene Sulfalen (Longum, Kelfizina) ist eine bessere Alternative, aber nicht mehr im Handel.

Co-trimoxazol wirkt bei Toxoplasmose schwächer und eignet sich nur zur Suppressions- oder Rezidivprophylaxe. Spiramycin verhindert in der Frühschwangerschaft eine Übertragung der Infektion auf den Feten (unsicher), ist aber zur Therapie ungeeignet.

Angeborene Toxoplasmose: Jedes nachweislich infizierte Kind sollte behandelt werden, unabhängig davon, ob es bei der Geburt Symptome hat oder nicht, da die neurologischen Erscheinungen (vor allem schwere Seh- und Hörstörungen) oft erst nach einer längeren Latenzzeit auftreten. Die **Therapie der Wahl** besteht in der Gabe von Pyrimethamin (Loading-Dosis 2 mg/kg KG/Tag an Tag 1 und 2, jeweils in 1 Einzeldosis; danach 1 mg/kg KG/Tag) in Kombination mit Sulfadiazin (100 mg/kg KG/Tag in 2 Einzeldosen). Zur Verhinderung von Blutbildungsstörungen bekommt das Kind 5 mg/kg Folinsäure oral (Lederfolat) an zwei Tagen der Woche. Bei akuter ZNS-Infektion bzw. aktiver **Chorioretinitis** (mit Erblindungsgefahr) wendet man außerdem Prednison (1–2 mg/kg/Tag) an, bis eine deutliche Besserung eingetreten ist.

Die **Behandlungsdauer** gesicherter, symptomatischer Infektionen beträgt ein Jahr (mindestens sechs Monate), um eine Erkrankungsprogression zu verhindern. Auch die asymptomatische, serologisch gesicherte Toxoplasmose-Infektion des Neugeborenen sollte für mindestens sechs Monate behandelt werden. Bei kontinuierlicher Kombinationstherapie sollten regelmäßig (d. h. alle 2–4 Wochen) Blutbild, Leberfunktion und Urinstatus (Gefahr der Krystallurie) überwacht werden. Gegebenenfalls kann die Kombinationstherapie initial für sechs Wochen und danach in 4-Wochen-Zyklen (vier Wochen Therapiepause – vier Wochen Kombinationstherapie) durchgeführt werden. Asymptomatisch und serologisch unauffällige Neugeborene mit nachgewiesener mütterlicher Erstinfektion werden in der Regel nicht behandelt; jedoch sollten im Rahmen der üblichen Vorsorgeuntersuchungen im ersten Lebensjahr weitere serologische Kontrollen erfolgen. Bei persistierenden oder ansteigenden IgG-Antikörpertitern sollten zumindest weitere regelmäßige augenärztliche Kontrollen erfolgen, um eine Chorioretinitis rechtzeitig behandeln zu können, u. U. kann auch bei signifikantem Titeranstieg ohne Symptome eine Kombinationstherapie in Betracht gezogen werden.

Toxoplasmose in der Schwangerschaft: Eine in der Schwangerschaft erworbene Infektion darf in den ersten 16 Schwangerschaftswochen wegen der möglichen Teratogenität nicht mit Pyrimethamin + Sulfonamid behandelt werden. Stattdessen gibt man Spiramycin (tgl. 3 g oral), das eine fetale Infektion verhindern kann. Ist eine Infektion des Feten bereits erfolgt, beeinflusst Spiramycin die Erkrankung nicht mehr.

Nach der 16. Schwangerschaftswoche erfolgt die weitere Behandlung der Schwangeren bei nachgewiesener Infektion des Feten (positiver Erregernachweis im Fruchtwasser, serologischer Nachweis im Fetalblut, oder sonographisch hinweisende Befunde) mit Pyrimethamin (tgl. 25 mg; Tag 1: 50 mg) + Sulfadiazin (4-mal 0,5 g tgl.) + Folinsäure (tgl. 10 mg). Dabei

Therapie

Tab. 24-1 Dosierung von Medikamenten bei Toxoplasmose (Einzelheiten: s. Text).

Mittel	Tagesdosis (bei Erwachsenen)
Pyrimethamin (Daraprim)	25 mg (bei AIDS 50–100 mg) + Leukovorin 10–15 mg
Sulfadiazin, bei Unverträglichkeit Clindamycin (Sobelin)	4–6 g 2,4 g
Atovaquon	2-mal 1,5 g
Spiramycin	3 g
Rezidivprophylaxe der Hirn-Toxoplasmose bei AIDS	Pyrimethamin 50 mg alternativ evtl. Co-trimoxazol 0,96 g
Rezidivprophylaxe der Toxoplasmose bei AIDS	Co-trimoxazol 0,48 mg

muss das Blutbild 2-mal wöchentlich kontrolliert werden. Unklar ist, ob die Kombinationstherapie bis zur Geburt kontinuierlich oder in vierwöchigen Therapieintervallen im Wechsel mit vierwöchigen Therapiepausen erfolgen sollte.

Lymphknoten-Toxoplasmose: Heilt bei immunkompetenten Personen immer spontan (ohne Behandlung). Bei schweren Erkrankungen ist zur Abkürzung des Krankheitsverlaufes eine Therapie mit Pyrimethamin (am 1. Tag 50mg, dann tgl. 25mg) + Sulfonamid (Tagesdosis: s. Tab. 24-1) + Folinsäure (tgl. 10mg) für 4 Wochen ratsam. Keine Wiederholungskur (auch bei weiterhin hohen Antikörpertitern im Serum).

Reaktivierte Toxoplasmose: Bei immunsupprimierten Patienten und bei AIDS-Patienten, können durch Reaktivierung einer älteren Toxoplasma-Infektion eine schwere Enzephalitis oder andere Organerkrankungen auftreten. Es gibt aber auch schwere Primärinfektionen bei immunsupprimierten Patienten. Dann gibt man Pyrimethamin (tgl. 50–75 mg) und ein Sulfonamid (Tagesdosis: s. Tab. 24-1) über 4–6 Wochen oder so lange, bis alle Zeichen einer aktiven Infektion verschwunden sind. Bei AIDS-Patienten ist immer eine Rezidivprophylaxe (s. S. 712) notwendig. Sie kann meist auch eine Pneumocystis-Pneumonie verhindern und ersetzt während der Therapie das sonst erforderliche Co-trimoxazol. Bei Unverträglichkeit des Sulfonamids (häufig bei AIDS-Patienten) kann Pyrimethamin mit Clindamycin (tgl. 2,4 g oral) oder Atovaquon (3-mal tgl. 0,75 g) kombiniert werden.
Zur **Primärprophylaxe** der Hirn-Toxoplasmose bei seropositiven AIDS-Patienten gibt man Co-trimoxazol (tgl. 0,96 g) oder Dapson (einmal wöchentlich 0,05 g) über lange Zeit (besonders bei niedrigen CD4-Lymphozytenzahlen im Blut).

Chorioretinitis: Eine isolierte Chorioretinitis kann sowohl bei angeborener Toxoplasmose als auch bei einer reaktivierten Toxoplasmose auftreten. Sie sollte für 4 Wochen mit Pyrimethamin (tgl. 25 mg) + Sulfonamid (Dosierung: s. Tab. 24-1) behandelt werden. Die weitere Behandlung kann mit Clindamycin (tgl. 2,4 g) für mindestens 3 Wochen erfolgen. Bei Toxoplasmose-Herden in Nähe der Macula (Erblindungsgefahr!) gibt man zusätzlich Prednison (tgl. 60–100 mg). Die meisten Patienten sprechen gut auf diese Behandlung an und benötigen keine weitere Therapie. Bei den übrigen Patienten sind wiederholte Zyklen mit Pyrimethamin und einem Sulfonamid notwendig.

Literatur

Bosch-Driessen LH, Verbraak FD, Suttorp-Schulten MS, et al. A prospective, randomized trial of pyrimethamine and azithromycin vs pyrimethamine and sulfadiazine for the treatment of ocular toxoplasmosis. Am J Ophthalmol 2002; 134: 34–40.

Couvreur J, Thulliez P, Daffos F, et al. In utero treatment of toxoplasmic fetopathy with the combination pyrimethamine-sulfadiazine. Fetal Diagn Ther 1993; 8: 45–50.

Derouin F, Jacqz-Aigrain E, Thulliez P, et al. Cotrimoxazole for prenatal treatment of congenital toxoplasmosis? Parasitol Today 2000; 16: 254–6.

Gilbert RE, Gras L, Wallon M, et al. Effect of prenatal treatment on mother to child transmission of Toxoplasma gondii: retrospective cohort study of 554 mother-child pairs in Lyon, France. Int J Epidemiol 2001; 30: 1303–8.

Gratzl R, Hayde M, Kohlhauser C, et al. Follow-up of infants with congenital toxoplasmosis detected by polymerase chain reaction analysis of amniotic fluid. Eur J Clin Microbiol Infect Dis 1998; 17: 853–8.

Gratzl R, Sodeck G, Platzer P, et al. Treatment of toxoplasmosis in pregnancy: concentrations of spiramycin and neospiramycin in maternal serum and amniotic fluid. Eur J Clin Microbiol Infect Dis 2002; 21: 12–6.

Gross U, Roos T, Appoldt D, et al. Improved serological diagnosis of Toxoplasma gondii infection by detection of immunoglobulin A (IgA) and IgM antibodies against P30 by using the immunoblot technique. J Clin Microbiol 1992; 30: 1436–41.

Grover CM, Thulliez P, Remington JS, et al. Rapid prenatal diagnosis of congenital Toxoplasma infection by using polymerase chain reaction and amniotic fluid. J Clin Microbiol 1990; 28: 2297–301.

Guerina NG. Neonatal serologic screening and early treatment for congenital Toxoplasma gondii infection. The New England Toxoplasma Working Group. N Engl J Med 1994; 330: 1858–63.

Hohlfeld P, Daffos F, Thulliez P, et al. Fetal toxoplasmosis outcome of pregnancy and infant follow-up after in utero treatment. J Pediatrics 1989; 115: 765–9.

Hohlfeld P, Daffos F, Costa JM, et al. Prenatal diagnosis of congenital toxoplasmosis with a polymerase-chain-reaction test on amniotic fluid. N Engl J Med 1994; 331: 695.

McAuley J, Boyer K, Patel D, et al. Early and longitudinal evaluations of treated infants and children and untreated historical patients with congenital toxoplasmosis: The Chicago Collaborative Treatment Trial. Clin Infect Dis 1994; 18: 38.

Molina J-M, Belenfont X, Doco-Lecompte T, et al. Sulfadiazine-induced crystalluria in AIDS patients with toxoplasma encephalitis. AIDS 1991; 5: 587.

Peyron F, Wallon M, Liou C, et al. Treatments for toxoplasmosis in pregnancy. Cochrane Database Syst Rev 2000; CD001684.

Rösch D, Handrick W, Lietz R, Blatz R, König E. Erworbene Toxoplasmose mit zerebraler Beteiligung und nachfolgender Hörstorung. Klin Padiatr 1998; 210: 125–7.

Roizen N, Swisher C, Stein M, et al. Developmental and neurologic outcome in treated congenital toxoplasmosis. Pediatrics 1995; 95: 11.

Rolston KV. Clindamycin in cerebral toxoplasmosis. Amer J Med 1988; 85: 285.

Rothova A, Bosch-Driessen LE, van Loon NH, et al. Azithromycin for ocular toxoplasmosis. Br J Ophthalmol 1998; 82: 1306–8.

Villena I, Aubert D, Leroux B, et al. Pyrimethamine-sulfadoxine treatment of congenital toxoplasmosis: follow-up of 78 cases between 1980 and 1997. Reims Toxoplasmosis Group. Scand J Infect Dis 1998; 30: 295–300.

Wong S-Y, Remington JS. Toxoplasmosis in pregnancy. Clin Infect Dis 1994; 18: 853–62.

Therapie

743

Leishmaniose

In den Tropen, Subtropen und Mittelmeerländern vorkommende Krankheit durch verschiedene Leishmania-Arten. Wirtswechsel zwischen Mensch und Wirbeltieren (bei der viszeralen Form vor allem Hunde). Übertragung der Protozoen durch Phlebotomus-Mücken. Klinisch unterscheidet man viszerale, kutane und mukokutane Formen.

Erreger: Die viszerale Form (Kala-Azar) wird vor allem durch Leishmania donovani und L. infantum hervorgerufen, die Haut-Leishmaniose (in der »Alten Welt« als Orientbeule bezeichnet) vor allem durch L. tropica, die Haut-Schleimhaut-Leishmaniose (in Mittel- und Südamerika Espundia genannt) durch L. brasiliensis, L. mexicana u. a. Nachweis der Erreger mikroskopisch und kulturell möglich (bei der viszeralen Form aus Milz-, Leber-, Knochenpunktat, bei der kutanen Form vom Geschwürsrand oder Hautbiopsat). Plötzlicher oder langsamer Krankheitsbeginn. Akuter, subakuter oder chronischer Verlauf.

Therapie: Bei der **viszeralen Form** sind die klassischen Mittel schlecht wirksame und relativ schlecht verträgliche 5-wertige organische Antimonverbindungen: Stiboglukonat (Pentostam; Sb) oder Meglumin-Antimon (Glucantime). Therapie der Wahl in Europa ist liposomales Amphotericin B. Eine neue Alternative ist Miltefosin.

Dosierung: tgl. 20 mg Sb/kg i.v. oder i.m. (für 3–4 Wochen). Klinisches Ansprechen in Mittelmeerländern in bis zu 90 % (bei AIDS in < 75 %). Bewertet werden Entfieberung, Abnahme der Milzvergrößerung, Besserung der Anämie, Leukopenie, Thrombozytopenie und Verschwinden der Erreger aus Untersuchungsproben (Punktaten oder Biopsaten). Die viszerale Form spricht bei immunsupprimierten Patienten und AIDS-Patienten auf die Initialbehandlung mit Antimonpräparaten oft langsamer oder gar nicht an, und Rezidive sind häufiger.

Bei europäischen Patienten bzw. bei Antimonversagen oder -resistenz Amphotericin B i.v. (tgl. 0,5 mg/kg oder jeden 2. Tag 1 mg/kg bis zu 8 Wochen) oder das besser verträgliche liposomale Amphotericin B, tgl. 3 mg/kg. Pentamidin-Isethionat ist ebenfalls wirksam, jedoch meist zu toxisch. Bei den häufigen bakteriellen Sekundärinfektionen sind Antibiotika mit breitem Wirkungsspektrum (z. B. Ceftriaxon oder Imipenem) indiziert. Rezidive (gewöhnlich in den ersten 6 Monaten nach Therapieende) werden im Allgemeinen« mit dem gleichen Mittel wie bei der Erstbehandlung behandelt. Eine neuartige orale Therapie der Kala-azar ist mit dem ursprünglich als antineoplastische Substanz entwickelten Miltefosin möglich.

Bei der **kutanen Leishmaniose** richtet sich die Behandlung nach der Ausdehnung und Lokalisation der Veränderungen. Bei nicht fortschreitenden Prozessen in der »Alten Welt« sind langsame Spontanheilungen mit Narbenbildung (Orientbeule) die Regel. Bei allen anderen Erkrankungen führt man (auch wegen der Gefahr einer diffusen Ausbreitung und der Gefahr des Übergangs in die mukokutane Form) eine Antimonbehandlung (s.o.) durch (für mindestens 20 Tage). Bei Schleimhautbeteiligung ist eine längere Therapie erforderlich. Bei Versagen ist Amphotericin B (s.o.) oder Pentamidin anzuwenden. Fluconazol wirkt auf die kutane Leishmaniose, ohne jedoch optimale Therapieergebnisse zu erzielen. Ketoconazol und Itraconazol wirken nicht zuverlässig genug. Auch Allopurinol hat eine – wenn auch unsichere – Wirkung gegen Leishmanien. Leichtere Formen sprechen evtl. auf eine längere Salbenbehandlung mit 15%igem Paromomycin + 12%igem Methylbenzathonium an.

Therapie

Literatur

Alrajhi AA, Ibrahim EA, De Vol EB, et al. Fluconazole for the treatment of cutaneous leishmaniasis caused by Leishmania major. N Engl J Med 2002; 346: 891–5.

AWMF-Leitlinien Leishmaniasis. http://www.uni-duesseldorf.de/WWW/AWMF/ll/trop004.htm

Davidson RN, Croft SL. Recent advances in the treatment of visceral leishmaniasis. Trans R Soc Trop Med Hyg 1993; 87: 130–31+41.

Dietze R, Milan EP, Berman JD, et al. Treatment of Brazilian Kala-Azar with a short course of Amphocil (amphotericin B cholesterol dispersion). Clin Infect Dis 1993; 17: 981–6.

El-On J, Halevy S, Grunwald MH, et al. Topical treatment of old world cutaneous leishmaniasis caused by Leishmania major: A double-blind control study. J Am Acad Dermatol 1992; 27: 227–31.

Fischer C, Voss A, Engel J. Development status of miltefosine as first oral drug in visceral and cutaneous leishmaniasis. Med Microbiol Immunol 2001; 190: 85–7.

Gorgolas M, Castrillo JM, Guerrero MLF. Visceral leishmaniasis in patients with AIDS: Report of three cases treated with pentavalent antimony and interferon-g. Clin Infect Dis 1993; 17: 56–8.

Grogl M, Thomason TN, Franke ED. Drug resistance in leishmaniasis: Its implications in systemic chemotherapy of cutaneous and mucocutaneous disease. Am J Trop Med Hyg 1992; 47: 117–26.

Herwaldt BL, Berman JD. Recommendations for treating leishmaniasis with sodium stibogluconate (Pentostam) and review of pertinent clinical studies. Am J Trop Med Hyg 1992; 46: 296–306.

Minodier P, Piarroux R, Garnier JM, et al. Pediatric visceral leishmaniasis in southern France. Pediatr Infect Dis J 1998; 17: 701–4.

Mishra M, Biswas UK, Jha AM. Amphotericin versus sodium stibogluconate in first-line treatment of Indian kala-azar. Lancet 1994; 344: 1599–600.

Sundar S, Agrawal NK, Sinha PR. Short-course, low-dose amphotericin B lipid complex therapy for visceral leishmaniasis unresponsive to antimony. Ann Intern Med 1997; 127: 2, 133–7.

Soto-Mancipe J, Grogl M, Berman JD. Evaluation of pentamidine for the treatment of cutaneous leishmaniasis in Colombia. Clin Infect Dis 1993; 16: 417–25.

Soto J, Toledo J, Gutierrez P, et al. Treatment of American cutaneous leishmaniasis with miltefosine, an oral agent. Clin Infect Dis 2001; 33: 57–61.

Torre-Cisneros J, Villanueva JL, Kindelan JM. Successful treatment of antimonyresistant visceral leishmaniasis with liposomal amphotericin B in patients infected with human immunodeficiency virus. Clin Infect Dis 1993; 17: 625–7.

Wali JP, Aggarwal P, Gupta U, et al. Ketoconazole in the treatment of antimony- and pentamidine-resistant kala-azar. J Infect Dis 1992; 166: 215–6.

Malaria

Die Malaria ist die wichtigste Importinfektion in Deutschland. Jedes Jahr werden ca. 800–1000 Fälle gemeldet mit einer Letalität von ca. 2,5 %. Gut $^2/_3$ sind Erkrankungen an Malaria tropica. Eine akute Malaria tropica ist stets als Notfall anzusehen, bei dem das sofortige richtige Handeln über Leben und Tod entscheidet.

Das Nichterkennen einer Malaria kann ein Kunstfehler sein!

Vorkommen: Bei Rückreisenden aus tropischen Ländern treten infolge Unterlassung oder unvollständiger Durchführung der Malariaprophylaxe jedes Jahr in Europa zahlreiche Malariaerkrankungen (auch nicht wenige im Prinzip vermeidbare Todesfälle) auf. Wie in den

Endemiegebieten gibt es hierbei verschiedene Malariaerreger und Verlaufsformen:
▶ Malaria tropica (durch Pl. falciparum) – Fieberanfälle unregelmäßig, schwerste Form mit verschiedenartigen Symptomen und hoher Letalität
▶ Malaria tertiana (durch Plasmodium vivax, selten Pl. ovale) – Fieberanfälle in 48-stündigem Abstand
▶ Malaria quartana (durch Pl. malariae) – Fieberanfälle in 72-stündigem Abstand
▶ Doppelinfektionen

Inkubationszeit: Infektionen durch Pl. falciparum: 7–15 Tage; Pl. vivax und Pl. ovale: 12–18 Tage; Pl. malariae: 18–40 Tage. Längere Inkubationszeiten sind selten.

Epidemiologie: Endemische Malaria ist in Europa ausgerottet. Die Malaria tropica setzt eine aktuelle Reise in ein tropisches Endemiegebiet voraus, bei der Malaria tertiana und quartana können viele Monate dazwischen liegen. Als Rarität kann es durch Bluttransfusion oder Import infizierter Mücken (»Airport-Malaria«) oder – noch seltener – ausgehend von chronisch infizierten Personen und Übertragung durch einheimische Anopheles-Arten auch zu einer sporadischen Malariaerkrankung in Mittel- und Südeuropa kommen.
Die chronische Malaria eines Afrikaners, der mit seiner Infektion auf Dauer lebt, ist anders zu bewerten als die Malaria bei Rückreisenden aus Endemiegebieten. Afrikaner, die in Europa leben, verlieren nach kurzer Zeit ihre relative Immunität und erkranken bei Afrikareisen wieder an schwerer Malaria tropica.

Hospitalbehandlung: Wegen des bedrohlichen Charakters der Malaria tropica (Falciparum-Malaria) mit u. U. tödlichen Komplikationen gilt in Europa bei jedem Patienten das Prinzip:

> Ein Patient mit Verdacht auf Malaria tropica sollte sofort in eine große Klinik eingewiesen werden.

Nur hier sind die notwendigen Voraussetzungen für Diagnostik und Intensivpflege vorhanden. Bei starker Parasitämie (>10 % der Erythrozyten befallen) ist sehr häufig mit schweren Komplikationen zu rechnen.

Diagnose: Die Erkrankungen, welche nach Verlassen des Malaria-verseuchten Landes kürzere oder längere Zeit später auftreten, werden häufig nicht sofort erkannt und nehmen bei Malaria tropica einen schweren, oft tödlichen Verlauf.

> **Therapieprinzipien:**
> ▶ Rasche Diagnosestellung und sofortiger Therapiebeginn!
> ▶ Jeder Patient mit Fieber nach einer Reise ins tropische Afrika hat solange Malaria, bis die Diagnose ausgeschlossen ist!

Entscheidend ist der Nachweis von Schizonten und Trophozoiten (Ringen) im Blutausstrich. Die Diagnose gelingt am besten aus nach Giemsa gefärbten Blutausstrichen (auch im Fieberintervall). Der »dicke Tropfen« ist ein schwer zu beurteilendes Anreicherungsverfahren, das viel Erfahrung in der Mikroskopie voraussetzt. Die genaue Identifizierung der verschiedenen Malariaerreger erfordert Erfahrung. Dabei ist die Unterscheidung zwischen

Tab. 24-2 Typische Behandlungsfehler bei Patienten, die in Deutschland an Malaria verstorben sind (nach: Robert-Koch-Institut. Epidemiologische Bulletin 1999; 37).

Fehler und Probleme auf ärztlicher Seite	Nicht daran denken
	Unzureichende Anamneseerhebung
	Fehlende Kenntnis der Endemiegebiete
	Nicht daran glauben/nicht ernst nehmen
	Fehl- oder Überbewertung der Prophylaxe
	Überbewertung des bei Malaria tropica in der Regel fehlenden Symptoms des periodischen Fiebers
	Fehleinschätzung der Symptomatik (Grippe, Gastroenteritis und andere Fehldiagnosen)
	Zaudern bei der Diagnostik (z. B. Antikörpersuche statt direkten Parasitennachweises im »dicken Tropfen«)
	Unterschätzung der Lebensgefährlichkeit der Erkrankung
	Zu späte Krankenhauseinweisung
	Insuffiziente Therapie (Chemotherapie, supportive Therapie)
Fehler auf Seiten des Patienten	Unzureichende Vorbereitung auf Tropenreisen
	Fehlende Prophylaxe
	Falsche Prophylaxe (z. B. homöopathisch)
	Abbruch der Prophylaxe
	Zu später Arztbesuch
	Keine Erwähnung der Tropenreise beim Arzt

Plasmodium falciparum von den gutartigen anderen Formen besonders wichtig. Die Schwere der Malaria lässt sich an der Zahl der befallenen Erythrozyten im Blutausstrich beurteilen (kritische Grenze 2 %). Zum raschen Nachweis von Plasmodien eignet sich auch die QBC-Methode (quantitive buffy coat), bei der nach Zentrifugation die Parasiten-DNS mit Acridinorange angefärbt wird.

Antigennachweis: Seit einiger Zeit stehen Schnelltests zur Verfügung, die auf dem Nachweis parasitenspezifischer Antigene beruhen (z. B. ICT-Malaria-Pf-Test, OptiMAL-Test). Der entscheidende Nachteil der Malaria-Schnelltests besteht darin, dass auch bei hohen Parasitämien falsch negative Befunde auftreten können (unspezifische Reaktionen in Gegenwart von Rheumafaktoren). Die Schnelltests sind damit auch nicht geeignet, Reisenden eine Entscheidungsgrundlage zur eventuellen notfallmäßigen Selbstbehandlung zu geben.

Mit **Spezialverfahren** lassen sich spezifische Antikörper im Serum nachweisen (evtl. nützlich bei der retrospektiven Diagnostik nach Stand-by-Therapie; generell aber nicht sinnvoll). Es gibt auch eine Malaria-PCR, die ggf. postmortal eine Malaria beweisen kann.

Therapie

Bei **Malaria tropica** sind in den ersten Tagen tägliche Blutausstriche erforderlich, um eine Persistenz der Erreger (Therapieversagen) rechtzeitig zu erkennen. Ein korrekter Blutausstrich ohne Parasiten schließt ein lebensgefährliches Stadium der Malaria tropica weitgehend aus.

Als Voraussetzung einer angemessenen Therapie sollten die Untersuchungsergebnisse die Klassifizierung in eines der folgenden 4 Krankheitsbilder erlauben:
▶ Unkomplizierte Malaria tropica
▶ Komplizierte Malaria tropica
▶ Malaria tertiana
▶ Malaria quartana

> Eine akute Malaria tropica ist ein akuter Notfall, der eine sofortige Behandlung erfordert!

Ein Krankenhaus muss die Medikamente und das Know-how zur Behandlung einer akuten Malaria vorrätig halten; sonst liegt ein Organisationsmangel vor.

Tod an Malaria: Bei Patienten, die in Deutschland an Malaria tropica verstarben, fanden sich typische Fehler, die beim Management der im Prinzip weitgehend verhinderbaren Erkrankung gemacht worden waren (Tab. 24-2).

Therapie der Malaria

Durch zunehmende Resistenz der Parasiten ist die Therapie der Malaria tropica seit 1990 schwierig geworden.

> **Mittel der Wahl bei Malaria tropica (Stand 2004):**
> ▶ Atovaquon plus Proguanil (Malarone)
> ▶ Artemether plus Lumefantrin (Riamet)
> ▶ Chinin plus Doxycyclin
> ▶ Mefloquin (Lariam) (plus Doxycyclin)

Bei **unkomplizierter Malaria tropica** reicht eine stationäre Therapie mit oralen Medikamenten aus. Bei komplizierter Malaria tropica (z.B. ZNS-Beteiligung, hochgradige Anämie) sollte unter stationären Bedingungen eine parenterale Chinin-Gabe in Kombination mit Doxycyclin erfolgen. Die Resistenzproblematik hat jetzt zu der Empfehlung geführt, eine Malaria grundsätzlich mit Kombinationen zu behandeln.

Chloroquin: Das klassische Malariamittel war Chloroquin (Resochin), ein 4-Aminochinolin. Es wirkt auf die in den Erythrozyten befindlichen Schizonten und Trophozoiten (Ringformen) und heilt bei alleiniger Anwendung eine sensible Malaria tropica, bei der keine sekundären Gewebsformen vorkommen, sicher aus. Chloroquin-resistente Stämme von Pl. falciparum kommen heute in fast allen tropischen Ländern vor. Chloroquin ist aber nach wie vor Mittel der Wahl bei den gutartigen Formen der Malaria tertiana und quartana, bei denen es fast keine Resistenzprobleme gibt. Nahe verwandt ist Amodiaquin; es hat offenbar eine höhere Effektivität, kann aber zu schweren Nebenwirkungen führen und ist zumindest zur Prophylaxe verlassen worden.

Chinin: Das klassische, relativ schlecht verträgliche Chinin ist wieder zum wichtigsten Therapeutikum bei der importierten Malaria tropica geworden. Es ist Mittel der Wahl zur Therapie von Prophylaxeversagern sowie zur Therapie der Chloroquin-resistenten Malaria in Europa (in Kombination mit Doxycyclin). In Thailand ist allerdings eine Abnahme der Wirksamkeit von Chinin bei schwerer Malaria festgestellt worden. Die Chinin-Dosierung ist kompliziert, da es verschiedene Salze gibt. Die intravenöse Therapie mit Chinin kann schwierig sein, da die intravenös verabreichbare Form nur schwer zu beschaffen ist. In den USA wird meist Chinidin i.v. verwendet.

Pyrimethamin (Daraprim), ein Diaminopyrimidin, das vorwiegend die extraerythrozytären Formen hemmt, wurde zwischenzeitlich in den Tropen in Kombination mit dem Sulfonamid Sulfadoxin als Fansidar zur Behandlung der Chloroquin-resistenten Malaria tropica durch Plasmodium falciparum eingesetzt. Eine Therapie und Prophylaxe mit dem in Deutschland nicht mehr erhältlichen Fansidar wird aber wegen gefährlicher Nebenwirkungen (Lyell-Syndrom) und gelegentlicher Resistenz heute nicht mehr empfohlen. Proguanil ist mit Pyrimethamin verwandt.

Mefloquin (Lariam) wird zur Behandlung der Malaria tropica (durch Plasmodium falciparum) verwendet (besonders bei Versagen einer Prophylaxe mit Chloroquin). Es ist auch zur Prophylaxe bei Europäern bei Reisen in Gebiete mit Chloroquin-resistenter Malaria tropica anwendbar; allerdings hat es häufig erhebliche zentralnervöse Nebenwirkungen (bis hin zur Psychose), die z. B. Autofahren, Tauchen oder eine Tätigkeit als Pilot unmöglich machen.

Doxycyclin hat bei Chloroquin-resistenter Malaria eine relativ schwache Wirkung; es spielt eine wichtige Rolle als Partner bei einer Kombinationstherapie sowie bei der Prophylaxe in Gegenden mit hoher Malariaresistenz.

Atovaquon + Proguanil (Malarone; s. S. 232): Wichtiges und relativ nebenwirkungsarmes Kombinations-Therapeutikum zur Therapie und Prophylaxe der unkomplizierten Malaria tropica.

Artemisinin-Derivate: In tropischen Ländern gibt es weitere Malariamittel, z. B. die schnell wirksamen und gut verträglichen Artemisinin-Derivate Artesunat, Artemotil und Artemether. Für Deutschland relevant ist die Kombination von Artemether und Lumefantrin (Riamet), welche bei leichterer Chloroquin-resistenter Falciparum-Malaria bei Erwachsenen anwendbar ist. Es gibt in den Tropen auch intravenös infundierbare oder i.m. injizierbare Artemisinin-Derivate, die in Zukunft das nicht unproblematische intravenöse Chinin ablösen könnten.

Halofantrin (Halfan) hat einen chininartigen arrhythmogenen Effekt und kann lebensbedrohliche ventrikuläre Herzrhythmusstörungen hervorrufen. Es wird daher nur noch ausnahmsweise zur Therapie der Chloroquin-resistenten Malaria eingesetzt und ist kontraindiziert bei jeder angeborenen oder erworbenen Verlängerung des QT-Intervalls im EKG.

Therapie

Primaquin und das nahe verwandte Tafenoquine sind 8 Aminochinoline, die auf die intrahepatischen Formen von Malaria tertiana und quartana wirken und so die Rezidive nach Chloroquin-Therapie verhindern. Auch eine Prophylaxe mit Primaquin ist möglich (Vorsicht beim bei Europäern seltenen, bei Afrikanern jedoch häufigen Glukose-6-phosphat-Dehydrogenasemangel = Favismus: Hämolyse!).

Malariamittel der Reserve sind Clindamycin (langsame Wirkung, in Kombination mit Chinin anwendbar), Azithromycin sowie das chinesische Acridin-Derivat Pyronaridin, das bei Chloroquin-resistenter Malaria tropica offenbar gut wirksam ist.

Therapie der Malaria tertiana und quartana: Mittel der Wahl bei diesen gutartigen, praktisch nie zum Tode führenden Erkrankungen ist immer noch das klassische Chloroquin. Bei der Malaria tertiana beseitigt Primaquin die Gameten und die extraerythrozytären Formen, die ohne gesonderte Behandlung häufig zu Rezidiven führen. Die Standardtherapie einer Malaria tertiana durch Plasmodium vivax bzw. Plasmodium ovale ist also die Initialbehandlung mit Chloroquin und Nachbehandlung mit Primaquin. Primaquin ist in Deutschland nur als Importpräparat erhältlich. Eine Malaria quartana braucht keine Nachbehandlung. Bei den sehr seltenen Erkrankungen durch Chloroquin-resistente Plasmodium vivax wirkt orales Mefloquin. Diese Formen benötigen keine Hospitalisierung.

Therapie der unkomplizierten Malaria tropica: Die Therapie der unkomplizierten Malaria tropica bei nicht immunen Europäern sollte wegen der Möglichkeit einer raschen Verschlechterung grundsätzlich stationär erfolgen. Es gibt 3 wesentliche Therapiemöglichkeiten. Wegen des Risikos einer Chloroquinresistenz sollten heute keine Therapieversuche allein mit Chloroquin begonnen werden! Die Therapie richtet sich nach der Region, in der sich der Patient die Malaria erworben hat, einer evtl. vorausgegangenen Malariaprophylaxe sowie der Dauer der Erkrankung und einer eventuellen Vortherapie.

Atovaquon + Proguanil (1 Tabl. Malarone = 250 mg Atovaquon + 100 mg Proguanil)
1. Tag: 4 Tabl.
2. Tag: 4 Tabl.
3. Tag: 4 Tabl.
Kinderdosen: 11–20 kg KG = 1 Tabl. für 3 Tage
20–30 kg KG = 2 Tabl. als Einzeldosis/Tag für 3 Tage
30–40 kg KG = 3 Tabl. als Einzeldosis/Tag für 3 Tage

Erste Alternative: Mefloquin (Lariam)
Therapiebeginn 750 mg = 3 Tabl.
6 Stunden danach 500 mg = 2 Tabl.
12 Stunden danach 250 mg = 1 Tabl.
Kinderdosis: ab 3 Monate und 5 kg KG: 25 mg/kg KG in 2 Dosen mit kleiner Mahlzeit
Eine Kombination mit **Doxycyclin** ist sinnvoll.

Therapie

Zweite Alternative: Artemether + Lumefantrin
(1 Tabl. Riamet = 20 mg Artemether + 120 mg Lumefantrin)
1. Tag: 4 Tabl. sofort, 4 Tabl. nach 8 Stunden
2. Tag: 2-mal 4 Tabl.
3. Tag: 2-mal 4 Tabl.
Kinder ab 12 Jahre und 35 kg KG: Erwachsenendosis

Hierunter sollten die Patienten schnell entfiebern. Die Parasitämie muss verschwinden. Eine Nachbehandlung ist nicht notwendig.

Therapie der komplizierten Malaria tropica: Diese kommt besonders häufig in Zentral-, Ost- und Westafrika vor, außerdem in Südostasien, auf dem indischen Subkontinent, auf Inseln im westlichen Pazifik und in Südamerika. Da sich eine Chloroquin-Resistenz nur schwer nachweisen lässt, sollten Patienten aus diesen Ländern so behandelt werden, als ob eine Chloroquin-Resistenz vorläge.

Eine komplizierte Malaria tropica sollte auf einer erfahrenen Intensivstation mit kompetenter infektiologischer bzw. tropenmedizinischer Fachberatung behandelt werden. In Deutschland gilt bei schwer kranken Patienten, die nicht mehr sicher Tabletten einnehmen können, die Gabe von Chinin intravenös zusammen mit Doxycyclin oder Clindamycin über 7–10 Tage als Therapie der ersten Wahl. Falls keine orale Behandlung mit Chinin oder Mefloquin in den letzten 24 Stunden vorausgegangen ist, sollte die Chinintherapie mit einer Loading-Dosis beginnen.

Infusion von 7 mg/kg KG **Chinin** als Salz über die ersten 30 Minuten, dann 10 mg/kg KG über 4 Stunden.
Weiter mit 10 mg/kg KG alle 8 Stunden für 7–10 Tage (maximale Tagesdosis 3-mal 600 mg/Tag).
Zusätzlich zum Chinin erhält der Patient 200 mg **Doxycyclin** oral, ggf. auch i.v.
Alternative zu Doxycyclin ist **Clindamycin** 2-mal 10 mg/kg KG/Tag p.o., ggf. auch i.v.
Schnelles Umsetzen auf orale Gabe, wenn diese möglich.

Alternative der Initialtherapie (und gleichzeitig Kinderdosierung): 20 mg/kg KG in den ersten 4 Stunden, dann weiter mit 10 mg/kg KG alle 8 Stunden.
Kinder unter 2 Jahren erhalten diese Dosis alle 12 Stunden, Doxycyclin gilt bei Kindern unter 8 Jahren wegen Gelbfärbung der Zähne als kontraindiziert. Alternative: Clindamycin.

Der wichtigste **Erfolgsparameter** der Therapie ist der Rückgang der Parasitendichte, die allerdings in den ersten 24 Stunden noch ansteigen kann. Ein Persistieren der Parasitämie über 48 Stunden ist ein Hinweis auf das Vorliegen einer Resistenz, die ein Umsetzen der Therapie erfordert, z. B. von Chinin auf Artemisinin-Derivate.

Die **Intensivtherapie** der schweren Malaria tropica ist schwierig. Hämolyse, Anämie, Nierenversagen, Überwässerung, Ateminsuffizienz, Hypoglykämie und zerebrale Malaria mit Krampfanfällen sind limitierende Faktoren. Eine Austauschtransfusion bei sehr hoher Parasitendichte ist umstritten und brachte keine überzeugenden Effekte. Unspezifische Thera-

Therapie

751

pieverfahren wie Glukokortikoide, Pentoxifyllin, Heparin oder Chelatbildner sind nicht effektiv und z.T. sogar schädlich.

Schwangerschaft: Die Anwendung von Chloroquin und Proguanil ist möglich, Erfahrungen bei der Anwendung von Mefloquin im 2. und 3. Trimenon haben bisher keine Fruchtschädigung erkennen lassen. Halofantrin, Chinin und Pyrimethamin-Sulfadoxin sind problematisch. Allerdings ist das Leben der Mutter und auch des Feten durch eine Malaria tropica ohne Behandlung stark gefährdet. Atovaquon + Proguanil und Arthemether + Lumefantrin sind in der Schangerschaft wenig erprobt; eine Anwendung kommt nur bei sorgfältiger Nutzen-Risiko-Analyse in Frage. Da es zurzeit kein Mittel gibt, das in Gebieten mit Chloroquin-Resistenz zur Prophylaxe in der Schwangerschaft gleichermaßen wirksam wie unbedenklich ist, sollte gründlich geprüft werden, ob der Aufenthalt in einem Malariagebiet dringend erforderlich ist (speziell in Regionen mit intensiver Übertragung und hochgradiger Parasitenresistenz).

Vorderasien und Mittelamerika: Hier gibt man nicht immunen Personen (Europäern) mit akuter Malaria initial 0,6 g Chloroquin-Base (entsprechend 1 g Chloroquin-Diphosphat = 4 Tabl.) und weiterhin nach 6, 24 und 48 Stunden je 0,3 g Chloroquin-Base. Säuglinge, Kleinkinder und Schulkinder erhalten initial 0,1 g bzw. 0,2 g bzw. 0,3 g und weiterhin nach 6, 24 und 48 Stunden je 50 mg bzw. 100 mg bzw. 150 mg.

Kinder sind durch Malaria tropica besonders gefährdet. Schwere Verlaufsformen mit ZNS-Beteiligung treten schneller als bei Erwachsenen auf. Die klinischen Symptome können vieldeutig sein. Die Letalität einer unbehandelten Malaria tropica bei Kindern ist sehr hoch. Bei Kindern ist die korrekte Durchführung einer Malaria-Prophylaxe daher besonders wichtig, gleichzeitig aber auch schwierig. Die unnötige Exposition von jüngeren Kindern sollte daher vermieden werden.

> Keine unnötigen Tropenreisen mit Schwangeren oder Kleinkindern!

Ein relativ häufiges Problem in Deutschland sind gutartige Erkrankungen an Malaria tertiana bei türkischen Kindern, die sich im Urlaub in der Osttürkei infiziert haben.

Malaria-Prophylaxe

Eine Malaria-Prophylaxe im engeren Sinne, d.h. die Verhinderung einer Infektion, gelingt nicht, da es bisher kein Mittel gegen die durch den Mückenstich übertragenen Sporozoiten gibt. Die regelmäßige Einnahme von Chloroquin oder anderen Mitteln zur Malaria-Prophylaxe (s. Tab. 24-3) stellt daher in Wirklichkeit nur eine Suppressionsbehandlung dar, welche die Entwicklung der Blutschizonten hemmt und damit die Entstehung einer Erkrankung verhindert. Bei der Entscheidung, welches Mittel zur Prophylaxe dienen soll, ist die Malariasituation in dem zu besuchenden Gebiet zu berücksichtigen. Wegen der häufig wechselnden Medikamentenresistenz in einem Land sind allgemein gültige Prophylaxeempfehlungen nicht mehr möglich.

Therapie

Tab. 24-3 Medikamentöse Malaria-Prophylaxe (Dauer bis 6 Wochen nach Behandlungsbeginn).

Medikament	Dosierung Erwachsene	Dosierung Kinder
Mefloquin (Lariam)	250 mg 1-mal/Woche	5 mg/kg KG p.o.1-mal/Woche
Atovaquon/Proguanil (Malarone)	1 Tbl. p.o./Tag (= 250 mg Atovaquon + 100 mg Proguanil)	10–15 kg KG: ¼ Tbl. p.o. 21–30 kg KG: ½ Tbl. 31–40 kg KG: ¾ Tbl.
Doxycyclin	100 mg p.o./Tag	Ab 8 Jahre möglich
Proguanil (Paludrin)	200 mg p.o./Tag + Chloroquin	2-mal 1,5 mg/kg KG p.o./Tag
Für Sonderfälle als Monotherapie		
Chloroquin (Resochin)	300 mg Base/Woche	5 mg/kg KG p.o. 1-mal/Woche
Primaquin	30 mg Base p.o./Tag	?

Gebiete mit Chloroquin-Resistenz: Mefloquin ist zur Prophylaxe in Endemiegebieten mit Chloroquin-resistenter Malaria gut wirksam. Man beginnt die Prophylaxe eine Woche vor Ankunft im Endemiegebiet und gibt einmal wöchentlich 0,25 g Base bis 4 Wochen nach Verlassen des Endemiegebietes. **Mefloquin** wird nicht empfohlen für Schwangere im ersten Trimenon, Piloten, Kinder unter 5 kg Gewicht, Epileptiker, psychiatrische Patienten und Patienten, die β-Rezeptorenblocker erhalten. Eine Resistenz gegen Mefloquin ist selten.

Eine besser verträgliche Prophylaxe ist die Einnahme von 1 Tablette zu 250 mg Atovaquon plus 100 mg Proguanil = 1 Tabl. **Malarone**/Tag.

In Gebieten mit Chloroquin-Resistenz kann die Kombination von **Chloroquin mit Proguanil** eine Chloroquin-resistente Malaria weitgehend verhindern (bei Schwangerschaft unbedenklich).

In Gebieten mit Chloroquin-Resistenz oder Mehrfachresistenz kann die alleinige orale Prophylaxe mit **Doxycyclin** (0,1 g tgl.) indiziert sein (beginnend 2 Tage vor der Einreise in das Endemiegebiet bis 4 Wochen nach Verlassen des Endemiegebietes), jedoch ist bei Europäern die Möglichkeit einer Photosensibilisierung durch Doxycyclin zu bedenken (Lichtschutz!).

Gebiete ohne Chloroquin-Resistenz: Die Malaria-Prophylaxe in diesen immer kleiner werdenden Gebieten besteht in der Einnahme von Chloroquin (Resochin) regelmäßig 1-mal wöchentlich 0,3 g Base (entspricht 0,5 g Diphosphat = 2 Tabl.; bei > 75 kg KG 3 Tabl.); Kinder im 1. Lebensjahr erhalten 50 mg, Kinder von 1–4 Jahren 50–100 mg, Kinder von 5–8 Jahren 100–150 mg, Kinder von 9–15 Jahren 150–300 mg. Dauer: 1 Woche vor Einreise, während des Aufenthaltes im Endemiegebiet und bis 6 Wochen nach Ausreise. In der Schwangerschaft ist Chloroquin unbedenklich.

Stand-by-Therapie: Das Konzept der Malaria-Prophylaxe ist ungeeignet für Europäer, die lange in einem Endemiegebiet leben. Die Alternative für Europäer, die in Afrika leben, ist

Therapie

753

die sofortige Einnahme von Malariamitteln bei jedem Auftreten von Fieber (Stand-by-Therapie). Die Auswahl des Mittels erfordert Informationen durch örtliche erfahrene Ärzte.

> Prinzip: Frage die lokalen Experten (ask the local health experts).

Eine derartige notfallmäßige Selbstbehandlung ist jedoch für Touristen ohne eingehende Informationen eher ungünstig und sollte echten Notfällen vorbehalten bleiben. Mefloquin kommt am ehesten zur notfallmäßigen Selbstbehandlung (Stand-by-Therapie) in Frage, wenn in Gebieten mit Chloroquin-Resistenz vorher keine Prophylaxe oder eine Prophylaxe mit Chloroquin oder mit Chloroquin + Proguanil durchgeführt worden ist. Alternativen sind Atovaquon/Proguanil (Malarone).

Eine **überstandene Malaria** beim Europäer hinterlässt keine Immunität. Dauernde Bewohner einer endemischen Zone erwerben nach vielen Infektionen eine Semiimmunität, die zu Dauerträgertum der Parasiten und verringerter körperlicher Leistung führt (»chronische Malaria«). Diese Semiimmunität der Afrikaner geht verloren, wenn diese z. B. in Europa studieren, sodass sie bei der Rückkehr erneut schwer erkranken. Für die Behandlung von Afrikanern in Afrika gelten demnach ganz andere Behandlungsregeln als für Europäer! Eine Impfung gegen Malaria ist bislang nicht vorhanden.

Expositionsprophylaxe: Eine Expositionsprophylaxe kann das Risiko, an Malaria zu erkranken, deutlich vermindern. Folgende Maßnahmen kommen in Betracht:

▶ der Aufenthalt in moskitosicheren Räumen (Klimaanlage!),
▶ das Schlafen unter Moskitonetzen, am besten imprägniert mit insektenabtötenden Substanzen,
▶ das Tragen abweisender heller Kleidung (langärmlige Blusen und Hemden, lange Hosen, Socken) in der Dämmerung und Dunkelheit,
▶ die Anwendung von Insektenschutzmitteln (Repellentien).

Die wichtigste unspezifische, aber durchaus effektive Maßnahme zur Malaria-Prophylaxe in der Bevölkerung ist die Anwendung von mit Insektizid imprägnierten Moskitonetzen.

Ausblick: Insgesamt gesehen ist die derzeitige Malariasituation problematisch. Wegen der zunehmenden Verbreitung der Plasmodium-falciparum-Malaria mit häufiger Resistenz gegen die bisher gebräuchlichen Malariamittel besteht zunehmender Bedarf an neuen Medikamenten und einer besseren Moskitobekämpfung. In Zukunft sollte eine schwere Malaria stets mit einer Kombination von mindestens 2 wirksamen Mitteln behandelt werden. Neue Malariamittel sollten nicht mehr als Einzelsubstanz vergeudet werden, da sich nach wenigen Jahren bislang mit allen Substanzen Resistenzen zeigten.

Literatur

AWMF-Leitlinien Malaria. http://www.uni-duesseldorf.de/WWW/AWMF/ll/trop001.htm
Boele van Hensbroek M, Onyiorah E, Jaffar S, et al. A comparison of the effect of artemether and quinine on survival from childhood cerebral malaria. New Engl J Med 1996; 335: 69–75.

Bradley DJ, Warhurst DC. Malaria prophylaxis: guidelines for travellers from the United Kingdom. Brit Med J 1995; 341: 848–51.
Burchard GD, Kroger J, Knobloch J, et al. Exchange blood transfusion in severe falciparum malaria: retrospective evaluation of 61

Therapie

patients treated with, compared to 63 patients treated without, exchange transfusion.Trop Med Int Health 1997; 2: 733–40.

Hien TT, Day NPJ, Phu NH, et al. A comparison of intramuscular quinine and artemether in Vietnamese adults with severe falciparum malaria. New Engl J Med 1996; 335: 76–83.

Ibrahim ME, Awad El-Kariem FM, El Hassan IM, El Mubarak ERM. A case of Plasmodium falciparum malaria sensitive to chloroquine but resistant to pyrimethamine/sulfadoxine in Sennar, Sudan. Trans Roy Soc Trop Med Hyg 1991; 85: 446.

Knobloch J (Hrsg). Malaria, Grundlagen und klinische Praxis. Bremen: Uni-med 2002.

Kremsner PG, Radloff P, Metzer W, et al. Quinine plus clindamycin improves chemotherapy of severe malaria in children. Antimcirob Ag Chemother 1995; 39: 1603.

Lengeler C. Insecticide-treated bednets and curtains for preventing malaria. Cochrane Database Syst Rev (England) 2000; (2) pCD000363.

Lobel HO, Miani M, Eng T, et al. Long-term prophylaxis with weekly mefloquine. Lancet 1993; 341: 848–51.

Löscher T, Nothdurft HD. Malaria-Schnelltests und Notfall-Selbsttherapie. Ther Umsch 2001; 58: 352–61.

Löscher T, Hoelscher M, Nothdurft HD. Malaria-Therapie. Dtsch Med Wochenschr 2003; 128: 1294–6.

Looareesuwan S, et al. A randomized, double-blind, comparative trial of a new oral combination of artemether and benflumetol (CGP 56697) with mefloquine in the treatment of acute Plasmodium falciparum malaria in Thailand. Am J Trop Med Hyg 1999; 60: 238–43.

Luzzi GA, Warrell DA, Barnes AJ, Dunbar EM. Treatment of primaquine resistant Plasmodium vivax malaria. Lancet 1992; 340: 310.

McIntosh HM. Chloroquine or amodiaquine combined with sulfadoxine-pyrimethamine for treating uncomplicated malaria. Cochrane Database Syst Rev (England) 2000; (2) pCD000386.

McIntosh HM, Olliaro P. Artemisinin derivatives for treating uncomplicated malaria. Cochrane Database Syst Rev (England) 2000; (2) pCD000256.

Miller KD, Lobel HO, Satriale RF, et al. Severe cutaneous reactions among American travellers using pyrimethamine-sulfadoxine (Fansidar) for malaria prophylaxis. Am J Trop Med Hyg 1986; 35: 451.

Mturi N, Musumba CO, Wamola BM, et al. Cerebral malaria: optimising management. CNS Drugs 2003; 17: 153–65.

Murphy G, Basri H, Purriomo H, et al. Vivax malaria resistant to treatment and prophylaxis with chloroquine. Lancet 1993; 341: 96–100.

Nosten F, Brasseur P. Combination therapy for malaria: the way forward? Drugs 2002; 62: 1315–29.

Nyirjesy P, Kavasya T, Axelrod P, et al. Malaria during pregnancy: Neonatal morbidity and mortality and the efficacy of chloroquine chemoprophylaxis. Clin Infect Dis 1993; 16: 127–32.

Olliaro P, Mussano P, Amodiaquine for treating malaria. Cochrane Database Syst Rev (England) 2003; (2) pCD000016.

Omari AA, Preston C, Garner P. Artemether-lumefantrine for treating uncomplicated falciparum malaria. Cochrane Database Syst Rev (England) 2002; (3) pCD003125.

Palmer KJ, Holliday SM, Brogden RN. Mefloquine: A review of its antimalarial activity, pharmacokinetic properties and therapeutic efficacy. Drugs 1993; 45: 430–75.

Pittler MH, et al. Artemether for severe malaria: a meta-analysis of randomized clinical trials. Clin Infect Dis 1999; 28: 597–601.

Pukrittaya S, Supanaranond W, Looareesuwan S, et al. Quinine in severe malaria: Evidence of declining efficacy in Thailand. Trans R Soc Trop Med Hyg 1994; 88: 324.

Schoneberg I, Strobel H, Apitzsch L. Erkrankungen an Malaria in Deutschland 1998/99-Ergebnisse der Einzelfallerhebungen des Robert-Koch-Institutes. Gesundheitswesen 2001; 63: 319–25.

Seaton RA, Trevett AJ, Wembri JP. Randomized comparison of intramuscular artemether and intravenous quinine in adult. Melanesian patients with severe or complicated Plasmodium falciparum malaria in Papua New Guinea. Annal Trop Med Parasitol 1998; 92: 133–9.

Shanks GD, Barnett A, Edstein MD, Rickmann KH. Effectiveness of doxycycline combined with primaquine for malaria prophylaxis. Med J Aust 1995; 162: 306.

Sulo J, Chimpeni P, Hatcher J, et al. Chlorproguanil-dapsone versus sulfadoxine-pyrimethamine for sequential episodes of uncomplicated falciparum malaria in Kenya and Malawi: a randomised clinical trial. Lancet 2002; 360: 1136–43.

Toovey S, Jamieson A. Co-artemether has been used in ambulatory treatment of falciparum malaria. BMJ 2002; 324: 1585.

Vanhauwere B, Maradit H, Kerr L. Postmarketing surveillance of prophylactic mefloquine

(Lariam®) use in pregnancy. Am J Trop Med Hyg 1998; 58: 17–21.
van Vugt M, Leonardi E, Phaipun L, et al. Treatment of uncomplicated multidrug-resistant falciparum malaria with artesunate-atovaquone-proguanil. Clin Infect Dis 2002; 35: 1498–504.

Babesiose

Erreger und Vorkommen: Die Babesiose ist eine bei Tieren und Menschen vorkommende Protozoeninfektion, welche durch bestimmte Zeckenarten (Ixodes-Arten) von infizierten Tieren, die als Reservoir dienen, übertragen werden. Der Erreger ist in den USA vorwiegend Babesia microti, welcher bei Nagetieren vorkommt, in Europa vorwiegend Babesia divergens und Babesia bovis, welche bei Rindern vorkommen. Die Babesien gehören zur Gattung der Piroplasmiden (man nennt die Babesiose daher auch Piroplasmose). Die Babesien pflanzen sich durch Zweiteilung fort. Sie sind birnenförmig, oval oder rund. Sie dringen nach Übertragung durch Zeckenbiss in die Erythrozyten des Menschen ein und können Fieber, Hämolyse und Hämoglobinurie hervorrufen. Eine Übertragung ist auch durch Bluttransfusion möglich. Bei splenektomierten und immunsupprimierten Menschen verlaufen die Erkrankungen immer schwerer.

Klinik: Die Inkubationszeit nach Zeckenbiss ist 1–3 Wochen. Die Krankheit beginnt allmählich mit uncharakteristischen Symptomen (Fieber, Anorexie, Kopf-, Gelenk- und Muskelschmerzen, Übelkeit, Erbrechen und Dunkelfärbung des Urins). Das Fieber kann kontinuierlich sein oder intermittierend auftreten und bis auf 40 °C ansteigen. Die hämolytische Anämie geht mit einem verminderten Haptoglobinspiegel im Serum und häufig mit einer Thrombozytopenie einher. Der Coombs-Test kann positiv sein. Eine völlige Heilung tritt meist erst nach mehreren Wochen ein. Die in Europa diagnostizierten Erkrankungen verliefen meist tödlich.

Diagnose: Im gefärbten Blutausstrich von infizierten Personen erkennt man die Babesien in den Erythrozyten als ring- und hantelförmige Organismen. Charakteristisch sind bei fortgeschrittener Erkrankung die randständigen Ringformen mit einem blassen Zentrum, das bei Malaria fehlt. Außerdem sieht man Tetraden von Merozoiten (Tochterzellen). Gewöhnlich sind 1–10 %, in schweren Fällen bis zu 85 % der Erythrozyten befallen. Bei Babesiose gibt es keine synchrone Stadienentwicklung und kein extraerythrozytäres Stadium in der Leber wie bei Malaria, und es fehlen Schizonten und Gametozyten. Die Sporozoiten aus der Zecke entwickeln im Blut Ringformen und Trophozoiten, aus denen durch Zweiteilung Merozoiten entstehen, welche andere Erythrozyten infizieren, und der Zyklus beginnt von neuem. Die Krankheitsursache ist mit Hilfe der PCR auch bei geringer Parasitämie nachweisbar.

Therapie: Leichte Erkrankungen benötigen keine Therapie. Splenektomierte Patienten, immunsupprimierte Patienten und schwer kranke Patienten sollten mit der Kombination von Clindamycin i.v. (0,3–0,6 g alle 6 h, bei Kindern tgl. 20 mg/kg) + Chininsulfat oral (0,65 g alle 6–8 h, bei Kindern tgl. 25 mg/kg) für 7 bis 10 Tage behandelt werden. Atovaquone plus Azithromycin sind ebenfalls mit Erfolg in Kombinationen eingesetzt worden. Die Parasitämie geht unter einer wirksamen Therapie nur langsam zurück. Chloroquin ist unwirksam (wie die meisten anderen Malariamittel). Bei schwer kranken Patienten wird zusätzlich eine Blutaustauschtransfusion empfohlen.

Prophylaxe: Splenektomierte und immunsupprimierte Personen sollten von Mai bis September Endemiegebiete meiden. In Endemiegebieten sollte bei Aufenthalt im Freien stets eine den Körper völlig bedeckende Kleidung getragen werden. In Endemiegebieten darf nach einem Zeckenbiss oder nach unklarem Fieber in den letzten 2 Monaten (in der warmen Jahreszeit) kein Blut gespendet werden.

Literatur

Beattie JF, Michelson ML, Holman PJ. Acute babesiosis caused by Babesia divergens in a resident of Kentucky. N Engl J Med 2002; 347: 697–8.

Berry A, Morassin B, Kamar N, et al. Clinical picture: human babesiosis. Lancet 2001; 357: 34.

Brasseur P, Lecoublet S, Kapel N. Quinine in the treatment of Babesia divergens infections in humans (letter). Europ J Clin Microbiol Infect Dis 1996; 15: 840–1.

Centers for Disease Control: Clindamycin and quinine treatment for Babesia microti infections. MMWR 1983; 32: 65–72.

Dobroszycki J, et al. A cluster of transfusion-associated babesiosis cases traced to a single asymptomatic donor. JAMA 1999; 281: 927–30.

Hatcher J et al. Severe babesiosis in Long island: Review of 34 cases and their complications. Clin Infect Dis 2001; 32: 1117–25.

Hughes WT, Oz HS. Successful prevention and treatment of babesiosis with atovaquone. J Inf Dis 1995; 172: 1042–6.

Hunfeld KP, Lambert A, Kampen H, et al. Seroprevalence of Babesia infections in humans exposed to ticks in midwestern Germany. J Clin Microbiol 2002; 40: 2431–6.

Jacoby GA, Hunt JV, Kosinski KS, et al. Treatment of transfusion-transmitted babesiosis by exchange transfusion. N Engl J Med 1980; 303: 1098–100.

Loutan L. La babesiose, une zoonose meconnue. Schweiz Med Wschr 1995; 125: 886–9.

Kjemtrup AM, Conrad PA. Human babesiosis: an emerging tick-borne disease. Int J Parasitol 2000; 30: 1323–37.

Krause PJ, Lepore T, Sikand VK, et al. Atovaquone and azithromycin for the treatment of babesiosis. N Engl J Med 2000; 343: 1454–8.

Machtinger L, Telford SR III, Inducil C, et al. Treatment of babesiosis with red blood cell exchange in an HIV-positive splenectomized patient. J Clin Apheresis 1993; 8: 78–81.

Persing DH, Mathiesen D, Marshall WF, et al. Detection of Babesia microti by polymerase chain reaction. J Clin Microbiol 1992; 30: 2097–103.

Pudney M, Gray JS. Therapeutic efficacy of atovaquone against the bovine intraerythrocytic parasite, Babesia divergens. J Parasitol 1997; 83: 307–10.

Weiss LM. Babesiosis in humans: a treatment review. Expert Opin Pharmacother 2002; 3: 1109–15.

Trypanosomiasis

Erreger: Trypanosoma brucei rhodesiense als Ursache der akut verlaufenden ostafrikanischen Trypanosomiasis und Tr. brucei gambiense als Erreger der subakut verlaufenden mittel- und westafrikanischen Trypanosomiasis (**Schlafkrankheit**). Die bei Europäern sehr seltene Erkrankung setzt einen Stich durch eine infizierte Tsetsefliege in einem Endemiegebiet voraus.

Trypanosoma cruzii als Erreger der meist chronischen **Chagas-Krankheit** in Süd- und Mittelamerika. Die bei Europäern ebenfalls extrem seltene Erkrankung erfolgt durch den Stich

Therapie

Tab. 24-4 Therapie der afrikanischen Trypanosomiasis.

Erreger	Frühstadium	Spätstadium
Trypanosoma gambiense	Suramin oder Eflornithin **Alternative:** Pentamidin	Eflornithin **Alternative:** Suramin, Melarsoprol
Trypanosoma rhodesiense	Suramin **Alternative:** Pentamidin	Melarsoprol (Arsobal)

einer infizierten Raubwanze in Eingeborenenhütten in Südamerika, selten auch durch Bluttransfusion.

> **Diagnose:** Der Nachweis der relativ großen Flagellaten im Blut, Liquor bzw. Gewebe ist meist schwierig. Üblicherweise erfolgt die Diagnose durch Nachweis von Antikörpern bzw. PCR in einem Tropeninstitut; der klassische Nachweis war der Tierversuch.

Therapie: Die klassischen Medikamente bei der afrikanischen Trypanosomiasis sind die altbekannten, schlecht verträglichen Derivate Suramin, Pentamidin (Lomidin) und Arsenpräparate. Als neues, gut verträgliches Medikament ist Eflornithin hinzugekommen. Die klassische Behandlung der **Frühphase** ohne Beteiligung des ZNS besteht aus Pentamidinisoethionat 4 mg/kg KG für 10 Tage. Besser verträgliche Alternativen sind Suramin in ansteigender Dosierung bei Tr. rhodesiense bzw. bei Tr. gambiense Eflornithin 100 mg/kg alle 6 Stunden i.v. für 14 Tage. Bei der **Spätform** mit ZNS-Befall und Liquorveränderungen müssen das hochgefährliche Arsenderivat Melarsoprol (Arsobal) bzw. das weniger effektive, aber ebenfalls mit erheblichen Nebenwirkungen belastete Suramin (Germanin) angewendet werden. Die Therapie der Schlafkrankheit ist schwierig und sollte Abteilungen für klinische Tropenmedizin vorbehalten bleiben (Tab. 24-4).

Prophylaxe: Prophylaxe bedeutet Expositionsprophylaxe, Insektenschutzmittel und Tragen von Kleidung, die einen Stich der Tsetsefliege verhindern. Es gibt weder eine Impfung noch eine praktikable medikamentöse Prophylaxe.

Chagas-Krankheit: Das akute Stadium mit einer lokalen schmerzlosen Schwellung **(Chagom)** nach Biss der infizierten Raubwanze wird auch in Südamerika nur selten beobachtet. Es heilt spontan ab; es bleibt aber eine chronisch persistierende Infektion. Das Problem sind die viele Jahre später auftretenden Spätfolgen, insbesondere die chronische Karditis mit schweren Herzrhythmusstörungen und Herzinsuffizienz, aber auch eine Ösophagusdilatation und Kolondilatation. Dabei ist die genaue Pathogenese der Organbeteiligungen unklar.

Die **Diagnose** erfolgt mit PCR und Serologie; die sehr spärlichen Parasiten lassen sich nur selten finden. Die Therapie ist bislang unbefriedigend. Die beiden vorhandenen Präparate, das Nitrofuranderivat Nifurtimox (Lampit) und das Nitroimidazol Benznidazole (Rochagan) sind bei der notwendigen Langzeitbehandlung toxisch und bei chronischen Infektionen oft nicht mehr wirksam. Ketoconazol, Fluconazol, Allopurinol und Interferon-γ besit-

Therapie

zen zwar eine In-vitro-Aktivität, haben aber klinisch enttäuscht. Die Mittel gegen afrikanische Trypanosomiasis sind nicht wirksam. Bei Immunsuppression kann eine chronische Chagas-Infektion aufflammen und neue Erkrankungen (z. B. Hirnabszesse) verursachen; hierdurch wird die kausale Therapie der Herzerkrankung durch Herztransplantation erschwert. Die **Prophylaxe** besteht darin, in Epidemiegebieten die Übernachtung in primitiven Eingeborenenhütten zu vermeiden, wo in den Ritzen der unverputzten Wände die Raubwanzen leben.

Literatur

Bouteille B, Oukem O, Bisser S, et al. Treatment perspectives for human African trypanosomiasis. Fundam Clin Pharmacol 2003; 17: 171–81.

Burchmore RJ, Ogbunude PO, Enanga B, et al. Chemotherapy of human African trypanosomiasis. Curr Pharm Des 2002; 8: 256–67.

Burri C, Brun R. Eflornithine for the treatment of human African trypanosomiasis. Parasitol Res 2003; 90 (Suppl 1): 49–52.

Legros D, Ollivier G, Gastellu-Etchegorry M, et al. Treatment of human African trypanosomiasis-present situation and needs for research and development. Lancet Infect Dis 2002; 2: 437–40.

Stephenson I, Wiselka M. Drug treatment of tropical parasitic infections: recent achievements and developments. Drugs 2000; 60: 985–95.

Wurminfektionen

Als Wurmkrankheiten kommen in Mitteleuropa vor allem Rundwürmer-(Nematoden-)Infektionen (durch Ascaris, Enterobius, Trichuris und Trichinella) vor, weiterhin Bandwurm-(Cestoden-)Infektionen (Taenia, Diphyllobothrium, Hymenolepis, Echinococcus). Bei Reisen in außereuropäische Länder sind auch Infektionen durch andere Wurmarten wie Trematoden, d. h. Saugwürmer (Schistosoma u. a.), möglich.

Diagnose: Sie stützt sich auf das klinische Bild und den Erregernachweis. Der Wurmeiernachweis im Stuhl ist prinzipiell auf einfache Weise durch einen Stuhlausstrich oder eine Anreicherung mit Kochsalz möglich (jedoch ungeeignet für Saugwürmer und Fischbandwurm). Oxyuren- und Bandwurmeier findet man am besten auf einem Tesafilm, den man mit der Klebseite auf die Afterhaut drückt, danach auf einen Objektträger bringt und mikroskopiert. Der Nachweis von Wurmeiern setzt eine Routine voraus, die man in Deutschland bedingt durch die Seltenheit der Erkrankungen kaum mehr erwerben kann.

Die bei Wurminfektionen in Frage kommenden Mittel sind in Tab. 24-5 aufgeführt.

Bandwurm-Infektionen: In Deutschland kommen nahezu ausschließlich die weitgehend harmlosen Infektionen mit dem Rinderbandwurm vor. Als Therapie von Bandwurminfektionen jeden Typs hat **Praziquantel** (Dosis 10 mg/kg einmalig oral) die früher übliche Behandlung mit Niclosamid (Yomesan) abgelöst. Bei obstipierten Patienten ist für eine Darmentleerung vor der Kur zu sorgen. Die Heilungsraten betragen >95 %. Bei erneutem Abgang von Proglottiden kann die Kur wiederholt werden. Hymenolepis nana ist widerstandsfähiger, die Dosis für Praziquantel sollte daher 25 mg/kg einmalig betragen.

Therapie

759

Hydatiden-Erkrankungen: Die gefährlichen Infektionen mit dem Schweinebandwurm Taenia solium, bei der innere Infektionen mit Zysten (**Zystizerkose**) auftreten können, sind in Europa sehr selten geworden. Die Neurozystizerkose stellt aber in Indien und Mittelamerika ein erhebliches Problem dar. Die Zystizerkose erfordert längere Behandlungen mit Praziquantel oder Albendazol. Eine Infektion mit dem Hundebandwurm bzw. Fuchsbandwurm führt zur **Echinokokkose.** Therapie der Wahl ist die Operation der Zysten, ggf auch Punktion mit Absaugung und Instillation abtötender Substanzen wie Äthanol oder hypertonischer Kochsalzlösung, gleichzeitig mit einer lang dauernden Behandlung mit Albendazol. Der seltene Fuchsbandwurm (Echonococcus multilocularis) ist mit seinen kleinen Zysten kaum einer operativen Behandlung zugänglich. Therapie der Wahl ist eine Langzeitbehandlung mit Albendazol.

Tab. 24-5   Charakteristika der wichtigsten Antihelminthika.

	Praziquantel (Biltricide, Cesol, Cysticide)	Albendazol (Eskazole)
Wirkungsspektrum	Die meisten Trematoden, einige Zestoden	Nematoden, Zestoden, Trematoden
Hauptindikation	Infektionen durch Schistosomen, Trematoden und Zestoden, Taenia solium und T. saginata, einschl. der Zystizerkose	Mittel der Wahl bei inoperabler Echinokokkose. Gut wirksam bei Infektionen mit Strongyloides, Ascaris lumbricoides, Ankylostoma duodenale, Trichinella spiralis, Enterobius vermicularis, Trichuris trichiura. Wirksam gegen Taenien und bei Neurozystizerkose.
Pharmakokinetik	Rasche, fast komplette orale Resorption	Geringe Resorption nach oraler Gabe. Schneller First-pass-Abbau
Nebenwirkungen	Gastrointestinale Beschwerden, Kopfschmerzen, Blutdruckabfall	Selten und mild (z. B. gastrointestinale Beschwerden)
Kontraindikationen	Intraokuläre Zystizerkose Kinder < 2 Jahre Schwangerschaft Stillzeit Anwendungsbeschränkung bei Leber- und Niereninsuffizienz	Kinder < 6 Jahre Schwangerschaft Stillzeit
Dosierung	Variabel je nach Parasiten; meist 20–25 mg/kg einmalig	200–400 mg 2-mal täglich
Beurteilung	Mittel der Wahl bei Bandwürmern und Trematoden (Schistosomiasis)	Standardmittel für Nematoden und Bandwürmer

Therapie

Nematoden-Infektionen: Die Therapie von Rundwurminfektionen ist etwas schwieriger. In Deutschland sind nur noch Ascaris-, Enterobius- sowie Trichuris-Infektionen relevant. Die neueren Mittel Albendazol, Mebendazol und Ivermectin haben die Behandlungsergebnisse erheblich verbessert. Therapie der Wahl für die gängigen Nematoden Ascaris, Trichuris und Enterobius ist die einmalige Gabe von 400 mg Albendazol oral. Größere Probleme können z. B. bei Afrikanern bestehen, die z.T von mehreren Wurmarten gleichzeitig befallen sein können. Eine einfache **Schnellentwurmung** bei »exotischen« Patienten besteht aus der Kombination von Albendazol und Praziquantel. In Afrika ist es durchaus sachgerecht und üblich, in ländlichen Gegenden mit hohem Befall an Hakenwürmern und anderen Darmparasiten routinemäßig derartige Wurmkuren zu verordnen. Hiermit hebt man schnell und einfach den allgemeinen Gesundheitszustand der Personen. Bei afrikanischen

Tab. 24-5 (Fortsetzung)

	Mebendazol (Vermox, Vermox forte)	Ivermectin (Mectizan)	Pyrantel (Helmex)
Wirkungs-spektrum	Nematoden	Nematoden	Nematoden
Haupt-indikation	Mittel der Wahl bei Trichuris trichiura. Gut wirksam bei Ascaris lumbricoides, Enterobius vermicularis, Ankylostoma duodenale. Langzeittherapie bei inoperabler Echinokokkose	Mittel der Wahl bei Onchocerca volvulus. Gut wirksam bei allen Filariosen, Askariasis, Trichuriasis, Strongy-loidiasis und Enterobiasis. Scabies norvegica, z.B. bei AIDS	Ascaris lumbricoides, Trichostrongylus, Enterobius vermicularis, Ankylostoma duodenale
Pharmako-kinetik	Geringe Resorption nach oraler Gabe	Schnelle Resorption im Gastrointestinaltrakt	Geringe Resorption
Neben-wirkungen	Gelegentlich gastro-intestinale Beschwerden. In hohen Dosen Schädigung des Knochenmarks	Selten und mild	Selten gastrointes-tinale Beschwerden, sehr selten Kopfschmerzen, Schwindel
Kontra-indikationen	Kinder < 2 Jahre Schwangerschaft **Vermox forte:** Kinder < 14 Jahre	Schwangerschaft Stillzeit	Leberschäden Kinder < 6 Monate
Dosierung		Bei Onchozerkose 150 mcg/kg KG einmalig; Wiederholung nach 6 Monaten	
Beurteilung	Alternativmittel bei Helminthen	Mittel für Onchozerkose und seltene Infektionen. Mittel der Wahl bei schwerer Krätze!	Reservemittel für Spul- und Madenwürmer

Therapie

Flüchtlingen und ähnlichen Gruppen aus Endemiegebieten ist eine billige routinemäßige Wurmkur (ohne teure Diagnostik!) ebenfalls indiziert.

Hakenwurm-Infektionen: Einwohner tropischer Areale haben oft Hakenwurminfektionen, die bei schwerem Befall zu Anämie, Leistungsminderung und bei Kindern zu Wachstumsstörungen führen können. Therapie der Wahl ist auch hier Albendazol bzw. Mebendazol. Die gefährlichste Hakenwurm-Infektion sind **Strongyloides-Infektionen.** Hierbei kann es zu inneren Reinfektionen kommen, die ggf auch zum Tode führen können. Besonders gefährdet sind Patienten mit Abwehrschwäche. Die Therapie ist schwierig. Am besten wirkt Ivermectin 200 mcg/kg/Tag für 1–2 Tage.

Filariasis: Die Therapie der Filarien-Infektionen (Klassische Filariasis und Loa loa) ist schwierig. Die zirkulierenden Mikrofilarien lassen sich mit Diethylcarbamazin eliminieren. Die adulten Würmer sind schwer zu eliminieren (Gefahr von allergischen Parasitolyse-Reaktionen; Prednison!) und führen immer wieder zu Rückfällen. Die **Onchozerkose** war früher weitgehend therapieresistent. Durch breiten Einsatz von Ivermectin gelingt es, die Erkrankung einzudämmen. Problematisch bleibt auch hier die ungenügende Wirkung auf die adulten Würmer, sodass wiederholte Gaben notwendig sind. Eine neue Therapielinie ist die Behandlung der Filariasis und Onchozerkose (nicht Loa loa) mit Doxycyclin, wodurch obligate parasitäre Endosymbionen Wolbachia (rickettsien-artige Bakterien) gehemmt werden und die weiblichen Würmer sterilisiert werden. Die **Therapie der Wahl** der Onchozerkose ist heute eine Kombination aus Albendazol und Ivermectin plus lang dauernder Doxycyclin-Gabe (Dosis 100 mg/Tag) für 3 Monate.

Toxocariasis: Der Mensch kann Fehlwirt des Hundespulwums Toxocara canis sein, die nach einiger Zeit von selbst absterben. Bei schwerer Symptomatik kann Albendazol gerechtfertigt sein. Prednison ist wichtig gegen die gleichzeitig ablaufenden Überempfindlichkeitsreaktionen.

Trematoden-Infektionen: Alle Infektionen durch Egel = Trematoden sind nahezu ausnahmslos sensibel gegen Praziquantel, das mit Ausnahme der Infektion durch Leberegel Mittel der Wahl darstellt. Weltweit die wichtigste Egelinfektion ist die Schistosomiasis.

Schistosomiasis (Bilharziose) Mittel der Wahl ist bei allen Formen die Gabe von Praziquantel 20 mg/kg als Einmaldosis. Eine nur selten relevante Alternative ist Oxamniquin. Die übliche Gabe als Einzeittherapie entspricht nicht unbedingt europäischen Sicherheitskriterien, sodass hier etwas längere Therapieformen sinnvoll sind.

Intestinale Trematoden (z. B. Clonorchis sinensis, Heterophyes, Opistorchis) lassen sich mit einer Kurzzeittherapie mit Praziquantel behandeln. Nur die in Europa sehr wohl in Einzelfällen vorkommende Infektion mit dem großen Leberegel (Fasciola hepatica) erfordert eine Behandlung mit dem schwer zu beschaffenden Therapeutikum Bithionol (Japan/China) bzw. dem Veterinärtherapeutikum Triclabendazol (Novartis Vet).

Die früher einmal recht komplizierte Therapie von Wurminfektionen in der ärztlichen Praxis in Deutschland ist insgesamt recht einfach geworden:

1) Albendazol,
2) Praziquantel.
Reservemittel: Mebendazol, Pyrantel, Ivermectin.

Hiermit lassen sich alle relevanten Wurminfektionen behandeln. Ältere Wurmmittel sollten keine Rolle mehr spielen. Die Diagnostik und Therapie von seltenen Wurminfektionen (Anisakis, Capillaria, Baylisascaris, Paragonimus u. a.) kann dagegen sehr schwierig sein. Sie erfordert Experten mit hohem Sachverstand.

Literatur

de Silva N, Guyatt H, Bundy D. Anthelmintics. A comparative review of their clinical pharmacology. Drugs 1997; 53: 769–88.

St Georgiev V. Pharmacotherapy of ascariasis. Expert Opin Pharmacother 2001; 2: 223–39.

Gottstein B. Epidemiologie und Systematik der cystischen und alveolaren Echinokokkose. Chirurg 2000; 71: 1–8.

Horton J. Albendazole: a broad spectrum anthelminthic for treatment of individuals and populations. Curr Opin Infect Dis 2002; 15: 599–608.

Stephensen CB. Burden of infection on growth failure. J Nutr 1999; 129 (2S Suppl): 534S–8S.

Stephenson I, Wiselka M. Drug treatment of tropical parasitic infections: recent achievements and developments. Drugs 2000; 60: 985–95.

Therapie

IV Spezielle Therapieprobleme

25 Behandlung bei unklarem Fieber

Unklares Fieber bei Kindern und bei Erwachsenen ohne Grundkrankheiten ist in der Praxis häufig durch Virusinfektionen bedingt und in den meisten Fällen kurz dauernd. Wenn eine bakterielle Infektion möglich erscheint (Schüttelfrost, CRP-Anstieg, Leukozytose), sollte in der Praxis schnell eine ungezielte Anbehandlung mit einem Antibiotikum erfolgen. Zur Klärung von länger dauerndem therapieresistenten Fieber ist oft eine Einweisung in die Klinik notwendig, um den Patienten genau überwachen und spezielle Untersuchungen durchführen zu können. Die Differenzialdiagnose unklaren Fiebers ist nicht einfach und gehört zu den schwierigsten Kapiteln der Medizin. Nur in einem Drittel der Fälle finden sich bei Erwachsenen Infektionen als Ursache; etwa gleich häufig liegen nicht infektiöse Systemerkrankungen mit Fieber vor. Bei einem weiteren Drittel sind andere Ursachen vorhanden

Tab. 25-1   Ursachen von längerem unklaren Fieber.

Infektionen	Neoplasien
Virusinfektionen (z. B. infektiöse Mononukleose, HIV)	Hodgkin-Lymphome
	Non-Hodgkin-Lymphome
Bakterielle Infektionen (z. B. bakterielle Endokarditis, chronische Brucellose, Q-Fieber, Tuberkulose, Typhus, Morbus Whipple)	Leukämien (auch Präleukämie)
	Nierenzellkarzinome
	Hepatome
	Vorhof-Myxome
Pilzinfektionen (z. B. Aspergillus-, Cryptococcus-Infektion)	ZNS-Tumoren
	Kolonkarzinom
Protozoen-Infektionen (z. B. Malaria, Babesiose, Amöben-Abszess)	
Überempfindlichkeitsreaktionen und Autoimmunkrankheiten	**Sonstige Ursachen**
Lupus erythematodes (generalisiert)	Tiefe Thrombophlebitis
Still-Krankheit	Familiäres Mittelmeerfieber
Sharp-Syndrom	Morbus Addison
Polyarteriitis nodosa	Hyperthyreose
Arteriitis temporalis	Münchhausen-Syndrom
Vaskulitiden	Zyklische Neutropenie
Rheumatisches Fieber	Divertikulose
Erythema multiforme	ZNS-Erkrankungen
Serumkrankheit	
Medikamentenfieber	

Therapieprobleme

(Allergie, Tumor, tiefe Thrombophlebitis, Selbstbeschädigung u.v.a.) (s. Tab. 25-1). Unter den infektiösen Ursachen müssen gefährliche, schwer zu diagnostizierende Infektionen wie bakterielle Endokarditis, Typhus, Malaria, Amöbenabszess, SARS, Miliartuberkulose und AIDS berücksichtigt werden. Manchmal lassen sich die Ursachen des unklaren Fiebers nicht sofort, sondern erst im weiteren Verlauf klären.

Zur Klärung der Ätiologie sind folgende Kriterien heranzuziehen:

▶ **Anamnese:** Exakte eingehende Anamnese (infektiöse Erkrankungen in der Umgebung des Patienten, genaue berufliche Tätigkeit, letzte Reisen, Tierkontakte, Hobbys, Vorkrankheiten, Vorbehandlung, Tbc-Anamnese, AIDS-Anamnese, SARS-Anamnese, Verletzungen) und genaue Erfragung der Initialsymptomatik.

▶ **Klinische Befunde** mit exakter und eingehender körperlicher Untersuchung (Fiebertyp, Lymphknotenschwellung, Milzvergrößerung, Palpationsbefund der Leber, Hautveränderungen [Exantheme, Herde], Lungeninfiltrationen, ggf. rektale und gynäkologische Untersuchung).

▶ **Laborbefunde** mit Blutbild (Leukozytose, Eosinophilie), BSG, CRP, Elektrophorese, Urindiagnostik, Serumtransaminasen, Kreatinphosphokinase (CK), Liquoruntersuchung (bei den geringsten Anzeichen für eine Meningitis).

▶ **Spezialuntersuchungen:** Ggf. Inspektion des Augenhintergrundes, Untersuchung der Nebenhöhlen und der Genitalorgane, Tuberkulintestung, ggf. Knochenmarkspunktion.

▶ **Bildgebende Verfahren:** Sonographie aller möglicherweise beteiligten Körperregionen (Leber, Nieren, Becken, Herzklappen usw.), Röntgenaufnahmen der Lungen, ggf. auch CT, MRT.

▶ **Mikrobiologische Untersuchungen** wie Kulturen bzw. Mikroskopie auf Bakterien, Pilze, Viren, Protozoen und Parasiten von Blut, Urin, Stuhl, Sputum, Rachen- und Nasenabstrich, evtl. aus Knochenmarkspunktat und Biopsaten, ggf. Wundabstrich.

▶ **Serologische Untersuchungen** auf Typhus, Paratyphus, Brucellose, Ornithose, Q-Fieber, Borreliose, Leptospirose, Rickettsiose, Toxoplasmose, infektiöse Mononukleose, Lues, HIV, rheumatische Krankheiten, Tropenkrankheiten u. a.

▶ **Indirekte Methoden** zum Erregernachweis je nach klinischer Konstellation (z. B. PCR). Bei begründetem Verdacht auch Nachweis von Tropenkrankheiten (Malaria, Amöbiasis, Leishmaniasis usw.).

Bei länger anhaltendem Fieber und **Fehlen charakteristischer Symptome** ist vor allem an infektiöse Ursachen zu denken, z. B. subakute bakterielle Endokarditis, Sepsis, Typhus, Tuberkulose, Rickettsiose, Q-Fieber, Syphilis, Borreliose, Katzenkrankheit, Brucellose, Osteomyelitis, Organabszesse, tiefe Zahnabszesse, intraabdominelle Entzündungen (Divertikulitis, Appendizitis, Lymphadenitis mesenterialis) und Adnexitis. Virus-Infektionen als Ursache für längeres unklares Fieber sind das Lymphadenopathie-Syndrom bei HIV-Infektion, das »infektiöse Mononukleose-Syndrom« durch Epstein-Barr-Virus oder Zytomegalie-Virus und seit 2003 auch SARS.

Nicht infektiöse Krankheiten, die mit Fieber einhergehen können, sind die häufigsten Ursachen von lang dauerndem therapieresistenten Fieber, z.B. Kollagenosen (rheumatisches Fieber, Still-Krankheit, Periarteriitis nodosa, Lupus erythematodes u. a.), Lymphogranulomatose, Leukämie, Kolonkarzinom, maligne Tumoren mit paraneoplastischem Fieber, granulomatöse Hepatitis, M. Crohn, Kikuchi-Krankheit, Hyperimmunglobulinämie-D-Syndrom, Durstfieber bei Neugeborenen und Säuglingen, Allergien, Drug-Fieber, zyklische Neutropenie, familiäres Mittelmeerfieber, sog. zentrales Fieber, zentraler oder nephrogener

Diabetes insipidus, habituelle Hyperthermie, Hyperthyreose, subakute Thyreoiditis, M. Addison, simuliertes bzw. selbst induziertes Fieber (Münchhausen-Syndrom).

Therapie: Wenn sich die Fieberursache auch nach der Klinikaufnahme nicht alsbald klären lässt, kann bei leichter Symptomatik die weitere Entwicklung des Fiebers für einige Tage ohne eine antiinfektiöse Therapie abgewartet werden. Dabei sollte man auf eine medikamentöse Fiebersenkung nach Möglichkeit verzichten, da der Fieberverlauf wichtige Hinweise auf die Art der Erkrankung geben kann.

Probatorische Therapie: Wenn alle Untersuchungen nicht zu einer gesicherten Diagnose geführt haben oder wenn eine schwere Symptomatik vorliegt, sollte dem Patienten nicht zugemutet werden, längere Zeit ohne Behandlung zu bleiben. Je nach Anamnese und Begleitsymptomen (Haut-, Darm-, Gelenkerscheinungen, Organvergrößerung, Lymphknotenschwellungen) sollte eine klinische Verdachtsdiagnose gestellt und eine kausale Behandlung begonnen werden. Dabei ist besonders die Anamnese, der bisherige Verlauf, der Fiebertyp sowie die Art einer vorangegangenen Antibiotika-Therapie zu berücksichtigen. Eine derartige probatorische Therapie hat auch das Ziel, das Fortschreiten einer zu Grunde liegenden Krankheit, Komplikationen sowie Defektheilungen zu verhindern. Fehlendes Ansprechen auf eine Antibiotika-Therapie kann ein wichtiges differenzialdiagnostisches Argument sein. Es gibt also gute Gründe, zunächst ungezielt eine Antibiotika-Therapie einzuleiten.

Bei vermuteter infektiöser Ätiologie ist die Behandlung wie bei bekannter Ursache durchzuführen. So liegt es nahe, anzunehmen, dass das Kind eines Vaters mit offener Tuberkulose ebenfalls eine Tuberkulose hat.

Länger anhaltendes, unklares Fieber bei Personen aus einem Entwicklungsland ist hochgradig verdächtig auf Tuberkulose!

Eine probatorische Behandlung mit **Tuberkulostatika** sollte mit einer Kombination ohne Aktivität gegen andere Erreger erfolgen (z. B. INH, Streptomycin + Ethambutol). Bei Rifampicin ist zu berücksichtigen, dass es auch sehr gut gegen Staphylokokken, Chlamydien, Anaerobier, Brucellen und Legionellen wirkt. Bei Zeckenbissen in den letzten Wochen könnte eine Borreliose oder Rickettsiose vorliegen. Wenn ein angeborener Herzfehler bekannt ist, sollte besonders eine Endokarditis (sog. abakteriämische Form oder anbehandelte Erkrankung) erwogen werden. Bei immunsupprimierten Patienten ist auch an eine chronische Sepsis als Fieberursache zu denken.

Unklares intermittierendes Fieber bei einem älteren Menschen ist verdächtig auf ein Kolonkarzinom.

In Entwicklungsländern spielen nach wie vor klassische Infektionen die Hauptrolle (Tuberkulose, Malaria, Typhus, Rickettsiosen, Leishmaniose, Brucellose).

Unklares Fieber nach Afrikareise: Hochgradiger Verdacht auf Malaria!

Response – Non-Response: Aus dem Ansprechen oder Nichtansprechen auf eine bei Infektionen meist wirksame Therapie sind – mit Vorsicht – diagnostische Rückschlüsse erlaubt.

Therapieprobleme

So kann das Ansprechen auf eine probatorische Behandlung mit Doxycyclin auf eine chronische intrazelluläre Infektion (z. B. durch Chlamydien, Rickettsien, Bartonellen oder Brucellen) hindeuten. Eine Tbc spricht binnen zwei Wochen auf eine tuberkulostatische Therapie an.

Glukokortikoide: Wenn eine infektiöse Ursache unwahrscheinlich ist und auch durch wiederholte Diagnostik weitgehend ausgeschlossen werden kann, sollte man entsprechend der klinischen Verdachtsdiagnose eine nicht antibiotische Therapie einleiten. Kortikosteroide sind bei unklarem Fieber problematisch, da sie in der Frühphase einer bakteriellen Infektion die Abwehr beeinträchtigen können. Bei AIDS-Verdacht sind Kortikosteroide im Allgemeinen kontraindiziert. Viele infektiöse Prozesse sprechen kurzfristig auf Kortikosteroide an; die klinische Situation wird jedoch verschleiert. Eine bei unklarem Fieber notwendige Kortikosteroid-Therapie muss daher sorgfältig abgewogen werden. Eine prompte Entfieberung auf Glukokortikoide kann aber auch ein Zeichen für eine Kollagenose sein. Die gelegentlich praktizierte ungezielte Gabe von Immunglobulinen i.v. ist bei unklarem Fieber unnötig, bei Vorliegen eines generalisierten Lupus erythematodes sogar gefährlich. Die großzügige Gabe von Antipyretika ist in derartigen Situationen problematisch, da hierdurch der wichtige Parameter »Fieber« nicht mehr beurteilbar wird.

Psychogene Ursachen: Länger anhaltendes, unregelmäßig rezidivierendes Fiebers kann aber auch Symtom einer psychiatrischen Erkrankung sein. An ein keineswegs seltenes Münchhausen-Syndrom (d. h. artifiziell durch den Patienten selbst herbeigeführtes Fieber) ist zu denken, wenn die Fieberschübe allzu unregelmäßig sind und zu keinen herkömmlichen Erkrankungen passen.

> Wenn eine Erkrankung zu keinem herkömmlichen Krankheitsbild passt, immer auch an ein Münchhausen-Syndrom denken!

Häufig betroffen sind jüngere Frauen mit medizinischen Vorkenntnissen. Gut die Hälfte der Erkrankungen an Münchhausen-Syndrom betreffen eine Infektionsfragestellung. Derartigen Selbstbeschädigungen, z. B. durch Injektion von Schmutzwasser oder Milch, in harmloser Weise nur durch Manipulation des Thermometers, liegt meist eine nicht leicht erkennbare primäre Persönlichkeitsstörung (Borderline-Syndrom) zu Grunde. Es handelt sich keineswegs um Simulanten, sondern um Patienten mit einer schweren psychiatrischen Erkrankung und schlechter Prognose! Die Abklärung eines Münchhausen-Syndroms kann überaus schwierig sein und erfordert ggf. Nachforschungen in der Privatsphäre des Patienten. Durch Injektion von kontaminierten Flüssigkeiten können septische Bilder entstehen, die sehr wohl eine Antibiotika-Therapie erfordern. Bei Kindern gibt es auch ein Münchhausen-Syndrom »by proxy«, bei der die Mutter Manipulationen am Kind vornimmt.

Literatur

Baraff LJ, Bass JW, Fleisher GR, et al. Practice guidelines for the management of infants and children 0–36 months of age with fever without a source. Pediatrics 1993; 92: 1;

Barbado FJ, Vazquez JJ, Pena JM, et al. Pyrexia of unknown origin: Changing spectrum of diseases in two consecutive series. Postgrad Med J 1992; 68: 884.

Bass JW, Steele RW, Wittler RR, et al. Antimicrobial treatment of occult bacteremia: a multicenter cooperative study. Pediatr Infect Dis J 1993; 12: 466.

Therapieprobleme

de Kleijn EM, Vandenbroucke JP, van der Meer JW. Fever of unknown origin (FUO). I A. prospective multicenter study of 167 patients with FUO, using fixed epidemiologic entry criteria. The Netherlands FUO Study Group. Medicine (Baltimore) 1997; 76: 392–400.

Drenth JPH, Haagsma CJ, van der Meer JWM, et al. Hyperimmunoglobulinemia D and periodic fever syndrome. Medicine (Baltimore) 1994; 73: 133.

Eckhardt-Henn A. Artifizielle Störungen und Münchhausen-Syndrom. Gegenwärtiger Stand der Forschung. Psychother Psychosom Med Psychol 1999; 49: 75–89.

Engelhart S, Glasmacher A, Exner M, et al. Surveillance for nosocomial infections and fever of unknown origin among adult hematology-oncology patients. Infect Control Hosp Epidemiol 2002; 23: 244–8.

Fuessl HS. Münchhausen in der Hausarztpraxis. Erlebnisse mit Falschspielern. MMW Fortschr Med 2001; 143: 22–4.

Falagas ME, Klempner MS. Babesiosis in patients with AIDS: a chronic infection presenting as fever of unknown origin. Clin Inf Dis 1996; 22: 809–12.

Klein NC, Cunha BA. Treatment of fever of unknown origin. In: Current Therapy of Infectious Disease. Schlossberg D (ed). Philadelphia: CV Mosby 1996, 1–3.

Knockaert DC, Vanneste LJ, Bobbaers HJ. Recurrent or episodic fever of unknown origin: Review of 45 cases and survey of the literature. Medicine 1993; 72: 184.

Lehrnbecher T, Stanescu A, Kuhl J. Short courses of intravenous empirical antibiotic treatment in selected febrile neutropenic children with cancer. Infection 2002; 30: 17–21.

Mulert R, Stille W. Untersuchungen zu selbstinduzierten Infektionen. In: Intrakorporale Fremdkörper und Münchhausen-Syndrom. Schulte RM (Hrsg). München: Zuckschwerdt, 1988; 13.

Saper CB, Breder CD. The neurologic basis of fever. N Engl J Med 1994; 330: 1880.

Sepkowitz KA, Telzak EE, Carrow M, et al. Fever among outpatients with advanced human immunodeficiency virus infection. Arch Intern Med 1993; 153: 1909.

Tal S, Guller V, Gurevich A, et al. Fever of unknown origin in the elderly. J Intern Med 2002; 252: 295–304.

Tunkel AR, Kaye D. Endocarditis with negative blood cultures. N Engl J Med 1992; 326: 1215.

Therapieprobleme

771

26 Antibiotika-Therapie in der Schwangerschaft

Leitsätze: Zur Verwendung von Medikamenten in der Schwangerschaft gelten folgende Prinzipien:

▶ Fast alle Arzneistoffe passieren die Plazenta.
▶ Einige Arzneistoffe können das Kind schädigen, andere vermutlich nicht. Unsere Kenntnis reicht jedoch kaum aus, um verlässliche Aussagen zu treffen. Darum kann heute praktisch kein Wirkstoff als 100%ig sicher gelten.
▶ Bei schweren mütterlichen Erkrankungen ist eine Arzneitherapie unerlässlich, auch wenn sie Risiken für das Kind birgt. Schwere Infektionen bedeuten häufig ein erhebliches Risiko für die Schwangerschaft. Der gewünschte Erfolg muss gegen mögliche unerwünschte Wirkungen für das Kind abgewogen werden.
▶ Substanzen mit bekannter teratogener Wirkung sollen einer Frau nur nach Ausschluss einer Schwangerschaft unter sicherem kontrazeptiven Schutz geben werden. Es gibt aber nicht viele ausgeprägt teratogene Antiinfektiva (Rifampicin, Nitrofurantoin).

Verträglichkeit: Antibiotika dürfen in der Gravidität weder den Organismus der Schwangeren noch die Entwicklung des Embryos bzw. Feten schädigen. Am kritischsten ist die Phase der Organogenese im ersten Schwangerschaftsdrittel. Für die Schwangere können Tetracycline (vor allem bei parenteraler Gabe in höherer Dosierung und bei gleichzeitiger Nierenerkrankung) hepatotoxisch sein. Andere Antibiotika, welche die Leber schädigen können (z. B. Isoniazid), dürfen nur unter laufender Kontrolle der Leberfunktion angewendet werden. Bei Vorschädigung der Nieren sind potenziell nephrotoxische Antibiotika mit besonderer Vorsicht einzusetzen. Viele neuere Antibiotika sind noch nicht an Schwangeren erprobt; so gilt z. B. die Sicherheit auch von Cefalosporinen als nicht erwiesen, obwohl es bisher keinerlei Hinweise auf Teratogenität oder Fetotoxizität der üblichen Derivate gibt. Die offizielle Genehmigung einer Unschädlichkeit ist nur schwer und und mit hohen Kosten zu erbringen; daher haben viele Pharmafirmen darauf verzichtet. Es sollte bei der Risikoabwägung nicht vergessen werden, dass eine etablierte Infektion selbst ein erhebliches teratogenes Risiko darstellt. Es gibt also stets gute Gründe, eine Infektion in einer Schwangerschaft schnell und effektiv zu behandeln.

Kontraindikationen: Eine Teratogenität für den Menschen ist anzunehmen, wenn entsprechende tierexperimentelle Befunde vorliegen. Daher sind in den ersten 16 Schwangerschaftswochen Therapeutika mit der Möglichkeit einer zytotoxischen oder mutagenen Wirkung (Griseofulvin, Co-trimoxazol, Trimethoprim, Metronidazol, Clarithromycin, Flucytosin, Ketoconazol, Rifampicin, Chloramphenicol, Nitrofurantoin u. a.) wenn möglich von der Therapie auszuschließen (s. Tab. 26-1).

Tab. 26-1   Risiko von Antibiotika in der Schwangerschaft für den Embryo und Feten.

Weitgehend unbedenklich (Gruppe 1, 2)	Sicherheit nicht erwiesen (Gruppe 4, 5)	Potenziell embryotoxisch, teratogen (Gruppe 6, 7)	Potenziell fetotoxisch (Gruppe 8)
Penicillin G, V	Amphotericin B	Aciclovir	Aminoglykoside
Amoxicillin	Azithromycin	Aminoglykoside	Gyrase-Hemmer
Mezlocillin	Aztreonam	Chloramphenicol	Tetracycline
Cefalosporine	Clavulansäure	Clarithromycin	
Erythromycin	Clindamycin	Co-trimoxazol	
Ethambutol	Fluconazol	Foscarnet	
Fusidinsäure	Fosfomycin	Flucytosin	
Isoniazid	Imipenem	Ganciclovir	
	Meropenem	Griseofulvin	
	Piperacillin	Itraconazol	
	Pyrazinamid	Ketoconazol	
	Roxithromycin	Metronidazol	
	Spectinomycin	Nitroimidazole	
	Sulbactam	Nitrofurantoin	
	Tazobactam	Rifampicin	
	Teicoplanin	Sulfonamide	
	Vancomycin	Trimethoprim	
	Telithromycin		
	Ertapenem		

Nach der 16. Schwangerschaftswoche dürfen Tetracycline wegen der Gefahr von Wachstumsstörungen und einer Gelbfärbung der kindlichen Zähne nur aus vitaler Indikation bei Unwirksamkeit anderer Therapeutika verordnet werden. Ototoxische Substanzen (Aminoglykoside) haben in der Schwangerschaft zu Innenohrschäden des Kindes geführt. Deshalb sollen Aminoglykoside nicht eingesetzt werden (außer bei vitaler Indikation). Gyrase-Hemmer gelten in der Gravidität als kontraindiziert (s. S. 121). Bei Infektionen, die in der Schwangerschaft besonders schwer verlaufen können (z. B. Malaria, Tbc, AIDS), darf aber auf eine lebensnotwendige Therapie mit potenziell toxischen Medikamenten nicht verzichtet werden (Nutzen-Risiko-Abwägung).

In der letzten Woche vor dem errechneten Entbindungstermin dürfen keine Sulfonamide und kein Co-trimoxazol verordnet werden, da sie beim Neugeborenen durch Verdrängen von Bilirubin aus der Plasmaeiweißbindung einen verstärkten Ikterus mit der Gefahr einer Bilirubin-Enzephalopathie (durch Kernikterus) hervorrufen können. Das nicht nur in der Schwangerschaft bedenkliche Nitrofurantoin kann beim Neugeborenen, wenn es kurz vor der Geburt an die Mutter verabreicht worden ist, wegen Enzymunreife eine hämolytische Anämie auslösen.

In Tabelle 26-1 sind die Antiinfektiva aufgeführt, welche teratogen, embryotoxisch oder fetotoxisch sein könnten.

Laut Roter Liste sind folgende Gruppierungen möglich:

▶ Gruppe 1 und 2: Kein Verdacht auf embryotoxische/teratogene Wirkungen (auch nicht im Tierversuch).

Therapieprobleme

773

▶ Gruppe 3: Kein Verdacht auf embryotoxische/teratogene Wirkungen beim Menschen. Tierversuche erbrachten Hinweise auf toxische Effekte, die aber für den Menschen ohne Bedeutung erscheinen.

▶ Gruppe 4 und 5: Ausreichende Erfahrungen beim Menschen liegen nicht vor. Im Tierversuch nicht embryotoxisch oder teratogen.

▶ Gruppe 6 und 7: Der Tierversuch ergab entsprechende Hinweise. Es besteht ein embryotoxisches/teratogenes Risiko beim Menschen.

▶ Gruppe 8: Es besteht ein fetotoxisches Risiko beim Menschen.

In der Schwangerschaft gut vertragen werden Penicilline und Cefalosporine sowie Erythromycin, auf die sich die Therapie in erster Linie stützen sollte. Mit den Penicillinen Piperacillin, Mezlocillin und den bewährten Cefalosporinen, vor allem Cefotaxim, Ceftriaxon, Cefuroxim und Cefoxitin, besteht ein breites Spektrum von Betalaktam-Antibiotika. Daher kann auch bei schweren Infektionen auf Aminoglykoside und andere potenziell toxische Antibiotika meist verzichtet werden. Es gibt eine Reihe neuer Substanzen, deren Sicherheit in der Schwangerschaft noch nicht erwiesen ist (Gruppe 4, 5). Tierversuche ergaben jedoch keine Hinweise auf embryotoxische oder teratogene Wirkungen. Die Verträglichkeit von Virustatika in der Schwangerschaft ist grundsätzlich problematisch, da viele Virustatika gewisse zytotoxische Effekte haben.

Plazentagängigkeit: Penicilline und Cefalosporine treten in unterschiedlichem Maß in den fetalen Kreislauf über. Von Penicillin G, Acylaminopenicillinen und Cefalosporinen ist bekannt, dass die Konzentrationen im Nabelschnurblut etwa 50 % der mütterlichen Serumspiegel betragen. Aminoglykoside, Erythromycin und Clindamycin sind relativ schlecht plazentagängig. Bei den vorwiegend renal ausgeschiedenen Penicillinen und Cefalosporinen tritt infolge Ausscheidung durch die fetalen Nieren eine Anreicherung in der Amnionhöhle ein. Aus dem Fruchtwasser gelangt das Antibiotikum wieder in den Magen-Darm-Kanal des Feten und wird hier zum Teil wieder resorbiert. So lassen sich im Fruchtwasser bei genügend hoher Dosierung vielfach höhere Konzentrationen als im mütterlichen Blut erzielen. Hierdurch sind auch im fetalen Blut therapeutisch wirksame Antibiotika-Spiegel möglich. Vor der Amoxicillin/Clavulansäure-Kombination wurde wegen des Risikos einer Enterokolitis beim Neugeborenen gewarnt. Das Mittel der Wahl zur Therapie einer Syphilis in der Schwangerschaft ist Penicillin G; es bestehen aber offene Fragen hinsichtlich der Dauer, der Dosierung sowie des Vorgehens bei Abwehrschwäche (HIV!).

Literatur

Briggs GG, Freeman RK, Yaffe SJ. Drugs in pregnancy and lactation, 4th edn. Baltimore: Williams & Wilkins 1995.

Committee on Drugs. The transfer of drugs and other chemicals into human milk. Pediatrics 1994; 93: 137–50.

Hemsell DL, Martens MG, Faro S, et al. A multicenter study comparing intravenous meropenem with clindamycin plus gentamicin for the treatment of acute gynecologic and obstetric pelvic infections in hospitalized women. Clin Infect Dis 1997; 24 (Suppl 2): S222–30.

Kenyon SL, Taylor DJ, Tarnow-Mordi W. Broad-spectrum antibiotics for preterm, prelabour rupture of fetal membranes: the ORACLE I randomised trial. ORACLE Collaborative Group. Lancet 2001; 357: 979–88.

Lamont RF. Antibiotics for the prevention of preterm birth. N Engl J Med 2000; 342: 581–3.

Mercer BM, Miodovnik M, Thurnau GR, et al. Antibiotic therapy for reduction of infant morbidity after preterm premature rupture of the membranes. A randomized controlled trial. National Institute of Child Health and Human

Development Maternal-Fetal Medicine Units Network. JAMA 1997; 278: 989–95.

Moellering RC Jr. Antimicrobial agents in pregnancy and the postpartum period. Clin Obstet Gynecol 1989; 22: 277.

Stary A. European guideline for the management of chlamydial infection. Int J STD AIDS 2001; 12 (Suppl 3): 30–3.

Walker GJ. Antibiotics for syphilis diagnosed during pregnancy. Cochrane Database Syst Rev 2001; (3) pCD001143.

Wing DA. Pyelonephritis in pregnancy: treatment options for optimal outcomes. Drugs 2001; 61: 2087–96.

Therapieprobleme

27 Antimikrobielle Therapie in der Neugeborenenperiode

Neugeboreneninfektionen können durch Bakterien, Viren oder Pilze hervorgerufen werden und prä-, peri- oder postnatal entstehen. Ursachen invasiver bakterieller Infektionen, der häufigsten Form der Neugeboreneninfektion, sind Fruchtwasserinfektionen bei vorzeitigem Blasensprung, Asphyxie, Mekoniumaspiration und, vor allem bei Frühgeborenen, die Unreife der unspezifischen und spezifischen Immunität im Zusammenhang mit Hautverletzungen und medizinischen Maßnahmen wie mechanischer Beatmung und liegenden intravasalen Kathetern.

Erregerspektrum: Nach der Art der Akquisition unterschieden werden in den ersten drei bis vier Lebenstagen diagnostizierte Infektionen (»early onset«), deren Erreger in der Regel der mütterlichen Rektovaginalflora entstammen, von späten Infektionen (»late onset«) durch Erreger der patienteneigenen bakteriellen Flora bzw. durch Hospitalkeime (nosokomiale Infektionen). Häufigste Erreger von »early onset«-Infektionen sind B-Streptokokken, E. coli, S. aureus, Klebsiellen, Enterokokken, A- und C-Streptokokken, Listeria monocytogenes. Andere Erreger einschließlich Anaerobier (z. B. Bacteroides fragilis) sind selten. Das Erregerspektrum von »late onset«-Infektionen umfasst bei hospitalisierten Neugeborenen vor allem Koagulase-negative Staphylokokken, daneben aber auch gramnegative Erreger wie P. aeruginosa, Enterobacter-, Citrobacter- und Serratia-Arten, Klebsiellen, Salmonellen und S. aureus. Im Vergleich zu »early onset«-Infektionen ist das Erregerspektrum bei »late onset«-Infektionen wesentlich variabler und bestimmt von der nosokomialen Erregerzusammensetzung der jeweiligen Klinik. Invasive Pilzinfektionen durch Candida-Arten (Candidämie, Meningitis, Pneumonie) treten nahezu ausschließlich als nosokomiale Infektionen bei intensivmedizinisch behandelten, mit Candida spp. besiedelten, sehr unreifen Neugeborenen auf und müssen in diesem Patientenkollektiv mit in Betracht gezogen werden.

Akute kongenitale Virusinfektionen (durch Herpes-simplex-Virus, Zytomegalievirus, Human Immunodeficiency Virus) sowie klassische bakterielle und parasitäre kongenitale Infektionen (Lues, Listeriose, Toxoplasmose) müssen bei neonatalem Infektionsverdacht stets in die Differenzialdiagnose einbezogen werden; ihr antimikrobielles Management ist in den entsprechenden Infektionskapiteln dargestellt.

Therapieprobleme

Tab. 27-1 Dosierungen antimikrobieller Substanzen im 1. Lebensmonat (modifiziert nach: Red Book Report of the Committee on Infectious Diseases. 24. ed. American Academy of Pediatrics; 1997.).

Substanz	Tagesdosis (mg/kg)/Einzeldosen			
	< 2000 g		> 2000 g	
	1. Woche	2. – 4. Woche	1. Woche	2. – 4. Woche
Penicillin G	0,1 Mio IE/2 ED	0,2 Mio IE/3 ED	0,15 Mio IE/3 ED	0,2 Mio IE/4 ED
Ampicillin	100 in 2 ED	150 in 3 ED	150 in 3 ED	200 in 4 ED
Pipera-, Mezlocillin	150 in 2 ED	200 in 3 ED	150 in 2 ED	200 in 3 ED
Flucloxacillin	50–100 in 3 ED	50–100 in 3 ED	50–100 in 3 ED	50–100 in 3 ED
Cefuroxim	100 in 2 ED	150 in 3 ED	150 in 3 ED	150 in 3 ED
Cefotaxim, Ceftazidim	100 in 2 ED	150 in 3 ED	100 in 2 ED	150 in 3 ED
Ceftriaxon	50 in 1 ED	50 in 1 ED	50 in 1 ED	75 in 1 ED
Genta-, Tobramycin	2,5 in 1 ED	5 in 2 ED	5 in 2 ED	5 in 2 ED
Amikacin	7,5 in 1 ED	15 in 2 ED	20 in 2 ED	20 in 2 ED
Imipenem	–	–	100 in 2 ED	75 in 3 ED
Meropenem	40 in 2 ED	60 in 3 ED	40 in 2 ED	60 in 3 ED
Vancomycin	25 in 2 ED	30 in 2 ED	36 in 2 ED	44 in 2 ED
Metronidazol	7,5 in 1 ED	15 in 2 ED	15 in 2 ED	30 in 2 ED
Erythromycin	20 in 2 ED	30 in 3 ED	20 in 2 ED	40 in 3 ED
Amphotericin B	0,7–1 in 1 ED	0,7–1 in 1 ED	0,7–1 in 1 ED	0,7–1 in 1 ED
Lip. Amphotericin B	3–5 in 1 ED	3–5 in 1 ED	3–5 in 1 ED	3–5 in 1 ED
Flucytosin	60–80 in 2 ED	80–100 in 3 ED	60–80 in 2 ED	80–100 in 3 ED
Fluconazol	–	6(–12) in 1 ED	6(–12) in 1 ED	6(–12) in 1 ED
Aciclovir	60 in 3 ED	60 in 3 ED	60 in 3 ED	60 in 3 ED
Ganciclovir	10 in 2 ED	10 in 2 ED	10 in 2 ED	10 in 2 ED
Chloramphe-nicol	25 in 1 ED	25 in 1 ED	25 in 1 ED	50 in 2 ED

Therapieprobleme

Pharmakokinetik: Die Besonderheiten der Pharmakokinetik antimikrobieller Substanzen beim Neugeborenen werden impliziert durch

> ‣ Nierenunreife,
> ‣ Leberunreife,
> ‣ einen größeren Extrazellulärraum,
> ‣ verminderte Plasmaeiweißbindung,
> ‣ gesteigerte Gefäßpermeabilität,
> ‣ verminderte Resorption nach oraler Gabe.

Bei fast allen antimikrobiellen Substanzen ist die **mittlere Halbwertszeit** wegen unterschiedlicher Nierenreife je nach Lebenswoche verschieden. Diese Unterschiede sind bei den gut verträglichen Penicillinen und Cefalosporinen in der klinischen Praxis ohne größere Bedeutung; zwischen Früh- und Reifgeborenen bestehen jedoch größere Unterschiede in der Halbwertszeit, die bei der Dosierung berücksichtigt werden sollten (s. Tab. 27-1). Die Dosierung von Aminoglykosiden muss bei Frühgeborenen durch Blutspiegelbestimmungen überwacht werden. Dass Leberunreife die Halbwertszeit eines Medikamentes verlängern kann, wurde zuerst am Beispiel von Chloramphenicol gezeigt. Besonders bei sehr unreifen Frühgeborenen ist die Situation extrem kompliziert, eine pharmakokinetisch begründete Dosierung ist vielfach aufgrund der individuell nicht vorhersehbaren Unreife bzw. Funktionsstörungen von Leber und Niere und extremen Alterationen des Extrazellulärraumes nicht möglich. Während in jedem Fall eine Unterdosierung vermieden werden muss, ist ein besonders sorgfältiges Monitoring dosisabhängiger potenzieller Nebenwirkungen angezeigt.

Bei vielen Antibiotika ist bei Neugeborenen die Resorption nach oraler Gabe im Vergleich zum älteren Kind herabgesetzt. Daher ist bei invasiven bakteriellen Infektionen immer die parenterale Gabe zu bevorzugen (Tab. 27-1).

Verträglichkeit antimikrobieller Substanzen: Bei Neugeborenen, besonders Frühgeborenen, können wegen Leberunreife bestimmte Antibiotika nicht in normaler Weise metabolisiert und entgiftet werden. **Chloramphenicol** ruft daher bei Neugeborenen bei der sonst üblichen Dosierung von 80 mg/kg das gefürchtete Gray-Syndrom (s. S. 170) hervor. **Gyrase-Hemmer, Co-trimoxazol** und **Tetracycline** kommen bei Neugeborenen wegen schlechter Verträglichkeit bzw. Toxizität nicht in Frage.

Wenn **Penicilline** bei Neu- und Frühgeborenen in hoher Dosierung verabreicht werden, können sie wegen Nierenunreife kumulieren und zerebrale Krämpfe auslösen, die nach Beendigung der Medikation sistieren. **Ceftriaxon** soll nicht an ikterische Neugeborene verabreicht werden, da es indirektes Bilirubin aus der Plasmaeiweißbindung verdrängen kann (Alternative: Cefotaxim). Einige Substanzen sind für Neugeborene nicht zugelassen, sodass sie nur bei zwingender Indikation und fehlenden Therapiealternativen eingesetzt werden sollten.

Therapieprinzipien: Bei Infektionsverdacht ist der frühzeitige Beginn einer kalkulierten antimikrobiellen Therapie nach mikrobiologischer Diagnostik von entscheidender prognostischer Bedeutung. Bei der Substanzauswahl sind zu beachten:

▸ Erregerspektrum und Alter (»early onset« vs. »late onset«),
▸ antimikrobielle Vorbehandlung,
▸ nosokomiale Resistenzdaten,
▸ Infektionslokalisation (z. B. ZNS-Penetration bei Meningitis),
▸ Erregerspektrum häufig eingesetzter Substanzen (z. B. fehlende Aktivität von Cefalosporinen gegenüber Enterokokken und Listerien; von Betalaktam-Antibiotika und Aminoglykosiden gegenüber Koagulase-negativen Staphylokokken und Enterobacter spp.; von Aminopenicillinen, Cefalosporinen und Aminoglykosiden gegenüber Bacteroides fragilis).

Eine einheitliche Empfehlung für eine kalkulierte antimikrobielle Therapie ist nicht möglich.

Standardalgorithmen zur kalkulierten Behandlung bei vermuteter »early onset«-Infektion ist die Kombination von Cefotaxim plus Ampicillin bzw. Ampicillin (Mezlo-, Piperacillin) plus Aminoglykosid; bei Meningits-Verdacht Ampicillin plus Cefotaxim plus Genta- oder Tobramycin in Maximaldosierungen. Bei Verdacht auf eine Anaerobierinfektion ist die zusätzliche Gabe von Metronidazol indiziert, bei Nachweis von B-Streptokokken oder Listerien die Kombination von Ampicillin und Gentamycin. Empfohlene Optionen zur kalkulierten Initialtherapie von »late onset«-Infektionen sind Ceftazidim plus Aminoglykosid, Ceftazidim plus Vancomycin, und Meropenem bzw. Imipenem plus Vancomycin.

Bei **erfolgreicher Erregeridentifikation** aus Blutkulturen kann die antimikrobielle Therapie nach Resistogramm und allgemeinen Grundsätzen der erregerspezifischen Behandlung modifiziert werden. Die Therapiedauer beträgt 7–10 Tage bei unkomplizierter Bakteriämie, 14–21 Tage bei Meningitis und bis etwa 7 Tage bei Kultur-negativem, blanden Sepsis-Syndrom. Kann ein Infektionsverdacht mikrobiologisch, klinisch und laborchemisch nicht aufrechterhalten werden, sollte die Therapie möglichst umgehend beendet werden.

Bei **therapierefraktären Infektionen** sollte immer an eine Herpes-simplex-Virus-Infektion gedacht werden; bei intensivmedizinisch behandelten, mit Candida spp. besiedelten, sehr unreifen Neugeborenen an eine invasive Candida-Infektion. Substanz der Wahl bei gesicherter und vermuteter neonataler Herpes-simplex-Infektion ist Aciclovir. Zur Therapie invasiver Candida-Infektionen stehen Amphotericin-B-Deoxycholat (plus Flucytosin bei Meningitis) bzw. liposomales Amphotericin B zur Verfügung. Auch Fluconazol ist zur Therapie invasiver Candida-Infektionen bei fehlendem Nachweis von C. krusei und C. glabrata (Resistenz bzw. reduzierte Empfindlichkeit) geeignet; aufgrund der sehr variablen Pharmakokinetik in den ersten Lebenstagen unreifer Frühgeborener erscheint es angezeigt, Fluconazol erst nach Ablauf der ersten Lebenswoche einzusetzen. Für Caspofungin existieren bislang keine evidenzbasierten Dosisempfehlungen.

Infektionsprophylaxe: Nachgewiesen effektive Maßnahmen der Infektionsprophylaxe bei Neugeborenen beschränken sich auf die Gabe von Ampicillin an mit B-Streptokokken besiedelte Schwangere mit zusätzlichen Risikofaktoren (vorzeitige Wehen, vorzeitiger Blasensprung, Frühgeburt, Fieber, CRP-Erhöhung). Die prophylaktische Gabe von topischen Polyenen (Nystatin) ist von ungeprüfter Wirksamkeit; in Institutionen bzw. Populationen mit einer hohen Inzidenz invasiver Candida-Infektionen kann Fluconazol die Inzidenz die-

Therapieprobleme

ser Infektionen verringern, jedoch ohne Effekt auf die Gesamtmortalität. Die prophylaktische Gabe von Immunglobulinen wird – wie in anderen Patientenkollektiven – kontrovers beurteilt.

Antimikrobielle Substanzen in der Muttermilch: Bei Gabe antimikrobieller Substanzen an stillende Mütter ist immer mit einem Übertritt in die Muttermilch zu rechnen (in stärkerem Maße bei Tetracyclinen, Chloramphenicol, Aciclovir, Chloroquin, Ethambutol, Isoniazid, Erythromycin i.v., Mebendazol, Metronidazol, Pyrimethamin und Sulfonamiden). Bei der Behandlung der Mutter sollten vorsichtshalber alle Mittel vermieden werden, welche bei Neugeborenen kontraindiziert sind (s.o.). Allerdings sind schädliche Wirkungen auf gestillte Neugeborenen durch eine antiinfektive Therapie der Mutter bisher nicht bekannt. Die Mengen in der Muttermilch reichen auch nicht für eine Therapie des Kindes aus. Penicilline, Cefalosporine und Aminoglykoside sind im Allgemeinen unschädlich und gelangen nur in geringer Menge in die Milch. Auch Co-trimoxazol kann zur Therapie unkomplizierter Harnwegsinfektionen wahrscheinlich gefahrlos eingesetzt werden.

Literatur

Adams-Chapman I, Stoll BJ. Prevention of nosocomial infections in the neonatal intensive care unit. Curr Opin Pediatr 2002; 14: 157.

American Academy of Pediatrics Committee on Drugs. The transfer of drugs and other chemicals into human milk. Pediatrics 1994; 93: 137.

Baltimore RS. Neonatal nosocomial infections. Semin Perinatol 1998; 22: 25.

Baltimore RS, Huie SM, Meek JI, Schuchat A, O'Brien KL. Early-onset neonatal sepsis in the era of group B streptococcal prevention. Pediatrics 2001; 108: 1094.

Bhutta ZA. Neonatal infections. Curr Opin Pediatr 1997; 9: 133.

Chung AM, Reed MD, Blumer JL. Antibiotics and breast-feeding: a critical review of the literature. Paediatr Drugs 2002; 4: 817.

Greenough A, Osborne J, Sutherland S (eds). Congenital, perinatal and neonatal infections. London: Churchill Livingstone 1992.

Gulian JM, Gonard V, Dalmasso C, et al. Bilirubin displacement by ceftriaxone in neonates: evaluation by determination of »free« bilirubin and erythrocyte-bound bilirubin. J Antimicrob Chemother 1987; 19: 823.

Huttova M, Hartmanova I, Kralinsky K, Filka J, Uher J, Kurak J, Krizan S, Krcmery V Jr. Candida fungemia in neonates treated with fluconazole: report of forty cases, including eight with meningitis. Pediatr Infect Dis J 1998; 17: 1012.

Juster-Reicher A, Leibovitz E, Linder N, Amitay M, Flidel-Rimon O, Even-Tov S, Mogilner B, Barzilai A. Liposomal amphotericin B (AmBisome) in the treatment of neonatal candidiasis

invery low birth weight infants. Infection 2000; 28: 223.

Kaftan H, Kinney JS. Early onset neonatal bacterial infections. Semin Perinatol 1998; 22: 15–24.

Kaufman D, Boyle R, Hazen KC, Patrie JT, Robinson M, Donowitz LG. Fluconazole prophylaxis against fungal colonization and infection in pretermAufants. N Engl J Med 2001; 345: 1660.

Kimberlin DW, Lin CY, Jacobs RF, Powell DA, Frenkel LM, Gruber WC et al. Natural history of neonatal herpes simplex virus infections in the acyclovir era. Pediatrics 2001; 108: 223.

Kingo AR, Smyth JA, Waisman D. Lack of evidence of amphotericin B toxicity in very low birth weight infantstreated for systemic candidiasis. Pediatr Infect Dis J 1997; 16: 1002.

Leibovitz E. Neonatal candidosis: clinical picture, management controversies and consensus, and new therapeutic options. J Antimicrob Chemother 2002; 49 (Suppl 1): 69.

McCracken GH, Freij BJ. Clinical pharmacology of antimicrobial agents. In: Remington JS, Klein JO (eds). Infectious diseases of the fetus and the newborn infant. Philadelphia: Saunders 1995; 1020.

Moore MR, Schrag SJ, Schuchat A. Effects of intrapartum antimicrobial prophylaxis for prevention of group-B-streptococcal disease on the incidence and ecology of early-onset neonatal sepsis.Lancet Infect Dis 2003; 3: 201.

Prober CG, Stevenson DK, Benitz WE. The use of antibiotics in neonates weighing less than 1200 grams. Pediatr Infect Dis J 1990; 9: 111.

Reed MD, Blumer JI. Therapeutic drug monitoring in the pediatric intensive care unit. Pediatr Clin North Am 1994; 42: 1227.

Roos R, Bartmann P, Handrick W, V Stockhausen HB, Weiß M. Neonatale bakterielle Infektionen. In: Scholz H, Belohradsky B, Heininger V, Kreth W, Roos R (Hrsg). DGPI-Handbuch Infektionen bei Kindern und Jugendlichen. 4.Aufl. München: Futuramed 2003; 893.

Saxen H, Hoppu K, Pohjavuori M. Pharmacokinetics of fluconazole in very low birth weight infants during the first two weeks of life. Clin Pharmacol Ther 1993; 5: 269.

Therapieprobleme

28 Antiinfektiöse Therapie bei gestörter Leberfunktion

Es gibt derzeit keine gängigen Antiinfektiva mit starker Lebertoxizität, jedoch können bei vielen Medikamenten Metabolisierung, biliäre Ausscheidung und Enzyminduktion limitierende Faktoren sein. Man verwendet bei der antimikrobiellen Therapie keine Substanzen mit voraussehbarer Hepatotoxizität (wie z. B. Acetaminophen = Paracetamol), die bei Überdosierung regelmäßig zu schwerer Toxizität führen. Es gibt aber Substanzen mit relevanter, im Einzelfall jedoch nicht voraussehbarer Hepatotoxizität (Rifampicin, Oxacillinderivate, Clavulansäure, Nitrofurantoin). Unvorhersehbare Lebertoxizität verläuft typischerweise nach einem längeren Therapieintervall mit Hypersensitivitätsreaktionen (Fieber, Eosinophilie, Exanthem). Ein anderer Typ einer nicht vorhersehbaren Hepatotoxizität verläuft mit ausgeprägten Zeichen einer Cholestase mit Erhöhung der alkalischen Phosphatase und Bilirubinanstieg (z. B. nach Erythromycin, Co-trimoxazol), die bei Absetzen schnell wieder reversibel ist. Die Auffassung, dass Erythromycin-Estolat häufiger zu einer Cholestase führt,

Tab. 28-1 Antibiotika, die bei gestörter Leberfunktion nicht oder nur mit Vorsicht anwendbar sind.

Potenziell hepatotoxisch	Mit Vorsicht anwendbar (Dosisreduzierung)
Clavulansäure	Azithromycin
Ethionamid	Ceftriaxon
Griseofulvin	Chloramphenicol
Isoniazid	Ciprofloxacin
Itraconazol	Clarithromycin
Ketoconazol	Clindamycin
Nitrofurantoin	Co-trimoxazol
Prothionamid	Doxycyclin
Pyrazinamid	Erythromycin
Rifampicin	Flucloxacillin
Tetracyclin i.v.	Fusidinsäure
Trovafloxacin	Gatifloxacin
Voricoanzol	Metronidazol
	Mezlocillin
	Minocyclin
	Moxifloxacin
	Oxacillin
	Roxithromycin
	Sulfonamide
	Terbinafin

hat sich als falsch erwiesen. Ein anderer Mechanismus der Hepatotoxizität ist die toxische Verfettung von Leberzellen, z. B. nach Überdosierung von Tetracyclin i.v. Es gibt historische Beispiele dafür, dass Antibiotika wegen Hepatotoxizität zurückgezogen werden mussten (Novobiocin, Trovafloxacin). Hepatotoxizität kann ein wichtiger Faktor bei der tuberkulostatischen Therapie sein (Rifampicin, INH, Pyrazinamid). Die Hepatotoxizität einiger Antimykotika kann recht ausgeprägt sein (z. B. Ketoconazol, Griseofulvin). Einige Virustatika (Protease-Hemmer, Zidovudin, Stavudin, Nevirapin, Interferon) haben eine relevante Hepatotoxizität, die in der Kombinationstherapie von HIV bzw. Hepatitis durchaus limitierend sein kann.

Grunderkrankungen der Leber: Die Störung der Leberfunktion ist bei akuten Erkrankungen der Leber (z. B. akuter Hepatitis) im Allgemeinen schwerer als bei chronischen Lebererkrankungen (z. B. Leberzirrhose) und auch bei derselben Krankheit unterschiedlich. Der Grad der Leberfunktionsstörung kann durch verschiedene Labormethoden (Bilirubin, Transaminasen, Gerinnungsparameter) geprüft werden, ist aber im Vergleich zu Nierenfunktionsstörungen schwerer zu beurteilen. Deshalb ist im Beginn und im Verlauf einer Therapie mit bestimmten Antibiotika eine sorgfältige Überwachung des Patienten (einschließlich Laborkontrollen) wichtig. Der wichtigste hepatotoxische Cofaktor ist Alkoholabusus, der zweitwichtigste Paracetamol. Die über das Cytochrom-P-450-System metabolisierten Antiinfektiva können die Wirkspiegel anderer Medikamente ungünstig beeinflussen und dadurch zu ernsten Nebenwirkungen führen (z. B. bei der Kombination von Erythromycin und Terfenadin). Derartige Interaktionen können aber auch bei Zuführung von größeren Mengen Grapefruitsaft auftreten.

HIV-Patienten haben durch vorausgegangenen Drogengebrauch relativ oft auch gleichzeitig eine chronische Hepatitis C, seltener Hepatitis B. Die antiretrovirale Therapie bei Patienten mit chronischer Hepatitis kann ausgesprochen schwierig sein. Umgekehrt wird die Therapie der Hepatitis bei gleichzeitiger HIV-Infektion problematisch.

Unbedenklich sind Antibiotika, die in unveränderter Form überwiegend renal ausgeschieden werden (z. B. Penicillin G, Amoxicillin, Cefalexin, Cefadroxil, Cefoxitin, Cefuroxim, Imipenem, Levofloxacin, Gentamicin). Bei allen Betalaktam-Antibiotika kommen bei ca. 1–5 % der Patienten geringe Transaminasenerhöhungen im Serum vor. Diese ätiologisch unklaren Transaminasenerhöhungen sind harmlos und beruhen offenbar nicht auf einer fassbaren Leberfunktionsstörung.

Potenziell hepatotoxische Medikamente: Bestimmte Antibiotika (Tab. 28-1) können bei vorgeschädigter Leber oder bei Überdosierung schädlich wirken. Am relevantesten ist wohl die Hepatotoxizität der Clavulansäure in Kombination mit dem unbedenklichen Amoxicillin. Eine Kombination mit anderen potenziell lebertoxischen Medikamenten (insbesondere dem als Antipyretikum gebrauchten Paracetamol!) ist zu vermeiden.
▶ Rifampicin führt relativ häufig zu Enzyminduktion mit Transaminasenerhöhung und anderen Störungen der Leberfunktion (z.T. mit Ikterus). In einigen Fällen sind tödliche Leberdystrophien beobachtet worden. Floride Lebererkrankungen, insbesondere eine akute Hepatitis, sind eine Kontraindikation für Rifampicin. Auch die Tuberkulostatika Isoniazid (INH), Prothionamid und Pyrazinamid können lebertoxisch sein. Eine tuberkulostatische Kombinationstherapie erfordert so stets eine regelmäßige Kontrolle der Leberwerte.

Therapieprobleme

▶ Das heute nur noch selten verwandte Griseofulvin wirkt ebenfalls hepatotoxisch. Es kommt für die Langzeittherapie von Hautpilzerkrankungen generell kaum mehr in Frage. Auch Flucytosin, Ketoconazol und Miconazol, selten Fluconazol können die Leber schädigen (s. S. 362).

▶ Auch die klassischen Tetracycline Tetracyclin oder Oxytetracyclin waren besonders bei i.v. Gabe bemerkenswert hepatotoxisch. Auch Minocyclin kann gelegentlich zu hepatotoxischen Nebenwirkungen führen. Das hochwirksame Fluochinolon Trovafloxacin musste wegen starker Hepatotoxizität und einer Reihe von Fällen mit Leberdystrophie zurückgenommen werden. Bei schweren Lebererkrankungen sollten jeweils renal eliminierte Medikamente an Stelle der biliär eliminierten Substanzen der gleichen Gruppe verwendet werden (z.B. Levofloxacin statt dem z.T auch biliär eliminierten Ciprofloxacin oder Cefotaxim statt Ceftriaxon).

▶ Durch Clavulansäure, Oxacillin, Cloxa- und Flucloxacillin können relativ häufig Leberzellschädigungen mit Ikterus hervorgerufen werden; Todesfälle sind aufgetreten.

▶ Die Kombination von Rifampicin und Pyrazinamid hat im Rahmen eines präventiven Therapieprogramms zu zahlreichen hepatischen Nebenwirkungen geführt.

▶ Mit Vorsicht anwendbar sind bei gestörter Leberfunktion bestimmte Antibiotika, die in stärkerem Maße durch die Leber metabolisiert und in den Darm ausgeschieden werden (z.B. Doxycyclin, Erythromycin und andere Makrolide, Metronidazol, Mezlocillin, Ceftriaxon). Auch Chloramphenicol, Clindamycin, Co-trimoxazol und Sulfonamide werden in der Leber in stärkerem Maße metabolisiert, sodass ihre Anwendung bei gestörter Leberfunktion problematisch ist. Vorsicht auch bei Alkoholismus, bei akuter bzw. chronischer Hepatitis sowie bei gleichzeitiger Gabe von dem bemerkenswert hepatotoxischen Paracetamol oder anderen hepatotoxischen Medikamenten.

▶ Wegen Störung der Blutgerinnung bei schweren Leberkrankheiten sollten Antibiotika, die ihrerseits zu einer Blutungsneigung führen können (z.B. die veralteten Betalaktame Ticarcillin, Cefoperazon, Cefmenoxim) bei Leberkranken vermieden werden.

Intrahepatische Cholestase: Erythromycin-Estolat und andere Erythromycin-Derivate sowie andere Makrolide können besonders bei Erwachsenen bei längerer Anwendung (über 10 Tage) oder wiederholter Therapie eine offenbar allergisch bedingte cholestatische Hepatose auslösen. Dabei treten Symptome eines Verschlussikterus mit Anstieg der alkalischen Serumphosphatase auf, außerdem Fieber und Eosinophilie. Die Veränderungen sind gutartig und gehen nach Absetzen des Mittels rasch zurück, sind aber der Grund dafür, besser verträgliche Antibiotika zu verwenden. Eine cholestatische Hepatose kann auch durch Sulfonamide, Nitrofurantoin, Oxacillin, Flucloxacillin, Terbinafin, Voriconazol, Co-trimoxazol u. a. hervorgerufen werden.

HAART und Leber: Die meisten antiretroviralen Therapeutika müssen bei schwerer Leberinsuffienz in der Dosis verringert werden. Nur D4T, DDC, 3TC und Amprenavir können in unverminderter Dosierung gegeben werden. Der Protease-Hemmer Indinavir kann zu einer harmlosen Interaktion im Bilirubinstoffwechsel führen mit Anstieg der Bilirubinwerte und leichtem Ikterus, aber ohne Hinweis auf eine Hepatotoxizität. Eine antiretrovirale Therapie bei gleichzeitiger chronischer Hepatitis B oder C kann sehr schwierig sein. Ggf. ist aber eine gleichzeitige Therapie beider chronischer Virusinfektionen möglich. Eine HAART mit D4T und DDI kann durch Schädigung der Lebermitochondrien zu einer schweren Laktatazidose führen.

Therapieprobleme

Bei **Leberkoma** ist zur Verringerung einer intestinalen Ammoniakproduktion eine orale Aminoglykosidbehandlung, z. B. mit Neomycin oder Paromomycin, üblich. Diese führt bei vielen Patienten zu einer Besserung, auch wenn hierfür eine voll befriedigende Erklärung fehlt. Oral verabreichte Aminoglykoside (auch Neomycin) erreichen keine Darmsterilisierung, sondern allenfalls eine Verminderung der Zahl der Enterobakterien. Eine längere orale Anwendung von Aminoglykosiden ist bedenklich, da sie eine Zottenatrophie im Dünndarm auslösen kann.

Literatur

Andrade RJ, Lucena MI, Fernandez MC, et al. Hepatotoxicity in patients with cirrhosis, an often unrecognized problem: lessons from a fatal case related to amoxicillin/clavulanic acid. Dig Dis Sci 2001; 46: 1416–9.

Berg PA, Daniel PT. Co-trimoxazole induced hepatic injury: an analysis of cases with hypersensitivity-like reactions. Infection 1987; 15 (Suppl 5): 259–64.

Brown SJ, Desmond PV. Hepatotoxicity of antimicrobial agents. Semin Liver Dis 2002; 22: 157–67.

Carson JL, Strom BI, Duff A, et al. Acute liyer disease associated with erythromycins, sulfonamides, and tetracyclines. Ann Intern Med 1993; 119: 576.

Centers for Disease Control and Prevention. Severe isoniazid-associated hepatitis – New York, 1991–1993. MMWR 1993; 42: 545–7.

Davey PG. Pharmacokinetics in liver disease. J Antimicrob Chemother 1988; 21: 1.

Fairley CK, McNeil JJ, Desmond P, et al. Risk factors for development of flucloxacillin associated jaundice. Brit Med 1993; 306: 233–5.

Lawrenson RA, Seaman HE, Sundstrom A, et al. Liver damage associated with minocycline use in acne: a systematic review of the published literature and pharmacovigilance data. Drug Saf 2000; 23: 333–49.

Lopez AJ, O'Keefe P, Morrissey M, et al. Ceftriaxone-induced cholelithiasis. Ann Intern Med 1991: 115: 712–4.

Reddy KR, Brillant P, Schiff ER. Amoxicillin-clavulanate potassium-associated cholestasis. Gastroenterology 1989; 96: 1135–41.

Thiim M, Friedman LS. Hepatotoxicity of antibiotics and antifungals. Clin Liver Dis 2003; 7: 381–99i.

Tschida SJ, Vance-Bryan K, Zaske DE. Anti-infective agents and hepatic disease. Med Clin North Am 1995; 79: 895–917.

Vial T, Biour M, Descotes J, et al. Antibiotic-associated hepatitis: update from 1990. Ann Pharmacother 1997; 31: 204–20.

Westphal JF, Vetter D, Brogard JM. Hepatic side-effects of antibiotics. J Antimicrob Chemother 1994; 33: 387–401.

Westphal JF, Brogard JM. Antibacterial and antifungal agents. In Kaplowitz N, DeLeve LD (eds). Drug induced Liver Disease. New York: Dekker 2003.

Therapieprobleme

29 Antibiotika-Therapie bei Niereninsuffizienz

Ausscheidungsmodus

Während einige Antibiotika, z.B. Penicillin G, Cefazolin, Levofloxacin und Vancomycin, fast ausschließlich mit dem Harn ausgeschieden werden, erfolgt die Ausscheidung bei anderen Antibiotika (z.B. Ceftriaxon, Ciprofloxacin) nur zum Teil durch die Nieren (entweder unverändert in aktiver Form oder als Metabolit in inaktiver Form), zum anderen Teil durch die Galle und den Darm.

Die Wiederfindungsrate (»recovery rate«) im Urin in aktiver Form und als Metabolit ist ein wichtiger Basisparameter der Antibiotika-Therapie. Bei bestimmten Antibiotika (z.B. Makroliden, Fusidinsäure, Itraconazol) erscheinen im Harn nur geringe aktive Konzentrationen; der größte Teil wird im Organismus metabolisiert und überwiegend mit der Galle und dem Stuhl ausgeschieden.

Eine verzögerte renale Elimination (Kumulation) erkennt man bei überwiegend renal ausgeschiedenen Antibiotika an höheren Blutspiegeln und einer Verlängerung der Halbwertszeit im Blut (Tab. 29-1). Der Schweregrad der Niereninsuffizienz ist am besten an der Verminderung der Kreatinin-Clearance (weniger am Serumharnstoff und Serum-Kreatininwert) zu erkennen. Der Kreatinin-Clearance von > 40 ml/min entspricht im Allgemeinen ein Serum-Kreatininwert von < 2 mg/dl, der Kreatinin-Clearance von 40–20 ml/min ein Serum-Kreatininwert von 2–4 mg/dl und der Kreatinin-Clearance von 20–10 ml/min ein Serum-Kreatininwert von 4–8 mg/dl.

Die Gefahr von Nebenwirkungen ist abhängig einerseits von der Stärke der Kumulation, andererseits von der Toxizität des verabreichten Antibiotikums. Daraus lassen sich für die Dosierung bei Niereninsuffizienz Erfahrungsregeln ableiten, nach denen mittlere Einzeldosen in größeren Abständen gegeben werden sollen.

Potenziell nephrotoxische Antibiotika

▶ Das nephrotoxischste antimikrobielle Medikament ist **Amphotericin B**, das aber für die Therapie von generalisierten Pilzinfektionen dringend benötigt wird. Die Nephrotoxizität von Amphotericin-Desoxycholat kann durch eine großzügige Hydratation wesentlich verringert werden.

Therapieprobleme

Tab. 29-1 Dosierungsintervalle zwischen mittleren Einzeldosen bei Niereninsuffizienz.

Antibiotikum	Halbwertszeit (h)		Dosierungsintervall (h) bei Kreatinin-Clearance (ml/min)				Urin-Recovery in %* (bei normaler Nieren-funktion)
	normal	Nieren-insuffi-zienz (schwer)	> 80	80–50	50–10	< 10	
Amikacin	2,3	72–96	8	24	24–72	72–96	90
Ampicillin	1,0	8,5	6	8	12	12–24	60
Aztreonam	1,7	6–9	6	8	12	24	70
Cefaclor	1,0	6–10	6	6	8	12	60
Cefadroxil	1,5	5–20	12	12	24	36	85
Cefalexin	1,0	30	6	6	8	24–48	90
Cefazolin	1,5	5–20	6	8	12	24	90
Cefepim	2,0	18	12	12	24	48	85
Cefixim	2,5	5–10	24	24	24	24	20
Cefotaxim	1,0	14	8	8	8	12	50
Cefotiam	0,75	5–10	6	8	12	24	70
Cefoxitin	0,75	5–10	6	8	12	24	90
Cefpodoxim	2,3	5–10	12	12	12	24	40
Ceftazidim	2,0	15–25	8	12	24	48	90
Ceftriaxon	7–8	12–15	12–24	24	24	24	50
Cefuroxim	1,2	5–20	6	8	12	24	90
Chloramphenicol	3	3	8	8	8	8	12
Ciprofloxacin	3–4	10	12	12	12	24	40
Clarithromycin	5	10–20	12	12	12	12	18
Clindamycin	3	3–5	6	6	8	12	40
Doxycyclin	15	24	24	24	24	24	70
Erythromycin	2	8	8	8	8	8	12
Flucloxacillin	0,75	8	6	8	8	12	35
Fluconazol	25	98	24	48	72	96	70
Flucytosin	3–4	70	6	8	12–24	–	90
Fusidinsäure	5	5	8	8	8	8	1
Gentamicin	2	60	8	12	18–24	48	90
Imipenem	1	3–4	6	8	12	12–24	20
Itraconazol	24	24	24	24	24	24	0
Levofloxacin	7	35	12	12	24	48	86
Loracarbef	1,0	30	12	12	24	48	90
Meropenem	1,0	5–10	8	8	12	24	70
Metronidazol	7	8–12	8	8	12	24	30
Mezlocillin	0,8	6–14	6	8	8	12–24	60
Oxacillin	0,4	2	4–6	6	6	8	25
Penicillin G	0,65	7–10	6	8	8	12	90
Piperacillin	1,0	6–10	6	8	8	12–24	60
Rifampicin	3	3	12	12	12	12	30
Roxithromycin	10	10	12	12	12	12	12
Teicoplanin	3,6	?	24	24	48	72	50
Tobramycin	2	60	8	12	18–24	48	90
Trimethoprim	10	12–24	12	12	24	–	60
Sulfamethoxazol	12	24–48	12	12	24	–	80
Vancomycin	6	250	12	72	240	240	85

* unverändert

Therapieprobleme

▶ Die nephrotoxischen Antibiotika Bacitracin, Neomycin und Paromomycin dienen nur noch als Lokalantibiotika. **Polymyxine** sind ebenfalls nephrotoxisch; sie können bei Niereninsuffizienz kumulieren und neurologische Störungen hervorrufen, sodass sie heute fast nicht mehr systemisch angewandt werden.

▶ Alle **Aminoglykoside** (Streptomycin, Kanamycin, Amikacin, Gentamicin, Tobramycin, Netilmicin und Capreomycin) können bei höherer Dosierung die Nierentubuli schädigen, bei Kumulierung neurotoxisch wirken. Sie dürfen bei Niereninsuffizienz nur aus vitaler Indikation in reduzierter Dosierung (möglichst unter Kontrolle des Blutspiegels) verabreicht werden. Die Ototoxizität wird bei gleichzeitiger Gabe von Schleifendiuretika, z. B. Furosemid, gesteigert (s. S. 149). Für die Bestimmung der Blutspiegel von Gentamicin, Tobramycin und Amikacin sind Testbestecke im Handel, mit denen bereits kurze Zeit nach Blutentnahme ein Ergebnis zu erhalten ist. Von besonderem Interesse ist dabei der vor einer erneuten Gabe nachweisbare Blutspiegel (Trough- oder Tal-Spiegel), der bei richtiger Wahl des Dosierungsintervalles nicht wesentlich höher liegt als der von Nierengesunden bei normalem Dosierungsintervall. Die Nephrotoxizität von Aminoglykosiden ist bei einer einzigen Dosierung/Tag geringer als bei einer Therapie mit mehreren Dosen.

▶ **Rifampicin** kann relativ selten, besonders nach intermittierender Gabe, zum akuten Nierenversagen führen. Ursache sind Überempfindlichkeitsreaktionen, die durch kontinuierliche Einnahme vermieden werden können.

▶ Diverse **Virustatika** haben eine ausgeprägte Nephrotoxizität, z. B. Foscarnet, Cidofovir.

Antibiotika mit Dosisreduktion bei chronischer Niereninsuffizienz

▶ Das kaum noch verwendete klassische **Tetracyclin**, welches nach oraler Gabe zu 10–25 %, nach i.v. Gabe zu 50–70 % mit dem Harn ausgeschieden wird, kumuliert bei Niereninsuffizienz und kann zu einer toxischen Leberschädigung führen. Die heute fast ausnahmslos verwandten Derivate Doxy- und Minocyclin dagegen führen bei Niereninsuffizienz nicht zur Kumulation.

▶ **Betalaktam-Antibiotika** sollten wegen einer gewissen Kumulation generell bei Niereninsuffizienz vorsichtig dosiert werden. Extrem hohe Dosierungen sind zu vermeiden.

▶ Die heutigen **Cefalosporine** haben keine Nephrotoxizität; es gab aber früher Derivate mit erheblicher Nephrotoxizität (z. B. Cefaloridin, Cefsulodin, Cefodizime; Cefaloridin dient heute sogar als experimentelle Referenzsubstanz einer Nephrotoxizität). Von Clindamycin gibt man bei schwerer Niereninsuffizienz 25–50 % der Normaldosis. Eine Dosisreduzierung ist auch bei Flucytosin (Tab. 29-1 und S. 378) und Fluconazol (S. 362) sowie bei Chinolonen und Vancomycin erforderlich. Das zu einem hohen Anteil auch biliär eliminierte Ciprofloxacin erscheint bei Niereninsuffizienz günstiger als das ausschließlich renal ausgeschiedene Levofloxacin.

▶ Optimale **Sulfonamide** rufen infolge der besseren Wasserlöslichkeit und geringeren Azetylierung (bei normalen Ausscheidungsverhältnissen) keine Nierenschäden hervor. Bei eingeschränkter Nierenfunktion jedoch ist eine reduzierte Dosierung notwendig. Das gilt auch für das (veraltete) Sulfadiazin, das als nahezu einziges Sulfonamid verblieben ist (keine Anwendung bei Exsikkose, Urämie, Vorschädigung der Nieren). Co-trimoxazol soll bei einer Kreatinin-Clearance unter 15 ml/min nicht angewandt werden; bei einer Kreatinin-Clearance von 15–30 ml/min wird die Tagesdosis halbiert.

▸ Das auch aus vielerlei anderen Gründen gefährliche **Nitrofurantoin** kann bei eingeschränkter Nierenfunktion schwere neurotoxische Nebenwirkungen (Polyneuritis usw.) auslösen und ist auch bei leichter Niereninsuffizienz generell zu vermeiden.

Antibiotika ohne Dosisreduktion bei chronischer Niereninsuffizienz

▸ **Penicillin G** ist wenig toxisch, sodass es trotz geringer Kumulation bei mäßig eingeschränkter Nierenfunktion in der normalen Tagesdosis gegeben werden kann. Die Dosierungsintervalle können je nach Grad der Niereninsuffizienz verlängert werden. Maximaldosen über 10 Mill. E Penicillin G pro Tag allerdings können bei Urämie Krämpfe auslösen; daher sollte diese Grenze bei Niereninsuffizienz nicht überschritten werden.

▸ Auch **andere Penicilline** wie Ampicillin, Amoxicillin, Mezlocillin, Piperacillin, Oxacillin, Flu- und Dicloxacillin können bei Niereninsuffizienz in mittlerer Dosierung verwendet werden. Extremdosen sind allerdings zu vermeiden. Bei Urämie muss der Elektrolytgehalt eines Antibiotikums berücksichtigt werden (Fosfomycin, Betalaktam-Antibiotika als Natriumsalz).

▸ Unter den **Cefalosporinen** werden z. B. Cefotaxim, Cefixim und Cefpodoxim im Organismus stärker metabolisiert und kumulieren weniger als die übrigen Cefalosporine. Dementsprechend sind nur bei hochgradiger Niereninsuffizienz die Dosierungsintervalle zu verlängern; mittlere Tagesdosen sind ungefährlich. Betalaktam-Antibiotika mit starker biliärer Elimination (z. B. Ceftriaxon und Mezlocillin) kumulieren weniger als die überwiegend renal ausgeschiedenen Derivate; so ist bei Ceftriaxon keine Dosisbeschränkung bei Niereninsuffizienz erforderlich.

▸ Erythromycin und andere **Makrolide**, Fusidinsäure und Rifampicin werden bei Niereninsuffizienz (sofern die Leberfunktion normal ist) gut vertragen. Auch Doxycyclin ist bei Niereninsuffizienz uneingeschränkt anwendbar.

Antibiotika-Therapie bei Anurie

Bei akuter Anurie können diejenigen Antibiotika, welche bei chronischer Niereninsuffizienz bei mittlerer Dosierung nicht zu einer Dosisreduzierung zwingen (s. o.), in der Normaldosis verwendet werden: Penicilline, Cefalosporine, Doxycyclin, Chloramphenicol, Erythromycin, Fusidinsäure, Rifampicin.

Stärker toxische Antibiotika, wie Vancomycin, dürfen bei anurischen Patienten im Allgemeinen nur einmalig angewandt werden. Da diese nicht dialysierbar sind und kaum extrarenal ausgeschieden werden, bleiben sie u. U. wochenlang in ausreichenden Konzentrationen im Blut. Eine wiederholte Gabe ist nur in großem Abstand und nach Durchführung einer Blutspiegelbestimmung erlaubt. In der Regel führt man Antibiotika bei Urämie parenteral

Therapieprobleme

zu, da Resorption und Verträglichkeit oraler Gaben bei urämischer Gastroenteritis beeinträchtigt sein können. Immerhin lässt sich diese extreme Kumulation auch therapeutisch nutzen. Anurische Patienten mit Hämodialyse erhalten so eine einzige Dosis von Vancomycin einmal pro Woche.

Tab. 29-2 Dosierung von Antiinfektiva nach Hämodialyse und bei Peritonealdialyse.

Mittel	Zusätzliche Dosis nach Dialyse (bei Anurie)	Tagesdosis bei CAPD*
Aciclovir i.v.	2,5 (–5) mg/kg	2,5 (–5) mg/kg
Amikacin	2,5–3,75 mg/kg	2,5 mg/kg
Amoxicillin i.v.	0,25–0,5 g	Keine Angaben
Amoxicillin/	0,5 g Amoxicillin	Keine Angaben
Clavulansäure i.v.	+ 0,125 g Clavulansäure	
Ampicillin i.v.	0,5–2,0 g	1,0–4,0 g
Ampicillin/Sulbactam i.v.	2,0 g Ampicillin	Keine Angaben
Amphotericin B	0	Normaldosierung
Aztreonam	1/8 Initialdosis (0,125–0,25 g)	0,25 (–0,5) g
Cefaclor	0,25–0,5 g	Keine Angaben
Cefadroxil	0,5–1,0 g	Keine Angaben
Cefalexin	0,25–1,0 g	Keine Angaben
Cefazolin	0,25–0,5 g	Keine Angaben
Cefepim	1,0 g	1,0 g
Cefixim	0,2 g	0,2 g
Cefotaxim	0,5–2,0 g	Keine Angaben
Cefotiam	1,0 g	Keine Angaben
Cefoxitin	1,0–2,0 g	Keine Angaben
Cefpodoxim	0,1–0,2 g	Keine Angaben
Ceftazidim	1,0 g	0,5 g
Ceftriaxon	0	Keine Angaben
Cefuroxim	0,75 g	Keine Angaben
Chloramphenicol	1,0 g	Normaldosierung
Ciprofloxacin	0,25–0,5 g	0,25–0,5 g
Clindamycin	0	Keine Angaben
Dicloxacillin	0	Normaldosierung
Doxycyclin	0	Normaldosierung
Erythromycin	0	Normaldosierung
Ethambutol	15 mg/kg	15 mg/kg
Flucloxacillin	0	Reduzierte Dosierung
Fluconazol	0,05–0,1 (–0,2) g	Keine Angaben
Flucytosin	20,0–37,5 mg/kg	Reduzierte Dosierung
Ganciclovir oral	0,5 g	Keine Angaben
Ganciclovir i.v.	1,25 mg/kg	Keine Angaben

Tab. 29-2 (Fortsetzung)

Mittel	Zusätzliche Dosis nach Dialyse (bei Anurie)	Tagesdosis bei CAPD*
Gentamicin	1,0–1,7 mg/kg	Reduzierte Dosierung
Imipenem	0,5 g	0,5 g
Isoniazid	5,0 mg/kg	Evtl. reduzierte Dosierung
Itraconazol	0	Normaldosierung
Meropenem	0,5–1,0 g	Keine Angaben
Metronidazol	Normale Einzeldosis	Normaldosierung
Mezlocillin	2,0–3,0 g	6,0 g
Minocyclin	0	Normaldosierung
Netilmicin	2,0 mg/kg	Keine Angaben
Penicillin G	0,5 Mill. E	Reduzierte Dosierung
Penicillin V	0,25 g (0,4 Mill. E)	Normaldosierung
Piperacillin	1,0 g	Reduzierte Dosierung
Piperacillin/ Tazobactam	2,5 g Piperacillin + 0,5 g Tazobactam	Reduzierte Dosierung
Rifampicin	Normaldosierung	Normaldosierung
Streptomycin	0,5 g	Keine Angaben
Teicoplanin	0	Keine Angaben
Tobramycin	1,0 mg/kg	Reduzierte Dosierung
Trimethoprim/ Sulfonamid	2,0 mg/kg (als Trim.)	0,16 g (als Trimethoprim) alle 48 h
Valaciclovir	0,5 g	Reduzierte Dosierung
Vancomycin	0	Reduzierte Dosierung
Zidovudin	0,1 g	0,2–0,4 g

* CAPD = kontinuierliche ambulante Peritonealdialyse

Nierenersatztherapie: Bei intermittierender Hämo- oder Peritonealdialyse ist oft wegen einer bakteriellen Infektion eine Antibiotika-Behandlung notwendig. Wenn bei dem nachgewiesenen Erreger nicht kumulierende Mittel ungeeignet sind, kommen andere Antibiotika in Frage, die in größeren Abständen gegeben werden müssen. Die Dosierung richtet sich nach der Restdiurese, der Möglichkeit einer extrarenalen Elimination, der Häufigkeit der durchgeführten Dialysen und der Dialysierbarkeit des angewandten Antibiotikums. Harnstoff- und Kreatininwert sind bei Dialysepatienten kein Maßstab für die Antibiotika-Dosierung. Eine Verabreichung am Ende jeder Dialyse (normale Einzeldosis) ist zweckmäßig, weil die meisten Antibiotika dialysierbar sind (mit Ausnahme von Clindamycin, Fusidinsäure, Vancomycin, Teicoplanin, anscheinend auch Rifampicin). Penicillin G und penicillinasefeste Penicilline werden durch Dialyse z.T. entfernt und müssen anschließend entsprechend ersetzt werden. Die Angaben in der Literatur über Halbwertszeiten von Antibiotika während Hämodialyse sind widersprüchlich, was teilweise mit den unterschiedlichen Membraneigenschaften der Dialysatoren und den unterschiedlichen Dialysezeiten und -techniken zusammenhängt. Ein möglicher Antibiotika-Zusatz zur Dialyseflüssigkeit ist bei der Dosierung zu berücksichtigen, da bei den meisten Antibiotika auch eine Diffusion ins Blut möglich ist. Nach Möglichkeit sollten solche Antibiotika bevorzugt werden, die stärker

Therapieprobleme

biliär ausgeschieden werden und bei Niereninsuffizienz normal dosiert werden können (z. B. Ceftriaxon, Doxycyclin). Die Aussagen über Dialysierbarkeit gelten nicht für die Hämofiltration. Die Anwendbarkeit eines Antibiotikums bei Hämofiltration muss im Einzelnen überprüft werden. So wird Vancomycin, das nicht dialysierbar ist, durch Hämofiltration schnell entfernt.

Bei **Hämodialyse** ist das Risiko einer Infektion des Dialysezugangs ein wichtiger limitierender Faktor. Penible Sauberkeit bei der Anlage und Pflege der Katheter sind eine Grundvoraussetzung. Die Durchtrittsstelle des Katheters durch die Haut muss besonders gepflegt werden. Eventuelle kleine lokale Wundheilungsstörungen müssen energisch behandelt werden. Zur Prophylaxe, ggf auch zur Therapie kommt die»Lock-in-Technik« in Frage; hierbei werden geeignete Antibiotika im dialysefreien Intervall in den Katheter instilliert (z. B. Gentamycin). Bei jedem Fieberschub sind Blutkulturen und ggf. auch Abstriche von eventuellen Eintrittspforten indiziert.

Bei **Peritonealdialyse** werden bestimmte Antibiotika, z. B. Penicillin G und Cefazolin, die hämodialysierbar sind, nur teilweise entfernt. Die meisten Antibiotika aber verhalten sich bei Peritoneal- und bei Hämodialyse ungefähr gleich. Wenn bei der Peritonealdialyse der Spülflüssigkeit ein Antibiotikum zugesetzt wird, kann es zur Antibiotika-Diffusion ins Blut und hierdurch zu Nebenwirkungen kommen. Relativ ungefährlich jedoch sind Ampicillin, Oxacillin, Cefotaxim und Cefazolin, die bei einer peritonealen Infektion in Mengen von 50 mg/l der Spülflüssigkeit zugefügt werden können. Hierdurch steigen die Serumkonzentrationen zunächst an; danach fallen sie infolge Metabolisierung und extrarenaler Ausscheidung allmählich ab. Aminoglykoside sollen generell nicht intraperitoneal gegeben werden (Gefahr der neuromuskulären Blockade!). Auch die topische Gabe von Chinolonen ist problematisch (Risiko der Zytotoxizität). Eine Peritonealdalyse hat ein nicht geringes Risiko einer (meist eher gutartig verlaufenden) Peritonitis, meist durch Staphylococcus epidermidis, aber auch durch Pilze. Zur Behandlung der **Peritonitis bei CAPD:** s. S. 536. Hierbei spielen auch Antibiotika im Dialysat eine Rolle. Bei einer Pilzinfektion der Bauchhöhle kann Amphotericin B oder Fluconazol instilliert werden. In Tabelle 29-2 bedeutet Normaldosierung die Dosierung wie bei Nierengesunden. Eine reduzierte Dosierung soll dem Grad der Niereninsuffizienz entsprechen. Bei Zweifeln an der richtigen individuellen Dosierung (z. B. von Aminoglykosiden oder Vancomycin) werden Blutspiegelbestimmungen empfohlen.

Antiretrovirale Therapie bei Niereninsuffizienz: Eine HAART bei Niereninsuffizienz ist schwierig. Die meisten Präparate können bei eingeschränkter Nierenfunktion nur in reduzierter Dosis gegeben werden. Die meisten antiretroviralen Therapeutika sind durch ihr hohes Verteilungsvolumen und hohe Proteinbindung nicht dialysierbar.

Literatur

Alarabi AA, Cars O, Danielson BG, Salmonson T, Wilstrom B. Pharmacokinetics of intravenous imipenem/cilastatin during intermittent haemofiltration. J Antimicrob Chemother 1990; 26: 91–8.

Covic A, Goldsmith DJ, Segall L, et al. Rifampicin-induced acute renal failure: a series of 60 patients. Nephrol Dial Transplant 1998; 13: 924–9.

Therapieprobleme

De Clari F. Ceftriaxone pharmacokinetics during confinuous arteriovenous haemofiltration. J Antimicrob Chemother 1991; 27: 394–6.

Dogra GK, Herson H, Hutchison B, et al. Prevention of tunneled hemodialysis catheter-related infections using catheter-restricted filling with gentamicin and citrate: a randomized controlled study. J Am Soc Nephrol 2002; 13: 2133–9.

Kroh UF, Lennartz H, Edwards DJ, et al. Pharmacokinetics of ceftriaxone in patients undergoing continuous veno-venous hemofiltration. J Clin Pharmacol 1996; 36: 1114–9.

Lau AH, Pyle K, Kronfol NO, Libertin CR. Removal of cephalosporins by continuous arteriovenous ultrafiltration (CAVU) or hemofiltration (CAVH). Int J Artif Organs 1989; 12: 379–83.

Launay-Vacher V, Izzedine H, Mercadal L, et al. Clinical review: use of vancomycin in haemodialysis patients. Crit Care 2002; 6: 313–6.

Le Moyec L, Racine S, Le Toumelin P, et al. Aminoglycoside and glycopeptide renal toxicity in intensive care patients studied by proton magnetic resonance spectroscopy of urine. Crit Care Med 2002; 30: 1242–5.

Livornese LL, Slavin D, Benz RL, et al. Use of antibacterial agents in renal failure. Infect Dis Clin North Am 2000; 14: 371–90.

Maderazo EG. Antibiotics dosing in renal failure. Med Clin North Am 1995; 79: 919–31.

Manley HJ, Bailie GR. Treatment of Peritonitis in APD: Pharmacokinetic Principles [In Process Citation]. Semin Dial 2002; 15: 418–21.

Mayer J, Doubek M, Doubek J, et al. Reduced nephrotoxicity of conventional amphotericin B therapy after minimal nephroprotective measures: animal experiments and clinical study. J Infect Dis 2002; 186: 379–88.

Scherberich JE, Mondorf WA. Nephrotoxic potential of antiinfective drugs as assessed by tissue-specific proteinuria of renal antigens. Int J Clin Pharmacol Ther 1998; 36: 152–8.

Shah J, Feinfeld DA. Use of 'locked-in' antibiotic to treat an unusual gram-negative hemodialysis catheter infection. Nephron 2000; 85: 348–50.

Shah M, Quigley R. Rapid removal of vancomycin by continuous veno-venous hemofiltration. Pediatr Nephrol 2000; 11: 912–5.

St Peter WL, Redic-Kill KA, Halstenson CE. Clinical pharmacokinetics of antibiotics in patients with impaired renal function. Clin Pharmacokinet 1992; 22: 169.

Tegeder I, Neumann F, Bremer F, et al. Pharmacokinetics of meropenem in critically ill patients with acute renal failure undergoing continuous venovenous hemofiltration. Clin Pharmacol Ther 1999; 65: 50–7.

Vercaigne LM, Sitar DS, Penner SB, et al. Antibiotic-heparin lock: in vitro antibiotic stability combined with heparin in a central venous catheter. Pharmacotherapy 2000; 20: 394–9.

Therapieprobleme

30 Therapie von Infektionen bei Granulozytopenie

Mit wachsender Intensität der antineoplastischen Chemotherapie und der Zunahme invasiver supportiver Verfahren sind Infektionen trotz verbesserter diagnostischer, therapeutischer und präventiver Verfahren unverändert eine der wichtigsten Komplikationen bei der Behandlung bösartiger Erkrankungen. Infektiöse Komplikationen können durch die oft notwendige Unterbrechung der onkologischen Behandlung eine Verschlechterung der Heilungsaussichten der Grunderkrankung zur Folge haben und nach wie vor trotz Einsatz aller verfügbarer Maßnahmen unbeeinflussbar tödlich verlaufen.

Infektionsgefährdung des onkologischen Patienten

Beim onkologischen bzw. stammzelltransplantierten Patienten liegt, bedingt durch Grunderkrankung und zytotoxische bzw. immunsuppressive Therapie, eine komplexe Abwehrstörung vor (Abb. 30-1), die in einem breiten Spektrum ggf. auch relativ seltener Infektionserreger resultiert; Mischinfektionen sind häufig (Tab. 30-1).

Ganz im Vordergrund der Infektionsgefährdung des onkologischen Patienten unter Polychemotherapie steht der Mangel an neutrophilen Granulozyten mit einem erhöhten Risiko für bakterielle Infektionen, vor allem bei gleichzeitiger Schädigung der Schleimhäute.

> Sinkt die Zahl der neutrophilen Granulozyten unter 500/µl, steigt das Risiko einer invasiven bakteriellen Infektion in Abhängigkeit von der Dauer der Granulozytopenie; bei länger anhaltender ($\geq$ 10 Tage) Granulozytopenie wächst darüber hinaus täglich die Wahrscheinlichkeit von invasiven Hefe- und Schimmelpilzinfektionen.

Komplexe, zum Teil über die Beendigung der Therapie hinaus persistierende Defekte der **zellvermittelten Immunität** als Folge von Grunderkrankung, antineoplastischer Chemotherapie bzw. Therapie mit Kortikosteroiden prädisponieren zu Erkrankungen durch Viren, bestimmte Parasiten und intrazelluläre Erreger, während gleichzeitige Störungen der **humoralen Immunität** zu einer Gefährdung durch Bakterien und möglicherweise auch respiratorische Viren beitragen. Speziell **splenektomierte Patienten** haben ein lebenslang erhöhtes Risiko für fulminante Bakteriämien durch bekapselte Bakterien.

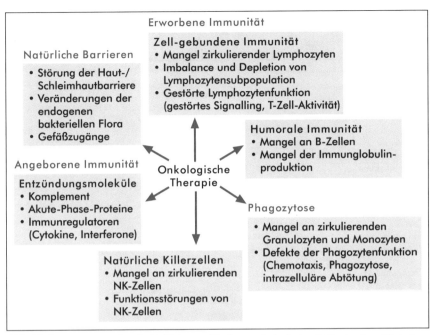

Abb.30-1 Einflussgrößen der Infektionsgefährdung onkologischer Patienten (modifiziert nach Lehrnbecher et al. 1997).

Weitere die Infektionsgefährdung bestimmende Einflussgrößen sind
▸ Störungen der Granulozytenfunktion,
▸ eine Schädigung der Haut-/Schleimhaut-Barriere durch Zytostatika, Strahlentherapie, Punktionen, Katheter, Drainagen und operative Eingriffe,
▸ die Kolonisation der Schleimhäute durch Candida spp. und Hospitalkeime,
▸ Tumorobstruktionen,
▸ ZNS-Funktionsstörungen mit nachfolgender Aspirationsgefahr sowie
▸ der häufig reduzierte Allgemein- und Ernährungszustand.

Das Infektionsrisiko **nach hämatopoetischer Stammzelltransplantation (HSZT)** folgt konzeptuell drei Phasen, die von der in der jeweiligen Phase vorherrschenden Abwehrstörung bestimmt sind:
▸ Granulozytopenie und Schleimhautschädigung bis Engraftment (Auftreten der neuen Hämatopoese),
▸ Störung der zellvermittelten erworbenen Immunität,
▸ inkomplette Regeneration der erworbenen zellvermittelten und humoralen Immunität und Störungen des retikuloendothelialen Systems bei allogen transplantierten Patienten mit GVHD oder alternativen Spendern.

Therapieprobleme

795

Tab. 30-1   Infektionserreger bei Patienten mit hämatologisch-onkologischen Erkrankungen. Häufigste Erreger in Fettdruck. * nur bei geographischer Exposition.

Bakterien	Viren	Pilze	Andere
Staphylococcus aureus	Zytomegalievirus	**Aspergillus spp.**	**Pneumocystis jiroveci**
Koagulase-negative Staphylokokken	**Varicella-Zoster-Virus**	**Candida spp.**	Toxoplasma gondii
Alpha-hämolysierende Streptokokken	**Herpes-simplex-Virus**	Cryptococcus neoformans	Cryptosporidium spp.
Enterokokken	Epstein-Barr-Virus	Trichosporon beigelii	Strongyloides stercoralis*
Pneumokokken	Humanes Herpes-Virus 6	Fusarium spp.	
Hämophilus influenzae	Influenzaviren	Zygomycetes	
Pseudomonas aeruginosa	Adenoviren	Pigmentierte Schimmelpilze	
Escherichia coli	Echoviren	Histoplasma capsulatum*	
Klebsiella spp.		Coccidioides immitis*	
Enterobacter spp.			
Salmonella spp. u. a.			
Anaerobier			
Mycobacterium tuberculosis			
Atypische Mykobakterien			
Nocardia spp.			
Listeria spp.			
Legionella spp.			
Mycoplasma pneumoniae			
Chlamydia spp.			

Fieber bei Granulozytopenie

Die Messung der Körpertemperatur sollte beim granulozytopenen Patienten etwa alle vier Stunden erfolgen. Ambulante Patienten müssen bei Fieber umgehend die Klinik aufsuchen und evaluiert werden. Fieber wird hierbei definiert als eine Temperaturerhöhung auf $\geq$ 38,3 °C oral bei einer Messung bzw. auf $\geq$ 38,0 °C für mindestens 1 Stunde. Granulozytopenie ist definiert als < 500 neutrophile Granulozyten/µl oder $\leq$ 1000 neutrophile Granulozyten mit absehbarem Abfall auf < 500/µl.

Grundsätzlich muss beim fiebernden granulozytopenen Patienten immer von einer invasiven Infektion ausgegangen werden, spezifischere klinische oder radiologische Zeichen fehlen häufig. Auf der anderen Seite ist Fieber nicht obligat, sodass bei allen unklaren Symptomen und Befunden eine beginnende Infektion immer differenzialdiagnostisch berücksichtigt werden muss. Da invasive bakterielle Infektionen bei eingeschränkter Abwehrlage binnen Stunden einen unbeeinflussbar tödlichen Verlauf nehmen können, ist eine **rasche empirische und breite antibakterielle Behandlung** des fiebernden oder infektionsverdächtigen granulozytopenen Patienten vor Erhalt mikrobiologischer Ergebnisse unbestritten Standard der supportiven Therapie krebskranker und stammzelltransplantierter Patienten (Abb. 30-2).

Initiale Diagnostik

Neben der unmittelbaren Beurteilung von **Kreislauf und Atmung** dienen Anamnese, subjektive Symptome, insbesondere Schmerzen, und die sorgfältige **körperliche Untersuchung** des Patienten vor allem der Lokalisation möglicher Infektionsherde. Nicht zu vergessen sind dabei Oropharynx, Ösophagus, Anogenitalbereich, die Weichteile und das Integument mit Punktionsstellen, liegenden Kathetern und Nagelfalz. Die routinemäßige Anfertigung eines **Röntgenthorax** wird kontrovers betrachtet, erforderlich ist er bei respiratorischen Symptomen und Befunden, empfohlen bei geplanter ambulanter Therapie. Das **Labor** sollte großes Blutbild, C-reaktives Protein, Serumelektrolyte, Parameter der Leber- und Nierenfunktion, Gerinnungsstatus, Urinstatus mit Urinkultur und ggf einen Säure-Basenstatus umfassen.

Nach Möglichkeit sind zwei Blutkultursets zur gleichen Zeit abzunehmen, bei liegendem zentralvenösen Katheter ein Set aus jedem Lumen; die Ausbeute der Kulturen ist dabei vom gewonnenen Probenvolumen und dem eingesetzten System abhängig. Die zusätzliche Abnahme peripherer Blutkulturen ist umstritten, der Vergleich peripher und zentral gewonner Kulturen zur Diagnose von Katheterinfektionen ist aufwändig und in der Routine nicht erforderlich. Von zugänglichen infektionsverdächtigen Stellen ist Material für eine Gram-Färbung und für Routinekulturen auf Bakterien und Pilze zu gewinnen. Mikrobiologische Untersuchungen von Nasenrachensekret, Stuhl oder Liquor sind nur bei entsprechender Klinik angezeigt.

Im Einzelfall können nach Bewertung der Befunde weitere bildgebende, endoskopische, bioptische und spezielle mikrobiologische diagnostische Verfahren erforderlich sein (Abb. 30-2).

Therapieprobleme

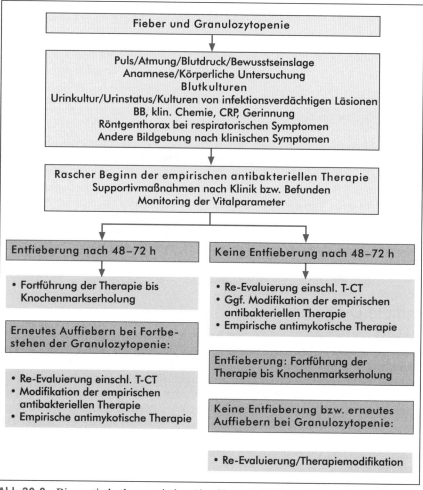

Abb. 30-2 Diagnostisch- therapeutischer Algorithmus bei Fieber und Granulozytopenie.
T-CT = hochauflösende thorakale Computertomographie. Modifiziert nach Gnoll und Müller
1998.

Initiale antibakterielle Therapie

Bei etwa 20 % der fiebernden granulozytopenen Patienten kann ein Erreger in Blutkulturen nachgewiesen werden,
etwa 20 % haben eine mikrobiologisch gesicherte Infektion ohne Bakteriämie,
weitere 20 % eine nur klinisch-bildgebend nachweisbare Infektion,
bei etwa 40 % der Patienten kann eine Infektion als Ursache des Fiebers nicht gesichert
werden (= **Fieber unbekannter Ursache, fever of unknown origin, FUO**).

Die überwiegende Mehrzahl mikrobiologisch gesicherter bakterieller Infektionen ist auf Erreger der endogenen Flora zurückzuführen, von denen wiederum etwa die Hälfte im Krankenhaus erworben ist. Im Laufe der 80er-Jahre wurde neben einer leichten relativen Abnahme der zuvor dominierenden gramnegativen Erreger eine Zunahme grampositiver Erreger (insbesondere Koagulase-negativer Staphylokokken, aber auch α-hämolysierender Streptokokken und S. aureus) in Blutkulturen registriert. In jüngerer Zeit wird jedoch aus einzelnen Zentren wieder eine Zunahme gramnegativer Erreger berichtet. Die Häufigkeit von Anaerobiern als Infektionserreger mit Ursprung in Mundhöhle und Dickdarm blieb über die Jahre mit < 5 % konstant. Bei Patienten aus den Tropen kann auch eine Amöbiasis oder eine Strongyloides-Infektion aktiviert werden.

Grundsätzliche **Anforderungen an die empirische antibakterielle Therapie** granulozytopener Patienten sind intravenöse Applizierbarkeit, hohe Serumbakterizide, minimale Toxizität, geringes Potenzial für die Induktion von Resistenzen, Synergie bei Einsatz mehrerer Substanzen und ein breites Erregerspektrum, das auch bei erfolgreichem Erregernachweis in ggf. modifizierter Form wegen möglicher Zweit- bzw. Doppelinfektionen beibehalten werden muss. Eine initiale empirische Therapie mit oral verabreichten Substanzen ist bei definierten Niedrigrisikopatienten möglich, aber nicht für den ambulanten Bereich evaluiert und daher nicht zu empfehlen.

Prinzip: Frühtherapie!

Ein in jeder Situation optimales empirisches antibakterielles Regime existiert nicht. In Abhängigkeit vom abteilungsspezifischen Erregerspektrum und der Resistenzsituation, präexistenten Organfunktionsstörungen bzw. Allergien des Patienten und der Komedikation besteht die **Initialtherapie** aus einer Pseudomonas aeruginosa einschließenden Zweifachkombination aus einem Acylaminopenicillin (Mezlocillin, Piperacillin) bzw. einem Cefalosporin (Ceftazidim, Cefepim) oder Carbapenem (Imipenem bzw. Meropenem) und einem Aminoglykosid (Gentamycin, Tobramycin, Amikacin) (Tab. 30-2). Die tägliche Einmalgabe von Ceftriaxon in Kombination mit einem Aminoglykosid erscheint gleichermaßen effektiv wie die Gabe von Ceftazidim und einem Aminoglykosid dreimal täglich, ist jedoch weniger gut evaluiert. Aufgrund hoher Bakterizide und breiter Wirkspektren ist die Monotherapie mit Cefepim, Imipenem-Cilastatin oder Meropenem eine gleichwerte Alternative zu Zweifachkombinationen; beim Einsatz von Ceftazidim in der Monotherapie ist die Existenz von Typ-1- und Extended-spectrum-Betalactamasen gramnegativer Erreger zu berücksichtigen. Im Gegensatz zu Ceftazidim haben Cefepim, Imipenem und Meropenem gute Aktivität gegenüber Viridans-Streptokokken und Pneumokokken; allen hier erwähnten Substanzgruppen gemeinsam ist jedoch eine unzureichende Aktivität gegenüber Koagulase-negativen Staphylokokken, Oxacillin-resistenten Staphylokokken und Vancomycin-resistenten Enterokokken. Der Nutzen von Chinolonen ist durch die häufige Verwendung von Ciprofloxacin als antibakterielle Prophylaxe limitiert; ein routinemäßiger Einsatz von Substanzen dieser Klasse als Monotherapie bei Granulozytopenie und Fieber wird derzeit nicht empfohlen. Kombinationen von neueren Chinolonen (Levofloxacin, Moxifloxacin) mit Betalaktamen werden derzeit in klinischen Studien bei Patienten ohne Chinolon-Prophylaxe evaluiert.

Aufgrund der Gefahr der **Selektion** vor allem resistenter Enterokokkenstämme ist die routinemäßige Gabe von Glykopeptiden (Vancomycin, Teicoplanin) in der empirischen Initial-

Therapieprobleme

Tab. 30-2   Häufig verwendete Substanzen in der Behandlung vermuteter bzw. gesicherter bakterieller Infektionen bei Patienten mit hämatologisch-onkologischen Erkrankungen. ED = Einzeldosis; i.v. = intravenöse Gabe; p.o. = orale Gabe.

Substanz	Tagesdosis (mg/kg)	Kommentare
Mezlocillin Piperacillin	200–300 in 4–6 ED i.v. (max. 24 g)	Breites gramnegatives Spektrum (bes. P. aeruginosa), Anaerobier, Enterokokken, Streptokokken. Nur in Kombination mit Aminoglykosid/Cefalosporin der 3. Generation.
Ceftazidim	100 in 3 ED i.v. (max. 6 g)	Breites gramnegatives Spektrum einschl. P. aeruginosa. Limitiertes grampositives Spektrum. Keine Aktivität gegenüber Anaerobiern. Kombination mit Aminoglykosid bei gramnegativer Bakteriämie empfohlen.
Cefepim	150 in 3 ED i.v. (max. 6 g)	Pseudomonas-Aktivität ähnlich Ceftazidim. Bessere Aktivität gegenüber Streptokokken und Oxacillin-sensiblen Staphylokokken. Alternative zu Ceftazidim.
Ceftriaxon	75–100 in 1–2 ED i.v. (max. 4 g)	Option in der empirischen Therapie nicht granulozytopener Patienten mit zentralvenösem Katheter bzw. in der ambulanten Therapie. Unzureichende Aktivität gegenüber P. aeruginosa (ggf. Kombination mit Aminoglykosid). Aktiv gegenüber Oxacillin-sensiblen Staphylokokken.
Imipenem Meropenem	50 in 4 ED i.v. (max. 4 g) 60 in 3 ED i.v. (max. 3 g)	Breites gramnegatives und grampositives Spektrum einschließlich P. aeruginosa. Breite Anaerobier-Wirksamkeit. Eingeschränkte Aktivität gegenüber Oxacillin-resistenten Staphylokokken. Kombination mit Aminoglykosid empfohlen für Therapie von Pseudomonas-Infektionen.
Aztreonam	100–150 in 4 ED i.v. (max. 8 g)	Ausschließlich gramnegatives Spektrum einschließlich vieler P.-aeruginosa-Isolate. Mit Vancomycin (ggf. plus Gentamicin) Alternative bei Betalaktam-Allergie.
Vancomycin Teicoplanin	40 in 2–4 ED i.v. (max. 4 g) 10 in 1 ED i.v. (Tag 1: 20 in 2 ED)	Ausschließlich grampositives Spektrum. Monitoring der Plasmakonzentrationen empfohlen bzw. erforderlich bei eingeschränkter Nierenfunktion.
Gentamicin Tobramicin Amikacin	5 in 3 oder 1 ED i.v. 5 in 3 ED i.v. 15 in 2 ED i.v. (max. 1,5 g)	Kombinationspartner in der empirischen Therapie und in der Therapie dokumentierter gramnegativer Infektionen. Bestandteil des Rescue-Regimen bei Sepsis-Syndrom und septischem Schock. Monitoring der Plasmakonzentrationen empfohlen bzw. erforderlich bei eingeschränkter Nierenfunktion.
Metronidazol	30 in 4 ED i.v. (max. 4 g)	Anaerobier-aktive Substanz (intraorale, abdominelle, perirektale Prozesse). Erste Wahl zur Therapie von Clostridium difficile (p.o.).

Therapieprobleme

Tab. 30-2 Fortsetzung

Substanz	Tagesdosis (mg/kg)	Kommentare
Erythromycin	30–50 in 4 ED i.v. (max. 4 g)	Standardtherapie von vermuteten bzw. gesicherten Infektionen durch intrazelluläre Erreger (Chlamydien, Mykoplasmen und Legionellen).
Ciprofloxacin	30 in 2–3 ED p.o. (max. 2 g)	Gute Aktivität gegenüber gramnegativen Darmkeimen einschl. P. aeruginosa und gegen Oxacillin-sensible Staphylokokken. Eingeschränkte Aktivität gegenüber Anaerobiern, Enterokokken und Streptococcus viridans. Kombinationspartner mit Amoxicillin/Clavulansäure in der oralen ambulanten Therapie bei Fieber und Granulozytopenie.
Amoxicillin/Clavulansäure	40 in 2–3 ED p.o. (max. 1,5 g)	Spektrum und Aktivität wie Ampicillin, breitere Aktivität im gramnegativen Spektrum und gegenüber Anaerobiern. Kombinationspartner mit Ciprofloxacin in der oralen ambulanten Therapie bei Fieber und Granulozytopenie.
Cefixim	8–12 in 1–2 ED (max. 400 mg)	Oralcefalosporin mit erweitertem Spektrum gegenüber gramnegativen Stäbchen und guter Aktivität im grampositiven Bereich (Streptokokken und Penicillin-sensible Pneumokokken). Nicht aktiv gegenüber P. aeruginosa, Oxacillin-resistenten Staphylokokken und Enterokokken. Option in der oralen ambulanten Therapie bei Fieber und Granulozytopenie.

therapie sehr kritisch zu bewerten. In mehreren Studien wurde gezeigt, dass, wenn indiziert, ein gezielter Einsatz nach Erhalt mikrobiologischer Ergebnisse ausreichend ist. Ausnahmen sind:

▸ Institutionen und Patientenkollektive mit hoher Infektionsrate durch Betalaktam-resistente α-hämolysierende Streptokokken, wobei bei negativen Blutkulturen das Glykopeptid nach 48 bis 72 Stunden abgesetzt werden sollte,
▸ Verdacht auf schwere, Katheter-assoziierte Infektionen,
▸ bekannte Kolonisation mit Penicillin-resistenten Pneumokokken oder Methicillin-resistenten S. aureus,
▸ Nachweis grampositiver Bakterien in Blutkulturen vor Identifizierung und Resistenztestung und
▸ Kreislaufinstabilität.

In diesen Fällen sollte das Glykopeptid empirisch zusätzlich zu oben genannten Zweifach- oder Monotherapien verabreicht werden.

Für Patienten mit **Sepsis-Syndrom** bzw. septischem Schock stellen Kombinationen aus Imipenem, Meropenem, oder Cefepim plus einem Aminoglykosid und ggf. auch einem Glykopeptid maximal breite und bakterizide »rescue regimen« dar. Bei Betalaktam-Allergie ist

Therapieprobleme

Aztreonam plus Vancomycin (bei Instabilität in Kombination mit einem Aminoglykosid) eine effektive, validierte Alternative (Tab. 30-2). Im Falle zwingender renaler Komplikationen kann das Aminoglykosid im individuellen Fall durch ein neueres Chinolon ersetzt werden.

Response: Ist der Patient nach 48–72 Stunden fieberfrei, stabil und ist kein Erreger bzw. Infektionsherd nachgewiesen, sollte die antibiotische Therapie bis zur hämatopoetischen Regeneration (> 500 Granulozyten/µl und Abwesenheit von Fieber für 48 Stunden) fortgeführt werden (Abb. 30–2). Bei entfieberten, klinisch durchgehend stabilen Patienten mit niedrigem Risiko für schwere Infektionen (Remission der Grunderkrankung; erwartete Granulozytopeniedauer < 7 Tage; negative Blutkulturen; unauffälliger Röntgenthorax; kein anderer Infektionsfokus; Abwesenheit von Leber- und Nierenfunktionsstörungen; Abwesenheit einer höhergradigen Mukositis) kann die Fortführung der Behandlung auf ambulanter Basis mit intravenösen bzw. auch oralen (Ciprofloxacin plus Amoxicillin-Clavulansäure bzw. Cefixim) antibakteriellen Substanzen individuell erwogen werden (Tab. 30-2). Voraussetzung ist die rasche Erreichbarkeit der behandelnden Klinik, eine zuverlässige häusliche Überwachung bzw. ggf. tägliche ambulante Vorstellungen. Ein Absetzen der antibiotischen Therapie vor der hämatopoetischen Regeneration bei dieser Patientengruppe ist nicht ausreichend untersucht und wird daher nicht empfohlen.

Bei **Nachweis eines Erregers** in Blutkulturen beträgt die Behandlungsdauer 10–14 Tage nach der letzten positiven Blutkultur, bei Organinfektionen ist, abhängig von Erreger und Lokalisation, unter Umständen eine länger dauernde Therapie bis zur Resolution aller klinischen und radiologischen Befunde, ggf. auch chirurgische Interventionen erforderlich. Orientiert am Resistogramm ist das antibiotische Regimen ggf. zu optimieren, bei persistierender Granulozytopenie bis zur hämatopoetischen Regeneration jedoch immer unter Beibehaltung des breiten Spektrums. Bei Nachweis virulenter gramnegativer Erreger empfiehlt sich die Kombination mit einem Aminoglykosid; für Infektionen durch Glykopeptid-resistente grampositive Kokken stehen Linezolid und Quinupristin/Dalfopristin zur Verfügung.

Non-Response = Persistierendes Fieber unter empirischer Therapie

Beim persistierend fiebernden Patienten sollten täglich Blutkulturen entnommen werden; bei länger als 48–72 Stunden persistierendem Fieber oder bei Wiederauftreten von Fieber unter antibiotischer Therapie ist eine **Reevaluierung** der Situation einschließlich der erneuten Anlage von Blutkulturen und – in Abwägung von klinischen Befunden und Infektionsrisiko – der Durchführung adäquater bildgebender Verfahren (hochauflösende Computertomographie der Lungen und ggf. der Nasennebenhöhlen bzw. Sonographie des Abdomens) angezeigt.

Ist der Patient in einem klinisch stabilen Zustand und ergeben sich keine neuen klinischen, radiologischen und mikrobiologischen Gesichtspunkte, so ist die Fortführung des initialen Regimes unter sorgfältiger Beobachtung gerechtfertigt, insbesondere wenn ein baldiges Ende der Granulozytopenie abzusehen ist.

Hat sich der klinische Zustand verschlechtert, sind Blutkulturen weiterhin positiv, zeigen Infektionsherde eine Progression oder sind neue Läsionen klinisch bzw. radiologisch nachweisbar, ist spätestens zu diesem Zeitpunkt eine **Modifizierung** der antimikrobiellen Therapie angezeigt. Bei unklaren Befunden und möglichen Konsequenzen für das weitere Vorgehen ist unter Umständen auch eine invasive Diagnostik erforderlich.

Tab. 30-3 Optionen der Modifikation der empirischen Initialtherapie fiebernder granulozytopener Patienten.

Befunde/Klinik	Modifikationen des initialen Regimes
Initiale Blutkulturen • Grampositiver Erreger • Gramnegativer Erreger • Nachweis von Hefepilzen	 Zusätzlich Glykopeptid Zusätzlich Aminogykosid Zusätzlich antimykotische Therapie
Blutkulturen unter Therapie • Grampositiver Erreger • Gramnegativer Erreger • Nachweis von Hefepilzen	 Zusätzlich Glykopeptid Imipenem/Gentamicin Zusätzlich antimykotische Therapie
Mukositis/Gingivitis	Zusätzlich Metronidazol, Clindamycin (Anaerobier); Aciclovir (Herpes simplex)
Ösophageale Symptome	Zusätzlich Fluconazol, Voriconazol, Echinocandin (Hefen); wenn refraktär: ggf. Aciclovir
Abdominelle, perirektale und perianale Schmerzen	Zusätzlich Metronidazol, Clindamycin (Anaerobier); Vancomycin (Enterokokken)
Neue fokale pulmonale Infiltrate	Zusätzlich Schimmelpilz-wirksame antimykot. Therapie, ggf. BAL bzw. Biopsie; ggf. auch Erythromycin (Mykoplasmen, Chlamydien, Legionellen)
Neue interstitielle Pneumonie	Sputuminduktion bzw. BAL (CMV, PCP u.a.); empirischer Start von TMP/SMZ
Sinusitis/intranasale Ulzera	Erregernachweis erstrebenswert wegen Indikation zur Amphotericin-B-Gabe (Aspergillus vs. Zygomyzeten)
Fokale ZNS-Symptome	Berücksichtigung von Schimmelpilzen, Nokardien, Toxoplasma
Diffuse ZNS-Symptome	Berücksichtigung von Herpesviren, Toxoplasma, Schimmelpilzen
Sepsis-Syndrom, septischer Schock	Imipenem oder Meropenem/Gentamicin/ Vancomycin

BAL = bronchoalveoläre Lavage; CMV = Zytomegalievirus; PCP = Pneumocystis-Pneumonie; TMP/SMX = Trimethoprim/Sulfamethoxazol

Therapieprobleme

Bestehen Hinweise auf eine Beteiligung **grampositiver Erreger** (Haut-, Weichteil-, oder Katheter-assoziierte Läsionen), sollte Vancomycin oder Teicoplanin zu dem initialen Regime hinzugefügt werden. Enthielt das initiale Regime Penicillin-Derivate, kann auf Ceftazidim bzw. Imipenem in Kombination mit einem Aminoglykosid umgesetzt werden. Bei Vorliegen intraoraler, perirektaler oder intraabdomineller Befunde sind Anaerobier (wirksam: Metronidazol, Clindamycin, Meropenem, Imipenem) bzw. Enterokokken (wirksam: Glykopeptide) zu berücksichtigen. Bei diffusen interstitiellen pulmonalen Infiltraten ist in erster Linie an Pneumocystis jiroveci und Zytomegalievirus, bei Nachweis neuer fokaler Infiltrate vor allem an Aspergillus spp. und andere Schimmelpilze zu denken. In zweiter Linie sind stets auch intrazelluläre Erreger sowie Infektionen durch Adeno-, RS-, Parainfluenza- und Influenzaviren zu berücksichtigen (Tab. 30-3).

Aufgrund der vor allem bei prolongierter **Granulozytopenie** (< 500/µl für > 10 Tage) bestehenden Bedrohung durch invasive Pilzinfektionen ist die empirische antimykotische Therapie bei länger als drei bis fünf Tage anhaltendem Fieber wie auch bei erneutem Auffiebern unter antibiotischer Therapie auch ohne andere Hinweise auf eine invasive Pilzinfektion zu einem Standard der supportiven Behandlung geworden (Abb. 30-2). Vom Konzept her stellt sie eine Prophylaxe bei Patienten mit höchstem Infektionsrisiko bzw. eine Frühtherapie nach okkulter Infektion dar und verlangt per Definition den weitestgehenden Ausschluss einer manifesten invasiven Infektion.

Zur **empirischen antimykotischen Therapie** zugelassene Substanzen (Tab. 30-4) sind konventionelles Amphotericin-B-Deoxycholat und liposomales Amphotericin B; aufgrund einer jüngst abgeschlossenen, randomisierten Doppelblindstudie ist auch Caspofungin für diese Indikation zugelassen. Äquivalente Effektivität im Vergleich zu konventionellem

Tab 30-4 Substanzen zur empirischen antimykotischen Therapie bei Patienten mit hämatologisch-onkologischen Erkrankungen. ED = Einzeldosis; i.v. = intravenöse Gabe.

Substanz	Tagesdosis	Indikationen
Amphotericin-B-Deoxycholat	0,5–0,6 mg/kg in 1 ED i.v.	Empirische antimykotische Therapie bei Fieber und Granulozytopenie
Liposomales Amphotericin B	1–3 mg/kg in 1 ED i.v.	Empirische antimykotische Therapie bei Fieber und Granulozytopenie
Fluconazol	8 mg/kg in 1 ED i.v. (max. 400 mg)	Empirische antimykotische Therapie bei Patienten mit zu vernachlässigendem Risiko invasiver Schimmelpilz-Infektionen
Itraconazol[1]	200 mg/kg in 1 ED i.v. (Tag 1–2: 2-mal 200 mg)	Empirische antimykotische Therapie bei Fieber und Granulozytopenie
Caspofungin[2]	50 mg/kg in 1 ED i.v. (Tag 1: 70 mg/1 ED)	Empirische antimykotische Therapie bei Fieber und Granulozytopenie

[1] Untersuchungen zur Dosis der intravenösen Formulierung von Itraconazol bei pädiatrischen Patienten liegen nicht vor. Itraconazol ist für pädiatrische Altersstufen (< 18 Jahre) nicht zugelassen.

[2] Caspofungin ist bislang nicht für diese Indikation zugelassen. Vorläufige pharmakokinetische Untersuchungen unterstellen eine Dosierung von 50 mg/m^2 für pädiatrische Patienten.

Amphotericin B wurde darüber hinaus für Itraconazol intravenös und Fluconazol intravenös bei nicht allogen transplantierten Patienten mit hämatologischen Neoplasien nachgewiesen. Wegen seiner fehlenden Aktivität gegenüber Schimmelpilzen ist jedoch der Einsatz von Fluconazol bei Patienten mit hohem Risiko für invasive Schimmelpilzinfektionen (z. B. Patienten mit AML bzw. nach allogener HSZT) zumindest umstritten. Ist der Patient nach Überwindung der Granulozytopenie entfiebert und besteht kein klinischer oder computertomographischer Anhalt für eine invasive Pilzinfektion, kann die antimykotische Therapie beendet werden.

Bei persistierendem Fieber unter empirischer antibiotischer und antimykotischer Therapie und fehlendem Infektionsnachweis sind neben nicht infektiösen Ursachen unverändert okkulte Pilzinfektionen sowie Erkrankungen durch Viren, Parasiten und intrazelluläre Erreger differenzialdiagnostisch im Auge zu behalten. Bei letztlich negativem Infektionsnachweis und klinisch stabiler Situation ist ein Absetzen der antimikrobiellen Therapie nach etwa zwei Wochen (< 500 Granulozyten/µl) bzw. bei Knochenmarkserholung (> 500 Granulozyten/µl) unter sorgfältiger Überwachung des Patienten gerechtfertigt. Persistierendes, hohes Fieber nach Überwindung der Granulozytopenie, insbesondere im Zusammenhang mit Druckschmerz im rechten oberen Quadranten und pathologischen Leberfunktionswerten ist ein Leitsymptom der **chronisch disseminierten Candidiasis** und sollte zu einer entsprechenden Herdsuche im Bereich der Oberbauchorgane veranlassen.

Prognose bei Fieber und Granulozytopenie

Neben erregerbezogenen Faktoren (Virulenz, Resistenz) und der Bedeutung supportiver Maßnahmen ist die Prognose des fiebernden granulozytopenen Patienten im Wesentlichen vom **sofortigen Beginn der empirischen Therapie** und im Weiteren von der Überwindung der Granulozytopenie abhängig. Die infektionsbedingte Mortalität liegt derzeit deutlich unter 10 %, bei gramnegativer Sepsis jedoch über 10 % und ist wesentlich höher bei polymikrobieller Bakteriämie.

Die größte unmittelbare Gefahr besteht in der Ausbildung eines **Sepsis-Syndroms** bzw. eines septischen Schocks. Dieser ist mit einer Letalität von über 80 % verbunden und kann bei grundsätzlich jedem Erreger auftreten. Das Sepsis-Syndrom äußert sich klinisch mit Hyperthermie bzw. Hypothermie, Tachykardie und Tachypnoe sowie zusätzlichen Befunden wie Hypoxämie, erhöhtem Plasmalaktat, verminderter Urinausscheidung und zerebralen Funktionsstörungen. Bei insuffizientem systolischen Blutdruck liegt ein **septischer Schock** vor. Die kontinuierliche Beurteilung von Herz- und Atemfrequenz, peripherer Durchblutung, arteriellem Blutdruck, Urinausscheidung und Bewusstseinslage des Patienten ist daher von größter Bedeutung.

Die **Behandlung** von Sepsis-Syndrom und septischem Schock besteht neben einer sofortigen, breiten und hochdosierten empirischen antibiotischen Therapie (»rescue regimen«) vor allem in allgemeinen, an vorliegenden Funktionsstörungen orientierten intensivmedizinischen Maßnahmen in spezialisierten intensivmedizinischen Einheiten.

Therapieprobleme

805

Supportive immunmodulatorische Verfahren

Der therapeutische Nutzen von **Granulozytentransfusionen** zur Supportivtherapie vermuteter und auch gesicherter Infektionen bei Granulozytopenie ist bislang unklar. Die Vorbehandlung von Spendern mit G-CSF, verbesserte Phereseverfahren und die Inkubation separierter Granulozyten mit Zytokinen haben neue Perspektiven für dieses Verfahren eröffnet. Aufgrund des ausstehenden Effektivitätsnachweises und der potenziell assoziierten Risiken (Respiratory Distress Syndrom, Übertragung von CMV-Infektionen, Alloimmunisierung) sind Granulozytentransfusionen bis zum Vorliegen adäquater klinischer Studien derzeit nur bei therapierefraktären progredienten Infektionen zu erwägen.

Rekombinante Kolonie-stimulierende Faktoren (G-CSF, GM-CSF) führen zu einer Verkürzung der Granulozytopeniephase nach zytotoxischer Chemotherapie und hämatopoetischer Stammzelltransplantation. Eine hierdurch bedingte Reduktion von Häufigkeit, Schwere und Mortalität Granulozytopenie-assoziierter Infektionen erscheint zwar intuitiv plausibel, ist jedoch bislang nicht eindeutig belegt. Ob Kolonie-stimulierende Faktoren eine Bedeutung bei der Behandlung nachgewiesener Infektionen bei Patienten mit neoplastischen Erkrankungen haben, ist ebenfalls noch unklar; eine Anwendung ist jedoch bei absehbar lang anhaltender Granulozytopenie und refraktären Infektionen gerechtfertigt. Für den rationalen Einsatz Kolonie-stimulierender Faktoren liegen Leitlinien international anerkannter Fachgesellschaften vor.

Die Effektivität von hochdosierten **Steroiden** bei Sepsis-Syndrom und septischem Schock ist nicht belegt, jedoch hat bei Patienten mit nicht ausreichendem Anstieg des freien Cortisols nach Corticotropin-Stimulation niedrig dosiertes Hydrocortison zu einer Senkung der 28-Tage-Mortalität geführt. Nicht gesichert ist die Wirksamkeit von polyvalenten Immunglobulinpräparaten und von Antiseren bzw. monoklonalen Antikörpern gegen Endotoxin-Bestandteile der Zellmembran gramnegativer Bakterien (J-5, HA-1 A). Klinische Studien zur Modulation inflammatorischer Zytokine (TNF, Il-1 u. a.) sind bislang ohne positive Ergebnisse verlaufen. In einer jüngeren Studie konnte gezeigt werden, dass aktiviertes Protein C zu einer Reduktion der Mortalität bei schwerer Sepsis führt, allerdings auf Kosten eines erhöhten Risikos schwerer Hämorrhagien. Nutzen und Risiken von aktiviertem Protein C bei panzytopenen Patienten sind bislang jedoch nicht untersucht.

Infektionsprävention

Nicht medikamentöse Infektionsprävention

Die **Pflege** infektionsfreier onkologischer Patienten erfolgt auf offenen, infektionsfreien Stationen, eine Umkehrisolation (Einzelzimmer mit Verwendung von Mundnasenschutz, Handschuhen und Einmalkitteln seitens aller Kontaktpersonen) und Pflege in mit positivem Luftdruck und High-Efficiency-Particulate-Air(HEPA)-Filtern ausgestatteten Räumen wird nur nach allogener HSZT bis Engraftment empfohlen. Fiebernde Patienten sollten in einem Einzelzimmer, Patienten mit direkt oder indirekt übertragbaren Infektionen bzw. einer Kolonisation durch hochresistente Erreger nach den gültigen Regeln der Infektionsprävention behandelt werden.

Die meisten bakteriellen Infektionen onkologischer Patienten sind auf Erreger der endogenen Flora zurückzuführen, von denen etwa die Hälfte nosokomial akquiriert wurde. Da der häufigste nosokomiale Übertragungsweg der von Mensch zu Mensch ist, ist die **hygienische Händedesinfektion** mit einem von der Deutschen Gesellschaft für Hygiene und Mikrobiologie (DGHM) zertifizierten alkoholischen Händedesinfektionsmittel vor und nach jedem Patientenkontakt unverändert eines der wichtigsten Elemente der allgemeinen Infektionsprävention im Krankenhaus.

Eine wichtige Aufgabe ist die kontinuierliche, prospektive Erfassung definierter nosokomialer Infektionen nach einheitlichem Standard (Surveillance), die Auswertung und Interpretation der Daten, die zeitnahe Rückmeldung und die Ausarbeitung und Überwachung von Maßnahmen (Standardarbeitsanweisungen) zu ihrer Verminderung nach den Vorgaben des Infektionsschutzgesetzes. Grundvoraussetzung für die effiziente Implementierung eines Infektionskontrollprogrammes sind Motivation und Schulungen aller Mitarbeiter wie auch eine ausreichende Personalausstattung.

Medikamentöse Infektionsprävention

Die prophylaktische Gabe von antibakteriellen Substanzen bei Patienten mit absehbar prolongierter Granulozytopenie erscheint zunächst plausibel. Zahlreiche Studien mit nicht resorbierbaren Antibiotika (Gentamicin, Paromomycin, Vancomycin, Polymyxin, Colistin) und vom Gastrointestinaltrakt resorbierten Antibiotika (Trimethoprim/Sulfamethoxazol, Norfloxacin, Ciprofloxacin) haben jedoch zu keinem universell effektiven und akzeptierten Verfahren geführt. Problematisch sind vor allem die Selektion polyresistenter Erreger, daneben unerwünschte Arzneimittelwirkungen und Aspekte der Compliance.

Mit einem hohen Risiko invasiver Pilzinfektionen belastet sind Patienten mit akuter myeloblastischer Leukämie, aplastischer Anämie und Patienten nach allogener HSZT bis Engraftment bzw. Graft-versus-host-disease (GVHD) vom Grad III/IV. In diesen Populationen beträgt die Inzidenz invasiver Pilzinfektionen 10–25 % bei einer unbereinigten Mortalität von 50–75 %. Eine wirksame **Chemoprophylaxe invasiver Candida-Infektionen** mit signifikanter Verbesserung der Langzeit-Überlebenswahrscheinlichkeit wurde bei Patienten nach allogener HSZT und Prophylaxe mit Fluconazol bis zum Tag +75 nachgewiesen. Bei Patienten mit hämatologischen Neoplasien sind Fluconazol wie auch Itraconazol effektiv in der Reduktion invasiver Candida-Infektionen und Candida-assoziierter Mortalität. Die Pflege in Laminar-air-flow-Einheiten mit HEPA-Filtern kann eine wirksame Maßnahme zur **Prävention invasiver Aspergillus-Infektionen** darstellen. Eine effektive Chemoprävention dieser Infektionen ist nicht durch kontrollierte Studien belegt. Eine jüngere sorgfältige Metaanalyse unterstellt jedoch eine präventive Wirksamkeit der Itraconazol-Suspension (Tab. 30-5).

Therapieprobleme

807

Tab. 30-5   Chemoprophylaxe oberflächlicher und invasiver Pilzinfektionen: Dosierungs-empfehlungen.

Prophylaxe	Dosierungsempfehlung
Primärprophylaxe invasiver Candida-Infektionen	**Fluconazol** Kinder (1 Monat bis 12 Jahre): 8–12 mg/kg/Tag in 1 ED i.v. oder p.o. Jugendliche ab 13. Lebensjahr und Erwachsene: 400 mg/Tag in 1 ED i.v. oder p.o. **Itraconazol-Cyclodextrin-Suspension**[1] Kinder (ab 6 Monate), Jugendliche und Erwachsene: 5 mg/kg/Tag in 2 ED oral
Primärprophylaxe invasiver Aspergillus-Infektionen	**Itraconazol-Cyclodextrin-Suspension**[1] Kinder (ab 6 Monate), Jugendliche und Erwachsene: 5 mg/kg/Tag in 2 ED oral
Sekundärprophylaxe rezidivierender oberflächlicher Candida-Infektionen	**Nicht resorbierbare Polyene (Amphotericin B, Nystatin)** **Nicht resorbierbare Azole (Clotrimazol, Miconazol u. a.)** **Fluconazol** Kinder (1 Monat bis 12 Jahre): 3–6 mg/kg/Tag in 1 ED p.o. Jugendliche ab 13. Lebensjahr und Erwachsene: 100–200 mg/Tag in 1 ED p.o. **Itraconazol**[1] Kinder (6 Monate bis 12 Jahre): 5 mg/kg/Tag in 1 oder 2 ED (Suspension) Jugendliche ab 13. Lebensjahr und Erwachsene: 200 mg/Tag p.o. (Kps./Suspension)

[1] nicht zugelassen für Altersstufen < 18 Jahre; vorliegende Daten unterstellen keine Unterschiede bezüglich Verträglichkeit und Wirksamkeit im Vergleich zu Erwachsenen. Bei oraler Gabe von Itraconazol zur Prophylaxe invasiver Pilzinfektionen wird die Aufrechterhaltung von Talspiegeln von Itraconazol von > 0,5 µg/ml (Bioassay: > 2 µg/ml) durch entsprechende Dosisanpassung empfohlen.

Trimethoprim/Sulfamethoxazol (5/25 mg/kg/Tag in 2 ED für Patienten < 12 Jahre und für Patienten > 12 Jahre 160/800 mg in 1 ED täglich oder an 3 Tagen der Woche) ist eine nahezu 100%ig effektive **Prophylaxe der Pneumocystis-Pneumonie**. Sekundäre Alternativen sind die Gabe von Dapson bzw. Atovaquone und die monatliche Inhalation mit Pentamidin-Isethionat. In adäquaten Studien gesicherte Indikationen liegen bei allogener HSZT und hämatologischen Neoplasien mit dosisintensiver Chemotherapie vor. Jedoch kann auch bei autolog transplantierten Patienten, Patienten mit soliden Tumoren und Patienten mit Hirntumoren und Kortikosteroidgabe aufgrund der ausgeprägten T-Zell-Depletion von einem ähnlich hohen Infektionsrisiko ausgegangen werden und damit eine Prophylaxe indiziert sein (Tab. 30-6).

Zur Prophylaxe von **Herpes simplex und Herpes zoster** nach Knochenmarktransplantation bzw. bei Rezidiven unter intensiver Chemotherapie kann Aciclovir eingesetzt werden, in individueller Abwägung das für immunsupprimierte Patienten nicht zugelassene Valaciclovir. Aciclovir-refraktäre chronische HSV- und VZV-Infektionen sind nach HSZT beschrieben und müssen bei Rezidiven berücksichtigt werden. Die primäre Prävention von **Windpocken** VZV-seronegativer Patienten besteht in der Vermeidung einer Exposition. Hat eine Exposition stattgefunden, kann durch die Gabe von VZV-Hyperimmunglobulin ein sicherer Schutz erzielt werden, wenn innerhalb von 24 bis spätestens 96 Stunden verabreicht und der Inkuband vom Erkrankten isoliert bleibt. Der Betroffene gilt danach als nicht inkubiert. Bei einer Reexposition nach mehr als 14 Tagen muss erneut immunisiert werden. Bei nicht zeitgerecht möglicher passiver Immunprophylaxe wird die Chemoprophylaxe mit hochdosiertem Aciclovir für sieben Tage ab dem achten Inkubationstag (Beginn der Virämie) empfohlen. Wichtigste Maßnahme zur Vermeidung von **CMV-Infektionen** ist die ausschließliche Gabe CMV-negativer Blutprodukte bzw. die Verwendung spezieller Leukozytenfilter. Nach allogener Knochenmarktransplantation und Seropositivität von Empfänger bzw. Spender sind die Prophylaxe mit Ganciclovir (ab Engraftment bis Tag +100) bzw. die präemptive Therapie mit Ganciclovir oder auch Foscarnet bei Nachweis von CMV-Antigen bzw. Genprodukten nachgewiesen wirksam zur Prävention manifester Erkrankungen.

Während **Mumps und Röteln** keine besondere Bedrohung darstellen, ist bei einer **Masernexposition** die Gabe eines polyvalenten Immunglobulinpräparates zwingend und effektiv, wenn der Exponierte vom Erkrankten isoliert bleibt. Zur Chemoprophylaxe der **Influenza** bei Kontakt bzw. Epidemien stehen Oseltamivir und, ab dem 12. Lebensjahr zugelassen, Zanamivir, evtl auch Amantadin zur Verfügung.

Tab. 30-6 Chemoprophylaxe der Pneumocystis-Pneumonie: Dosisempfehlungen (modifiziert nach Groll et al. 2001).

Verfahren der ersten Wahl	
Kinder **1 Monat bis 12 Jahre**	150 mg TMP/m^2/Tag + 750 mg SMX/m^2/Tag oral • in 2 ED an 3 aufeinanderfolgenden Tagen der Woche • in 2 ED an 7 Tagen der Woche
Jugendliche ab 13 Jahre **und Erwachsene**	160 mg TMP/Tag + 800 mg SMX/Tag oral • in 1 ED an 7 Tagen der Woche • in 1 ED an 3 aufeinanderfolgenden Tagen der Woche
Alternativen bei TMP-/SMX-Intoleranz	
Kinder	• Inhalation mit Pentamidin-Isethionat 300 mg monatlich mit Respirgard-II-Inhalator (ab 5. Lebensjahr möglich) • Dapson (ab 1. Lebensmonat) 2 mg/kg oral (max. 100 mg) täglich in 1 ED • Atovaquon 30 mg/kg oral (1.–3. Lebensmonat und ab dem 25. Lebensmonat) bzw. 45 mg/kg oral (4.–24.Lebensmonat) täglich in 1 ED
Jugendliche und Erwachsene	• Inhalation mit Pentamidin-Isethionat 300 mg monatlich mit Respirgard-II-Inhalator • Dapson 100 mg oral täglich in 1 oder 2 ED • Atovaquon 1500 mg oral täglich in 1 ED

Therapieprobleme

Prophylaxe mit polyvalenten Immunglobulinen und Vakzinen

Die regelmäßige Gabe polyvalenter Immunglobuline hat keine gesicherte Indikation in der Infektionsprophylaxe onkologischer Patienten; ein Einfluss auf die Häufigkeit infektiöser Komplikationen bzw. infektionsassoziierte und allgemeine Mortalität ist nicht nachgewiesen. Bei Patienten nach HSZT liegen Daten vor, die eine infektionspräventive Wirksamkeit polyvalenter Immunglobulingaben unterstellen; eine universelle Empfehlung aus infektionspräventiver Sicht wird jedoch kontrovers beurteilt.

Literatur

Annane D, Sebille V, Charpentier C, Bollaert PE, Francois B, Korach JM, et al. Effect of treatment with low doses of hydrocortisone and fludrocortisone on mortality in patients with septic shock. JAMA 2002; 288: 862.

Bernard GR, Vincent JL, Laterre PF, LaRosa SP, Dhainaut JF, Lopez-Rodriguez A, et al. Efficacy and safety of recombinant human activated protein C for severe sepsis. N Engl J Med 2001; 344: 699.

Boogaerts M et al. Intravenous and oral itraconazole versus intravenous amphotericin B deoxycholate as empirical antifungal therapy for persistent fever in neutropenic patients with cancer who are receiving broad-spectrum antibacterial therapy. A randomized, controlled trial. Ann Intern Med 2001; 135: 412.

Bowden RA, Slichter SJ, Sayers M, Weisdorf D, Cays M, Schoch G, et al. A comparison of filtered leukocyte-reduced and cytomegalovirus (CMV) seronegative blood products for the prevention of transfusion-associated CMV infection after marrow transplant. Blood 1995; 86: 3598.

CDC-Centers for Disease Control. Guidelines for preventing opportunistic infections among hematopoietic stem cell transplant recipients. MMWR Recomm Rep 2000; 49 (RR-10): 1–125.

Cometa A, Calandra T, Gaya H, et al. Monotherapy with meropenem versus combination therapy with ceftazidime plus amikacin as empiric therapy for fever in granulocytopenic patients with cancer. Antimicrob Ag Chemother 1996; 40: 1108.

EORTC International Antimicrobial Therapy Cooperative Group: Empiric antifungal therapy in febrile granulocytopenic patients. Am J Med 1989; 86: 668.

EORTC International Antimicrobial Therapy Cooperative Group and National Cancer Institute of Canada: Vancomycin added to empiri-

cal combination antibiotic therapy for fever in granulocytopenic cancer patients. J Infect Dis 1991; 163: 951.

Freifeld A, Marchigiani D, Walsh T, Chanock S, Lewis L, Hiemenz J, et al. A double-blind comparison of empirical oral and intravenous antibiotic therapy for low-risk febrile patients with neutropenia during cancer chemotherapy. N Engl J Med 1999; 341: 305.

Freifeld AG, Walsh TJ, Marshall D, et al. Monotherapy for fever and neutropenia in cancer patients: A randomised comparison of ceftazidime versus imipenem. J Clin Oncol 1995; 13: 165.

Glasmacher A, Hahn C, Marklein G, Molitor E, Schmidt-Wolf I. Minimal effective through concnetrations for antifungal prophylaxis with itraconazole: a case-control study. 42. Interscience Conference on Antimicrobial Agents and Chemotherapy (ICAAC); 2002; American Society for Microbiology; Washington DC: Abstr. M-891, 393.

Groll AH, Ritter J, Muller FM. Guidelines for Prevention of Pneumocystis carinii Pneumonitis in Children and Adolescents with Cancer. Klin Padiatr 2001; 213 (Suppl 1): A38.

Groll AH, Walsh TJ. Antifungal chemotherapy: advances and perspectives. Swiss Med Wkly 2002; 132: 303.

Hughes WT, Armstrong D, Bodey GP, Bow EJ, Brown AE, Calandra T, et al. 2002 guidelines for the use of antimicrobial agents in neutropenic patients with cancer. Clin Infect Dis 2002; 34: 730.

Jones PG, Rolston KVI, Fainstein V et al. Aztreonam therapy in neutro-penic patients with cancer. Amer J Med 1986; 81: 243.

Kern WV, Cometta A, De Bock R, Langenaeken J, Paesmans M, Gaya H. Oral versus intravenous empirical antimicrobial therapy for fever in patients with granulocytopenia who are receiving cancer chemotherapy. International

Antimicrobial Therapy Cooperative Group of the European Organization for Research and Treatment of Cancer. N Engl J Med 1999; 341: 312.

Kern WV, Beyer J, Böhme A, Buchheidt D, Cornely O, Einsele H, Kisro J, Kruger W, Maschmeyer G, Ruhnke M, Schmidt CA, Schwartz S, Szelenyi H. Infektionsprophylaxe bei neutropenischen Patienten. Leitlinien der Arbeitsgemeinschaft Infektionen in der Hamatologie und Onkologie. Dtsch Med Wochenschr 2000; 125: 1582–8.

Lehrnbecher T, Foster C, Vasquez NJ, et al. Therapy-induced alterations in host defense in children receiving therapy for cancer. J Pediatr Hematol Oncol 1997; 19: 399.

Lehrnbecher T, Welte K. Haematopoetic growth factors in children with neutropenia. Br J Haematol 2002; 116: 28.

Marr KA, Seidel K, Slavin MA, Bowden RA, Schoch HG, Flowers ME, Corey L, Boeckh M. Prolonged fluconazole prophylaxis is associated with persistent protection against candidiasis-related death in allogeneic marrow transplant recipients: long-term follow-up of a randomized, placebo-controlled trial. Blood 2000; 96: 2055.

Martino P, Girmenia C, Raccah R, Micozzi A, Cimino G, Sgadari C, Gentile G. Single daily dose ceftriaxone plus amikacin treatment of febrile episodes in neutropenic patients attending day hospital for hematologic malignancies. Oncology 1992; 49: 49.

Menichetti F, Del Favero A, Martino P, Bucaneve G, Micozzi A, Girmenia C, et al. Itraconazole oral solution as prophylaxis for fungal infections in neutropenic patients with hematologic malignancies: a randomized, placebo-controlled, double-blind, multicenter trial. Clin Infect Dis 1999; 28: 250.

Pizzo PA, Robichaud KJ, Gill FA, Witebsky FG. Empiric antibiotic and antifungal therapy for cancer patients with prolonged fever and granulocytopenia. Am J Med 1982; 72: 101.

Pizzo PA, Hathorn JW, Hiemenz J, Browne M, Commers J, Cotton D, Gress J, Longo D, Marshall D, McKnight J, et al. A randomized trial comparing ceftazidime alone with combination antibiotic therapy in cancer patients with fever and neutropenia. N Engl J Med 1986; 315: 552.

Pizzo PA. Management of fever in patients with cancer and treatment-induced neutropenia. N Engl J Med 1993; 328: 1323.

Prentice HG, Hann IM, Herbrecht R, Aoun M, Kvaloy S, Catovsky D, et al. A randomized comparison of liposomal versus conventional amphotericin B for the treatment of pyrexia of unknown origin in neutropenic patients. Br J Haematol 1997; 98: 711.

Reusser P, Einsele H, Lee J, Volin L, Rovira M, Engelhard D, Finke J, Cordonnier C, Link H, Ljungman P. Randomized multicenter trial of foscarnet versus ganciclovir for preemptive therapy of cytomegalovirus infection after allogeneic stem cell transplantation. Blood 2002; 99: 1159.

Shenep JL, Flynn PM, Baker DK, Hetherington SV, Hudson MM, Hughes WT, et al. Oral cefixime is similar to continued intravenous antibiotics in the empirical treatment of febrile neutropenic children with cancer. Clin Infect Dis 2001; 32: 36.

Simon A, Fleischhack G. Nicht medikamentöse Infektionsprophylaxe in der pädiatrischen Hämatologie/Onkologie. Klin Pädiatr 2001; 213 (Suppl 1): A9.

Slavin MA, Osborne B, Adams R, Levenstein MJ, Schoch HG, Feldman AR, Meyers JD, Bowden RA. Efficacy and safety of fluconazole prophylaxis for fungal infections after marrow transplantation—a prospective, randomized, double-blind study. J Infect Dis 1995; 171: 1545.

Walsh TJ, Finberg RW, Arndt C, Hiemenz J, Schwartz C, Bodensteiner D, et al. Liposomal amphotericin B for empirical therapy in patients with persistent fever and neutropenia. National Institute of Allergy and Infectious Diseases Mycoses Study Group. N Engl J Med 1999; 340: 764.

Wang FD, Liu CY, Hsu HC, Gau JP, Chau WK, Haung ML, et al. A comparative study of cefepime versus ceftazidime as empiric therapy of febrile episodes in neutropenic patients. Chemotherapy 1999; 45: 370.

Warren HS. Strategies for the treatment of sepsis (editorial). New Engl J Med 1997; 336: 952.

Winston DJ, Hathorn JW, Schuster MG, Schiller GJ, Territo MC. A multicenter, randomized trial of fluconazole versus amphotericin B for empiric antifungal therapy of febrile neutropenic patients with cancer. Am J Med 2000; 108: 282.

Therapieprobleme

31 Antimikrobielle Therapie nach hämatopoetischer Stammzelltransplantation (HSZT)

Neben der Graft-versus-host-disease sind Infektionen die wichtigste Ursache von Morbidität und Mortalität nach hämatopoetischer Stammzelltransplantation (HSZT).

Infektionsrisiko und Erregerspektrum

Das Infektionsrisiko nach hämatopoetischer Stammzelltransplantation (HSZT) folgt konzeptuell drei Phasen, die von der in der jeweiligen Phase vorherrschenden Abwehrstörung bestimmt sind (Abb. 31-1):

Die **frühe Phase** (Transplantation bis Engraftment) ist durch die in Abhängigkeit von der durchgeführten Konditionierung mehr oder minder ausgeprägte Granulozytopenie und Schleimhautschädigung bestimmt, mit hieraus resultierendem prädominanten Risiko für invasive Infektionen durch Bakterien der residenten Flora, Candida spp. und Aspergillus spp. sowie mukokutane Herpes-simplex-Reaktivierungen. Die **mittlere Phase** (Engraftment bis Tag +100 nach Transplantation) wird von der Störung der zellvermittelten erworbenen Immunität dominiert, die wesentlich vom Auftreten einer Graft-versus-host-disease (GVHD) bzw. ihrer massiv immunsuppressiven Therapie beeinflusst wird. In dieser Phase sind die Patienten vor allem durch Herpesviren, insbesondere CMV, aber auch Aspergillus spp., Pneumocystis jiroveci (vormals carinii), und, bei T-Zell-depletiertem Transplantat bzw. alternativem, nicht vollständig HLA-kompatiblem Spender, auch durch Adenoviren und Epstein-Barr-Virus-assoziierte lymphoproliferative Erkrankungen gefährdet. Die **späte Phase** (nach Tag +100) wird von der noch inkompletten Regeneration der erworbenen zellvermittelten und humoralen Immunität und Störungen des retikuloendothelialen Systems bei allogen transplantierten Patienten mit GVHD oder alternativen Spendern bestimmt. Die wichtigsten Infektionserreger bei diesen Patienten umfassen Herpesviren (CMV, VZV), Epstein-Barr-Virus-assoziierte lymphoproliferative Erkrankungen, Adenoviren, respiratorische Viren, Aspergillus spp., P. jiroveci und Infektionen durch bekapselte Erreger (z. B. Pneumokokken, H. influenzae).

Therapieprobleme

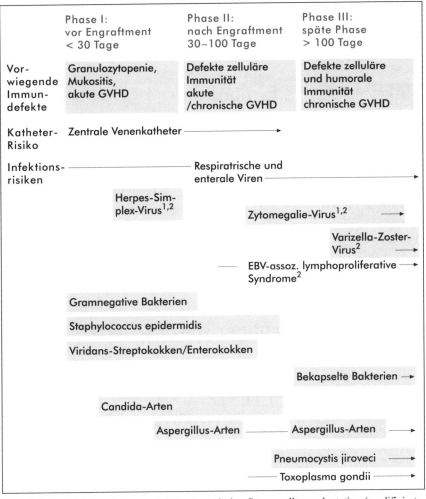

Abb. 31-1 Infektionsrisiken nach hämatopoetischer Stammzelltransplantation (modifiziert nach Centers for Disease Control 2000). [1] ohne Standardprophylaxe. [2] vorwiegend bei vor Transplantation seropositiven Patienten (modifiziert nach CDC, 2001). ▓ : hohes Infektionsrisiko (> 10%); → : anhaltendes Infektionsrisiko.

Patienten nach **autologer HSZT** haben in der Regel eine raschere Regeneration der erworbenen Immunität und damit ein deutlich geringeres Risiko für opportunistische Infektionen in Phase II und III. Das Risiko **allogen transplantierter** Patienten ist im Wesentlichen proportional zu Auftreten und Schweregrad der GVHD, deren Risiko widerum mit dem Ausmaß der Divergenz der Histokompatibilität steigt. Wichtige zusätzliche Variablen der Infektionsgefährdung nach allogener HSZT sind das Konditionierungsregime (z. B. myeloablativ versus nicht myeloablativ), Manipulationen des Grafts (z. B. T-Zell-Depletion in vivo und ex vivo), die immunsuppressive Therapie (z. B. Steroide oder Antilymphozyten-Globulin)

Therapieprobleme

sowie antiinfektiöse Supportivmaßnahmen (z. B. Fluconazol-Prophylaxe), die alle einem kontinuierlichen Wandel unterworfen sind und bei der Beurteilung des individuellen Patienten berücksichtigt werden müssen.

Infektiologische Evaluation

Die infektiologische Evaluation vor Transplantation umfasst die serologische Untersuchung von potenziell übertragbaren latenten Infektionserregern (CMV, EBV, VZV, HBV, HCV, HIV, Toxoplasmose), die Anlage eines Tuberkulin-Tests von Spender und Empfänger sowie die Untersuchung von Lungen, Nasennebenhöhlen und Kiefer zum Ausschluss therapiebedürftiger Infektionsherde. Nach Transplantation beschränkt sich das infektiologische Screening im Wesentlichen auf in den ersten 3–6 Monaten durchgeführte Überwachungsuntersuchungen auf CMV mittels Nukleinsäure- bzw. Antigenassays. Bei auftretenden Erkrankungen werden orientiert an Symptomen, klinisch-radiologischen Befunden und vermutetem Erreger alle geeigneten Untersuchungsverfahren, ggf. unter Einschluss invasiver diagnostischer Verfahren, zum direkten Erregernachweis und einer daraus resultierenden, möglichst spezifischen Therapie eingesetzt.

Management wichtiger spezifischer Infektionen

Fieber bei Granulozytopenie

In der von der Panzytopenie nach Konditionierung bestimmten frühen Phase treffen bei Granulozytopenie (< 500 neutrophile Granulozyten/µl) und unklarem Fieber grundsätzlich die im Kapitel »Therapie von Infektionen bei Granulozytopenie« (s. S. 794 ff.) aufgestellten Richtlinien einer antimikrobiellen Interventionstherapie zu und sind daher an dieser Stelle nicht weiter ausgeführt.

Infektionen durch Herpesviren

Die häufigste und schwerwiegendste Manifestation einer Infektion durch das **Zytomegalievirus (CMV)** ist die interstitielle Pneumonie: Vor Einführung effektiver Strategien der Chemoprävention betrug ihre Inzidenz nach allogener Knochenmarktransplantation 10–40 %, die assoziierte Mortalität lag bei bis zu 50 %. Weitere Zielorgane invasiver Infektionen sind Ösophagus, Magen und Darm, Aderhaut, sowie selten das ZNS und andere Organe (Leber, Myokard, Nieren u. a.). Wesentliche prädiktive Faktoren für eine CMV-Erkrankung im Transplantationssetting sind der Serostatus von Spender und Empfänger vor Transplantation, eine Graft-versus-host-disease, ein Lebensalter von > 20 Jahren und eine unzureichende lymphozytäre Rekonstitution nach Transplantation. Der natürliche Erkrankungsgipfel liegt innerhalb der ersten 3 Monate nach Transplantation; unter derzeitigen präventiven Strategien sind jedoch späte Erkrankungen nach Tag +100 häufiger geworden.

Therapie der Wahl ist Ganciclovir, bei CMV-Pneumonie zusätzlich CMV-Hyperimmun-globulin. Die Behandlungsergebnisse vor allem der CMV-Pneumonie sind nach wie vor un-befriedigend. Jedoch hat das Konzept einer präemptiven Frühtherapie bei positivem Anti-gen- bzw. Nukleinsäurenachweis aus peripherem Blut bei wöchentlichem Screening zu einer deutlichen Reduktion der Morbidität und Mortalität durch CMV-Erkrankungen ge-führt. Bei erfolgreicher Initialbehandlung ist in der Regel eine Erhaltungstherapie erforder-lich. Eine weniger gut untersuchte Therapieoption ist Foscarnet, und nachgeordnet die Kombination von Ganciclovir plus Foscarnet, Cidofovir, und Ganciclovir-beladene Implan-tate bei Chorioretinitis. Die Rolle von Valganciclovir, ein oral verabreichbarer Monovalyl-Ester von Ganciclovir mit nahezu gleicher Plasmaexposition wie Ganciclovir, wird derzeit in klinischen Studien evaluiert.

Herpes-simplex-Virus (HSV) Typ I und II können bei immunsupprimierten Patienten ausgedehnte bläschenförmige bzw. ulzerierende Läsionen von Haut- und Schleimhäuten einschließlich der Mundhöhle, des Ösophagus und des Anogenitalbereiches hervorrufen. Invasive Infektionen (Zielorgane: ZNS, Lunge, Leber) sind jedoch sehr selten. Im Gegen-satz dazu beträgt das natürliche Risiko systemischer Manifestationen (Pneumonitis, Me-ningoenzephalitis, Hepatitis) bei primären **Varizella-Zoster-Virus(VZV)-Infektionen** etwa 30% mit bis zu 20% assoziierter Mortalität. Reaktivierungen in Form eines Zoster sind bei bis zu 50% seropositiver Patienten zu erwarten; systemische Manifestationen bei sekundären VZV-Erkrankungen sind selten. Häufige Komplikationen beider Erkrankungen sind bakterielle Superinfektionen. Mit intravenösem Aciclovir steht ein effektives Virustati-kum zur Primärtherapie schwerer Infektionen zur Verfügung; Alternative bei mikrobiologi-scher Resistenz ist Foscarnet bzw. Cidofovir (Tab. 31-1). Die für pädiatrische Patienten nicht zugelassenen oralen Substanzen Brivudin, Valaciclovir und Famciclovir sind indivi-duell einzusetzende Alternativen bei leichten Verlaufsformen oberflächlicher Infektionen.

Invasive Pilzinfektionen

Invasive Pilzinfektionen durch Candida- und Aspergillus-Spezies, aber auch Infektionen durch zuvor seltene und besonders schwierig behandelbare Erreger wie Fusarium spp., Sce-dosporium spp., Zygomyzeten und pigmentierte Schimmelpilze sind wichtige infektiöse Komplikationen nach HSZT. Die wesentlichsten spezifischen Risikofaktoren sind die aus-geprägte und prolongierte Granulozytopenie sowie die Gabe von Glukokortikosteroiden in pharmakologischen Dosierungen.

Candida spp. gehören zur endogenen Flora des Menschen; der Orointestinaltrakt ist das Haupterregerreservoir und Ausgangspunkt endogener Infektionen. Quellen exogener Infek-tionen sind zentrale Venenkatheter. Die wichtigsten klinischen Manifestationen umfassen neben oberflächlichen Infektionen der Schleimhäute die isolierte, häufig Katheter-assozi-ierte Candidämie, akute disseminierte bzw. fokale invasive Infektionen mit oder ohne Can-didämie sowie die chronisch disseminierte (»hepatolienale«) Candidiasis. Invasive Infek-tionen durch Aspergillus spp. und andere Schimmelpilze betreffen neben Haut- und Weichteilen (z.B. nach Katheterimplantation) und den Nasennebenhöhlen ganz überwie-gend den tiefen Respirationstrakt und werden in aller Regel aerogen erworben. Spezifische Komplikationen sind die Streuung der Infektion in das ZNS und pulmonale Blutungen.

Therapieprobleme

Aufgrund der Vielfalt möglicher Pilzerreger, vorhandener Verfahren der Resistenztestung und der Verfügbarkeit neuer Antimykotika sollte eine **mikrobiologische Diagnose** nach Möglichkeit immer angestrebt werden. Moderne bildgebende Verfahren, insbesondere die hochauflösende Computertomographie, erleichtern ein frühes Erkennen von pulmonalen Infiltraten, die mit einer invasiven Schimmelpilzinfektion vereinbar sind. Obwohl periphere Infiltrate, das sog. Halo-Zeichen und Einschmelzungen charakteristisch für eine invasive Schimmelpilzinfektion sind, ersetzen sie dennoch nicht den mikrobiologischen Erregernachweis. Das serielle Monitoring von Galaktomannan-Antigen bzw. Aspergillus-spezifischen Nukleinsäuresequenzen in peripherem Blut ist viel versprechend, aber als Basis für Therapieentscheidungen noch nicht ausreichend evaluiert.

Therapieoptionen bei oberflächlichen Candida-Infektionen umfassen topische Polyene und Azole (beschränkt auf oropharyngeale, vulvovaginale und kutane Infektionen), Amphotericin-B-Deoxycholat, Fluconazol, Itraconazol-Suspension sowie Voriconazol und Caspofungin. Initiale Standardtherapie bei granulozytopenen Patienten mit Nachweis eines Hefepilzes in Blutkulturen ist konventionelles Amphotericin B. Handelt es sich um Candida albicans, kann eine Therapie mit Fluconazol erwogen werden, wenn der Patient eine un-

Tab 31-1   Substanzen zur Behandlung von Infektionen durch Herpesviren. ED = Einzeldosis; i.v. = intravenöse Gabe; p.o. = orale Gabe.

Substanz	Tagesdosis	Indikationen
Aciclovir	15 mg/kg in 3 ED i.v.	Therapie von Herpes-simplex-Infektionen
	30–45 mg/kg in 3 ED i.v.	Therapie von Windpocken/Herpes zoster
Ganciclovir	10 mg/kg in 2 ED i.v.	Induktionstherapie bei CMV-Reaktivierung (Tag 1–14)
	5 mg/kg in 1 ED i.v.	Erhaltungstherapie bei CMV-Reaktivierung (ab Tag 15)
Foscarnet	180 mg/kg in 3 ED i.v.	Alternative der Induktionstherapie bei CMV-Reaktivierung (Tag 1–14)
	90–120 mg/kg in 1 ED i.v.	Alternative der Erhaltungstherapie bei CMV-Reaktivierung (ab Tag 15)
	120 mg/kg in 2–3 ED i.v.	Therapie Aciclovir-resistenter Herpes-simplex-Infektionen
		Therapie des Aciclovir-resistenten Herpes zoster
Cidofovir	5 mg/kg in 1 ED i.v. jeden 7. bzw. 14.Tag[1]	Therapie der CMV-Retinitis; Option der Therapie Ganciclovir- und Foscarnet-refraktärer CMV-Reaktivierungen bzw. HSV- und VZV-Infektionen im Rahmen eines individuellen Heilversuches
Brivudin	15 mg/kg in 2–3 ED p.o. (max. 500 mg)	Option der oralen Therapie mukokutaner HSV-1-Infektionen und des Herpes zoster
Valaciclovir	1000 mg in 2 ED p.o.[1]	Option der oralen Therapie von Herpes-simplex-Infektionen
	3000 mg in 3 ED p.o.[1]	Option der oralen Therapie des Herpes zoster
Famciclovir	1000 mg in 2 ED p.o.[1]	Option der oralen Therapie von Herpes-simplex-Infektionen
	1500 mg in 3 ED p.o.[1]	Option der oralen Therapie des Herpes zoster

[1] Erwachsenendosierung

Therapieprobleme

Tab 31-2 Substanzen zur Behandlung vermuteter bzw. gesicherter invasiver Pilzinfektionen.

Substanz	Tagesdosis	Indikationen
Amphotericin-B-Desoxycholat	0,7–1,0 mg/kg in 1 ED i.v. 0,7 mg/kg in 1 ED i.v.	Invasive Candida-Infektionen Kryptokokken-Meningoenzephalitis (in Kombination mit 5-Flucytosin)
	1,0–1,5 mg/kg in 1 ED i.v. (max. 1,5 mg/kg in 1 ED)	Infektionen durch Aspergillus und andere Fadenpilze (z. B. Fusarium spp. u. andere hyaline Fadenpilze; Zygomyzeten; pigmentierte Fadenpilze)
Liposomales Amphotericin B	3–5 mg/kg in 1 ED i.v. (max. 10 mg/kg in 1 ED)	Therapie invasiver Pilzinfektionen bei Unverträglichkeit bzw. Versagen von Amphotericin-B-Deoxycholat: Maximale Dosierung (≥ 5 mg/kg) bei invasiven Infektionen durch Aspergillus und andere Fadenpilze dringend empfohlen
Fluconazol	8 mg/kg in 1 ED i.v. (max. 400 mg)	Konsolidierungs- und Erhaltungstherapie bei Kryptokokken-Meningoenzephalitis
	8–12 mg/kg in 1 ED i.v. (max. 800 mg)	Therapie invasiver Candida-Infektionen
Itraconazol[1]	200 mg in 1 ED i.v. (Tag 1+2: 2-mal 200 mg)	Therapie invasiver Aspergillus-Infektionen bei Unverträglichkeit bzw. Versagen von Amphotericin B
	5 mg/kg in 2 ED p.o. (Suspension)	Konsolidierungs- und Erhaltungstherapie invasiver Infektionen durch Aspergillus spp. und andere Schimmelpilze. Itraconazol-Talspiegel > 0,5 µg/ml empfohlen (HPLC)
Voriconazol	8 mg/kg in 2 ED i.v. (Tag 1: 12 mg/kg in 2 ED)	Primär- und Sekundärtherapie invasiver Aspergillus-Infektionen
		Sekundärtherapie invasiver Infektionen durch Fusarium spp., Scedosporium prolificans und Candida spp.
Caspofungin[2]	50 mg in 1 ED i.v. (Tag 1: 70 mg in 1 ED)	Therapie invasiver Aspergillus-Infektionen bei Unverträglichkeit bzw. Versagen von Amphotericin B und Itraconazol
		Primärtherapie invasiver Candida-Infektionen nicht granulozytopener Patienten
Flucytosin	100 mg/kg in 3–4 ED i.v.	In Kombination mit Amphotericin B bei Kryptokokkose, Candida-Meningoenzephalitis, Endophthalmitis sowie bei renaler, peritonealer und disseminierter Candidiasis. Spiegelbestimmungen empfohlen (<100 µg/ml).

[1] Untersuchungen zur Dosis der intravenösen Formulierung von Itraconazol bei pädiatrischen Patienten liegen nicht vor. Itraconazol ist für pädiatrische Altersstufen (< 18 Jahre) nicht zugelassen.
[2] Caspofungin ist bislang nicht für pädiatrische Patienten zugelassen. Vorläufige pharmakokinetische Untersuchungen unterstellen eine Dosierung von 50 mg/m^2 (Tag 1: 70 mg/m^2) bei Patienten < 18 Jahre.

Therapieprobleme

komplizierte Fungämie hat und keine Azole als antimykotische Prophylaxe erhalten hat. Wenn möglich, sollte ein liegender zentraler Venenkatheter entfernt werden. Bei akuter disseminierter Candidiasis mit hämodynamischer Instabilität, persistierend positiven Blutkulturen und Hinweise auf eine Invasion tiefer Gewebe kann nach wie vor die hochdosierte Gabe von Amphotericin B plus Flucytosin empfohlen werden. Der Einsatz von Fluconazol in dieser Situation ist umstritten. Alternativen in der Behandlung invasiver Candida-Infektionen sind liposomales Amphotericin B, Voriconazol und Caspofungin. Daten einer randomisierten vergleichenden Doppelblindstudie bei vorwiegend nicht granulozytopenen Patienten zeigten eine gleiche therapeutische Wirksamkeit von Caspofungin im Vergleich zu konventionellem Amphotericin B in der Primärtherapie invasiver Candida-Infektionen bei besserer Verträglichkeit (Tab. 31-2).

Substanzen der ersten Wahl bei vermuteten bzw. nachgewiesenen invasiven Aspergillus-Infektionen sind Voriconazol und konventionelles Amphotericin B. Eine jüngst abgeschlossene, vergleichende klinische Studie zur Primärtherapie invasiver Aspergillus-Infektionen zeigte eine bessere antimykotische Wirksamkeit und eine niedrigere Mortalität bei initial mit Voriconazol (im Vergleich zu initial mit Amphotericin-B-Deoxycholat) behandelten Patienten. Alternativen bei Patienten mit refraktären Infektionen bzw. Unverträglichkeit von konventionellem Amphotericin B sind liposomales Amphotericin B und, ohne pädiatrische Zulassung und Dosis, Itraconazol und Caspofungin i.v. Bei lokalisierten Infektionen und auch bei der invasiven pulmonalen Aspergillose können zusätzlich chirurgische Maßnahmen indiziert sein. Kombinationstherapien von Amphotericin B und Echinocandinen bzw. von neuen Triazolen mit Echinocandinen sind intuitiv viel versprechend, der Nachweis einer verbesserten Wirksamkeit durch adäquate klinische Studien steht jedoch bislang aus (Tab. 31-2).

Infektionen durch Pneumocystis

Mit der Intensivierung der Chemotherapie neoplastischer Erkrankungen Anfang der 70er-Jahre wurde das hohe Risiko Krebskranker für eine Pneumocystis-Pneumonie deutlich. Neben Patienten mit hämatologischen Neoplasien sind solche nach allogener HSZT besonders gefährdet. Die Leitsymptome der Pneumocystis-Pneumonie (PcP) bei Patienten mit bösartigen Erkrankungen und nach allogener HSZT sind trockener Husten, Fieber, Dyspnoe und Hypoxie bei oft minimalem Auskultationsbefund und eine rasche Progression. Radiologisch besteht eine diffuse Zeichnungsvermehrung der Lungen bis hin zur völligen Verschattung. Vor allem unter inhalativer Pentamidin-Prophylaxe sind jedoch auch atypische Verläufe möglich. **Standardtherapie** ist die intravenöse Gabe von Trimethoprim/ Sulfamethoxazol über 14–21 Tage; nachgeordnete Alternativen sind intravenös verabreichbares Pentamidin, Atovaquone, sowie die Kombination von Trimethoprim und Dapson. Bei deutlicher Hypoxämie (paO_2 < 70 mmHg) ist die Gabe von Prednison angezeigt (2-mal 1 mg/kg; ab Tag 6: 2-mal 0,5 mg/kg; ab Tag 11: 2-mal 0,25 mg/kg; s. Tab. 31-3). Die Prognose der behandelten Pneumocystis-Pneumonie ist im Wesentlichen von ihrer Progression zu Therapiebeginn abhängig; die Überlebensraten bei Krebskranken liegen global zwischen 42 und 85 %.

Tab 31-3 Substanzen zur Behandlung einer Pneumocystis-Pneumonie bei HSZT.

Substanz	Tagesdosis	Kommentare
Co-trimoxazol	15–20 bzw.75–100 mg/kg in 3–4 ED i.v.	Standardsubstanz der Therapie der Pneumocystis-Pneumonie[1] Cave: Exanthem/Suppression der Hämatopoese
Pentamidin	4 mg/kg in 1 ED i.v.	Alternativ-Substanz der Therapie der Pneumocystis-Pneumonie[1] Cave: Niereninsuffizienz, Hypoglykämie
Dapson/Trimethoprim	**Erwachsene:** 100 mg in 1 ED bzw. 5 mg/kg in 3 ED p.o. **Kinder:** 1 mg/kg in 1 ED bzw. 5 mg/kg in 3 ED p.o.	Alternative bei leichten Verlaufsformen $(paO_2 > 70\,mmHg)$
Primaquin/Clindamycin	**Erwachsene:** 15 mg in 1 ED bzw. 1600 mg in 4 ED p.o. **Kinder:** 0,25 mg/kg in 1 ED bzw. 30 mg/kg in 4 ED p.o.	Alternative bei leichten Verlaufsformen $(paO_2 > 70\,mmHg)$
Atovaquon	**Erwachsene:** 1500 mg in 2 ED p.o. **Kinder:** 30 mg/kg in 1 ED p.o.[2]	Alternative bei leichten Verlaufsformen $(paO_2 > 70\,mmHg)$

[1] bei deutlicher Hypoxämie $(paO_2 < 70\,mmHg)$ plus Prednison (2 mg/kg in 2 ED; ab Tag 6: 1 mg/kg in 2 ED; ab Tag 11: 0,5 mg/kg in 2 ED)
[2] 45 mg/kg bei Kindern zwischen 4 und 24 Monaten
ED = Einzeldosis; i.v. = intravenöse Gabe; p.o. = orale Gabe

Therapiekonzepte spezifischer Infektionen nachgeordneter Häufigkeit

Infektionen durch Mykobakterien

Die Inzidenz der **Tuberkulose** ist bei erwachsenen onkologischen Patienten im Vergleich zu Gesunden deutlich erhöht und miliare pulmonale Infiltrate sowie extrapulmonale Manifestationen sind häufig. Pulmonale Erkrankungen können leicht mit anderen Infektionen oder der Grunderkrankung verwechselt werden. Die Mortalität ist hoch und eine frühzeitige differenzialdiagnostische Berücksichtigung wichtig.

Die Behandlung von Tuberkulose-Infektionen abwehrgeschwächter Patienten sollte initial immer mindestens drei Substanzen (Isoniazid, Rifampicin, Ethambutol oder Pyrazinamid) in üblicher Dosierung umfassen und für mindestens neun Monate erfolgen. Eine prolon-

Therapieprobleme

819

gierte Erhaltungstherapie kann bei Patienten mit anhaltender Abwehrschwäche indiziert sein.

Infektionen durch Listerien

Listeria monocytogenes ist der häufigste Erreger der bakteriellen Meningitis krebskranker Erwachsener und hat eine außerordentlich schlechte Prognose. Seine differenzialdiagnostische Berücksichtigung ist besonders wichtig, da die üblicherweise in der empirischen Therapie fiebernder krebskranker Patienten eingesetzten Substanzen keine Aktivität gegenüber diesem Erreger haben. Die klinischen Manifestationen der Listeriose umfassen Bakteriämien mit typischerweise schwerem septischen Krankheitsbild und/oder Meningitis und Enzephalitis mit charakteristischer Bevorzugung des Hirnstamms. Die **Standardbehandlung** ist die Gabe von Ampicillin mit oder ohne Gentamicin; hochdosiertes Trimethoprim-Sulfamethoxazol oder die Kombination von Ampicillin mit Trimethoprim-Sulfamethoxazol sind alternative, weniger gut evaluierte Therapiestrategien.

Infektionen durch Mykoplasmen, Chlamydien und Legionellen

Mykoplasmen, Chlamydien und Legionellen müssen immer in die Differenzialdiagnose refraktärer, lokalisierter wie auch diffuser pulmonaler Infiltrate eingeschlossen werden. **Therapiestandard** der Infektionen durch Mykoplasmen, Chlamydien und Legionellen ist Erythromycin; die Kombination mit Rifampicin wird für bedrohlich kranke Patienten empfohlen. Tetracycline, Azithromycin, Clarithromycin und Chinolone stellen weitere, aber zum Teil weniger gut untersuchte Therapieoptionen dar.

Infektionen durch seltene Pilzerreger

Zygomyzeten (Rhizopus, Mucor, Absidia, Cunninghamella u. a.) sind bei Immunsupprimierten eine eher seltene Ursache vor allem sinu-orbitaler und pulmonaler Infektionen mit häufiger ZNS-Beteiligung. Sie gelten nach bisheriger Datenlage als resistent gegenüber zugelassenen Azolen und Echinocandinen. Grundprinzipien der Therapie beinhalten das Débridement chirurgisch angehbarer Läsionen, die hochdosierte Gabe von konventionellem bzw. liposomalem Amphotericin B (Tab. 31-2), und, falls möglich, das Absetzen von Kortikosteroiden bzw. die Gabe von G-CSF oder GM-CSF bei granulozytopenen Patienten. Präklinische und frühe klinische Daten zu Posaconazol, einem in Entwicklung befindlichen Triazol, weisen auf eine Wirksamkeit dieser neuen Substanz bei der Therapie von Zygomykosen und mögliche Therapiealternativen in der Zukunft hin.

Kryptokokken können vor allem bei Defekten der zellvermittelten Immunität über Lunge und regionale Lymphknoten in potenziell jedes Organ, bevorzugt aber in das ZNS gelangen. Dementsprechend sind die klinisch häufigsten Manifestationen eine fokale oder diffuse Pneumonie bzw. eine meist symptomarme Meningoenzephalitis. **Standardtherapie** ist die Induktion mit Amphotericin B in Kombination mit Flucytosin, gefolgt von Fluconazol oder Itraconazol (Tab. 31-2). Da Rezidive häufig sind, ist eine Erhaltungstherapie nach erfolgreicher Behandlung für die Dauer der Abwehrschwäche erforderlich.

Klinische Manifestationen von Infektionen durch seltene hyaline und pigmentierte opportunistische **Schimmelpilze** sind aufgrund des meist aerogenen Infektionsweges klinisch und bildgebend nicht von invasiven Aspergillus-Infektionen unterscheidbar, ihre Diagnose beruht auf dem kulturellen Erregernachweis. Alle seltenen Erreger invasiver Pilzinfektionen sind schwierig therapierbar – die individuelle Konsultation ausgewiesener Experten wird angeraten.

Infektionen durch Herpesviren

Abwehrgeschwächte Patienten mit ausgeprägter Störung der T-Zell-Immunität sind nicht in der Lage, die Proliferation von mit **Epstein-Barr-Virus (EBV)** infizierten B-Lymphozyten zu kontrollieren und können neben Symptomen der infektiösen Mononukleose schwere, häufig letal verlaufende lymphoproliferative Krankheitsbilder bis hin zu malignen B-Zell-Lymphomen entwickeln. Gefährdet sind vor allem Patienten nach T-Zell-depletierter bzw. HLA-diskordanter HSZT, nach Gabe von Anti-Lymphozyten-Antikörpern, mit CMV-Erkrankung und primärer EBV-Infektion. Da lymphoproliferative Komplikationen mit einer Erhöhung der EBV-Viruslast im Blut assoziiert sind, kann in Hochrisikopopulationen ein serielles Monitoring mittels quantitativer PCR als Kriterium für eine präemptive Therapie eingesetzt werden. Therapeutische Optionen bestehen in der Reduktion der Immunsuppression (falls möglich), der Gabe von Donor-Lymphozyten, einer zytoreduktiven Chemotherapie sowie monoklonalen Anti-B-Zell-Antikörpern.

Manifestationen nach Reaktivierungen bzw. Erstinfektionen durch **HHV-6**, dem Erreger des Dreitagefiebers, bei Patienten nach allogener HSZT umfassen fieberhafte Krankheitsbilder mit interstitieller Pneumonie, Hepatitis, Enzephalitis, Retinitis, Panzytopenie mit und ohne Exanthem. Wie bei CMV-Infektionen besteht eine Assoziation mit GVHD. Ähnlich wie CMV ist HHV-6 gegenüber Ganciclovir und Foscarnet sensibel. Aussagekräftige klinische Studien existieren jedoch derzeit nicht.

Infektionen durch Ortho- und Paramyxoviren

Über **Maserninfektionen** immuner Patienten nach HSZT ist wenig bekannt. Bei Infektionen nicht immuner krebskranker Patienten beträgt das Risiko einer Pneumonie über 60 %, die Mortalität liegt zwischen 36 und 83 %. Typische klinische Manifestationen (Exanthem, Enanthem) können gerade bei komplizierten Verläufen fehlen, und Expositionsanamnese und Serologie sind unzuverlässig.

Patienten nach HSZT haben ein beträchtliches Risiko für komplizierte Infektionen durch das **Respiratory Syncytial Virus (RSV)**. In einer prospektiven Studie an stationär aufgenommenen pädiatrischen Patienten wurden pneumonische Verläufe auch bei älteren Kindern (> 24 Monate) in 100 % der Fälle registriert, die Gesamtmortalität betrug 15 %. Über die Hälfte der Infektionen waren nosokomial akquiriert. Auch **Parainfluenzaviren** können bei ausgeprägter Immunsuppression schwere Infektionen des unteren Respirationstraktes hervorrufen. Ihre Inzidenz liegt bei knochenmarktransplantierten Patienten zwischen 2 und 3 %, Pneumonien werden in etwa 70 % der Erkrankungen beobachtet mit einer assozi-

Therapieprobleme

Tab 31-4   Substanzen zur Behandlung von Infektionen durch Ortho- und Paramyxoviren bei HSZT und Abwehrschwäche.

Substanz	Tagesdosis	Indikationen
Amantadin	**Erwachsene:** 200 mg in 2 ED p.o. **Kinder:** 5–8 mg/kg in 2 ED p.o. (max. 200 mg TD)	Prophylaxe und Therapie von Influenza-A-Infektionen
Rimantadin*	**Erwachsene:** 200 mg in 2 ED p.o. **Kinder:** 5 mg/kg in 2 ED p.o. (max. 150 mg TD)	Prophylaxe und Therapie von Influenza-A-Infektionen
Ribavirin	6000 mg über 12–18 h per inhalationem	Therapie schwerer Atemwegsinfektionen durch Masern, RSV, Influenza- und Parainfluenzaviren im Rahmen eines individuellen Heilversuches (auch systemisch; Erwachsenendosis 20–35 mg/kg/Tag i.v./p.o.)
Oseltamivir	60–150 mg in 2 ED p.o.	Therapie und Prophylaxe von Influenza-A- und -B-Infektionen
Zanamivir	20 mg in 2 ED per inhalationem[1]	Therapie von Influenza-A- und -B-Infektionen

[1] ab 12.Lebensjahr.
ED = Einzeldosis; TD = Tagesdosis; i.v. = intravenöse Gabe; p.o. = orale Gabe; * in Deutschland nicht zugelassen

ierten Mortalität von bis zu 50 %. Auch das Risiko einer Influenzaerkrankung ist erhöht. Art und Ausmaß klinischer Symptome unterscheiden sich nicht von denen Immunkompetenter, der Krankheitsverlauf kann jedoch prolongiert sein. Häufige Komplikationen sind bakterielle Superinfektionen des Respirationstraktes, eine erhöhte Inzidenz für die primäre Influenzapneumonie ist nicht bekannt.

Die **therapeutischen Optionen** gegenüber Ortho- und Paramyxoviren sind beschränkt. Sie umfassen Amantadin, Ribavirin, und, bei Influenza, Neuraminidase-Inhibitoren wie Oseltamivir und Zanamivir (Tab. 31-4).

Infektionen durch Adenoviren

Adenoviren können bei ausgeprägter Immunsuppression invasive Infektionen von Gastrointestinaltrakt (Enterokolitis), Urogenitaltrakt (hämorrhagische Zystitis), inneren Organen (Pneumonie, Hepatitis, Enzephalitis) sowie disseminierte Infektionen bewirken. Die Häufigkeit invasiver Infektionen bei unselektierten pädiatrischen Patienten nach allogener HSZT beträgt zwischen 5 und 10 %. Risikofaktoren sind eine GVHD, Immunsuppression mit Steroiden, sowie HLA-divergente bzw. T-Zell-depletierte Grafts. Die Prognose korreliert mit der Anzahl betroffener Kompartimente bzw. der Viruslast im peripheren Blut. Speziell bei pulmonaler Beteiligung liegt die fallbezogene Mortalität bei über 70%. **Behandlungskonzepte** für die Zukunft sind die primäre Chemoprophylaxe bei Hochrisikopatienten sowie präemptive Therapieansätze wie bei CMV. Bislang ungeprüfte potenzielle Optionen der Chemotherapie sind Ribavirin und Cidofovir.

Infektionen durch Parvovirus B19

Parvovirus B19, Erreger der Ringelröteln und Agens aplastischer Krisen bei Patienten mit angeborenen hämolytischen Anämien, kann vor allem bei Patienten mit hämatologischen Neoplasien Ursache chronischer lytischer Infektionen mit prolongierter Anämie, Thrombozytopenie und selten auch Panzytopenie sein. Obwohl immunologische Reaktionen wie Exanthem und Arthralgien typischerweise fehlen, werden auch persistierendes Fieber, Myalgien und Hautausschläge berichtet. Die Gabe von Immunglobulinen bzw. Reduktion der Immunsuppression kann zu einer Reversibilität Parvovirus-B19-induzierter Anämien führen.

Infektionen durch Toxoplasma gondii

Hauptmanifestationen von Toxoplasmose-Erkrankungen nach HSZT sind fokale und disseminierte Enzephalitiden, daneben sind auch diffuse Pneumonien und disseminierte Infektionen beschrieben. Meist handelt es sich um Reaktivierungen, seltener um Erst- bzw. Neuinfektionen durch orale Aufnahme von Oozysten durch zystenhaltige Fleisch- und Wurstwaren, durch erregerhaltige Blutprodukte oder transplantierte Organe.
Bei Nachweis Kontrastmittel aufnehmender zerebraler Läsionen sollte immer an eine ZNS-Toxoplasmose gedacht werden. Eine Hirnbiopsie kann zum Ausschluss anderer infektiöser Ätiologien und zum Ausschluss von ZNS-Lymphomen erforderlich sein. **Standardtherapie** ist unverändert die Kombination von Pyrimethamin plus Sulfadiazin; nachgeordnete alternative Verfahren stehen zur Verfügung, u. a. die Kombination von Trimethoprim plus

Tab 31-5   Substanzen zur Behandlung von Toxoplasma-Infektionen bei HSZT.

Substanz	Tagesdosis	Kommentare
Pyrimethamin/Sulfadiazin	**Erwachsene:** 25–100 mg in 1 ED (Tag 1: 200 mg in 2 ED) bzw. 4–6 g in 4 ED p.o. **Kinder:** 0,5–1 mg/kg in 2 ED bzw. 120–150 mg/kg in 4 ED p.o.	Standard-Kombination der Therapie der Toxoplasma-Enzephalitis **Cave:** Substitution von Folinsäure (Leukovorin; 5–10 mg/Tag)[1]
Co-trimoxazol	10 bzw. 50 mg/kg in 2 ED i.v. oder p.o.	Nachgeordnete Alternative bei Toxoplasma-Enzephalits[1]

[1] Alternativen bei schwerer Sulfonamid-Unverträglichkeit: Pyrimethamin plus Clindamycin oder Clarithromycin oder Azithromycin oder Dapson. Alternative zu Sulfadiazin = Sulfadoxin.
ED = Einzeldosis; i.v. = intravenöse Gabe; p.o. = orale Gabe

Therapieprobleme

Sulfamethoxazol (Tab. 31-5). Aufgrund der potenziell fulminanten Klinik kann eine prä-emptive Therapie vor Diagnosesicherung angezeigt sein.

Infektionsprophylaxe nach HSZT

Für die nicht medikamentöse Infektionsprävention treffen grundsätzlich die im Kapitel »Fieber bei Granulozytopenie« (S. 797 ff.) genannten Grundsätze zu. Eine Pflege in Um-kehrisolation (Einzelzimmer mit Verwendung von Mundnasenschutz, Handschuhen und Einmalkitteln seitens aller Kontaktpersonen) und in mit positivem Luftdruck und High-Effi-ciency-Particulate-Air(HEPA)-Filtern ausgestatteten Räumen wird in einzelnen Zentren nach allogener HSZT vom Zeitpunkt der Stammzellgabe bis Engraftment durchgeführt.

Medikamentöse Infektionsprävention

Die prophylaktische Gabe von antibakteriellen Substanzen in den ersten 100 Tagen nach Stammzellgabe kann aufgrund unzureichender Daten nicht generell empfohlen werden. Ob-wohl einzelne Studien eine Reduktion von Bakteriämien nach antibakterieller Prophylaxe zeigen konnten, ist ein Effekt auf die Infektions-assoziierte Mortalität nicht belegt. Proble-matisch sind vor allem die Selektion polyresistenter Erreger, daneben unerwünschte Neben-wirkungen und Aspekte der Compliance.

Nach Ablauf der ersten 100 Tage nach Transplantation wird für Patienten mit chronischer GVHD und aktiver Behandlung derselben eine Prophylaxe gegenüber bekapselten Bakte-rien (H. influenzae, S. pneumoniae und N. meningitidis) mit Penicillin oder einer alternati-ven Substanz empfohlen. Wichtig ist darüber hinaus die Aufklärung über das besondere In-fektionsrisiko und eine präemptive antibakterielle Therapie bei unklaren Fieberzuständen.

Patienten nach allogener HSZT bis Engraftment bzw. mit GVHD vom Grad III/IV haben ein hohes (>10%) Risiko für invasive Pilzinfektionen. Eine wirksame **Prophylaxe invasiver Candida-Infektionen** mit signifikanter Verbesserung der Langzeit-Überlebenswahr-scheinlichkeit wurde bei Patienten nach allogener HSZT für die Gabe von Fluconazol (400 mg/Tag in 1 ED) vom Beginn der Konditionierung bis Tag +75 nachgewiesen und ist in den meisten Zentren Standard der antiinfektiösen Supportivtherapie. Eine jüngst veröffent-lichte Studie zeigte, dass Itraconazol i.v. und p.o., verabreicht von Tag +1 bis +100 nach Transplantation, zu einer geringeren Rate nachgewiesener invasiver Pilzinfektionen führte als Fluconazol, ohne jedoch einen günstigen Effekt auf die Mortalität zu haben.

Prävention invasiver Aspergillus-Infektionen: Pflege in »Laminar-air-flow«-Einheiten mit HEPA-Filtern kann eine wirksame Maßnahme darstellen; eine effektive Chemopräven-tion dieser Infektionen ist nicht durch kontrollierte Studien belegt. Eine jüngere sorgfältige Metaanalyse unterstellt jedoch eine präventive Wirksamkeit der Itraconazol-Suspension bei Patienten mit hämatologischen Neoplasien. Als Ad-hoc-Maßnahme bei institutioneller Häufung invasiver Schimmelpilzinfektionen während Granulozytopenie bzw. höhergradi-ger GVHD wird derzeit Itraconazol empfohlen.

Ein partielles Ansprechen und die Fortführung der antimykotischen Therapie mit wirksamen Substanzen in therapeutischen Dosierungen vorausgesetzt (Sekundärprophylaxe bzw. Erhaltungstherapie), gelten invasive Pilzinfektionen wie eine chronisch disseminierte Candidiasis oder eine invasive pulmonale Schimmelpilzinfektion nicht als absolute Kontraindikation für eine HSZT (s. Tab. 30-5, S. 808).

Prophylaxe der Pneumocystis-Pneumonie: Co-trimoxazol (5/25 mg/kg/Tag in 2 ED für Patienten < 12 Jahre und für Patienten > 12 Jahre 160/800 mg in 1 ED täglich oder an 3 Tagen der Woche) ist eine nahezu 100%ig effektive Prophylaxe bei allogener HSZT. Bei autolog transplantierten Patienten kann aufgrund der ausgeprägten T-Zell-Depletion von einem ähnlich hohen Infektionsrisiko ausgegangen werden und eine Prophylaxe bis 3 Monate (allogene HSZT: mindestens 6 Monate) nach Engraftment wird empfohlen. Patienten mit erfolgreich behandelter Pneumocystis-Pneumonie bedürfen einer Sekundärprophylaxe (s. Tab. 30-6, S. 809).

Prophylaxe von Herpes simplex und Herpes zoster nach Knochenmarktransplantation: Hierbei kann Aciclovir eingesetzt werden, in individueller Abwägung auch das für pädiatrische Patienten noch nicht zugelassene Valaciclovir. Aciclovir-refraktäre chronische HSV- und VZV-Infektionen sind nach HSZT beschrieben und müssen bei Prophylaxedurchbrüchen berücksichtigt werden. Die primäre Prävention von Windpocken VZV-seronegativer Patienten entspricht den in Kapitel »Fieber bei Granulozytopenie« abgehandelten Interventionen. Wichtigste Maßnahme zur Vermeidung von CMV-Infektionen ist die ausschließliche Gabe CMV-negativer Blutprodukte bzw. die Verwendung spezieller Leukozytenfilter. Nach allogener HSZT und Seropositivität von Empfänger bzw. Spender sind die Prophylaxe mit Ganciclovir (ab Engraftment bis Tag +100) bzw. die präemptive Therapie mit Ganciclovir (oder auch Foscarnet) bei Nachweis von CMV-Antigen bzw. Genprodukten nachgewiesen wirksam in der Prävention manifester Erkrankungen.

Infektionsprävention mit Immunglobulinen und Vakzinen

Für Patienten nach **allogener HSZT** liegen Daten vor, die eine infektionspräventive Wirksamkeit polyvalenter Immunglobulingaben unterstellen; eine universelle Empfehlung aus infektionspräventiver Sicht wird jedoch kontrovers beurteilt.

Für Patienten nach **autologer oder allogener HSZT** ohne GVHD und immunsuppressive Therapie werden derzeit eine Grundimmunisierung mit Totimpfstoffen ab 12 Monate und Impfungen mit Lebendimpfstoffen ab 24 Monate nach Transplantation empfohlen. Empfohlene Indikationsimpfungen sind die Pneumokokkenimpfung und jährliche Gaben der Influenzavakzine.

Eine wichtige Maßnahme der Infektionsprävention durch aktive Immunisierung besteht in einem ausreichenden Impfschutz von Familien- und Haushaltsmitgliedern bzw. medizinischem Personal unter Einschluss von Influenza, Masern und, kontrovers beurteilt, Varizellen bei seronegativen Individuen.

Therapieprobleme

Literatur

Baldwin A, Kingman H, Darville M, Foot AB, Grier D, Cornish JM, et al. Outcome and clinical course of 100 patients with adenovirus infection following bone marrow transplantation. Bone Marrow Transplant 2000; 26 (12): 1333.

Balfour HH Jr, Benson C, Braun J, Cassens B, Erice A, Friedman-Kien A, et al. Management of acyclovir-resistant herpes simplex and varicella-zoster virus infections. J Acquir Immune Defic Syndr 1994; 7: 254.

Boeckh M, Leisenring W, Riddell SR, Bowden RA, Huang ML, Myerson D, et al. Late cytomegalovirus disease and mortality in allogeneic hematopoietic stem cell transplant recipients: importance of viral load and T-cell immunity. Blood 2002 [epub ahead of print].

Bowden RA, Slichter SJ, Sayers M, Weisdorf D, Cays M, Schoch G, et al. A comparison of filtered leukocyte-reduced and cytomegalovirus (CMV) seronegative blood products for the prevention of transfusion-associated CMV infection after marrow transplant. Blood 1995; 86: 3598.

Bozzette SA, Sattler FR, Chiu J, Wu AW, Gluckstein D, Kemper C, et al. A controlled trial of early adjunctive treatment with corticosteroids for Pneumocystis carinii pneumonia in the acquired immunodeficiency syndrome. California Collaborative Treatment Group. N Engl J Med 1990; 323: 1451.

CDC-Centers for Disease Control. Guidelines for preventing opportunistic infections among hematopoietic stem cell transplant recipients. MMWR Recomm Rep 2000; 49 (RR-10): 1–125, CE1–7.

Cohen JI. Epstein-Barr virus infection. N Engl J Med 2000; 343: 481.

De la Camara R, Martino R, Granados E, Rodriguez-Salvanez FJ, Rovira M, Cabrera R, et al. Tuberculosis after hematopoietc stem cell transplantation: incidence, clinical characteristics and outcome. Bone Marrow Transplant 2000; 26: 291.

Fishman JA. Prevention of infection caused by Pneumocystis carinii in transplant recipients. Clin Infect Dis 2001; 33: 1397.

Flomenberg P, Babbitt J, Drobyski WR, Ash RC, Carrigan DR, Sedmak GV, et al. Increasing incidence of Adenovirus disease in bone marrow transplant recipients. J Infect Dis 1994; 169: 775.

Goodrich JM, Mori M, Gleaves CA, Du Mond C, Cays M, Ebeling DF, et al. Early treatment with ganciclovir to prevent cytomegalovirus disease after allogeneic bone marrow transplantation. N Engl J Med 1991; 325: 1601.

Groll AH, Ritter J, Muller FM. Guidelines for Prevention of Pneumocystis carinii Pneumonitis in Children and Adolescents with Cancer. Klin Padiatr 2001; 213 (Suppl 1): A38.

Groll AH, Ritter J, Muller FM. Prevention of fungal infections in children and adolescents with cancer. Klin Padiatr 2001; 213 (Suppl 1): A50.

Groll AH, Walsh TJ. Uncommon opportunistic fungi: new nosocomial threats. Clin Microbiol Infect 2001; 7 (Suppl 2): 8.

Groll AH, Walsh TJ. Antifungal chemotherapy: advances and perspectives. Swiss Med Wkly 2002; 132: 303.

Hebart H, Loffler J, Meisner C, Serey F, Schmidt D, Bohme A, et al. Early detection of aspergillus infection after allogeneic stem cell transplantation by polymerase chain reaction screening. J Infect Dis 2000; 181: 1713.

Herbrecht R, Denning DW, Patterson TF, Bennett JE, Greene RE, Oestmann JW, et al. Voriconazole versus amphotericin B for primary therapy of invasive aspergillosis. N Engl J Med 2002; 347: 408.

Jones EM, MacGowan AP. Antimicrobial chemotherapy of human infection due to Listeria monocytogenes. Eur J Clin Microbiol Infect Dis 1995; 14: 165.

Kernahan J, McQuillin J, Craft AW. Measles in children who have malignant disease. Br Med J 1987; 295: 15–8.

Ljungman P, Aschan J, Lewensohn-Fuchs I, Carlens S, Larsson K, Lonnqvist B, et al. Results of different strategies for reducing cytomegalovirus-associated mortality in allogeneic stem cell transplant recipients. Transplantation 1998; 66: 1330.

Maertens J, Rad I, Pettrikos G, Selleslag D, Petersen F, Sable C, et al. Update of the Multicenter Noncomparative Study of Caspofungin (CAS) in Adults with Invasive Aspergillosis (IA) Refractory (R) or Intolerant (I) to Other Antifungal Agents: Analysis of 90 Patients. 42. Interscience Conference on Antimicrobial Agents and Chemotherapy (ICAAC); 2002; American Society for Microbiology; Washington DC: Abstr. M-868, 388.

Maertens J, Van Eldere J, Verhaegen J, Verbeken E, Verschakelen J, Boogaerts M. Use of circulating galactomannan screening for early diagnosis of invasive aspergillosis in allogeneic stem cell transplant recipients. J Infect Dis 2002; 186: 1297.

Marr KA, Seidel K, Slavin MA, Bowden RA, Schoch HG, Flowers ME, et al. Prolonged fluconazole prophylaxis is associated with persistent protection against candidiasis-related death in allogeneic marrow transplant recipients: long-term follow-up of a randomized, placebo-controlled trial. Blood 2000; 96: 2055.

Mele A, Paterson PJ, Prentice HG, Leoni P, Kibbler CC. Toxoplasmosis in bone marrow transplantation: a report of two cases and systematic review of the literature. Bone Marrow Transplant 2002; 29: 691.

Merle-Merlet M, Dossou-Gbete L, Maurer P, et al. Is amoxicillin-cotrimoxazole the most appropriate antibiotic regimen for meningoencephalitis? Review of 22 cases and the literature. J Infect 1996; 33: 79.

Meyers JD, Hackman RC, Stamm WE. Chlamydia trachomatis infection as a cause of pneumonia after human marrow transplantation. Transplantation 1983; 36: 130.

Mora-Duarte J, Betts R, Rotstein C, Colombo AL, Thompson-Moya L, Smietana J, et al. Comparison of caspofungin and amphotericin B for invasive candidiasis. N Engl J Med 2002; 347: 2020.

Nichols WG, Boeckh M. Recent advances in the therapy and prevention of CMV infections. J Clin Virol 2000; 16: 25.

Reusser P, Einsele H, Lee J, Volin L, Rovira M, Engelhard D, et al. Randomized multicenter trial of foscarnet versus ganciclovir for preemptive therapy of cytomegalovirus infection after allogeneic stem cell transplantation. Blood 2002; 99: 1159.

Rogers SY, Irving W, Harris A, Russell NH. Visceral varicella zoster infection after bone marrow transplantation without skin involvement and the use of PCR for diagnosis. Bone Marrow Transplant 1995; 15: 805.

Schilham MW, Claas EC, van Zaane W, Heemskerk B, Vossen JM, Lankester AC, et al. High levels of adenovirus DNA in serum correlate with fatal outcome of adenovirus infection in children after allogeneic stem-cell transplantation. Clin Infect Dis 2002; 35: 526.

Scogberg K, Syrjanen J, Jahkola M, et al. Clinical presentation and outcome of listeriosis in patients with and without immunosuppressive therapy. Clin Infect Dis 1992; 14: 815.

Sherertz RJ, Belani A, Kramer BS, Elfenbein GJ, Weiner RS, Sullivan ML, Thomas RG, Samsa GP. Impact of air filtration on nosocomial Aspergillus infections. Unique risk of bone marrow transplant recipients. Am J Med 1987; 83: 709.

Slavin MA, Osborne B, Adams R, Levenstein MJ, Schoch HG, Feldman AR, et al. Efficacy and safety of fluconazole prophylaxis for fungal infections after marrow transplantation—a prospective, randomized, double-blind study. J Infect Dis 1995; 171: 1545.

Torre D, Casari S, Speranza F, Donisi A, Gregis G, Poggio A, Ranieri S, et al. Randomized trial of trimethoprim-sulfamethoxazole versus pyrimethamine-sulfadiazine for therapy of toxoplasmic encephalitis in patients with AIDS. Antimicrob Ag Chemother 1998; 42: 1346.

van Esser JW, Niesters HG, van der Holt B, Meijer E, Osterhaus AD, Gratama JW, et al. Prevention of Epstein-Barr virus-lymphoproliferative disease by molecular monitoring and preemptive rituximab in high-risk patients after allogeneic stem cell transplantation. Blood 2002; 99: 4364.

Whimbey E, Vartivarian SE, Champlin RE, Elting LS, Luna M, Bodey GP. Parainfluenza virus infection in adult bone marrow transplant recipients. Eur J Clin Microbiol Infect Dis 1993; 12: 699.

Winston DJ, Ho WG, Bartoni K, Du Mond C, Ebeling DF, Buhles WC, Champlin RE. Ganciclovir prophylaxis of cytomegalovirus infection and disease in allogeneic bone marrow transplant recipients. Results of a placebo-controlled, double-blind trial. Ann Intern Med 1993; 118: 179.

Winston DJ, Maziarz RT, Chandrasekar PH, Lazarus HM, Goldman M, Blumer JL, et al. Intravenous and oral itraconazole versus intravenous and oral fluconazole for long-term antifungal prophylaxis in allogeneic hematopoietic stem-cell transplant recipients. A multicenter, randomized trial. Ann Intern Med 2003; 138: 705.

Zaia JA. Prevention and management of CMV-related problems after hematopoietic stem cell transplantation. Bone Marrow Transplant 2002; 29: 633.

Therapieprobleme

32 Antimikrobielle Therapie nach Transplantation solider Organe (SOT)

Infektionen sind die häufigste lebensbedrohliche Komplikation der Organtransplantation, und ihre Prävention und adäquate Therapie eines der wichtigsten Ziele in der Transplantationsmedizin. Klinische Erscheinungen und Erregerspektrum sind vielfältig und abhängig von einer Reihe von Variablen wie Grunderkrankung, transplantiertem Organ, spezifischen intra- und postoperativen Komplikationen und Ausmaß und Art der immunsuppressiven Therapie. Das Infektionsrisiko ist dabei im Wesentlichen von zwei Faktoren bestimmt: Der Exposition gegenüber potenziellen Infektionserregern und dem kombinierten Effekt aller Faktoren, die zur Prädisposition des betroffenen Individuums für Infektionen beitragen.

Exposition und Prädisposition

Die **Exposition** des transplantierten Patienten ist vielfältig: Die Übertragung von Erregern kann durch das Spenderorgan (z.B. CMV, Toxoplasmose) erfolgen, nosokomial im Krankenhaus (z.B. Pseudomonas aeruginosa, Methicillin-resistente Staphylokokken, Clostridium difficile) oder außerhalb des Krankenhauses (z.B. respiratorische Viren, Listerien, Mykobacterium tuberculosis). Eine Erkrankung kann darüber hinaus auch durch Aktivierung einer latenten endogenen Infektion entstehen (z.B. durch HSV, VZV, CMV, EBV und Mykobacterium tuberculosis). Gerade in der postoperativen Phase oder Phasen intensivmedizinischer Behandlung sind häufig Mikroorganismen (Bakterien, Pilze), die normalerweise auf der Haut oder auf Schleimhäuten vorkommen, für auftretende Organ-, Wund-, Gefäßinfektionen oder für eine Sepsis verantwortlich.

Die **Prädisposition** des transplantierten Patienten (»net stage of immunosuppression«) ist das Resultat einer Vielzahl von Einzelfaktoren. Die wichtigsten dieser Einzelfaktoren sind:
▶ Abwesenheit bzw. Vorliegen bestimmter Grunderkrankungen wie Diabetes, Niereninsuffizienz u.a.,
▶ Operationsdauer, intra- und postoperative Komplikationen,
▶ Integrität bzw. Unterbrechung mukokutaner Oberflächen durch Katheter und Drainagen,
▶ Intensität, Dauer und zeitliche Abfolge der immunsuppressiven Therapie,
▶ Abwesenheit bzw. Vorliegen von Virusinfektionen mit intrinsischem immunmodulierendem Effekt (CMV, EBV, HBV, HCV).

Neben intra- und postoperativen Komplikationen ist vor allem die bei den meisten Organtransplantationen lebenslänglich erforderliche medikamentöse Immunsuppression wesentlich für die Entstehung von Infektionen verantwortlich. **Cyclosporin A bzw. Tacrolimus**, die derzeitigen Basissubstanzen der Prävention der Organabstoßung, hemmen die Aktivierung der spezifischen T-zellulären Immunität. Zytostatika wie **Azathioprin** können bei höherer Dosierung eine Verminderung der B- und T-Zellproliferation, vor allem aber eine Neutropenie hervorrufen. **Glukokortikosteroide** als Bestandteil der Basisimmunsuppression oder der Therapie akuter Abstoßungsreaktionen haben ausgeprägte pleiotrope Effekte auf die zelluläre und humorale Immunität wie auch auf die Funktion professioneller Phagozyten, und sind ein wesentlicher Risikofaktor für Infektionen durch opportunistische Pilzerreger. Bei drohender Transplantatabstoßung zusätzlich eingesetztes **Antilymphozyten- bzw. Antithymozytenglobulin und OKT3** (monoklonale Anti-T-Zell-Globuline) haben profunde immunsuppressive Wirkungen auf humorale und spezifische zelluläre Immunität und potenzieren vor allem das Risiko von CMV-Infektionen, Adenovirus-Infektionen und von EBV-assoziierten lymphoproliferativen Syndromen.

Infektionsrisiko versus Zeit nach Transplantation

Das Infektionsrisiko nach Transplantation solider Organe (SOT) kann in drei zeitlich unterschiedliche Phasen unterteilt werden (Abb. 32-1):

Die meisten Infektionen **innerhalb des ersten Monats** nach Transplantation sind durch chirurgische oder technische Komplikationen bedingt. Sie umfassen Wundinfektionen durch Bakterien und Candida spp., Pneumonien, Harnwegsinfektionen, Katheter- und Drainageassoziierte Infektionen. Im Allgemeinen sind diese postoperativen bzw. intensivmedizinischen Infektionen ähnlich denen, wie sie bei anderen größeren chirurgischen Eingriffen auftreten. Nieren- und Pankreastransplantierte haben ein erhöhtes Risiko von Hämatomen, Lymphozelen und Urinleckagen im Operationsgebiet, Lebertransplantierte ein erhöhtes Risiko für einen Reflux von Darmkeimen in die Gallenwege, Gallenwegsstrikturen und -leckagen und hepatische Gefäßokklusionen. Bei Patienten nach Herztransplantation besteht ein erhöhtes Risiko für eine Mediastinitis und Infektionen der aortalen Anastomose, und Lungentransplantierte haben ein erhöhtes Risiko für eine infektionsbedingte Insuffizienz der bronchialen Anatomose.

In der Zeit **zwischen dem zweiten und sechsten Monat** nach Transplantation dominiert das Risiko für klassische opportunistische Infektionen durch CMV, Pneumocystis jiroveci, Aspergillus spp., Nokardien, Toxoplasma gondii und Listerien. Die wichtigste Virusinfektion in dieser Phase ist die CMV-Infektion. In Abhängigkeit vom Serostatus von Empfänger und Spender, Immunsuppression, HLA-Kompatibilität und transplantiertem Organ beträgt ihr Auftreten zwischen 10 und 50 %; häufig ist hierbei das Transplantat das Zielorgan der Infektion. Invasive Pilzinfektionen durch Candida- und Aspergillus spp. treten im Allgemeinen in den ersten drei Monaten nach Transplantation auf und zeigen außerhalb des

Therapieprobleme

829

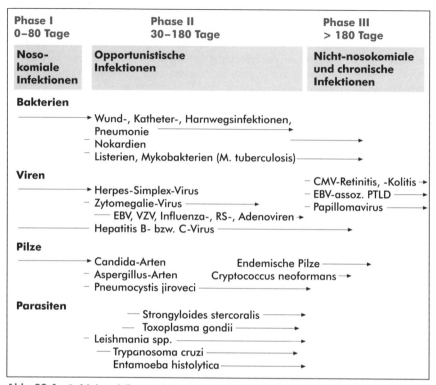

Phase I 0–80 Tage	Phase II 30–180 Tage	Phase III > 180 Tage
Noso-komiale Infektionen	**Opportunistische Infektionen**	**Nicht-nosokomiale und chronische Infektionen**

Bakterien

— Wund-, Katheter-, Harnwegsinfektionen, Pneumonie ————→
— Nokardien ————→
— Listerien, Mykobakterien (M. tuberculosis) ————→

Viren

— CMV-Retinitis, -Kolitis →
— Herpes-Simplex-Virus — EBV-assoz. PTLD ————→
— Zytomegalie-Virus — Papillomavirus ————→
— EBV, VZV, Influenza-, RS-, Adenoviren →
— Hepatitis B- bzw. C-Virus ————→

Pilze

— Candida-Arten   Endemische Pilze ————→
— Aspergillus-Arten   Cryptococcus neoformans →
— Pneumocystis jiroveci ————→

Parasiten

— Strongyloides stercoralis ————→
— Toxoplasma gondii ————→
— Leishmania spp. ————→
— Trypanosoma cruzi ————→
— Entamoeba histolytica ————→

Abb. 32-1   Infektionsrisiken nach Transplantation solider Organe in Abhängigkeit von der Zeit nach Transplantation (modifiziert nach Fishman und Rubin 1998). CMV = Zytomegalievirus; EBV = Epstein-Barr-Virus; VZV = Varizella-Zoster-Virus; RSV = Respiratory-Syncytial-Virus; PTLD = Post-Transplantations-assoziierte lymphoproliferative Erkrankung.

postoperativen Settings eine Assoziation mit Phasen intensivierter Immunsuppression wegen Transplantatabstoßung.

Nach **Ablauf von sechs Monaten** und Ausbleiben wesentlicher Komplikationen geht es den meisten Organtransplantierten relativ gut. Spezifische Infektionsrisiken bestehen für respiratorische Viren einschließlich Influenza, Pneumokokken, Harnwegsinfektionen, reaktivierte VZV-Infektionen (Herpes zoster) und, sehr selten, CMV-Retinitis. Ausnahmen sind Patienten mit wiederholter akuter Organabstoßung oder chronischer Organabstoßung und intensivierter Immunsuppression, bei denen das Risiko für opportunistische Infektionen ähnlich hoch ist wie in den ersten sechs Monaten, sowie Patienten mit chronischen Infektionen (Hepatitis B und C) und erhöhtem Risiko für andere Infektionen.
Immer ist zu berücksichtigen, dass dieser Zeitrahmen nicht für alle Patienten zutrifft, durch neue Verfahren der Transplantationsmedizin bzw. Infektionsprophylaxe beeinflusst werden kann, und dass mehrere Infektionen gleichzeitig auftreten können und sich in ihrem Verlauf negativ beeinflussen. Ein wichtiger Faktor für das Auftreten bzw. Persistieren von Infektio-

nen ist das Ausmaß der Immunsuppression: Dosis, Dauer und Abfolge immunsuppressiver Interventionen, die zusätzliche Gabe von OKT3 und Antilymphozyten-Globulin sowie intrinsische immunsuppressive Effekte von Viren wie CMV, HHV-6, EBV, Hepatitis-B- und -C-Virus sind hierbei zu berücksichtigen.

Infektiologische Evaluation

Um nach Transplantation auftretende Infektionsrisiken abschätzen zu können, sollten von Spender und Empfänger vor Transplantation die Existenz potenziell übertragbarer latenter Infektionserreger (CMV, EBV, VZV, HBV, HCV, HIV, Toxoplasmose) serologisch untersucht und die Tuberkulin-Reaktivität geprüft werden.

Nach Transplantation sind in den ersten 3–6 Monaten routinemäßig wöchentliche Überwachungsuntersuchungen auf CMV mittels Nukleinsäure- bzw. Antigenessays durchzuführen und ggf. eine präemptive Therapie einzuleiten. Bei auftretenden Erkrankungen sind je nach Symptomen, klinischen Befunden und vermutetem Erreger alle in Frage kommenden Untersuchungsverfahren einschließlich Blutkulturen anzuwenden.

Tab. 32-1 Indikationen und Modalitäten der antimykotischen Prophylaxe nach Organtransplantation.

Transplantiertes Organ	Pilzart	Risikofaktoren	Substanz und Prophylaxedauer
Leber	Aspergillus	Schlechte Graftfunktion bzw. primäres Graftversagen; akutes Leberversagen vor Transplantation; Retransplantation; Dialyse	Liposomales Amphotericin B über vier Wochen
Leber	Candida	Hoher intraoperativer Transfusionsbedarf; prolongierte Operationsdauer; Zweiteingriffe; Nierenversagen	Fluconazol oder Itraconazol (über vier) bis zehn Wochen
Lunge	Aspergillus	Nachweis von Aspergillus spp. aus dem Respirationstrakt, insbesondere bei Patienten mit Abstoßung, augmentierter Immunsuppression, CMV-Infektion und Bronchiolitis obliterans	Itraconazol +/– aerosolisiertes Amphotericin B über vier bis sechs Monate
Pankreas	Candida	Darmdrainagen; Z.n. Nierentransplantation; präoperative Peritonealdialyse; postoperative Pankreatitis; Retransplantation	Fluconazol über vier Wochen

Therapieprobleme

Antimikrobielle Therapie

Eine ausführliche Besprechung der antimikrobiellen Therapie infektiöser Komplikationen nach Organtransplantation überschreitet den Rahmen dieses Kapitels. Substanzauswahl und -dosierungen ähneln den im Kapitel über AIDS (s. S. 691) und im Kapitel »Therapie nach hämatopoetischer Stammzelltransplantation« (s. S. 812 ff.) gegebenen Empfehlungen und sind darüber hinaus in den spezifischen Substanz- bzw. Infektionskapiteln dargelegt.

Wie auch bei anderen abwehrgestörten Patienten können bei Organtransplantierten Organsymptome und Fieber anfangs fehlen. Aufgrund des potenziell foudroyanten Verlaufs von Infektionen bei Abwehrschwäche muss eine antimikrobielle Therapie oft schon bei begründetem Verdacht empirisch oder entsprechend den vorliegenden bildgebenden bzw. serologischen Befunden präemptiv auf Basis des in der entsprechenden Phase vorliegenden Infektionsrisikos begonnen werden. Immer sollte jedoch versucht werden, die zu Grunde liegende Infektionsursache, ggf. auch durch invasive diagnostische Verfahren, zu sichern.

Bei der Auswahl antimikrobieller Substanzen muss das Risiko von pharmakokinetischen und pharmakodynamischen Interaktionen mit Immunsuppressiva und anderen Medikamenten bedacht werden (regelmäßige Kontrolle von Nierenfunktion, Blutbild und Cyclosporin- bzw. Tacrolimus-Spiegeln). Besonders hinzuweisen ist hierbei auf Makrolide, Rifampicin und Triazole wie Itraconazol und Voriconazol.

Für postoperative bzw. intensivmedizinische Infektionen gelten im Wesentlichen die Grundsätze, die für nach größeren chirurgischen Eingriffen auftretende Infektionen gelten. Bei Granulozytopenie (< 500 neutrophile Granulozyten/µl) mit unklarem Fieber gelten die im Kapitel »Infektionen bei Granulozytopenie« (s. S. 794) aufgestellten Grundsätze einer Interventionstherapie. Häufige Ursache von unklarem Fieber nach Organtransplantation ist eine CMV-Infektion, seltener eine EBV-Infektion bzw. ein EBV-assoziiertes lymphoproliferatives Syndrom. Das Fieber kann aber auch auf nicht infektiösen Ursachen beruhen, vor allem einer beginnenden Transplantatabstoßung oder einer Medikamentenreaktion (besonders häufig nach Gabe von Anti-T-Zell-Globulinen). Opportunistische Infektionen nach Organtransplantation sind je nach Ursache zu behandeln und können in Abhängigkeit vom Ausmaß der vorliegenden Abwehrschwäche auch spät (> 6 Monate nach Transplantation) manifest werden (s. Kap. »Hämatopoetische Stammzelltransplantation«, Seite 812 ff.).

Infektionsprophylaxe

Eckpfeiler der Infektionsprophylaxe in der unmittelbar postoperativen Phase ist eine Verhinderung nosokomialer bakterieller Infektionen im Operationsgebiet und einer Sepsis nach allgemein gültigen Regeln der Infektionsprävention.

Aufgrund einer geschätzten natürlichen Inzidenz der Pneumocystis-jiroveci-Pneumonie von ≥ 10 % nach Organtransplantation und der hohen präventiven Wirksamkeit bei zuverlässiger Einnahme ist die **Prophylaxe mit Trimethoprim/Sulfamethoxazol** in den ersten 6 bis 12 Monaten in vielen Zentren Standard der antiinfektiösen Supportivtherapie (s. Kap. »Fieber bei Granulozytopenie«, S. 797 ff.). Die Kombination ist darüber hinaus effektiv in der Prävention von Harnwegsinfekten in den ersten 6 Monaten nach Nierentransplantation und aktiv gegenüber Listerien, Nokardien und T. gondii; ein präventiver Effekt gegenüber den letztgenannten Infektionserregern ist bislang jedoch nicht belegt.

Ansätze zur **Prophylaxe invasiver Pilzinfektionen** (s. auch Kap. »Fieber und Granulozytopenie«, S. 797 ff.) nach Organtransplantation werden kontrovers bewertet, und institutionelle Standards variieren in Abhängigkeit von ihrer lokalen Häufigkeit beträchtlich. Invasive Candida-Infektionen, zumeist als Candidämie, sind klinisch relevante Komplikationen nach Leber- (5–10 %), Pankreas- ($\leq$ 40 %) und Dünndarmtransplantation ($\leq$ 60 %). Invasive Aspergillus-Infektionen, zumeist pulmonal, spielen vor allem eine Rolle nach Leber- (1–8 %) und Lungentransplantation (3–14 %), wobei bei letzterer Tracheobronchitiden und Infektionen der bronchialen Anastomose von invasiven pulmonalen Infektionen zu unterscheiden sind. Vorschläge gezielter, über eine partielle Darmdekontamination hinausgehende, auf etablierten Risikofaktoren und klinischen Studien basierten prophylaktischen Strategien mit systemisch bzw. inhalativ verabreichten Polyenen und Triazolen sind in Tabelle 32-1 aufgeführt. Daten zu neuen Substanzen (z. B. Voriconazol, Caspofungin) für diese Indikation existieren bislang nicht.

Neben Fieber und invasiven Organinfektionen ist eine CMV-Erkrankung mit erhöhter Gesamtmortalität, reduziertem Überleben des Transplantates und einer erhöhten Inzidenz von invasiven Infektionen durch Bakterien und Pilze assoziiert. Die **Prävention von CMV-Erkrankungen** ist daher ein unumstrittener Standard nach Transplantation solider Organe. Die am häufigsten eingesetzte Substanz ist Ganciclovir i.v. oder p.o., entweder als kontinuierliche Prophylaxe oder als Teil einer präemptiven Strategie, basierend auf dem Nachweis von CMV-Antigen bzw. Nukleinsäurefragmenten als Marker aktiver Virusreplikation (s. Kap. »Hämatopoetische Stammzelltransplantation«, S. 812 ff.). Der präventive Einsatz von Ganciclovir hat zu einer deutlichen Reduktion von Häufigkeit und Schwere der CMV-Erkrankungen und ihrer Nebeneffekte geführt, allerdings auch zum Auftreten Ganciclovir-resistenter Isolate (UL97-Mutation) in etwa 2 %. Alternativen in dieser Situation sind Foscarnet und Cidofovir, wobei in Einzelfällen Resistenzen gegenüber allen drei Substanzen auftreten können (kombinierte UL97- und UL54-Mutationen).

Literatur

Bowden RA, Slichter SJ, Sayers M, Weisdorf D, Cays M, Schoch G, et al. A comparison of filtered leukocyte-reduced and cytomegalovirus (CMV) seronegative blood products for the prevention of transfusion-associated CMV infection after marrow transplant. Blood 1995; 86: 3598.

Cainelli F, Vento S. Infections and solid organ transplant rejection: a cause-and-effect-relationship? Lancet Infect Dis 2002; 2: 539.

Cohen JITahoma Epstein-Barr virus infection. N Engl J Med 2000; 343: 481.

Fishman JA, Rubin RH. Infection in organ-transplant recipients. N Engl J Med 1998; 338: 1741.

Fishman JA. Prevention of infection caused by Pneumocystis carinii in transplant recipients. Clin Infect Dis 2001; 33: 1397.

Gordon SM, Avery RK. Aspergillosis in lung transplantation: incidence, risk factors, and prophylactic strategies. Transpl Infect Dis 2001; 3: 161.

Green M. Management of Epstein-Barr virus-induced post-transplant lymphoproliferative disease in recipients of solid organ transplantation. Am J Transplant 2001; 1: 103.

Groll AH, Ritter J, Muller FM. Guidelines for Prevention of Pneumocystis carinii Pneumonitis in Children and Adolescents with Cancer. Klin Padiatr 2001; 213 (Suppl 1): A38.

Immunocompromised Host Society Consensus Conference on Epidemiology, Prevention, Di-

Therapieprobleme

agnosis, and Management of Infections in Solid-Organ Transplant Patients. Davos, Switzerland, 23 June 1998, fully updated summer 2000. Clin Infect Dis 2001; 33 (Suppl 1): S1.

Limaye AP. Ganciclovir-resistant cytomegalovirus in organ transplant recipients. Clin Infect Dis 2002; 35: 866.

Patel R, Paya CV. Infections in solid-organ transplant recipients. Clin Microbiol Rev 1997; 10: 86.

Singh N. Antifungal prophylaxis for solid organ transplant recipients: seeking clarity amidst controversy. Clin Infect Dis 2000; 31: 545.

Tollemar J, Hockerstedt K, Ericzon BG, Jalanko H, Ringden O. Liposomal amphotericin B prevents invasive fungal infections in liver transplant recipients. A randomized, placebo-controlled study. Transplantation 1995; 59: 45.

van der Bij W, Speich R. Management of cytomegalovirus infection and disease after solid-organtransplantation. Clin Infect Dis 2001; 33 (Suppl 1): S32.

Winston DJ, Pakrasi A, Busuttil RW. Prophylactic fluconazole in liver transplant recipients. A randomized, double-blind, placebo-controlled trial. Ann Intern Med 1999; 131: 729.

Winston DJ, Busuttil RW. Randomized controlled trial of oral itraconazole solution versusintravenous/oral fluconazole for prevention of fungal infections in liver transplant recipients. Transplantation 2002; 74: 688.

33 WHO-Liste
der Antiinfektiva

Die WHO-Liste der Essential Drugs (Tab. 33-1) dient als Empfehlung, welche Mittel auch in einem Entwicklungsland verfügbar sein müssen. Die in der Liste enthaltenen Antiinfektiva sind meist Generika, die Vertreter einer Gruppe sein können (z. B. Erythromycin für Makrolide), d. h., es können auch höherwertige Mittel dieser Gruppe verwandt werden. Relativ teure Reservemittel kommen in Frage, wenn andere Mittel der Liste z. B. wegen Erregerresistenz unwirksam sind.

Die WHO-Liste zeigt, dass die Medizin für die breite Bevölkerung in weiten Teilen der Welt mit einem relativ kleinen Arsenal von Antiinfektiva auskommen muss. Zum Teil muss dabei jedoch auf teure und moderne Antibiotika und Antiinfektiva verzichtet werden.

Leider enthält die WHO-Liste auch noch inakzeptable und gefährliche Oldtimer wie Chloramphenicol, Nalidixinsäure, Nitrofurantoin oder Thioazetazon, deren Gebrauch in entwickelten Ländern seit langem verlassen ist. Praktisch werden in Entwicklungsländern reichere Patienten, die sich ein besseres Antibiotikum leisten können, häufig auch mit modernen Substanzen behandelt. Neben vielen Krankenhäusern steht eine Apotheke, in der sich halbwegs zahlungskräftige Patienten die besseren Medikamente abholen. Für die Reichen und Mächtigen in Drittländern ist das Beste gerade gut genug; hier gibt es eher einen Abusus der neuesten Präparate!

Die Liste der antiretroviralen Substanzen ist häufig ein Objekt harter politischer Kämpfe; mit Änderungen muss hierbei gerechnet werden.
Wesentlich ist häufig das Argument, wie viele Patienten man mit begrenzten Mitteln behandeln kann. In Europa gelten dagegen andere Behandlungsziele.

> **Ziel der Antibiotika-Therapie (Europa, Japan, USA):**
> optimale Behandlungsresultate bei geringsten Nebenwirkungen
> **Therapieziel (Entwicklungsländer):**
> Behandlung von möglichst vielen Patienten mit einem beschränkten Budget

Voraussetzung für eine **optimale Antibiotika-Therapie** sind stets gute Kenntnisse der einzelnen Substanzen und ihrer Indikationen. Die Antibiotika-Therapie ist mittlerweile weitgehend erfunden, mit revolutionären neuen antibakteriellen Therapeutika ist in der nächsten Zeit nicht zu rechnen. Innovationen werden in näherer Zukunft auf dem Gebiet der Virustherapie sowie bei den Antimykotika stattfinden. Die praktische Antibiotika-Anwendung im medizinischen Alltag ist häufig suboptimal; die Antibiotika-Therapie wird so zunehmend zu einem pädagogischen Problem. Daher haben wir auch dieses Buch geschrieben.

Therapieprobleme

Tab. 33-1   WHO-Liste der Antiinfektiösen Therapeutika. * bedeutet Repräsentant einer Gruppe. P.o. = peroral; inj. = als Injektionsform; i.v. = intravenös; i.m. = intramuskulär; Supp. = Suppositorien.

Antihelminthika	Antiprotozoen-Mittel	Virustatika	Pilzmittel (systemisch)
Intestinale	**Gegen Amöben und Giardia**	**Herpesmittel**	Amphotericin B
Albendazol	*Diloxanide	Aciclovir	*Fluconazol
Levamisol	*Metronidazol	**Antiretrovirale Mittel**	Griseofulvin
*Mebendazol	**Gegen Leishmanien**	Zidovudin (AZT)	Nystatin
Niclosamid	Meglumin-Antimoniat	Nevirapin	
Praziquantel	Pentamidin	Abacavir	
Pyrantel	**Malaria-Therapie**	Lamivudin	
Mittel gegen Filarien	Chloroquin		
Diethylcarbamazin	Primaquin		
Ivermectin	Chinin		
Mittel gegen Schistosomen und Trematoden	Doxycyclin (Reserve, zusammen mit Chinin)		
Praziquantel	Mefloquin		
Triclabendazol	*Sulfadoxin + Pyrimethamin		
	Artemether p.i. (Restriktion)		
	Artesunate (Restriktion)		
	Malaria-Prophylaxe		
	Chloroquin		
	Doxycyclin		
	Mefloquin		
	Proguanil (nur mit Chloroquin)		
	Gegen Pneumocystis und Toxoplasmose		
	Pentamidin		
	Pyrimethamin		
	Trimethoprim + Sulfamethoxazol		
	Gegen Trypanosomen		
	Schlafkrankheit:		
	– Melarsoprol inj.		
	– Pentamidin inj.		
	– Suramin inj.		
	Chagas-Krankheit:		
	– Benznidazol		
	– Nifurtimox		

Tab. 33-1 (Fortsetzung)

Antibakterielle Mittel	Andere antibakterielle Mittel	Lepramittel	Tuberkulostatika (oral)
Betalaktame	Chloramphenicol p.o., i.m.	Clofazimin p.o.	Ethambutol
*Amoxicillin p.o.	*Ciprofloxacin p.o.	Dapson p.o.	Isoniazid
Ampicillin i.v.	*Doxycyclin p.o.	Rifampicin p.o.	Isoniazid + Ethambutol
Benzathinpenicillin i.m.	*Erythromycin p.o., i.v.		Pyrazinamid
Benzylpenicllin i.v.	Gentamicin inj.		Rifampicin
Penicillin V p.o.	*Metronidazol p.o., i.v., Supp.		Rifampicin + Isoniazid
Procain-Penicillin i.m.	Nalidixinsäure p.o.		Rifampicin + Isoniazid + Pyrazinamid
*Cloxacillin p.o., i.v.	Nitrofurantoin p.o.		
Begrenzte Indikationen	Spectinomycin i.m.		Rifampicin + Isoniazid + Pyrazinamid + Ethambutol
*Amoxicillin + Clavulansäure p.o.	*Sulfadiazin p.o., i.v.		
Ceftazidim i.v.	*Trimethoprim/ Sulfamethoxazol p.o., i.v.		Streptomycin inj.
*Ceftriaxon i.v.	Trimethoprim p.o., i.v.		Thioacetazon + Isoniazid p.o.
Imipenem/Cilastatin i.v.	Clindamycin p.o., inj. (Reserve)		
	Vancomycin i.v. (begrenzte Indikation)		

Sachverzeichnis

Sachverzeichnis

FACHBÜCHER ZUM THEMA

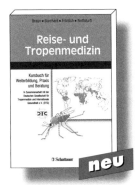

Braun/Burchard/Fröhlich/Nothdurft (Hrsg.)
Reise- und Tropenmedizin
Kursbuch für Weiterbildung, Praxis und Beratung

In Zusammenarbeit mit der Deutschen Gesellschaft für Tropenmedizin und Internationale Gesundheit e.V. (DTG)

Die reisemedizinische Beratung ist ein wichtiger Bestandteil der ärztlichen Tätigkeit geworden. Der Patient möchte vor allem über Infektionskrankheiten, deren Prophylaxe und Therapie umfassend informiert werden, er stellt aber auch weiter gehende Fragen, wie z. B.: Welche Speisen sind in tropischen Ländern als unbedenklich zu betrachten, was sind die Frühzeichen der Höhenkrankheit oder wie verhält man sich bei einer Durchfallerkrankung?

Der beratende Arzt findet die richtigen Antworten in diesem Buch. Es dient ihm zur raschen Übersicht und als Nachschlagewerk für klassische reisemedizinische Themen ebenso wie für Fragen über Hygiene, Flug- und Höhenmedizin oder Rückholmaßnahmen aus dem Ausland.

Für den Erwerb des DTG-Zertifikats „Reisemedizin" der **Deutschen Gesellschaft für Tropenmedizin und Internationale Gesundheit (DTG)** stellt das Kursbuch einen unerlässlichen Begleiter dar, dessen Lerninhalte und Gliederung in 4 Module sich eng an das Kursprogramm der DTG anlehnen.

2005. 328 Seiten, 22 Abbildungen, 54 Tabellen, kart. · € 49,–/CHF 78,40 · ISBN 3-7945-2286-9

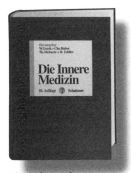

Die umfassende Wissensbibliothek der Inneren Medizin

Gross/Schölmerich/Gerok
Die Innere Medizin
Herausgeber: Wolfgang Gerok, Christoph Huber, Thomas Meinertz, Henning Zeidler

Mit seiner 10. Auflage ragt dieser legendäre Klassiker der Inneren Medizin aus der Vielzahl internistischer Lehrbücher deutlich hervor – der Gross/Schölmerich/Gerok ist und bleibt eines der anspruchsvollsten und fundiertesten Standardwerke der Inneren Medizin: Erfahrene Fachärztinnen und -ärzte erhalten eine kompakte Übersicht über alle Teilgebiete der Inneren Medizin und die angrenzenden Bereiche. Das Buch ist ein jederzeit verlässliches Nachschlagewerk, das auch bei komplexen Fragestellungen fundiertes Hintergrundwissen liefert. Ärztinnen und Ärzten in Weiterbildung bietet es sowohl praxisnahe Informationen zur täglichen Arbeit als auch zu nicht alltäglichen Problemen und ist somit ein idealer Begleiter zur Vorbereitung auf die Facharztprüfung.

Für Studierende ist es ein Lehrbuch mit Tiefgang, das didaktisch optimiert wurde und nun über noch mehr der beliebten Synopsen mit den wesentlichen Fakten zum Repetieren vor Prüfungen verfügt.

„Ich halte Ihr Buch in der Tat für das beste Internistenlehrbuch, das in deutscher Sprache erhältlich ist." Prof. Dr. med. W. F. Caspary, Frankfurt/Main

10. Auflage 2000. 1600 Seiten, 1005 Einzelabbildungen, davon 184 farbig, 700 Tabellen, 54 Synopsen, geb.
€ 101,–/CHF 157,– · ISBN 3-7945-1800-4

FACHBÜCHER ZUM THEMA

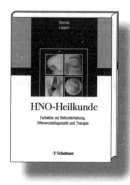

Werner/Lippert
HNO-Heilkunde
Farbatlas zur Befunderhebung,
Differenzialdiagnostik und Therapie

HNO-Erkrankungen gehören zu den häufigsten Problemen in der ärztlichen Sprechstunde verschiedener Fachgebiete. Dabei ist stets die Inspektion von besonderer Bedeutung für die frühzeitige Erkennung von Erkrankungen sowie für eine exakte Differenzialdiagnostik und erfolgreiche Therapie.

Der Atlas vereint hervorragendes Bildmaterial, das in verschiedenen Instituten und Universitätskliniken über Jahre gesammelt wurde. Die brillanten Aufnahmen zeigen nicht nur häufige Befunde, sondern auch seltene Phänomene und Erkrankungen. Kurze prägnante Texte liefern dazu die wesentlichen Hintergrundinformationen.

Ein wertvoller Fundus und ein wichtiger optischer Leitfaden für eine exakte Diagnostik sowohl für HNO-Ärzte als auch für Allgemeinmediziner, Kinderärzte, Internisten, Neurologen und für die Chirurgie im Kopfbereich.

„Mit dem vorliegenden Band geben die Autoren dem Leser einen umfassenden Überblick über alle Bereiche der HNO-ärztlichen Praxis ... Alle Bilder sind in hervorragender Qualität wiedergegeben." HNO aktuell, 2003

2003. 308 Seiten, 570 Abbildungen, davon 531 in Farbe, geb.
€ 159,–/CHF 240,– · ISBN 3-7945-1987-6

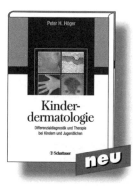

Höger
Kinderdermatologie
Differenzialdiagnostik und Therapie bei Kindern und Jugendlichen

Geleitwort von John Harper

- Erstes interdisziplinäres Lehr- und Handbuch des Gebietes von einem Pädiater geschrieben
- Über Flussdiagramme vom Symptom zur Diagnose
- Pädiatrische Dosistabellen und Magistralrezepturen

Kutane Symptome können gerade im Kindesalter auf systemische Erkrankungen wie z. B. Infektionen, Stoffwechselkrankheiten, neurologische Erkrankungen oder Abwehrstörungen hindeuten, deren korrekte (und rasche!) Erkennung oftmals lebensrettend sein kann. Interdisziplinäres Denken und die enge Zusammenarbeit verschiedener Fachdisziplinen ist leider noch immer eher Ausnahme als Regel. Vor diesem Hintergrund hat der Autor für das Gebiet der Pädiatrischen Dermatologie ein Lehr- und Handbuch geschrieben, das symptomorientiert, praxisbezogen und aktuell ist und pädiatrische und dermatologische Kenntnisse vereint.

2005. 576 Seiten, 569 Farb- und 4 schwarzweiße Abbildungen,
11 Flussdiagramme, 271 Tabellen, geb.
€ 119,–/CHF 180,– · ISBN 3-7945-2221-4

Irrtum und Preisänderungen vorbehalten